军事医学系列教材

化学武器医学防护学

HUAXUE WUQI YIXUE FANGHUXUE

主　编　邹仲敏

副主编　赛　燕　但国蓉　赵远鹏　赵吉清

军事科学出版社

图书在版编目（CIP）数据

化学武器医学防护学/邹仲敏主编. —北京：军事科学出版社，2021.1（2024.6重印）
ISBN 978-7-80237-899-5

Ⅰ.①化…　Ⅱ.①邹…　Ⅲ.①化学武器－损伤－防治
Ⅳ.①R827.1

中国版本图书馆 CIP 数据核字（2020）第 177051 号

书　　名：**化学武器医学防护学**

主　　编：邹仲敏
责任编辑：李　欢
封面设计：龙　岩
出版发行：军事科学出版社（北京市 100036 信箱 188 分箱　100036）

标准书号：ISBN 978-7-80237-899-5
经 销 者：全国新华书店
印 刷 者：中煤（北京）印务有限公司
开　　本：787 毫米×1092 毫米　　1/16
印　　张：35.25
字　　数：860 千字
版　　次：2021 年 1 月北京第 1 版
印　　次：2024 年 6 月第 3 次印刷
定　　价：130.00 元

销售热线：010—51927252
网　　址：http://www.jskxcbs.top
电子邮箱：jskxcbs@163.com

版权所有·侵权必究　　本社图书如有质量问题，请与储运部联系。服务电话：010-51927252

内容提要

　　本书系统阐述了防化医学相关知识,包括化武战剂的概念、毒剂暴露的卫勤保障和应急处置、化学战剂-机体-环境的相互作用,以及神经性、糜烂性、全身中毒性、窒息性、失能性、刺激性等各类毒剂的中毒机制、临床表现和诊断防治。本书内容在突出服务于战争的同时又适当关注化学灾害,理论与实践并举,既可用作防化医学学科本科、研究生的培训教材,也可作为教学科研人员或在职人员的参考用书。

★ 编著者名单 ★

主　编　邹仲敏

副主编　赛　燕　但国蓉　赵远鹏　赵吉清

编　者　（以姓氏笔画为序）

丁日高　军事科学院军事医学研究院

于卫华　空军军医大学

王　健　中部战区疾病预防控制中心

王永安　军事科学院军事医学研究院

王学峰　陆军防化学院

左国民　陆军防化学院

刘江正　空军军医大学

刘艳丽　军事科学院防化研究院

齐丽红　陆军防化学院

江其生　火箭军特色医学中心

李　倩　武警后勤学院

李丽琴　军事科学院防化研究院

李秀芹　中部战区疾病预防控制中心

杨会锁　中部战区疾病预防控制中心

杨振中　后勤保障部卫生局

肖　凯　海军军医大学

吴　强　陆军军医大学

何　悦　陆军军医大学

邱泽武　解放军总医院第五医学中心

但国蓉　陆军军医大学

邹仲敏　陆军军医大学

邹传品　军事科学院防化研究院

宋云扬　军事科学院防化研究院

张　伟　空军军医大学

张晓迪　空军军医大学

张黎明　海军军医大学

陈明亮　陆军军医大学

陈冀胜　军事科学院防化研究院

林　海　陆军军医大学

赵　杰　海军军医大学

赵　建　军事科学院军事医学研究院

赵吉清　陆军军医大学

赵进沛　中部战区疾病预防控制中心

赵远鹏　陆军军医大学

赵艳梅　武警后勤学院

夏亚东　火箭军特色医学中心

唐　禾　陆军军医大学

蒋　辉　军事科学院防化研究院

蔡　颖　陆军军医大学

赛　燕　陆军军医大学

★ 前 言 ★

化学武器医学防护学也称防化医学,是构成军事预防医学的学科之一,是"三防"医学的重要组成部分。防化医学学科内容有预防医学、临床医学和军事医学的交叉,也与药学、化学、物理学等联系密切。本书既要满足学历教育中进行系统、全面、较为深入的防化医学知识培训,又要满足任职教育中对指导实践的需求。教材编写组由9个相关单位的专家组成,大部分都是目前在岗骨干,保障了资料的可靠性和权威性。本书一部分主要针对各类毒物的毒性作用及其救治,理论上紧跟发展,突出毒剂(或毒物)损伤机制的新认识;治疗上结合灾害医学、重症医学、急诊或急救医学的新进展,兼顾治疗原则、救治措施和具体用药量。另一部分主要包括医学防护、化学灾害应急处置、"三防"(防化)分队建设和卫生勤务,对实际工作有指导意义和范例参考价值,可操作、可落实。本书有以下一些特点。

一、完善学科理论体系

防化医学学科内容紧密联系临床医学、预防医学和药学。防化医学的五大基本内容"侦、防、消、救、治"中,侦、防、消是以防化学为主的内容,而救、治是以医学为主的内容。在实际工作中,两方面的工作紧密联系,互相影响,不可分割。

化学战与化学武器是军事学的范畴,医学学员和工作人员应对战争有基本的了解,熟悉化学战和化学武器的基本特点,以提高医学救援的效能。战时状态的医学救援有其时效性、限制性、地域性,还要考虑到合理分级救治,这些都是随战争态势不断变化的,卫生人员应该有相应的概念和意识。

军事医学在落实到每一位军医的职责时,它是以个人的任务为体现的。但是,在战争与战役的宏观层面上看,卫生勤务是作战的一个重要组成部分。卫生人员,特别是卫生工作领导应该熟悉卫勤的组织和实施。

二、突出专业能力培养

防化医学针对化学武器损伤的医学防护与救治,既有化学武器损伤的特殊性,也有医学处置的一般性,核心理论知识是医学问题。由于化学武器损伤的多样性,防化医学综合了多个医学专业学科,以临床医学为基础,同时也是临床医学的重要补充。在损伤机制和救治措施上,与生命科学研究紧密联系,体现了学科发展方向和进展。

化学武器防护主要阐述侦防消的原理、装备性能及其适用性,涉及物理学、化学、生物学、药学等多学科的知识,特别是纳米、色谱和质谱、离子迁移、表面声波等高新技术。医学需求与装备发展不可分割,卫生人员对装备的了解和改进也是推动装备发展的动力。防化医学的受训人员应一专多能,能操作侦防消和实验室检验的仪器设备。

防化医学救援分队的建设是卫生部门一项必要的、基本的、长期的任务,军队医院和疾病预防控制中心都有相应的编成。编者根据多年的实际工作进行总结,对分队建设的基本要素、能力训练、执行保障任务等进行梳理,将其提高到理论层面进行总结和阐述。

三、军民融合

《化学武器公约》的生效及其执行机构——禁止化学武器公约组织(OPCW)的设立不仅使化学武器的研发、生产、储存、使用和销毁受到严厉的禁止和核查,而且对一些工业化学品的生产也有严格的申报与核查制度。应了解《化学武器公约》,防止出现任何违反公约的行动。日遗化学武器的发掘和销毁是在《化学武器公约》框架下的一项长期合作任务,主要由我方军队提供医学保障。因此,保障部队需要对日遗化学武器发掘、运输、临时储存和销毁等环节的医学保障工作有所了解,对人员健康提供合理的健康管理和卫生保障。

我国是化工大国,发生化学事故和次生化学灾害可能性高,化学恐怖危险加大,因此化学事故救援是我军一项重要的非战争军事行动。应熟悉化学事故的特点,正确开展医学处置。我军是抢险救灾的主要力量,需要对次生化学灾害有警惕性,有应对措施和能力。

四、体现最新装备

中间谱系毒剂是一类由生物体产生的毒性蛋白质或多肽,又称生物毒素,种类多、效应特异甚至可控。近年在毒素制备、作用靶点、损伤效能等方面的研究取得较大进展,有发展成军用战剂或药物的潜能。海洋生物毒素在地域、种类、毒性等方面都有重要的军事意义。

以毕兹为代表的第一代失能性毒剂已退出装备。20世纪末,阿片受体激动药芬太尼已有装备化,靶向 α_2-肾上腺素能受体的药物进入研究领域。现在,失能剂筛选从作用靶点上扩展到 NMDA 受体、GABA 受体、5-HT 受体等,而对抗潜在失能剂的研究刚刚起步。

一些靶点明确的经典毒剂已有了有效的抗毒药物,但新型高效的药物还在不断出现。例如,神经性毒剂的生物清除剂、抗胆碱能的戊羟利定(长托宁)、胆碱酯酶重活化剂 HLö-7、高效氰根离子直接结合类药物钴啉醇酰胺、促进氰根离子次要代谢途径的 3-巯基丙酮前体药物和 α-酮戊二酸。一些多机制、多靶点的毒剂尚缺乏特效的对抗药物,但针对不同机制的抗毒治疗措施取得了一些进展。例如,光气中毒的酸烧伤机制、硫芥皮肤损伤的复方救治药物等。毒剂的实验室检验进展大,包括芥子气加合物的检测和毒剂溯源、氰根离子的快速实验室检测方法。

外军侦防消装备的进展快,对我军有一定借鉴作用。比如单兵防护装备,面具的过滤性能、主动送风、多功能化和舒适性,分体防毒衣的防护性能与作战能力的维持。在洗消的等级和流程上,外军提出的"战时洗消",对维护部队的作战能力很实用。洗消剂和洗消装备的发展关乎到洗消效果,本书也有所介绍。侦检设备的重要性毋庸置疑,并且进展最多、发展最快,军民共用的程度高。普通卫生人员应了解主流仪器,而分队成员应熟练掌握。

本书完稿之后,承蒙本领域的专家审阅,在对本书整体评价的同时也提出了宝贵的修改意见。本教材系统完整、重点突出、理论与实践并举,涵盖了防化医学学科的主要知识点,并注重化学武器和防护的重要进展。在较好继承经典战剂的诊、防、救、治的基础上,适当更新了新理论、新技术、新装备的内容,对经典毒剂的内容也有前瞻性的叙述。在突出服务于战争的同时,又适当关注化学灾害;在重笔阐述临床医学相关内容的同时,还较全面细致地介绍了预防医学和卫勤保障的相关内容。既可作为防化医学领域在职人员和研究生培训教材,也可为防化医学教学科研人员提供参考。

最后,我们诚恳地希望本书的读者从结构、内容、撰写等方面给予批评指正,将意见及时反馈给我们,以期再版时修正更新。

编　者
2020 年 8 月

★ 目　录 ★

第 1 章
概　论

第一节　化学战、化学事件与《化学武器公约》

化学武器医学防护学(chemical defense medicine 或 medical defense against chemical weapons)是针对化学武器和化学战剂的损伤效应、毒理机制、防护和救治等医学问题和对抗措施,开展理论与应用研究的学科,简称防化医学,也被称为化学武器损伤防治学。它是现代军事医学的重要分支,属于特种武器医学防护学的一部分。在新形势下,防化医学学科研究范畴和任务扩展到军事次生化学灾害、化学事故与化学恐怖事件中的有毒化合物和生物毒素中毒的损伤作用及其机制、损伤的医学防护措施和卫生勤务。随着国际恐怖主义和恐怖行动的威胁增加,以化学武器、化学毒剂、生物毒素为手段的恐怖事件成为现实,防化医学应涵盖对于反恐准备和反恐行动中的医学防护。化学事件的应急救援行动和救援队伍的建设是防化医学发展所面临的现实挑战,快速、有序、专业、高效的医学救援是减轻损失的重要保障。日本遗弃在华化学武器的处理是我国特有的履约工作,日遗化学武器销毁过程的医学保障是我军今后较长一段时间内的持续工作,有必要对既往工作进行阶段性总结。

一、化学战

化学战(chemical warfare)是利用化学和生化物质的毒性作为武器,通过毒剂的多种中毒途径以及在一定的染毒空间和毒害时间内所产生的战斗效应,杀伤人畜,毁坏作物、森林,达到杀伤敌人有生力量、迟滞敌人军事行动、扰乱或疲惫敌方人员的军事目的。凡是利用化学武器进行的战争都可称为化学战,因化学武器的杀伤作用大、扰乱或迟滞作用强,并且防护非常困难,所以能够严重影响战争的进程。

化学毒物使用的历史久远。中国古代记载了含砷物的使用;公元前 4 世纪斯巴达和雅典的战争使用含硫烟雾;公元 718 年利奥三世战胜君士坦丁堡围困者的重要因素之一就是施放松油和硫燃烧形成的"希腊火球"(Greek fire)。化学战的思想形成于 19 世纪下半叶。该时期内,科学(化学)发展很快,硫、氰化物、氯进入工业应用,人们不仅尝试制造化学弹药,也努力为战争中使用这种弹药进行理论准备。

1853 年的克里米亚战争期间,英国科学部的 Playfair 向陆军部建议对俄使用砷化物毒剂弹。1855 年英国海军提督 Dundonald 再次建议在战争中使用二氧化硫。虽然这些建议最终未能付诸实施,但却孕育了化学战思想。1887 年德国人拜尔(Bayer)在慕尼黑市大学演讲时,更系统地阐述了战争中使用催泪剂的意义。

人类历史上首次大规模化学战发生于第一次世界大战。1915 年 4 月 22 日,德军在突进受阻后接受化学家弗里兹·哈伯(Fritz Haber,1868－1930 年)的建议,在比利时的伊普尔(Ypres)运河的 Steenstraat 到 Poelcappelle 战线上,用 5730 只钢瓶向英国和阿尔及利亚军队突然释放 168t 氯气。毒剂云团迅速覆盖对方阵地,使 1.5 万联军军人中毒,近千人死亡。德军借此在联军防线上打开一个长达 6km 的缺口,收到很大的战果。2d 后,德军又在伊普尔附近再一次用氯气袭击加拿大军队。同月 30 日,德军对华沙以西 50km 处 Bolimow 的俄国军队释放 264t 液氯。此后,交战国互相进行化学袭击达 200 多次,施放化学战剂约 12.5 万吨,造成 130 万人伤亡,充分展示了化学武器的巨大威力和化学战的军事效益。第一次世界大战期间使用的包括氯气、光气、双光气、氢氰酸、芥子气、亚当氏剂等在内的化学毒剂有 4 大类近 20 种之多,其中有些毒剂至今仍然是外军的制式装备。

第二次世界大战爆发前,虽然西方战场各国都对化学战进行充分准备,战争爆发后的正面战场上却未曾使用化学武器。而在东方战场上,侵华日军先后在中国的 17 省 81 个地区进行 2000 多次化学袭击,造成我方 10 多万军民中毒伤亡。在德军建立的集中营里,一氧化碳和氰化物类毒剂被用来屠杀数百万犹太人和战俘。以奥斯威辛集中营为例,在 1940－1945 年 110 万人被杀害,犹太人占绝大多数,仅存活 7356 人。

在世界大战结束后 60 余年的多次局部战争中,化学武器曾被频繁使用。美军在朝鲜战争和越南战争,苏联在阿富汗战争、伊拉克和伊朗战争期间,化学武器在关键时刻都起到了扭转战局的作用。美军在越南使用落叶剂(橙色剂)和刺激剂(苯氯乙酮、亚当氏剂),首次使用失能性毒剂毕兹(BZ),在旷野对维埃克斯(VX)进行试验。美军共使用毒剂 700 余次,植物杀伤剂＞7.8 万 t,西埃斯(CS)＞7000t,以及少量苯氯乙酮、亚当氏剂、BZ 等。造成越南南方军民 150 余万人中毒,死亡 3000 余人。意大利在侵略埃塞俄比亚的战争中,共使用芥子气 415t,光气 263t,以及少量刺激剂。战争第一阶段埃军 1.5 万人中毒死亡,约占埃军战死总数的 30%。意军在这次战争中首次大规模使用毒剂炸弹和飞机布洒器,此为空军首次使用化学武器。1980－1988 年的两伊战争是时间最长、耗费最大、最残酷的化学战。伊拉克发动 387 次化学武器袭击,10 万人中毒,5 万人死亡或有远后并发症。伊朗在战争后期也使用化学武器。近年,叙利亚内战中多次报道化学武器袭击事件,而该国境内的 ISIL("伊斯兰国"极端组织)也使用过芥子气。

与此同时,一些国家投入巨资研制新型的、毒性更大的化学毒剂。1958－1961 年,外军先后装备了以 VX 为代表的神经性毒剂和以 BZ 为代表的失能性毒剂。近年来,国外又开始关注毒素战剂,它的毒性是空前的,比现有毒剂大数百倍至上万倍。如果不加限制地任其发展为武器并在战争中使用,对人类文明的破坏作用将不堪设想。

二、化学恐怖事件

化学恐怖是恐怖组织为了某种政治目的,直接或间接地利用化学战剂或化学毒物制造的高危害性、规模化恐怖行为,是恐怖活动的一种重要方式。20 世纪中期以后,国际恐怖主义活动日趋猖獗,逐渐发展成为危害社会和人民安全的邪恶势力。目前已知的国际恐怖主义组织有数百个,几乎都热衷于获得核、化武器,且多数已经具备发动化学袭击的能力。恐怖主义组织通过投放化学毒物、破坏化学储存设施和运载工具而制造的严重化学危害事件称作化学恐怖事件(chemical terrorist incidents)。

在从1950－2005年的50多年时间里,全球共发生423起核化生袭击事件,累计造成318人死亡。化学恐怖事件发生次数最多,为239起,约占56%,由其造成的死亡人数也最多,为263人,约占83%,是最主要的核化生恐怖活动形式。化学恐怖与反化学恐怖已成为当前也许是今后长期的世界军事和政治斗争关注的焦点。由此,世界各国反对化学恐怖的措施也在日益加强。美国为防范布洒化学战剂,发布了加强农药喷洒飞机的管制令;英国防核化生联合部队加紧对恐怖组织使用化学毒剂袭击地铁的防范;意大利迅速成立防化学武器特别行动小组。中国政府历来坚持反对恐怖主义,中国已参加所有已生效的反对恐怖主义的国际条约。中国也是联合国确定的开展化学应急救援的试点国家。

1995年3月20日,日本奥姆真理教制造的东京沙林事件标志着恐怖主义进入一个新时代。事发当日,奥姆真理教信徒在东京地铁的3条干线5次列车上释放沙林,造成12人死亡、5500多人受伤的严重后果。这是世界上第一次以化学战剂为武器的恐怖主义袭击。其中接诊640名受害者的圣·卢克医院使用了700安瓿的重活化剂和2800安瓿的阿托品。如此大量的药物还仅仅是针对此次非大规模的沙林染毒,这对于更严重的恐怖事件提出了医学应对准备的新问题。

化学恐怖袭击一经实施,毒剂的扩散方式、伤害作用及其所造成的后果和处置方式与化学战没有本质上的区别。因此,对化学恐怖袭击的医学处置,也是防化医学的任务之一。

(一)化学恐怖事件要素分析

自《化学武器公约》(简称CWC)缔结并生效以来,在化学武器销毁和不扩散方面取得了重大成就,世界攻防格局从此发生改变,开始进入后化学武器时代。然而,由于CWC自身的局限性,还有很多问题无法解决,如CWC对化学武器的定义采用列表清单式。随着科学技术的不断发展,不可避免将会出现一些危害大的化学物质、化学攻击形式没有列入清单,这种局限性极易被一些心怀叵测的国家或非国家主体利用,在所谓的"不越槛""不违约"的条件下,达到与使用化学武器几乎相同的效果和目的。恐怖主义组织和个人获得和使用化学毒剂或对化学毒剂生产和储存设施进行攻击的可能性越来越引起国际社会的担忧。

1. **化学恐怖事件的主体** 自CWC生效以来,拥有化学武器的国家数量已经大大减少,但部分恐怖组织对化学武器的兴趣却没有降低。化学恐怖袭击行动的主体可能是具有一定政治目的的恐怖组织、从事恐怖活动的群体和其他极端分子等规模化的组织。其在组织上和行动上已具备军事集团的特点,当其拥有国家级化学武器计划实践经验的化学家和化学工程师时,实施化学恐怖袭击的可能性将骤然加大。具有极端宗教主义、极端种族主义的组织,如激进的民兵组织、圣战者组织等,也是化学恐怖威胁的主要来源之一。

2. **化学恐怖毒源** 笼统讲,应该包括所有已知和潜在的有可能为恐怖分子所用的有毒化学品,主要包括军用毒剂、化学工业毒物、民用有毒化学品及天然毒素等类型,有上万种。因化学武器及其技术曾经扩散,数十个国家拥有和发展大规模杀伤性武器并具有使用的能力。化学武器相关物质的分布范围大,监控流通的手段和机制还不完善,使恐怖分子获得化学武器的机会大大增加。科学技术的发展和信息获取途径的增多,使制作化学武器的技术已无秘密可言,在家庭后院制造化学毒剂的DIY已不新鲜。东京地铁所使用的沙林就是恐怖分子自己合成的。

恐怖分子对化学武器的选择将基于其资源(如资金、人力、技术能力)及其特定的攻击目标。在现代化工的背景下,用于制造化学恐怖袭击事件的化学毒物除了军用毒剂外,还包括有毒工业化学品(toxic industrial chemicals,TICs)、重金属、易燃易爆品等共14类。TICs是指在化学工业中使用或生产的可能对人体健康造成危害的原料、成品或半成品、废弃物及其夹杂物等各种有毒化学物质。大型农药厂、化肥厂、化工厂、炼油厂、油田、易燃和易爆化学品仓库等重要化工设施有大量TICs,遭到恐怖袭击或发生化学事故后,TICs释放所产生的直接或次生效应均是引发化学恐怖袭击的直接因素。美国疾病控制中心列出的可作为化学恐怖袭击或引起突发公共卫生事件的化学物质共63种,绝大部分与我国所列相同(表1-1),尚列有氨、砷化氢、苯、溴苯甲腈、大麻碱、氯乙酰苯、吩噻嗪、磷胺、红磷、荨麻碱、钛、四氯化碳、聚四氟乙烯、叠氮钠等。现已知的有毒化学物质至少有10万余种,半致死剂量<10mg/kg的高毒性物质约5000种,半致死剂量<1mg/kg的剧毒化学品也可达3000种,较大毒性的化学毒物有万种,为恐怖行动提供了较广的选择范围。

表1-1 化学恐怖事件中的常见毒物

来源类型	品　种
化学战剂	塔崩、沙林、梭曼、维埃克斯、氢氰酸、芥子气、光气、氯气、亚当氏剂
剧毒农药	甲胺磷、百草枯、氟乙酰胺、毒鼠碱、毒鼠强、白磷、磷化锌、华法林(杀鼠灵)
工业毒物	氰化钠、氰化钾、氯化氢、氯气、砷、铅、汞、铊、爆炸性氮/氧化物
剧毒药物	巴比妥类药物、洋地黄、箭毒
天然毒物	蓖麻毒素、河豚毒素、蛇毒、肉毒杆菌毒素

3. 化学恐怖袭击施放毒剂的方式 根据所使用毒剂和袭击方式的不同可以将化学恐怖袭击分为3种类型:①合成和施放军用毒剂。资金充裕的奥姆真理教从日本大学招募了精通化学合成的化学家,利用挂名公司从瑞士购买了化学实验室以及神经性毒剂前体化合物。在合成和施放军用毒剂的行动中,除了合理选择毒剂和攻击目标外,有效施放化学毒剂需要克服一系列具有挑战性的技术和后勤障碍。②故意施放TICs。在未来的化学恐怖主义袭击中,使用TICs的可能性远超传统的化学战剂。TICs容易获得,可大量施放,危害不低于化学战剂。③故意破坏化学工厂、大工业中心或化学品供应链(chemical supply chain,CSC),因为攻击目标自身就含有化学毒剂,其有毒物质释放会危害当地民众。

此外,随着民用航空的开放,以小型飞行器械实施的空中毒物布洒等现代手段也可能成为化学恐怖袭击的新型手段。

4. 化学恐怖袭击的目标 根据袭击发生的场所和介质不同,袭击目标大体可分为室内、室外、食物、给水/通风/空调系统4种类型。CSC是其中一类特殊的室外袭击目标。我国危险化学品的供应链分布广,大多经过城区,被袭击的危险高。恐怖分子往往选择人群密集的场所或人口密度大的地区,如市区、车站、集会场所突然袭击,或可能利用盛有毒剂的加压气缸攻击相对密闭的场所(如地铁站或办公大楼的通风系统),或可能利用小型炸弹袭击化学品仓库或槽罐车等以释放大量的毒剂。

(二)化学恐怖事件特点

1. 突发性　化学恐怖事件有明显的不确定性,包括毒剂种类、时间、地点、方式、规模等因素,难以预测和预警,呈现突发性的特点,防范和及时开展救治的难度极大。毒剂投放方式多,防不胜防。化学毒剂可以在短时间内造成损伤或致命,突然产生大批伤员。

2. 隐匿性　化学恐怖袭击的时间、地点、场所和方式都经事先预谋,隐蔽性强。使用的化学毒剂和毒物都易于储存、携行,难以感知,能装填各种施放装置,施放时可相机行事。根据袭击目的选用毒剂和施放方式,有很强的灵活性。另外,一些剧毒化合物具有持久性和(或)潜伏期,给及时发现并判明化学恐怖带来困难。由于化学恐怖活动隐蔽性比较强,通常在发生时就已经造成了严重后果。

3. 累及范围广　化学恐怖事件带有恶意目的,期望获得最大的伤亡效果,故往往选择人群密集地,以造成大范围的伤害。毒物可通过严重污染空气、地面、水源迅速发挥杀伤作用。危害最大的是有毒气体,迅速扩散而造成更大范围的伤害。自动化和远程操作技术的进步可以使恐怖分子同时在几个地点更加隐蔽地释放有毒物质,从而产生更为严重的后果,并减少自身暴露的可能性。

4. 医学救援难度大　此类事件在短时间内造成大量人员伤亡,死亡率高,对环境产生污染。化学毒剂的中毒途径多,个人防护难,伤害作用大。由于中毒人员多、中毒物质不易判定、确诊难、缺乏特效药,给救治工作带来极大难度。有些化学毒剂中毒的救治专业性强,需要特异抗毒药和救治措施,存在专业人员和物资不足的困难。

5. 社会影响大　造成的事故后果社会涉及面广、政治影响大。突发的化学事故会对人的心理造成长期的巨大伤害,造成全社会大范围内的恐惧气氛,破坏正常的生活秩序,制造社会混乱,甚至影响国际间的正常交往。

(三)化学恐怖事件的医学应对策略

反化学恐怖是一项复杂的系统工程。世界对化学恐怖活动的关注度日益增加,国家层面反化学恐怖的基本战略思想与对策包括:高度重视化学恐怖活动对国家安全的重大威胁,研究反化学恐怖理论,制定反化学恐怖法规;加大反化学恐怖装备研发力度,组建反化学恐怖机构和力量,组织反生化恐怖演习;提高卫生应急救援能力,完善医疗急救和药品储备制度;加强对有毒化学物质的监控和对重点目标的警戒;建立监测和预警系统,加强化学恐怖情报的收集能力;加强公众教育,引导媒体宣传。

在贯彻上述战略思想过程中,应注意做好以下两个方面的工作。

1. 突出"平战一体,军民两用,国际合作"　在化学恐怖事件发生时,军队有协助地方严厉打击各种形式恐怖活动的义务,其中军队专门的医学应急救援梯队与其他军地应急救援体系是密切协作的关系。医学救援工作环节多,需做好侦检、防护、洗消、诊断、急救和后送治疗等工作。为此,应建立军、警、民相结合的联合指挥机构,由作战部门统一指挥,多部门协同作战,配合卫勤部门开展救援。军队和地方的医学救援力量和资源可以互为补充和后备,纳入统一的反恐体系中。在平时的组训和演习中,可以同台竞技、互相交流、加深了解、共同提高。针对反化学恐怖的医学研究要立足于反恐斗争需要,做到平战结合,军地兼容。由于恐怖行动的化学毒剂与化学战剂有相似的特性,处置化学恐怖事件与防化医学和化学事故应急救援在力量运用、装备及方法手段等方面也有很大的相似性,所以,针对化学武器和突发化学事故的医学研究成果可以用于反化学恐怖斗争,反过来也可以促进防化医学的发展。利用、借鉴、移植、联合高水平的民用技术,可以大大提升防化医学研究水平。

针对化学恐怖国际化的特性,化学反恐也应加强国际合作。其合作层次主要为联合国、政治集团和地区组织及有关国家之间的双边合作,主要内容为畅通情报交流渠道、共同缔结化学反恐条约、化学反恐措施及技术装备学术研讨等。西方的反恐作战经验可归结为 4 种能力的建设,即组织能力、侦查能力、响应能力和打击能力。

2. 利用现代交流手段加强公众教育和信息发布 现代社会的信息交流手段和平台多样化、受众广、即时性高,不受时空限制。充分利用这些现代科技,加强对公众的教育,特别是医学防护教育,提高公众正确应对化学恐怖事件的能力。向公众普及自救互救知识,如防护面具的使用、简易防毒措施、基本救生逃生技能等。还可将反化学恐怖袭击处置、自我防护等内容体现在平时的民防或消防演练中,使公众在发生突发化学恐怖袭击事件时能从容应付,从而减少伤亡和损失。欧美各国官方的 CDC 网站有很多重要的信息、教育类电子书、宣传单可以浏览和下载,公共卫生事件和恐怖行动是其关心的重要内容。在事件处置过程中,及时发布重要的事件相关信息,给公众正确的指导和建议,这对于社会安定和公众安全都是有益的。宣传教育的宗旨是让全民认清化学危害与次生危害可能并存,平时偏重基本常识介绍,战时须结合实际情况宣教;宣教对象突出各级干部和受过良好教育的群体,以点带面。

(四)化学恐怖事件的现场处置及救治

化学恐怖事件在瞬间即可能出现大批化学中毒伤员和大面积环境污染,快速的现场应急处置与正确的医学救援必须同时展开,应遵循的基本原则是快速反应、立体救护;统一指挥、密切协同;集中力量、保障重点。

1. 现场处置 现场应急处置按照工作流程主要包括以下任务。

(1)控制化学恐怖毒源和污染区:组织救援人员迅速切断化学恐怖源,初步确定毒物种类和危害程度、相应的防护等级、污染区边界,控制人员和车辆进入,疏散周围群众。

(2)现场急救:救援队伍搜救中毒人员,可进行必要的生命支持和洗消;迅速撤离至安全区进行临时抢救,然后后送进行专科治疗。

(3)现场管控及保障:设置合理的沾染区出入口、洗消通道、路线、人员集结地等;严格控制危险区内的作业人员数量;严密监视液相流淌、气相扩散情况,防止灾情扩大;做好通信、物资、气象、交通、环境、防护、洗消等保障。

(4)沾染区展开洗消:根据毒物检测结果和染毒情况选用适当的方法和洗消剂实施沾染区洗消。在危险区与安全区交界处设立洗消站,对过往人员和车辆进行洗消。

(5)消毒后清理:用喷雾水、蒸汽、惰性气体清扫现场,尤其是低洼、沟渠等处,确保不留残气(液);清点人员、车辆及器材,撤除警戒,做好移交,安全撤离。

2. 医学处置 化学恐怖事件中的医疗救援工作主要由现场救护、伤员后送和医院治疗 3 部分组成。

(1)现场救护:包括中毒人员的沾染洗消和医疗急救。现场医疗急救需首先对中毒人员进行损伤程度分类,以决定伤员救治优先顺序,确保治疗效率且将发病率及死亡率降到最低。

（2）伤员后送：化学中毒伤员经现场医务人员医疗处置，指定后送，使伤员在最短时间内能获得必要治疗。后送途中要保证对危重伤员进行不间断的抢救。

（3）医院治疗：对后送医院的化学中毒伤员要尽快进行特种专科治疗。批量化学伤员的救治应突出信息、组织、计划、科学救治和经验总结的重要性。

三、化学灾害

化学灾害（hazardous chemical incidents）是指工、农业生产和日常生活中因责任、技术、设备、自然等原因引发的重大和特别重大化学泄漏事故。化学灾害同样具有突然性和大规模伤害性的特点。尤其那些处于居民区的化学设施发生泄漏，毒剂云团覆盖的人员更多。加之群众的防护知识较少，缺乏相应的防护装备和训练，使得伤害程度更重，化学灾害的实际效应不亚于化学战。

因此，研究化学灾害发生发展的规律、开发化学灾害应急救援技术、制订化学灾害防控方案，有非常重要的社会意义和军事意义。本书在第15章专门介绍化学灾害及其医学应急处置，此处从略。

四、战争次生化学灾害

次生化学危害是指常规战争中，由于敌方对化学设施的破坏而引起大量有毒有害物质泄漏，致使大范围空气、水源等染毒，造成超出正常社会承受能力范围的灾难性事件，是一种非化学武器袭击造成的间接化学灾害。次生化学危害在概念上区别于化学恐怖及化学工业事故等化学突发事件，但两者在造成的危害、人员防护及应急处置等方面都十分类似。

近年来，外军的战争思想开始从单纯的杀伤有生力量向杀伤有生力量与破坏对方战争潜力并重的方向转化。化工生产和化学储存设施已成为未来战争中精确打击和重点打击的目标。使用常规武器打击对方的化工业设施已成为现代高技术局部战争作战的一种手段，美军在局部战争中曾使用。接踵而来的大规模化学毒物泄漏，是公众生命安全的严重威胁，其杀伤效果也不亚于化学战。我国有大、中型化工企业数千家，如果战时遭敌打击，将对我方战争潜力、作战行动、社会稳定、生态环境等方面造成严重影响。

（一）打击化工设施已成为现代作战的重要手段

作战中，打击核化设施可以制造社会恐慌，削弱对手战争潜力，破坏作战准备，限制军事行动自由。海湾战争将摧毁伊拉克的核化生武器及其生产设施，作为第一阶段重点攻击目标之一，综合运用飞机、导弹等多种手段对伊拉克核化生设施实施猛烈轰炸，摧毁了伊拉克的核化攻击能力。科索沃战争中，北约有计划地打击了南联盟的近30个重要化工厂和炼油厂。

1. 打击化工设施的优势

（1）打击方式多：现代高技术兵器迅速发展，为袭击对方化工设施提供了多种方法和手段。微电子、激光、遥感、人工智能等现代尖端技术在常规武器领域里得到广泛应用，大大提高了武器的命中精度和爆炸威力，增强了摧毁化工设施的精确性和有效性。

（2）规避《化学武器公约》：常规作战中打击化工设施，虽可造成与使用化学武器类似的效应,但未使用化学武器而不受公约制约,政治风险较低,可避免战争升级的风险,减轻国际舆论压力。

(3)效应强大:化工设施一旦遭到打击,大量杀伤人员,危害动、植物,污染环境,产生巨大的作战效应,对人员的心理影响严重。造成的化学危害可影响指挥和作战。

2. **重要军事意义** 袭击形成的大面积污染区,对军队的作战行动将造成制约和影响。军事上,影响作战部署,影响部队机动交通,牵制作战力量,增加作战指挥难度,增大战场消耗,降低作战效能。

(二)战争次生化学灾害的危害特点

1. **突发性** 此类战争造成的灾害发生较为突然,人员一般没有防护准备。

2. **范围广** 化学危险品在生产、储存、运输、使用等环节均可被打击。此类灾害发生于城市或其周边的可能性大,往往造成众多人员中毒。

3. **医学救治难** 常见的化学危险品有2000多种,任何一种化学危险品均可能造成人员的伤害,确定中毒物质种类及其急救措施难度很大;中毒途径多样,空气、水源、地面均可染毒,人员可经呼吸道、眼、皮肤、黏膜、伤口或通过饮食中毒,并且可能由于洗消不及时、不彻底而造成二次污染。

4. **社会影响大** 灾害导致人员伤亡、财产损失、居民撤离或流离失所。化学工业设施本身以及与之相关联的工厂停产,民生物资供应受到影响。由于大多数居民对此类事件缺乏防护知识,容易造成社会性的心理恐惧。1999年,北约对南联盟贝尔格莱德东北部的化工生产综合基地潘切沃进行轰炸,致使大量有毒有害化学物质泄漏,有毒烟雾笼罩该区长达十几个小时,居民被迫撤离,整个潘切沃几乎成为一座空城。

5. **污染环境和破坏生态** 产生的大量有毒有害物质可在短时间内扩散到下风向广大地区,严重污染空气、水源、植物、土壤、道路和生产、生活等设施,造成大面积环境污染。莱茵河污染事故,仅30t农药泄漏就污染水流达866km,波及沿岸5个国家。

(三)多部门联合的次生化学灾害救援体系

防范次生化学灾害的应急救援系统十分复杂,有以下特点。

1. **覆盖面宽** 从全局到具体实施单位都要有相应的预案。次生化学灾害应急救援工作是社会影响大的系统工程,需要多部门的协同工作,包括防护、对爆炸物的清除、人员营救、现场洗消等。没有专门的机构、设备、药物与技术力量以及各方面的协作配合,很难保证预防与处置行动的高效性和彻底性。

2. **涉及面广** 既要有专业机构的预案和训练,又要把非专业机构纳入总体预案和训练之中,包括军队、公安、消防、医疗、运输、通信、物资保障等,我国危险化学品事故的应急救援力量涉及公安、武警、消防、防化部队、化工企业消防力量、环境洗消和监测队伍、中毒抢救队伍等。平时要加强建立化学毒物及急救方法数据库、医疗资源数据库,建立医学应急队伍和落实责任医院并进行组训。

3. **预案架构大** 除了主要急救方案外,还有信息报告、发布的原则、应急救援的组织协调、技术保障方法和法律责任、危害区管理与消毒、险情解除方法等。医疗应急救援系统只是其中的一个子系统。预案应包括化学恐怖袭击的可能目标,袭击的毒剂种类、形式、时间、地区,救援力量部署,毒剂侦检,污染区洗消,伤员急救程序,现场人员防护,伤员后送程序等。

4. 智能化、信息化指挥系统和辅助决策系统是迫切需求 在当前信息化背景下,发达国家还利用高科技将虚拟仿真等应用于核化生防护训练,陆续推出一些新的防化训练装备,而且也十分注重发展核化生监控系统信息一体化的指挥、控制、通信、计算机、情报、监视与侦察(C4ISR)系统,把全球信息感知和全球指挥控制作为联合作战的重要能力之一。从高技术战争和发达国家的武器装备发展计划大体上可以看出,2020年前后针对化学袭击的各种装备将进入信息化时代,逐步实现体系化、数字化、网络化和精确化的发展趋势。

开发医学救援的辅助决策系统可较好地为卫勤决策者和医学救援人员进行灾害评估和应急医学救援决策提供参考数据,提高应急医学救援能力。辅助决策系统能够通过预置模型,科学、快速、准确地进行化学毒物危害评估,提出相应的医学应急救援方案,指导实施现场医学救援。系统包括应急医学救援基础数据库、化学次生灾害规模分析、地理信息系统 GIS、危害评估、医学救援方案、系统管理等。

(四)次生化学灾害的医学救援准备

在救治方面,由于不同有毒化学品有各自的毒理学特点,中毒机制、临床表现、抗毒治疗都可能存在差异。需要医疗人员有专门的技术、经验,医疗部门要有专门的装备、仪器、药物等,这对平时的准备工作提出了很高的要求。在检测方面,由于目前尚未建立起完整的数据库,对各种毒剂和毒物的理化性质并非十分清楚,难于检测。在突遭化学袭击时,快速地对毒剂定性定量分析对确定化学事故的性质、原因和处理措施,以及对患者的准确诊断和救治都十分重要。在毒剂消除方面,虽有一些化学毒物一直是被研究的对象,但至今未能有好的消除方法,如有毒的重金属、某些剧毒鼠药和杀虫药、二噁英类及某些有机物等。在预防和救治方面,目前对许多化学毒物中毒还未研制出特效的预防和救治药物。所有这些都给灾害救援带来困难,任务复杂而艰巨。为此,要做好以下工作。

1. 建立一个熟悉业务的强有力的指挥机构,制订一套合理、高效、科学的管理方案。加强应急卫勤组织指挥能力和效力,这是防范化学恐怖袭击、突发化学事故及其次生化学灾害的医疗应急救援工作的首要,是救援工作顺利进行的前提。

2. 建立医疗应急救援数据库,包括医疗资源数据库、化学物质毒性及急救方法数据库以及危害估算系统。化学次生灾害的伤类因毒剂的种类不同分为不同损伤类型,伤情复杂,处置技术要求很高,涉及对特殊毒物的化学侦检、个人防护、毒物消除和紧急医疗救护等诸多方面。事先要有充分的组织准备,它包括制订医学救援预案,建立应急医学救援队伍,做好针对性训练,完善医学救援物资装备和建立反恐医学救治体制。

3. 建立一支高效、合理的应急救援队伍,能满足机动性、快速性要求。这支队伍应由伤情分类组、现场专业救护队、伤员后送组、中心医院应急救护队和一定数量的卫勤指挥人员组成,形成一条安全有效的绿色抢救通道。

4. 医学救援工作需要有应急物资做保证。发生化学次生灾害时,特殊解毒药品和防化器材需求量大,平时应制定相应的器材和药材储备标准,并进行适量储备,定期更换,确保执行医学救援任务所需。救援装备必须具备高技术、高效率和高机动性。在配备医学救援装备时,要根据快速准确、机动灵活的要求,储备一些体积小、重量轻、便于携带、一机多能、易于机动的装备,便于在第一时间到达救援现场开展工作。

五、《化学武器公约》

化学武器以化学毒物的毒性作用杀伤人员,严重违反人类的道德和生物学特性,是一类极端残酷的武器。化学武器还具有可扩散性和施放后不可控制的特点,从它诞生之日起就遭到世界人民的唾弃和反对,这是国际社会能够达成《化学武器公约》的基础。

(一)历程及其意义

1. **历史沿革**　早在19世纪末期,国际社会就注意到化学毒物被用作战争武器的危险性,1874年布鲁塞尔公约禁止毒物和有毒武器,1899年和1907年两次召开海牙会议并签署《海牙公约》(The Hague),明文禁止在战争中使用化学毒气。但是,这些国际公约并未有效阻止化学战的爆发。1925年国际社会在日内瓦召开会议,达成了禁止使用化学武器的议定书(Geneva Protocol),禁止在战争中使用窒息性、毒性及其他气体和细菌作战方法。然而该议定书的精神,在第二次世界大战及其以后的若干次局部战争中屡遭破坏和玷污,充分说明化学武器有巨大的诱惑力。1978年,第一届裁军特别联合国大会把化学武器公约谈判列为多边裁军谈判最紧迫的任务。1992年9月,日内瓦裁军会议,签署公约草案。1992年11月30日,第47届联合国大会一致通过了新的《关于禁止发展、生产、储存和使用化学武器及销毁此种武器的公约》(Convention on the Prohibition of the Development,Production,Stockpiling and Use of Chemical Weapons and on Their Destruction,CWC),简称《化学武器公约》。1993年1月13~15日,此公约的签字仪式在巴黎联合国教科文组织总部举行,120多个国家的外长或代表出席了这次会议。中国在内的130个国家签署了该公约。1997年4月29日正式生效。截至2018年底,共有193个国家加入该组织。

2. **执行机构**　为确保CWC的各项规定、包括对公约遵守情况进行核查的规定得到执行,并为各缔约国提供进行协商和合作的论坛,禁止化学武器组织(Organization for the Prohibition of Chemical Weapons,OPCW)于1997年成立,在海牙设立执行机构。主要机构包括所有成员国组成的缔约国大会(Conference of the States Parties)、由41名成员组成的执行理事会(Executive Council)和技术秘书处(Technical Secretariat)。主要工作包括武器调查、指派视察组、视察设备、运送视察组、采样分析、现场视察和技能培训。该组织因其"为消除化学武器所做的诸多努力"而于2013年获得诺贝尔和平奖。

3. **作用和意义**　CWC是第一个关于全面禁止、彻底销毁一整类大规模杀伤性武器,并规定了严格核查制度和无限期有效的国际条约。其核心内容是在全球范围内尽早彻底销毁化学武器及其相关设施,确保CWC得到实施。该公约不仅禁止生产、储存、使用和发展化学武器,还要求在限定的时间内销毁现存的化学武器。公约的签署为爱好和平的人民带来了新的希望,受到普遍的欢迎。但是,化学武器的销毁工作从一开始就困难重重、步履缓慢。近年,在公约组织的核查和督促下,在各缔约国的配合下,取得了较好的进展。美国已销毁90%的化学武器,现存化学武器及制剂约3000t,预计2030年全部销毁。俄罗斯存有39 967t化学武器,已于2017年9月全部销毁。印度拥有超过1000t的化学武器,2009年3月完成销毁。叙利亚拥有1300t化学武器,在OPCW帮助下,于2014年全部销毁。

与此相反,一些国家绕过公约寻找新型战剂的热潮却悄然兴起,新作用机制毒剂和毒素战剂成了热衷的对象。因此,目前世界上不仅储存有大量传统的化学武器,新型化学武器也随时有被用于战争的可能性。不仅化学武器的威胁仍然存在,新式战剂的威胁也在增加。

(二)内容简介

CWC包括序言、24个条款(article)和3个附件(annex)(表1-2)。主要内容是签约国禁止使用、生产、购买、储存和转移各类化学武器;所有化学武器生产设施拆除或转作他用;提供关于各自化学武器库、武器装备及销毁计划的详细信息;保证不把除锈剂、防爆剂等化学物质用于战争目的等。条约中还规定由OPCW经常进行核实。CWC实效部分为4种制度:宣布制度、销毁制度、遗弃化学武器制度和核查制度。

第一条(一般义务)　禁止发展、生产、获取、保有、储存、转让和使用化学武器。

第二条(定义和标准)　将"化学武器"定义为使用的所有有毒化学品及其前体,除外《化学武器公约》和平目的、有毒化学品的防护、不涉及将有毒化学品作为战争手段的军事目的,以及执法目的。

第三条(宣布)　缔约国在CWC对其生效后30d,提交有关化学武器以及化学武器生产设施及其销毁的总体计划、控暴化学品的详细宣言。

第四条(化学武器)和第五条(化学武器生产设施)　和《关于执行和核查的附件》一起,就化学武器和化学武器生产设施的销毁、包括对此种销毁的核查做出了详细规定。

第六条(本公约不加禁止的活动)　和《关于执行和核查的附件》一起,详细规定了由禁止化学武器组织通过例行的宣布和现场视察,对化学工业进行监督的综合制度(表1-2)。

第七条(国家执行措施)　涉及各缔约国为确保CWC在本国的执行而必须采取的措施和立法,同时规定应设立或指定国家主管部门作为与禁止化学武器组织进行联络的中心。

第八条(组织)　规定设立禁止化学武器组织,并将总部设在海牙。

第九条(协商、合作和事实调查)　和《关于执行和核查的附件》一起,规定禁止化学武器组织可以对位于任何缔约国领土上或其管辖或控制下的任何其他地方的任何设施或地点进行临时通知的质疑性视察,以便澄清和解决与可能的违约有关的任何问题。

第十条(援助和化学武器防护)　受到化学武器威胁或攻击的缔约国可以获得援助,包括获得侦毒器、防护服、洗消设备和解毒药等防护设备,并且可以获得有关化学防护措施的咨询意见。

第十一条(经济和技术发展)　促进缔约国之间为本CWC不加禁止的化学发展和应用相关的化学品、设备和科学技术资料进行充分交流。

第十二条(纠正某一情况和确保遵守的措施,包括制裁)　当某一缔约国未能采取补救行动以确保本CWC得到遵守时,可对其采取若干惩罚措施,包括制裁。

其余十二项条款涉及:与其他国际协定的关系、争端的解决、修正、期限和退出、附件的地位、生效、保留、保存人和有效文本。对CWC的各项条款不得做出保留。

根据CWC和1999年中日两国《关于销毁中国境内日本遗弃化学武器的备忘录》的规定,日本政府对销毁日本遗弃在华化武负全部责任。

表 1-2 《化学武器公约》的化学品附件中化学品的附表分类准则及其代表化学品

附表	分类准则	相应管控的化学物质
1	经典化学武器或其类似毒性与技术;极有可能用于本公约禁止的活动;对不加禁止的目的用处很小	沙林、梭曼、塔崩、VX、硫芥气、路易氏剂、氮芥气、石房蛤毒素、蓖麻毒素、甲基膦酰二氟、甲基亚膦酸乙基-2-二异丙氨基乙酯、氯沙林、氯梭曼等及其类似物
2	有威胁公约的可利用毒性;化学战剂前体或原料;无须大量商业生产	胺吸磷、PFIB、BZ、甲基膦酰二氯、二烷氨基膦酰二卤、二烷氨基膦酸二烷酯、三氯化砷、2,2-二苯基-2-羟基乙酸、奎宁环-3-醇等及其类似物
3	经典化学武器;有威胁公约的可利用毒性;化学战剂前体或原料;需大量商业生产	光气、氯化氰、氰化氢、氯化苦、膦酰氯、三氯化磷、五氯化磷、亚磷酸三甲酯、一氯化硫、亚硫酰氯、乙基二乙醇胺等及其类似物

(三)我国全面履行的义务

中国一贯主张全面禁止和彻底销毁包括化学武器在内的一切大规模杀伤性武器,支持CWC的宗旨与目标。中国积极参加CWC的谈判,并于1997年4月25日加入公约,是原始缔约国。中国积极支持禁止化学武器组织的工作,认真履行CWC义务。

1. 建立健全履约法规体系和多层次的履约工作体系　出台《监控化学品管理条例》及其实施细则等一系列履约法规,《中华人民共和国刑法》有关使用毒物危害公共安全的定罪。建立中央和地方两级、覆盖全国的履约工作体系。

2. 严格履行宣布和接受现场视察等义务　中国宣布可核查工业设施数量约占所有缔约国设施总量的1/4,中国各级政府履约主管部门和化学工业界按时向禁止化学武器组织提交各类宣布并接受视察,严格履行CWC的义务。

3. 协助和监督日遗化武销毁　中国为协助日本政府处理日遗化武提供必要的合作,积极协调和配合禁止化学武器组织开展对日遗化武处理的核查监督工作。

4. 全面加强监控化学品管理　中国对化学品设施建设、生产、经营、使用和进出口实行严格的行政许可管理;履约部门加强事中与事后监管、指导和服务;积极发挥协会等行业组织的履约作用。

5. 全方位开展履约国际援助与合作　中国作为禁止化学武器组织执行理事会成员国,在CWC国际合作与防护援助等条款的实施中,举办各类国际培训班、研讨会和地区性会议,举办履约研修项目,向缔约国提供防护装备等履约援助。

第二节　防化医学的任务

防化医学的总体发展要保持我军防化医学科学技术的实力,研究化学毒剂的作用靶位、作用机制及发展新的医学对抗措施,加快防化医学的发展。

一、防化医学研究的任务

针对已有的和新发展的化学毒剂的威胁,研究化学毒剂的作用靶位、作用机制及发展新的医学对抗措施和药物,开发新型侦检和消毒技术,是防化医学研究的主要任务。

(一)化学武器致伤机制研究

阐明中毒机制是开展防护研究的基础。目前外军装备的毒剂中,除了神经性毒剂、全身中毒性毒剂和失能性毒剂 BZ 外,多数中毒机制尚不清楚,因而制约了防化医学的发展,特别是抗毒药的发展。与此相反,近年来国外对新作用机制战剂的兴趣却有增加之虞。例如,作用于离子通道的化合物、作用于嗅觉神经的化合物等。出于保密的原因,目前的信息来源难以提供这些新毒剂的作用机制,只有通过大量的科学研究,方能予以阐明,并在此基础上研究和发展相应的抗毒药物和其他防护措施。

(二)抗毒药的研究

抗毒药(antidotes)是指能够针对毒剂的损伤机制,特异性地对抗或阻止毒剂所引起的原发性生理、生化功能损伤的解毒药物或预防药物。例如,阿托品是神经性毒剂的抗毒药,亚硝酸异戊酯是氰化物的抗毒药。抗毒药的研究主要以中毒机制为基础,经过药物设计和筛选过程,择其疗效可靠、毒副作用小、容易制备与使用方便的化合物作为候选药物。再经过临床前和临床试验,在报国家药政部门审批后方能列入装备。军人特需药品专项研究也包括抗毒药的研究。

(三)防护器材研究

器材防护是化学武器损伤的最基本和不可替代的防护手段,是保持和提高部队战斗力的基础,一直是国外高度重视的防化医学研究内容,也是我军最大的防化需求。防护器材有很多种类型,包括防护服、防护面具、防毒软膏等。我国已经研制和装备了多种防护器材。但是,现有的防护器材在滤毒元件、通话装置、舒适程度及附加功能上都还有改进和提升空间。

(四)侦检和消毒技术研究

化学战剂施放后以多种形式分散在空气中或污染各种物体,使用特殊的探测技术和检验技术对毒剂进行侦察和检验称作毒剂侦检(detections)。

既往的侦检技术多是利用毒剂的化学性质,如呈色反应等,经过对毒剂的采样、提取、纯化、反应等复杂步骤,最后确定毒剂的类型和品种。近年来,国外开始将毒剂的某些物理性质用于毒剂的鉴定,如色谱技术、质谱技术等。其中最受关注的是毒剂的远距离探测技术。如美军已经装备的激光遥测报警器,它发挥激光的高单色性、高相干性、高指向性等优点,利用化学毒剂分子对激光的吸收、散射等作用来实现对化学毒剂云团的远距离监测。其探测距离可以达到数千米甚至数十千米,同时还具有搜索、探测、识别、量化等功能。随着科学技术的发展,越来越多的高科技成果被用于毒剂的侦检,对提高防化预警和防护水平有着极大的推动作用。随着生物样本提取、处理、分析检测的设备和技术发展,已经可以通过生物样本检测毒剂、毒剂加合物和代谢产物,不仅可以准确判定毒剂种类,还可以定量和确定染毒时间等,这使得对毒剂的溯源性检测得到很大提升。

对毒剂的消除过程称作消毒(decontamination)。消毒技术多种多样,例如可以采取铲除、掩埋、焚烧的机械方法清除落在地面上的毒剂液滴;也可以使用吸附剂清除沾染在皮肤或物体表面上的毒剂。这些物理方法一般不能破坏毒剂的分子结构,因而也不是彻底的消除方法。氧化剂、氯化剂、碱、氯胺等化学物质可以破坏某些毒剂的分子结构,已经被列为化学战剂的消毒药。但这些化学物质的不良反应比较大,对环境的破坏较大,研究开发新型高效、便捷、环境友好的消毒药,特别是高活性多效价的皮肤防护剂或广谱高效的皮肤消毒药,已经迫在眉睫。近来发现,某些细菌能够产生氰水解酶,把氰中的碳、氮转变为 CO_2 和 NH_3,有可能被用于氰类毒剂污染水的净化处理;细菌产生的磷酸三酯酶可以降解环境中的神经性毒剂和有机磷农药。

(五)防化医学战略和战术研究

化学战剂的毒性及其可扩散性,决定了它的极端残酷性。各国政府和军队因而高度重视对化学武器损伤的医学防护及医学防护战略研究。医学防护战略研究的主要内容包括对新毒剂的跟踪与模拟、防护谱的制定与修正、毒剂伤害机制及其抗毒救治措施和防护装备研制、化学袭击后应急处置方案的制订等。其中应急处置方案又称应急救援预案,是各部队为应对敌人化学战企图而制定的一系列防范措施。

1. 毒剂的追踪　防化医学要积极开展新毒剂的追踪与防治措施研究,及时掌握新化学战剂的研究发展动向,确定化学防护的针对性目标,熟知各种毒物的毒理学理论和救治要点,充分有效地利用各种资源为反化学恐怖医学应急救援做好各种理论和物资准备。当前和未来的新神经性毒剂(俄罗斯的 A232、美军的 IVA、伊拉克的 GF、捷克的 GV)、新失能剂(美军的 EA3834、俄军的卡芬太尼等)、新超毒性毒素或生物源毒剂(石房蛤毒素和生物调节剂等)、新控暴剂(EA4923 等),这些都是值得我军关注的毒剂。

2. 毒剂的防护研究　针对现有的和未来新发展的化学毒剂的威胁,研究有效、安全的预防药和急救互救技术,提供适时有效的化学战剂中毒伤员的医学救援措施或方案等卫勤保障能力,以提高治愈率和归队率。研究与建立化学战剂中毒诊断指征,制定急救治疗规范,加强监护与挽救生命措施,实施防化医学信息网络数据库计算机操作管理系统。

3. 应急处置方案的制订　这是一个综合分析与设计的过程,需要以敌人的作战意图、能力及其武器特点和部署为依据,结合我部的任务性质和部署状态、驻防地域的地理环境和气候特点、现有的人力资源和装备等进行详细的论证。在制订防护方案时要注意以下几点:①要把毒剂伤的预防放在突出位置考虑,保证防护器材的数量、质量及其正确使用;②高度重视中毒人员的现场急救,使救援分队成员熟练掌握毒剂伤的诊断、急救、消毒技术和心肺功能复苏及其他战伤救治技术;③制定统一的行动信号并按照要求装备相应的器材,以保证紧急状态下救援行动的有序进行;④要有详细的训练计划并严格组织实施。

二、医疗卫生机构的防化医学任务

在化学毒剂中毒损伤的医学防护中,医疗卫生部门的主要任务有以下 4 点。

(一)防化教育

敌人的化学武器袭击通常采用突然、大量、集中的方式进行,所造成的毒剂浓度可数倍甚至数十倍于致死浓度,并且污染面积很大,因而造成大批人员同时中毒。这种情况下,仅靠医疗机构的救援队难以达到抢救生命和保存实力的要求。因此,平时要对所属部队和驻地群众进行防化医学教育,使之了解化学武器的伤害形式、熟悉化学武器损伤的防护和救治方法,特别要掌握对于不同毒剂中毒的自救、互救技术,这是战时最快速、有效的救护方式,应在平时加强意识培养和操作训练。

(二)防化训练

防化训练是军队的通用训练科目。平时要组织好防化救援分队,制定防化医学应急救援预案和训练大纲。应定期对分队进行训练,内容包括化学武器的基本知识、化学武器染毒区伤员的救治方法、对化学毒剂的侦检、化学武器损伤的防护技术、防化器材的使用和保养方法等。把防化训练纳入军事演习中,在接近实战情况下开展救援,能提高训练效果。

(三)对染毒区伤员进行救治和转运

敌人一旦对我方实施杀伤性化学袭击,染毒区内无防护人员就会立刻陷入毒剂云团的包围之中,每个人都有吸入或沾染毒剂而中毒的危险。医疗部门的防化救援分队应立即开赴现场并展开现场救援行动。

化学武器的致伤作用非常迅速,特别是那些致死性毒剂,能在数分钟至数十分钟内导致死亡。因此,防化救援行动应争分夺秒。特别是中毒后 10min 之内的救援行动,关系到每个中毒人员的生死存亡,是开展防化救援的"黄金时机"。

染毒区内的医学救援措施包括对中毒伤员的诊断、抗毒急救和治疗、消毒和防护等。同时也要处理严重的复合伤,特别是伤员的呼吸、循环功能障碍,要采取果断措施。因此,防化救援分队的队员要有比较高的素质并掌握比较全面的救援技术。现场抢救一旦完成,应立刻将伤员转移至非污染区或救护所等医疗机构,进行下一步的处理。

此外,防化救援分队在进入染毒区前,必须做好自我防护。

(四)毒剂侦检和消毒

防化救援分队设有侦检小组,负责确定染毒区域边界、设立警戒哨位。侦检小组配备有比较快捷的运兵工具、通信工具、标志工具和专用侦检器材。平时要通过训练掌握这些工具和器材的性能和使用方法。侦检小组通常与救援分队随行,但要先期到达并进入染毒区,首先或同时对毒剂进行侦检,明确毒剂浓度和污染范围。

毒剂侦检的另一个任务是通过化验检查,确定驻地水源、粮秣的污染程度,做出可否使用和食用的鉴定结论。根据侦检结论,要制定对污染水源的消毒和监控措施。

三、防化医学的研究方法

防化医学是一门交叉科学,它结合临床医学、预防医学、药学、物理学和化学、工程学、情报学,研究和提高对化学武器损伤的防护能力。其中,毒理学和药理学方法使用最多。随着生物化学和分子生物学的发展,一些先进的技术也已应用到毒理学分析、组学变化分析和基因工程生物产品等。

(一)药学和预防医学方法

用毒理学和药理学研究方法可以对化学战剂的毒性进行鉴定,阐明其毒性作用机制,进行复杂基质中超微量毒剂及其代谢物分析,研究毒剂的作用方式及其结构与效应的关系,筛选有效的抗毒药物并研究其抗毒机制,进行抗毒药物的安全性评估。

1. **动物体实验** 应用比较广泛,用以鉴定毒剂的毒性和寻找毒剂的靶器官,评估药物的防治疗效。实验动物常选用哺乳类动物,如大鼠、小鼠、家兔、豚鼠、仓鼠、狗、雪貂(白鼬)和猴等,其结果原则上可外推到人。

2. **体外实验** 也是经常采用的方法,如利用游离器官、细胞培养等。这些方法多用于毒物对机体急性毒作用的初步筛检、作用机制和代谢转化过程的深入研究。但体外实验缺乏整体毒物动力学过程,并且难以研究慢性毒作用。

3. **人体试验** 也是毒理学研究的一种手段,可以获得关于毒物对人体作用的准确资料,称作临床毒理学研究。我国反对并禁止用化学战剂进行人体试验,国外的研究报道也极为罕见,仅见于少数国家 20 世纪 60 年代以前的资料。

流行病学方法在化学战剂暴露人群研究中的应用已经取得一些成绩。化学武器的使用已有百年历程,但是关于化学战剂暴露后的急性和慢性健康效应的研究是在 1991 年海湾战争之后才引起重视的。化学战剂的流行病学研究遇到的最严重的问题就是暴露(exposure)或染毒(contamination)的确定,特别是暴露量的确定,同时,流行病学调查中可以获得的客观证据也很少。最近的一些关于化学战剂损伤效应的流行病学研究,主要的研究对象是海湾战争的退伍老兵、两伊战争中受芥子气伤害的平民和士兵、东京地铁沙林事件暴露人员。

抗毒药物的研发涉及合成化学、药学、药理学、毒理学等多个学科的联合,在药物研发的不同阶段,分别用相关学科的研究方法完成药物的研究内容。其中,毒理学研究涉及一般毒性、急性毒性、长期毒性、药物代谢动力、药物安全性等方面的研究。

(二)生物学方法

1. **基因工程生产抗毒药** 2007 年美国科学家尝试用转基因的方法在羊奶中生产重组的丁酰胆碱酯酶(BuChE),最终每升羊奶的活性 BuChE 含量达到 1~5g。然而,这些 BuChE 没有充分糖基化,降低了其药理活性。2010 年,美国、加拿大、以色列的科学家用转基因植物生产 BuChE。在 PEG 化之后,该重组酶的药理学特性与人血浆的 BuChE 可以媲美,但其临床应用因转基因背景而没有获得美国 FDA 批准。2013 年美国科学家在哺乳细胞表达 eF-1 启动子驱动的 BuChE 及 BuChE 形成四聚体所需的 PRAD 片段,获得了高活性的人源 BuChE,初步动物实验还证实其作为气溶胶使用可以很好地对抗呼吸道吸入神经性毒剂的染毒。

2. **毒剂加合物分析** 神经性毒剂或有机磷农药(OP)中毒的早期诊断对于出现临床症状之前的临床干预非常重要,可以针对性地预防病情急速恶化。基于液相色谱-质谱/质谱(LC-MS/MS)的分析方法显著优于现在使用的酶活性比色分析方法。该方法无须测定暴露前的基础值,可以准确测定胆碱酯酶活性部位被 OP 修饰的丝氨酸的百分率,甚至可以提供丝氨酸的加合物信息,如可鉴定是甲基还是乙基的有机磷农药。该检测技术也为生物标志物检测奠定了基础。

(三)物理和化学方法

物理和化学方法主要用于分析毒物的性质和结构,检测血、尿、组织等生物样品和空气、水、土壤、食物等环境样品中的微量和超微量化学战剂及毒素战剂的原形、前体及可能的代谢产物,并提供快速、准确的定量与鉴定数据。

有些基本的物理和化学反应,尤其是化学反应,可以用于消毒药和指示剂的研制。例如,利用吸附作用、氧化反应、氯化反应原理,可以开发新的防护材料和消毒药;利用催化作用的原理可以研制皮肤防护油膏;亲核试剂和酶催化剂则兼有消毒和抗毒作用;若将指示剂与消毒药结合,即兼有侦检和消毒作用。

通过光、生物酶和模拟酶,使毒剂高效催化和生物降解消毒是理想的途径。微乳消毒剂是一种多用途的化学生物消毒剂,可解决腐蚀性和胶粘毒剂的消毒问题。消毒剂加入细胞内消除剂、蛋白酶抑制剂或生物活性剂,可达到特效消毒效果。改进粉剂消毒药,加入活化的重金属离子,可增加催化效果。

纳米技术已经在防化医学领域得到应用。防护药物的纳米制剂可以解决药物通过血-脑屏障、预防药物缓释等问题。滤毒材料表面的处理可以用纳米化的催化剂或吸附剂,增加化学材料的比表面积,提高解毒效果,美军研究中的金属-有机物框架(MOF)就是一例,可以直接吸收毒剂。纳米制剂处理纤维表面或防护服表面,降低毒剂的附着和吸收效果更佳。

(四)工程学方法

工程学方法主要用于防护器材的研制,如个人防护器材、集体防护器材、急救器材、侦检器材、洗消器材等。

以防护器材为例。个人防护器材是保障指战员免受化学武器损伤最重要的军事装备,包括防护面具、防护服、防毒斗篷、防毒靴套、防毒手套等。为了确保有效的防护,要对这些个人防护器材进行周密的工程设计和严格的检验。对于过滤式防护面具,要确保呼气阀的气密性、呼气阀对空气流阻力、面罩吸气阻力、面具视野、实际有害空间、面罩漏气系数、滤毒罐防毒时间、滤毒罐对空气流阻力、滤毒罐对毒剂的透过系数等各项指标达到国家标准的要求。防护服也必须经过材料学研究,使其抗渗水性、抗辐射热渗透性、耐磨性、断裂强力性、撕破强力性、阻燃性等达到设计要求。

侦检器材和报警器材一直是国内外研究的热点。利用激光、红外技术进行远距离毒剂侦检与报警是当前的发展趋势。特别是外军提出的智能化侦检构思,将模式识别、人工智能和微电子技术引入到毒剂侦检与报警。现代化战争对机动侦检提出了很高的要求,用先进的车载质谱分析系统提高作战机动检测能力。可以预见,随着高新技术在军事领域的应用,未来的毒剂侦检系统可能是一个网络体系,即以单兵网络报警系统、生物综合检测系统、化学质谱检测器和遥感探测系统为支撑而形成的立体体系,其侦检器材也将向系列化、微型化、智能化、实用化及灵敏而稳定的方向发展。美军的单兵侦检器材及报告的上传已构成动态的毒剂网络化显示。

工程学方法还可以用来研究自动注射针(auto-injectors)。自动注射针是为了满足自救、

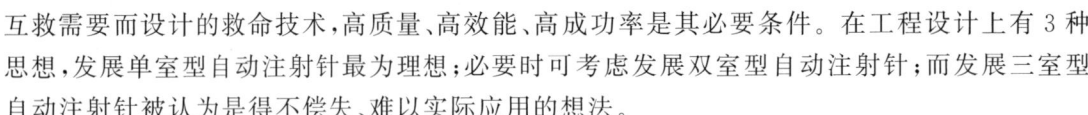

互救需要而设计的救命技术,高质量、高效能、高成功率是其必要条件。在工程设计上有 3 种思想,发展单室型自动注射针最为理想;必要时可考虑发展双室型自动注射针;而发展三室型自动注射针被认为是得不偿失、难以实际应用的想法。

(五)情报学方法

外军对化学武器技术高度保密,特别对其新装备毒剂的性能和特点,一般要作为机密资料处理。这就需要利用信息学方法广泛收集情报,追踪新毒剂,掌握外军化学武器及其战剂的发展动向。在此基础上,及时对毒剂防护谱进行必要的调整、补充和完善,使之更适合防化医学研究和应急响应力量的需要。

四、化学战剂损伤的流行病学研究

流行病学研究的数据积累和分析是研究化学战剂急、慢性效应的可靠方法,特别是对于一些少见的或在动物实验上难以发现的病理改变、临床表现和远后效应。神经运动、精神运动、神经行为、情感、感觉等一些高级生物学指标,在人群研究得到的数据更直接和可信。日本松本的沙林恐怖行动受害者中,有 4 人因呼吸中枢抑制出现即刻死亡(instantaneous death),这是首次在人体观察到的表现。

(一)与化学损伤研究相关的基本概念和方法

1. 化学损伤与流行病学研究 所谓损伤或伤害(injury)是指由于运动、热量、化学、电或放射线的能量交换超过机体组织的耐受水平而造成的组织损伤和由于窒息而引起的缺氧,以及由此引起的心理损伤。很显然,化学战剂中毒引起的损伤或伤害效应是其作为武器需要满足的核心要素。流行病学研究有助于全面了解各类化学毒剂损伤发生状况,评估其流行病学特点,深入认识其危害性;有助于宏观地把握损伤特征,提供预防和应对的科学依据;有助于根据自身特点和实际情况,选择合适的预防策略、援救措施和应对预案,提高预防和处理能力。

流行病学的很多分支可以结合到化学战剂中毒的研究中。伤害流行病学运用流行病学原理和方法描述伤害的发生频率及其分布,分析伤害发生的原因及危险因素,提出干预和防治措施,评估措施效果。这在化学武器损伤和化学恐怖行动效应研究中应用最多。伤害危险因素的研究方法主要有现况研究(或描述性研究)、病例对照研究、队列研究、干预研究、实验性研究等。分子流行病学可以用来研究损伤和健康状态相关生物标志及其影响生物标志的因素,如暴露生物标志物、效应生物标志物、易感生物标志物。神经性毒剂中毒后,对 AChE 的活性位点的丝氨酸发生膦酰化反应,用质谱分析可以检测到标志性的肽段。遗传流行病学可以研究个体损伤反应的差异与遗传因素的关系,如芥子气肺损伤的远后效应与遗传因素的关系;对氧磷酶 1(PON1)基因多态性与毒剂敏感性的关系。

2. 损伤或伤害的统计指标 近年来,损伤或伤害的统计指标由最初的发病率、死亡率等扩展到潜在寿命损失年(potential years of life lost,PYLL)、失能修正的寿命年(disability adjusted life year,DALY)、质量修正的寿命年(quality adjusted life year,QALY)、无残疾期望寿命(disability-free life expectancy,DFLE)等。PYLL 指人们由于伤害未能活到该国平均期望寿命而过早死亡,失去为社会服务和生活的时间,用死亡时实际年龄与期望寿命之差,即某原因致使未到预期寿命而死亡所损失的寿命年数来表示。DALY 指从发病(发生伤害)到死亡(或康复)所损失的全部健康生命年,包括因早死所致 PYLL 和疾病所致的带伤残生存年(years of life lived with disability,YLLD)两部分。该指标由 Murray Christopher 等提出,全面地反映了致死性疾病所致的早死和非致死性疾病所致的失能这两个方面的损伤表现。

3. 回顾性研究　回顾性研究的对象是根据其过去的暴露情况而入选并分组的,然后从已有的记录中追溯从暴露时开始到其后某一时点或直到研究当时为止这一期间内每一样本的情况。由于化学战剂或化学毒剂的暴露大都难以预料,所以回顾性研究是目前使用最多的研究方法。回顾性研究是现在调查过去的既成事实,这时暴露与疾病或死亡均已成事实,是一种由"果"至"因"的研究方法。美国的退伍老兵登记管理系统为此类研究提供了很好的研究对象,值得借鉴。

4. 巢式病例对照研究(nested case-control study)　将队列研究和病例对照相结合的研究方法。先建队列,然后收集每个队列的暴露信息,以及有关混杂的资料。确认随访期内发生的病例,并在同一队列中选择对照做病例对照分析。该研究方法在登记系统健全的人群中易于实施。适合于研究某些化学毒剂职业暴露的慢性(或长期)效应或低剂量远后效应,如贵重金属生产中氰化物长期暴露对健康的影响研究。

Heaton 等研究了沙林(或环沙林)暴露水平的模型估计值与海湾战争老兵大体神经解剖结构容积测量的关系。该研究在以往建立的 Devens 队列中,选取暴露老兵和非暴露老兵各13 名,采集脑磁共振图像,计算白质、灰质、左右侧脑室、脑脊液等的容积,用危害区的毒剂暴露估计值分析该容积数据,发现离散脑组织容积测量值没有显示组间差异。而线性趋势分析显示,较高的沙林(或环沙林)暴露估计值与白质减少和两侧脑室体积的增加都明显相关,提示暴露于低水平的沙林(或环沙林)老兵可能有细小而持久的中枢神经系统病变。研究还发现,暴露 4~5 年后的老兵在完成精细运动和视觉空间能力等相关任务时表现出欠熟练的神经运动功能,这也与神经性毒剂暴露显著相关。

5. 病例交叉设计(case cross-over design)　通过比较同一个体在危险期和对照期的毒剂暴露信息,对损伤和暴露之间的关系进行验证。该方法用受伤害的人作为自身对照,避免了不同人群在性别、年龄、不同生活和工作习惯的混杂。美军在一些军人身上进行的战剂毒性研究即属此类。

6. 试验流行病学研究　以人群为研究对象的试验研究,又称流行病学试验(epidemiologic experiment)或干预研究(intervention study)。试验的含义就是对研究对象有所"介入"或"安排",并观察其效应的研究。试验研究包括 14 个基本内容:明确研究目的、确定研究和设计类型、选择研究现场、选择研究对象、确定干预措施、确定样本量、随机化分组确定对照的方式、盲法的应用、确定试验观察期限、选定结局变量及其测量方法、确定基线数据、建立监测系统、对象的随访和资料收集、确定统计分析方法。

(二)流行病学应用于化学战剂损伤研究要注意的问题

1. 伦理学问题　凡是涉及以人体为对象的研究要遵从国际社会公认的一些伦理学基本原则。首先,研究对象有权选择并了解该研究对健康的危害性及可获得的结果,也就是知情同意权,这体现了对研究对象的尊重;其次,研究要有益无害,临床试验不应给试验对象造成机体或心理上的伤害;再次,临床试验应该公平和公正,不损害研究对象、研究成员、合作者、资助者的尊严,不应在研究成果等利益方面发生冲突,即公正性,体现对所有参加研究人员的公平。

2. 研究对象　选择研究对象时可以考虑以下因素:对干预措施有效、研究对象的代表性好、预期结局事件发生率较高、容易随访的人群、干预措施对其有益或至少无害、依从性好、乐于接受并坚持试验。军人作为一个组织性和纪律性极高的群体,无疑是首选的研究对象。早期美军在军人内部的人体化学战剂试验研究还考虑到保密性的问题。

3. 样本量　样本量的确定取决于实验设计的一些相关因素,例如确定干预措施实施前后研究人群中研究事件的发生率、第Ⅰ型(α)错误出现的概率、第Ⅱ型(β)错误出现的概率、单侧检验或双侧检验、研究对象分组数量等。

4. 合适的对照　由于存在不能预知的结局、霍桑效应(Hawthorne effect)、安慰剂效应(placebo effect)、潜在的未知因素的影响,实验要严格设立对照,设立的方式可以是安慰剂对照、自身对照、交叉对照。盲法的应用可以大大减少实验的主观偏向。

5. 评估指标　评估实验效应的主要指标要易于观察,测量易为受试者所接受,无论是定量指标还是定性指标都要采取较高的真实性和可靠性测定方法。

对氧磷酶1(PON1)存在基因多态性,最重要的位点是192位出现的谷氨酰胺/精氨酸多态性,即PON1 Q/R192,又称为A型和B型。Q型水解沙林的活性较高。日本人群的R型是0.66,而白种人是0.25~0.30,提示日本人可能对沙林毒性更敏感。然而,东京地铁事件受害者中,7人是Q型,其中6人Q/R杂合型,1人Q/Q纯合性,Q型并没有提供保护作用。有海湾战争综合征的美军老兵的PON1基因型和血浆酶活性的研究测定发现,R/R或Q/R比Q/Q更容易有神经病症状,而且血浆PON1Q192低活性与病症相关性好于PON1基因型或PON1R192酶活性水平。该研究提示,低PON1状态可能是老兵患病的一个危险因素。上述两项研究说明,在研究基因型的同时,还要关注其表达产物的功能状态,以得出一个正确的流行病学结论。

(三)化学战剂暴露者的流行病学研究

1. 第一次世界大战　由于对化学战剂潜在的长期效应的关切,美国开展了一项纵向随访研究,观察7151名老兵1956—1965年10年间的死亡情况,旨在了解单次芥子气暴露伴有呼吸道损伤是否与未来肺癌死亡危险度增加有关。研究登记了1889—1893年出生的男性,其中2718人暴露过芥子气,1855人因流感肺炎住院,2578人有肢体伤作为对照。通过退伍士兵管理局(Veterans Administration)的死亡记录追踪,4136名死亡者是预期的95%,延长10年随访所得到的结论与此一致。芥子气暴露组因肺癌死亡69人,占2.5%;肺炎组死于肺癌者33人,占1.8%;对照组50人,占1.9%。芥子气暴露组与对照组肺癌死亡危险度之比为1.3,95%置信区间(CI)是0.9~1.9。这些数据尚不足以明确芥子气的致癌效应,可能是芥子气的暴露剂量还不够大。

2. 第二次世界大战　20世纪40年代,美军内部秘密开展了防护芥子气和路易氏剂的研究,参加试验的4000名军人穿戴防护面具和防毒衣,或停留在密闭舱室1~4h,或在芥子气弹轰炸过的野外停留1~3d。2000年公布了参与密闭舱室试验退伍士兵的50年死亡随访结果,每个人的暴露时间、剂量、任何可见的急性效应记录都有据可查,对照组是当年在同一区域没有暴露于芥子气的2663名海军退伍士兵。研究发现,暴露于足以引起皮肤反应的不同芥子气浓度的试验组,没有任何额外的芥子气特异性死亡。但是,1992年美国退伍士兵事务部开始要求对以下7种芥子气暴露所致的健康影响进行赔偿：喉炎、慢性支气管炎、肺气肿、哮喘、慢性结膜炎、慢性角膜炎、角膜混浊，1993年扩展到呼吸道肿瘤、皮肤癌、慢性阻塞性肺疾病(COPD)、急性非淋巴细胞性白血病。另一个研究该群体创伤后应激障碍(post-traumatic stress disorder,PTSD)的报道显示，随机抽取芥子气暴露的363名男性，32％的男性有典型的PTSD，10％的男性有部分PTSD。有典型PTSD者的健康较差，易发几种慢性疾病，有健康相关失能、较重的功能障碍和需要健康护理等。部分PTSD者也比无PTSD者预后要差。

巴里港(Bari Harbor)事件是典型的通过伤员分布的流行病学调查，确定毒源位置的案例。1943年12月2日德国纳粹空军袭击意大利巴里港。生存者有的身上沾满油渍，有的咽下有浮油的海水，有的闻到大蒜味道，出现呼吸困难和喘息。伤员眼有沙砾感、咳嗽，即使接受常规治疗仍状况恶化，开始出现皮肤严重烧伤和糜烂、呼吸道刺激、眼肿胀、失明、烧伤和生殖器肿胀。接下来数周内，628名伤员有83人死亡，医生怀疑德国人使用了化学战剂。美军医生及化学战专家亚历山大中校(Stewart Francis Alexander)在没有其他调查线索的情况下，转而登记炸弹投掷时伤员所在的地点，记录每艘船上的死亡者，做出船只在港口的位置图，发现多数伤员都来自一艘被德国炸弹击沉的美国自由轮约翰哈维号(John Harvey)附近抛锚的船只，许多跳海逃生的受害者都来自一个海域，提示他们被浸泡在残留燃油和某种化合物当中。亚历山大发现伤员分布在一个始于港口并且向内陆逐渐变宽的锥形区域里，并与风向一致。一切都指向化学武器的攻击，而伤亡模型的中心是约翰哈维号。几天后，他在打捞起的约翰哈维号发现美国陆军专门为芥子气炸弹设计的M47A1炸弹的碎片，作战部也证实约翰哈维号装载了2000枚芥子气炸弹，每枚装载27～30kg(60～70 lb)硫芥子气。显然，当这艘船爆炸并沉没在海港时，大部分芥子气已经被释放到水和空气中，由此造成船员和平民的芥子气皮肤接触性损伤和吸入性呼吸道损伤。

3. 后第二次世界大战时期　1962—1973年，有5800名美军人员参加了一系列战舰对化生武器的易损性试验。2002年美国医学研究所观察与这些暴露相关的可能的长期健康效应，主要有死亡率、一般健康状况、医学状况(medical conditions)。参试者被分成4组：3000人暴露于球芽孢杆菌(bacillus globigii,BG)或甲基乙酰乙酸甲酯(methyl acetoacetate,MAA)；海军为主的850人暴露于磷酸三辛酯(trioctyl phosphate,TOP)；720人处于活跃的化学战剂测试区内；850人可能暴露于模拟剂。每个暴露组都设立了相应的对照组，全因死亡率无组间差别。化学战剂暴露组的健康状况显著较对照组差，但是没发现特异疾病谱；一般健康状况与对照组差异最小；在记忆力、注意力及其躯体化(somatization)方面有较小的差异，神经退行性病变程度高，自报的症状率高；住院率无差别。这是第一项针对有记录暴露于化学战剂及其模拟剂的军人群体的流行病学研究，但其靠自报方法的健康调查有局限性。

4. 两伊战争　两伊战争持续8年期间，伊朗士兵有10万人遭受化学战剂伤害，2万军人死于神经性毒剂。为研究芥子气损伤远后效应及其基础机制和分子的机制，伊朗建立了Sardasht队列研究(Sardasht-Iran Cohort Study,SICS)。1987年6月28日，伊朗西北部靠近伊拉克的Sardasht镇遭到芥子气袭击，1.2万居民中有8000人暴露于芥子气，其中1500人是大剂量染毒，因中度至重度的急性损伤表现而住院。距离该地15km远的Rabat镇没有受到化学武器袭击，而且种族、宗教、地理、生活方式均相同，被选为对照组地点。SICS队列始建于2006年，着手评估伤员的健康状况、长期并发症、心理状态和生活方式，检查全身和局部免疫反应、炎症、造血和生化指标的分子特征。获得的数据对建立芥子气暴露的迟发并发症的诊断、治疗和预防的医学指南有重要意义。

该横向随机调查研究涉及低紧张的常规战地区和高紧张的常规战地区、高紧张的常规战和化学战地区的 153 名平民,检测典型和部分 PTSD、焦虑症状和抑郁症状。报告显示,高紧张的常规战和化学战地区与低紧张的常规战地区个体比较,终身 PTSD 的危险度高,现有 PTSD、焦虑症状增加、抑郁症状增加等都差异显著;与高紧张的常规战地区相比,终身 PTSD 危险度高,现有 PTSD、焦虑症状增加、抑郁症状增加等都差异显著。这是第一项针对暴露于战争和化学武器平民的长期精神健康不良后遗症的流行病学研究,虽然是个依赖自我报告数据的研究,然而化学暴露是有医疗记录的。

5. 海湾战争 海湾战争后,老兵患上了各种各样的疾病,感觉肌肉疼痛、长期疲乏、失眠、丧失记忆、头晕、情绪低落、消瘦及性功能减退等,被医学界统称为"海湾战争综合征(gulf war syndrome)"。美国国防部在 2001 年正式承认,该症罹患者有 1.5 万人。

海湾战争期间,神经性毒剂的暴露事件的确发生。1991 年 1 月 17 日海湾战争的第 1 天,被轰炸的一个伊拉克最大化工厂距多国部队 720km,另一个储备有化学武器的大型武器库距多国部队 352km 也被轰炸。19 日,位于伊拉克南部边界 40km 处的捷克防化小组检测证实空气中含有微量沙林。3 月 4 日,美军销毁了伊拉克南部卡米西亚(Khamisyah)的"73 号大地窖"(Bunker 73)军火库的 8.3t 沙林和环沙林;1991 年 3 月 10 日,美军又在卡米西亚的一个坑中销毁了神经性毒剂、芥子气的火箭弹。引爆后毒气外泄,可能有 10 万美军受到暴露,尽管暴露的水平很低而没有出现急性中毒。1996 年,有 6 万老兵声称患有海湾战争综合征,其可能的原因是低水平暴露于神经性毒剂、芥子气、溴化吡啶斯的明和杀虫药等。受暴露老兵的慢性髓性白血病的发生率和脑肿瘤死亡的危险度增加。

研究人员电话随访了部署在卡米西亚 50 km 以内及其他部队的 2918 名海湾战争老兵,在战后 9 年内任何自报的医学情况或住院都无差别。部署部队的高血压、心脏病、椎间盘突出或神经受压、PTSD、因抑郁住院、牙周病发病率明显高于非部署部队,且自报癌症诊断升高。

2005 年,基于爆炸后产生的气团模型,一项研究报告了暴露于化学战剂的 100 487 名老兵(对照组 224 480 人)的死亡率。特异原因的死亡率比较发现,两组间最严重疾病的相关死亡率危险度相似,然而,暴露者脑肿瘤死亡的危险度增加(相对危险度 = 1.94,95% CI = 1.12~3.34),且暴露 2d 以上的比暴露 1d 的更高。

6. 东京地铁沙林恐怖事件 东京地铁沙林恐怖事件在圣卢克医院(St Luke's Hospital)救治的 627 名受害者中,有 1 名为植物状态。1 年随访恢复的 303 人中,45% 仍有症状。体质方面,18.5% 有眼问题,11.9% 容易疲劳,8.6% 头痛;精神方面,12.9% 有地铁恐惧,11.6% 有躲避相关的恐惧。3 年随访恢复者中,88% 有不同的后遗症,但该随访缺乏客观性。

事发后 6~8 个月的一项对照比较研究发现,沙林事件受害者的视觉诱发电位(P300 和 VEP)潜伏期显著延长,心电图 R-R 间期变异(CVRR)异常,说明心脏副交感神经活性抑制,沙林对高级和视觉神经系统有持久效应。其他随访研究发现,急性沙林中毒可引起前庭小脑系统的迟发效应、精神运动性能的慢性效应、精神运动和记忆功能相关的慢性效应。

事发 7 年后的病例对照研究显示,受害者胸痛、眼疲劳、远视、眼分泌物、噩梦、恐惧、焦虑、难以集中精力、健忘等发生率明显增高;视物模糊、近视、聚焦困难、眼感觉异常、回忆重现、怕回到现场、不敢看袭击的新闻报道、PTSD 等发生率也更高。

比较事件后需要和不需要医学干预的两组,嗜睡、腹泻、近视、远视、难以集中精力、眼分泌物、淡漠等未见明显差别,但非干预组隐性 PTSD 明显要高。干预组与非干预组的眼症状两组间无显著差异。

上述流行病学研究结果表明,沙林毒性有远期效应,对受害者要仔细随访和观察。

第三节　化学武器

化学武器(chemical weapons)由化学战剂、装载化学战剂的化学弹药(chemical munitions)及发射这些弹药的器材三部分所组成。其中,化学战剂决定着化学武器的杀伤力,化学弹药和发射器材是施放化学战剂的工具。化学武器是诞生于第一次世界大战并逐渐发展为高技术的一种新型武器系统。随着武器技术的不断发展,外军的化学弹药已经能够与几乎所有的常规发射系统兼容,形成了化学武器的系列化、通用化和信息化的局面。

化学武器的破坏和损伤作用,主要不是依靠其原始爆炸力,而是借助它所释放的剧毒或失能化学物质的毒性作用。这些化学物质称作化学战剂(chemical warfare agents,CWA),或者简称为战剂。为了描述的方便,毒理学研究时也将化学战剂称作军用毒剂(military agents),或者简称毒剂。除了化学战剂外,军事行动中还会使用其他一些有毒物质,如刺激剂(irritants)、植物杀伤剂(antiplant agents)、火箭推进剂(rocket propellants)、纵火剂(incendiary agents)等。这些化学物质称作军事毒物(military toxic compounds),一般不列为战剂。还有一些化学物质,虽然外军尚未列入军事装备,但由于其毒性剧烈、致伤能力很强,被发展为军事装备或应用于未来战争的潜力非常明显,称作潜在战剂。

化学战剂被释放后形成毒性云团(toxic clouds)。借助于空气的流动作用,毒剂云团朝下风方向扩散,所覆盖的范围称作毒剂污染区(chemical contaminated area)。暴露于污染区内的无防护人员,均可能吸入或沾染毒剂,严重的会出现中毒反应并在短期内死亡。因此,化学武器具有很大的面积效应,属于大规模杀伤性武器(weapons of mass destruction,WMD)。

一、分类

化学武器经历了近百年的发展,其形式从手雷至火箭,形形色色。但按照将毒剂分散为战斗状态的原理,可将化学武器分为爆炸型、热分散型和布洒型三类。使用方法也相应地分为爆炸分散法(explosive dispersion)、加热蒸发法(heating evaporation)和布洒法(sprinkling)3 种。

(一)爆炸型化学武器

爆炸型化学武器(explosive chemical weapon)利用毒剂弹的炸药爆炸时产生的能量,将毒剂分散为战斗状态。外军装备的爆炸型化学武器有毒剂炮弹、航弹、火箭弹、导弹、地雷等(图1-1)。可装填的毒剂有沙林、氢氰酸、梭曼、维埃克斯、芥子气、芥路混合毒剂、胶状毒剂等。还可装填西埃斯、苯氯乙酮、亚当氏剂等固体刺激剂。

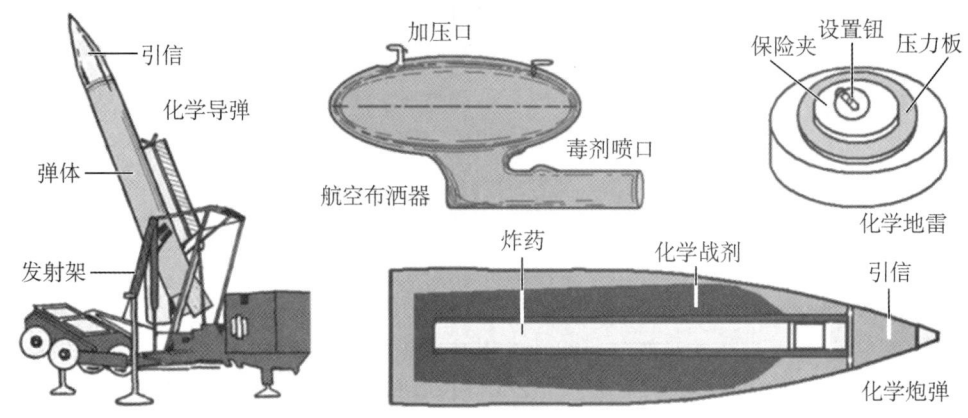

图 1-1　化学导弹、航空布洒器和化学地雷结构

(二)热分散型化学武器

热分散型化学武器(thermal dispersing chemical weapons)利用毒剂弹中燃烧剂燃烧所产生的热能,将毒剂加热,形成毒烟。如毒烟罐、毒烟手榴弹、毒烟发生器、毒烟炮弹和毒烟航弹等。装填的毒剂有失能剂毕兹及刺激剂西埃斯、苯氯乙酮和亚当氏剂等。

(三)布洒型化学武器

布洒型化学武器(sprinkling chemical weapons)利用压力将毒剂从容器中喷出,分散为战斗状态。外军装备有航空布洒器、汽车布毒器、手提布毒器等。航空布洒器为一金属容器,可悬挂在轰炸机或直升机的机翼或弹仓中,可用以布洒芥子气、胶粘梭曼和维埃克斯等毒剂,能造成前沿地区及其纵深地带的大面积染毒。布洒时在飞机经过的航线可看到明显的灰色或白色烟雾,下风方向落下毛毛雨状毒剂液滴。

(四)二元化学武器

二元化学武器(binary chemical weapons)是由二元弹药(binary munitions)组成的化学武器系统。二元弹药将两种无毒或低毒的前体化学物质(precursor substances),分别装入弹体隔室内。在弹药发射或爆炸过程中,两种前体化学物质迅速混合,相互作用生成一种新的剧毒物质,即所需要的目标毒剂(图 1-2)。

早在第二次世界大战前就有人提出二元化学弹药的概念。20 世纪 70 年代,外军才正式开发这种武器系统。其中,M687 型 155mm 二元沙林榴弹(GB2)于 1987 年开始批量生产;BLU-80B 型二元巨眼 VX2 航弹于 1989 年开始量产;M270 型多管火箭炮的二元化学火箭弹也已生产。

二元化学武器的主要优点如下。

1. 使用安全　二元弹药内各前体物质的毒性小,对作业人员的健康和生命安全的威胁比化学战剂小,对作业保护条件要求也不太高。例如,甲基磷酰二氟(methylphosphonyl difluoride)和 O-乙基 O-2-二异丙氨基乙基甲基亚磷酸酯(O-ethyl O-2-di-isopropyl aminoethyl methylphosphonite)分别是沙林和 VX 的前体物质,它们的毒性比沙林和 VX 小很多。在沙林

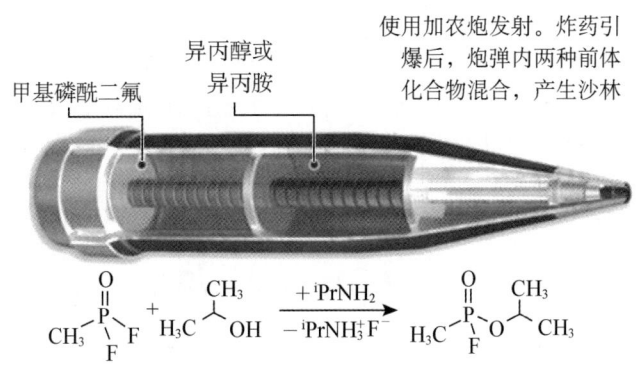

图1-2 二元化学弹(沙林为例)

二元弹中,甲基磷酰二氟(CH_3POF_2)和异丙醇分别装填在弹体的2个分隔室内,发射时弹药旋转,隔层爆裂,甲基磷酰二氟和异丙醇混合,在催化剂作用下迅速合成沙林。施放后形成沙林毒剂云团。20世纪80—90年代苏联研制的Novichok二元化学毒剂属第三代神经性毒剂,Novichok-5(A-232)和Novichok-7(A-230)的毒性分别为VX的5~8倍和10倍。现有二元化学武器的前体化学物质见表1-3。

2. 销毁容易 销毁化学武器有两种主要方法:一种是热引爆法,即将化学弹放在高温引爆舱里,将温度升到500℃左右,引爆弹药,焚烧毒剂;另一种是通过化学反应对毒剂进行中和。无论哪种方法,其工序都比较复杂,并且存在污染环境的风险。因此,销毁化学武器的代价相当沉重。对于二元化学武器,由于前体物质毒性小,可以将其收容储存,再采用一般的化学物质处理办法进行销毁,或者直接作为其他生产原料。

二元化学武器的主要缺点是所造成的杀伤范围相对较小。一方面是因为二元弹的复杂结构会占据弹体内部分空间,使毒剂的装填量相应减少;另一方面是因为在二元弹药到达目标爆炸时,毒剂的生成率比较低,仅达70%~80%,故二元弹的有效质量比较小。

表1-3 二元化学武器的前体化学物质

二元弹	A 前体	B 前体
GB2	甲基磷酰二氟	异丙醇(72%)和异丙胺(28%)
GD2	甲基磷酰二氟	2,3-二甲基-2,3-丁二醇、胺
VX2	O-乙基 O-2-二异丙氨基乙基甲基亚磷酸酯	硫、少量的硅凝胶混合物或液体的二甲基多硫混合物
GF2	甲基磷酰二氟	环己醇或环己醇与环己胺混合物

二、袭击方式

利用化学武器进行的袭击称作化学袭击(chemical attack)。化学武器适用于各类战争、不同战斗的各种时机和场合。但不同的军事目的决定着其使用方式。基本的袭击方式有下列3种(表1-4)。

表 1-4 化学武器的袭击方式及其特点

作战目的	袭击特点	袭击目标	毒剂类型	效应特点
杀伤有生力量	突然、快速、大量、集中施放；袭击一般为 30～60s 急袭	部队集结地、防御阵地、主攻方向、指挥中心、交通要道	速杀性毒剂：沙林、梭曼、HCN 等	使50％以上的人员丧失战斗力
迟滞军事行动	袭击时间较长，可在 10～15min	道路、基地、后勤设施、交通枢纽等	VX、芥子气、路易氏剂、微粉状 CS 等	使20％的人员失去战斗力
扰乱军事部署	少量、间断、无规律的袭击	部队集结地、防御阵地等	刺激剂、杀伤性毒剂	扰乱、疲惫对方，削弱战斗力

（一）杀伤性化学袭击

旨在使对方 50％以上的人员丧失战斗力而进行的化学袭击，称为杀伤性化学袭击（killing attack）。敌人可将这种袭击用于进攻、防御、退却等各种战斗时机。所采用的毒剂主要是速杀性毒剂，即那些能够在数分钟至数十分钟内导致死亡的毒剂，如沙林、氢氰酸等。袭击的目标是人员集结地域、对方主攻方向部队或主要防御地段、指挥机关和交通枢纽等。

杀伤性化学袭击一般遵循"突然""大量""集中"三原则。通常在 10～60s 向目标区射击预定的全部弹药，造成半数致死浓度以上的战斗浓度。这种袭击可使无防护或防护条件差、训练水平低的部队，在短时间内发生大批中毒伤员，使作战双方兵力对比发生巨大变化，迅速改变作战态势，影响作战进程。

（二）迟滞性化学袭击

为了削弱对方有生力量，使 20％左右的人员失去战斗力，或者妨碍对方机动，阻止或限制其利用地形、桥梁、道路和装备所采取的袭击方式称作迟滞性化学袭击（blockading attack）。

这种袭击通常使用作用时间较长的毒剂，如维埃克斯、芥子气、路易氏剂、微粉状西埃斯等，以造成地面长期染毒。通常是用较少兵器进行较长时间施放。如通过火炮进行 5～15min 芥子气弹袭击，造成 5～25g/m² 的染毒密度。也可通过飞机在大面积目标上空布洒毒剂或投掷毒剂航弹、布设化学雷场等。首次布毒以后，常根据气象及地形条件进行补充射击，以保持既定的染毒密度。迟滞性化学袭击的目标是对方的预备队集中地域、主要开进道路、进攻轴线和退却路线的侧翼和后方、空军基地、重要武器发射阵地、后勤设施、军工生产基地及交通枢纽等。

（三）扰乱性化学袭击

利用化学武器的威慑作用，迫使对方无防护人员进入工事或采取防护措施，因而达到疲惫对方和削弱其战斗力的目的。这种袭击称作扰乱性化学袭击（harassing attack）。这种袭击通常是小量、间断、无规律的袭击，多使用刺激剂或速杀性毒剂，并与常规弹药配合使用。

三、伤害形式

化学战剂在释放后，主要通过毒剂初生云团、毒剂再生云团和毒剂液滴 3 种形式对人员起伤害作用。每次化学武器的伤害作用不限于1种形式,多种形式可以同时存在。但不是每种化学武器、每种使用方法都同时具有这3种伤害形式(表1-5,图1-3)。

表1-5 毒剂伤害形式

化学弹药	毒剂	初生云团	毒剂液滴	再生云团
暂时性毒剂弹	沙林	有	少	有
	氢氰酸、光气	有	无	无
持久性毒剂弹	VX、芥子气雾	有	有	有
	VX、芥子气液滴	少	有	有
航空布洒器	沙林	有	有	有
	VX、芥子气	少	有	有
固体毒剂弹和毒烟罐	BZ、CS	有	无	无

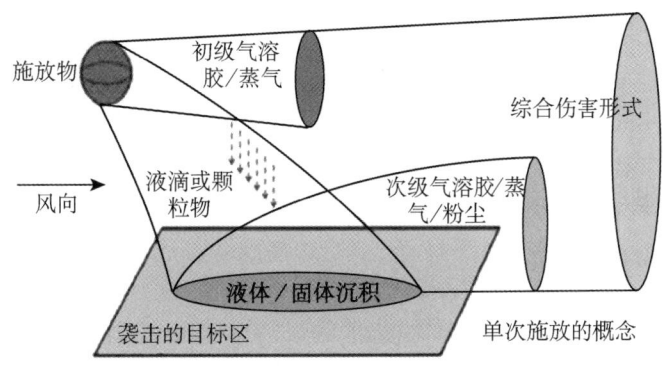

图1-3 不同状态毒物的施放、蒸发和分散模型

(一)初生云团

毒剂弹爆炸或飞机布洒后即刻形成的染毒气团称为初生云团(primary clouds)。初生云团的毒剂浓度高,持续时间短,危害纵深远,杀伤作用大。中、小口径的沙林或VX气雾弹爆炸后1min内,初生云团平均毒剂浓度为半致死浓时积(LCt$_{50}$)的1～2倍,最高浓度可达10倍。大口径弹药爆炸后形成的初生云团浓度更高。如氢氰酸火箭弹爆后1min内,平均毒剂浓度为LCt$_{50}$的5～20倍。因此,处于下风方向的人员必须及时采取有效的防护措施。

在袭击地域内,从袭击开始,毒剂浓度迅速升高。袭击结束后,浓度立即达到最大值。数分钟后,浓度迅速下降。因此,做好袭击后最初几分钟的防护非常重要。最好是在发现敌军有毒袭征候前就做好防护准备。

初生云团传播到一定距离时,毒剂浓度下降至低于安全剂量时,即失去对无防护人员的伤害作用。此距离称为初生云团的危害纵深。部队应根据敌方袭击规模和风向、风速,及时向下风方向的友邻部队通报初生云团可能到达的时间。

(二)毒剂液滴

液态毒剂以尺度较小的液滴(droplets)形式存在,可能使地面、武器、装备、水源、食物等染毒,从而直接或间接伤害人员。地面的毒剂虽经渗透、蒸发或水解,染毒密度逐渐下降,但仍可造成较长时间的染毒。特别是在植物覆盖的地面或使用胶粘毒剂时,染毒时间更长。

(三)再生云团

液态毒剂落在地面或物体表面经蒸发形成的染毒气团,称为再生云团(secondary clouds)。地面毒剂粉尘在车辆和人员运动或风力作用下可以重新扬尘,也可再次产生毒害作用。其特点是毒剂浓度低、持续时间长、危害纵深短、杀伤作用小。

炮兵连以沙林弹进行1min袭击后,再生云团的最高浓度仅为$0.5\sim0.2\mu g/L$,只有初生云团最高浓度的几十分之一到几百分之一。其危害纵深仅及初生云团的1/10。因蒸发有一定时间,故持续时间较长。在一定时间内仍能影响部队的安全和机动。

能够造成再生云团危害的毒剂在常温下多为液态,并具有适宜的挥发度。那些沸点高、挥发度小的毒剂,如VX,一般对人员造成吸入中毒的危害较小。只有在地温很高、染毒地域很大或长时间暴露时才能引起人员中毒。

四、致伤特点

化学武器通过所释放的化学战剂的毒性作用杀伤人畜。因此,其致伤作用主要取决于化学战剂的性质和用量。与常规武器比较,主要特点如下。

(一)杀伤规模大

常规武器多为点效应,而化学袭击后的毒剂云团会向下风方向移动,使毒剂的杀伤效应远远超出袭击区。外军的一次实验中,毒剂云团纵深传播距离达55km,危害面积$373km^2$,下风方向5km和10km处杀伤率均为100%。因此,化学武器杀伤范围和杀伤规模比常规武器大很多倍(图1-4)。

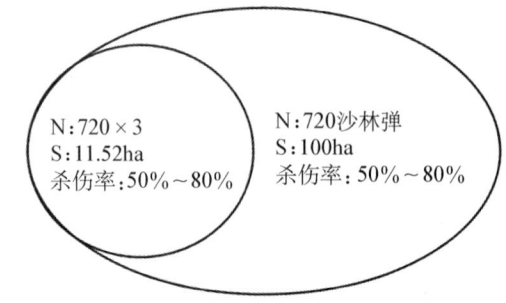

图1-4 常规弹和沙林弹的威力比较
N. 炮弹数量;S. 杀伤面积;ha. 公顷

(二)扩散能力强

染毒空气能扩散入要塞、堑壕、坑道、建筑物,甚至装甲车辆、飞机和舰艇舱室内发挥杀伤作用,使那些常规武器作战条件下的防护方法失去作用。同时,由于多数化学战剂的蒸气和气溶胶比重大,容易向低洼处流动和停留,进入战壕、坑道等,增强了化学战剂的清理效应(clearing effect)。因为化学武器不需要高精的定位技术,对确切方位不能肯定的小目标,敌人更可能使用化学武器。

(三)作用时间长

常规武器只是在爆炸瞬间或弹片(丸)飞行时引起伤害。化学武器的杀伤作用不会在毒剂施放后立即停止,其作用持续时间取决于化学战剂的特性、袭击方式和规模及气象、地形等条件(表 1-6)。

表 1-6　几种主要化学战剂的持久性

化学战剂	气象条件		
	15℃ 阳光 微风	10℃ 雨 中速风	-10℃ 阳光 积雪 无风
沙林	0.25~4h	0.5~1h	1~2d
塔崩	1~4d	0.5~6h	1~14d
梭曼	2.5~4d	3~36h	1~6 周
芥子气	2~7d	0.5~2d	2~8 周
VX	3~21d	1~12d	1~16 周

(四)致伤形式多

化学武器袭击时,主要造成化学毒剂中毒。遭受敌人速杀性化学战剂袭击时,未采取防护措施的人员可能在接触毒剂数分钟内出现中毒症状。严重者甚至在数分钟内中毒死亡,称作闪电型中毒。

化学战条件下,除单纯中毒外,尚可造成化学毒剂复合伤。化学毒剂复合伤即在化学毒剂中毒的基础上合并有开放性创伤、烧伤、撞击伤或其他类型的伤情。可发生在单纯的化学武器袭击、化学武器与其他常规武器的复合袭击、化学弹药爆炸引发的建筑或桥梁倒塌等情况下。此时,中毒与复合伤相互影响,使临床过程更加复杂,急救和处理也更困难。

(五)影响因素多

化学武器的使用及效应的发挥,受自然环境、战场态势、防护状况等因素的影响。有的因素可能对化学武器的效应有相对增强的意义;有些因素则对化学武器的使用发挥限制作用。如在密闭、缺氧环境下,全身中毒性毒剂和窒息性毒剂的毒性作用可能提高;而气象条件和防护措施,则对化学武器的使用有一定的限制作用。

五、杀伤作用的影响因素

化学武器的杀伤作用受气候条件、地域条件、战场条件等环境因素的制约,也会受对方防护措施的限制。随着武器技术的不断提高,环境因素的影响已经变得不十分重要,而防护效果对化学武器的限制作用却越来越明显。

(一)气象条件

气象条件包括风、降水、气温等,都直接影响化学武器效应的发挥。了解化学武器袭击所需要的最适气象条件,对于初步判断敌人的化学武器袭击有一定的帮助。

1. 风　化学武器袭击主要靠初生云团发挥杀伤作用。风向的变化可将毒剂吹离目标区。因此,袭击当时的风向是敌人需要考虑的最重要的气象条件。

化学武器爆炸后形成初生云团,该云团的毒剂浓度及向下风方向飘移的纵深程度受风力的制约。当风速为1~4m/s时,毒剂云团会稳定地移动,毒剂浓度也稳定地下降。但是在无风天气或风速过小(<1m/s)时,毒剂云团停滞不前,危害纵深小,不利于发挥大规模杀伤效应。相反,风速过大(>6m/s)既影响毒剂云团的浓度,也影响毒剂云团的危害纵深,不利于化学武器效应的发挥。效应实验结果表明,风速每增大1倍,危害纵深就短缩50%。

2. 气温　气温影响毒剂的气化率。气温高、气化率大、毒剂在空气中的浓度增加,但是毒剂的有效时间变短;反之,毒剂蒸发慢,虽然持续时间变长,但不易造成杀伤浓度。在寒冷季节或地区,凝固点较高的毒剂则可能因气温过低而冻结。

气温的变化也增加化学武器防护的难度。穿着连体式防护服,机体的散热功能受影响。环境温度升高会进一步加重机体散热功能障碍,影响穿着全身防护服的时间。因此,在高温季节或高温环境下,需要加强热习服训练。在一些特殊环境下,如热带地区,由于气温更高、热辐射强度更大,且环境相对湿度较低,散热功能障碍可能影响防护训练的强度和时间。

3. 水　包括降水和其他形式的水,如雨水、海水等,对化学毒剂均有一定程度的影响。

(1)降水:包括雨、雪、露等。雨对毒剂有冲刷作用;雪则可能暂时覆盖毒剂;而露水对毒剂有一定水解作用。相对湿度95%以上(如雾天、久雨天的早晨)时,沙林初生云团危害纵深将缩短30%以上。

(2)海水:渡海工具如舰艇等遭遇化学袭击时,特别是液态持久性毒剂袭击时,毒剂随海水的浸润和扩散而增大污染面积,人员中毒的机会增加。因此,海上作业时的防护应侧重全身防护。海水有高渗、高钠、低温的特点,长时间暴露对机体心、脑、肺等系统产生有害作用,因而影响机体功能,并因此导致对化学战剂的敏感性增强。

4. 大气垂直稳定度(atmospheric vertical stability)　又称气温级差(temperature gradients),是指距离地面2m和距离地面0.5m范围内空气温度的变化(图1-5)。一般分为3种情况。

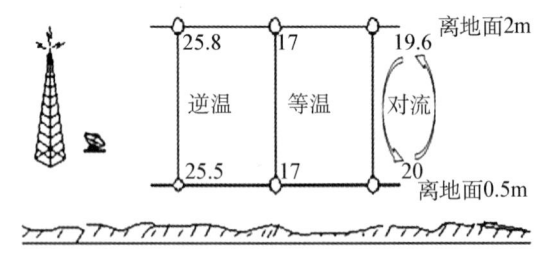

图1-5　气温梯度计算方法

(1)逆温(inversion):特征是气温随地表高度上升而递增。一般在晴朗或少云的夜晚、无风或风速很小时出现。约在日落前1h形成,日出后1h消失。严寒季节无风时,白天也可出现逆温。空气稳定,最适合使用化学武器。

(2)等温(neutral):不同高度上的温度相等,见于阴天昼间风速较大时,非严寒的冬季、大雪覆盖时也会出现。等温时,上下温度相等,空气稍有流动,是使用化学武器的中等条件。

(3)对流(convection):气温随地表高度上升而递减,在温暖季节、晴天、少云、无风及风速很小时出现。在日出后 2h 形成,日落前 2h 消失。对流时,染毒空气迅速向高空扩散,不易造成战斗浓度,有效杀伤时间和杀伤范围缩小,不适合使用化学武器。

(二)作战地域地形

地形、地物和地面植被对毒剂云团的影响很复杂。在平坦开阔地或海面,毒剂云团扩散不受阻碍,覆盖地域比较大,有利于发挥化学武器的大规模杀伤效应,但有效时间短。遇到山峦或高大建筑,毒剂云团移动受阻,染毒空气的传播方向和速度随之改变。在复杂的山区、洼地、丛林地带,毒剂滞留时间长、浓度高、杀伤范围则相对小。复杂地形使流场发生形变,产生流场的辐射和辐合,地形还增强了气流的切变,这些改变都在很大程度上影响气流的轨迹和有毒云团的扩散:①有毒云团沿山坡绕流;②在背风坡出现有毒云团滞留现象;③地形对有毒云团的阻塞形成迎风面的高浓度区;④有毒云团沿山沟飘流,危害纵深可以很远。

城市居民区因街道形状、宽窄、方向不一,建筑物高低、大小不等,风向、风速受影响的程度会有不同,毒剂云团传播和扩散就比较复杂。如街道方向与风向一致或交角≤30°,风速 4～8m/s,染毒空气沿街道顺利传播;风向与街道交角 30°～60°,染毒空气则部分受阻;风向与街道交角 60°～90°时,气流可越过低小房屋穿过街道;若是高层楼房,正面则有被挡回的可能。染毒空气可从两侧通过。死胡同、小巷、拐角较多的街道、庭院及其背风处染毒空气易被滞留。在居民区,染毒空气的流动还会受空气垂直稳定度的影响。如白昼晴天,染毒空气能沿向阳面的墙壁"上楼"。夜间,染毒空气贴近街面运动,并可进入地下建筑和工事内。

(三)作战样式

近战、夜战或交战双方部队处于混杂态势时,一般难以使用杀伤性化学武器,但不能排除敌人施放失能性毒剂的可能性。当地面的装甲车辆和水面的舰艇等在快速机动时,以蒸气态释放的化学毒剂杀伤效率将明显下降,但液体态毒剂则可污染这些装备,为后续的行动造成一定的困难。外军曾经在小规模非战争军事行动中使用过失能性毒剂,战争中也可以用此类毒剂袭击军队指挥机关或重要设施守备人员,如机场、仓库、信息基地等。

(四)防护效果

化学武器能对缺乏训练和防护较差的部队造成很大的危害,而对训练有素、有良好防护的军民,其杀伤和牵制作用将大为削弱(表 1-7)。为此,外军特别强调化学袭击的突然性,以便在对方尚未来得及采取防护措施时就造成大批人员中毒。所以,良好的防护装备和训练,是防止化学武器损伤的重要手段。

表 1-7 不同防护状态对沙林杀伤率的影响

防护程度	杀伤率(%)
无防护人员	90
30s 戴好面具	45
15s 戴好面具	35
预服防药片,在 10s 内戴好面具	0

化学袭击条件:两架轰炸机各带 2 枚 MC-1 型 340kg (750lb)沙林弹,轰炸直径 0.5km 的目标,风速 3.7m/s

第四节 化学战剂

化学战剂是装填在化学弹药内,以人、畜或植物为直接作用目标的剧毒的或有强烈伤害作用、失能作用、刺激作用的化学物质。化学战剂是化学武器最重要的组成部分,即便使用非制式装备施放也能造成相当大的伤害作用。

与通常的化学品比较,化学战剂的特点是毒性大、作用迅速、释放后容易形成杀伤浓度或战斗密度并且不易被发现、能通过多种途径造成中毒、防护和中毒的救治都困难、生产成本低、理化性质稳定。剧毒化学品很多,而符合化学战剂条件的却很少。

一、分类

化学战剂有多种分类方法。如按战术用途,可分为致死性毒剂、致伤性毒剂、失能性毒剂、扰乱性毒剂和牵制性毒剂;按产生伤害作用的速度,可分为速杀性毒剂和非速杀性毒剂。与医学防护关系密切的,主要是按毒理作用分类和按作用的持续时间分类。

(一)按毒理作用分类

化学战剂进入机体后,作用于不同的靶点或靶器官,发挥其毒理作用并进而导致中毒的表现。按照这些毒理作用特点对其进行分类,有利于开展医学防护工作。经典的化学战剂分为6大类,不包括植物杀伤剂和生物毒素战剂。

1. 神经性毒剂(nerve agents) 是外军装备的毒性最大的一类化学战剂。有沙林、梭曼、塔崩、环沙林和VX等。神经性毒剂都是有机磷酸酯类化合物,故又称含磷毒剂或有机磷毒剂(organophosphorus agents,OP),主要化学结构与OP农药类似。

神经性毒剂进入机体后结合乙酰胆碱酯酶(AChE),抑制其酶活性,导致乙酰胆碱在神经系统蓄积,进而引起生理、生化改变并出现中毒症状和体征。

2. 糜烂性毒剂(vesicants) 糜烂性毒剂有芥子气、路易氏剂和氮芥。这类毒剂的作用机制不十分明了,但它们都是烃化剂(alkylating agents),能造成细胞的DNA烷化、加合、交联等损伤并产生细胞毒作用。皮肤染毒后可出现红斑、水疱、糜烂和坏死,故也称起疱剂(blister agents);毒剂被吸收后会出现不同程度的全身中毒反应。

3. 全身中毒性毒剂(systemic agents) 全身中毒性毒剂主要代表有氢氰酸(HCN)和氯化氰(CNCl)。这类毒剂分子中都含有氰根,进入机体后在血液内解离出氰离子(CN⁻),故又称氰类毒剂。CN⁻极易进入细胞并与线粒体中细胞呼吸链的细胞色素氧化酶结合而抑制其活性,阻断细胞对氧的正常利用和能量生产,造成全身组织缺氧,又称血液毒。吸入高浓度的氰类毒剂,可导致呼吸中枢麻痹,很快死亡。

4. 窒息性毒剂(asphyxiating agents) 外军现装备的窒息性毒剂有光气和双光气。第一次世界大战中曾经使用氯气、氯化苦和全氟异丁烯等。这类毒剂经呼吸道吸入后,直接作用于呼吸道组织,导致肺结构破坏和功能障碍,引起急性中毒性肺水肿和窒息,故又称"肺刺激剂"(lung irritants)。

5. 失能性毒剂(incapacitating agents) 失能性毒剂可引起思维、情感和运动功能障碍,使中毒者暂时失去战斗或工作能力,一般不造成死亡。属于这类毒剂的化合物很多,外军装备的主要是 BZ 和其他一些取代羟乙酸酯类化合物。此类毒剂是发展方向之一。

6. 刺激剂(irritant agents) 刺激剂的主要代表有苯氯乙酮、亚当氏剂、西埃斯、西阿尔和辣椒素。这类物质主要作用于感觉神经末梢,对眼和上呼吸道产生强烈的刺激作用。战时可用以扰乱对方军事行动,平时可用以制止犯罪和维护社会治安,故而又称作控暴剂(riot control agents)。

还有一类毒物称作植物杀伤剂(anti-plant agents)。植物杀伤剂是能够限制、破坏植物生长或使之落叶、枯萎的化合物。农业生产过程中这类化合物可用作锄草剂,但外军曾经将其用于军事目的,故本书将其列入军事毒物。大规模布洒植物杀伤剂,不仅毁灭植物,对人、畜也能造成危害,从而产生军事上的效果。

近年新型失能剂等受到关注,新失能剂 EA3834 是取代羟乙酸酯类化合物,化学结构为苯基异丙基羟乙酸-N-甲基-4-哌啶酯,与添加剂 EA4923(环庚三烯类化合物)配伍使用,可经皮肤和呼吸道双途径吸收,失能作用稍大于 BZ,对人的半数失能剂量(ICt_{50})为 73mg。

有机氟化物中,军事意义较大的有机氟化物包括全氟异丁烯(PFIB)和六氟二甲基二硫,都是窒息性毒剂。当空气中 PFIB 的浓度为 10^{-6}(ppm)级时,吸入后 1h 内即可出现头痛、咳嗽、胸痛、呼吸困难和高热,6～8h 症状加剧,8～24h 动物死于肺水肿。这两种化学物质的特点是毒性大、穿透防护面具的能力比较强。外军装备化学战剂见表1-8。

表 1-8 外军装备的化学战剂

类别	名称(军事代码)
神经性毒剂	塔崩(GA)、沙林(GB)、梭曼(GD)、维艾克斯(VX)
糜烂性毒剂	芥子气(H/HD)、路易氏剂(L)
全身中毒性毒剂	氢氰酸(AC)、氯化氰(CK)、氯气(Cl)
窒息性毒剂	光气(CG)、双光气(DP)
失能性毒剂	毕兹(BZ)
刺激性毒剂	苯氯乙酮(CN)、亚当氏剂(DM)、西埃斯(CS)、西阿尔(CR)

(二)按作用的持久性分类

毒剂作用的持续时间取决于其理化性质,并直接影响它的使用方式和军事目的,也与中毒的救治和防护密切相关。

1. 暂时性毒剂(non-persistent agents) 是一些能够在短时间内形成很高浓度,迅速导致中毒或死亡,且能维持一定杀伤时间(一般不超过 60min)的毒剂。属于此类毒剂的化合物大多为沸点低、易挥发的液态物质。如氢氰酸、光气、沙林等。施放后呈蒸气态或气溶胶态,主要通过呼吸道吸入中毒。

暂时性毒剂多用在进攻战斗中,以图迅速杀伤对方有生力量而不妨碍随后占领该地区。常温时为固体的失能剂 BZ 和刺激剂 CS、苯氯乙酮等,也可作为暂时性毒剂使用。施放后呈烟状,主要用于扰乱或疲惫对方,削弱对方战斗力。对这类毒剂的防护,主要以防护面具阻止毒剂经呼吸道进入机体。

2. 持久性毒剂(persistent agents) 是一些有效杀伤时间维持数小时至 12h 以上的毒剂。使用的多为沸点高、不易挥发的液体,如芥子气、VX 和以微粉状施放的固体毒剂。施放后呈液滴态或微粉状,造成地面染毒,使人员接触中毒。

因为持久性毒剂能造成长时间染毒,故多在防御或退却时使用,以图阻碍、迟滞或牵制对方军事行动。

微粉状毒剂施放后沉落于地面,人员或车辆通过或风速较大时再度飞扬,故可造成较长时间的地面和空气染毒。

3. 半持久性毒剂(semi-persistent agents)　是一类有效杀伤时间保持在数小时以内的毒剂。如梭曼、塔崩、双光气等。它们的沸点和挥发度等理化性质也介于上述两类毒剂之间,又被称作"中等挥发度毒剂"(intermediate volatility agents,IVA)。这些毒剂在释放后可以蒸气、气溶胶和毒剂液滴等多种状态存在,故可经呼吸道和皮肤双途径吸收而发挥其致伤作用。由于中毒途径多,外军比较重视这类毒剂的研究。

毒剂的持久性是相对的,它与毒剂的理化性质、施放方法、战斗状态、目标区的地形和气象条件等因素有关。通常作为暂时性烟状使用的 CS,若以微粉状布洒于地面,可长期发挥毒性作用;而通常作为持久性毒剂使用的芥子气,如果以雾态施放,则为暂时性毒剂。

(三)中间谱系战剂

中间谱系(intermediate spectrum agents,ISA)是指介于经典的化学战剂及有毒化学品与经典的生物战剂之间的生物毒素(biotoxins)和生物调节剂(bio-regulators)。国外近年很重视生物毒素战剂(toxin warfare agents,TWA)的研究。TWA 是一类由细菌、动物、植物和真菌等生物所产生的,本身无生命且不能繁殖或导致传染,但具有超毒性作用的有毒生化物质。可能被军事化的毒素战剂有蓖麻毒素(ricin)、肉毒杆菌毒素 A(botulinus toxin)、葡萄球菌肠毒 B(staphylococcus enterotoxin B)、T-2 毒素等(表 1-9)。生物调节剂是生物体内自然产生的微量化学物质,对生物体的生理过程、新陈代谢和神经活动等具有重要的调节作用,是生理功能的基础,如神经肽、神经激肽等。

表 1-9　生物毒素与常规毒剂的毒性比较

类别	毒素	相对分子量	LD_{50}(小鼠,$\mu g/kg$)	来源
细菌	肉毒毒素	150 000	0.001	肉毒杆菌
	霍乱毒素	84 000	0.002	霍乱弧菌
植物	相思子毒素	65 000	0.7	相思子
	蓖麻毒素	64 000	3.0	蓖麻
动物	箭毒蛙毒素	539	2.0	南美箭毒蛙
	泰攀蛇毒素	46 000	5.0	泰攀蛇毒液
真菌	黄曲霉毒素 B_1	310	300	霉变谷类
	T-2 毒素	466	1210	霉变谷类
海洋生物	刺尾鱼毒素	3400	0.05	毒藻
	岩沙海葵毒素	2700	0.15	岩沙海葵
	河豚毒素	319	8.0	河豚
	石房蛤毒素	299	8.0	蛤贝
化学战剂	VX	267	15.0	化学合成
	沙林	140	100	化学合成
	氢氰酸	27	10 000	化学合成

LD_{50} 半数致死量

生物毒素战剂具有以下显著特点。

1. **毒性特别大** 其致死性比已有的化学战剂大数百倍至万倍,无防护人员吸入或吸收微量即可死亡或失去战斗力。

2. **作用机制与既往的化学战剂不同** 它们不抑制酶系统,而是直接作用于细胞的特殊通道或受体,引起强烈的毒性作用。

3. **与天然毒素有关系,但不相同** 人们曾经把毒素归类为生物战剂。但它们不是有生命的活性生物,而是生物的特殊代谢物或分泌物。因此,与生物战剂有本质的不同。

近些年来,随着科学技术的不断发展,自动化的氨基酸合成技术使得一些生理性肽和小肽毒素的合成也有了重大进步,比母体分子强千百倍的生物调节肽类似物能被制造出来,这些分子成为影响生命过程最强的化学物质。为了增强毒剂毒性和改进其使用性能,有些国家还研究了毒剂的混合使用、胶粘化和微包胶等技术。

二、战斗状态及其伤害形式

战斗状态

毒剂施放后发挥杀伤作用时所处的状态称作战斗状态(battling status)。有蒸气态、雾态、烟态、微粉态、液滴态 5 种(表 1-10)。其中,烟和雾统称为气溶胶(aerosol)。

表 1-10 化学战剂的战斗状态

战斗状态	英文名称	粒子直径(μm)	主要染毒途径
蒸气态	vapor	0.001~0.01	
雾态	fog	0.1~1.0	
烟态	smoke	1.0~10.0	呼吸道染毒
微粉态	dust	-	皮肤染毒
液滴态	droplets	-	皮肤染毒

蒸气的粒子直径为 $0.001\sim0.01\mu$m;气溶胶(包括烟和雾)粒子直径为 $0.1\sim10\mu$m。气溶胶和蒸气态毒剂主要通过呼吸道进入人体。微粉比烟的粒子大,较易沉落在地面上,并能飞扬造成空气染毒。液滴态毒剂主要染毒地面和物体,通过皮肤接触中毒。烟、雾、微粉和液滴态毒剂,都会在一定条件下蒸发成为蒸气态。因此,毒剂的战斗状态不是绝对的,是变化的。通常是几种战斗状态同时存在,而以其中之一为主(图 1-3)。

三、致伤特点

(一)毒性大

毒性(toxicity)是指毒剂对人体的毒害作用。装填在化学武器弹药内的化学战剂,多为毒性很大的剧毒或超毒性化学物质。例如,神经性毒剂塔崩、沙林、梭曼、维埃克斯对人经消化道染毒的半数致死剂量估计值,仅为 40、10、10、5mg/人。因此,化学武器的杀伤力远远大于常规武器。

(二)中毒途径多

化学战剂施放后以蒸气态、气溶胶态、液滴态或粉尘态存在,可以污染空气、地面、水源等。因此,若防护不好,毒剂可以通过呼吸道、皮肤、消化道、眼、伤口等多种途径进入机体。不同组织或器官对毒剂吸收速度不同,对毒剂的敏感性不同,毒剂造成的局部损伤和全身反应也不同。一般而言,同一种毒剂对不同器官的作用强度依次为:呼吸道＞眼、伤口＞消化道＞皮肤。

(三)影响因素多

1. 中毒途径　不同组织或器官,对毒剂吸收速度不同,对毒剂的敏感性不同。因此,毒剂造成的局部损伤和全身反应也不同。

(1)呼吸道中毒:人的肺泡总面积为 $50\sim100m^2$,分布有丰富的毛细血管,对毒剂有很强的吸收能力。经呼吸道吸入的毒剂,不经过肝解毒而直接进入血液循环。因此,呼吸道吸入中毒时,中毒症状出现快而重。

(2)皮肤中毒:人体皮肤表面积为 $1.5\sim2.0m^2$,易为液滴态毒剂所污染。染毒后也难以及时进行充分洗消。某些毒剂的皮肤毒性很大,如 VX,只要吸收少量就可造成严重中毒甚至死亡,而芥子气经皮肤吸收非常迅速,尽快洗消尤其重要。有的毒剂经皮肤染毒后,不能到达靶器官发挥毒性作用,如光气、双光气等。不同部位的皮肤以及皮肤的状态,对毒剂的吸收速度也有影响。腋窝、会阴等薄嫩部位皮肤和潮湿多汗部位吸收快,外伤、灼伤等导致的皮肤完整性受到损伤时,也可促进毒剂的吸收。黏膜吸收毒剂的能力比皮肤要强得多。蒸气、气溶胶、液滴及部分微粉态毒剂均可被眼黏膜迅速吸收。

(3)消化道中毒:主要因误食毒食物或染毒水所致。但海上作战时,由于落水也可呛入漂浮在海面的油状毒剂如芥子气等。胃内容及胃排空的快慢和胃肠道内酸碱度等都是影响毒剂吸收的重要因素。胃内的食物、蛋白质等可减少毒剂的吸收。在酸性胃内容中,弱酸性物质大半不离解,故吸收良好,然而碱性物质则在胃内很少吸收。小肠吸收面积大,但对毒剂的吸收同样受到上述因素的影响。

(4)伤口中毒:毒剂经伤口,特别是肌肉组织的伤口,吸收很快,故危害性也很大。如果止血敷料能通过吸收、转化而清除伤口的毒剂,会是十分有用的战救装备。

2. 机体功能状态的影响　毒剂对机体的作用,与机体的功能状态有密切的关系。病理状态可影响机体相应的功能。肝、肾疾病患者,其肝的解毒功能及肾的排泄功能可能降低,可加重毒剂的损伤作用;过度劳累、精神紧张或有创伤、疾病、营养不良、体质虚弱等情况,会使机体的反应性发生改变;高热、缺氧、严寒等外环境的作用,可改变机体的耐受性;不同强度的作业活动,肺活量差别很大,所吸入的毒剂量也会不同(表 1-11)。此外,对化学武器袭击的防护,必然对毒剂的损伤作用产生很大影响。

表 1-11 不同作战条件下沙林的吸入毒性

毒性	染毒浓度($mg \cdot min/m^3$)		
	静止状态	防御作战	进攻作战
ICt_{50}	50	25	8
LCt_{50}	100	50	15
LCt_{90}	180	90	30

3. 其他因素的影响 战争环境下,伤员的健康状况、心理状态、其他战伤、周围环境等因素,都会影响化学战剂毒性作用的发挥。这些因素,既影响毒剂的体内过程,也影响毒剂的效应。尤其是当有复合伤存在时,化学毒剂伤的伤情更加严重。有实验证据表明,战伤伤口对芥子气的吸收速度是完整皮肤的数倍;在缺氧环境中,氰化物的毒性提高。这些因素的存在,不仅增加化学毒剂伤的复杂性,也为毒剂伤的医学处置带来更大困难。

第五节　化学毒剂中毒的医学处置原则

化学袭击会在短时间内造成大批伤员,既有单纯中毒也有化学毒剂复合伤。化学毒剂中毒后症状发展迅速,若抢救不当或不及时,常能危及生命。因此,积极有效的医学防护、早期正确的诊断和迅速准确的抢救非常重要。本节重点讨论化学毒剂中毒损伤的医学防治原则,为以后学习各类毒剂的中毒防治奠定基础。

一、预防

有效的预防是减少毒剂伤伤员数量、降低伤害程度的关键措施,是防化卫勤保障的重要任务。对化学武器损伤的预防,应做到器材防护与卫生防护相结合、群众性防护与专业技术防护相结合。

(一)器材防护

及时使用防护器材,如制式个人防护装备(personal protective equipment,PPE)、防护面具、防护服、简易防护器材和集体防护工事等。平时要有计划地进行储备和保养,加强对部队的防护训练,掌握各种器材的性能和使用要领,达到迅速、准确、协调一致的程度。战斗中遭受敌人化学袭击时、在抢救和搬运染毒伤员时、参加洗消工作时,人员均应及时使用防护器材,采取适度的防护等级。

(二)药物预防

对一些速杀性毒剂,如神经性毒剂和全身中毒性毒剂,在获得敌方化学战情报后,可组织药物预防。但是,预防药物只是一种辅助防护手段,不能代替器材防护。因为预防药物的有效时间短,预防效果有限,且不易掌握服用时机。

(三)遵守染毒区行动规则

进入染毒区前,应按照有关规定穿戴适宜防护级别的防护器材。在毒区内,不得脱去防护器材。无必要时不得坐下或卧倒。尽量避免在杂草或树丛中行动,避免在染毒空气容易滞留的低洼地、堑壕、丛林、山谷等处停留。原则上应禁止饮水、进食和吸烟等。尽量不要单独行动,以便意外情况时能互救。只有得到命令后或经适当人体验证程序后,才能解除个人防护。

(四)毒剂侦察与及时洗消

通过情报、技术手段预测敌人即将对我进行的化学袭击,及早采取有效的防护措施,是防止化学战剂中毒的最好办法。然而囿于敌人的保密措施,情报工作难度很大。利用现代侦察技术,能够在敌人实施化学袭击后及时探知其毒剂的性质和种类,向部队发出防护指令。但迄今已有的技术手段尚难在敌人行动开始前即测知其化学毒剂。遭受敌人化学袭击后迅速采取可靠的侦检、防护和洗消措施,是防止毒剂继续侵入机体而加重毒剂伤的重要手段。因此,对毒剂伤的有效防护需要综合运用侦察、防护、洗消等多种手段。

二、诊断

早期正确的诊断,是进行有针对性的救治和组织医疗后送的基础。化学毒剂伤诊断的任务是确定是否为毒剂伤,确定是什么毒剂中毒,估计染毒剂量和中毒程度。毒剂伤诊断的主要依据简述如下。

(一)中毒史

战争期间,对于并未负火器伤而突然成为伤员,或是失能的程度大于伤口所能造成的损伤程度的人员,应考虑到毒剂伤的可能性。野战情况下很少可能只出现性质单一的伤员,在突然增加大量的不可解释的伤员时,也应考虑到遭受化学袭击的可能性。如果少数人受到影响,有可能是单纯中毒性军事事故(如 CO、CO_2、硝烟中毒)。此外,还要考虑医学情况可能会因战争环境的心理影响而复杂化。阅读伤票(或电子伤票)是获取中毒史的重要途径。

对中毒史的询问要迅速、细致且突出重点。有些情况的了解可以缓行,切勿因询问病史而贻误抢救时机。需要重点询问的中毒史内容见表 1-12。

表 1-12　中毒史的主要内容

询问项目	询问内容
敌人袭击情况	敌机飞过时有无喷洒(烟、雾、液滴等);弹药爆炸时声音是否沉闷、烟云是否呈灰黑色、树叶草丛上有无可疑的液体;是否闻到特殊气味;有无其他人同时受影响,程度和性质如何;袭击区有无动物死亡情况;当时的环境温度如何等
伤员个人情况	遭受袭击当时伤员的状态和活动量;个人所采取的防护措施;暴露了多长时间;中毒后出现的症状特点和症状的变化情况
毒剂侦检情况	是否佩戴有个人侦毒、报警设备;专业侦毒器有无阳性反应;是否做过相关的医学化验检查,结果如何
急救措施	是否注射急救针,效果如何;是否吸入过抗毒药;是否采取过其他抗毒措施;有无对染毒皮肤进行消毒;对复合伤是否进行过现场处理

(二)临床特点

化学毒剂中毒后的临床特点是战时最主要的诊断依据。医务人员对各类毒剂中毒的临床特点要十分熟悉。表 1-13 是几种主要毒剂中毒的症状特点,用于毒剂伤的诊断和鉴别诊断。

表 1-13 化学战剂中毒的主要症状和体征

毒剂	主要症状与体征
神经性毒剂	瞳孔缩小、视物模糊、流涕、流涎及多汗;呼吸困难(有时喘息)、发绀、恶心、呕吐、肌颤;惊厥,昏迷
糜烂性毒剂(芥子气)	皮肤染毒初期无痛感,数小时后出现红斑、水疱;眼损伤有畏光、疼痛、眼睑水肿及痉挛等表现;呼吸道损伤有流涕、咳嗽、声嘶、呼吸困难及可咳出假膜等;消化道损伤有腹痛、恶心、呕吐、腹泻;全身吸收中毒有造血抑制、胃肠道症状及神经系统症状等
糜烂性毒剂(路易氏剂)	局部损伤表现与芥子气相似,但局部疼痛明显,血管损伤明显,病程发展也较快;吸收中毒重者有肺水肿
失能性毒剂(毕兹)	瞳孔散大、视物模糊、颜面潮红、口干、心动过速,步态不稳和嗜睡;有妄想及幻觉
全身中毒性毒剂	中毒轻者有头痛、恶心、眩晕;重者呼吸困难、皮肤黏膜鲜红、惊厥、昏迷。氯化氰中毒时,眼及上呼吸道刺激症状较明显
窒息性毒剂	呼吸道吸入中毒,先有流泪、咳嗽,随后症状消退,但数小时后又有咳嗽并呼吸困难、发绀、泡沫痰(因肺水肿),重者后期皮肤苍白并有休克
刺激性毒剂	作用发生快,有流泪、咳嗽及打喷嚏等眼和上呼吸道刺激症状,可引起恶心、呕吐;高浓度时可产生皮肤刺激及红斑

(三)医学检验

对血、尿、排泄物等生物样品的化验检查,以及必要的心电、肺部影像等检查,对确定诊断和判断预后有一定帮助。毒剂不同,检查方法各异(表 1-14)。

表 1-14 对毒剂伤伤员的医学检验项目

毒剂类型	医学检验项目
神经性毒剂	全血胆碱酯酶活力,酶的膦酰化产物
糜烂性毒剂	
硫芥	血细胞动态变化,血中 DNA 加合物,淋巴细胞单细胞电泳,尿中二羟二乙硫醚
路易氏剂	尿液中砷含量;经口中毒,呕吐物可检出砷
氰类毒剂	血氰离子和高铁血红蛋白浓度,尿液和唾液硫氰酸盐含量,血乳酸,血气分析
窒息性毒剂	血液细胞数动态变化,肺影像学动态变化,血气分析

(四)毒剂侦检

防化分队主要负责毒剂侦检,有些医疗机构也有一定侦检能力。及时向防化分队了解侦检结果,必要时从伤员体表、服装、呕吐物、土壤、水及食物等采集样品进行毒剂鉴定。

三、急救与后送

(一)染毒区伤员的现场抢救

对毒剂伤员的救治工作应分秒必争地进行,以作战部队自救互救为主、为先。在统一指挥下,组织抢救分队,开展染毒区伤员的抢救工作。抢救队宜在染毒区附近展开,以便迅速对中毒伤员进行急救和辅助急救。为了抢救及时和不遗漏伤员,应遵循"分组分片、先重后轻(伤员伤情、地区污染)、自救互救、边防边救、洗中有救"的原则。抢救工作的主要任务如下。

1. **防止继续中毒** 防护面具能有效防止毒剂蒸气和气溶胶经呼吸道吸入,对眼睛和面部皮肤也有保护作用。因此,遭受敌人化学袭击和进入染毒区域抢救时,应及时做好自身防护,同时为伤员戴好防护面具。有液滴态毒剂沾染时,脱去或剪掉染毒服装,用装备的消毒剂或消毒手套对染毒皮肤进行消毒。

2. **注射急救针或特效抗毒药物** 抗毒药物简称抗毒剂,是针对毒剂作用原理的生理对抗剂,故有特效解毒作用。及时使用抗毒药物,可迅速缓解中毒症状、提高救治率。特别对速杀性毒剂中毒,如神经性毒剂和全身中毒性毒剂,应立刻为伤员注射急救针,防止伤情恶化,挽救生命。

3. **抢救复合伤和危重病症** 若伤员有惊厥、呼吸困难、出血、休克、重要器官的开放性损伤等复杂情况,要迅速采取措施给予处理。有心搏、呼吸停止的,要果断进行条件允许的心肺功能复苏操作。

4. **快速洗消** 可以针对毒剂特点、染毒部位(如眼、伤口)、可见毒液,进行快速、简单的洗消,减少毒剂吸收。皮肤洗消可用2%碳酸氢钠水溶液、10%三合二水溶液、10%次氯酸钙水溶液、肥皂水、草木灰水或清水等。

5. **撤离染毒区** 原则上,在染毒区内不应进行任何不必要的操作,应尽快组织伤员撤离染毒区。对重伤员可用担架抬送;对轻伤员可在穿戴好防护器材后,由急救队员护送至指定地点。

6. **伤员集中** 伤员集中点应设在毒袭区的上风方向。处在染毒区热区的重伤员可用担架抬送,轻伤员可由救援人员扶送至伤员集中点。进行简单的医学处置,后送至救护所。

需要注意,特殊作战情况下的化学毒剂伤有各自的特点,处理时要予以重视。如敌人对我渡海(江、河)人员实施化学袭击时,可能会对海面布洒液态毒剂。暴露于污染毒剂的水中,可导致大面积皮肤染毒,应争分夺秒地捞救伤员。在进行抗毒急救的同时,尽快地进行全身洗消。可采用配发的消毒药液洗消,不得已时可使用清水反复冲洗。若眼和口腔同时染毒,应漱口和洗眼。

(二)医疗救护所早期治疗

救护所设分类组,负责分出染毒伤员送洗消组,经洗消后转入毒剂伤室进行专业救治。医务人员原则上在染毒区外诊治染毒人员。救援人员须采取药物预防、器材防护、洗消等防护措施,结合工作区域的污染程度进行分级防护,同时应严格遵守染毒区行动规则。救护所的主要任务是分类、洗消、救治、后送。

1. **洗消分类(decontamination triage)** 是指批量伤员到来时,根据化学毒剂种类、毒性、人员污染程度、中毒症状、防护情况等,安排伤员洗消顺序和洗消方式,以使伤员及时有效地去除化学沾染。救护所应对化学伤员进行彻底洗消,未彻底洗消时应注意不要交叉污染。

洗消就是通过物理或化学的方法使毒剂失活或转移,对于液体毒剂污染的伤员尤为重要。脱去污染的衣物可以去除80%的污染,应注意不要污染此前清洁的皮肤。粉剂消毒剂对吸收毒剂的效果非常好,故可以首先进行干洗消。大量的清水或肥皂水冲洗,配合淋洗-擦拭-淋洗技术(rinse-wipe-rinse)即可完成简单的洗消,特别注意多毛处和皮肤皱褶处。眼和伤口染毒用0.9%生理盐水冲洗为佳。

2. **早期治疗** 是指依据洗消后伤员伤情,对出现危及生命体征的重症伤员进行紧急处置;或对伤情波动较大、在后送过程中伤情可能加重的伤员进行留观。待上述伤员伤情平稳后,再后送至指定医院进行进一步救治。前期抢救记录要完整;重度伤员,应在病情初步稳定之后方可后送治疗,并应尽量完成初步洗消。

3. **后送** 途中治疗是指现场急救后、医院救治前,在运送途中对伤员实施的医学救治。在运送过程中,环境条件对伤情发展影响大,对伤情变化的判断难度增加,医疗设备资源也有限。因此,护送人员必须了解基本抢救要点,着重对呼吸、脉搏、血压、心电等生命指征进行监护和必要的抗毒救治,而不是单纯的对症处理。

(三)医院治疗

化学毒剂伤的医院救治,是针对已经转运至集团军医院、联保中心医院及后方医疗卫生单位的化学毒剂伤伤员所采取的救治措施。后送医院除考虑远近外,还应具有相应的接收伤员的能力。医院应该有接收化学伤员的预案,启动之后由安保人员设定警戒线,控制车辆和人流。通常在急救部门前或附近地点设立洗消站或洗消通道,工作人员应进行C级防护。

医院的主要治疗任务如下。

1. **洗消诊断** 早期明确诊断非常重要。诊断依据中毒史、症状特点、化验检查和毒剂鉴定。

2. **抗毒救治** 抗毒药最好在中毒后立即使用,或不迟于出现明显的中毒症状后1~5min才有效。治疗较晚,效果则明显下降。对于某些毒剂,连贯治疗也有必要性。联合应用其他抗毒药物和辅助治疗可以提高救治效果。根据作用原理,有以下几类抗毒药。

(1)局部作用的洗消剂和解毒剂:主要是使用洗消剂进行精细洗消。它们能与毒剂起物理、化学反应,如吸附、水解、中和、氧化等,而在毒剂进入机体前将其破坏,多用作消毒剂。如我军装备的消毒手套、外军军民通用的RSDL(reactive skin decontamination lotion)、二巯丙醇(BAL)软膏等。催吐、洗胃、服用药用炭(活性炭)、体外毒物清除技术(血液净化等)都可以减少毒剂吸收和促进排泄。如有必要,需对伤员进行全身或局部(眼和口腔等重要器官、伤口)的彻底洗消或精细洗消。

(2)全身吸收作用的解毒药:进入机体后与毒剂作用生成无毒的化合物,如氢氰酸中毒时使用的硫代硫酸钠。

(3)竞争性拮抗药:进入机体后能够竞争性地作用于效应分子或受体,对抗或消除毒剂的直接或间接作用。如阿托品能够竞争性抑制毒蕈碱样受体,缓解神经性毒剂中毒时,因乙酰胆碱蓄积而引起的胆碱能危象。

(4)特殊作用原理的解毒剂:如4-对氨基苯酚(4-DMAP),进入机体后能够使血红蛋白转化为高铁血红蛋白,后者可以结合血液内的氰离子。

3. 维持呼吸循环功能 毒剂的作用作为一种超强刺激,会在非特异性损伤阶段引起机体重要生理功能,如呼吸、循环系统的极度抑制,以至发生呼吸衰竭、休克、昏迷等状态。因此,在进行非特异性治疗时,要着重呼吸功能和循环功能的维持。补充晶体溶液、胶体溶液和使用缩血管药物等。OP类毒剂中毒急性期过后,有可能出现中间期综合征,表现为突然发作的呼吸肌麻痹,应采取相应的急救措施。

4. 处理复合伤 在处理化学毒剂复合伤时,要抓住伤情各阶段的主要矛盾,优先解决危及生命的问题。对速杀性毒剂,如沙林和氢氰酸呼吸道吸入中毒,必须首先进行抗毒救治;当糜烂性毒剂中毒合并有危及生命的创伤时,应将创伤救治放在首位。若条件允许,同时采取措施阻止毒剂的继续吸收,并尽快使用抗毒药。

5. 综合治疗 毒剂伤的临床过程是机体对毒剂的综合反应,其中包括特异性损伤和继发性反应。后者有时很剧烈,且能维持很长时间。如芥子气中毒造成的骨髓造血功能抑制、光气中毒引起的肺炎等。因此,应根据病情采取综合措施,以恢复机体的正常功能。心理治疗也是综合治疗的内容。

四、化学毒剂伤的心理干预

作为大规模杀伤性武器,化学武器的使用必然会对军队和公众的心理造成影响甚至伤害。21世纪初的一些研究认识到群体心理应急处置的标准化的必要性,一些指南相继由相关组织推出,如英国健康服务的临床卓越国家研究所(NICE)的PTSD指南、北约对灾害和严重事件受害公众的心理护理指南、澳大利亚创伤后精神健康中心(ACPMH)的PTSD指南、荷兰的灾后早期心理干预多学科指南等。最近,欧洲建立了创伤应激欧洲网络(The European Network for Traumatic Stress,TENTS)和目标人群导向的心理社会护理欧洲指南(EUTOPA)项目。

(一)心理干预的概念

心理干预是用心理科学理论和健康教育的手段帮助个体和群体掌握心理保健知识,树立心理健康观念,自觉采纳有益于心理健康的行为和生活方式。建立和完善化学战和化学事件的心理干预机制是健康教育工作的重要手段。战争和灾难心理干预的作用体现在调整公众心理和稳定社会秩序两个方面。心理治疗和干预主要通过对受害者进行心理咨询和治疗,消减影响心理健康的危险因素;减轻急性应激反应的程度;阻止或减轻远期心理伤害和心理障碍的发生率;减轻心理痛苦,加快适应社会和工作环境,是医学救援的组成部分。通常心理干预的方式有大众的媒体宣传、集体晤谈、治疗性干预等。

(二)化学战和化学灾害的心理影响

由于公众的科学知识所限,发生化学恐怖袭击和突发化学事故时,容易造成社会性恐慌心理。化学战和化学灾害的心理反应有其特点。

1. 属于与长期心理效应有关的健康危害,其特点包括突发的和非意愿性的危害、人造危害与自然灾害、不熟悉的危害与已知的健康效应、对儿童和后代有危险的危害。

2. 技术性灾害对心理有更大的影响,因为它们是由恶意或人为失误引起,而非自然,导致责备感、失控和质疑情况的增加。

3. 与普通灾害相比,化学灾害多引起高水平的公众对所暴露的毒物及其负性效应的担忧和不确定,对毒物可能带来的对人体健康危害的恐慌进一步加剧。

4. 从组织层面上看,化学灾害常给医疗系统带来沉重负担,因为大量人群出现身体反应很可能是由于对暴露的恐惧而不是有害毒物。

5. 一些特殊人群在灾害后有发生心理问题的较高危险,如孕妇、儿童、被疏散人员、没有经过专业训练的应急人员。

污染区内长期存在的处于安全浓度的有毒化学品还会对公众心理造成严重影响,从而对正常生活产生负面影响。部分中毒伤员经救治康复后较长时间内还对中毒经历有恐惧心理。因此,必须十分关注公众心理危害,针对性地加强研究,以便在遭化学恐怖袭击和突发化学事故时,采取有效的应对方法,消除这种担心甚至恐慌心理。

(三)心理干预的原则

有研究人员综合既往经验结果,提出了有助于应急人员救助幸存者的五项原则:促进安全意识、镇定、自身和团体效能意识、联络性(connectedness)和希望。TENTS 的指南包括不同时期的及时心理干预:预案与准备、初始反应(第 1 周)、早期反应(第 1 个月)和 1～3 个月的持续反应。建议多达 12 个方面,主要是建议每一地区应该有多部门的、包括心理健康专业人士的心理救助预案编制组;应急人员应该以提升"五项原则"和提供社会的、身体的、心理的支持为目的;不要急于早期实施正式的心理干预,如心理疏导(psychological debriefing),因为许多早期干预并不能防止心理健康问题;针对患有急性应激障碍和创伤后应激障碍的个体,一线干预是聚焦创伤的认知行为疗法(cognitive behavioral therapy,CBT),这两种障碍分别可持续1～3 个月,其特点是强加的和侵入性的一些关于时间、逃避、负性情绪变化和过度反应的想法;最后,详细的计划应该包括在灾后几年内对当地服务提供支持。

早期心理干预应该达到"促进自然恢复和使用自然资源、确认需要急性心理帮助的人群、转诊和治疗需要急性心理的帮助人群"等目的。

(四)心理干预的对象

根据接受主体的不同,灾难心理干预活动主要包括 4 个方面的内容。

1. 对直接受害者的心理干预 现场受到伤害和(或)目睹他人受伤害的人群,对现场惨状记忆深刻并可能持久。采用心理治疗的方式进行干预最为重要,并与躯体伤的治疗同步,帮助受害者面对现实,缓解恐惧,回归正常的社会生活。对器官永久损害者要鼓励开导,防止轻生。

2. 对间接受害者的心理干预 是指直接受害者的亲朋,面对亲友的伤亡会产生强烈的悲伤焦虑和负罪感。这类心理干预可以与直接受害者协调开展,即心理医护人员在对直接受害者进行心理医疗时,同步对家属进行心理护理,减轻其悲伤和内疚。

3. 对公众的心理干预 对现场一定范围内人员的心理干预,因事故严重性、群体易感性而异,主要目的是稳定公众情绪,树立生活信心。

4. 对救灾工作人员的心理干预 该群体必须面对灾难发生后的现场,有类似直接受害者的心理反应。要强调平时心理素质培养和锻炼的心理干预,开展心理咨询和保健辅导,将心理素质作为业务素质的组成部分进行训练。

(五)专业护理和心理辅导

现有的心理护理指南主要依赖专家共识,而不是源自强有力的科学证据。针对化学灾害的心理问题,急性效应比人们担心的要小,而长期效应可能会更加阴险和难以处置。

与灾后心理护理的通常建议类似,一些研究提出化学灾害后的如下建议。

1. 确定那些有心理健康问题的人群,监控易感人群。

2. 为患有心理问题的人员提供CBT,避免早期干预,如即刻的悲痛心理辅导或心理疏导,因为可能会无效。

3. 说服那些担心污染而实际上没有污染的人群,建议进行医学筛查或给他们提供预防药物。

4. 可以通过医院制作信息卡,写明可能的情绪反应、如何控制自己,这对于没有毒剂暴露但身体有表现而来医院的大量人群会有帮助。

5. 对有自发临床表现的人群,实施确认、监控和治疗程序,预防工作包括家庭教育和支持网络、给有症状的人发信息、低强度的基础护理治疗、密集的康复治疗,以减少发病率。

为减少心理问题的发生,有两个很重要的因素需要强调,即健康保障系统的危害沟通和特殊准备需求。危害沟通可以降低对污染和洗消的不确定性,正确地看待公众的恐惧反应,要给公众清楚的、一致的、专业的信息。军民应该了解的信息包括暴露的危害、客观而不是主观的染毒表现、防护行为、危险行为、洗消策略、可用药物。面对化学灾害的应急人员,特殊准备需求是必需的。一项特别困难的任务是区分毒物暴露后的躯体效应和应激效应。在抢救伤员时,应急人员要保护自身的健康。在对健康危害不确定的高危情况下,训练和准备工作要围绕减少和减轻应急人员的心理问题,刺激其掌控感。专业训练可以减少心理问题的发生。

(邹仲敏　赵吉清　林　海　何　悦)

★ 第 2 章 ★

化学战剂-机体-环境的相互作用

毒剂进入机体后与机体发生相互作用。一方面,毒剂作用于机体,引起机体组织、器官或细胞内环境的改变和生理、生化功能的损害,产生中毒效应,毒理学中称作毒物效应动力学(toxicodynamics),简称毒效学。另一方面,机体作用于毒剂,改变其结构及其毒性作用,直至将其排出体外,称作毒物代谢动力学(toxicokinetics),简称毒代学。研究毒物与机体之间的这些相互作用,是掌握化学战剂中毒的临床规律和救治方法的基础。本章在回顾毒理学基础知识的基础上理解染毒剂量、染毒途径、染毒方式对化学战剂毒性效应的影响。在了解化学战剂吸收、分布规律的基础上,重点掌握化学战剂对酶受体和离子通道的作用特点,探究化学战剂体内生物转化过程的特点、转化的机制及其毒理学意义,为深入研究各类毒剂的毒理学作用奠定基础。

第一节　化学战剂对机体的作用

一、化学战剂的毒性作用机制

近年来,随着生物科学的发展,毒性作用的机制研究取得了重要的进展,许多中毒的理论和假说已能在分子水平上得以深入地阐明。

(一)直接损伤作用

强酸或强碱可直接造成细胞和皮肤黏膜的结构破坏,产生损伤作用。比如光气直接作用于毛细血管壁和肺泡壁,造成血管内皮细胞、神经元胞体和肺泡上皮细胞崩解,肺泡壁破裂,渗出增加。有些物质虽在吸收部位不引起损伤,但在吸收过程或进入血液后,可引起化学反应,影响正常生理功能。例如,NO_2 能使肺泡的类脂表层发生过氧化;光气使肺泡表面活性物质受损等。

(二)受体配体的相互作用

受体是组织的大分子成分,它与配体相互作用,产生特征性生物学效应。研究表明,许多毒物的有害作用直接与干扰受体-配体相互作用的能力有关。最突出的例子是失能性毒剂,如毕兹(BZ)就是阻断了乙酰胆碱与胆碱能受体的结合而产生失能作用。受体学说可以用来指导中毒的防治,毕兹中毒时,可应用可逆性胆碱酯酶抑制药毒扁豆碱,促进受体的内源性配体生成,使受体处乙酰胆碱与 BZ 竞争受体。神经性毒剂中毒时,用阿托品或贝那替秦阻断神经递质对受体的作用。

(三)对离子通道的作用

离子通道(ion channels)系由肽链经多次往返跨膜形成的亚基所组成。主要的膜离子通道有 Ca^{2+}、K^+、Na^+ 及 Cl^- 通道。它们调节细胞膜内外无机离子的分布。通道的开放或关闭影响细胞内外无机离子的转运,能迅速改变细胞功能,引起神经兴奋、心血管收缩或腺体分泌等。例如,有些海产品毒素和蛤蚌毒素均可通过阻断易兴奋细胞膜上钠通道而产生麻痹效应。有些受体和 G 蛋白可调控离子通道,N 胆碱受体可使 Na^+ 通道开放;激活 GABA 受体可使 Cl^- 通道开放;而激活肾上腺素受体可引起 Ca^{2+} 通道开放等。近年来,应用膜片钳技术对 G 蛋白与离子通道之间的作用机制进行深入研究,发现 G 蛋白能够激活钾通道和钙通道。有些离子通道本身就是化学战剂直接作用的靶点,化学战剂改变离子通道的构象使通道开放或关闭。

(四)与生物大分子结合

毒物与生物大分子结合,主要包括与蛋白质结合和与核酸结合。

1. 与蛋白质结合　蛋白质分子中有许多功能基团可与毒物或其活性代谢物共价结合,除了各种氨基酸分子中共同存在的氨基和羧基外,还包括丝氨酸和苏氨酸所特有的羟基、半胱氨酸的巯基等。这些活性基团常是酶的催化部位或对维持蛋白质构型起重要作用,因而与这些功能基团共价结合最终会抑制这些蛋白质的功能,如酶的抑制。化学战剂对酶系统的作用包括作用于酶活性中心和与辅酶作用,如神经性毒剂初始作用是与 AChE 活性中心酯解部位的丝氨酸羟基结合,氢氰酸与细胞色素氧化酶上的 Fe^{3+} 结合,阻止 Fe^{3+} 转化为 Fe^{2+},因而抑制该酶的活性。另外,有些毒物能与组织蛋白中的氨基、巯基、羟基等功能基团结合发生酰化反应,从而影响该蛋白的结构与功能,如光气中毒。还有些毒物能与蛋白质中的氨基、巯基、羟基、羧基等发生烃化反应,如芥子气中毒。

2. 与核酸结合　毒物及其活性代谢产物与核酸碱基进行共价结合,改变复制、转录的模板活性或基因表达,影响蛋白质生物合成,或使碱基受损,引起基因突变,从而发生致癌、致畸作用。如芥子气,能与核酸发生烃化反应,形成 DNA 加合物,引起细胞毒作用和致突变、致癌、致畸作用。实际上,环境中很多化学物质是通过此种机制发挥作用。某些毒物与 DNA 共价键结合的量与致癌性有关。如强致癌物黄曲霉毒素 B_1,在大鼠经口染毒,共价结合指数为 16 500;而弱致癌物四氯化碳为 5(共价结合指数 = 每摩尔 DNA 结合的 μM 毒物/动物每千克体质量所接受的 mM 毒物)。但是,不同毒物引起的 DNA 化学损伤并不相同,大致有碱基置换(base substitution)、碱基缺失(base deletion)、链断裂(chain breakage)、链交联(cross-linking)等几种情况。

(五)自由基损伤

自由基是指能够独立存在的含 1 个或 1 个以上不成对电子的任何分子或离子,如活性氧、羟自由基、过氧化氢、臭氧和一氧化氮自由基等。自由基的共同特点是顺磁性、化学反应性极高。基本的自由基反应有氢抽提反应、电子转移反应、加成反应、终止反应和歧化反应。机体里这些反应持续不断地发生,但机体也存在抗自由基的防御体系,只有当自由基的产生超过防御体系的清除能力或机体的防御体系受损而不能发挥正常功能时,过多的自由基才可以产生膜脂质过氧化、蛋白质氧化、DNA 氧化。

大量研究认为,自由基损伤在窒息性毒剂、神经性毒剂、糜烂性毒剂等化学战剂引起的心、脑、肺等组织损伤中发挥重要作用。光气是一种具有很高活性的氧化剂。为了证实自由基损伤与光气中毒肺水肿的关系,有学者进行了多角度的研究,如用 N-乙酰半胱氨酸(NAC)补充细胞内谷胱甘肽(GSH),利于清除活性氧自由基;应用布洛芬抑制环氧化酶活力,减少前列腺素系列化合物和 TXA_2 的合成及其与细胞内铁离子的螯合作用;抑制 Fenton 反应而减少羟基自由基的形成;以抗氧化剂丁羟茴醚阻止脂质过氧化;以及应用洛草氨酸(iodoxamine)抑制肺黄嘌呤氧化酶的活力,减少尿酸、超氧化物自由基及过氧化氢的生成等。结果证实,光气染毒动物肺组织丙二醛(MDA)增加,GSH 和超氧化物歧化酶(SOD)活性显著下降。其中,以GSH 反应最早,可作为光气引起的氧化应激损伤的最敏感指标。中毒后补充 GSH,对光气肺水肿的治疗有重要意义。

(六)细胞内钙稳态失调

在细胞功能的调节中,Ca^{2+} 可作为第二信使起着信号传导的关键作用,同时 Ca^{2+} 也是多种参与蛋白质、磷脂和核酸分解的酶的激活分子之一。正常情况下,细胞内钙稳态是由质膜Ca^{2+} 转位酶和细胞内钙池系统共同操纵控制的。细胞损害时,这一操纵过程紊乱可导致 Ca^{2+} 内流增加,Ca^{2+} 从细胞内储存部位释放和(或)通过质膜外排抑制,从而导致细胞内 Ca^{2+} 浓度不可控制地持续增加,细胞内 Ca^{2+} 浓度持续高于生理水平必然导致维持细胞结构和功能的重要大分子难以控制地被破坏。而且这种持续增加将会完全破坏正常生命活动所必需的由激素和生长因子刺激产生的短暂的 Ca^{2+} 浓度瞬变,危及线粒体功能和细胞骨架结构,最终激活不可逆的细胞内成分的分解代谢过程。毒物可在不同水平上干扰细胞信号的传递,导致细胞内 Ca^{2+} 对激素及生长因子的正常反应丧失。另外,钙信号系统的异常活化也是毒物引起细胞死亡的一个重要机制。

二、影响化学战剂毒效应的因素

毒剂的毒效作用或损伤程度受到多种因素的影响。作为一种外来化合物,化学战剂对生物体呈现的毒性,是它与机体相互作用的结果。毒性的大小及特点与化学战剂的化学结构、理化性质、剂量(浓度)、接触方式、环境因素及机体状况等许多因素有关。

(一)化学战剂结构及其理化性质

化学战剂在进入机体后发挥毒效,是化学物质与受体或靶分子间相互作用的过程,这一过程与化学物质的化学结构与理化性质密切相关。

1. 化学战剂结构与毒效应的关系   研究化学战剂的化学结构和其毒效应之间的关系,在毒理学研究中有多种意义:可以预测新化合物同系物的生物活性;推测新化合物的作用机制;估计化合物的安全限量标准范围。一般来讲,化学结构和毒性效应有以下规律:

(1)同系物的碳原子数:烷、醇、酮等碳氢化合物与其同系物相比,碳原子数越多,则毒性越大(甲醇与甲醛除外)。但当碳原子数超过一定限度(7~9个),毒性反而下降。当同系物碳原子数相同时,直链的毒性比支链的大,成环的毒性大于不成环的。

(2)卤素的取代:卤素有强烈的负电子效应,在化合物中增加卤素就会使分子的极化程度增强,更容易与酶系统结合,使毒性增加。例如,氯化甲烷对肝的毒性依次为 $CCl_4 > CHCl_3 > CH_2Cl_2 > CH_3Cl$。

(3)基团的位置:如带2个基团的苯环化合物,其毒性是对位>邻位>间位。分子对称者毒性较不对称者大,如1,2-二氯乙烷的毒性大于1,1-二氯乙烷。

(4)分子饱和度:分子中不饱和键增加时,其毒性也增加。例如,对结膜的刺激作用是丙烯醛>丙醛,丁烯醛>丁醛。

(5)其他:烃类化合物中一般芳香族烃类化合物比脂肪族烃类毒性大。脂肪族化合物中引入羟基后,毒性增高。在化合物中引入羧基后,可使化合物水溶性和电离度增高,而脂溶性降低,毒性也随之减弱,例如苯甲酸的毒性较苯低。

有机磷酸酯类化合物具有图 2-1 所示的结构通式。其中,R、R′和 X 基团的改变可以形成一系列衍生物,其毒性有很大的差距。R 与 R′一般多为烷基或烷氧基,同系化合物中 R 与 R′同为乙基时,毒性大于甲基;而当 R 或 R′为异丙基时,毒性更大。X 如为酸根时,强酸较弱酸毒性大。因为强酸性基团(如沙林的氟基)呈负电性,可使磷原子趋电性增强。若 X 为苯基,则 P-X 键的活性与苯环上的取代基性质有

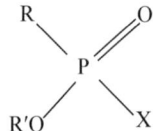

图 2-1 神经性毒剂结构通式

关。如在苯环上对位取代,基团的性质与毒性大小依次为—NO_2、—CN、—Cl、—H、—CH_3、—C_4H_9(叔丁基)、—CH_3O 和—NH_2。如连在磷上的不是 RO 基而是 R 基,毒性均比 RO 基大许多,如沙林。

胆碱酯酶活性中心有两个部位:一个是酯解部位,有机磷毒剂中的磷(亲电子)与该部位的丝氨酸羟基呈共价键结合;另一个是负性部位,有机磷的另一带正电荷的原子与此部位以静电吸引相结合。而此带正电荷原子与磷原子之间的距离,正好与胆碱酯酶两个活性中心的距离范围相符,因此很容易形成膦酰化酶,即所谓中毒酶。但许多化合物的这个距离在胆碱酯酶的两个活性中心范围之外,所以对哺乳动物的毒性小。

有机磷毒剂的取代基不同,还可影响立体结构内部的氢键变化。例如,溴硫磷苯环中第 2 位碳原子上的 H_1 与 CH_3O 上的氧之间形成氢键,从而限制 P-O_1 键的旋转,致使 P 原子与 H_1 的间距保持在 5.52nm,所形成的有效正电中心间距大于哺乳动物 AChE 两个活性中心间距,对哺乳动物的毒性就低。

2. 化学战剂理化性质与毒效应的关系 化学战剂的理化性质如分子量、熔点、沸点、溶解度、挥发度、分散度等都与化学战剂的毒性或毒效有关。

(1)分散度(dispersity):一些化学战剂以气溶胶形态存在于环境空气中,它们是一团气体和悬浮于其中的微粒组成的混合体。分散度以微粒的直径大小表示。粒子越小分散度越大,比表面积也越大,生物活性也就越强。分散度与粒子在呼吸道的阻留有密切关系,10μm 左右的粒子可被阻留在上呼吸道;5μm 以下的粒子可达呼吸道深部;<0.5μm 的粒子易于随呼出气排出;<0.1μm 的微粒因弥散作用沉积于肺泡壁的概率又会增加。

(2)挥发度(volatility):凡容易挥发的化学战剂易于在空气中造成伤害浓度以至引起人员

吸入中毒。一些化学战剂尽管毒性很大,但挥发度很小,引起人员吸入中毒的可能性不大。如 VX,20℃时的挥发度为 0.01mg/L,只有沙林的 1/1300,在野外条件下,靠自然蒸发很难达到较高浓度。沙林毒性较 VX 低,但挥发度高(13.2mg/L),容易造成伤害浓度,故吸入中毒的危险性较大。

(3)脂水分配系数(lipid/water partition coefficient):是指毒物在脂相和水相中的溶解分配率。这是一个十分重要的化合物物理参数。它有助于说明有机化合物在体内的分配规律。脂水分配系数大,表明该化学战剂易溶于脂;反之,易溶于水。易溶于脂的在体内呈现亲脂现象,易溶于水的则疏脂。

(4)离解度(ionization):即化合物的 pKa 值。对于弱酸性或弱碱性的有机化合物,只有在 pH 条件合适使其最大限度地成为非离子型时才易于吸收(尤其是经胃肠道)和发挥毒效。化学战剂呈离子型的比例越高,越不容易吸收,并易于经肾排出。

(5)纯度(purity):化学战剂的毒性,一般是指其纯品的毒性。工业品常混有中间体等杂质,如赋形剂、添加剂等,这些杂质均可能影响毒性或毒效。例如,植物杀伤剂 2,4,5-T 的生产过程可产生二噁英(dioxin),其毒性比 2,4,5-T 大万倍,并有强致畸性。

(二)染毒剂量和染毒途径

1. 染毒剂量　剂量是决定毒物对机体造成损害的最主要因素。对于同一种毒物,不同剂量对机体造成的损害程度不同。

(1)致死剂量

①半数致死量(median lethal dose,LD_{50}):较为简单的定义是指引起一群受试对象 50% 个体死亡所需的剂量。精确的定义指统计学上获得的、预计引起动物半数死亡的单一剂量。LD_{50} 的单位为 mg/kg 体重,LD_{50} 的数值越小,表示毒物的毒性越强;反之,LD_{50} 数值越大,毒物的毒性越低。与 LD_{50} 概念相同的剂量单位还有半数致死浓度(median lethal concentration,LC_{50})和半数抑制浓度或半数失能浓度(IC_{50})。LC_{50} 是指能引起一群受试对象 50% 个体死亡所需的浓度。IC_{50} 是指一种能将某种酶活力抑制 50% 所需的毒物浓度。毒理学最早用于评价急性毒性的指标就是死亡,因为死亡是各种化合物共同的、最严重的效应,它易于观察,不需特殊的检测设备。长期以来,急性致死毒性是比较、衡量毒性大小的公认方法。在毒理学实验中,所需的实验动物数量是根据 LD_{50} 不同的测定方法决定的。因为 LD_{50} 并不是实验测得的某一剂量,而是根据不同剂量组求得的数据。

LD_{50} 在毒理学中是最常用于表示化合物毒性分级的指标。因为剂量-反应关系曲线在中段趋于直线,直线中点为 50%,故 LD_{50} 值最具有代表性。LD_{50} 值可受许多因素的影响,如动物种属和品系、性别、接触途径等,因此,表示 LD_{50} 时,应注明动物种系和接触途径。雌、雄动物应分别计算,并应有 95% 可信限。如受试动物在液体中时,以 LC_{50} 表示,单位为 mg/L。LC_{50} 也用于表示空气中化合物的浓度,以 mg/m³ 为表示单位。

②绝对致死量(absolute lethal dose,LD_{100}):指某实验总体中引起一组受试动物全部死亡的最低剂量。实验总体中一组受试动物的数量视不同实验设计而定,少则 10 只,多则 50~100 只或以上。

③最小致死量(minimal lethal dose,MLD 或 MLC 或 LD_{01}):指某实验总体的一组受试动物中仅引起个别动物死亡的剂量,其低一档的剂量即不再引起动物死亡。

④最大耐受剂量(maximal tolerance dose,MTD 或 LD_0 或 LC_0):指某实验总体的一组受试动物中不引起动物死亡的最大剂量。

(2)效应剂量(effective dose)

①最小有作用剂量(minimal effective dose):或称阈剂量或阈浓度,是指在一定时间内,一种毒物按一定方式或途径与机体接触,能使某项灵敏的观察指标开始出现异常变化或使机体开始出现损害作用所需的最低剂量,也称中毒阈剂量。最小有作用剂量对机体造成的损害作用有一定的相对性。最小有作用剂量严格地也称为最低观察到作用剂量或最低观察到有害作用剂量。

②最大无作用剂量(maximal no-effective dose):是指在一定时间内,一种外源化合物按一定方式或途径与机体接触,根据目前认识水平,用最灵敏的实验方法和观察指标,未能观察到任何对机体的损害作用的最高剂量,也称为未观察到损害作用的剂量。理论上讲,最大无作用剂量与最小有作用剂量应该相差极微,但实际中由于受到对损害作用观察指标和检测方法灵敏度的限制,两者之间存在一定的剂量差距。最大无作用剂量是根据亚慢性试验的结果确定的,是评定毒物对机体损害作用的主要依据。

③毒剂的战斗密度:地面、物体或人体表面染毒程度达到伤害作用时的密度称为战斗密度。以 $\mu g(mg)/cm^2$ 或 $mg(g)/m^2$ 为单位表示。例如,芥子气的战斗密度(地面染毒)为 $10g/m^2$,无防护人员通过此地域时可遭到芥子气的伤害。

④毒剂的战斗浓度:单位体积内染毒空气(或水)中含有的毒物剂量称为染毒浓度,常用 $\mu g(mg)/L$ 或 $mg(g)/m^3$ 为单位表示。有杀伤作用的染毒浓度称为战斗浓度。

(3)毒害剂量相关参数的表示方法

①最低刺激浓度和不可耐受浓度:就刺激剂而言,如 CS 对人眼的最低刺激浓度为 0.000 05mg/L;暴露 2min 不可耐受的浓度为 0.001mg/L。

②致死剂量和半致死剂量:致死剂量(LD)乃笼统地表示一化合物引起实验动物死亡的剂量。引起死亡的浓度称致死浓度(LC)。此剂量或浓度处在最小致死剂量(MLD 或 MLC)与绝对(100%)致死剂量(LD_{100} 或 LC_{100})之间。引起90%实验动物死亡的剂量(浓度)则用 LD_{90}(LC_{90})表示;引起群体一半死亡的剂量称半数致死剂量,以 LD_{50} 表示。LC_{50} 则表示半数致死浓度。

③致死浓时积和失能浓时积:人员吸入中毒的毒害剂量以暴露时间 t(min)和毒剂浓度 C 的乘积,即 Ct 值表示。表示毒害剂量的浓时积有致死浓时积和失能浓时积。

同理,能使90%人员死亡的浓时积以 LCt_{90} 表示。如氢氰酸呼吸道吸入 1min 的 LCt_{90} 为 $1500\sim5000mg \cdot min/m^3$。能使50%左右人员死亡的浓时积称半致死浓时积($LCt_{50}$)。如沙林呼吸道吸入 1min 的 LCt_{50} 为 $100mg \cdot min/m^3$。

与上类似,以 ICt_{50} 或 ICt_{90} 分别表示使50%或90%以上人员丧失战斗能力的剂量。如毕兹经呼吸道吸入 1min 的 ICt_{50} 和 ICt_{90} 分别为 $110mg \cdot min/m^3$ 和 $220mg \cdot min/m^3$。

致死或失能浓时积是一常数。它取决于毒剂种类、个体差异和中毒条件。然而这一常数只适用于暴露时间较短的情况下。如 HCN 只规定数分钟,光气最多为 1h。在暴露时间较长或毒剂浓度很低时,测得的致死浓时积往往偏高。特别是那些易于排出体外或在体内易于失去毒性的毒物更是如此。

浓时积 Ct 只表示浓度和时间的关系,没有考虑到暴露时间内人员的呼吸状况。人员在运动时的肺通气量比安静时大得多。静止时一般成人平均通气量为 11L/min;防御战斗时为 24L/min;进攻战斗时为 77L/min。因此,在浓度 C 的染毒空气中暴露时间 t,活动时吸入的毒剂量比静止时大得多。换言之,达到同一伤害程度的毒害剂量在单位时间内活动状态比在静止状态时小得多(表 2-1)。

2. **染毒途径** 化学战剂作用于机体是否会被吸收是决定生物体能否出现生物效应或中毒的首要条件,这取决于中毒途径和化学战剂在外环境中的物理状态。

(1)经呼吸道染毒:经呼吸道吸入的毒剂,不经过肝解毒而直接进入血液循环。因此,呼吸道吸入染毒时,中毒症状出现快而重。

表 2-1 不同作战条件下沙林的吸入毒性

毒性染毒浓度(mg · min/m³)	静止状态	防御作战	进攻作战
ICt_{50}(失能)	50	25	8
LCt_{50}(致死)	100	50	15
LCt_{90}(致死)	180	90	30

(2)经皮肤染毒:某些毒剂的皮肤毒性很大,如 VX,只要吸收少量就可造成严重中毒甚至死亡。有的毒剂经皮肤染毒后,不能到达靶器官发挥毒性作用,如光气、双光气等。不同部位的皮肤和皮肤状态对毒剂的吸收速度也有影响。腋窝、会阴等薄嫩部位皮肤和潮湿多汗部位吸收快,外伤、灼伤等导致的皮肤完整性受到损伤时,也可促进毒剂的吸收。黏膜吸收毒剂的能力比皮肤要强得多。蒸气、气溶胶、液滴及部分微粉态毒剂均可被眼黏膜迅速吸收。

(3)经消化道染毒:主要因误食染毒食物或染毒水所致。但海上作战时,由于落水也可呛入漂浮在海面的油状毒剂如芥子气等。胃内容及胃排空的快慢和胃肠道内酸碱度等都是影响毒剂吸收的重要因素。胃内的食物、蛋白质等可减少毒剂的吸收。在酸性胃内容中,弱酸性物质大半不解离,故吸收良好,然而碱性物质则在胃内很少吸收。小肠吸收面积大,但对毒剂的吸收同样受到上述因素的影响。

(4)经其他途径染毒:毒剂落在伤口上、眼内也会导致中毒。特别是肌肉组织的伤口对毒剂的吸收很快,故危害性也很大。

(三)接触频率与期限

接触频率和期限(exposure frequency and exposure duration)分为 4 种,即急性接触、亚急性接触、亚慢性接触和慢性接触。急性接触通常是指一次给予受试化合物,低毒化合物可在 24h 内多次给予,经吸入途径和急性接触,通常连续接触 4h,最多连续接触不得超过 24h。亚急性接触为反复接触 1 个月或略少于 1 个月。亚慢性接触为反复接触 3 个月或略少于 3 个月。慢性接触为反复接触 3 个月以上,通常需 6 个月以上。

毒性与接触频率和期限有密切关系。急性接触、亚急性接触、亚慢性接触和慢性接触的关键是毒性反应取决于靶部位的毒物浓度,而靶部位的外源化合物浓度与接触频率的关系又取决于该外源化合物在体内的清除率。因此,无论急性接触,还是反复接触,均分为 3 种情况:

①外源化合物清除率非常低,低于接触频率。例如,半衰期为 1 年。②外源化合物消除率与接触频率相当。例如,半衰期为 1d。③化合物消除率很快,快于接触频率。

当急性接触且外源化合物处于①时,靶部位浓度可达到毒性作用范围;而处于②③时,仅在接触初期可在毒性作用范围。长期低剂量的反复接触且外源化合物处于①时,其靶部位浓度重复接触两次就能在毒性作用范围;处于②时,重复两次后达到毒性作用范围。当外源化合物处于③时,永远不会达到毒性作用浓度。当然,各种接触频率均可能出现外源化合物本身对细胞或组织的损害。因此,还必须考虑接触间隔时间。间隔期是由保证接触后受损组织得以完全恢复的时间决定的,否则,将出现不可逆的毒性作用。

(四)环境因素

气象条件、战场环境、实验环境等的差别会导致毒性作用的差异。在进行实验研究时,需特别注意控制这些条件。目前,主张将实验动物置于恒温、恒湿及光照控制的人工环境中饲养,以防止气温、气湿及其他条件可能对化学战剂的毒性产生附加影响。

1. 气温　高温环境能使机体皮肤毛细血管扩张,呼吸、循环加快。此时,凡可经皮肤或呼吸道吸收的化学战剂,吸收速度将加快。随着气温增高,经发汗散热、体温调节活动增强,$NaCl$ 排出增多,容易继发胃液分泌减少与胃酸降低,影响化学战剂经胃吸收。同时,排汗增多,尿量随之减少,延长化学战剂在机体的存留时间或肾局部潴留化学战剂或其代谢产物增多,使肾受累。

2. 湿度　湿度较大,尤其在高温、高湿条件下,皮肤角质层水合作用增强,有利于加速化学战剂吸收和增加化学战剂作用强度,可以加快化学战剂经皮肤吸收的速度。例如,氯化氢、氟化氢、硫芥等在高湿环境下,刺激作用更加明显。另外,在高湿下汗液蒸发困难,化学战剂易黏着于皮肤表面,从而会延长接触时间。

(五)个体因素

性别、年龄、身体健康状况、疾病状态等个体因素也影响化学战剂毒效应的发挥。

第二节　机体对化学战剂的作用

化学战剂在进入机体后,发生在其自身的各种事件,如吸收、分布、生物转化和排泄等,是机体对化学战剂作用的过程。这些过程直接影响化学战剂在其作用部位的浓度和有效浓度维持的时间,从而决定毒性作用的发生、发展和消除,对于认识化学战剂结构-活性关系、进行毒理学评价、指导中毒的临床救治、研制解毒药,都有理论和实践意义。

一、化学战剂的体内过程

化学战剂从进入机体至排出体外的过程,也称机体对化学战剂的处理过程(图 2-2)。它包括化学战剂在体内的吸收、分布、生物转化和排泄。其中,吸收、分布与排泄统称机体对化学战剂的转运,生物转化又称机体对化学战剂的转化。

(一)化学战剂通过生物膜的转运

同工业毒物一样,化学战剂在体内的转运和转化,也要通过具有复杂分子结构和生理功能的生物膜、细胞膜及各种细胞器的亚细胞膜。因此,必须了解化学战剂通过生物膜的机制及其影响因素。

1. 被动转运(passive transport) 又称顺流转运或"下山"转运,指化学战剂从浓度高的一侧向浓度低的一侧扩散渗透过程。主要有"滤过""简单扩散"两种形式。

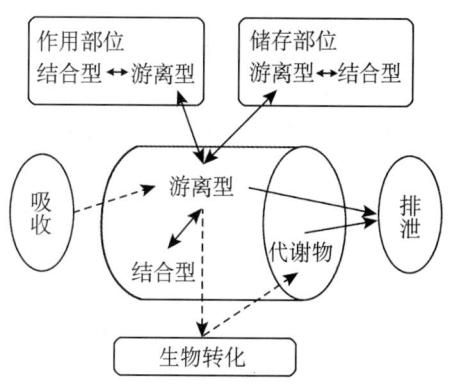

图 2-2 化学战剂体内过程

顺流转运不消耗能量,不需要载体,不被其他转运物质所抑制。这种转运受化学战剂分子大小的影响,分子量<200的水溶性化合物可通过膜上的微孔过滤。脂溶性也影响此种转运,因为毒物要首先溶解于膜的脂质成分中。化合物的极性也影响其被动转运。当细胞膜两侧化学战剂浓度达到平衡状态时就停止转运。

2. 载体转运(carrier transport) 是指细胞膜上的载体与化学战剂结合,并运载它到膜另一侧的过程。包括主动转运和易化扩散两种方式。

(1)主动转运(active transport):又称上山转运。其特点是逆浓度梯度或逆电化学梯度透过细胞膜,即可从低浓度或低电位处向高浓度或高电位处移动。载体对化合物有特异的选择性,转运能力有一定限度,如果两个类似的化合物都由相同的载体转运,则两者相互间存在着竞争性抑制关系。主动转运对化学战剂在体内的不均匀分布及肾排泄影响较大,而与吸收关系较小。

(2)易化扩散(facilitated diffusion):与主动转运相似,也受代谢抑制物等的影响。不同的是,易化扩散不能逆浓度梯度移动,也不消耗能量。甲氨蝶呤进入白细胞,葡萄糖进入红细胞,以及维生素 B_{12} 从胃肠道吸收等都是易化扩散的方式。该方式的意义在于能加快化学战剂的转运速度。

(二)化学战剂的吸收

吸收(absorption)是指化学战剂经入侵途径进入血液循环的过程。在工业生产中,化合物主要通过呼吸道、皮肤和消化道3种途径进入人体;化学战情况下,毒剂主要经呼吸道、皮肤、眼及伤口等途径吸收,经消化道吸收者少见。化学战剂的吸收速度影响其产生作用的快慢,而化学战剂的吸收程度则影响其作用的强弱。

1. 经呼吸道吸收 从鼻腔至肺泡构成的整个呼吸道,由于结构不同,对化学战剂的吸收也不同。鼻腔能阻挡直径$>60\mu m$的颗粒;$20\mu m$以上的绝大部分被气管分支以上部位所阻留;$10\sim20\mu m$的颗粒,大部分被黏着在上呼吸道并可到达细支气管以上部位;$3\sim10\mu m$的颗粒可到达肺泡管;$0.5\sim3\mu m$者则易于进入肺泡。颗粒过小,如在$0.5\mu m$以下,由于其呈布朗运动,常随呼出气呼出或在运动过程中被黏附于支气管表面。

常使用血/气分配系数(K)衡量气态物质经呼吸道吸收的难易程度。血/气分配系数指血浆中化学战剂分压与肺泡中化学战剂分压平衡时,血中化学战剂浓度与肺泡气中化学战剂浓度之比,它受毒剂气体在血液中溶解度的影响。血/气分配系数越高,被血液摄取的毒物越多。CS_2、乙醚、乙醇、甲醇等的分配系数分别为 5、15、1300、1700。因此,后者较之 CS_2 更易吸收入血,吸收量也更大。

并非每一种气态化学战剂都易于经肺吸收。水溶性很强的化学战剂,在其通过呼吸道时,可被气管、支气管表面上覆盖的水性黏液溶解,从而引起局部刺激。只有当化学战剂浓度很高时,才能较多地到达肺泡,例如光气、氯气。

2. 经皮肤吸收 完整的皮肤吸收能力很差。但是,人体皮肤的吸收面积为 $1.5\sim1.8m^2$,当暴露于毒剂蒸气中或沾染液体毒剂时,其吸收量就会很大。有些物质因其理化性质决定其对皮肤的穿透性很强。例如,芥子气液滴在皮肤的半保留时间<10min,路易氏剂在皮肤吸收速度更快。

化学战剂经皮吸收要经历两个不同的时相。一是穿透相,即化学战剂通过被动扩散透过角质层以及整个表皮层,穿透的能力和速度与脂溶性成正比。二是吸收相,即化学战剂通过表皮到达真皮、透过毛细血管壁进入血液。血液的主要成分是水,因此,水溶性的大小,对于化学战剂在这一阶段的扩散速度有重要影响。

外界气象条件、皮肤表面的温湿度和劳动强度对皮肤吸收均有影响。在强劳动或高温下皮肤血流量增加,有利于化学战剂吸收;高温时,皮肤汗液蒸发困难,化学战剂易于黏着在皮肤表面,延长接触时间,增加化学战剂吸收。

一些化合物对化学战剂穿透皮肤有促进作用,从而提高后者的毒性。如二甲亚砜(DMSO)、二甲基辛酰胺等,能明显提高化学战剂的吸收速度,提高化学战剂的毒性。将 DMSO 与沙林以 1:1 混合时,兔沙林经皮吸收毒性将提高 12 倍。助渗剂促进化学战剂吸收的原因可能与其移除角质层内的类脂成分、使皮肤结构发生可逆性变化有关。

3. 经消化道吸收 消化道吸收的主要部位在胃和小肠。解离常数(pKa)小的化合物主要在胃内吸收,pKa 大的化合物主要在小肠吸收。化学战剂经胃肠道吸收的速度和过程受很多因素的影响,其中最主要的是胃肠道 pH、化学战剂的脂溶性、化学战剂的 pKa 值。

毒剂经肠道吸收,首先要通过黏膜经毛细血管进入肝门静脉。某些毒剂在通过肠黏膜及肝而经受灭活代谢后,进入体循环的药量减少,这叫首过效应(first pass effect)。首过效应不但表示原型物质在体循环内量的减少,也包含着代谢物的形成。若代谢物没有活性,首过效应会使化学战剂的作用降低;如果代谢物具有显著活性,则首过效应可能使化学战剂的作用加强。

(三)化学战剂在体内的分布

分布(distribution)是指吸收入血的化学战剂随血流转运至组织器官的过程。

1. 在脂肪组织中的蓄积 脂肪组织是个很大的化学战剂储存库(deport)。它的存在,一方面能调节化学战剂在靶器官浓度,降低对靶器官损伤的可能性;另一方面,又可能成为中毒症状复发的因素。当机体受到某些因素的作用时,储存库的化学战剂会重新释放入血,并发挥毒性作用。新近发现,芥子气能够以原型形式储存在脂肪组织中,并缓慢释放。

2. 化学战剂与蛋白质的结合 化学战剂可以与某些蛋白质结合,如氰类毒剂与细胞色素氧化酶结合、有机磷酸酯类与胆碱酯酶结合、砷类毒剂与含巯基酶结合及 CO 与血红蛋白结合等。上述的几种毒剂与蛋白质的结合是造成机体中毒的原因。但另一方面,有些结合对于防御毒剂的入侵有重要意义。例如,血清丁酰胆碱酯酶能牢固结合梭曼和沙林。研究发现,鸭血清丁酰胆碱酯酶结合梭曼和沙林的 K_i 值分别为 0.88×10^{-8} mol/L 和 1.87×10^{-8} mol/L（图 2-3）。国外正根据这个机制研究酯酶类神经性毒剂预防药物。

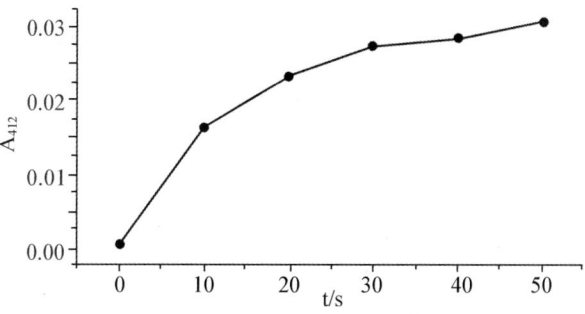

图 2-3 沙林对鸭血清丁酰胆碱酯酶反应速度的影响

多数化学战剂能与血浆蛋白结合，结合的程度常用血浆中结合性化学战剂浓度与总化学战剂浓度的百分数来表示。对一般组织来说，血浆中游离型化学战剂均可通过毛细血管内皮细胞向组织细胞外液自由扩散。毛细血管内皮细胞和组织的内皮细胞之间，一般可使半径约为 30nm 的物质自由出入。而在中枢神经系统，化学战剂只有通过血-脑屏障（blood-brain barrier，BBB）才能在脑内分布。此屏障能阻止许多大分子的水溶性或解离型化学战剂通过，但脂溶性较高的化学战剂仍能以简单扩散的方式穿过血-脑屏障。高铁血红蛋白与氰根离子有很高的亲和性，这是高铁血红蛋白形成剂作为氰化物中毒抗毒药的机制。

（四）化学战剂的生物转化

化学战剂的生物转化（biotransformation）即化学战剂的代谢，是指化学战剂在体内发生的化学结构改变。化学战剂的代谢是机体对化学战剂的一种防御功能，主要形式有氧化、还原、水解和结合等几大类。

1. 生物转化的类型　生物转化常分为两相反应。Ⅰ相反应（phase Ⅰ reactions）包括氧化、还原、水解。它是机体向化学物质母体引入极性基团的过程，如—OH、—COOH、—NH₂、—SH 等。Ⅰ相反应的产物多数丢失活性，但它也是产生活性或毒性代谢产物的主要途径。Ⅱ相反应（phase Ⅱ reactions）是结合反应。该反应是毒物母体或其代谢物的极性基团与体内水溶性较大的内源性物质结合，如与葡萄糖醛酸、硫酸、醋酸、某些氨基酸结合等。各种化学战剂生物转化的方式不同，有的只需要经受Ⅰ相反应，有的只需要Ⅱ相反应，但多数要经受两相反应。

（1）氧化：最常见的代谢反应，可通过肝微粒体混合功能氧化酶催化或非微粒体酶催化。

（2）还原：体外实验发现，肝细胞微粒体还原型细胞色素 P450，在 NADPH 供氢条件下，能使一些硝基化合物或偶氮化合物还原。但是，在体组织供氧充分条件下，细胞色素 P450 主要以氧化型存在，上述反应较难完成。然而微粒体确实存在 NADPH-细胞色素 P450 还原酶系统。如 CCl₄ 被催化还原产生游离基·CCl₃，后者可破坏膜上磷脂，导致脂肪肝或肝坏死。

（3）水解：各种酯类化学战剂通过酯酶的水解而消除毒性。体内酯酶分布广，种类多。肝、肾、肠等组织的微粒体及细胞液内、肠道消化液及血浆中均有酯酶，例如磷酸酯酶、胆碱酯酶等。有机磷酸酯类在体内的水解是重要的代谢方式之一，在酯酶催化下解毒。

肝微粒体内进行的酰胺键水解在酰胺酶的催化下完成。例如,农药氧乐果的水解反应如下:

$$CH_3O\!-\!\!\!\underset{CH_3O}{\overset{O}{\underset{|}{P}}}\!\!\!-\!SCH_2CONHCH_3 \xrightarrow{HOH} CH_3O\!-\!\!\!\underset{CH_3O}{\overset{O}{\underset{|}{P}}}\!\!\!-\!SCH_2COOH + CH_3NH_2$$

(4)结合:化学战剂在体内经氧化、还原、水解以后,极性变大,水溶性变大,容易经肾由尿排泄。结合反应是在化学战剂经Ⅰ相反应具有一定极性基础上再引入一个强酸基,进一步增强其亲水性,降低脂溶性,以利于排出体外。

2. 参与生物转化的相关酶 化学战剂生物转化的部位是肝。肝外组织如胃肠道、肾、肺、肾上腺及卵巢等也能不同程度地代谢化学战剂。生物转化可由肝微粒体细胞色素 P450 酶系及非微粒体酶系催化。其中最重要的是肝微粒体细胞色素 P450 酶系。

(五)化学战剂的排泄

排泄是指体内化学战剂或其代谢产物排出体外的过程,它与生物转化统称为化学战剂消除(elimination)。化学战剂排泄途径,包括化学战剂代谢产物排泄,有肾、胆汁和肺等几种。肾是主要排泄器官。化学战剂在体内大部分发生结构转化,形成代谢产物通过肾由尿排泄。但也有少数化学战剂在体内代谢转化很少,主要以原型通过肾清除。有些化学战剂则可部分地通过胆汁进入肠道,从粪便排出体外。气体和挥发性的液体从肺排泄是一重要途径。汗腺、唾液腺、乳腺也可排泄少量化学战剂。

1. 肾排泄 化学战剂自血液进入尿中,以及再由尿返回血液的方式主要有肾小球滤过、肾小管分泌和重吸收 3 种。化学战剂排泄速度取决于化学战剂通过这 3 种方式转运的速度。

影响化学战剂经肾随尿排泄的因素很多,其中化学战剂本身的因素如脂溶性大小以及尿液 pH 对化学战剂排泄的影响已在前面提及。此外,体内一些内源性结合物,如葡萄糖醛酸、硫酸、谷胱甘肽等的多少,也在很大程度上影响化学战剂的排泄。因为毒性化合物,特别是脂溶性化合物及其代谢产物与这些内源性物质结合后,其水溶性大大增强,导致在原尿中的这些结合产物不易为肾小管重吸收,同时,又增加肾小管主动分泌的倾向。

2. 胆汁排泄 化学战剂经肠道吸收,在进入全身循环之前首先流经肝。此时,一方面肝可阻止它们在机体的其他部位分布;另一方面,将其代谢转化产物,由肝细胞直接排入胆汁。

随同胆汁进入小肠后的化学战剂,有些随粪便排出体外,有些则又可经肠再吸收,经门脉系统返回肝,再次随胆汁排出,形成肝肠循环(hepato-enteral circulation)。这种循环作用具有重要的生理学意义和毒理学意义。前者使胆分泌物(如胆汁酸)重新利用,后者可使化学战剂作用明显延长。

3. 经呼吸道排出 经呼吸道吸收、在体内又不分解的有毒气体及挥发性化学战剂,都可经肺和呼吸道排出。排出的方式是简单扩散。排出速度取决于肺泡壁两侧有毒气体的分压差。故血/气分配系数小的化学战剂排出快,血/气分配系数大的化学战剂排出较慢。凡能影响通气量增加的因素可加速排出,呼吸抑制时减少排出。

4. 其他排出途径 化学战剂还可在孕妇体内通过胎盘屏障排入胎儿体内。乳汁、汗腺、唾液、毛发、指甲等也都可排出。以上这些排出途径都是次要的,但往往有一定的毒理学意义。例如,化学战剂通过胎盘进入胎儿体内能造成畸胎甚至死胎;对能通过毛发排出的物质,可测定毛发的含毒量作为接触该物质的指标。

此外,化学战剂在排出过程中,可在排出的器官造成继发性损害。例如,汞经过肾对近曲小管的损害,通过唾液腺排出引起继发性口腔炎等。

二、化学战剂在体内的量变与分布

(一)体内毒量变化的时间过程

毒物自进入机体到排出体外,其浓度和(或)结构始终处在动态的变化之中。毒剂的浓-时关系(time-concentration relationship)是指浓度 C 随时间 t 的改变而发生变化的规律。研究毒剂的浓-时关系,有助于阐明毒剂作用相关的某些自身特性。

以血毒剂浓度为纵坐标,时间为横坐标作图,即为毒剂的浓-时曲线(time-concentration curve),即 C-t 曲线(图 2-4)。

按单室模型理解,整体动物一次血管外给毒的浓-时曲线,可分成升段、峰值、降段 3 部分。曲线升段代表吸收过程。但实际情况是,此时消除过程已经开始。曲线在峰值浓度(peak concentration,C_{max})时吸收速度与消除速度相等。从给毒至峰值浓度的时间称为达

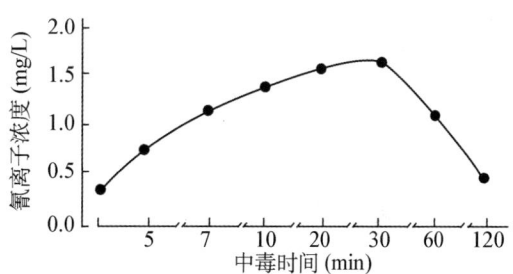

图 2-4 家兔血浆中氰离子的 C-t 曲线(iv)

峰时间(peak time,T_{peak})。它反映化学战剂的吸收速度。曲线降段主要是化学战剂消除过程,其坡度反映消除过程的速度。坡度陡,消除快;坡度平,则消除慢。血液中物质浓度下降一半的时间称为消除半衰期(elimination half-life time)。

浓-时曲线下面积(area under the curve,AUC)与吸收入体循环的毒量成正比例,反映进入体循环化学战剂的相对量。AUC 是血液浓度(C)随时间(t)变化的积分值:

$$AUC = \int_0^\infty C_t \cdot dt = \int_0^\infty C_0 \cdot e^{-ke \cdot t} \cdot dt = C_0 \int_0^\infty e^{-K_e \cdot t} \cdot dt = \frac{C_0}{ke}$$

式中 t 为时间,C_t 代表 t 时的化学战剂浓度,C_0 代表零时的化学战剂浓度,K_e 是消除速率常数。当 t_1 为 0,t_2 为∞时,AUC=C_0/Ke,单位是(g·h)/L。AUC 也可用梯形法求得。

(二)房室模型

用数学模型模拟机体,是将机体视为一个系统,并把系统分为若干室,并以"室"作为模型的组成单位,称作房室模型(compartment models)。模型繁简不一,最简单的是单室动力学模型。为了动力学数据更符合实际情况,提出双室模型或多室模型等。

单室模型(single compartment model)认为,身体是一个单室的储蓄器,模型假定给药后,药物立即均匀地分布于全身的体液和组织中,并在组织与体液中迅速达到平衡,血浆中浓度的改变能定量地反映其他组织中浓度的改变,最后通过排泄或生物转化而消除。该模型优点是简单,但所观察的大部分动力学参数不符合客观情况。实际上单室模型较为少见,大多数化学战剂在体内的过程符合开放式双室模型或三室模型,甚至多室模型。

双室模型(two compartments model)主要假设身体可分为 2 个部分,即表观容积较小的

中央室和表观容积较大的周边室。双室模型能较客观地反映药物在体内的过程。

第三节　环境中的化学战剂、降解产物及其毒性

一、概述

化学战剂的生产和销毁场所、存储地、攻击地区均可能存在化学毒剂的污染。能造成长时间环境污染的化学战剂多属持久性毒剂,具有挥发度低、水溶性低、自然生物和微生物降解率低的特点,可以在生物体内富集和进行长距离迁移及沉积、对源头附近或远处的环境和人体产生损害。一些中等水溶解度的化合物,如果能抵抗水解和微生物降解,则可能持续存在于干燥土壤或进入地下水而长期存在。化学战剂进入环境后,发生一系列的物理、化学和生物反应,对环境造成污染。它可以大面积分布在环境中长期存留,也可以通过食物链蓄积,逐级传递,聚积到机体的脂肪等组织里,最终对人体产生不利影响。

(一)环境中的化学战剂特征

1. 长期性　一些持久性化学战剂及其降解产物稳定性较高,能够长期在环境里存留,对生物降解、光解和化学分解等作用有一定抵抗能力,能以非致死、致伤浓度在环境中长期存在,自然消除时间可能很长。当这些毒物被摄入机体以后,会不断地破坏有机体的组织器官,从而导致机体的生理功能异常。空气中的气态氢氰酸难以通过沉降和雨雪等消除,半衰期可达1~3年。

2. 蓄积性　化学战剂大部分具有低水溶性、高脂溶性,容易在生物体脂肪组织中发生生物蓄积,并沿着食物链浓缩放大,以致在食物链末端营养级生物体内浓缩至很高的浓度,即在大气、水、土壤里化学战剂的浓度可能很低,甚至不能被监测到。但是,它可以通过大气、水、土壤进入动、植物或者低等生物体内,然后浓度逐级随营养级放大,营养级越高蓄积越高,人是最高的,最后对人造成很大的危害。这一生物富集过程相当复杂,而且极其隐蔽,因此对人类和整个生物界构成严重威胁。

3. 扩散性　化学战剂具有半挥发性,它们能够从土壤、水体挥发到空气中,并以蒸气的形式存在于空气中或吸附在大气颗粒物上,从而大范围扩散和转运,可以长距离地转运到一些地区。例如,地表和水面的氰化物可以形成氢氰酸并蒸发。化学战剂的半挥发性特征又使它们不会永久停留在大气中,而会重新沉降在地表。

4. 危害性　化学战剂进入生物体后,主要以化学战剂本身极其不稳定的代谢中间体的毒性发挥作用,例如,与蛋白质和核酸等共价结合,影响生物学功能而产生毒害作用。进入机体的浓度超过阈值时,开始出现毒性作用乃至死亡。化学战剂可以在脂肪组织、胚胎和肝等器官中蓄积,到一定程度后就会对生物体造成伤害。化学战剂具有很高的毒性,部分还具有致癌性、致畸性、致突变性、生殖毒性和免疫毒性等,严重影响人体健康。化学战剂还影响生物生态,造成生物种群失调,特别是对农业的生态造成严重的破坏。

(二)环境中化学战剂对机体健康的危害

环境中的化学战剂对人体和动物具有毒性,表现出致突变、致畸和致癌"三致"性;对神经

系统和免疫系统具有破坏和抑制作用,能破坏和干扰内分泌,影响人类生殖功能。

1962—1971 年,在越南战争中,美军向越南喷洒了约 6500 万升落叶剂 2,4-D(2,4-二氯苯氧基乙酸)和 2,4,5-T(2,4,5-三氯苯氧基乙酸)。在 2,4-D 和 2,4,5-T 中还含有剧毒的副产物二噁英类化合物。其结果是造成大批越南人患肝癌、孕妇流产和新生儿畸形。这证明了有机氯农药有严重的毒性作用。此后,美国和其他西方国家便陆续禁止在本国使用有机氯农药,我国也在 1983 年禁止有机氯农药的生产和使用。

化学战剂对发育的危害不容忽视。从胚胎形成时就有不同程度的干扰,这是一个慢性、长期和多代效应,甚至可能影响到下一代。它们对一些组织、器官和系统的发育具有异常遗传学的危害,表现为致突变、致畸和致癌效应。可使婴儿出生体重降低,发育不良,骨骼发育障碍和代谢紊乱。

化学战剂可影响 DNA 甲基化,主要方式是通过减弱甲基供体的可用性和影响 DNA 甲基转移酶(DNA methyltransferase,DNMT)的活性。DNA 异常甲基化常伴发癌变,有基因毒性的化学战剂可促进癌症发生。DNA 甲基化作用是由 DNMT 及与之相结合的蛋白复合体来完成。化学战剂可通过干扰 DNMT 的表达、与 DNMT 直接结合抑制其活力或以毒剂-DNA 复合物的形成干扰 DNMT 的催化功能等方式来影响 DNA 的甲基化状态。

(三)环境化学战剂危害评估

污染区的动物可能经口、皮肤、呼吸道染毒。高毒化合物单次急性暴露,经口 $LD_{50} <$ 50mg/kg、经呼吸道 $LC_{50} <$ 50mg/m^3 和经皮肤 $<$ 200mg/kg;中等毒性化合物则分别为 50~500mg/kg、50~500mg/m^3 和 200~500mg/kg;高于此范围的化合物是低毒的。各类和各途径的慢性毒性量值通常是低一个数量级的水平。

化学战剂污染的清除和再进入还没有官方标准,但是一些组织提出了指南并被广泛认可。这些指南是为了保护人类健康而建立,但也会保护其他物种。美军健康促进和预防医学中心(US Army Center for Health Promotion and Preventive Medicine,US Army CHPPM)已经用结构相关化合物得到的数据和(或)用商业软件 TOPKAT7 得到的定量构效关系(quantitative structure-activity relationships,QSAR),估计慢性暴露水平或参考剂量(reference doses,RfDs)。吸入的参考浓度(RfCs)可以从相应的 RfDs 计算得到。对于没有降解产物指南的,母体化合物的估计 RfDs 已经被用于筛查污染地的土壤污染水平。由于化学战剂施放的毒性危害主要来自母体化合物的暴露,而不是降解产物(通常毒性较低,个别例外),对于估算任何地区特异的环境中化合物残留水平的潜在危险,这个计算而来的估计 RfDs 是核心。实际或假设化学武器施放后,应该用逻辑客观、地点特异的全面危害评估来指导环境整治决策(表 2-2)。推荐的决策逻辑包括两个因素:要认识到,决定整治与管理水平或严格度的主要基础是母体化合物施

表 2-2　不同战剂的 RfD 和筛查水平

战剂	估计的口服 RfD [μg/(kg·d)]	土壤残留筛查水平 (mg/kg)
硫芥(HD)	400	0.01~0.55
路易氏剂(Lewisite)	0.1	0.3~7.8
维埃克斯(VX)	0.000 6	0.042~0.047
塔崩(GA)	0.04	1.2~3.1
沙林(GB)	0.02	0.5~1.6
梭曼(GD)	0.004	0.22~0.31

放造成的对人类健康和环境的潜在危害;针对化学战剂施放的整治应该类比应用于工业产生的毒性物质所应用的基本逻辑和要求。

二、化学战剂在环境中的分布和转化

蒸发是化学战剂从土壤转移到空气和水的一种重要方式,如此循环造成化学战剂污染区域扩大,最初染毒区域毒剂浓度逐渐降低。化学战剂在环境中的去向主要依赖它们的理化特性。气象条件和染毒量也影响降解率和消散。例如,气溶胶和蒸气在环境中的消散要比液滴快得多。

(一)分布方式

1. 水环境　水环境包括水相、悬浮颗粒物相和沉积物相。一些化学战剂在水中的溶解度较低,在有机溶剂中的溶解度较高,它们可与水体中的悬浮颗粒物、沉积物中的有机质、矿物质等发生一系列的物理化学反应,进而转移到固相中,导致水中化学战剂的浓度下降。但在一定条件下,吸附的化学战剂又会发生各种迁移和转化,重新进入到水相中,致使化学战剂在水中的广泛分布。氰化物可以与水中的过渡族元素形成稳定性不一的络合物,存于水中。

2. 大气环境　化学战剂在大气中主要以气态和吸附态两种形式存在。气态和颗粒态束缚的化学战剂都可以通过沉降到达地表。环境中的化学战剂可以通过大气传输,做长距离扩散。随着气温的升高,具有半挥发性的有机污染物的挥发速率增大。水体和土壤中的氰化物能以氢氰酸的方式挥发到大气中,而氢氰酸在大气中的半衰期从 30d 到 1 年不等。

氮氧化物(NO_x)主要是指 NO 和 NO_2 等对人体有害的气体。氮氧化物和碳氢化合物(C_xH_y)在大气环境中受强烈的太阳紫外线照射后产生二次污染物光化学烟雾。在复杂的光化学反应过程中,主要生成光化学氧化剂(主要是 O_3)及其他多种复杂的化合物,统称光化学烟雾。

3. 土壤　气态和吸附态束缚的化学战剂都可以通过沉降到达地表。土壤中的氰化物可以通过不同的方式消除,如形成氢氰酸并蒸发和微生物转化为其他化合物,所以,氰化物通常不会渗透到地下水中。但是,在一些垃圾处理点和工业废物处理点的地下水中可以检测到高浓度的氰化物,并可能毒害土壤微生物。以神经性毒剂在土壤中的残留时间为例,沙林为 1~1.5d,塔崩为 2~24h,梭曼较持久,VX 为 2~6d。

4. 生物体　一些化学战剂性质,如分解缓慢、脂溶性较强、与蛋白质或酶有较高的亲和力,在生物体内可能会蓄积,使食物链上高营养级生物机体中化学战剂含量高于环境。化学战剂在陆地生态系统的迁移是通过空气-草地-食草动物-奶、肉-人类的食物链传递完成,致使化学战剂在人体和其他一些哺乳动物等高营养等级生物体内蓄积。水中的氰化物可以被微生物转化或与金属(如铁)形成复合物,不会在鱼体内蓄积。在有氧环境下,微生物修复氰化物污染的土壤产生氨、二氧化碳和硝酸盐;在缺氧条件下产生铵离子、氮气、硫氰酸盐和二氧化碳。

(二)转化方式

从环境的角度看,主要关切的化学战剂是糜烂性毒剂的芥子气和路易氏剂、4 种神经性毒剂(GA、GB、GD、VX)。氮芥在多数国家都没有库存,基于其理化性质,氮芥属持久性(HN_3)

和半持久性（HN_1 和 HN_2），在水中降解成低毒化合物。氯化氰（CK）有高挥发度和高水解性，属暂时性毒剂。光气在淡水中水解缓慢，海水中水解快，不存在持续环境污染。

从分子角度看，化学战剂主要通过水解、光解、氧化和生物降解等方式发生转化，产生低毒或无毒的降解产物。水解反应和氧化反应是化学战剂消除的主要方式。化合物能否发生光敏降解的首要条件是传递的光能是否足以导致受体分子化学键的断裂，其关键步骤是存在于化合物中光敏基团的激发，而后产生自由基的过程。

一些降解产物可能来自多种化学战剂，如甲基膦酸可以来自 VX、GB、GD，而硫二甘醇（thiodiglycol，TDG）在某些工业生产过程使用；一些降解产物是化学战剂特有的，如 S-二异丙基胺乙烷甲基膦酸［S-(2-diisopropylaminioethyl) methylphosphonothioic acid］或者 EA2192 是 VX 水解产物。除了化学战剂及其降解产物，伴随化学武器施放的还可能有杂质和稳定剂。杂质是生产过程和弹药填装条件的产物，杂质的降解反应及其产物受施放时当地的特殊条件和施放后的环境条件影响。

亚铁和高铁的氰化物复合物，如 $Fe(CN)_6K_3$ 和 $Fe(CN)_6K_4$，是土壤中氰的主要形式之一，即使在高水平暴露时，它们对哺乳动物的毒性远低于游离氰离子。

三、不同化学战剂的转化产物与毒性

（一）神经性毒剂

神经性毒剂是烷基膦酸酯，含有非常耐水解的 C-P 键，有机磷农药无此键，而 CN-P 键相对容易水解。神经性毒剂和有机磷农药不易降解，可通过食物链对畜禽、水产等动物食品造成不同程度的污染，并最终传递给人。神经性毒剂的挥发度与其在环境的存留时间也有密切关系。

1. 维埃克斯（VX）　VX 是持久性毒剂，挥发度低。受温度、土壤有机碳含量和湿度影响，VX 能在裸露地面保持有害浓度 2～6d。VX 的消除是蒸发、水解、微生物降解等过程联合作用的结果。大约 90% 最初使用的 VX 经土壤吸收后约 15d 消失。在实验室，95% 纯度的 VX 在 22℃ 时分解率约为每月 5%。施放低浓度 VX 3d 后，土壤中可以检测到 VX 的 4 种主要代谢产物（图 2-5）和甲基膦酸（methylphosphonic acid，MPA）。VX 不易溶于水，耐受水解，但与地下水的流动性稀释相比，水解还是相对较快的。VX 的水解依赖于环境的 pH 值，pH 5 时的半衰期约为 100 d，pH 8 时是 9d。在 pH 值<7 或 pH 值>10 的条件下，P-S 键降解主要形成二异丙基乙烷巯基胺（diisopropylethyl mercaptamine，DESH）和乙烷甲基膦酸（ethyl methylphosphonic acid，EMPA）。进一步，EMPA 形成 MPA，DESH 被氧化为二硫化对（2-二异丙基氨乙基）［bis(2-diisopropylaminoethyl) disulfide，$(DES)_2$ 或 EA4196］或与二异丙基乙烯亚胺［diisopropyl ethyleneimmonium，$(CH_2)_2N^+(C_3H_7)_2$］反应形成硫化对（2-二异丙基氨乙基）。pH 7～10 的条件下，VX 在该条件下的半衰期为 31min，VX 水解为乙醇和二异丙基氨基乙基甲硫醇膦酸酯（diisopropylaminoethyl methyl thiolophosphonate，EA2192）。

中性至碱性的水泥表面的痕量 VX，室温时以 P-S 和 S-C 键的降解为主，主要产物是 DESH，降解半衰期为 2～3h，这与水泥表面水膜内碱水解是一致的。在 pH 7～10 时，上述途径与乙烷基的脱烷基反应相竞争，而 VX 的乙烷基的脱烷基反应是降解 O-P 键，随后加羟基，在环境中形成稳定的 EA2192 和乙醇。尽管 MPA 理论上能通过 EMPA 水解而缓慢形成，但

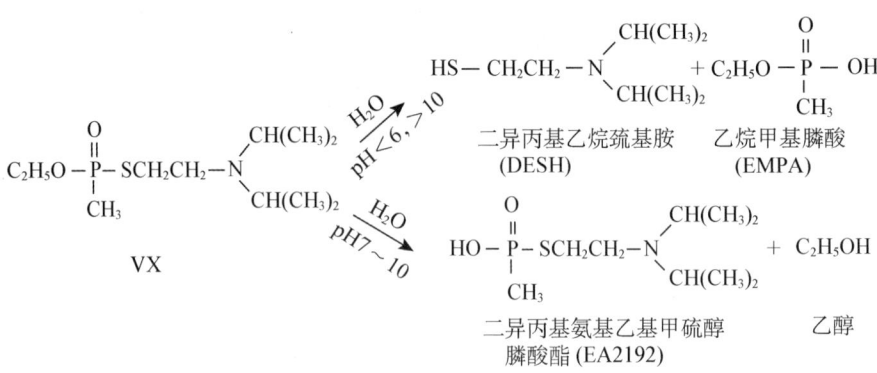

图 2-5　VX 在环境中的主要水解途径

在水中没有证实其发生。

关于 VX 水解产物的毒性资料有限,但没有资料明确 EA2192 有急性毒性。已有资料显示产物多仅是低至中等急性毒性,例如 DESH 远比 VX 毒性低。没有数据显示 EMPA 的毒性,但是其结果类似于异丙基甲基膦酸(isopropyl methylphosphonic acid,IMPA),应该与低至中等毒性的 IMPA 和 MPA 相似。MPA 的大鼠经口 LD$_{50}$ 是 5000mg/kg,属基本无毒。EA2192 大鼠经口 LD$_{50}$ 是 630μg/kg,属高毒,仍具有抗胆碱能特性。EA2192 是因其环境稳定性而受关注的降解产物,在环境中以固体形式存在,吸入途径可能性小,也难以经皮肤吸收,无皮肤糜烂作用。神经性毒剂原型对水生物高毒,而降解产物 MPA 的生态毒性研究显示,水蚤和鱼 48～96h 暴露的 LC$_{50}$ 为数千 mg/L,属低环境毒性。

2. 塔崩(GA)　GA 蒸气压为 0.037mmHg,比 VX 易于挥发,但其在大气中的浓度和去向缺乏研究。GA 快速溶于水并被水解,在中性环境条件下主要形成 N,N-二甲氨基亚磷酸单乙酯(O-ethyl N,N-dimethylamido phosphoric acid,EDMAPA)和氰化氢(图 2-6)。开始的反应相当快,但 EDMAPA 水解为 N,N-二甲氨基亚磷酸(dimethyl phosphoramidate,DMPA)进而形成磷酸的步骤则很慢。在中性和碱性条件下,后一反应为主,DMPA 也可形成氰基磷酸(phosphorocyanidate)。在酸性条件下,水解形成氰基亚磷酸单乙酯(ethylphosphoryl cyanidate)和二甲胺(dimethylamine)。各途径最终的含磷产物是磷酸,很难检测到 MPA。

杂质可以占到弹药级 GA 挥发有机物含量的 28%,主要的杂质是 N,N-二甲氨基亚磷酸二乙酯(diethyl dimethylphosphoramidate,DEDMPA),占到弹药填装量的 12%。很多的含磷产物容易降解为磷酸,而特征的污染物和杂质通常含量甚微,环境影响很小。一些细菌,如单胞菌属和黄杆菌属能够降解 G 类毒剂。除杂质 DEDMPA 外,没有关于主要降解产物和杂质的毒性研究。小鼠肌内注射 DEDMPA 的 LD$_{50}$ 为 440mg/kg,属中低毒。其他降解产物,如磷酸三乙酯(triethyl phosphate)研究较多。没有关于降解产物和杂质的水生物毒性研究。

3. 沙林(GB)　GB 易挥发、水溶和酸碱水解,暂时性存在于环境中。GB 在 G 类毒剂中挥发度最高,与水的蒸发率相似,表面沾染模型的蒸发半衰期为 7.7 h。基于其高水溶性,GB 缓慢甚至不会从水中挥发。

土壤中 GB 去向包括水解、蒸发、渗透。磷酸水解产物可以生物降解。施于土壤的 GB,90% 以上可在 5d 内消失。低温条件下增加毒剂的持续存在时间,雪层下约 55% 的 GB 可在

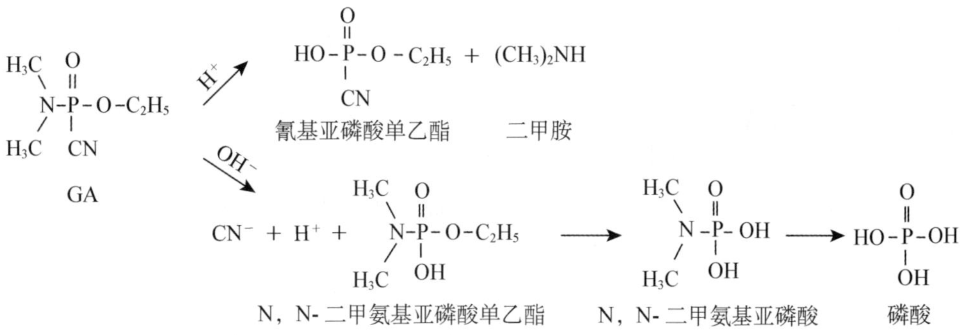

图 2-6 塔崩在环境中的主要水解途径

5h 内蒸发,15% 水解。水解产物和几种杂质可以存在 4 周。水解半衰期取决于 pH 和温度。20℃和中性 pH 水中,半衰期最长,半衰期的估计值从 461h(pH 6.5)到 46h(pH 7.5);25℃时,从 237h(pH 6.5)到 24h(pH 7.5);0℃时为 8300h(pH 6.5)。在 pH12 时,GB 半衰期仅 3s,水解时首先通过脱去氟形成 IMPA 和氢氟酸,然后,较慢地通过脱去异丙基形成 MPA(图 2-7)。碱性条件下水解由羟离子催化,酸性条件下沙林与水反应,形成的产物相同。也有研究推测碱水解产生异丙醇、甲基氟膦酸(methylfluorophosphonic acid)及其去氟而形成的 MPA。IMPA 能被土壤微生物降解。

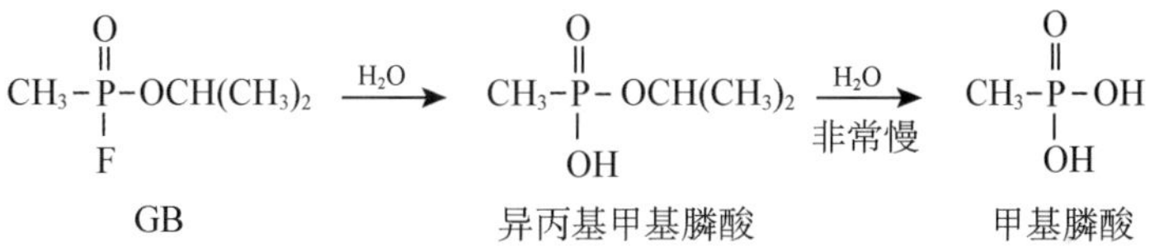

图 2-7 GB 在环境中的主要水解途径

GB 的降解只形成几种产物,且相对无毒。水解产物是酸,其存在可以加速水解。在自然条件下,某些羟基阳离子,如 $Cu(OH)^+$、$Ca(OH)^+$ 和 $Mn(OH)^+$ 可以促进水解。海水中的金属阳离子,如铜、镁也加速 GB 水解。

GB 的主要杂质是稳定的副产物二异丙基甲基膦酸酯(diisopropyl methylphosphonate,DIMP),以及二氟甲基膦酸酯(methylphosphonic difluoride)。DIMP 占异丙基甲基膦酸酯废物的 2%~3%,可以在采样井水和地下水中检出。武器级的 GB 加入了稳定剂 N,N′-二异丙基碳二亚胺(N,N′-diisopropyl carbodiimide)(1.5%)和(或)三丁胺(tributylamine),前者降解为 N,N′-二异丙基尿素(N,N′-diisopropylurea)。

降解产物 IMPA 属低度的急性和亚急性毒性,哺乳动物经口 LD_{50} 约 5600 mg/kg。啮齿类动物饮用含 $300×10^{-6}$ IMPA 水 90d,显示无效应水平(no-effect level)。IMPA 的 RfD 值是 $100\mu g/(kg \cdot d)$。哺乳动物能在 24h 内将 90% 的 DIMP 代谢为 IMPA,而 IMPA 是低急性毒性、微不足道的慢性毒性和生殖毒性。DIMP 有轻度的植物毒性,但对鸟类和水生物,包括鱼和大型蚤是低毒。

4. 梭曼(GD) GD 挥发性低,介于 GA 和 GB 之间,蒸发率是水的 1/4。加入胶黏剂,如甲基丙烯酸甲酯(methyl methacrylate)以阻止蒸发。GD 的挥发性足以造成蒸气危害,也可以从水中蒸发。与其他 G 类战剂类似,GD 能发生水解。水解首先脱去氟,然后缓慢脱去烷氧基,主要产物是吡呐基甲基膦酸(pinacolyl methylphosphonic acid,PMPA),PMPA 缓慢水解释放吡呐基醇形成 MPA(图 2-8)。GD 在 pH 6 条件下储存 8 周,PMPA 与 MPA 之比可达 250。GD 水解反应率是 GA 的 1/5,GD 在 pH 6 和 25℃条件下的半衰期估计值是 60h。GB 的水解反应是酸和碱催化的,水解曲线与 GA 相似。pH>10 时,PMPA 在数分钟内发生水解。由于水解时有酸产生,pH 降低,水解速率降低。

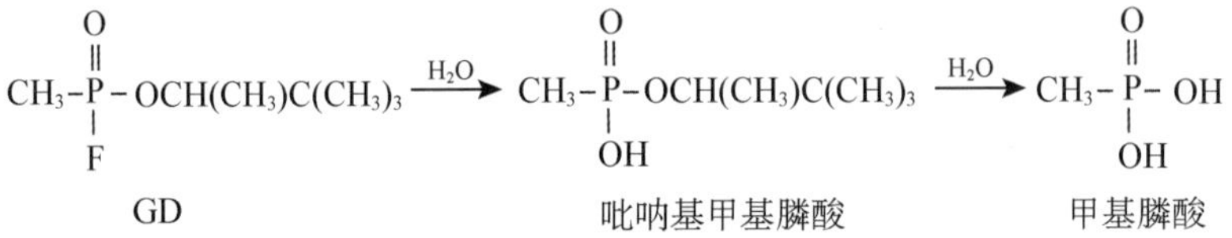

$$CH_3-\overset{\overset{O}{\parallel}}{\underset{\underset{F}{\mid}}{P}}-OCH(CH_3)C(CH_3)_3 \xrightarrow{H_2O} CH_3-\overset{\overset{O}{\parallel}}{\underset{\underset{OH}{\mid}}{P}}-OCH(CH_3)C(CH_3)_3 \xrightarrow{H_2O} CH_3-\overset{\overset{O}{\parallel}}{\underset{\underset{OH}{\mid}}{P}}-OH$$

GD   吡呐基甲基膦酸   甲基膦酸

图 2-8　GD 在环境中的主要水解途径

在实际外场实验条件下,检测到 GD 的快速降解。在 $1m^2$ 土壤上按 $10g/m^2$ 平面浓度染毒,从即刻到染毒后的 3d 内采样,最初的分解是来自 P-F 键的水解,膦酸偏酯(partial easter)和 MPA 在染毒后 1d 达峰值,随后下降。吡呐基醇也可以检测到。在硅沙按 $5.21g/m^2$ 沾染 GD 液滴的短期外场实验研究和 GD 液体污染土壤的实验室研究中,在污染后数小时内施加实际的或模拟的降雨事件,证实 GD 由于容积流量导致的挥发排放(off-gassing)潜能;经反复降雨干预,染毒 73.3h 后,来自土壤的 GD 挥发排放降低到不可检测水平。虽然 GD 不是致畸物,但是孕鼠在第 6～15 天暴露高浓度的 GD,如 110mg/L 暴露 1h/d,引起胚胎毒性。GD 降解产物的水生物毒性不清。

(二)糜烂性毒剂

1. 硫芥(HD)　硫芥从土壤消除的主要方式是蒸发。硫芥蒸气比重是空气的 5.5 倍,在硫芥冰点以上温度时,从物体表面或土壤挥发或蒸发需要数日;冰点以下时,固态硫芥的蒸发和水解缓慢。水解不是其消除的有意义方式。硫芥比淡水和海水重,能沉入水底,长期存在,保有毒性。硫芥的水溶性低而不易进入地下水,而一旦溶于水可以较快水解,难于在水中检测到。场地实验,$1g/m^2$ 的 HD 液滴污染土壤后迅速发生水解,连续 5d 内可以检测到降解产物 TDG(图 2-9)。环境中硫芥的消除主要是通过水解机制。尽管 HD 在水中半衰期为 4～8min (25℃),但整个水解过程受水溶性低的限制,水解中间产物和(或)非水溶的黏稠剂能包裹 HD 液滴,妨碍水解,使大体积的 HD 可以在水中存留一段时间。以小液滴和气溶胶施放的 HD 在潮湿的空气中可以较快水解。

硫芥的水解是表面控制的(surface-controlled),产物在 HD-水界面形成并扩散进水相。水解的两条途径都产生 TDG 和盐酸。在稀释的水溶液中,溶解的 HD 快速转化为硫离子,然后形成半硫芥和 TDG。当水不足以全部溶解 HD 时,在 HD-水界面形成硫离子聚合物并包裹大体积的硫芥,妨碍其水解。终产物 TDG 可被环境中的细菌和真菌生物降解。事实上,多数的 HD 降解产物在有氧条件下可生物降解。

在环境中持续存在、可以用于溯源和指示地下水等环境污染的降解产物包括 TDG、1,4-

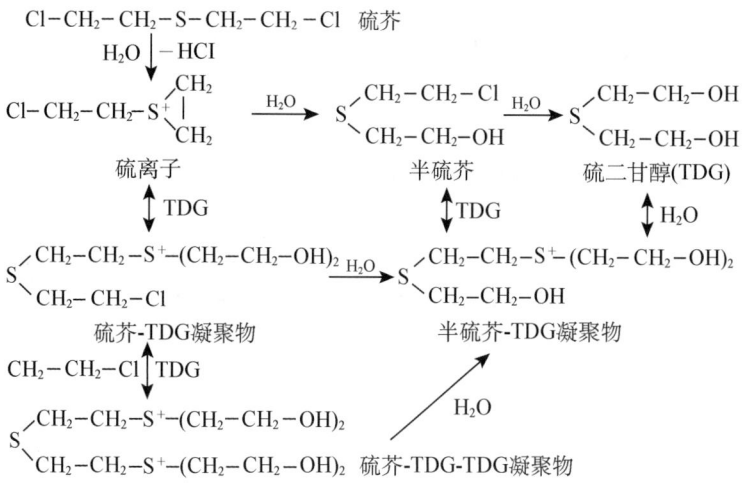

图 2-9 硫芥在环境中的主要水解途径

氧硫杂环己烷(1,4-oxathiene)、1,4-二噻烷(1,4-dithiane)、2-羟乙基乙烯硫醚(2-hydroxyethyl vinyl sulfide)和二乙烯硫醚。部分水解的硫芥发生脱卤化氢反应形成 1,4-氧硫杂环己烷;1, 4-二噻烷是硫芥脱氯热降解的产物,在环境温度下形成很慢。1,4-二噻烷经光氧化形成砜和亚砜。土壤中的 1,4-氧硫杂环己烷可以是 2-羟乙基乙烯硫醚重排而形成。

硫芥不完全水解的产物不同,但较母体化合物低毒,如亚砜和砜的哺乳动物口服 LD_{50} 约为 100mg/kg,有中度皮肤刺激性;TDG、1,4-氧硫杂环己烷和 1,4-二噻烷的 LD_{50} 约为 2830~6610mg/kg,属低毒。最初的降解产物,硫芥-TDG 聚合物、半硫芥-TDG 聚合物、芥子砜和二乙烯砜(divinyl sulfone)仍有糜烂性。1,2-双(2-氯乙基硫基)乙烷是吸入途径的中等毒至高毒化合物,硫芥可以形成 DNA 加合物,但 1,4-氧硫杂环己烷和 1,4-二噻烷无基因毒性。1,4-二噻烷以及终产物 TDG 和盐酸对蔬菜和水生物无实际毒性。暴露于 0.5mg/L 的 HD 48h 没有导致脊椎动物大型蚤可见的损伤效应。HD 的环境毒性受其低水溶性的限制。低于 1mg/L 的浓度溶解的硫芥通常不会引起急性毒性,而 1mg/L 的浓度对于某些藻类会有毒性。

2. 路易氏剂 路易氏剂在 25℃挥发度为 0.58 mmHg,属非挥发性。根据 UV 吸收带,路易氏剂在空气中可发生光解,在气相中也可发生水解。路易氏剂难溶于水,但溶解的部分很快水解,形成水溶性的二羟基砷(dihydroxy arsine)或 2-氯乙烯亚胂酸(2-chlorovinyl arsonous acid)。溶液中的路易氏剂最终完全变成 2-氯乙烯亚胂酸。脱离水后,2-氯乙烯亚胂酸形成氧化路易氏剂(2-chlorovinyl arsenous oxide)。氧化路易氏剂及其多聚体的形成本质上是脱氢反应。

$$Cl—CH＝CH—As(OH)_2 \rightarrow H_2O + Cl—CH＝CH—AsO \rightarrow (Cl—CH＝CH—AsO)n$$

一旦形成氧化路易氏剂及其多聚体,则相对不溶于水。干燥之后,氧化物可能不会在环境中再溶解或形成酸。

路易氏剂在潮湿的土壤中容易水解,矿物质的存在能加速该过程。碱性土壤能中和路易氏剂。路易氏剂在土壤中缓慢氧化形成 2-氯乙烯亚胂酸。土壤中路易氏剂的微生物降解可能包括 C＝C 键的环氧化作用、还原性脱卤素作用和脱卤化氢作用,后者途径由于环氧键和砷基团而形成毒性代谢物。依赖于环境条件,在路易氏剂完全矿化过程中,可以形成不同的无机砷化合物。在污染地区,土壤对砷的吸收可以降低砷向地下水的转移。即使路易氏剂完全降解,其毒性砷元素(与金属结合或作为盐)依旧存在。

由于路易氏剂与潮湿的表面接触后很快水解为 2-氯乙烯亚胂酸,其毒性实际上主要是 2-氯乙烯亚胂酸毒性。氧化路易氏剂仍具有糜烂性作用,其降解产物的糜烂作用尚不清楚。2-氯乙烯亚胂酸的小哺乳动物口服最小致死剂量是 50mg/kg,经皮 LD_{50} 为 5～24mg/kg,属于中等毒性。路易氏剂杂质双(2-氯乙烯)胂的毒性与路易氏剂相当。路易氏剂蒸气有强烈的植物毒性,与其污染地区的植物死亡有关。在水环境,路易氏剂降解产物比路易氏剂毒性低。200mg/L 的 2-氯乙烯亚胂酸对水生物只有轻度的毒性,但路易氏剂对一些鱼类的致死阈值＜2.0mg/L。路易氏剂溶液放置数日,对水生物的毒性会降低。尽管路易氏剂及其主要降解产物有毒,但其不会通过食物链蓄积,而完全矿化的砷会蓄积。

四、环境中化学战剂的消除

环境中化学战剂的自然消除需要一定的时间,可以利用一些成熟的消除环境有机物污染的技术和措施,加速化学战剂的消除。例如,采用二氧化铅阳极催化降解有机污染物,对酚类有机污染物的降解显示了良好的电催化活性、稳定性和抗腐蚀性;利用真菌生物反应器降解挥发性有机污染物;利用生物修复技术可原位修复低浓度有机污染物,在环境治理中发挥了一定的作用;生物修复技术在清除土壤中重金属污染的同时,也清除了土壤周围大气和水体中的有机污染物;在土壤中加入经过驯化的降解菌能明显地提高多环芳烃的降解率。

(一)土壤污染的消除措施

被污染土壤中的有毒化学战剂会随着水流而深入到地下水中,对饮用水源造成污染,严重者会影响身体健康。如果不对土壤中各化学污染物进行及时的清除,这些毒剂就会长期吸附在土壤中,被植物吸收进入食物链。对住宅和工业土壤中基于健康的筛查水平估计值范围见表 2-3。

表 2-3　对住宅和工业土壤中基于健康的筛查水平估计值范围

战剂	住宅土壤值(mg/kg)	工业土壤值(mg/kg)
硫芥(HD)	0.01～0.55	0.3～14
路易氏剂(Lewisite)	0.3～7.8	3.7～7.8
维埃克斯(VX)	0.042～0.047	1.1～1.2
塔崩(GA)	1.2～3.1	68～82
沙林(GB)	0.5～1.6	32～41
梭曼(GD)	0.22～0.31	5.2～8.2

引自:US Army CHPPM,1999

1. 化学淋洗修复技术　是通过化学淋洗液对土壤进行淋洗,使土壤中的污染物结构在淋洗液化学作用的情况下,产生解吸、溶解等情况,从而达到修复污染土壤的目的。化学淋洗修复技术可以分为原位修复和异位修复两种。

2. 溶剂修复技术　是利用一种特殊的溶剂,将土壤中的有害物质与土壤分离开来,然后再将土壤中的有害物质提取出来,从而达到修复被污染的土壤。这种修复方法适用于多氯联苯、多环芳烃等被有机污染物污染的土壤。

化学氧化氯化修复技术主要是通过将化学氧化剂掺入土壤中,让化学氧化剂与土壤中的污染物进行氧化反应,从而达到将氧化物分解或者是将其毒性降低的目的。

(二)水污染的消除措施

1. 化学治理措施　使用军用消毒剂是最有效的方法,可以配合工业用的化学污水处理剂对毒剂进行有效转化、中和。污水处理剂有无机和有机两种类型,无机污水处理剂组成是硫酸亚铁、聚合氯化铝以及聚合氯化铝铁等,而有机污水处理剂组成有阳离子、阴离子、非离子以及两性离子的聚丙烯酰胺。

2. 生物治理措施　国际上环境生物修复技术的核心是微生物技术,也是广泛应用的生物技术,利用微生物进行环境修复,成本低廉、操作简便、修复效果好,相比传统方法不存在二次环境污染的问题。净水微生物无毒、无不良反应、无残留、不产生抗药性,能够有效地改善水体生态环境,维持水生生态平衡。除了经典的微生物人工繁殖治理方法之外,还有生物膜技术、曝气技术及投菌技术。

固定化酶和固定化细胞污水处理技术就是当今生物净化污水的方法之一。固定化酶又称非水溶性酶,是通过物理吸附法或化学键合法使水溶性酶和固态的不溶性载体相结合,将酶变成不溶于水但仍保留催化活性的衍生物。微生物细胞是一个天然的固定化酶反应器,用制备固定化酶的方法直接将微生物细胞固定,即可催化一系列生化反应。运用固定化酶和固定化细胞可以高效处理废水中的有机污染物、无机金属毒物等。德国将能降解有机磷等9种农药的酶,以共价结合法固定于多孔玻璃及硅珠上,制成酶柱,用于处理有机磷废水,去除率达95％以上。

(三)环境氰化物的消除

自然界消除氰化物的机制包括络合作用、氰化物复合物沉淀、吸收、氧化成氰酸、蒸发、生物消减、形成硫氰酸盐、游离氰的水解/皂化等。这些途径帮助降低环境中氰的反应性,一些机制是研发化学和生物处理的基础。

1. 形成络合物(chelation)　氰与一些金属(如 Fe、Cu、Zn)离子形成的毒性远低于氢氰酸的络合物。氰-金属络合物的稳定性因金属而异,弱酸性可解离的 Cu 和 Zn 的络合物较不稳定,可以再向环境中释放氰;而在水和土壤中所见的亚铁络合物和高铁络合物在环境条件下非常稳定,仅在紫外线作用下发生光化学分解。

2. 沉淀　在 pH 2~11 条件下,铁氰络合物与 Fe、Cu、Ni、Mn、Pb、Zn、Cd、Sn、Ag 反应,形成不溶性沉淀。

3. 吸收　氰和氰-金属络合物可被一些有机和无机成分吸收,如铝、铁和镁,以及某些黏土、长石和有机碳陶。氰与有机物结合力强,但在无机物中的保留强度不详。

4. 氰酸(cyanate) 在臭氧、过氧化氢、次氯酸或气态氧等强氧化剂作用下,氰可以被氧化成毒性较低的氰酸(OCN⁻)。土壤中有机物和无机物吸收的氰可以在自然条件下被氧化,形成氰酸。由于氰酸水解形成毒性较氰化物至少低 1000 倍的氨和碳酸盐(或者氨盐和二氧化碳),其在溶液中不会蓄积。在 pH<6 或加热条件下,氰酸水解较快。由于游离的氨能与重金属铜、锌、银和镍等形成胺络合物,氨的存在可能会抑制这些金属的沉淀;pH>9 是形成金属氧化物沉淀的有效酸碱度范围。硝酸盐是氰氧化过程的终产物,作为氨的化学或生物氧化的结果而产生。

5. 硫氰酸盐(thiocyanate) 氰与硫族反应被转化成毒性小 7 倍的硫氰酸盐。土壤中的游离硫、硫化矿物(如黄铜矿-CuFeS₂、辉铜矿-Cu₂S 和磁黄铁矿-FeS)和它们的氧化产物(如多硫化物和硫代硫酸盐)提供了潜在的硫源。用氰处理含有黄铁矿和磁黄铁矿的溶液可形成硫氰酸盐。除硫化铅外,所有的硫化矿物都有产生硫氰酸盐的能力,低通气和低碱条件可加速反应。在含有游离硫和硫化铁的矿中,可产生大量的硫氰酸盐。硫氰酸盐能降解产生氨及硝酸盐、碳酸盐和硫酸盐。硫氰酸盐的潜在毒性是其与氧化剂反应产生氰酸、氨和硝酸盐。在低碱和低通气条件下,如果经氧化的硫化铁矿石含有亚铁,可以很快形成氰化亚铁。

6. 挥发(volatilization) 在环境 pH 下,游离氰主要以氢氰酸的形式存在,随时间缓慢形成气态氰化氢。降低 pH、增加溶液通气和加温都可以加速氰化物的释放。氰化物也可以通过土壤表面的挥发而降低。

7. 生物降解(biodegradation) 在有氧条件下,氰可以被微生物降解为氨,进而氧化成硝酸盐。尽管生物降解在无氧条件下也可发生,氰浓度>2×10⁻⁶ 时,对微生物是有毒的。

8. 水解 氢氰酸能水解形成甲酸或甲酸铵。尽管该反应不快,但在地下水的无氧环境中,意义较大。

(但国蓉)

第3章

神经性毒剂

第一节 神经性毒剂概述

神经性毒剂（nerve agents）为有机磷酸酯类，它们进入机体后主要作用是抑制位于胆碱能神经的突触和末梢处的乙酰胆碱酯酶（acetylcholinesterase，AChE），使其不能催化水解神经递质乙酰胆碱（acetylcholine，ACh），导致 ACh 蓄积而使得中枢及周围神经系统的胆碱能受体过度兴奋，引起一系列的中毒症状。AChE 是最主要的 ACh 水解酶，体内与神经性毒剂结合的胆碱酯酶（cholinesterase，ChE）还有丁酰胆碱酯酶（butyrylcholinesterase，BuChE）。BuChE 对 ACh 水解活性低，生理作用小，与神经性毒剂结合可以发挥储存和清除毒剂的作用。

最早使用胆碱酯酶抑制药的记录是西非部落巫术中的毒扁豆（calabar bean），其提取物用于各种药用，主要活性物质毒扁豆碱在 1864 年被分离。神经性毒剂与农业生产常用的有机磷农药、氨基甲酸酯类杀虫药的结构、中毒机制和毒性效应相似。神经性毒剂主要有塔崩（tabun，GA）、沙林（sarin，GB）、梭曼（soman，GD）和 VX 等，是外军重点装备的速杀性化学战剂。此类毒剂主要用于进攻性战斗中，以杀伤对方的有生力量为主要使用目的，能够在短时间内改变战场的实力对比并发挥扭转战局的作用。两伊战争中伊拉克使用了 GA 和 GB。1988年 3 月 16 日，两伊战争中，伊拉克使用了神经性毒剂和糜烂性毒剂，造成约 5000 库尔德人死亡，7000 人受伤。在 1995 年 3 月 20 日东京地铁事件中，恐怖分子对无辜平民施放了沙林，导致 12 人死亡，是最典型的用化学战剂进行恐怖袭击的例子。2013 年 8 月 21 日，叙利亚首都周边地区遭到大量神经性毒剂沙林化学武器轰炸，导致 1400 余名民众丧生。

一、化学结构

神经性毒剂的分子都是有机磷酸酯（organophosphate esters，OPs）结构，故又称其为 OP 毒剂，与农业生产使用的 OP 杀虫药结构类似。这类毒剂是 20 世纪 30 年代德国在研制 OP 农药的基础上发展起来的。1935—1944 年，德国先后合成了塔崩、沙林和梭曼。第二次世界大战后，一些军事大国着手研制该类毒剂。1952 年之后，合成了硫代膦酸酯（phosphonothiolate）类，包括 VX、VE、VG、VR（或 RVX，俄罗斯版的 VX）等。1958 年，外军将其中的 VX 正式装备部队。

图 3-1A 所示为神经性毒剂的化学结构通式。其中 R 为烷基（alkyl）侧链，R'O 为烷氧基

(alkoxyl)侧链,X为离开基团(leaving group)。这些侧链或基团的组成及大小,直接影响毒剂分子与靶酶的作用及毒性,是构效关系研究的重要内容。美军根据离开基团的不同,将其分成G类和V类2个类型(表3-1)。G类包括塔崩(二甲胺氰磷酸乙酯)、沙林(甲氟膦酸异丙酯)和梭曼(甲氟膦酸特己酯),结构中含有P-CN键或P-F键;而V类神经性毒剂则含有P-$SCH_2CH_2N(R)_2$结构,属硫代膦酸酯(phosphonothioates),如VX[S-(2-异丙胺乙基)甲基硫代膦酸乙酯]。

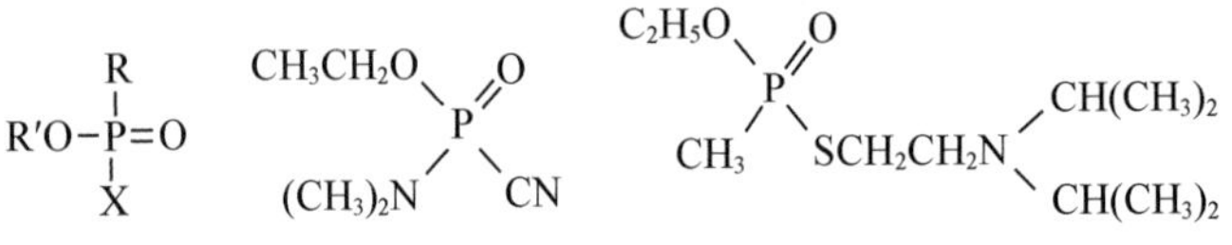

图 3-1　神经性毒剂化学结构
A. 结构通式;B. 塔崩;C. 维埃克斯

二、理化性质

(一)物理性质

沙林、梭曼及塔崩都是水样易流动液体,比水略重;纯品均为无色,但含有杂质时,沙林呈淡黄色、黄色或棕色,塔崩呈棕色;沙林、梭曼及塔崩有微弱水果香味,在战场上较难发现。V类毒剂纯品为无色、无嗅的油状液体;含杂质或储存时间过久时,略带黄色,并因为含有巯基而有强烈的硫醇臭味,此点有助于判断V类毒剂。

表 3-1　神经性毒剂及其同类物的化学结构

分类	军用代号	英文	中文	R	R′	X(离开基团)
G类毒剂	GA	tabun	塔崩	$(CH_3)_2N-$	C_2H_5-	$-CN$
	GB	sarin	沙林	CH_3-	$(CH_3)_2CH-$	$-F$
	GD	soman	梭曼	CH_3-	$(CH_3)_3C-CH- \ | \ CH_3$	$-F$
	GF	cyclosarin	环沙林	CH_3-	$CH_2(C_2H_4)_2CH-$	$-F$
V类毒剂	VX	VX	维埃克斯	CH_3-	C_2H_5-	$-SCH_2CH_2N(iC_3H_7)_2$
	RVX	—	—	CH_3-	$(CH_3)_2CHCH_2-$	$-SCH_2CH_2N(C_2H_5)_2$
	VE	—	—	C_2H_5-	C_2H_5-	$-SCH_2CH_2N(C_2H_5)_2$
	VG	—	—	C_2H_5O-	C_2H_5-	$-SCH_2CH_2N(C_2H_5)_2$
	VM	—	—	CH_3-	C_2H_5-	$-SCH_2CH_2N(iC_2H_5)_2$

　　G类毒剂的沸点较高,凝固点相对较低,可一年四季使用。RVX的沸点为300℃,凝固点为35℃。神经性毒剂挥发度高低排序是GB>GD>GF>GA>VX。在战场上沙林多以蒸气态或气溶胶态使用,由于蒸发快,液滴的持久性小,容易造成较高的战斗浓度,所以沙林一般作为暂时性毒剂使用,并且为恐怖分子所热衷。梭曼的挥发度比沙林小,液滴的持久性比沙林大,如在夏季,使用梭曼航弹造成的染毒区持久,可达9h,弹坑附近可达30h。塔崩的挥发度比沙林和梭曼都小,常作为半持久性毒剂使用。V类毒剂的挥发度很小,在野战条件下,V类毒剂靠自然蒸发难以达到较高的浓度,常以液滴态或雾态使用。V类毒剂的持续时间很长,在15℃时为3~21d,-10℃为1~6周,是典型的持久性毒剂(表3-2)。

　　沙林的水溶性和脂溶性都很大,能与水及多种有机溶剂(如苯、乙醇、异丙醇)任意互溶,因此落入水中的沙林,肉眼不能发现;落在皮肤上的液滴能渗入皮肤。梭曼在水中的溶解度较小,0℃约为1%,但脂溶性较强,渗入皮肤的能力比沙林强。塔崩在水中的溶解度较小,脂溶性较强。V类毒剂稍重于水,在水中的溶解度不大,常温时约为2.5%。VX液滴落入水中,大部分沉入水底,一部分溶于水中,造成水源染毒。VX脂溶性好,易溶于有机溶剂中,落到皮肤上的VX,约5min内即能渗入皮肤,加上它的挥发度小,如不及时除去,绝大部分进入体内,引起中毒。所以,透皮吸收是VX的最常见暴露方式。

表 3-2　神经性毒剂的主要物理性质

指标	塔崩(GA)	沙林(GB)	梭曼(GD)	环沙林(GF)	维埃克斯(VX)
CAS登记号	77-81-6	107-44-8	96-64-0	329-99-7	50782-69-9
化学式	$C_5H_{11}N_2O_2P$	$C_4H_{10}FO_2P$	$C_7H_{16}FO_2P$	$C_7H_{14}FO_2P$	$C_{11}H_{26}NO_2PS$
分子量	162.3	140.1	182.2	180.2	267.4
物理态	液、蒸气	液、蒸气	液、蒸气	液、蒸气	油液、蒸气
蒸气压(mmHg)	0.037(20℃)	2.10(20℃)	0.40(25℃)	0.056(20℃)	0.000 7(25℃)
挥发度(mg/m³ 25℃)	610	22 000	3900	817	10.5
液体密度(g/ml)	1.07	1.10	1.02	1.13	1.01
蒸气密度	5.63	4.86	6.33	6.2	9.2
熔点(℃)	-50	-56	-42	-30	-39
沸点(℃)	230	158	198	239	298
水溶性	9.8%	易混合	2.1%	0.37%	<5%
半水解期(20℃,pH 7)	8.5h	39~41h	80~83h	42h	400~1000h
气味	淡水果/纯品无	纯品无	水果/杂品樟脑	异味/纯品无	纯品无
土壤残留时间	1~1.5d	2~24h	~2d	~2d	>2~6d

(二)化学性质

　　1. 酰化反应　所谓酰化反应(acylation),是指有机物分子中O、N、C原子上导入酰基的过程。神经性毒剂分子结构中的$P^{\delta+}$原子,在体内能对一些酶活性中心的丝氨酸羟基(OH^-)进行亲核攻击,并发生酰化反应。ACh分子与胆碱酯酶的作用结果是形成乙酰化酶(acylated enzyme);而OP毒剂分子与胆碱酯酶作用的结果是通过膦酰化反应(phosphonylation)形成膦酰化酶(phosphonylated enzyme)。胆碱酯酶被膦酰化后,催化活性受抑制,水解ACh的功能丧失。这是 OP 毒剂中毒的酶学基础。

2. 水解反应　常温时,神经性毒剂水解缓慢,加碱可使 G 类神经性毒剂水解加快,因此,可用碱性溶液消毒 G 类毒剂染毒的皮肤和物品。加碱、加热也使 VX 水解加快。

沙林、梭曼、塔崩 3 种毒剂均能较快水解,可用于与 V 类毒剂区分。水解后生成无毒产物。以沙林为例,其水解反应生成物是无毒的甲基膦酸异丙酯。

$$\underset{\text{沙林}}{\overset{\displaystyle CH_3}{\underset{\displaystyle (CH_3)_2CHO}{\diagdown P \diagup}}\overset{\displaystyle O}{\underset{\displaystyle F}{\diagup \diagdown}}} + H_2O \longrightarrow \underset{\text{甲基膦酸异丙酯}}{\overset{\displaystyle CH_3}{\underset{\displaystyle (CH_3)_2CHO}{\diagdown P \diagup}}\overset{\displaystyle O}{\underset{\displaystyle OH}{\diagup \diagdown}}}$$

沙林极易溶于水,但在常温时水解较慢,能使水源长期染毒。28mg/L 的沙林染毒水,需要经过 30d 才能水解完全。在 20℃ 水温,100mg/L 的沙林染毒水,经 72h 后仅水解 39.2%。沙林水解速度与水的温度、水中沙林的浓度、水的 pH、溶于水中的离子种类和浓度都有关系。如果煮沸,沙林完全水解的时间将大大缩短,因此可用煮沸法消毒沙林。

V 类毒剂通常水解很慢。如在 25℃ 时,是沙林水解速度的 1/5000。RVX 在水溶液中的半衰期是 12.4d,而 VX 是 4.8d。因此,常温下,不能靠自然水解 V 类毒剂消毒,但升高温度可以加快水解速度。如果将染毒水连续煮沸 2h 以上,水解就较完全。若加压蒸煮,时间可以大大缩短,水解更为完全。V 类水解反应使 P-S 键断裂,形成甲基膦酸酯(MPA)和二乙胺基乙硫醇。RVX 水解形成的异丁基甲基膦酸酯(iBuMPA)可以缓慢水解为 MPA。

$$\underset{\text{V 类毒剂}}{\overset{\displaystyle CH_3}{\underset{\displaystyle RO}{\diagdown P \diagup}}\overset{\displaystyle O}{\underset{\displaystyle SCH_2CH_2N(R')_2}{\diagup \diagdown}}} \overset{H_2O}{\longrightarrow} \underset{\text{甲基膦酸酯}}{\overset{\displaystyle CH_3}{\underset{\displaystyle RO}{\diagdown P \diagup}}\overset{\displaystyle O}{\underset{\displaystyle OH}{\diagup \diagdown}}} + \underset{\text{二乙胺基乙硫醇}}{HSCH_2CH_2N(R')_2}$$

3. 与碱反应　G 类毒剂与碱性物质作用可迅速生成无毒的产物。其反应如下:

$$\underset{\text{沙林}}{\overset{\displaystyle CH_3}{\underset{\displaystyle (CH_3)_2CHO}{\diagdown P \diagup}}\overset{\displaystyle O}{\underset{\displaystyle F}{\diagup \diagdown}}} + NaOH \longrightarrow \underset{\text{甲基膦酸异丙酯钠}}{\overset{\displaystyle CH_3}{\underset{\displaystyle (CH_3)_2CHO}{\diagdown P \diagup}}\overset{\displaystyle O}{\underset{\displaystyle ONa}{\diagup \diagdown}}} + NaF + H_2O$$

沙林与碱反应非常迅速,当氢氧化钠的量足够时,只要 3～5min 即可完成反应。因此,很多碱性物质如氢氧化钠、碳酸钠、氨水、氢氧化钙等都可以用来消毒。

加碱可以加速 V 类毒剂的水解,反应如下:

$$\underset{\text{V 类毒剂}}{\overset{\displaystyle CH_3}{\underset{\displaystyle RO}{\diagdown P \diagup}}\overset{\displaystyle O}{\underset{\displaystyle SCH_2CH_2N(R')_2}{\diagup \diagdown}}} + NaOH \overset{H_2O}{\longrightarrow} \underset{\text{甲基膦酸钠}}{\overset{\displaystyle CH_3}{\underset{\displaystyle RO}{\diagdown P \diagup}}\overset{\displaystyle O}{\underset{\displaystyle ONa}{\diagup \diagdown}}} + \underset{\text{二乙胺基乙硫醇}}{HSCH_2CH_2N(R')_2}$$

对已溶于水中的 VX,25℃ 加碱后 2.5h 就可以水解完全。40℃ 时 0.5h 即可水解完全,加碱煮沸水解更快。因此,可用碱水煮沸法对 V 类毒剂染毒的服装、装具消毒。

4. 与氧化氯化剂反应　V类毒剂能被强氧化、氯化剂,如二氯胺、次氯酸钙、二氯异三聚氰钠等破坏,生成无毒产物。因此,这些物质可用来对V类毒剂消毒。强氧化、氯化消毒剂放出的次氯酸与V类毒剂的反应如下式:

$$\underset{\text{V 类毒剂}}{\overset{CH_3}{\underset{RO}{>}}P\overset{O}{\underset{SCH_2CH_2N(R')_2}{=}}} + \underset{\text{次氯酸}}{HOCl} + H_2O \longrightarrow \underset{\text{甲基膦酸酯}}{\overset{CH_3}{\underset{RO}{>}}P\overset{O}{\underset{OH}{=}}} + \underset{\text{二乙胺基乙磺酸}}{(R')NCH_2CH_2SO_3H} + HCl$$

三、中毒途径和毒性

神经性毒剂可以使用炸弹、炮弹、火箭弹等常规武器施放。其中,沙林和VX已经被发展成二元武器。弹药爆炸后,神经性毒剂可以蒸气、气溶胶和液滴3种战斗状态存在,因此可经呼吸道和皮肤染毒。误食染毒水或食物,也可造成消化道吸收中毒。

蒸气态沙林在开阔地的战斗浓度只能维持10min左右,是暂时性毒剂。但是,沙林也可经皮肤吸收中毒,对成人的半数致死剂量为2g,经口毒性是氰化物的数百倍。胶粘梭曼是外军致力发展的新剂型,沾染皮肤和物体后很难消除,对人员的危害更大。VX的挥发度小,自然蒸发不能形成战斗浓度,液滴是其主要战斗状态。但VX气雾弹可染毒空气,形成战斗浓度,经呼吸道吸入中毒。因此,VX可经多种途径中毒,毒性是沙林的100倍以上。

神经性毒剂对人的毒性见表3-3。无论何种途径中毒,VX的毒性都最大。GA、GB、GD和VX的人经皮LD_{50}分别为14.3mg/kg、24.3mg/kg、1.4mg/kg和0.14mg/kg。IDLH浓度都是亚$\mu g/m^3$级。

神经性毒剂毒性大,释放技术成熟,容易在很短的时间内使对方无防护或者防护较差的人员中毒,造成显著的战斗减员(表3-4)。因此,神经性毒剂被外军列为最重要的速杀性战剂。为防止毒剂暴露中毒,作战条件下,按5 L/d的饮水量连续7d饮用计算,神经性毒剂的浓度应<12 $\mu g/L$;每天暴露于液体GB污染土壤的限值是1.3 mg/kg;有害废物处理的GB废水的暴露限值是8.3 mg/L。

表3-3　神经性毒剂对人的毒性

名称	呼吸道吸入 LCt_{50} (mg·min/m³)	皮肤吸收 LD_{50} (mg/人)	经口中毒 LD_{50} (mg/人)
塔崩	400	1000	40
沙林	100	1700	5～10
梭曼	50	50～100	10
环沙林	50	30	1.2
VX	10～50	6～15	5

注:人的体重按70kg计算

表3-4　人员在不同浓度沙林蒸气中暴露1min的减员率

浓度(mg/m³)	20	60	100	140	200
吸入沙林量(mg)	0.32	0.96	1.60	2.14	3.2
轻伤员(%)	95	10	—	—	—
中等伤员(%)	5	60	10	—	—
重伤员(%)	—	25	40	10	—
死亡率(%)		5	50	90	100

第二节 神经性毒剂中毒机制

一、体内过程

神经性毒剂脂溶性强,容易穿透生物膜被吸收。不同的器官或组织的吸收速度和吸收率不同。经眼、呼吸道、伤口对毒剂的吸收快而完全;经消化道吸收快,但不完全;经皮肤吸收慢且不完全。

进入机体的神经性毒剂在各器官的分布是不均匀的。小鼠皮下注射沙林,浓度依次为血＞肺＞脑＞膈肌,注射梭曼后的浓度依次为血＞肺＞膈肌＞脑;小鼠腹腔注射 VX,^{32}P 放射性强度依次为肝＞血＞脑。

在体内,神经性毒剂可与蛋白质结合(图 3-2),包括某些酶和受体。与特异性蛋白质的结合可产生毒性作用;与非特异性蛋白质的结合可减低其毒性作用,但其结合谱尚不明确。

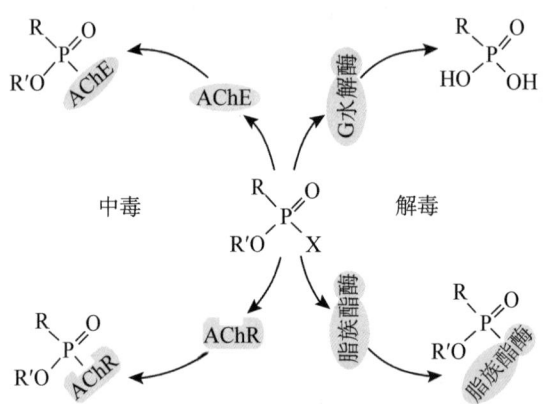

图 3-2 神经性毒剂与蛋白质的结合

1. 乙酰胆碱酯酶(AChE) 神经性毒剂与 AChE 结合,使之失去水解 ACh 的能力,是这类毒剂毒性作用的主要原因。

2. 乙酰胆碱受体(acetylcholine receptor,AChR) 当进入机体的毒剂量较大时才与 AChR 结合,这是神经性毒剂中毒的次要原因。

3. 脂族酯酶(aliesterase)或羧酸酯酶(carboxylesterase,CarbE) 它们属于 B-酯酶(B-esterases),主要分布在血浆、肝、肺、红细胞和脑组织中。在体内,这些酶与毒剂结合,能减少进入脑内的毒剂量,起着毒剂储存库的作用。被结合的毒剂缓慢释放,再经水解失去毒性作用,如沙林能与脂族酯酶结合。经 CarbE 的抑制剂处理的小鼠,可使梭曼的毒性提高近 20 倍;而 CarbE 活性诱导剂则可降低梭曼的毒性。

4. 神经性毒剂水解酶 G 类毒剂能被 G 类毒剂水解酶催化破坏。在该酶的作用下,沙林和梭曼的 P-F 键断裂、塔崩的 P-CN 键断裂,失去与胆碱酯酶结合的能力。

G 类毒剂水解酶又称 A-酯酶(A-esterases),存在于血浆、肝、肾、心、脑和骨骼肌组织中。

以 Co^{2+}、Mg^{2+} 或 Mn^{2+} 作为其辅助因子,分别被称作塔崩水解酶(tabunase)、沙林水解酶(sarinase)、梭曼水解酶(somanase)。神经性毒剂的水解反应通式如下:

$$R\diagdown \!\!\!\!\!\underset{R'O}{\overset{O}{P}}\!\!\!\diagup X +HOH \xrightarrow{\text{G 类水解酶}} HX+ R\diagdown \!\!\!\!\!\underset{R'O}{\overset{O}{P}}\!\!\!\diagup OH \longrightarrow R\diagdown \!\!\!\!\!\underset{HO}{\overset{O}{P}}\!\!\!\diagup OH$$

体内缺少 V 类毒剂水解酶,VX 主要依靠 V 类毒剂氧化酶的催化,在辅酶 I 或辅酶 II 的参与下氧化成无毒产物。V 类毒剂氧化酶主要存在于肝组织中,含量少、活性比较低、解毒能力有限。这也是 V 类毒剂毒性大的原因之一。

G 类毒剂的代谢产物都是离子型化合物,水溶性强,主要经肾由尿排出;少量经肠道由粪便排出;极少量经呼吸道由呼出气体排出。如大鼠静脉注射以 ^{32}P 标记的塔崩 24h 后,约有 15% 的 ^{32}P 从尿中排出。

二、对机体的作用

神经性毒剂对机体的作用主要有 3 个方面:一是抑制 AChE,使 ACh 蓄积,引起胆碱能神经系统功能紊乱;二是直接作用于 AChR;三是毒剂对非胆碱能系统的作用。

(一)对胆碱酯酶的抑制作用

根据水解底物的专一性和速度的差异,可将胆碱酯酶分为 AChE、BuChE 和丙酰胆碱酯酶(ProChE)。AChE 又被称作真性胆碱酯酶,与胆碱能神经系统的功能密切相关。BuChE 和 ProChE 又被称作假性胆碱酯酶(pseudocholinesterase)。

1. AChE 的结构与活性　AChE 是膜结合蛋白质,主要定位于细胞膜或突触前后膜,主要分布在神经末梢、效应器接头、突触间隙和红细胞膜,水解 ACh 而终止其生理作用,但其在红细胞膜上的功能尚不明确。当神经冲动到达胆碱能神经末梢时,200～300 个或以上的囊泡以量子释放(quantal release)方式外排 ACh。ACh 作用于下一级神经元或效应器的受体,引起动作电位而产生效应。ACh 随即被 AChE 催化水解为乙酸和胆碱。前者排出体外,后者则被突触前膜重摄取,用以合成新的 ACh 分子,从而完成 1 个生理周期。AChE 的活性极高,1 个酶分子每秒约水解 25 000 个 ACh 分子,达到允许该底物扩散的极限。

对电鳐 AChE 的三维结构分析显示,该蛋白分子表面活性中心有 2 个能与 ACh 结合的部位,即带负电荷的阴离子部位(anionic site)和酯解部位(esteratic site)。阴离子部位能与 ACh 分子中带正电荷的季铵(quaternary amine)阳离子头以静电引力结合,将 ACh 分子固定在 AChE 表面。阳离子底物不是通过与该阴离子部位的带负电荷的氨基酸结合,而是通过与该部位的芳香族凹区(aromatic gorge)的物种间高度保守的 14 个氨基酸相互作用,其中色氨酸(Trp84)最为关键,天冬氨酸(Asp72)也很重要。酯解部位是由酸性的丝氨酸(Ser200)、含有碱性咪唑环的组氨酸(His440)和谷氨酸(Glu327)组成的催化三联体(catalytic triad),这与其他的丝氨酸蛋白酶类似(图 3-3A 和 B)。活化的丝氨酸羟基是酶进行酰化反应的部位。

酯解部位的自由丝氨酸,只有其羟基活化后才能发生酰化反应。该羟基的活化是 AChE 分子内部电荷接力系统(internal charge relay/transfer system,ICR/ICT)的作用结果。谷氨酸的游离羧基吸引组氨酸咪唑基氮原子上的质子,通过共轭效应使组氨酸咪唑基上另一个氮原子吸引丝氨酸羟基的质子形成氢键,从而使丝氨酸羟基活化。活化的羟基氧原子带有负电荷,具有很强的亲核性,可以对底物 ACh 的羰基碳原子发生亲核攻击,使酶乙酰化或磷酰化(图 3-3C)。乙酰化酶迅速水解,分离出乙酸,酶恢复活性。

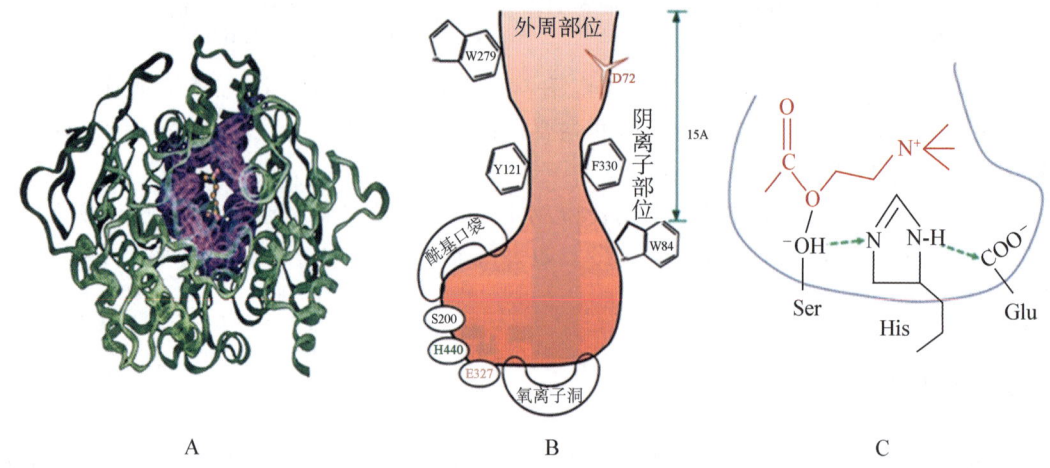

图 3-3　AChE 及其与 ACh 结合的结构

　　A. AChE 的阴离子部位(紫色短棍)和余部(绿色丝带)及其中央活性部位结合的 ACh(绿色短棍和红色小球);B. AChE 结构域示意图;C. AChE 与 ACh 结合示意图及内部电荷接力(绿色箭头)活化丝氨酸的羟基,促进酶与底物 ACh(红色分子)结合

　　2. 中毒酶的形成　神经性毒剂、OP 类和氨基甲酰类杀虫剂对 AChE 的抑制作用是通过与 ACh 相同的方式共价结合 AChE,丝氨酸残基的磷酰化或氨基甲酰化与乙酰化十分相似,所不同的是乙酰化酶不稳定,乙酰基很快脱落而恢复酶催化部位的活性状态。神经性毒剂分子中的正磷原子($P^{\delta+}$)与 ACh 分子中的正碳原子($C^{\delta+}$)性质一样,具有很强的亲电子性。AChE 酯解部位丝氨酸羟基带负电荷的羟基氧攻击 $P^{\delta+}$,并以共价键相结合形成复合物。与此同时,酯解部位的谷氨酸提供一个质子给离开基团,并使之脱落,从而形成稳定的膦酰化酶。这个过程称作膦酰化反应(phosphonylation)。膦酰化酶没有水解 ACh 的功能,故又称作中毒酶(图 3-4)。

　　V 类毒剂离开基团的结构与 ACh 分子中的胆碱相似,依靠疏水性吸附和静电引力与酶的负性部位结合。G 类毒剂的离开基团是短链的酸性基团-F 或-CN,无类似胆碱的结构。因此,G 类毒剂与 AChE 的结合不涉及负性部位。

　　由于毒剂分子中 P＝O 和 P-F 键上的 O 原子和 F 原子相对电负性比 P 原子大(相对电负性:P=2.1;O=3.5;F=4.0;C=2.5;S=2.5),O、F 原子吸引电子成负极,使 P 成为低电子密度的正极,即 P 原子带有较多的正电荷,有更强的亲电子能力。所以,神经性毒剂对 AChE 的亲和力比 ACh 大得多。不仅与 AChE 的结合非常迅速,所形成的膦酰酶也非常稳定,很难自动发生水解而恢复活性。

　　ACh 与 AChE 形成的乙酰化酶脱乙酰基反应和毒剂与 AChE 形成的膦酰化酶的脱酰基反应相差很大。乙酰酶水解,脱乙酰基反应速度很快,其半衰期为 $42\mu s$,酶活力迅速恢复;而膦酰酶的脱膦酰基反应速度比乙酰酶慢 $10^7 \sim 10^9$ 倍,有的甚至不发生自动活化,因此中毒酶不能逆转(图

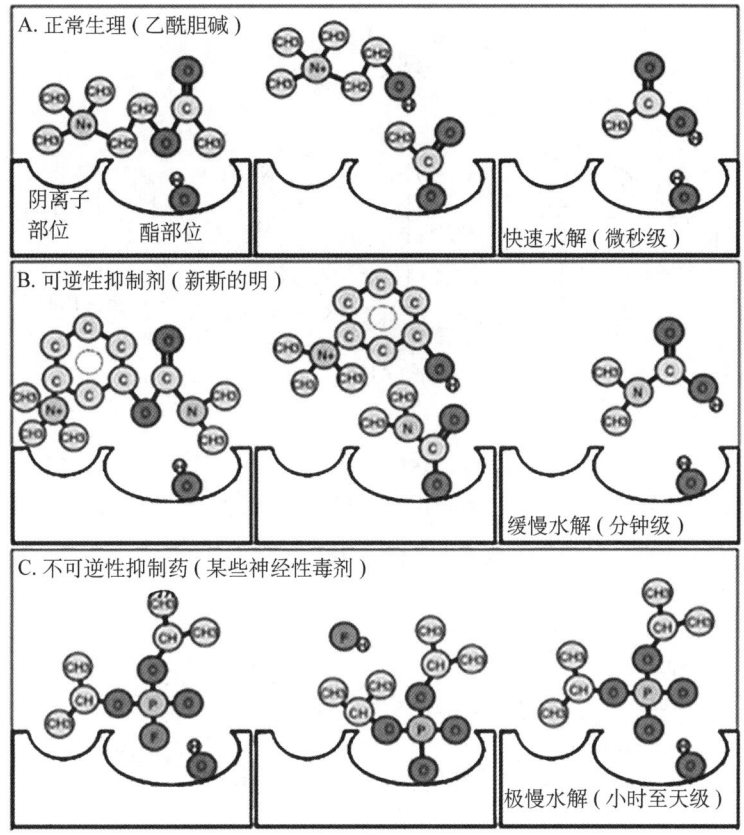

图 3-4　神经性毒剂和 AChE 的作用模式

3-4)。故称神经性毒剂为 AChE 不可逆性抑制药。

OP 毒剂抑制 AChE 作用的强弱，通常以抑制 50% 酶活力所需毒剂的当量分子浓度（I_{50}）或其负对数（pI_{50}）来表示。I_{50} 越小（即 pI_{50} 越大），表示毒剂的抑制作用越强。OP 毒剂的 pI_{50} 一般在 $6\sim9$，而能作为军用毒剂的 OP 化合物 pI_{50} 必须在 8 以上。G 类毒剂的 pI_{50} 与其毒性有密切的关系（表 3-5）。

表 3-5　有机磷毒剂对 AChE 的抑制作用和毒性的关系

毒剂	pI_{50}	$LD_{50}(\mu g/kg)$	
		小鼠（sc）	家兔（iv）
塔崩	8.6	270	63
沙林	8.9	200	17
梭曼	9.2	160	12

3. 中毒酶的转归　膦酰化酶有 3 种转归途径（图 3-5），即酶活力自动重活化、老化和在药物作用下的重活化。

（1）自动重活化（autoreactivation）：神经性毒剂中毒酶并非完全不可逆，在一定的条件下，也可以发生脱膦酰基反应（dephosphonylation），恢复 AChE 活性。这个过程称作自动重活化，俗称为复活。

水是一种弱亲核试剂，其阴离子 OH^- 能与膦酰基 $P^{\delta+}$ 发生亲核反应，使酶上丝氨酸羟基与膦酰基间的共价键断裂，膦酰基从酶活性中心脱落，该反应称作脱膦酰基反应（图 3-6）。

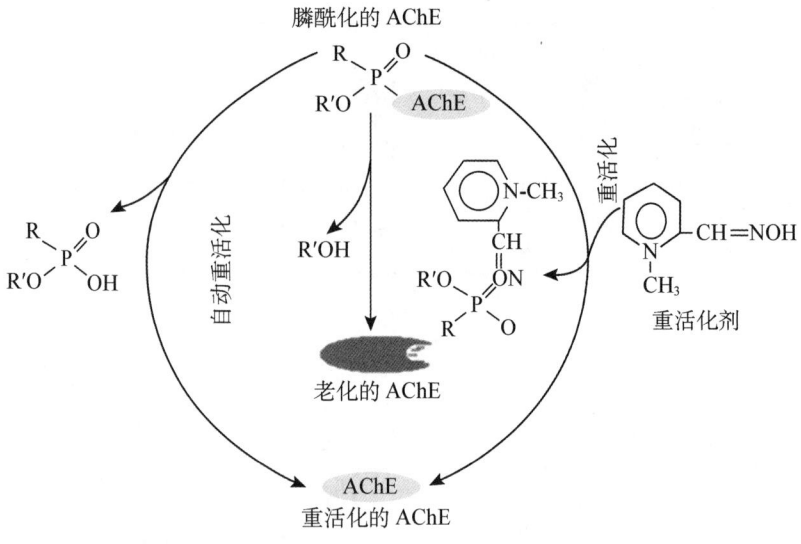

图 3-5　膦酰化酶的转归

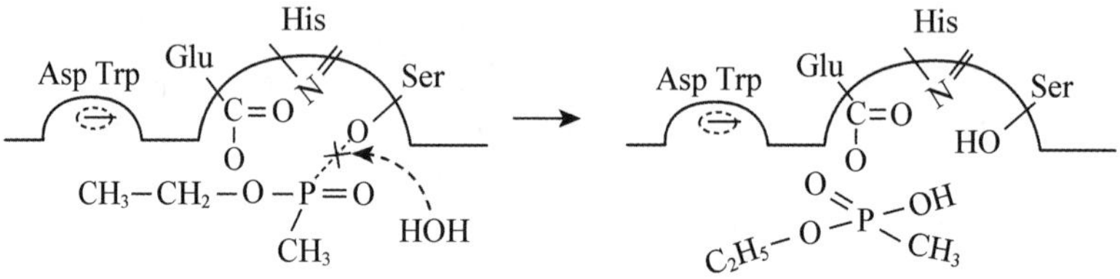

图 3-6　VX 中毒形成的膦酰酶的自动活化

膦酰化酶自动恢复活性的快慢取决于膦酰残基的烷氧基结构。较大的烷基更能有效地阻碍活化水分子对 $P^{\delta+}$ 原子的攻击,使脱膦酰基反应不易发生。在 VX、沙林和梭曼,相应的烷基中,乙基＜异丙基＜特己基。因此,VX 中毒酶的自动活化比沙林中毒酶快,而梭曼中毒酶几乎无自动活化。预防药物氨基甲酸酯与 AChE 复合物的自动重活化很快,而有烷基侧链的 OP 杀虫剂则很慢。二甲基膦酸酯和二乙基膦酸酯结构的 OP-AChE 能够自动重活化,前者半重活化时间为 3.7h,后者为 31～57h。

(2)老化(aging):随着中毒时间的延长,膦酰化酶可以发生脱烷基反应(dealkylation)。即酶负性部位带质子的酸(H^+)和膦酰氧形成氢键,促使烷氧键($R'-O$)断裂,烷基脱落。脱烷基酶不能再被重活化剂活化,故称这种酶为老化酶(aged enzymes),而脱烷基的过程则称作老化(图 3-7)。

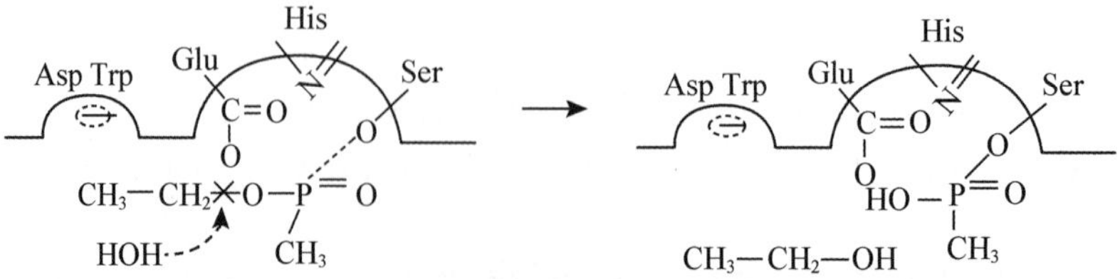

图 3-7　VX 中毒形成的膦酰酶的老化

酶老化速度与毒剂的结构有关。梭曼中毒酶老化速度最快;VX 中毒酶老化速度很慢;塔崩和沙林中毒酶的老化速度介于二者之间(表 3-6)。影响老化速度的主要因素是毒剂的烷氧基结构。其 α 及 β 碳原子无取代基时,不易老化,如 VX 中毒酶;α 及 β 碳原子被甲基取代后,容易老化,如沙林中毒酶;甲基数越多,老化速度越快,如梭曼中毒酶老化时间为 2~4min。

表 3-6　膦酰化酶自动重活化和老化速度比较

毒剂种类	24h 自动重活化(%)	半老化期(h)
VX	25	36~60
塔崩	—	13~46
沙林	5	3~12
梭曼	0	0.01~0.17

老化酶不能够被现有重活化剂作用而恢复活性。其原因可能有:①烷基脱落后,P 原子正电性降低,与重活化剂上带负电肟基的亲和力也降低;②带负电的羟基氧与带负电的肟基有排斥作用;③烷氧基能遮盖酶的负性部位,造成空间障碍。

(3)重活化(reactivation):通过使用某些药物,人为地促使中毒酶的膦酰基脱落,而使中毒酶的活性恢复。这个过程称作重活化,具有重活化中毒酶能力的药物则相应地称为重活化剂或复能剂(reactivators)。现在使用的主要是肟类重活化剂,而对于老化酶重活化剂的研究也在进行中。

(二)对胆碱能受体的作用

神经性毒剂抑制 AChE 活性,使 ACh 在突触处或效应器官接头处蓄积并作用于胆碱能受体,引起神经功能紊乱,这是毒剂的间接作用,是神经性毒剂毒理作用的基础。同时,神经性毒剂可能直接作用于受体。如用沙林或梭曼引起家兔脑电癫痫波发作,此时脑 AChE 虽近完全抑制,但重复应用毒剂时仍能引起脑电癫痫波的发生,从而证明毒剂对 ChR 有直接作用。

1. 对胆碱能受体的间接作用　神经性毒剂中毒后,神经递质 ACh 蓄积,后者作用于胆碱能受体并引起症状。这称作神经性毒剂对受体的间接作用。

ACh 是最古老的神经递质,大致在 4 亿年前神经系统雏形刚一出现的时候就有了。它通过受体支配着很多器官的功能。受体的数量很大,如一条骨骼肌纤维上平均有 4.7×10^7 个受体。正常情况下,只有少量受体参与生理反应,大多数受体则成为储备受体。因此,在使用阻滞药时,所用剂量必须足以阻断 70% 以上的受体才能影响胆碱能神经的功能。胆碱能受体有毒蕈碱受体(muscarinic receptor,M 受体)和烟碱受体(nicotinic receptor,N 受体)两类。

M 受体由 460~590 个氨基酸组成,属于 G 蛋白偶联受体,通过第二信使系统传递信号。药理学上的 M 受体有 5 个亚型。M_1 受体主要存在于脑组织中,占脑内 M 受体的 50%~80%。M_2 受体主要分布在心脏,在神经和平滑肌上也有少量分布。M_3 受体主要分布在外分泌腺体上,平滑肌和神经组织中也有少量分布。M_4 和 M_5 受体分布中枢神经系统,眼部有 M_4 受体分布。它们所介导的功能见表 3-7。

阿托品及甲基东莨菪碱等经典抗胆碱能药物以及二苯羟乙酸奎宁酯(QNB)等对前 3 种受体亚型的结合无选择性,这与用药后的作用及不良反应密切相关。

N 胆碱受体根据其分布不同可分为神经节 N 受体(N_1 或 N_n 受体)和神经肌肉接头 N 受体(N_2 或 N_m 受体)。N 受体属于配体门控离子通道受体。不同部位 N 受体的分子结构十分相似,由 α、β、γ、δ 4 种亚基组成聚体,以形成中间带孔的跨细胞通道,即为 N 受体离子通道,通过配体门控的离子通道传递信号。2 个 α 亚基上有 ACh 作用点。当 ACh 与 α 亚基结合后,使离子通道开放,细胞膜外 Na^+、Ca^{2+} 离子进入细胞,产生局部除极电位,即终板电位。当终板电位超过肌纤维扩布性除极阈值时,即可打开膜上电压门控性离子通道,大量 Na^+、Ca^{2+} 离子内流,产生动作电位,引起肌肉收缩。

2. 神经性毒剂对胆碱能受体的直接作用　研究中发现,神经性毒剂除抑制 AChE 活性,产生强烈的胆碱能功能紊乱及其症状外,还存在不能为胆碱能神经紊乱所解释的现象。如酶活性完全抑制程度与临床表现并非完全一致;中毒症状消失与酶活性恢复也不成平行关系;事先用药物完全抑制离体器官的 AChE 活性(暂时保护),再次应用毒剂仍引起毒性效应。这些结果提示,神经性毒剂可能对胆碱能受体有直接作用。如梭曼、VX、沙林、塔崩与大鼠心肌 M_2 受体有很高的亲和力,它们结合在 M_2 受体的 ACh 结合部位,能够抑制[³H]CD(一种与 M_2 受体有很高亲和力的化合物)与 M_2 受体的结合。神经性毒剂对周围神经节和神经肌肉接头也有影响,而且也是通过对受体的直接结合。神经性毒剂对受体的直接作用剂量比抑制酶活性的剂量要大得多。因此,它在毒理作用中的实际意义如何,尚未确定。

表 3-7　胆碱能受体介导的生理功能

效应器官		反应	效应器官		反应
平滑肌	虹膜括约肌	收缩(瞳孔缩小)	心脏	窦房结	心率减慢,迷走性停搏
	睫状肌	收缩(近视)		心房	收缩力减弱
	支气管平滑肌	收缩		房室结及传导系统	传导加快
	胃运动和张力	增加		心室	传导减慢,收缩力减弱
	胃括约肌	扩张(松弛)	腺体	泪腺	兴奋
	肠运动和张力	增加		鼻、咽腺体	兴奋
	肠括约肌	松弛		唾液腺	兴奋
	胆囊和胆管	收缩		支气管腺	兴奋
	膀胱逼尿肌	收缩		胃腺	兴奋
	膀胱括约肌	松弛		肠腺	兴奋
血管	冠状动脉、脑、肺	扩张		汗腺	兴奋
	骨骼肌	扩张	骨骼肌		兴奋
	皮肤、黏膜	扩张	肾上腺髓质		分泌增加
	唾液腺	扩张	交感神经节		兴奋

(三)神经性毒剂的非胆碱能作用

研究发现,梭曼中毒引起惊厥的同时,小脑组织中 cGMP 含量增加。使用阿托品和 HI-6 对惊厥和 cGMP 含量很少有影响,而镇静类药物对两者均有阻断作用。地西泮还可防止家兔梭曼中毒引起的心动过缓。这些现象用中毒的胆碱能机制难以解释。因此认为神经性毒剂除胆碱能机制外,可能还存在非胆碱能效应(non-cholinergic effects)。

已知γ-氨基丁酸(GABA)有抑制惊厥的作用。如 GABA 含量减少和作用减弱均可使动物出现惊厥症状,且 cGMP 参与 GABA 的传递作用。因此推论,梭曼中毒后出现的惊厥是由于梭曼干扰了受体对 GABA 的亲和力和利用率,而使 GABA 的效应减弱导致惊厥,并伴有 cGMP 浓度升高。镇静类药物可增强受体对 GABA 的亲和力和利用率,同时也使脑中 cGMP 含量降低。

有机磷中毒迟发性神经病(OPIDN)是一种严重的并发症,多发生在中毒症状消失后血液 AChE 活力基本恢复正常的情况下,不能用胆碱能作用完全解释。

神经性毒剂还可结合其他解毒酶,如 B-酯酶类的丁酰胆碱酯酶(BuChE)和羧酸酯酶 E (CarbE)、A-酯酶类的芳香酯酶和对氧磷酶。该结合与中毒的程度相关,且有种属特异性。 VX 与 CarbE 的亲和力低,而沙林和梭曼高。观察大鼠梭曼抑制的血浆 CarbE 自动重活化,说明梭曼-CarbE 复合物不发生老化,该内源性 ChE 可以作为梭曼的功能性清除剂。

第三节　神经性毒剂毒理作用

神经性毒剂的毒理作用主要由神经系统 AChE 被抑制、ACh 蓄积引起。胆碱能神经主要分布在中枢神经系统、呼吸系统、心血管系统、消化系统、泌尿系统、运动系统等。这些系统受神经性毒剂染毒后很快出现一系列中毒症状和体征。

一、对神经系统的作用

(一)对中枢神经系统的作用

神经性毒剂对中枢神经系统(CNS)的毒理作用表现为头痛、焦虑、迷惑、睡眠紊乱、视物模糊,甚至震颤、惊厥、昏迷、低体温、呼吸中枢抑制。早期 CNS 表现可以持续数日,并能检测到中度的胆碱能症状,脑电图出现节律不规则、电位变异和增高,电压升高的异常慢波(也见于癫痫)间歇爆发。昏迷是由于神经性毒剂对 CNS 的直接抑制,脑电图显示明显的皮质活动抑制。中毒严重的急性期(暴露后 3～40h)患者偶尔会出现斜视眼阵挛(opsoclonus),快速、非意向性、反复、无规律的双眼运动,可能是胆碱能过度兴奋的体征,持续数小时至数日后可自行恢复。

神经性毒剂易穿透血-脑屏障进入中枢神经系统,引起神经生化改变和功能紊乱。严重中毒者可出现惊厥等临床表现。较长时间的惊厥可破坏大脑各部位功能的平衡和协调,存活动物可观察到因脑损伤引起的行为改变。动物实验证实,神经性毒剂中毒的惊厥发作与中枢神经系统的电活动有密切关系,可根据脑电波的变化把临床的惊厥划分为 3 个阶段。

1. 惊前期　正常的脑电波以低幅慢波为主。神经性毒剂中毒后,脑电首先出现兴奋波,表现为频率增加,由 8～12/s 增加到 18～20/s,波幅不变或有增大。频率增加限于皮质下。此时,动物不出现异常活动。此外,脑电图还出现 8～10/s 的同步高幅尖波,从皮质扩散至皮质下组织,如网状组织、杏仁核、苍白球等。此时,动物表现不安、咀嚼、散瞳等,继之出现震颤或四肢颤抖。

2. 惊厥期　特点是从大脑皮质到皮质下各组织均出现高幅尖波,呈阵发性。中毒动物出现全身阵发性强直惊厥,惊厥时颈部向后反弓。同时出现大量唾液分泌,呼吸困难。

3. 惊后期 脑电逐渐变为低频高幅尖波,1～2/s,最后出现平坦线型,即不再有脑电活动。动物表现为惊厥逐渐缓解,阵发周期延长直至停止,对外界无反应。如能及时改善呼吸,则此后脑电的平坦线型逐渐恢复到低幅慢波,动物恢复对外界反应,否则很快死亡。

惊厥一方面妨碍呼吸动作,另一方面增加能量和氧的消耗。故惊厥加重呼吸、循环的负担,加速病情恶化。研究表明,神经性毒剂引起的惊厥波和惊厥症状不能被阿托品所控制,而地西泮、东莨菪碱和贝那替秦(苯那辛)能对抗惊厥。

(二)对周围神经系统的作用

以发生 OPIDN 为代表。发病时,肢体神经自中毒第 1 周开始即发生轻微的髓鞘、轴索改变。随着时间的延长,神经纤维呈不规则形态,有皱褶形成,神经轴索肿胀,排列紊乱,髓鞘深染,形状不规则;至第 3 周,有些神经纤维已经被破坏;在第 4 周末出现典型的髓鞘脱失和轴索肿胀。有学者用神经单纤维剥离技术研究证实,OP 中毒后动物腓总神经发生 B 至 I 类组织学变化。其中 B 类为髓鞘起皱,C 类为节段脱鞘,D 类和 F 类为髓鞘变性和再生,E 类为轴突变性,G 类为郎飞结旁局限性肿胀和卵圆体或髓球线性排列、结间髓鞘厚度变化等。

针对 OP 中毒引发的迟发的神经心理后遗症的研究发现,中毒数年后,手指和足趾的震动触觉(vibrotactile)阈值仍有明显损伤;利手的抓握和夹持力明显降低;神经心理学的视运动(visuomotor)、注意力、语言功能有明显缺陷,可有持续的情感行为异常,如焦虑,但脑电图和神经学检查均无异常。这些可能是 CNS 和周围神经系统联合损伤的结果。

二、对呼吸系统的作用

呼吸衰竭是神经性毒剂中毒死亡的主要原因之一。呼吸停止后,心脏还能继续搏动5～7min。呼吸中枢抑制、呼吸肌麻痹、支气管溢液和支气管平滑肌痉挛收缩是导致呼吸衰竭的主要因素。

(一)呼吸中枢

中毒早期,呼吸中枢短暂兴奋,继之转为抑制,甚至呼吸衰竭。研究证实,呼吸中枢对神经性毒剂很敏感。将微量的神经性毒剂注入犬的第四脑室附近,并不引起心血管运动中枢反应,但呼吸中枢却出现明显的抑制。凡具有抗中枢毒蕈碱样作用的药物,如戊羟利定(长托宁)和东莨菪碱,都能对抗神经性毒剂引起的中枢性呼吸衰竭。

(二)呼吸肌

毒剂作用于神经-肌肉接头部位,使神经-肌肉传导阻滞,呼吸肌无力、麻痹,以致呼吸衰竭。呼吸肌麻痹以膈肌出现最早,且最严重;肋间肌、胸壁肌和腹壁肌次之。这种现象只出现在超致死剂量中毒时。神经性毒剂对呼吸肌的麻痹作用,可被肟类重活化剂所对抗,阿托品对之无效。

(三)腺体

口、鼻、眼和支气管的腺体均为胆碱能神经支配,神经性毒剂对这些腺体都有作用,但对唾液腺的作用比对支气管分泌腺的作用更强(表 3-8)。中毒时,大量液体积聚在呼吸道中可阻塞呼吸道,加重呼吸困难。这种作用能被阿托品所消除。

表 3-8 皮下注射沙林对猫、猴腺体分泌的影响

动物	沙林用量 (μg)	中毒前后分泌物流出量比值	
		口腔	支气管
猫	47	18.3	1.4
猴	138	30.7	1.9

(四)平滑肌

中毒时,神经递质 ACh 作用于支气管平滑肌的胆碱能受体,使之收缩,呼气阻力增加,潮气量下降。神经性毒剂对支气管平滑肌的作用可被阿托品对抗。

三、对循环系统的作用

在神经性毒剂急性中毒死亡原因中,循环衰竭的重要性仅次于呼吸衰竭,两者可以互相影响。在人工维持呼吸功能的情况下,循环衰竭则可能成为主要的死因。由于循环系统有复杂的神经、体液及局部调节机制,毒剂对循环系统的影响也比较复杂。

(一)循环中枢

神经性毒剂对循环中枢有直接作用,但这种作用在循环系统功能紊乱中并非最重要。以椎动脉给药法注入微量沙林,受试动物很快出现心动过缓、血压下降。此时若切断迷走神经,沙林引起的心率和血压变化得以恢复。但在断头的动物,中毒仍然引起心血管功能的下降。

(二)心脏

毒剂对心脏的作用是影响循环系统的主要因素,主要归因于 ACh 在心脏的蓄积。心脏有其自身的起搏点和传导系统,它们又受自主神经的控制,其窦房结、房室结及心肌均受胆碱能神经的支配。ACh 蓄积使心脏上述结构的功能减弱,出现房室传导阻滞、心律失常、心肌收缩力减弱和心排血量减少,严重时出现心力衰竭。心排血量减少使血压明显下降。心电图检查可见 ST 段改变、峰形 T 波、QT 间期延长。室性心律失常是常见死因,尖端扭转型室性心动过速(torsades de pointes)的快速性心律失常可以发展为心室颤动和(或)心搏停止。阿托品能很快使心率、心律及心肌收缩力恢复正常、血压回升和心排血量增加;神经节阻断药六烃季铵能暂时地、部分地减轻毒剂引起的心动过缓。

(三)外周循环

毒剂对外周循环的作用比较复杂。在毒剂引起心率减慢、血压下降的同时,代偿性地引起外周血管收缩和阻力增加;毒剂的烟碱样作用使交感神经节兴奋和肾上腺髓质释放拟交感物质,使心率加速、血管收缩、血压升高。但在心脏严重受损时,血管阻力增加,反而加重心脏负担,促发心力衰竭。另外,毒剂也可引起外周血管扩张,成为血压下降的另一个原因。

四、对骨骼肌的作用

神经性毒剂中毒引起全身痉挛、肌肉纤维性颤动（简称肌颤）、肌麻痹等运动功能失调。痉挛是中枢作用的结果，断头动物中毒无痉挛；肌颤、肌麻痹是 ACh 作用于神经-肌肉接头部位产生的烟碱样症状。

蓄积的 ACh 使突触后膜受体的作用增强并延长作用时间，终板电位加大加宽，以致使破坏终板除极和动作电位的同步化。非同步的兴奋导致肌颤，表现为肌肉纤维快而微弱的不协调波动。延长的终板电位能自动再兴奋神经末梢，冲动沿轴突分布传播开来又兴奋整个运动单位的肌肉纤维，导致一束束肌肉不规则的颤搐，称作肌束震颤。随着 AChE 的充分抑制，突触后膜胆碱能受体对 ACh 的敏感性降低，以至不能继续接受 ACh 的作用，导致神经、肌肉接头传导阻滞或肌麻痹。

肌颤是神经性毒剂中毒特有的症状，出现较早。肌颤一般自小肌群开始，如眼睑、颜面、舌肌、腓肠肌等，随后呼吸肌受累，有时可扩展至全身，出现全身肌无力。肟类重活化剂能对抗上述作用，其机制除重活化胆碱酯酶外，还有生理对抗作用。

五、对平滑肌的作用

（一）眼

虹膜括约肌和睫状肌受动眼神经的 M 胆碱受体支配。当毒剂蒸气或液滴落入眼内时，增加的 ACh 使虹膜括约肌和睫状肌收缩。前者导致瞳孔缩小；后者则使悬韧带松弛，晶状体变厚，出现近视和视力调节障碍(图 3-8)。特别在聚焦时，可出现眼痛和头痛。倘若眼部未接触毒剂，中毒者的瞳孔缩小可不明显。阿托品能消除神经性毒剂对眼的作用。

（二）胃肠道

塔崩和沙林能使胃和小肠的张力增加，蠕动增强。十二指肠对神经性毒剂很敏感。当中毒剂量很小，对动物呼吸或循环尚无可识别的作用时，已使十二指肠的张力增加；呼吸和循环刚产生作用时，十二指肠已经出现痉挛性收缩。毒剂的毒蕈碱样作用可使胃肠道腺体分泌增加，平滑肌收缩以致腹部疼挛，胃肠蠕动增强、恶心、呕吐、腹痛、腹泻、里急后重、大便失禁等。阿托品、肟类重活化剂和神经节阻断药均可对抗上述症状。

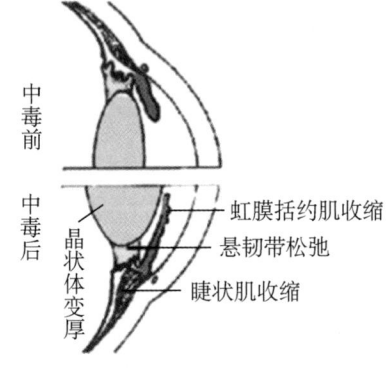

中毒前
中毒后
晶状体变厚

虹膜括约肌收缩
悬韧带松弛
睫状肌收缩

图 3-8　神经性毒剂中毒对眼的影响

（三）泌尿道

副交感神经支配膀胱逼尿肌和尿道内括约肌。中毒后，由于膀胱逼尿肌收缩，尿道括约肌松弛，可出现尿频，严重时可引起尿失禁。

六、对腺体的作用

唾液腺、泪腺、汗腺、支气管腺、胃腺、肠腺及胰腺等细胞均有胆碱能神经分布,中毒后因ACh蓄积,腺体分泌增加。实验中发现,中毒动物在发生惊厥时,只短暂地出现轻度流涎,动物常吞下流出物。随着惊厥的发展,大量泡沫状液体从口腔流出。人神经性毒剂中毒时,如不及时急救,从口中流出的分泌物可达1.75L。上述症状是ACh蓄积的作用结果,可被阿托品或其他解胆碱能药物有效对抗。

第四节 神经性毒剂的临床表现和诊断

一、临床表现

神经性毒剂暴露的健康影响可以按普通临床分类:①数分钟至数小时内发生的急性胆碱能效应,可以是致命的或有一定程度的恢复;②迟发的外周多神经病变,即所谓的有机磷农药中毒致迟发性神经病变(OPIDN),有恢复差的可能;③迟发的肌肉无力综合征,即所谓的中间综合征(intermediate syndrome,IMS),发生在严重急性效应恢复后数天内,病变通常可逆;④长期的神经和精神效应,有时是在急性毒性恢复之后,可以持续数年;⑤无症状暴露,特别是长时间,可引起神经组织效应,临床后果尚不清楚。在群体暴露于神经性毒剂时,如果没有识别出毒剂或不恰当洗消造成的重复低剂量暴露,可导致该效应。在这种情况下,孕妇和儿童可能更加敏感,对此后果所知甚少。

急性中毒的临床表现

急性中毒发病急骤,主要表现为急性胆碱能危象。典型的胆碱能危象包括毒蕈碱(M)样症状、烟碱(N)样症状和中枢神经系统(CNS)症状。

1. 急性胆碱能效应

(1)M样症状和体征:是ACh作用于M受体引起的,可归纳为以下3类(表3-9)。

①腺体分泌增加:包括汗腺、泪腺、唾液腺、鼻黏膜腺、支气管腺和胃肠道腺体等分泌增加,有出汗(sweating)、流泪(tearing)、流涎(salivation)、流涕(rhinorrhoea)、肺部干(或湿)啰音(rale)等。

②平滑肌收缩:如眼睫状肌和虹膜括约肌、支气管平滑肌、胃肠道平滑肌、膀胱逼尿肌(膀胱内括约肌松弛)收缩,表现为瞳孔缩小、视物模糊、前额疼痛,胸闷、胸痛、喘息、咳嗽、呼吸困难、恶心、呕吐、胃灼热感、肠鸣音亢进、腹痛、腹泻、尿频、大小便失禁。

③心血管抑制:心动过缓(bradycardia)、心律失常、血压下降。

(2)烟碱样症状和体征:是ACh作用于N受体引起的,主要症状和体征见表3-9。

骨骼肌神经肌肉接头先兴奋后麻痹,肌肉震颤(amyostasia)、肌束震颤(fasciculation)、肌无力(myasthenia)、肌麻痹(paralysis)。呼吸肌麻痹可导致窒息。大剂量中毒后,肌肉疲劳无力,很快出现肌肉松弛(flaccidity)。

交感神经节和肾上腺髓质兴奋,表现为皮肤苍白,心率加快,有时血压升高。

表 3-9　神经性毒剂中毒的症状和体征

作用性质	作用部位		症状和体征
毒蕈碱样作用	腺体	汗腺	全身大汗
		唾液腺	流涎
		泪腺	流泪
		鼻	流涕
		支气管	分泌增加、咳痰、啰音
		胃肠道	分泌增加
	平滑肌	支气管	胸闷、胸紧、咳嗽、喘息,呼吸困难、发绀、肺水肿
		胃肠道	厌食、恶心、呕吐、嗳气、贲门痉挛、胃烧灼感、肠鸣音亢进、肠绞痛、腹泻、里急后重、大便失禁
		膀胱	逼尿肌收缩和括约肌松弛导致尿频、尿失禁
		瞳孔	虹膜括约肌收缩导致瞳孔缩小,偶有不等大,后期明显缩小
		睫状体	睫状肌收缩导致眼痛、视物模糊、前额疼痛
	心血管		心动过缓、心律失常、血压下降
烟碱样作用	骨骼肌		先兴奋后麻痹导致肌颤、束状抽动、痉挛、肌无力、麻痹,呼吸肌麻痹,伴有呼吸困难、发绀
	交感神经节和肾上腺髓质		神经兴奋导致皮肤苍白、心率可加快、有时血压升高
中枢作用	中枢神经系统		紧张、不安、焦虑、恐惧、情绪不稳、头痛、头晕、失眠、多梦、噩梦、淡漠、抑郁、嗜睡、注意力差、记忆力障碍、反应慢、语言不清、全身无力、运动失调、惊厥(脑电图出现癫痫波)、昏迷、反射消失、潮式呼吸、呼吸和循环中枢麻痹导致呼吸、循环衰竭

(3)中枢神经系统症状和体征:如惊厥(seizure/convulsion)、昏迷(coma)等,是中枢神经系统 ACh 蓄积引起的反应(表 3-9)。

①神经系统先兴奋后抑制,表现为紧张、焦虑、恐惧、不安、情绪不稳、头晕、头痛、多梦、失眠,继而淡漠、抑郁、嗜睡、注意力不集中、记忆力减退、反应迟钝、语言不清、全身无力,运动失调、惊厥、昏迷、反射消失。不出现明显的意识模糊和错觉(如幻觉)。

②呼吸循环中枢抑制:出现呼吸困难、潮式呼吸、发绀、血压下降。呼吸中枢麻痹。

2.局部染毒的临床特点　发生神经性毒剂中毒时,接触部位的症状出现最早。

(1)眼睛染毒:眼接触毒剂后数分钟或立即出现瞳孔缩小、流泪和视力减弱。瞳孔缩小可持续1～3d。缩瞳程度取决于接触的毒剂量。眼痛可在3～14d逐渐消失。结膜充血、头痛可持续2～5d。毒剂经眼可迅速引起全身中毒,0.01ml沙林滴入眼可致人命。

(2)呼吸道染毒:1～2min 在出现缩瞳的同时,有流涎、胸闷、流涕、咳嗽、支气管痉挛和长时间的喘息呼气,呼吸困难,随后出现全身中毒症状。

（3）皮肤染毒:皮肤染毒首先在染毒处出现出汗和肌颤、经0.5～18h潜伏期出现胃肠道为首的全身中毒症状,病程较缓慢。在暴露后数小时内出现恶心、呕吐、腹泻等,预示中毒严重。毒剂经伤口吸收,速度快,危险性大,局部肌颤明显,持续时间较久。皮肤大量液滴染毒经1～30min潜伏期后,受染者突然意识丧失、惊厥,这与严重的毒剂蒸气中毒类似。

（4）消化道染毒:误服染毒食物或水,可在数分钟后出现胃痛、恶心、呕吐、腹泻等,然后迅速出现全身中毒症状。瞳孔可不缩小。

神经性毒剂中毒后如能及时救治,一般不留后遗症(梭曼可能有)。若救治不及时,可留有神经系统功能紊乱和脑损伤。一些中枢症状如嗜睡、健忘、易激动等可持续数月或更长。

3. 特殊临床表现

（1）中间综合征(intermediate syndrome,IMS):IMS是急性重度OP农药中毒的主要死因之一,发生率为5%～20%。在神经性毒剂中毒者身上没有类似报道。IMS的临床特点是在急性OP中毒发病1～7d后(以1～4d为多)。急性胆碱能危象后,患者在维持阿托品化或撤减阿托品过程中出现屈颈肌及四肢近端肌肉、脑神经支配肌肉、呼吸肌3组肌力减弱或麻痹症状,可单独或同时出现。诊断IMS的依据为中毒后第1～7天出现类似重症肌无力症状。①屈颈肌及四肢近端肌肉症状表现为患者平卧时出现抬头困难,四肢肌张力减弱,腱反射减弱或消失,双手握力下降,持物无力,抬举有困难。②脑神经支配的肌肉无力患者有睁眼及鼓腮困难,动眼受限和眼震颤,咀嚼和咳嗽无力;吞咽困难和呛咳,转头困难、耸肩无力;发音不清。③呼吸肌麻痹患者出现胸闷、气憋,呼吸运动减弱,胸大肌参与呼吸运动,呼吸肌麻痹。该组症状多继发于前两组,并与呼吸衰竭的发展有关。跟腱反射消失、肌束震颤消失、感觉正常,高频率刺激会导致肌肉反应波幅出现进行性递减。ChE活力一般在正常值30%以下。过敏体质患者在OP接触部位出现皮肤红肿、水疱、破溃,可在24h内发展为喉头水肿,加重呼吸困难。

IMS发病机制尚未阐明,有机磷酸酯类长期在体内存在、胆碱酯酶抑制过久、ACh长时间蓄积在神经-肌肉接头、胆碱能受体密集化,均可能参与,但受累肌群的特异性尚没有合理解释。超微结构观察可见终板附近的肌纤维空泡、线粒体肿胀、施万细胞和巨噬细胞的突触进入到终板间隙,导致神经-肌肉接头分离,肌纤维失去神经支配而无力。有学者认为,阿托品对部分患者的中枢麻醉作用和神经-肌肉接头处受体阻断作用,在IMS发病中有重要作用。大剂量的阿托品是引起呼吸肌麻痹的重要原因,因此,不能大量、反复应用阿托品来治疗IMS。有报道称,对硫磷、甲基对硫磷和敌敌畏中毒易发IMS。

在中度IMS,亚临床电生理异常常见而且渐进,先于临床症状的发作。临床和实验研究证实,早期电生理表现为高刺激率的递减-递增模式(decrement-increment patterns),这与中度的肌无力对应,之后发展为中、低频刺激的递增-递减模式,然后进一步为递减-递增与重复衰减模式的联合,而严重的递减模式常见于紧邻呼吸衰竭发生之前。

（2）迟发性神经病变(organophosphorus-induced delayed neuropathy,OPIDN):神经性毒剂和有机磷农药中毒致OPIDN最早报道于20世纪30年代,因食用受磷酸三甲酚酯污染的牙买加姜制品而出现的下肢麻痹,被称为"姜麻痹(ginger paralysis)"。日本的2次沙林事件和两伊战争受害者的OPIDN尚无定论。OPIDN诊断依据为中毒急性期恢复和症状消失后(即中毒后1～4周)数日内出现以周围神经损害症状为主的对称性感觉运动神经轴索病表现,早期下肢麻木、下肢肌抽搐痛(cramping muscle pain)、四肢无力。肢体远端对称性感觉、运动和自主神经功能障碍,呈手套、袜子样的痛觉减退,有麻木、烧灼感、触电感或蚁行感,常从远端向近端发展。下肢腱反射抑制,重者上肢也可出现。双手活动不灵,难以完成精细动作;双侧下肢抬举困难,跨越步态(high-stepping gait),双足不能伸屈。严重者呈足下垂及腕下垂,四肢远端肌肉萎缩,甚至瘫痪,有锥体束征。踝反射减低较膝反射减低出现早而且明显,伴有或不伴有脑神经损害和锥体束征。运动功能受损重于感觉功能。少数患者还会出现精神症状及行为异常,如恐惧、焦虑和不自主躁动等。胆碱酯酶活性及脑脊液检查均属正常,能排除其他引起神经病变的因素,如低血钾性麻痹、多发性神经根炎等。神经电生理检查有助于发现亚临床期的 OPIDN。周围神经功能可显著恢复,但是,基于锥体束累及的程度,痉挛性共济失调可能持久存在。年轻人通常可以完全恢复。

OPIDN 的发病机制尚未阐明,目前研究认为,神经性毒剂使脑和脊髓中的神经病变靶标酯酶(neuropathy target esterase,NTE),又称神经毒酯酶(neurotoxic esterase)发生磷酸化,使 NTE 失去与磷连接的基团,结构发生改变而老化。这使轴索内轴浆运输中的能量代谢发生障碍,最终导致脊髓和周围神经的轴突脱髓鞘变性和神经胶质增生,即瓦氏变性(Wallerian degeneration),原发性向心性(dying-back)轴索变性,继发脱髓鞘病变,发生 OPIDN。NTE 丧失活性,破坏膜磷脂稳态和内质网功能,包括轴索转运和胶质细胞-轴索相互作用;轴索随即退变,继以神经纤维脱髓鞘。变性常由长而粗的神经纤维远端开始,可见神经轴索肿胀,轴浆内神经丝、神经微管聚集,滑面内质网增生和空泡形成,线粒体肿胀、聚集成囊状物。OPIDN 大鼠出现细胞骨架相关基因表达的改变,β-tubulin 和 Nestin 在 15min,神经微丝重链(NEFH)、胶质纤维酸性蛋白(GFAP)在 2h,微管相关蛋白 2(MAP2)在 3 个月的变化都可能是 OPIDN 的分子基础。

(3)中毒反跳(organophosphorus intoxication rebound,OPIR):神经性毒剂和 OP 中毒治疗的反跳发生率为 10%,患者染毒量越大,中毒程度越重,反跳发生率越高。中毒反跳多发生在中毒后 2~8d,除 M 受体兴奋外,尚有 N 受体兴奋的表现,同时可伴有意识障碍,治疗上需大剂量阿托品抢救,预后差,病死率高达 26%~78%。诊断反跳的依据为中毒患者经过抢救症状明显好转后,病情急剧恶化,胆碱酯酶活性下降明显,再次出现胆碱能危象,甚至发生昏迷、肺水肿或猝死。无脑神经麻痹和肌电图改变。反跳与下列因素有关:①毒剂清除和洗消不彻底,残留毒物再吸收;②毒物从肝、胆囊和脂肪组织等结合库释放入血;③抗胆碱能药物减量太快、停药过早;④在治疗中观察不细致;⑤判断阿托品化失误;⑥重活化剂用量不足或过量,以及治疗用药不当,未及时处理并发症,如心律失常、肺水肿、脑水肿等。抗胆碱能药物使用不当(如用量不足)是引起反跳的重要因素。

准确鉴别阿托品依赖与中毒反跳可有效防止阿托品中毒的发生。患者经抢救病情稳定一段时间后再次出现面色苍白、出汗、呕吐等明显的 M 样症状,此时应用较小剂量阿托品可使上述症状消失,此现象为阿托品依赖。阿托品依赖多发生在中毒后 7~10d,主要表现为 M 样症状,发生前后胆碱酯酶变化不大,治疗上只需小剂量阿托品维持即可,预后良好。

严重的有机磷杀虫药中毒能引起行为和精神效应及长期神经心理后果,这一点争议少;但是对于严重程度低的中毒则还存在矛盾的结果。对日本和伊朗伤员的观察证实,神经性毒剂中毒也会发生类似的效应,包括终身 PTSD 的高风险,焦虑、抑郁症状、疲劳、头痛和脑电图异常增加。最合理的治疗措施就是尽可能避免急性期的缺氧。这些伤员的随访需要神经专家、神经心理专家和精神专家的共同协作。

二、诊断

神经性毒剂中毒的诊断,主要依据伤员的毒物接触史(中毒史)、症状特点、全血胆碱酯酶活性测定和化学侦检报告。必要时,可以进行阿托品诊断性治疗。

(一)诊断依据

1. **中毒史** 曾遭受化学袭击,在染毒区停留,防护和消毒措施不严密、不及时;误食染毒水或食物;出现大批同类中毒人员。

2. **症状特点** 起病急,病程发展快,相继出现毒蕈碱样、烟碱样和中枢神经系统症状。

3. **实验室检查** 全血 ChE 活力测定是比较专一的辅助诊断措施。野战条件下用简易的溴化麝香草酚蓝(bromothymol blue,BTB)纸片法测定,可大概判断中毒程度及作为使用酶重活化剂的参考。红细胞 AChE(RBC-AChE)和血浆 AChE(P-AChE)或血清 BuChE(S-BuChE)的测定方法主要有 pH 指示剂试纸法、pH 差示法、比色法、免疫分析法、连续监测法以及 WHO 推荐的 RBC-AChE 简捷测定盒。RBC-AChE 和 P-AChE 分别能接近反映急性中毒和恢复阶段组织酶活力。

测定 2 种 ChE 最常用的连续监测法原理基本相同,只是底物不同。测定 AChE 常用碘化乙酰硫代胆碱,测定 BuChE 常用丁酰硫代胆碱或丙酰硫代胆碱。ChE 催化底物水解所释放的硫代胆碱(SCh)与 5,5-二硫代-2-硝基苯甲酸(DTNB)反应,生成黄色产物 5-硫代硝基苯甲酸(5-TNBA)的量反映酶的活性。该法操作简单,快速,灵敏度高,尤其适用于自动化测定。SCh-铁氰化钾指示反应系统测定 S-BuChE 利用 SCh 把在 405nm 处有最大吸收的黄色铁氰化钾还原生成接近无色的亚铁氰化钾后,此吸收峰消失用以反映 ChE 活性。

样品一般无须稀释。稀释氨基甲酸酯中毒血样的过程会引起抑制酶的恢复加快,可能影响检测结果。在测定 ChE 活力时,应注意某些疾病如肝病、恶性贫血、白血病及氯仿、乙醚、磺胺类药物等能使血液 ChE 活力降低。部分检测方法见表 3-10。

表 3-10 与神经性毒剂中毒相关的酶活性检测方法

	BuChE	CarbE	PON
底物	苯甲酰胆碱	α-醋酸萘酯	对氧磷
显色	底物本身吸收峰	α-萘酚＋重氮蓝 B	对硝基酚
检测波长	240nm,反应 3min 差值	600nm,深蓝色	412nm,黄色

对毒剂原型进行分析检测可以直接确定染毒毒剂的类型和结构,由于该方法灵敏度和仪器所限,若体内仅存在少量毒剂原型或样品经久置,则不能满足痕量毒剂检测的要求。

4. **毒剂侦检** 可向防化分队了解化学侦察和侦检结果,必要时收集空气、水、食物、呕吐物、染毒服装和皮肤等样品,进行毒剂检定。

(二)实验室检测的进展

现阶段实验室检查包括分析血和(或)尿样本中神经性毒剂原型及其水解产物;神经性毒剂通过氟离子与蛋白结合并随后再生,据此检查氟膦酸酯(phosphofluoridate);神经性毒剂与蛋白反应形成蛋白加合物,经蛋白水解后检测肽加合物。

1. **毒剂降解产物** 尿液中毒剂降解产物的分析检测为确证接触神经性毒剂所致的伤亡提供了最简单的检测途径。大多数的代谢产物是相对分子质量小的极性分子,可以直接用液相色谱-质谱(LC-MS)进行分析,也可在衍生化后用 GC、GC-MS 或 GC-MS/MS 等进行分析。该法的局限性在于可溯时间短。由于伤员中毒后在最初的 $48\sim72h$ 可排泄 90% 以上的代谢产物,若中毒较长时间后才被收集,则会限制该法的应用。作为血和尿中的生物标志物,沙林检测 IMPA 和 MPA,梭曼检测 PMPA,环沙林检测环己基 MPA,塔崩检测 EDMAPA 和乙基氰基磷酸,VX 检测乙基 MPA。日本沙林恐袭受害者 7d 后尿液仍检测到 IMPA。血样经除蛋白、亲和固相萃取(SPE)等前处理,毒剂降解产物可以直接进行毛细管电泳(CE)、LC-MS 检测或是衍生化后进行 GC-MS 分析。有效的前处理是关键,但现有方法较烦琐,提取效率也有待提高。

2. **神经性毒剂蛋白质加合物** 神经性毒剂是亲电子的化学物质,可以和体内 AChE 等多种蛋白作用,形成蛋白质加合物。检测时间窗口与游离代谢产物相当,可以达数周以上。

(1)LC-MS 测定血浆中梭曼-酪氨酸加合物:通过有效的亲和分离富集及超滤提取清蛋白、链霉蛋白酶酶解和固相萃取等前处理技术方法,在反相液相色谱-三重四极杆 MS 及正离子多反应监测模式下,对梭曼-酪氨酸加合物进行定性和定量分析,加合物与梭曼剂量之间呈现较为明显的时效、量效关系。

(2)基质辅助激光解吸/电离飞行时间质谱(MALDI-TOFMS)法:人血清中沙林-BuChE 加合物是 OP 染毒检测的最佳生物标志物之一,它有如下优点:①BuChE 存在于血液中,容易获得;②可以与浓度很低的、尚不足以引起中毒的 OP 反应;③OP 与 BuChE 形成不可逆的共价键稳定,染毒后数天采血仍可检测加合物;④已有血浆 BuChE 一步分离法。利用 SPE 技术预处理样品、胰蛋白酶酶解方法、MALDI-TOFMS 分析,比较血液中 BuChE 在染毒前后的肽指纹谱变化。该方法灵敏度高、快速简便,可用于 OPCW 生物医学样品中毒剂暴露染毒的追溯性检测。

(3)MS 检测 ChE 肽段加合物:胃蛋白酶消化 BuChE 产生活性部位肽段 FGES[198] AGAAS,Ser[198] 被 OP 修饰,该小肽段因容易电离而有质谱分析的优势。

3. **氟离子置换法** 在与氟离子孵育后,神经性毒剂的膦酸基部分可以从 ChE 中释放出来,生成的有机氟膦酸酯可以用 GC、GC-MS 等进行检测。此方法样品制备简单,同时可利用大体积进样技术测定低浓度的再生有机氟膦酸酯。对于血浆样品,上述方法仅适用于对氟离子的重活化作用敏感的化合物,不适用于迅速老化的神经性毒剂如 GD 等的中毒后鉴定。

(三)中毒程度

临床上将神经性毒剂中毒划分为轻、中、重三度。

1. **轻度中毒** 血液中 AChE 活力在 $50\%\sim70\%$,临床表现以毒蕈碱样(M 样)症状为主,兼有轻度中枢神经系统症状及局部的烟碱样症状。出现缩瞳、胸闷、呼气性呼吸困难、心动过缓或过速、流涎、多汗、恶心、呕吐等症状。有紧张、焦虑、恐惧、不安、情绪不稳定和眩晕等症状。

2. 中度中毒　血液中 AChE 活力在 30%～50%,临床表现除 M 样症状加重外,还出现较明显的烟碱样(N 样)症状。M 样症状有视物模糊、鼻溢、呼吸困难逐渐加重,胸紧迫感、气促,伴有喘鸣。同时出现发绀、呕吐、腹痛、腹泻、出大汗等。N 样症状主要为大面积的肌颤、肌束震颤、腱反射亢进和行动不稳等。

3. 重度中毒　血液中 AChE 活力在 30% 以下,临床表现特点是 M 样症状、N 样症状和中枢神经系统症状同时出现。其中以中枢神经系统症状更为突出。瞳孔缩小呈针尖状,流涕、流涎很多,以致水状分泌物由口角流出。由于支气管痉挛和呼吸道分泌物增多而引起阻塞,呼吸极度困难,发绀加重。大汗淋漓、不可控制的呕吐、腹部剧烈绞痛、大小便失禁、全身广泛性肌颤、四肢抽动、运动失调、言语不清、组词困难、强直性和阵发性惊厥。中毒者进入昏迷状态,瞳孔扩大、反射消失、潮式呼吸。最后可发生呼吸中枢抑制,全身弛缓性麻痹,迅速窒息,循环衰竭而死亡。在日本的沙林恐怖事件中,有即刻死亡的中毒者。

(四)阿托品试验

当中毒症状很不典型而又高度怀疑神经性毒剂中毒时,在缺少全血 AChE 活力测定条件的情况下,可试用阿托品 2～4mg(东莨菪碱 0.3～0.5mg),经静脉注射或肌内注射。如能缓解毒蕈碱样症状又无阿托品反应,可初步证明是神经性毒剂中毒。对非神经性毒剂中毒,不论何途径给药,都会出现阿托品轻度反应(心率加快、口咽干燥、颜面潮红、皮肤干燥、瞳孔轻度扩大);1～2h 重复应用阿托品,上述反应加重,可证明不是神经性毒剂中毒。但应注意,重度中毒者常能耐受大剂量阿托品。肟类重活化剂能明显对抗神经性毒剂引起的肌颤和全身肌无力,有助于明确诊断。

(五)鉴别诊断

神经性毒剂严重中毒者发生惊厥、昏迷时,应与氢氰酸、一氧化碳及"闪电型"光气中毒鉴别(表 3-11)。

表 3-11　神经性毒剂中毒的鉴别诊断

鉴别要点	神经性毒剂	氰类毒剂	CO	BZ	光气(闪电型)
接触史	有	有	有	有	有
气味	水果香味	苦杏仁味	无	无	烂苹果味
发作	快	快	缓慢	慢	快
症状	M 样症状、N 样症状、中枢神经系统症状	呼吸困难,皮肤黏膜鲜红	昏迷,无惊厥,皮肤鲜红,黏膜樱桃红	精神症状,谵妄综合征	突发呼吸困难、失去知觉,剧烈抽搐,全身麻痹
化验检查	全血 AChE 活力下降	血氰升高,尿中硫氰酸盐增加	血中 CO·Hb 增加	血液 ChE 活力正常	
治疗反应	阿托品及重活化剂有显效	抗氰药物有显著疗效	无特效药物	氨基甲酸酯类 ChE 抑制药物有显效	无特效药物

第五节 神经性毒剂中毒的预防、急救和治疗

神经性毒剂中毒的医学防护研究,主要针对毒剂中毒途径和中毒原理各个环节采取相应措施。综合这些措施,可归纳为下列基本原则:①防止毒剂进入机体;②保护 AChE 和 AChR;③防止继续中毒;④重活化中毒酶;⑤竞争胆碱能受体;⑥维持呼吸、循环功能,控制惊厥等综合措施(表 3-12)。

表 3-12　对神经性毒剂中毒的防护策略

作用点靶位	作用结果	预防策略	救治策略
口、鼻、皮肤	吸收,中毒	面具、防毒衣、皮肤防护膏	防护面具、皮肤消毒
血液	毒剂蓄积	生物清除剂	生物清除剂结合游离的神经性毒剂,促进其分解与排泄
ChE	抑制酶活性	保护酶活性	恢复酶活性
ACh	ACh 蓄积	阻滞 ACh 合成与释放,促进 ACh 分解	阻滞 ACh 合成与释放,促进 ACh 分解
胆碱能受体	激动受体	阻滞 ACh 与受体结合	阻滞 ACh 与受体结合
机体各系统	中毒症状		对症治疗

一、预防

神经性毒剂中毒的预防,主要有器材防护和药物预防两种方法。

(一)器材防护

当发现敌人化学袭击或接到毒剂警报信号或命令时,立即穿戴个人防护器材或进入集体工事。抢救或处置伤员时,抢救人员也要先做好自我防护,以防间接染毒。器材防护是最重要的防护措施,能有效地防止毒剂侵入机体。

(二)药物预防

预防药可延缓中毒,减轻中毒程度,给急救以必要时间,增强救治效果。特别是对梭曼中毒,服用预防药可以提高救治效价,减少死亡。服用预防药不能完全代替使用防护器材,但在来不及戴好防护面具的情况下,可以起到辅助预防作用。因为化学袭击多采用突然、集中、大量施放的方式进行,会在很短时间(0.5～1min)内造成致死浓度。此时只需吸入少量染毒空气即可中毒死亡。预防药物主要是氨基甲酸酯类药物,能够可逆性地使 AChE 发生氨基甲酰化,从而阻止神经性毒剂的结合,这与此类农药的作用相同。只要有小部分的 AChE 受到保护,当其释放后,就足以发挥正常的生理功能。

代表性药物包括毒扁豆碱(eserine/physostigmine)、溴吡斯的明(pyridostigmine)和新斯的明(prostigmine)。溴吡斯的明不能透过血-脑屏障,用量是30mg/8h,首剂2h内达到最佳防护效果,可连用7d。虽然该剂量不能有效防护致死剂量毒剂,但是联合应用抗胆碱药物,如东莨菪碱,可有效防止惊厥的发生。使用溴吡斯的明幸存者出现的惊厥活动延长和可能的脑损伤后果,联合地西泮可以降低该作用。

毒扁豆碱和东莨菪碱缓释药贴可以减轻各自单独使用的不良反应,已经在英国进行临床研究。M型和N型胆碱能受体及谷氨酸能受体拮抗药丙环定(procyclidine)与毒扁豆碱合用,能在暴露后不给予任何治疗时,保证对惊厥有完全的防护作用。用蠕动泵或缓释贴预防用药2～3d,能对抗4倍LD_{50}梭曼中毒。

苯海索(benzhexol)是胆碱能和谷氨酸能拮抗药,捷克陆军将其与新斯的明和贝那替秦(benactyzine)联合使用,以加大新斯的明的用量,并命名为PANPAL,溴吡斯的明、苯海索、贝那替秦的大鼠口服用量分别是5.8mg/kg、70mg/kg、16mg/kg。

加兰他敏(galantamine)、石杉碱A(huperzine A, Hup A)、多奈哌齐(donepezil)都是研发中的长效预防药物。中枢AChE抑制药加兰他敏因其能透过血-脑屏障,结合中枢AChE起酶保护作用而引起重视。加兰他敏半衰期长达7h,暴露前30min按8～10mg口服。Hup A通过阻断NMDA诱导的兴奋性中毒可有效阻止神经性毒剂暴露后引发的抽搐和癫痫症状,其机制可能为NMDA受体激动后,Hup A阻断其信号转导通路下游某处,从而防止谷氨盐导致的细胞死亡。Hup A静脉给药量为0.2～0.4mg,口服用量加倍。

HI-6缓释贴也已经装备(命名TRANSANT)。

二、现场抢救

(一)抢救原则

战场上神经性毒剂中毒人员的现场抢救必须迅速、准确、先重后轻。除卫生人员积极抢救外,主要靠自救互救。急救的原则是:尽快注射神经性毒剂急救针、防止继续中毒、维持呼吸循环功能、支持治疗。

当出现缩瞳、流涎、视物模糊、胸闷或肌颤等神经性毒剂中毒的指征时,立即肌内注射神经性毒剂急救针1支;肌颤、呼吸抑制、惊厥、昏迷的重度中毒者用2～3支,合用地西泮。美军使用的肌内注射急救针包括1针2mg的阿托品和1针600mg的氯解磷定。没有急救针时,要按中毒程度肌内注射阿托品2～4mg、氯解磷定1～2g。后送途中如症状复发或改善不明显,酌情重复肌内注射1～2支。

要迅速穿戴防护面具,用制式个人消毒手套或消毒液对染毒的皮肤、服装、轻武器等进行消毒,以防止毒剂继续进入机体。眼染毒时,迅速用水冲洗(屏气),然后戴上防护面具。伤口染毒应迅速用水冲洗,伤口上端扎止血带。急救后尽快撤离染毒区。

注意保持呼吸道通畅、维持循环功能。若中毒的伤员呼吸道、口腔分泌物较多,立即用导管或注射器抽出,或将舌拉出,顺位引流。呼吸、心搏停止者施行正压人工呼吸及胸外心脏按压,直到自主呼吸恢复。必要并条件许可时,可口对口吸出分泌物和人工呼吸。球囊按压和呼吸机辅助呼吸可能需持续0.5～3h。

简单而必要的洗消可以和救治同时进行,特别是针对液滴沾染、伤口、皮肤等。脱去衣服、鞋袜,必要时对染毒部位精心洗消和补充洗消,洗澡、换衣。眼染毒要用清水或 2% 碳酸氢钠溶液持续冲洗 0.5~2min。皮肤染毒,先用消毒手套进行消毒,也可用 10%~15% 稀氨溶液(氨水)、5%~10% 碳酸氢钠溶液、肥皂水或 10% 二氯胺乙醇溶液洗消。如果是 VX 中毒,可以用二氯三聚异氰酸钠溶液(临时配制)消毒皮肤。RSDL 的洗消效果优于 PS104,与物理吸收剂联合使用效果更佳。误食中毒时,应立即催吐和洗胃。伤口染毒,应立即应用 2% 碳酸氢钠溶液冲洗。

(二)分类

面对大量伤亡人员和资源有限的情况,医学救援应根据伤员中毒的严重程度进行分级,确定伤员的治疗优先顺序,这在战时尤其重要。

伤员有严重的多系统症状和体征,有意识但无法行走或无意识但循环尚好;或中毒表现严重,有自主呼吸和意识,无惊厥,需要紧急治疗。液滴染毒者可能会恶化,阿托品应重复使用。如果意识丧失、惊厥、无呼吸,则根据医疗资源重新分类。

伤员处于大剂量暴露或抗毒药治疗后的恢复中,可见分泌物减少、呼吸功能改善但不能行走,需要继续治疗;或液滴染毒经洗消和治疗,这类伤员的归类为延迟治疗。

中毒表现有限,有意识,能行走和交谈的伤员仅需简单治疗,但可能需药物控制症状。

期待治疗的伤员意识丧失,有严重的多系统症状和体征、惊厥、循环和(或)呼吸衰竭;当有足够的医疗资源时,这类伤员可转为紧急治疗。

若战况需要,分类为简单治疗的伤员可以在数小时内归队,但视觉和 CNS 效应恢复缓慢可能影响视屏追踪作业。严重中毒者可能在 6~24h 后能行走和交谈,但不胜任多数岗位,需要 1 周以上医学观察和酶活力恢复。

(三)我军主要装备及使用

1.85 号神经性毒剂预防片　为神经性毒剂中毒预防药。其应用是根据情报有可能遭受神经性毒剂袭击前;在已遭神经性毒剂袭击后,需进入毒区开展工作时,此时也可在指挥员的统一命令下,提前 1h 服用,能增强抗毒能力。用法用量:口服,每日 1 次,每次 1 片,根据作战需要可连服 3d;必要时,在最后一次服药 48h 后再次服 1 片。如果需要也可每日 2 次,每次 1 片服用,至少间隔 6h。

2. 抗神经性毒剂自动注射针　是我军自主研制的复方制剂(图 3-9),战时用于神经性毒剂中毒后单兵自救或互救的特效药,也可用于 OP 农药中毒时院前抢救。抗神经性毒剂自动注射针具有特殊的结构,可以由携带者自我操作注射。用法:拔出红色保险环;自动针下体前端垂直压在大腿上部外侧或肩部外侧;用拇指下压击发帽,击发后保持 5~10s 拔出自动针。用量:根据中毒程度选用首次用量。轻度中毒者 1 支,中度中毒者 1~2 支,必要时 0.5~1h 后重复注射 1 支。重度中毒者 2~3 支,1h 后可酌情重复注射 1~2 支,直至主要中毒症状消失,全血 ChE 活力恢复和稳定在 50%~60% 或以上。解磷针的组成为阿托品 3mg、贝那替秦 3mg、氯解磷定 400 mg,规格每支为 2 ml。

3. 解磷注射液　组方同抗神经性毒剂自动注射针,供临床救治使用。中度中毒患者首次给药 1~2 支,加用氯解磷定 1~2g,重度中毒患者 2~3 支加用氯解磷定 1~2g。该复方 2~3min 起效,30min 达高峰。首次用药 2h 后,中毒症状重现或全血 AChE 活性又下降,半量重复。

(四)美军主要装备及使用

1. 预防药 美军对伊拉克的战争中装备了神经性毒剂溴吡斯的明预防药(nerve agent pyridostigmine pretreatment,NAPP)(图3-9),每片含有溴吡斯的明30mg,每8小时1次。

2. 单兵急救针 美军的神经性毒剂抗毒药盒(nerve agent antidote kit NAAK)I包括阿托品2mg/0.7ml和氯解磷定600mg/2ml。去除安全帽后,按压激发自动注射针头。新一代改进的神经性毒剂治疗系统(improved nerve agent treatment system,INATS)使用更广谱的重活化剂HI-6。瑞典的ATOX II包括阿托品2mg/0.7ml和双复磷220mg。

抗神经性毒剂惊厥药盒(convulsant antidote for nerve agents,CANA)含有地西泮10mg(图3-9)。注射后无明显好转者,可再注射1支。最多可用3支,且需与前次给药间隔5~10min。新一代高级抗惊厥系统(advanced anticonvulsion syatem,AAS)使用血-脑屏障通过性更好的咪达唑仑(midazolam)。

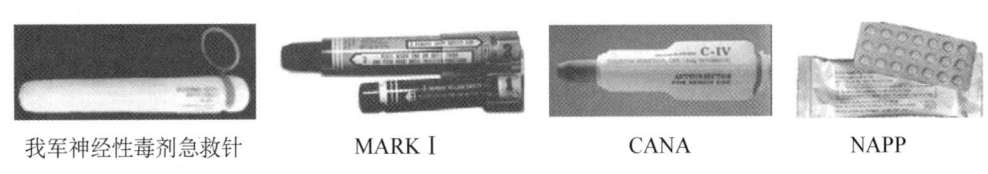

我军神经性毒剂急救针 MARK I CANA NAPP

图3-9 我军和美军装备的神经性毒剂防治药物

三、治疗

对已撤离染毒区的神经性毒剂中毒伤员,无论是否使用过急救针,都要进行必要和及时的抗毒治疗。若伤员尚未进行洗消,可根据情况进行局部或全身消毒处理,主要任务仍是抗毒治疗。抗毒药物主要有抗胆碱能药和胆碱酯酶复活药两大类。前者主要是阿托品;后者可选用氯解磷定、双复磷等。

(一)抗毒药物

1. 胆碱能受体阻滞药 胆碱能受体阻滞药很多,主要是能够竞争性地结合M受体或N受体,阻止过多的ACh与受体结合,从而发挥抗毒作用。因为是功能性对抗药,临床上使用越早效果越好。常用于OP解毒的抗胆碱能药物主要有阿托品、东莨菪碱、戊羟利定及贝那替秦,不同药物对外周胆碱能症状及中枢症状的对抗作用不同(表3-13)。

(1)阿托品(atropine):是最常用、最有效的抗胆碱能药物,尽早使用对挽救生命十分重要。该药物具有抗外周胆碱能作用,对M_1、M_2、M_3受体无选择性,而对中枢胆碱能受体无明显作用,因此在治疗神经性毒剂中毒方面具有局限性。阿托品半衰期短(3.5h±1.5 h),需反复给药,剂量不好掌握,容易导致用量不足而致反跳。根据中毒程度用药,轻度中毒者静脉滴注阿托品2~4mg,可配伍使用氯解磷定500~750mg,肌内注射。中度中毒者5~10mg,配伍使用氯解磷定750~1500mg。重度中毒者10~20mg,建议肌内注射以减少心室颤动,配伍使用氯解磷定 1500～2500mg。3～5min 后可重复给药直至阿托品化（atropinization），之后开始减量，延长给药时间，总量 50～2000mg。应维持轻度阿托品化 24～48h，轻度、中度、重度中毒分别按 1mg、3mg、5mg 为上限，分别间隔 15min、30min、45min 重复给药。

阿托品化的患者体温达到 37.5～38.5℃，同时有①瞳孔散大并较稳定（蒸气中毒者可除外），无忽大忽小等变化；②腺体分泌减少，口干、皮肤干燥、面色潮红；③肺部啰音消失；④心率＞100～120/min 或 20～30/min 的增量；⑤出现轻度烦躁（除其他原因），神经反射由迟钝转为敏感或神志有好转迹象；⑥血压＞80mmHg。上述症状可以总结为：一大二快三红四干五消失。对瞳孔、肺部湿啰音、流涎、流泪、皮肤黏膜、心率、意识进行量化评分，指导用药，避免追求单项指标而造成用药过量。严重中毒者的阿托品用量可达数百毫克。注意不能用 N 样症状是否改善来评价阿托品化。阿托品化的维持可使用半衰期较长的戊羟利定，以减少操作。某国抢救沙林中毒人员时，先静脉注射阿托品 4mg，如果 1～2min 没有阿托品效应出现，5min 内静脉滴注阿托品 5mg，同时监测心率。重度中毒者阿托品用量为 20～200mg，此时尽快给药比剂量更重要。近来推荐，用倍量重复快速达到阿托品化。

表 3-13　主要抗胆碱能药物

中英文名称（分子量）	化学结构	剂量	中毒酶		
			外周 M 受体	外周 N 受体	中枢
阿托品（atropine）（MW289）		起始剂量为 2～6mg，每 5～10min 重复 2mg 或前量加倍至阿托品化。常用累计剂量为 15～20mg，严重中毒者可达数百毫克至数千毫克	++	－	－
东莨菪碱（scopolamine）（MW304）		半衰期 3h，透过血-脑屏障 0.1～0.2mg 就可减缓心率和中枢镇静，等量阿托品不及之	+++	－	+
戊羟利定（长托宁）（penehyclidine）（MW504）		起始剂量为 1～4mg，肌内注射，半量重复。中毒后期或 ChE 老化后，1～2mg 维持阿托品化，重复间隔 8～12h	+++，除外 M$_2$、M$_4$ 受体	++	++
贝那替秦（苯那辛）（benactyzine）（MW327）		3mg，肌内注射，配伍使用阿托品和重活化剂	++	+	+

(2)戊羟利定(长托宁、戊乙奎醚,penehyclidine):为新型抗胆碱能药物,具有选择性 M_1、M_3、N_1、N_2 受体拮抗作用,对中枢和外周均有很强的抗胆碱能作用,对心脏 M_2 受体和眼部的 M_4 受体无明显作用,不会出现心率加快、瞳孔散大等不良反应,可避免诱发或加重心肌缺血。戊羟利定有中枢抗 M 和 N 胆碱能受体作用,还具有促进胆碱酯酶尽快恢复的作用。戊羟利定药效长,半衰期约 10h,不良反应少,临床上广泛用于治疗急性 OP 中毒和内脏平滑肌痉挛引起的疼痛。根据中毒程度用药,轻度中毒者 1~2mg,中度中毒者 2~4mg,重度中毒者 4~6mg,伍用氯解磷定的量同上。首次用药 30~45min 后,仍有毒蕈碱样症状时重复 1~2mg。如 M 样和 N 样症状均有时,重复应用戊羟利定和氯解磷定的首剂半量 1~2 次。阿托品化后、中毒后期或 ChE 老化后可用戊羟利定 1~2mg 维持阿托品化,每次间隔 6~12h。与阿托品相比,戊羟利定在用药量、次数、安全性、症状消失时间、ChE 活力恢复、减少惊厥发生和神经系统病变等方面均有优势。戊羟利定起效慢、半衰期长,急救时可以在应用戊羟利定 2mg 的基础上联合使用阿托品 2~10mg,以求快速、安全地达到阿托品化。

戊羟利定对心率无明显影响,注意正确判读患者"阿托品化"指征。该药会影响中毒所致循环衰竭的治疗;又由于其半衰期长,在某些组织中(如肠、下颌下腺、脑等)消除速度很慢,而且其抗 M 样作用比阿托品还强,必要的重复用药存在易蓄积中毒和造成肠麻痹等不良反应的潜在威胁;用药后可能出现摸空、幻觉、烦躁、谵妄症状等可逆的神经精神不良反应。

(3)宾赛克嗪(benthiactzine):化学名为二苯乙醇硫酸 S-2-二乙氨基乙酯(benzilate thio S-2-diethylamino ethyl ester),为胆碱酯酶抑制药中毒诱发循环衰竭的创新急救药物,为国家一类新药,是一种同时具有拮抗 M 受体和 N 受体作用的二苯羟乙酸衍生物,其抗中枢 M 作用与阿托品相当或稍强,抗外周 M 作用弱于阿托品,具有与阿托品不同的组织选择性和亚型选择性。在梭曼、塔崩、VX 诱发循环衰竭犬模型及敌敌畏、对硫磷诱发循环衰竭大鼠模型等实验上证实,宾赛克嗪对 ChE 抑制药中毒导致的循环衰竭具有迅速而有效的救治作用。人肌内注射宾赛克嗪剂量为 1.5~2mg/kg,注射后迅速纠正 OP 中毒的神经功能紊乱,对 OP 中毒的循环衰竭具有速效、强效和特效的救治作用,对呼吸衰竭有很好的治疗效果。血压和心率恢复时间为 0.5~1min,心功能恢复时间为 0.5~2min,心电图在 1min 内显著改善,在 3min 内基本恢复。

(4)贝那替秦(benactyzine):对外周的作用强于中枢,对 M 受体阻滞强于 N 受体。3mg 肌内注射,能有效解除胃肠道痉挛,伍用阿托品的抗胆碱能效果更好。

2. 胆碱酯酶重活化剂 重活化剂共经历了 3 代,第 1 代是吡啶甲醛肟类,代表药物为氯解磷定;第 2 代是双季铵吡啶醛肟类,代表药物为双复磷;第 3 代包括 H 系列、HGG 类和 BDB 类,代表药物有 HI-6 和 HLö-7 等。这些常用的重活化剂都是季铵化合物,应与阿托品等联合使用。

(1)单吡啶单肟类:第一个肟类(oximes)重活化剂的研发可以追溯到 20 世纪 50 年代中期。美、英科学家分别独立发现氯解磷定(pralidoxime chloride,PAM-Cl),同类的单吡啶肟类还有碘解磷定(2-PAM 或 PAM-I)、甲基硫酸解磷定和甲磺酸解磷定(PAM mesylate,P2S)。

氯解磷定注射后有 10% 能透过血-脑屏障,而且在联合阿托品救治中毒时,透过率更高。肌内注射氯解磷定 10mg/kg(成人 600~1000mg)血药深度可在 5~10min 达到 >4mg/L,维持 1h,而达到临床改善效果的浓度应远大于 4mg/L。伤员可肌内注射肟类药物 2~3 次,每次间隔 1h。重度中毒者可以按 30mg/kg 静脉给药,20~30min 静脉滴注 1g,然后 8~10mg/(kg·h)

维持,直到明显临床改善和阿托品停药。在 1~1.5h 总量应在 2000mg 以内。

碘解磷定对沙林、VX 毒剂中毒有较好的解毒效果。碘解磷定水溶性差,使用时静脉注射或静脉滴注,根据不同中毒程度,以 0.4~1.6g 葡萄糖注射液或生理盐水稀释。必要时每 2 小时重复 1 次,共 2~3 次;静脉滴注给药维持 0.4g/h,共 4~6 次。中毒较重者可以在 30min 内给药 2g,继以 1g/h 共 2d,然后 1g/4h 维持至停药;中度中毒可减半。对于 2-PAM 治疗引起的高血压,可以用酚妥拉明 5mg(phentolamine)静脉注射,儿童用量为 1mg。

(2)双吡啶双肟类:更高效的双吡啶双肟类重活化剂双解磷(trimedoxime,TMB₄)于 1958 年合成,在东欧和以色列使用多。对二异丙基氟化磷酸酯(diisopropylfluorophosphate,DFP)抑制的 AChE 优于 2-PAM 的活化作用。毒性最大,LD₅₀ 分别比 LνH-6、2-PAM 和 HI-6 小 3 倍、4 倍、8 倍。

双复磷(obidoxime,toxogoin,DMO₄,LνH-6)由德国先合成,1964 年进入临床,是某些欧洲国家治疗 OP 中毒的标准疗法,对神经性毒剂(如沙林和 VX)有更好的疗效。双复磷功能与碘解磷定、氯解磷定类似,也能透过血-脑屏障,较明显消除中枢神经系统症状。海湾战争期间调查发现,双复磷对被环沙林抑制的 AChE 的重活化效能较弱,但仍高于磷定类。肌内注射双复磷 2~7mg/kg,5min 内血药浓度达 4mg/L,并维持 3h。治疗时,每次 250mg 静脉注射或肌内注射后,以 750mg/24h 维持。重度中毒者静脉注射双复磷 500~750mg,30min 后可注射 500mg。

上述重活化剂对梭曼膦酰酶均无重活化作用。

1986 年德国合成了 HLö-7,这是唯一对 4 种主要神经性毒剂和环沙林均有重活化作用的药物。HLö-7 和 HI-6 均可对抗沙林引起的低体温症(hypothermia)。HLö-7 肌内注射的半吸收时间是 14min,30min 达血药高峰,半衰期 45min。

(3)双吡啶单肟类重活化剂:包括酰胺磷定(asoxime,HI-6)、环己磷定(HGG-42)和对环己磷定(BDB-27),对未老化的梭曼、沙林和 VX 中毒酶的重活化作用比氯解磷定更强,但对塔崩中毒酶没有重活化作用。K027 与 HLö-7 结构类似,但只有一个肟基。K203 被认为是对塔崩抑制 AChE 最好的重活化剂。与双复磷、双解磷、碘解磷定和 HI-6 相比,K203 对于 DFP、对氧磷、甲基对氧磷具有最好的解毒效果。

HI-6 是第一个对梭曼有防护效果的药物,毒性最低,人口服 500mg 未见不适。肌内注射 250mg 或 500mg 后 4~6min 血药浓度＞4mg/L,可分别维持 125min 或 200min。HI-6 水溶液不稳定。HI-6 按 500mg 肌内注射给药,每天 4 次,维持 2~7d。HI-6 和双复磷联合用药对于塔崩所抑制的 AChE 重活化效应有协同作用。

(4)新型肟类重活化剂的研究:虽然肟类重活化剂应用普及,但这类药物也有缺点。迄今还没有一种适用于各种有机磷和神经性毒剂通用的、广谱的重活化剂。在重活化剂进行酶活化的过程中,形成的膦酰化肟对胆碱酯酶有再抑制作用。季胺类的重活化剂因带有正电性,血脑屏障的透过性较低。相比而言,单吡啶环的氯解磷定最易透过血脑屏障,而甲肟(MMB₄)、双解磷、双复磷、HI-6 则依次递减。

通过新的重活化剂研究策略,许多化合物正在筛选和评价中。2-PAM 前药(pro-2-PAM)的电荷性低,通过血脑屏障后氧化产生 2-PAM。非季胺类的重活化剂异亚硝基丙酮(MI-NA)、二乙酰单肟(DAM)、二乙基氨基酮肟可重活化中枢 AChE,阻止神经性毒剂染毒动物出现抽搐反应,提高存活率,预防中毒后的行为学反应。胕肟可以在体内通过质子化产生与吡啶类似的 AChE 亲和力。一种双位点结合非季胺重活化剂是利用哌啶作为连接子,连接对有机磷 P-O 键有降解能力的水杨酸醛肟和 AChE 外周位点配体四氢异喹啉(tetrahydroisoquino-line,TIQ)因低电荷而易于透过 BBB,同时对 AChE 有更高的亲和力,体外对 VX 和塔崩抑制的 AChE 重活化作用与双复磷和 HI-6 相当或更优。

广谱非双季胺肟类的研究也取得了进展。合成新的吡啶醛肟的糖-肟衍生物,该类化合物可能经葡萄糖转运体透过血-脑屏障。新合成的 4-烷氧基苯醛肟衍生物通过乙二醇连接臂连接于中性外周配体上,可重活化中毒的 AChE。胀-肟类能透过血-脑屏障,体内实验证明该类化合物对受到梭曼和沙林攻击的小鼠具有脑保护作用。在重活化中毒的人 AChE 的能力方面,新合成的苯基四异喹啉的不带电衍生物类似于或优于吡啶肟类化合物。环糊精可以与神经性毒剂结合形成包合物,可以通过化学当量的或化学催化的方式降低毒性:促进对氧磷的降解;通过包合作用遮蔽 OPs 致毒位点;肟化环糊精可增强其重活化作用。

(5)肟类重活化剂的作用机制

①对中毒酶的作用:肟类药物重活化中毒酶的作用分为三步。首先,药物分子中的季铵氮借助静电引力结合在酶的负性部位,将药物分子固定于酶最有利于攻击 $P^{\delta+}$ 原子的位置,与毒剂残基形成中间复合物(图 3-10)。肟基对 $P^{\delta+}$ 进行亲核攻击,形成膦酰肟(phosphony-loximes)并离开酶的活性表面。于是,中毒酶恢复为原来的状态。解离下来的膦酰肟再进一步脱去膦酰基。体外实验发现,如果形成的膦酰肟比较稳定,它还可以再次对 AChE 产生抑制作用。重活化剂的使用应该在 AChE 半老化时间之前,沙林中毒应该在 5h 以内使用。

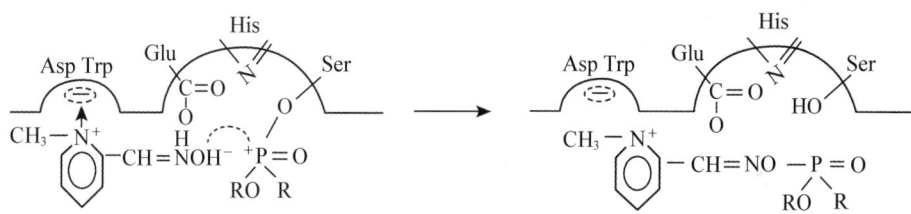

图 3-10　氯解磷定对中毒酶的重活化作用

同一种重活化剂对不同的中毒酶的作用强度不同,不同的重活化剂对同一种中毒酶的重活化效果也不同(表 3-14)。例如,现有重活化剂对沙林和 VX 中毒酶都有重活化作用;但只有 HI-6 的肟基在邻位,对梭曼中毒酶有效,而 HI-6 和氯解磷定(PAM-Cl)又不能重活化塔崩中毒酶;双解磷(TMB₄)和双复磷(LvH-6)的肟基在第 4 位,可以重活化塔崩中毒酶;HLö-7 在邻位和 4 位上都有肟基,它对梭曼和塔崩的重活化效果均较好。因此,使用重活化剂时要考虑肟类药物的适用性。

②其他作用机制:肟类化合物除了胆碱酯酶重活化作用外,它还能结合胆碱能受体,产生一定的阻滞作用。此外,它们也能够有效地对抗神经性毒剂中毒引起的神经-肌肉传导阻滞作用,主要机制是肟类化合物通过调节中枢抑制性递质 γ-氨基丁酸(GABA)或中枢兴奋递质 N-甲基-D-门冬氨酸(NMDA)的递质效应从而抑制中枢和周围胆碱能突触释放 ACh,解除呼吸中枢的抑制,产生突触前抑制效应;同时,肟类化合物还可与 ACh 竞争性结合中枢和周围神经突触的 M 受体,阻断 ACh 发挥生物学作用,并可反馈调控 ACh 的释放;肟类化合物可与 N 受体-离子通道复合物结合,以浓度和电压依赖方式减少通道平均开放时间和脉冲时间,增加终

板电流波幅,从而阻滞 N 受体的离子通道,产生突触后抑制,以保护突触后细胞对 ACh 的敏感。因此,肟类重活化剂是临床上救治 OP 毒剂中毒的 IMS 的有效药物。

表 3-14 几种重活化剂的抗毒效果比较

名称（代号）	化学结构	中毒酶				
		塔崩	沙林	梭曼	VX	环沙林
氯解磷定 (pralidoxime Cl, 2-PAM Cl)	〔吡啶环—CH=NOH, N—CH₃〕	+/−	++	−	++	−
双解磷 (trimedoxime, TMB₄)	〔CH=NOH CH=NOH, N⁺—CH₂—CH₂—CH₂—N⁺〕	++	+++		+++	−
甲肟 (methoxime, MMB₄)	〔CH=NOH CH=NOH, N⁺—CH₂—N⁺〕	+/−	+++	++	+++	++++
双复磷 (obidoxime, DMO₄/LüH-6)	〔CH=NOH CH=NOH, N⁺—CH₂-O-CH₂—N⁺〕	++	++	−	+++	++
酰胺磷定 (asoxime, HI-6)	〔NOH=CH O=C-NH₂, N⁺—CH₂-O-CH₂—N⁺〕	+/−	++++	+++	++	++++
HLö-7	〔CH=NOH O=C-NH₂, NOH=CH N⁺—CH₂-O-CH₂—N⁺〕	++	+++	+++	+++	+++
咪唑醛肟 (imidazolium aldoxime)	〔HON=CH imidazole 结构, Ph, n=3or4〕	++	+++		+++	

诺维乔克(novichok)是苏联研制出的一种新型神经性毒剂,其结构也属于含有二卤素酰胺(dihaloformamide)有机磷酸酯,但其毒性比 VX 大 5～10 倍,毒性作用不依赖于对 AChE 的抑制,而是引起永久性的神经病变。常用的重活化剂可能无效,2,3-丁二酮一肟(2,3-butanedione monoxime)可能有解毒作用。

3. 生物清除剂(bioscavengers) 是指能够捕获或结合常见有毒化合物的一类大分子物质,可以是抗体、酶、多肽或蛋白质。抗蛇毒血清和抗毒素可视为最早的生物清除剂,主要是抗原与抗体的化学当量结合,而催化性生物清除剂是发展方向,例如,羧肽酶的临床应用。对氧磷酶(paraoxonase,PON)和羧酸酯酶(carboxylesterase,CarbE)浓度高的动物种属对 OP 相对抵抗;血浆清蛋白也有低的酯酶活性,能与氨基甲酰酯和 OP 缓慢反应,这些都是天然生物清除剂。随着生物工程技术的发展,生物清除剂的来源已经由原来的组织或血液提取扩展到基因工程表达,宿主可以是细菌、细胞、植物、动物,产物的形式可以是表达蛋白、组织成分、分泌物、食品等。

(1)有机磷毒剂生物清除剂的分类

①化学当量性清除剂(stoichiometric scavengers):最早研究的是环糊精和中和抗体等,能以化学当量的形式结合 OP。20 世纪 80 年代研究了能和 OP 反应的酶类,发现 BuChE、AChE 和羧酸酯酶都能减轻 OP 中毒。作为能与 OP 反应但不催化其水解的 B 族酯酶,AChE 和 BuChE 可因催化部位的丝氨酸残基磷酸化而被不可逆地抑制,其作为化学当量的生物清除剂的主要缺点是治疗高剂量中毒所需酶量大(表 3-15)。例如,50ml 50% 纯度 OP 杀虫药中毒的患者,需要数千克的 ChE。显然,这样的高剂量既无法获得,也无法使用,从而使生物清除剂的使用限制在低剂量的神经性毒剂中毒。清蛋白有 5 个酪氨酸和 2 个丝氨酸,能结合 OP,可作为当量清除剂;而含有多个酪氨酸和丝氨酸的小分子肽也在筛选中。

表 3-15 人体内两种主要胆碱酯酶的比较

指标	huAChE	huBuChE
底物	ACh>丙酰胆碱>丁酰胆碱	丁酰胆碱>丙酰胆碱>ACh
分布	红细胞膜、下肢肌、皮肤、脑、神经突触前后膜	血浆、肝、皮肤、下肢肌、小肠黏膜
含量(mg/L)	血浆(4.0)	血浆(0.013)/红细胞(0.5)
半衰期	30min	10~12d
氨基酸残基	563	574
阴离子部位	Trp286、Asp74	Trp82、Asp70
酯解活性部位	Ser203-His447-Glu334	Ser198-His438-Glu325

②化学催化性清除剂(catalytic scavengers):指那些能够降解 OP 的酶或人工催化剂。催化剂可以通过水解磷酸酯或通过氧化降解烷基/芳香基链而生成低毒的化合物。在研究 OP 农药对环境的影响和持久性时,发现土壤中存在 OP 农药的微生物催化降解机制,进而发现了对硫磷水解酶(parathion hydrolase)。现已发现各种生物体来源的多种酶可以降解 OP。有机体产生的这类酶为磷酸三酯酶类(phosphotriesterases,PTEs),包括有优先裂解 P-O 键的酶被称为 OP 水解酶亚类(OP hydrolases),而能分解 P-F 键或 P-CN 键的则被称为二异丙基氟磷酸酯酶亚类(diisopropylfluorophosphatases,DFPases),它们都属于 A-酯酶。A-酯酶又称芳基酯酶,能耐受 OP,并以其为底物进行水解。存在于细菌和高等生物中的 PON 和 DFPase 分别是这两个亚类的代表。PTE 是金属蛋白酶,细菌的 PTE 有 β-筒样结构(β-barrel),属酰胺水解酶家族,而高等生物,如人的 PON1 或 DFPase 有 β-螺旋桨结构(β-propellers)。酶中的二价金属锌和钙对结构和催化均有作用。较低剂量的催化性清除剂可以提供同样甚至更高的保护作用。例如,中和 3mM 沙林需要 765mg 人 BuChE,而只需要 120~550mg 人 PON1 Q192。另外,催化性抗体和功能化 β-环糊精降解 OP 的研究已经取得进展。

③假性催化性清除剂(pseudocatalytic bioscavengers):该类清除剂缺乏天然的再生机制，必须外源途径提供。用于活化内源性 AChE 的肟类重活化剂或许可以在这方面应用。与化学当量清除剂相比，它的优点是可以大大减少生物清除剂的需要量，但现有的针对 AChE 的重活化剂对 BuChE 的活化效果差。

(2)丁酰胆碱酯酶(BuChE):人 BuChE 由肝合成，是含数个唾液酸分子的糖蛋白，四聚体是主要活性结构，分子量为 $3 \times 10^5 kD$，半衰期约 10d。BuChE 主要分布于肝、胰、心、肠黏膜及血浆，神经组织(如神经胶质细胞)中也有分布。BuChE 与 ACh 的结合能力仅为 AChE 的 1/3。BuChE 在体内无生理底物，能水解琥珀酰胆碱(肌松剂)，AChE 则不能。血浆 BuChE 对 OP 和氨基甲酸酯中毒比红细胞 AChE 还敏感。受试者工作特征(receiver operating characteristic,ROC)曲线判断急性 OP 中毒的最佳截断点为 BuChE 活性≤30% 正常值。人 BuChE 已成功通过血清纯化、细胞表达系统、转基因山羊生产或在烟草表达等方法获得。对于免疫原性和不稳定性，已部分通过 PEG 化、多聚唾液酸化或与人清蛋白融合得到解决。BuChE 以 1:1 化学当量的形式结合已知的 OP 毒剂和神经性毒剂，现已进入临床研究。由于血中的神经性毒剂到达靶部位之前就被 BuChE 结合，所以，BuChE 作为预防用药效果好于治疗用药。实验证实，人类 BuChE 及其与梭曼、沙林形成的共轭物不存在毒性。动物实验证实，3.4nmol 的血液 BuChE 水平相当于中和 5.0～5.5 个 LD_{50} 梭曼所需的清除剂量。雾化吸入形式的 BuChE 可以预防呼吸道染毒，并且 BuChE 无须 PEG 化。

由于 AChE 和 BuChE 在三维结构上的差异，已有的重活化剂对 BuChE 的重活化作用小。特异针对 BuChE 的重活化剂有望减少 BuChE 的用量，该方面的研究备受关注。体外实验显示，2-三甲铵-6-羟基苯甲醛肟(2-trimethylammonio-6-hydroxybenzaldehyde oxime,TAB2OH)对 VX、环沙林和对氧磷所抑制的人 BuChE 的重活化作用是碘解磷定的 3～5 倍。TAB2OH 联合亚化学当量的 BuChE 对沙林和对氧磷暴露小鼠的保护指数(PI)增加 30%～60%。某些咪唑醛肟类的化合物显示了比 TAB2OH 更好的重活化作用(图 3-11)。

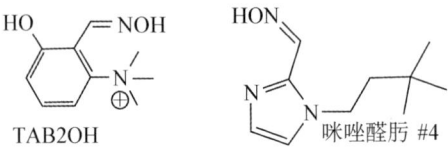

图 3-11 BuChE 重活化剂的化学结构式

(3)对氧磷酶(PON):PON 基因家族至少有 3 个成员，包括 PON1、PON2 和 PON3。PON1 基因产物也称血清 PON，不仅在有机磷神经性毒剂解毒中起重要作用，而且与动脉粥样硬化、冠状动脉粥样硬化性心脏病及 2 型糖尿病发病等有密切关系。PON1 是含 354 个氨基酸的蛋白质，分子量为 45kD，主要由肝分泌，在哺乳动物广泛分布于血液、肾、脾及脑组织等。血清 PON 能够催化磷酸酯键水解，降解 OP、芳香羧酸酯和氨基甲酸酯，这是 PON 对 OP 化合物中毒保护作用的分子基础。PON1 对 P-F、P-CN 和 P-O 有选择性，对 P-S 键(V 类)无作用。水解后，神经性毒剂的离开基团被羟基取代。PON1 存在基因多态性，最重要的是 192 位出现的谷氨酰胺/精氨酸多态性，即 PON1 Q/R192，又称 A/B 型。Q 型在亚洲为 0.31，北欧白种人为 0.75。两型对二嗪农(diazinon)分解产物 diazoxon、乙酸酯的活性无差别；R 型对毒死蜱氧化物(chlorpyrifos oxon)活性高，而 Q 型对沙林和梭曼活性高。上海某厂 Q 型人群占 0.15,R 型占 0.40;接触 OP 后,PON 活性降低程度较其他基因型更为明显。哺乳动物中 PON1 对 OP 的亲和性和转化率十分有限,因此,急性中毒时,PON1 是没有机会发挥保护性作用的,只有在低水平和慢性中毒时,PON1 才有时间和机会发挥作用。PON1 性质不稳定,在细胞表达和血浆分离纯化过程中受损。PON 对梭曼中毒小鼠致死效应的保护率约是对照组的 212 倍。用 PON 做预防性治疗,以 1.3 倍 LD_{50} 剂量的梭曼染毒恒河猴,动物仅表现出较轻微的毒性反应,未出现死亡。对氧磷染毒后的小鼠给予 PON,可以显著提高毒剂的 LD_{50},若与阿托品和氯解磷定联合使用,可对染毒小鼠产生近千倍的保护作用。这些结果证实 PON 可以用作外源性解毒剂预防和治疗 OP 中毒的可能性。目前,PON1 基因产物的体外表达(已经在大肠埃希菌中成功表达)及基因治疗正成为研究热点,将会在中毒救治中发挥重要作用。

(4)羧酸酯酶(CarbE):脂族酯酶(aliesterase),分子量为 57~64kD,组织分布广泛(Ⅰ型:肝>肺>血液;Ⅱ型:小肠>肾>皮肤),与 ChE 同属 B 族酯酶,降解脂肪族和芳香族醇的羧酸酯,但不能催化水解 ACh 及类似底物。血浆 CarbE 水平种属差异明显,大鼠、豚鼠、小鼠较高,恒河猴和人几乎为零,而这被证实与吸入、静脉注射、皮下注射梭曼的清除能力一致。这说明不同种属的梭曼 LD_{50} 是明显不同的,在动物外推到人时应考虑到血浆 CarbE 水平的差异。CarbE 活性中心有经典的催化三联体,能催化含酯键、酰胺键和硫酯键水解,活性中心的 Ser203 可与 OP 结合且酶活性受到抑制。二乙酰单肟/丁酮肟(diacetyl monoxime,DAM)预处理能加速膦酰化 CarbE 的脱膦酰化,且对血浆 CarbE 的作用优于红细胞、脑、肺,帮助消除血中梭曼,而 HI-6 无此作用。VX 或沙林抑制的 CarbE 在 2h 时能有一半发生自动重活化,而梭曼、DFP 或对硫磷的抑制酶则需要 20h。重活化剂作用因动物种属和 CarbE 亚型而异。使用 CarbE 的特异抑制剂磷酸三甲酚酯(TOCP)和 CBDP 能显著降低 OP 的 LD_{50} 值,例如马拉硫磷的急性毒性可以增加 100 倍。

(5)磷酸三酯酶(PTE):细菌的 PTE 由有机磷酸酯降解基因(opd)编码,见于缺陷假单胞菌、黄杆菌属、放射形土壤杆菌,古生菌和嗜热细菌有类似基因。微生物来源的 PTE 可以广泛水解 OP 杀虫药,具有环保和原位解毒优势,提供了生物修复新途径。PTE 可能是由细菌的内酯酶进化而来的"非专一性"(promiscuity),而实验室合理设计和定向分子进化,克服了立体结构对手性底物的区分,可以提高 OP 降解活性。PTE 可以应用于神经性毒剂的检测、洗消和皮肤保护。在解决药理动力学过快、细菌蛋白的免疫原性和大量生产的问题之前,体外循环的血液净化是可行的,在个人洗消和环境消除方面可能最先得到应用。

由于 PTE 均来源于常温微生物,较低的生物学稳定性限制了其实际应用。最近有研究发现嗜热细菌也表达之,且可以通过基因突变增强其底物偏好和酶活性。例如嗜热地芽孢杆菌 HTA426 编码序列 GK1506 是一个 PTE。该重组 PTE 具有优异的生物稳定性,能够有效水解各种内酯,有"非专一性"的 PTE 活性,可划分到类 PTE 的内酯酶(phosphotriesterase-like lactonase,PLL)家族。该酶以二聚体形式存在,属碱性高温酶(pH 10,70℃),多数有机溶剂和二价金属离子能提高 PTE 活力。对该 PTE 进行氨基酸突变可以改变其磷酸三酯酶和内酯酶活性,大大提高对硫磷、二嗪农和氯螨硫磷(chlorpyrifos)的降解能力。

4. 用药原则 神经性毒剂中毒救治时要遵循以下用药原则。

(1)尽早用药:神经性毒剂中毒一经诊断,用药越早越好。争取在染毒后数分钟内肌内注射抗毒针。抗胆碱能药物主要有阿托品、东莨菪碱、戊羟利定等;重活化剂见表 3-14。用药时要注意选择正确的给药途径。因为给药途径不同,对阿托品发生药效的时间影响很大。对重度中毒者应静脉注射或肌内注射给药、中度中毒者宜肌内注射、轻度中毒者口服或肌内注射。肟类药物宜静脉注射或肌内注射,以期迅速达到血中所需浓度。

(2)足量给药:神经性毒剂中毒对抗胆碱能药的耐受量增大,一般临床用量不足以产生抗毒效果。中毒严重,加大药物剂量才能显效。重活化剂作用强度取决于肟类化合物在血中的浓度。根据中毒程度,阿托品的起始剂量一般为 2～6mg。试验性阿托品治疗可以用 2～4mg。阿托品仅对 M 样症状有效,不能用 N 样症状判断给药量。对于轻、中、重度中毒者,长托宁最大起始剂量分别为 2mg、4mg、6mg,半量重复。氯解磷定 1～2g 或双复磷 250mg 初始剂量,肌内注射或缓慢静脉注射。

(3)联合给药:抗胆碱能药与重活化剂合用,可发挥协同作用、提高药效。两药合用时,阿托品或重活化剂用量需适当减少,以防过量中毒。阿托品 2mg/0.7ml 和双复磷 220～250mg 是常用最有效的联合。当然,HI-6 与阿托品联合用药效果更佳。

(4)重复给药:首次用药后,在一定时间内必须根据病情轻重适当补充,以维持药物的有效浓度,直至中毒症状基本控制(如神志清醒、分泌物减少、呼吸改善、无惊厥)或出现轻度阿托品化(如口干、心率加快等)为止,治疗过程可持续数小时至数天。在救治早期,阿托品可在 5～10min 重复给药。尽快达到阿托品化十分重要,能提高救治效率,减轻和预防惊厥的发生和神经系统的损伤。一般阿托品的重复剂量为等量,甚至前次剂量加倍,争取在 30min 内达到阿托品化。

(5)防止中毒:阿托品安全范围大,个体敏感性差异也很大,故应注意防止阿托品过量引起中毒甚至死亡。酶重活化剂用量过大可引起神经-肌肉接头阻断和 ChE 活力抑制。因此掌握停药指征很重要。抗胆碱能药的停药指征是呼吸平稳、惊厥及周围毒蕈碱样症状消失,或出现轻度阿托品化。重活化剂的停药指征是周围烟碱样症状消失,全血 ChE 活力恢复到 60% 以上。

神经性毒剂中毒常用治疗药物使用方法见表 3-16。

表 3-16　神经性毒剂中毒常用治疗药物使用方法

药物类别	活性成分和制剂	染毒后 24h 内		
		给药时限	用法用量	最大累积给药量
AChE 保护剂	溴吡斯的明	提前 0.5～2h	30mg,口服,可 8h 多次重复	安全
抗毒复方	抗胆碱能药及重活化剂	立即	1 支,肌内注射,根据严重程度重复注射 1～2 次,每次 1 支,间隔 1～2h	3 支
抗胆碱能药物	阿托品	立即	2mg,肌内注射或静脉注射,此后根据病情 5～60min 重复给药	50mg,重者数百毫克
肟类重活化剂	氯解磷定	及早	1～2g,肌内注射或缓慢静脉注射;此后 3～120min 重复给药	2～4g
	双复磷	及早	250mg,肌内注射或缓慢静脉注射,2h 后再次给药	750～1250mg
抗惊厥药	地西泮	重度者尽早	无症状时 5～10mg,有则 10～20mg,静脉注射;5～10min 可重复,10min 间隔最多 3 次	一般 40mg

(二)综合处置措施

1. 控制惊厥　神经性毒剂重度中毒者常出现惊厥,需要尽早应用抗惊厥药物,防治、控制或减少惊厥的发生,减轻神经系统的损伤。治疗梭曼引起的惊厥比其他神经性毒剂需要更大的药量。

(1)常用抗惊厥药物:主要有苯二氮䓬类的地西泮(diazepam)、劳拉西泮(lorazepam)和咪达唑仑(midazolam)及比哌立登(biperiden)。处于研究当中的药物有阿普唑仑(alprazolam)、三唑仑(triazolam)和氯硝西泮(clonazepam)。咪达唑仑抗惊厥效果比地西泮好。肌内注射地西泮是最常用和有效的措施,起始剂量为10mg,15min后可全量重复,根据病情可用到40mg,通常静脉给10~20mg(儿童0.2~0.3mg/kg);如果需要大剂量的地西泮对抗惊厥,苯妥英钠可以作为替代药物。疗效排在地西泮类之后的是东莨菪碱、贝那替秦。对没有惊厥但有焦虑和不安者,可静脉给5~10mg地西泮。

由于惊厥的发生机制涉及中枢神经系统的谷氨酸受体、胆碱能受体和GABA受体,不同作用机制的药物联合应用也是合理的。如果应用抗毒药后,惊厥仍不能控制,可口服硝西泮5~10mg或肌内注射氯丙嗪25~50mg,或10%水合氯醛10~15ml灌肠。惊厥严重时肌内注射戊巴比妥钠0.25g,但呼吸困难者慎用。动物实验使用的有效药物组合有:溴吡斯的明+贝那替秦或苯海索或比哌立登、HI-6+阿托品+阿维扎封、丙环定+地西泮+戊巴比妥、丙环定+丙泊酚。

(2)其他现有和在研药物

①胆碱能受体拮抗药:中枢胆碱能受体拮抗药有戊羟利定、东莨菪碱、比哌立登、卡拉美芬(咳美芬),(caramiphen)、贝那替秦、丙环定(普环啶)、苯海索(安坦)。

②谷氨酸受体拮抗药:谷氨酸通过作用于其特异的NMDA受体亚型,从而在惊厥的维持和延续及其病理学改变中发挥重要作用,故神经性毒剂中毒后期特异性的神经保护治疗需要同时使用抗胆碱能药和抗谷氨酸能药物。谷氨酸受体拮抗药有地唑环平(dizocilpine或MK-801)、替诺环定(tenocyclidine或N-[1-(2-thienyl)cyclohexyl]-piperidine,TCP)、加环利定(gacyclidine或GK-11)和石杉碱甲(huperzine A,Hup A)。前三者是非竞争性NMDA受体拮抗药。

加环利定是苯环己哌啶衍生物,非竞争性拮抗NMDA受体。灵长类动物梭曼中毒后45min内给予该药,可抗惊厥,降低死亡率。该药在法国被用于治疗头部外伤,但未深入研究。地西泮与加环利定联合使用对梭曼引起的惊厥效果更好,还可与阿托品和吡啶肟联用。

迄今,氯胺酮(ketamine,KET)是唯一在许多国家作为注射药物批准使用的NMDA受体拮抗药,在不使用苯二氮䓬类药物时,KET与硫酸阿托品联合使用对梭曼中毒引起的神经损伤具有良好的保护作用。与MK-801相比,KET对体温调节功能没有任何损害。KET与阿托品联合使用时,在注射后1h内可有效对抗梭曼诱导的抽搐症状。在后续治疗中,KET与咪达唑仑或地西泮联合使用,对神经性毒剂诱导的抽搐症状的治疗有效性可进一步提高。由于苯二氮䓬类药物对抽搐症状的疗效有限,法军拟用KET治疗癫痫大发作引发的抽搐。

③同时对抗谷氨酸受体和胆碱能受体:同时对抗两种受体的药物贝那替秦、卡拉美芬(同时还易化GABA受体)、丙环定、苯海索、比哌立登等是有效的抗惊厥药,并可有效对抗神经性毒剂诱发的抽搐。卡拉美芬是报道最早的治疗OP中毒的双抗药物,对各种神经性毒剂中毒

动物均能提供良好的保护作用。贝那替秦是作用明确的抗胆碱药,其在梭曼所致惊厥模型的良好抗惊厥作用已得到证实。1.15 倍 LD_{50} 梭曼中毒出现惊厥 20 min 时,卡拉美芬或丙环定与左乙拉西坦联合使用可以终止惊厥,提高动物存活率,且丙环定在提高存活率方面效果更佳。此类的贝那替秦和卡拉美芬可作为肟类和阿托品的辅助用药,提高对脑的保护作用。

④抗组胺药物:关于抗组胺药物用于对抗神经性毒剂引起的惊厥的研究较少,苯海拉明、异丙嗪、赛庚啶的实验研究显示确定的疗效。大鼠在梭曼暴露后 1min、惊厥发作时和发作后 5min,在其他对抗治疗基础上,腹腔注射赛庚啶 10～20mg/kg 均能降低惊厥的发生和持续时间,减少脑细胞死亡,提高动物存活率。异丙嗪联合阿托品或碘解磷定也对有机磷中毒动物有保护作用。

2. 维持呼吸循环功能 正压人工呼吸或机械通气是维持重度中毒者生命,使其他救治措施能发挥作用的重要手段。对呼吸明显减弱或停止者应立即进行,对重度中毒者有时需坚持数小时,直至自动呼吸恢复。在染毒区内通过有复苏管的防护面具做口对口人工呼吸或用带滤毒罐的风箱或复苏器;专用的复苏汽车可同时给 10 人以上进行正压辅助呼吸。在染毒区外用口对口人工呼吸或口鼻人工呼吸法。非正压的徒手人工呼吸效果不佳。

3. 保持呼吸道通畅 对昏迷伤员用顺位引流、吸痰器等清除口、鼻、气管分泌物和呕吐物,必要时气管插管或气管切开。

4. 给氧 呼吸困难、发绀时给氧。注意急救后的患者数小时内仍可能突然再次发生严重呼吸障碍或呼吸停止。此时需用机械复苏器做人工呼吸,同时给氧。

5. 保持水、电解质和酸碱平衡 严重中毒有脱水征象者应输液,同时注意纠正电解质和酸碱平衡。

6. 眼症状的处理 对缩瞳引起的眼痛、头痛、注射阿托品无效时,须用 0.5%～1% 阿托品溶液点眼,或 2% 后马托品眼药膏,数小时 1 次,持续 1～3d。

7. 加强观察和护理 中度和重度中毒者卧床、安静、保温。对有呼吸障碍、昏迷、惊厥和血 ChE 活力偏低者,应密切观察病情,定时测定呼吸、血压、脉搏和血 ChE 活力,防止突然发生呼吸、循环衰竭和病情反复,预防并发症发生。重度中毒者在恢复期可能有持续数天到数周的中枢神经系统症状,如头痛、头晕、失眠多梦、焦虑烦躁、思维迟钝、注意力不集中和记忆力减退等。可口服东莨菪碱 0.1～0.3mg 或甲磺酸苯扎括品 1～2mg,每天 1 次。

(三)特殊临床表现的治疗

1. 中间综合征 IMS 作为急性 OP 中毒患者的第二死亡高峰的主要死亡原因,主要治疗措施包括继续抗胆碱能治疗、呼吸支持、血液灌流、重活化剂和纳洛酮治疗。中毒初期的抢救要给予足量的抗胆碱药物和 AChE 重活化剂,切断毒源,彻底洗消。有研究者认为,早用重活化剂可以预防 IMS。患者的长期随访需要神经学、神经心理学和精神病学专家合作。

(1)辅助呼吸:最合理的治疗方法是尽可能避免在急性期缺氧。患者好转后要密切观察病情变化,一旦患者出现胸闷、气短、面色苍白或发绀、呼吸表浅等 IMS 先兆时,应做好随时气管插管机械通气的充分准备。血气分析结果显示 $PaO_2 < 8.0kPa$ 或 $PaCO_2 > 6.7kPa$ 要及时实行气管插管或切开手术,正确使用机械通气,以保障患者有效的呼吸功能,同时加强护理和抗感染。当患者肌力完全恢复,腱反射恢复正常,最大吸气负压值 $> 1.96kPa$,自主呼吸恢复 $> 3d$,血液胆碱酯酶活力恢复至 $> 70\%$ 后,停机观察,若呼吸平稳、血气分析正常,即可拔管撤机。

（2）续用重活化剂：吸氧、心电监护，血氧饱和度持续 90％时，可在监护状态下，强化药物治疗。超常规氯解磷定的应用是恢复麻痹呼吸肌的有效措施，肌内注射氯解磷定，每次 1g，共 3 次，每次间隔 1h，随后每次间隔 2h；而后 1g/4h；麻痹发生后 24h 改为每次间隔 6～8h 维持，根据病情连续给药 2～3d。用药时间应保持在 AChE 活性稳定恢复在 50％以上。临床观察亦表明，早期突击量氯解磷定的使用可使肌力明显恢复，防止外周呼吸肌麻痹的发生。

（3）血液灌流：可有效直接清除体内毒性代谢产物及 ACh，可以避免呼吸肌麻痹的发生或解除已发生的呼吸肌麻痹。该技术的使用应注意①血液灌流应及早，尽量在 OP 农药与血液未牢固结合前给予灌流，一般以暴露 6h 内为最佳，灌流时间 2h 为宜；②密切监测生命体征，维持循环的稳定；③因灌流器可吸附血小板，应严密观察治疗前后的血小板水平；④对于有严重休克或出血倾向及凝血机制障碍患者忌用。

（4）辅以肌内注射大量维生素 B_1 和维生素 B_{12}，给予胞磷胆碱和肾上腺糖皮质激素、物理治疗。

（5）纳洛酮：据报道，可采用机械通气配合静脉滴注纳洛酮 0.8mg，30min 内输完，直至呼吸改善后减量。纳洛酮是阿片受体的强有力拮抗药，可以迅速地通过血-脑屏障，与中毒时下丘脑大量释放的 β-内啡肽竞争性地结合阿片受体，对抗其对中枢神经和心血管的抑制作用，进而改善患者的呼吸和循环，有效地抑制患者发生肺水肿、休克和呼吸抑制。纳洛酮能抑制钙离子的内流，抑制兴奋性氨基酸的释放，对抗性地抑制 GABA 作用，有较好的中枢神经促醒作用，促进意识恢复。

2. 迟发性神经病变　目前没有特效治疗方法。地塞米松的起始剂量为 10mg/d，2 个月内减停，有利于控制病情和促进神经肌肉病变康复。有条件者可以进行高压氧治疗。给予 B 族维生素、ATP、地巴唑、神经生长因子则有利于神经组织再生及功能恢复。足踝矫形器可用于克服周围或中枢性足下垂。夜间可以佩戴夹板，防止屈曲挛缩。随着时间的推移，迟发性神经病变周围神经功能明显恢复，大部分患者可完全康复，极少数锥体受累程度重者可留下不同程度的后遗症，如痉挛性共济失调。研究表明，钙拮抗药有预防发病和加速此类病变恢复的功效。等长强腱练习、伸展、预防跟腱及其他挛缩、步态及平衡训练应由物理治疗师实施。

第六节　有机磷类农药和氨基甲酸酯类农药中毒

世界范围内，每年杀虫药引起中毒病例可达 300 万，约 20 万患者死亡。有机磷农药（OP）是我国目前使用最广、使用量最大的杀虫药。急性有机磷农药中毒（acute organophosphate pesticide poisoning，AOPP）是内科常见急、重症之一，我国每年 OP 中毒患者也高达 10 万，病死率在 4％～30％。血和组织内高浓度的 OP，对机体重要脏器具有直接的损害作用，常导致高死亡率。

一、有机磷类农药中毒

神经性毒剂与农业生产常用的 OP 类和氨基甲酸酯（carbamic esters）类杀虫药的结构、中毒机制和毒性效应类似。OP 农药主要为农业及环境杀虫药，通常是磷酸的酯、胺、巯基衍生物(图 3-12)。结构通式中的 R^1 和 R^2 一般是烷基和芳基。如果这些基团通过 O 与磷酸中的 P 相连称为磷酸酯;通过 S 相连则称为硫醇磷酸酯(phosphorothioate)或 S 赶磷酸酯(S-substituted phosphorothioate);如果 P 以双键和 S 相连(P=S)则称为硫代磷酸酯(phosphorothioate);如果 C 通过 NH 与 P 相连则称为膦酰胺(Phosphoramidate)。X 基团可以是大范围的脂肪的(替代的或分支的)、芳香的或杂环的基团,通过-O-或-S-与 P 相连,使 X 基团不稳定。X 基团的稳定性决定了 OP 农药与 AChE 的反应性。OP 中含有 P=S 结构的称作硫醇化物(thion),并在英文名字中体现,如对硫磷(parathion)。该类 OP 需要转化才能发挥毒性,如对硫磷在体内经肝转化,形成有生物活性的含有 P=O 结构的磷氧化物(oxon)对氧磷(paraoxon)。

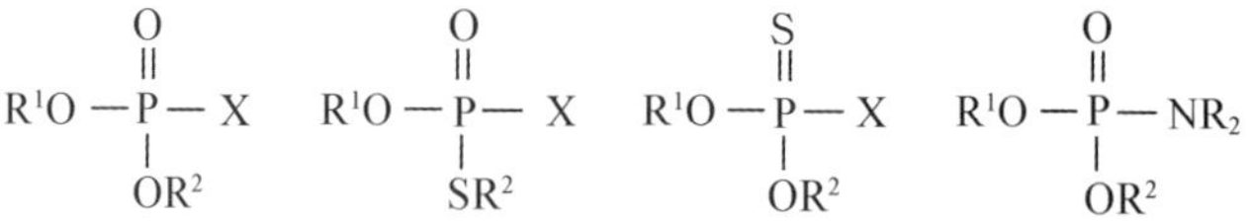

图 3-12　有机磷类农药结构通式

(一)毒性作用

OP 按毒性强弱可分为剧毒、高毒、中毒和低毒类。剧毒类有对硫磷(parathion/E-1605/一扫光)、内吸磷(demeton/E-1059/杀虫多)、甲拌磷(phorate/3911);高(强)毒类有氧化乐果(omethoate)、甲胺磷(methamidophos)、甲基对硫磷(parathion methyl);中毒类有乐果(dimethoate)、甲基内吸磷(demeton methyl)等;低毒类有马拉硫磷(malathion)、杀螟松(fenitrothion)、稻瘟净(kitazine)等。

OP 中毒可以发生在通风不良的生产车间、个人防护不好的配制和喷洒过程、个人卫生不良或自杀等情况下。磷氧化物能像神经性毒剂一样使 AChE 活性部位丝氨酸的羟基发生磷酸化,抑制其活性。由于大多数 OP 是二烷基磷酸酯或二烷基硫代磷酸酯,与 AChE 作用后形成二烷氧基磷酸衍生物,产物的去向只取决于烷氧基的结构,而对 AChE 的抑制还取决于离开基团。含有二甲氧基的 OP(马拉硫磷)形成的抑制酶的自动重活化和重活化比含有二乙氧基的 OP(对硫磷)要快,甚至可以不用肟类重活化剂;前者一般需在 12h 内用肟类重活化剂有效,后者在 120h 内用药仍有效。OP 的化学结构及其成品方对中毒症状出现的速度也有影响。OP 的脂溶性也使其分布于脂肪组织并缓慢释放,中毒严重性甚至可以在中毒后 12~36h 增强,中毒可能持久,可能在好转后出现反复(relapse)。

杂质和溶剂的毒性有可能使 OP 毒作用变得更为复杂。杂质以三烷基硫代磷酸酯研究较多,应注意其肺损害。溶剂以三苯甲醇较为多见。越来越多的证据表明,OP 配方中的溶剂可能与高发病率和高死亡率相关。此外,尚应考虑到代谢物的有关毒性,如对硫磷代谢生成的对硝基酚对肾小管有损害,乙烯利代谢产生的乙烯可致中枢神经麻醉等。所以,OP 农药中毒常为复合中毒,在临床诊治中也必须予以注意。

OP 可以通过多种途径如皮肤、呼吸道、胃肠道、眼和伤口等进入人体,吸收后随血液循环选择性地分布于某些组织或器官内。由于 OP 亲脂性强,很容易进入神经系统和储存于脂肪中,其代谢产物多为水溶性高的离子化合物,易经肾由尿排出,少量经肠道由粪排出。

OP中毒后,M样症状首发于轻度和中度中毒者,但并非绝对出现,如接近20%的中毒者不出现瞳孔缩小。M样症状很少在中毒后24h出现。严重中毒者出现N样症状甚至中枢神经系统症状。我国调查,发生IMS毒性最高的品种为甲胺磷,发生率高达10%以上,主要见于经口重度中毒病例。

除AChE抑制学说外,近年来研究发现OP的多种中毒机制:可直接作用于胆碱能神经受体;可引起钙超载,直接损伤神经元,造成中枢神经细胞死亡;体内外接触OP会减少ATP合成,诱导ATP水解,加速线粒体活性氧的生成,加速氧化损伤及细胞死亡等。

(二)急性中毒临床表现

OP农药中毒一般有典型的神经性毒剂中毒的症状及体征,轻度中毒出现轻度毒蕈碱样症状和轻度中枢神经系统症状,如头晕、眼花、腹痛、腹泻,也可有瞳孔缩小、气急等。中度中毒出现烟碱样症状,如肌颤。重度中毒出现肺水肿和昏迷,极重度中毒出现呼吸停止和休克。血中AChE活性降低。循环衰竭在OP中毒死亡原因中占有重要地位。OP农药中毒可能引起内脏器官的损伤,应予以注意。

1. 心脏　中毒性心肌病发病率高。现已明确,OP对心脏有直接毒作用,它与干扰心肌细胞膜离子通道作用相关。钙通道阻滞药可使此毒作用时间缩短。

OP中毒后突然出现胸痛、心电图或心肌酶的动态演变3点中任意2点,即可诊断急性心肌梗死。OP中毒并发急性心肌梗死者报道较少,其发生机制可能与下列因素有关:①蓄积的ACh使心肌细胞ACh受体过度兴奋,引起Ca^{2+}大量内流,心肌细胞可因Ca^{2+}超载而出现变性及坏死。②中毒致机体内环境骤变,机体应激反应增加,富含脂质的易损斑块破裂出血,血管腔内血栓形成。③AOPP导致的多脏器功能衰竭。诸多因素的相互交织,特别是高凝状态等,致内皮细胞损伤与脂质沉着,血小板的活化及以凝血为主的凝血蛋白活化等,促使冠状动脉血栓形成。④在抢救时,达阿托品化后,心率增快,一方面对冠状动脉的影响(如持续痉挛),使斑块内膜撕裂引起血栓形成;另一方面,心率加快增加心肌耗氧量,加重心肌需血和供血的平衡失调。阿托品过量而中毒时这种影响更为明显。

2. 肺　早期肺水肿阿托品治疗有特效,但应注意,阿托品过量中毒也可引起肺水肿。迟发性肺水肿和呼吸衰竭(多见于3~8d)临床和病理均与急性呼吸窘迫综合征(ARDS)相类似,与OP中杂质经肺内依赖细胞色素P450、单氧化酶激活所致的迟发肺损害相关,抗毒治疗无预防和治疗作用,应参照ARDS救治。

3. 胰腺　少数病例可发生坏死性急性胰腺炎,多见于胆碱能危象之后,成因与胰管痉挛收缩相关。口服OP农药中毒引起急性胰腺炎的发生可能为:①OP农药进入上消化道直接刺激胰液和胰酶的分泌,使胰管及胆管的分泌压增高;②OP农药进入十二指肠引起十二指肠乳头水肿和Oddis括约肌痉挛,使胰管内压力上升;③OP农药对胰腺的直接损害作用。

4. 肝、肾　OP为非标准肝毒物,有损肝作用,但鲜有发生急性暴发性肝衰竭者。肝损害一般在中毒后即出现,1周左右达高峰,多在2周内恢复而呈一过性损害。一般的肾损害易忽略,个别于胆碱能危象后发生急性肾衰竭,成因与直接损害肾作用、杂质与代谢物毒性、溶血作用及肌红蛋白血症等相关。急性肾衰竭是导致AOPP患者死亡、伤残的重要原因之一。AOPP患者血尿、蛋白尿、氮质血症三者同时存在时,病死率达50%。42%~59%的轻度OP

农药中毒者有尿异常,无尿素氮、血肌酐升高;91~92%的中、重度 OP 农药中毒者有尿异常,血尿素氮、肌酐均升高,这表明 AOPP 引起急性肾衰竭是病情严重的表现之一。血和尿的 β_2-微球蛋白水平是反映肾小球滤过率及肾小管功能早期损害的敏感指标,N-乙酰-D-氨基葡萄糖苷酶在中毒后 3d 也有升高,并与中毒程度呈正相关。

(三)慢性中毒临床表现

长期暴露于低浓度有机磷农药中或反复多次接触小剂量有机磷农药,可引起慢性中毒。慢性中毒者无典型中毒症状,一般最早出现心率缓慢、心律失常及非特异性中枢症状,如神经衰弱、易疲劳、记忆力减退、睡眠不好、食欲缺乏、头痛、眩晕等。慢性中毒时,血液 AChE 活力下降程度与中毒症状往往不呈平行关系,当患者血液 AChE 活力下降正常的 50% 甚至更低时,也可能不出现中毒症状。

机体长期接触 OP 会导致多器官、多系统的慢性损伤。苏联流行病学调查 OP 与动脉粥样硬化的关系,发现在 1101 例被调查对象中,长期接触过 OP 的人有血压增高、代谢紊乱、心脑血管动脉粥样硬化的临床表现。美、英等国学者发现,患有海湾战争综合征(以神经系统和心血管系统为主的综合征)的老兵其体内 PON1 活性显著降低,并与在波斯湾驻扎的时间长度呈正相关。长期使用 OP 类药物(二嗪农)浸泡和清洗羊毛的农工,其体内 PON1 活性也明显降低,并伴有血压增高、脂代谢紊乱等心脑血管疾病的发生。

1. **神经系统** 慢性神经毒性以长期神经功能缺陷(如记忆力下降)和脑神经细胞死亡为特征。炎症变化显著,可分为对胆碱能细胞死亡的早期反应和暴露 1 个月后发生并可持续数月的迟发炎症过程。

2. **免疫系统** 长期接触 OP 可以引起淋巴细胞功能障碍,体液免疫和细胞免疫水平下降,以细胞免疫水平下降更为明显。人群接触马拉硫磷 3~4 个月后,T 细胞、Th 细胞降低,B 细胞增殖增高,免疫细胞吞噬能力降低。马拉硫磷可以结合免疫细胞活动所必需的酶,而抑制免疫细胞的活力,导致动物免疫功能失调。生产 OP 农药人员体内网织红细胞明显增加,成熟度明显下降,该趋势与工龄的时间呈正相关。

3. **骨骼** 长期接触 OP 可以抑制机体骨骼的发育、生长及代谢。在对海湾战争综合征的研究中发现,OP 可以明显抑制骨细胞生长、发育及代谢,使矿物质沉积率下降,骨组织密度明显降低,以骨松质密度降低更为明显。长期接触 OP 的牧羊人骨骼有明显的骨质疏松改变,其胸椎、腰椎及盆骨有明显的脱钙区域,骨透明度增加,似磨砂玻璃状,仅可以辨认骨的轮廓,骨小梁变细、变薄,甚至消失。

4. **糖尿病** 孕妇在妊娠头 3 个月慢性接触 OP 会导致妊娠糖尿病发生概率增高。机体长期接触 OP 导致机体 PON1 的活性、浓度发生改变,与糖尿病的发生存在一定的关系。PON1 的活性降低导致机体清除过氧化物的能力下降,过氧化增加,低密度脂蛋白(LDL)被过氧化物修饰产生大量氧化修饰的低密度脂蛋白(ox-LDL)。诱导转化生长因子(TGF)的表达或活性增强,引起细胞外基质的重构,破坏肾小球滤过膜的屏障而导致糖尿病的发生。

5. **肿瘤** 长期接触 OP 的女工乳腺癌的发生率要远远大于未接触者。对美国艾奥瓦州和北卡罗来纳州 4961 名长期接触二嗪农的农民进行跟踪调查,结果显示,10 年内共有 301 名农民被确诊为癌症,其中以肺癌和白血病居多。OP 可以诱导人体淋巴细胞染色体损伤,与抑制免疫功能的有关肿瘤(霍奇金病、多发性骨髓瘤、白血病)存在某些关系。

(四)实验室检查

1. 心肌酶谱　正常情况下,血清心肌酶主要存在于心、脑、肝及骨骼肌中。当发生 AOPP 时,心、脑、肝、肾等重要脏器的损害,极易发生多器官功能衰竭。有研究表明,AOPP 患者发病 2d 内血清心肌酶明显升高,之后逐渐下降,1 周后恢复正常;血清心肌酶升高程度与 OP 农药的毒性强度、中毒剂量和中毒程度呈正相关;伴有 ECG 异常或死亡者的 AOPP 患者的血清心肌酶含量升高明显。肌酸激酶同工酶(CK-MB)在中毒当天即升高,提示该酶在 AOPP 引起心肌损害的早期诊断中具有重要意义。由于肌钙蛋白 I(cTn I)仅存在于心肌中,且其相对分子量比 CK-MB 小,更易从受损心肌细胞弥散出来,是急性心肌梗死临床诊断较敏感和特异的指标。由于 cTn I 持续时间长($>$3d),故也可指示 AOPP 的预后。

2. 血清淀粉酶　AOPP 患者血清淀粉酶(amylase,AMY)活性与中毒程度相关,死亡者在 48h 内更高。48h 动态监测 AMY 不仅可判断病情轻重,而且对预测存活率有重要指导意义。

3. 肝功能　临床上常用的肝功能指标谷丙转氨酶(ALT)、谷草转氨酶(AST)、总胆红素、总蛋白和清蛋白,其中以 ALT 和 AST 敏感性较高。AOPP 患者出现肝细胞性黄疸者,提示肝功能损伤重,预后差。血清前清蛋白是由肝细胞合成的,AOPP 患者血清前清蛋白其敏感性高于 ALT 和 AST。转铁蛋白是由肝细胞产生的,AOPP 患者血清转铁蛋白水平于中毒第 3 天左右降低,并维持低水平至中毒第 12 天左右,下降程度与中毒程度相关。

(五)治疗

OP 农药中毒的救治与神经性毒剂中毒类似。经口中毒者应及时催吐、洗胃、吞服活性炭。敌百虫中毒者禁用碳酸氢钠及碱性药物,对硫磷中毒者禁用高锰酸钾洗胃。抗胆碱药物不仅能有效对抗 AOPP 引起的毒蕈碱样症状,而且能减轻或消除 AOPP 引起的躁动不安、惊厥和呼吸抑制。阿托品首次用药剂量从轻度中毒的 1~4mg 到重度中毒的 4~20mg。戊羟利定用于阿托品化的维持更加方便。一般认为,碘解磷定对甲胺磷、辛硫磷、甲拌磷、内吸磷、对硫磷、三硫磷、特普和乙硫磷中毒有较好的解毒效果,对敌敌畏中毒疗效差,对乐果和马拉硫磷中毒疗效不明显。为达到有效剂量,有研究推荐氯解磷定 80mM 或双复磷 10mM 持续静脉滴注,直到 OP 排出,可以应用 10d 之久。更好的治疗方案是先给冲击剂量然后用维持剂量,如氯解磷定 1.5~2g 肌内注射,然后按 0.5g/h 维持血药浓度;双复磷 0.25g 单剂,0.75g/24h 输注维持。

静脉注射用脂肪乳可以作为脂溶性药物急性中毒的新型解毒剂,脂溶性药物从组织水相转移到脂相,将亲脂药物从组织转移到血管腔隙。此外,脂肪乳可能增加心脏能量供应,是心肌产生 ATP 的主要底物。脂肪乳能够显著提高 AOPP 患者血清胆碱酯酶活性,对中毒性肝、肾损伤具有明显保护作用,缩短 ICU 入住时间,减少心肌损伤及降低死亡率。

血液净化治疗包括血液透析、血液灌注和血浆置换,用以快速降低血液中的毒物浓度。血液透析对小分子物质效果较好,对大、中分子物质则没有清除作用。中毒时间长,毒物与血浆蛋白结合,不易透出。血液灌流采用活性炭吸附剂,对大、中分子毒物有很强的吸附力,对毒物清除作用优于血液透析。血液灌流对脂溶性较高、易与蛋白质结合的毒物具有较好的清除作用。采用血液灌流治疗 AOPP 时,应及时补充和调整药物用量。血液灌流联合连续性静脉血液滤过效果更好,同时有维持及替代重要脏器功能、维持内环境稳定的作用。血浆置换可清除游离或与蛋白质结合高的毒物,对抢救重度 AOPP 非常有效。根据 AChE 活性测定结果,可每日或隔日置换 1 次血浆,注意检测电解质及维持内环境稳定。

二、氨基甲酸酯类农药中毒

随着国家对 OP 等高毒农药的限制,氨基甲酸酯类(carbamates,CB)农药因其优异的生物活性、选择性、易于降解等特点,应用得到推广,CB 中毒的临床病例越来越多。目前国际上商品化的逾百种,产量仅次于有机磷酸酯类农药。CB 是一种可逆性 ChE 抑制药(ChEI),作用机制与 OP 相似。人类发现的第一个 CB 化合物,是 17 世纪从毒扁豆中提取的生物碱——毒扁豆碱。20 世纪 40 年代瑞士嘉基公司合成了第一个氨基甲酸酯杀虫药地麦威,后来又合成了异索威和敌蝇威,50 年代相继商品化。美国联碳公司 1953 年合成了具有优异杀虫活性的甲萘威(西维因,Sevin),后来成为世界上产量最大的农药品种之一。CB 类化合物在农药上用作杀虫药、杀螨剂、除草剂和杀菌剂,例如克百威(杀虫药)、苯菌灵(杀菌剂)、燕麦灵(除草剂)等;已形成农药的一大类别,品种多、药效好、低毒。另外,其作为衣物防蛀剂,具有无味、挥发性适中、毒性低、防蛀效果好的特点,应用前景很好。

CB 有类似于 OP 的化学结构(图 3-13)。杀虫药大多数属于 N-甲基氨基甲酸酯,主要分为 4 类:①N,N-二甲基氨基甲酸酯,主要品种有地麦威(dimetan)、吡唑威(pyrolan)、异索威(isolan)、敌蝇威(dimetilan)、抗蚜威(pirimicarb)等;②N-甲基氨基甲酸芳基酯,主要有甲萘威(carbaryl)、仲丁威(fenobucarb)、混杀威(trimethacarb)、呋喃丹/克百威(carbofuran),以及苯基氨基甲酸酯的叶蝉散(isoprocarb)和速灭威(metolcarb)等;③N-甲氨基甲酸肟酯,主要有西维因(carbryl)、涕灭威(aldicarb)、抗蚜威(pirimicarb)、灭多威(methomyl)、久效威等;④N-烃硫基(或酰基)N-甲基氨基甲酸酯,主要有呋线威(furathiocarb)、丁硫克百威(carbosulfan)、丙硫克百威(benfuracarb)、硫双灭多威(thiodicarb)等。该类化合物中高毒性的 T-1123 和 EA-3990 曾被研究作为神经性毒剂的可能性,但由于其难以透过血-脑屏障,且只在晶体和水溶液状态稳定,难以武器化。

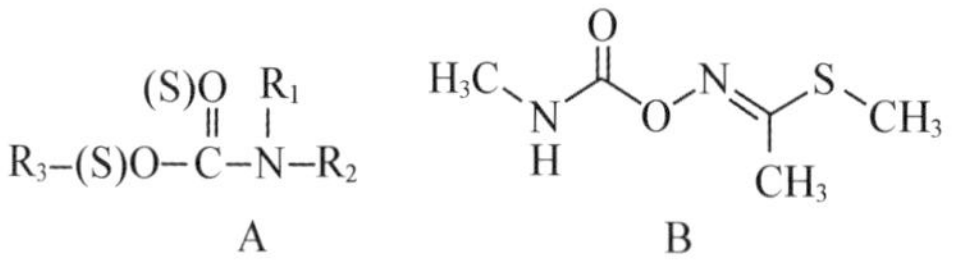

图 3-13　氨基甲酸酯类的化学结构式

A. 结构通式。R_1 和 R_2 为 H、甲基、乙基、丙基或其他短链烷基,R_3 为苯酚、萘或杂环。B. 灭多威

(一)毒性作用与中毒临床表现

CB 农药对机体胆碱酯酶的抑制是其发挥毒理作用的主要机制。CB 的立体结构式与 ACh 相似,可与 ChE 阴离子部位和酯解部位结合,形成氨基甲酰化酶,使其失去水解 ACh 活力。CB 农药对 ChE 的抑制作用弱于 OP 类化合物,与 ChE 的结合是可逆的。中毒形成的疏

松结合物可迅速水解,脱氨基甲酰化而恢复酶活性。氨基甲酰化酶半衰期是 $20 \sim 40min$,10min 开始恢复,一般 4h 可完全恢复,所以 CB 中毒症状出现早,且慢性毒性少见。CB 农药一般 24h 排出摄入量的 $70\% \sim 80\%$,主要从尿中排出。因此,CB 农药中毒与 OP 类农药中毒相比有作用快、程度轻、恢复快等特点。

CB 毒性较 OP 弱,但不同种类农药的毒性有差别,急性暴露可能严重甚至致死。有对比 OP 中毒的研究显示,CB 中毒的死因有心搏停止、多器官衰竭,而不是胆碱能危象。CB 中毒可以在 24h 内并发呼吸衰竭而死亡,Glasgow 昏迷评分 <13 是最可靠的并发症指征。CB 中毒亦可导致心肌损害,造成心律失常、心肌炎、心力衰竭、胰腺损害等。CB 较有机磷酸酯难以透过血-脑屏障,故 CNS 症状明显轻于后者。另外,儿童的血-脑屏障发育未完善,因此 CNS 症状较成人明显。

CB 中毒的迟发神经后遗症较 OP 中毒少,但也有关于感觉运动神经病、腓肠神经的髓鞘神经纤维消失和轴索退变、四肢感觉症状和肌无力、视觉障碍、下肢神经症状和电生理的轴索神经病变等的个例报道。MRI 发现脑桥髓鞘溶解症、枕叶和基底核异常,提示高剂量中毒也可能引起与 OPIDN 类似的神经病变。

(二)中毒途径与临床表现

1. 经消化道中毒 不严重的 CB 中毒在 2h 内出现胆碱能症状,一般在 24h 内消退。严重中毒者有肌抽搐、明显乏力、大汗、二便失禁、意识模糊、进行性心脏和呼吸衰竭。昏迷可以持续 $18 \sim 24h$,不常见惊厥、IMS、ARDS。急性中毒者可出现糖尿和高血糖,持续 2d 以上,急性胰腺炎可能是原因之一。

2. 经呼吸道中毒 可迅速($<30min$)发生轻度胆碱能症状,恶心、头痛、出汗、流泪、流涎、胸闷、咳嗽、支气管分泌物增加、视物模糊等,脱离环境数小时后症状可自行消失。如果继续暴露,可出现呕吐、腹泻、腹痛、肌束震颤、乏力。低血压、心动过速、呼吸困难也可发生。

3. 皮肤暴露中毒 可出现恶心、呕吐、头痛、头晕、乏力、视物模糊,检查有高血糖。

样本采集后应在 $-20℃$ 保存并转运,直到进入实验室分析。CB 抑制的酶自动恢复较快,随采样至分析间隔的延长而加快;按照少稀释、少加底物、快检测($<3min$)的原则完成检测。

(三)治疗

现今大多临床中毒病例可通过传统治疗,如解毒药物、抗感染、必要生命支持治疗来挽救生命。常规治疗措施包括尽早洗胃,并给予小剂量阿托品治疗,轻度中毒者可口服或肌内注射阿托品,总用量比 OP 农药中毒小,不必强调阿托品化;重度中毒者应根据病情迅速静脉注射阿托品,并尽快达阿托品化。对于口服大量农药导致的极重度中毒患者,血液灌流可以加快体内毒物的清除,提高临床疗效。

1. 抗胆碱能药物 阿托品最常用于氨基甲酸酯中毒治疗,也有用东莨菪碱、山莨菪碱和戊羟利定救治氨基甲酸酯中毒的临床报道。CB 农药中毒的抗胆碱治疗中,重度中毒的治疗同 OP 农药中毒,需大量使用阿托品,尽快阿托品化。中度中毒的阿托品用量要小,不必追求阿托品化,可用盐酸消旋山莨菪碱注射液 $20 \sim 60mg$ 持续静脉滴注 1d,次日起视病情减量应用。与阿托品治疗比较,使用戊羟利定治疗的起始用量、用药次数和总用量减少,起效快,病程缩短。宾赛克嗪($18mg/kg$,腹腔注射)提高 CB 毒剂灭多威、克百威和涕灭威中毒小鼠的 LD_{50}

值比同剂量阿托品高1倍多。

2. 重活化剂 肟类在氨基甲酸酯中毒救治中的应用,国内外一直存在争议,因其可能增加氨基甲酸酯的毒性,加重对血胆碱酯酶的抑制并降低阿托品的疗效。国内普遍的观点主张不使用肟类,国外大多数学者并不持绝对禁止的观点。肟类对一些CB中毒的疗效一般,尤其是西维因中毒,用肟类可加重其毒性。HI-6对CB中毒的作用有一定效果,双复磷次之。氯解磷定的作用意见不一,一般可以不考虑使用。但对于阿托品和支持治疗无明显反应的重度中毒者,氯解磷定应按30mg/kg,5～10min静脉注射完,继以8～10mg/(kg·h)维持;或每4～6小时重复1个包装量。

(邹仲敏　赛　燕　吴　强)

★ 第 4 章 ★

糜烂性毒剂

糜烂性毒剂的主要代表为芥子气和路易氏剂,是外军装备和储存的主要化学战剂之一,我国境内日遗化学武器中也有大量的糜烂性毒剂。尽管芥子气使用至今已有百年历史,化学战剂有了很大发展,特别是当前已有高效剧毒的神经性毒剂,但是由于芥子气具有性质稳定、作用持久、中毒途径多、穿透性强、防护与消毒困难、无特效抗毒药,且生产容易、成本较低等极为重要的战术和卫勤特点,因而迄今芥子气作为化学战剂仍未失去其重要地位,是许多国家军队装备的主要毒剂之一,其中毒机制和防治研究仍是防化医学领域的一个难点。

第一节　糜烂性毒剂概述

糜烂性毒剂(vesicants)又称起疱剂(blister agents),是一类能直接损伤组织细胞,引起皮肤、眼、呼吸道黏膜的局部炎症、坏死,吸收后引起全身中毒的化学战剂。主要代表有芥子气(mustard gas,sulfur mustard)、路易氏剂(Lewisite)(表 4-1)。第一次世界大战期间,德国化学家 Fritz Haber 将芥子气发展为化学战剂。在第一次世界大战后期(1917 年 7 月 12 日)德国首先大规模应用于战场,以后各国相继使用,造成大量伤亡,其伤亡率占毒剂总伤亡人数(约 130 万)的 88.7%,故芥子气有"毒剂之王"之称。从第一次世界大战到两伊战争等各种冲突中的使用证明,芥子气是经过"战争考验"的最有效的化学战剂之一;自其被引入战场之后,就一直是一个主要军事威胁,目前它仍然是世界面临的主要化学威胁之一。路易氏剂一般不单独使用,常和芥子气混合形成芥-路混合毒剂,可降低芥子气的凝固点,以适合寒区使用并增强损伤作用,提高战术效果。

表 4-1　糜烂性毒剂的主要代表

名称	结构式	化学命名	苏军代号	美军代号
芥子气	Cl∼S∼Cl	2,2′-二氯乙基硫醚	BPK-7(胶粘化)	H(工业级)HD(纯品)
路易氏剂	Cl∼As(Cl)Cl	2-氯乙烯二氯胂	P-43A	L
氮芥	Cl∼N(∼Cl)	双(2-氯乙基)甲胺		HN$_2$

（续　表）

名称	结构式	化学命名	苏军代号	美军代号
	Cl—CH₂CH₂—N(—CH₂CH₂—Cl)—CH₂CH₂—Cl	三(2-氯乙基)胺		HN_3
光气肟	HO—N=C(Cl)(Cl)	二氯甲醛肟		CX

　　氮芥(nitrogen mustard,NM)在 20 世纪 30 年代合成,糜烂性质与芥子气相似。根据化学结构差异,军事代码分别为 HN_1［bis（2-chloroethyl）ethylamine］、HN_2［mechlorethamine 或 bis（2-chloroethyl）methylamine］和 HN_3［Tris（2-chloroethyl）amine］。HN_3 的衍生物 HN_2 曾被用作抗肿瘤药物,是肿瘤化学治疗的开端。HN_1 有淡的鱼腥或霉草气味,微溶于水,易溶于丙酮等有机溶剂,194℃发生分解。高浓度 HN_2 有水果气味,低浓度有肥皂气味。HN_3 纯品无味,不溶于水,是氮芥中最稳定的,256℃发生分解,蒸气压远低于 HN_1 和 HN_2。

　　光气肟(dichloroformoxime 或 phosgene oxime,CX)尽管列入糜烂性毒剂,但其实是一个皮肤腐蚀性化合物。氮芥及光气肟虽然曾被用作化学战剂,但目前已不列入制式毒剂,而光气肟目前已不在 OPCW 的禁控清单上。光气肟属瘙痒、荨麻或腐蚀剂,能迅速透皮吸收引起疼痛和组织破坏,皮肤立即出现刺激、红斑环绕的漂白斑、水肿、瘙痒丘疹和坏死,也可引起严重的全身中毒。光气肟引起外周血管明显舒张,红细胞聚集在组织的血管中(充血),由此导致的血压降低和缺氧可引起休克和死亡。

　　糜烂性毒剂一般列为致伤性毒剂,主要引起失能性损伤。但若中毒严重或处理不当时,也可致人死亡。这类毒剂可以装填在炮弹、炸弹、火箭、地雷及航空或地面布洒器等使用。在外军装备的化学弹药中,有单一的芥子气及芥子气与路易氏剂混装的;还有加入胶粘剂的胶状芥子气及胶状路易氏剂等。从外军大量储备及两伊战争的使用表明,在未来战争中使用的可能性也很大,其重要性仅次于神经性毒剂。

　　战术性能上,糜烂性毒剂主要被用来伤害敌军,引起失能性损伤,并迫使敌人穿上全身防护服,妨碍部队机动,减低部队战斗力,而非用来直接杀死敌军。毒剂作用于眼、黏膜、肺、皮肤和造血器官。中毒严重时,可导致死亡。被吸入可引起呼吸道损伤,被食入可引起呕吐、腹泻、胃肠道黏膜损伤。皮肤创伤面积大、难愈合,将给医疗带来很重的负担。绝大多数糜烂性毒剂(CX 除外)持久性相对较长,可引起皮肤或其他任何接触毒剂部位的烧伤、起疱。为了增加对地域、轮船、飞机、车辆或装备的持续性危害,常将毒剂加入胶粘剂进行使用,针对这类毒剂只有全身防护才有效。单用面具能保护眼、呼吸道和面部皮肤,仅可部分防止全身作用。

　　值得注意的是,侵华日军战败后在我国境内遗弃了大量的化学武器。在这些化学武器中有相当一部分是糜烂性毒剂,经常发生泄漏事故,造成人员的伤亡。较大的一起是 2003 年 8 月 4 日齐齐哈尔发生的芥子气泄漏事件,造成 1 人死亡,40 多人受伤。2004 年 7 月 23 日吉林敦化又发生了芥子气-路易氏剂混合毒气弹泄漏,造成 4 名儿童中毒。

一、理化性质

芥子气的首次合成有 Despretz(1822)、Riche(1854)、Niemann(1860)、Guthrie(1860)几种说法;Niemann 和 Guthrie 都记录了其刺激性及起疱特性。纯芥子气的合成是由德国科学家 Meyer 于 1886 年首先报道的。第二次世界大战以前,基本上采用 Le Vinstein 方法合成芥子气,产物称为工业芥子气。其颜色呈黑褐色,芥子气含量占 70%～80%,其余 20%～30%是各种含硫杂质,美军代号为 H。进一步通过精馏方法得到的芥子气称精馏(distilled)芥子气,无色或微黄色,美军代号为 HD。苏军的芥子气代号为 PK-7,胶粘芥子气代号为 BPK-7。此外,第二次世界大战期间研制的芥子气类似物芥子气 T 和芥子气 Q,毒性较芥子气强,挥发度比芥子气小,作用更持久。芥子气混合毒剂 HT 是 40%芥子气 T 和 60%芥子气的混合毒剂。半硫芥 CEES 作为硫芥的类似物,常用于实验研究。

(一)物理性质

此类毒剂皆为沸点高、比水重、难溶于水,易溶于有机溶剂,具有特殊气味的化合物,其主要物理性质见表 4-2。

表 4-2 芥子气、路易氏剂的主要物理性质

毒剂名称	状态和颜色	气味	凝固点(℃)	沸点(℃)	比重(20℃)	蒸气比重	挥发度(mg/L)	持久性	渗透性
芥子气(H 或 HD)	无色油状液体,工业品为黄、棕至黑褐色液体	纯品稍有大蒜气味,工业品大蒜味浓	14.4	217(部分分解)	1.27	5.5	0.57(20℃)	夏天:开阔地 5～24h,森林 3～5d;冬天:3d 至数周	能渗透皮肤、布、皮革、橡皮等物质
路易氏剂(L)	无色油状液体,工业品为暗褐色液	天竺葵(洋绣球花)叶汁味	-18	190(分解)	1.89	7.2	4.5(20℃)	夏天:数小时;冬天:2～3d	比芥子气渗透性更强

1. 芥子气的物理性质　常温下芥子气是油状液体,挥发度较小,属于典型持久性毒剂。冬季由于挥发度太小,靠自然蒸发很难形成有效的染毒浓度。随温度升高挥发度增大,自然蒸气可形成有效染毒浓度,对无防护人员造成严重损伤;超过 37.7℃时,蒸气态成为主要伤害形式,并有较特征的大蒜气味。

纯芥子气的凝固点为 14.4℃,这一性质直接影响冬季使用。芥子气里混有杂质或其他毒剂时,可明显降低凝固点,目前通常采用混入路易氏剂的方法降低凝固点。芥子气的蒸气比重为 5.5,易停留在低洼处。液体芥子气比水重,在水中溶解度较小,10℃时溶解 0.075%,20℃时溶解 0.081%,30℃时溶解 0.104%。因此,芥子气液滴落入水中后,大部分沉于水底,很少一部分溶于水中,并可在水面上出现一层油状薄膜。芥子气易溶于汽油、煤油、乙醇(酒精)和二氯乙烷等有机溶剂中,可用有机溶剂擦洗染毒的武器和仪器,但溶剂不能破坏芥子气,用含有机溶剂配制的消毒液有较好的消毒效果。

芥子气是亲脂性化合物,易溶于脂类物质中,容易通过皮肤侵入体内,并能使油脂、肉类的

内层染毒。芥子气能溶解橡胶、聚氯乙烯等,可透过橡胶和某些塑料制品。芥子气本身黏稠度不大,20℃时为水的 2.6 倍,如在芥子气中加入生橡胶、聚氯乙烯等胶粘剂,可制成胶粘芥子气或胶粘芥子气与路易氏剂的混合物,毒性作用更持久,消毒更困难。

芥子气液滴能通过吸收性表面渗到物质的深部,对棉毛织品、木制品、砖瓦、土壤、水泥制品等都有很强的渗透性,并保持其毒性。芥子气对橡胶也有一定的渗透性,因此橡胶制的防毒衣的防毒时间也是有限的。芥子气液滴渗入各种物质的深度通常在 10mm 以内,所以对毒剂取样时,深度取 10mm 为宜。芥子气蒸气易被多孔性物质吸附,防护面具可有效防护其蒸气。

2. 路易氏剂的物理性质 路易氏剂是油状液体,挥发度比芥子气大得多,可仍属于持久性毒剂,但比芥子气持久性小。路易氏剂微溶于水,易溶于汽油、煤油、苯、无水乙醇、二氯乙烷等有机溶剂,能与芥子气互溶。通常与芥子气混合使用,称为芥路混合性毒剂,既降低了凝固点又使毒效多样化,增加了救治的难度。路易氏剂有很强的渗透性,比芥子气更容易渗透皮肤、服装及防护器材,容易渗入橡胶制品,并使橡胶变质。因此对落到防毒衣上的路易氏剂应及时消毒。路易氏剂蒸气容易被多孔性物质吸附,制式防护面具可有效防护呼吸道。

(二)化学性质

1. 芥子气的化学性质 芥子气在常温时很稳定,但加热到 150℃时开始分解,500℃时完全分解。故在野战条件下,可用火烧对芥子气染毒地面进行消毒。芥子气分子中烷基链上的氯原子较活泼,易发生取代反应。硫原子为二价,可被氧化成四价或六价。第 1 位碳原子上的氢也较活泼,可被取代。芥子气化学反应主要有水解反应和氧化氯化反应。

(1)水解反应:溶于水中的芥子气在室温条件下易水解,20℃时 10min 即可水解 50%,1h 能水解 85% 左右,水解后的产物无糜烂作用。由于芥子气在水中的溶解度很小,所以能使水源长期染毒。

$$S\diagup^{CH_2CH_2Cl}_{\diagdown CH_2CH_2Cl} + H_2O \longrightarrow S\diagup^{CH_2CH_2OH}_{\diagdown CH_2CH_2OH} + HCl$$

芥子气　　　　　　　　2,2'-二羟二乙硫醚 (TDG)

常温下,中性水溶液中芥子气水解不彻底,加温可使芥子气水解加速。37℃时水解 50% 只需 3min,沸水中水解速度比在室温时快 10 倍以上。芥子气在水中溶解度很小,未溶解的芥子气不能水解,可用加热、煮沸和搅拌的方法提高溶解度。碱能加速芥子气水解速度,但碱量过大又会减少芥子气在水中的溶解度。通常用 2% 碳酸钠溶液煮沸消毒,既可彻底消毒,又可中和水解反应产生的盐酸,防止对消毒物品的腐蚀。

(2)氧化反应:根据氧化剂的性质、浓度和反应温度,芥子气可被氧化生成亚砜或砜。芥子气可被漂白粉、三合二、次氯酸、稀硝酸、过氧化氢等氧化,生成无糜烂作用的芥子亚砜(dichloroethylsulfoxide)。但与强氧化剂(如发烟硝酸、高锰酸钾等)作用生成芥子砜(dichloroethylsulfone),仍有糜烂作用。遇王水或燃烧时,芥子气被完全破坏,生成硫酸、二氧化碳和水。

$$S\diagup^{CH_2CH_2Cl}_{\diagdown CH_2CH_2Cl} \xrightarrow{[O]} O=S\diagup^{CH_2CH_2OH}_{\diagdown CH_2CH_2OH}$$

芥子亚砜

$$S\begin{array}{l}CH_2CH_2Cl\\CH_2CH_2Cl\end{array}\xrightarrow{2[O]}\ \ O=\overset{\displaystyle O}{\underset{\displaystyle}{S}}\begin{array}{l}CH_2CH_2OH\\CH_2CH_2OH\end{array}$$

芥子砜

$$S\begin{array}{l}CH_2CH_2Cl\\CH_2CH_2Cl\end{array}\xrightarrow{\text{王水或燃烧}}\ \ H_2SO_4+CO_2+H_2O$$

(3)氯化反应:芥子气可与多种含氯消毒剂如三合二、次氯酸钙、漂白粉、氯胺等发生氯化氧化反应,芥子气中氢原子可被氯原子取代,生成无糜烂作用的多氯化合物。

$$S\begin{array}{l}CH_2CH_2Cl\\CH_2CH_2Cl\end{array}+Cl_2\longrightarrow \underset{Cl}{\overset{Cl}{S}}\begin{array}{l}CH_2CH_2Cl\\CH_2CH_2Cl\end{array}\longrightarrow S\begin{array}{l}CHClCH_2Cl\\CH_2CH_2Cl\end{array}+HCl$$

三氯二乙硫醚

芥子气与干燥的漂白粉或三合二的反应非常剧烈,有发热、冒烟、燃烧现象,会同时发生氧化、氯化及热分解反应,反应产物大部分均无糜烂性。若把漂白粉、三合二调成水溶液或水浆使用,则作用较为缓和,与毒剂接触良好,易于达到消毒的目的。

(4)与氯胺作用:芥子气与氯胺可直接反应生成无糜烂作用的化合物,因此氯胺类可作为芥子气的消毒剂,如氯胺B(N-Chlorobenzenesulfonamide)和氯胺T(Tosylchloramide)。

$$S\begin{array}{l}CH_2CH_2Cl\\CH_2CH_2Cl\end{array}+\ \underset{}{\boxed{}}-SO_2N\begin{array}{l}Na\\Cl\end{array}\longrightarrow \underset{}{\boxed{}}-SO_2N=S\begin{array}{l}CH_2CH_2Cl\\CH_2CH_2Cl\end{array}+NaCl$$

氯胺B　　　　　　　　　　　二氯二乙苯磺酰硫亚胺

2. 路易氏剂的化学性质　路易氏剂在常温无水条件下比较稳定,遇热易分解。其化学性质比芥子气活泼,其分子中与砷直接相连的氯很活泼,氯乙烯基上的氯不活泼,其中三价砷可氧化成五价。

(1)水解反应:路易氏剂很易水解,加碱或加温则加速水解,产物氯乙烯氧胂为微溶于水的白色固体,对皮肤仍有糜烂作用,但不易渗入皮肤。

$$ClCH=CHAsCl_2+H_2O\longrightarrow ClCH=CHAs=O+HCl$$

路易氏剂　　　　　　　　　　　　2-氯乙烯氧胂

(2)与碱作用:常温下,路易氏剂与强碱作用,完全分解生成乙炔和亚砷酸钠等无糜烂作用的产物。路易氏剂与弱碱作用,加热时除水解外,也发生分解反应,生成乙炔等产物。因此,可在强碱稀溶液或弱碱溶液中对路易氏剂染毒物品进行煮沸消毒。对路易氏剂染毒服装消毒时,通常用2%碳酸钠水溶液煮沸30～60min。

$$ClCH=CHAsCl_2+NaOH\longrightarrow HC\equiv CH+Na_3AsO_3+NaCl+H_2O$$

乙炔　　亚砷酸钠

$$ClCH=CHAsCl_2+Na_2CO_3\xrightarrow{\text{加热}}HC\equiv CH+Na_3AsO_3+NaCl+CO_2$$

(3)氧化、氯化反应:路易氏剂很容易发生氧化反应,在有水存在时,可被一氯胺、二氯胺、漂白粉、三合二、次氯酸钙、高锰酸钾等氧化,生成无毒的氯乙烯胂酸。故上述化合物都可作为路易氏剂的消毒剂。路易氏剂还可与碘作用,产物无毒,故可用碘酒消毒。

$$ClCH = CHAsCl_2 + [O] + H_2O \longrightarrow ClCH = CHAs \overset{OH}{\underset{OH}{=}} O + HCl$$

2- 氯乙烯胂酸

路易氏剂的氯化反应并不使双键打开,而是使三价砷进一步氯化成为五价砷,实际上也是氧化反应。氯化产物遇水发生水解,也产生无毒的氯乙烯胂酸。

$$ClCH = CHAsCl_2 + Cl_2 \longrightarrow ClCH = CHAsCl_4$$

$$ClCH = CHAsCl_4 + H_2O \longrightarrow ClCH = CHAs \overset{OH}{\underset{OH}{=}} O + HCl$$

(4)与二巯基化合物作用:路易氏剂与二巯基类化合物反应迅速生成无毒产物。路易氏剂也能与体内含巯基的酶和蛋白质结合,影响其生物学功能。

$$ClCH = CHAs \overset{Cl}{\underset{Cl}{\big\langle}} + \overset{CH_2SH}{\underset{CH_2OH}{\underset{|}{CHSH}}} \longrightarrow ClCH = CHAs \overset{S-CH_2}{\underset{S-CH}{\big\langle}} + HCl$$

二巯基丙醇　　　　　　　　HO — CH_2

二、中毒途径和毒性

糜烂性毒剂的战斗状态有液滴态、雾态或蒸气态,加入胶粘剂后则成胶状毒剂。芥子气可通过皮肤、呼吸道、眼及消化道等多种途径中毒,主要引起局部损伤,并可经上述途径吸收引起全身中毒。糜烂性毒剂一般列为非致死性毒剂,对人的毒性较神经性毒剂弱,但如中毒严重而又处理不当,也可造成死亡。这类毒剂的军事意义主要在于其对皮肤、眼和呼吸道有很强的毒性作用,引起中毒局部广泛而严重的损伤、失能,妨碍部队的机动灵活性,削弱部队战斗力。对无防护者和仅有呼吸道防护者,芥子气蒸气的 LCt_{50} 分别是 1500mg・min/m³ 和 10 000mg・min/m³。皮肤和眼的液滴烧伤是最严重的损伤。

(一)对皮肤的毒性

经皮肤中毒是芥子气中毒的一种极常见途径。各种战斗状态都能造成皮肤损伤,但各部位敏感性不同,湿润薄嫩部位皮肤比较敏感,会阴、腋窝部最为敏感,前臂次之,手(足)掌最不敏感。芥子气蒸汽暴露,如果48h之后皮肤才表现出损伤,其严重程度可能较Ⅱ度晒伤轻,如果数小时内表现出损伤,则可能与液滴烧伤类似。路易氏剂液滴对皮肤的损伤作用更强,经皮肤吸收引起全身中毒的毒性更大;蒸汽态引起皮肤红斑的剂量比芥子气高约300倍,野战条件下无明显的皮肤伤害(表4-3和表4-4)。

表 4-3　液滴态糜烂性毒剂对人的皮肤毒性

毒剂名称	染毒密度（mg/cm²）			致死剂量（mg/kg）
	红斑	小水疱	大水疱	
芥子气	0.005～0.01	0.10～0.15	0.2	70～100
路易氏剂	0.05～0.1		0.15～0.2	30

表 4-4　蒸气态糜烂性毒剂对人的皮肤毒性

毒剂名称	暴露时间	染毒浓度（mg/L）		
		红斑	小水疱	大水疱
芥子气	15min	0.02	0.45	0.8
	1h	0.006	0.35	0.75
路易氏剂	1h	2.79	0.95～1.0	
	3h	1.91～1.99	0.39～0.56	

（二）对眼的毒性

眼对芥子气非常敏感，蒸气态芥子气浓度 $1mg/m^3$ 条件下暴露 1h，即可导致结膜炎。$10mg/m^3$ 浓度条件下暴露 1min 对结膜有损害，暴露 10min 可引起角膜炎。液滴态芥子气溅入眼内可造成严重结膜炎、角膜混浊甚至角膜穿孔。眼对路易氏剂更敏感，最小作用浓度为 $2mg/m^3$，很短时间内即可引起眼的刺激和损伤；$10～30mg/m^3$ 引起剧烈的刺激和严重损伤。

（三）对呼吸道的毒性

空气中可嗅出的浓度，芥子气为 0.07 mg/L，路易氏剂为 0.014 mg/L。两种毒剂对人呼吸道的毒性见表 4-5。

表 4-5　糜烂性毒剂呼吸道吸入的毒性（吸入 5min）

毒剂名称	伤害浓度（mg/L）	LC_{50}（mg/L）	LC（mg/L）
芥子气	0.10	0.15	0.35
路易氏剂	0.10～0.15	0.30～0.35	0.6

（四）对消化道的毒性

糜烂性毒剂均有明显气味，战时大量误服可能性不大，但误食少量（数毫克）芥子气染毒水或食物即可引起消化道中毒反应。一般估计经消化道吸收中毒，芥子气 LD_{50} 约为 1mg/kg，路易氏剂致死量为 5～10mg/kg。

第二节　芥子气中毒机制和毒理作用

一、体内过程

(一)吸收和分布

芥子气可通过呼吸道、皮肤、眼、消化道吸收而引起中毒。芥子气被吸收快,局部少量固定,全身均匀分布,经血液循环消失迅速,代谢产物无毒,主要经尿排泄。

由于芥子气有亲脂性的特点,因此很容易穿透皮肤和黏膜。芥子气与皮肤黏膜接触后2~3min尚滞留于体表,此时用消毒剂可除去。至10~15min大部分被吸收,21℃时吸收速度为1~4 mg/(min·cm²),随着温度升高吸收速度加快。芥子气液滴皮肤染毒,约20%穿透皮肤,其余被蒸发。穿透皮肤的芥子气中,约12%"固定"于皮肤局部引起损伤,其余进入血液循环并分布和结合于全身各组织,即从"游离状态"转变为"结合状态",前者在血液中存留时间一般不超过30min。动物实验证明,放射性核素标记的芥子气广泛分布于各种组织器官中,其中以肾、肺、肝含量最多,这可能与排泄器官或相对供血量较多有关。虽然骨髓和十二指肠中含量并不多,但这两种组织受损伤破坏程度极为严重,是芥子气作用的敏感组织。以往认为,包括脂肪组织在内的其他组织器官对芥子气无选择性蓄积作用,但最近发现芥子气进入体内后可以在脂肪组织中蓄积,然后以原型缓慢释放出来。

(二)代谢

芥子气进入体内后,可迅速与细胞内核酸、酶、蛋白质及多肽等生物大分子起烃化反应,形成无毒或低毒的烃化产物和分解代谢产物(图4-1)。芥子气在体内的代谢产物,大部分是谷胱甘肽(50%)和半胱氨酸的结合物及随后的 β 裂解产物(Ⅴ~Ⅷ);其次经水解或氧化产生硫二甘醇(thiodiglycol,TDG)、芥子砜或芥子亚砜(Ⅲ~Ⅳ);少部分芥子气转变为羟乙磺酸、羟基乙酸及无机硫酸盐等。

芥子气大部分代谢产物经尿液排出。放射标记芥子气染毒研究表明,占毒剂染毒量50%~80%的芥子气大多在3d内随尿液排出,尿中排出的半衰期约为1.4 d。此外,大鼠实验表明有少量代谢产物从粪便排出。芥子气的分布、代谢与染毒方式和染毒量有关,但各种染毒方式和剂量其尿液中的代谢方式大体相似,因此毒剂在肾中的代谢是一个限速步骤。动物实验表明,芥子气水解产物尿排出的峰值出现在 0~6h,β-裂解产物的峰值出现在6~24h,可能是因为水解产物水溶性好、分子量小容易从肾排出,而 β-裂解产物则是由芥子气与谷胱甘肽结合后再裂解产生,导致排出较慢。β-裂解产物的消除相水平比水解产物低,在第 8 天和第 15 天分别为 2~26μg/L 和 2~4μg/L,而水解产物分别为 43~88 ng/ml 和20~33 ng/ml,这可能是由于其他大分子结合物会逐渐解离释放出硫二甘醇和芥子亚砜等水解产物。

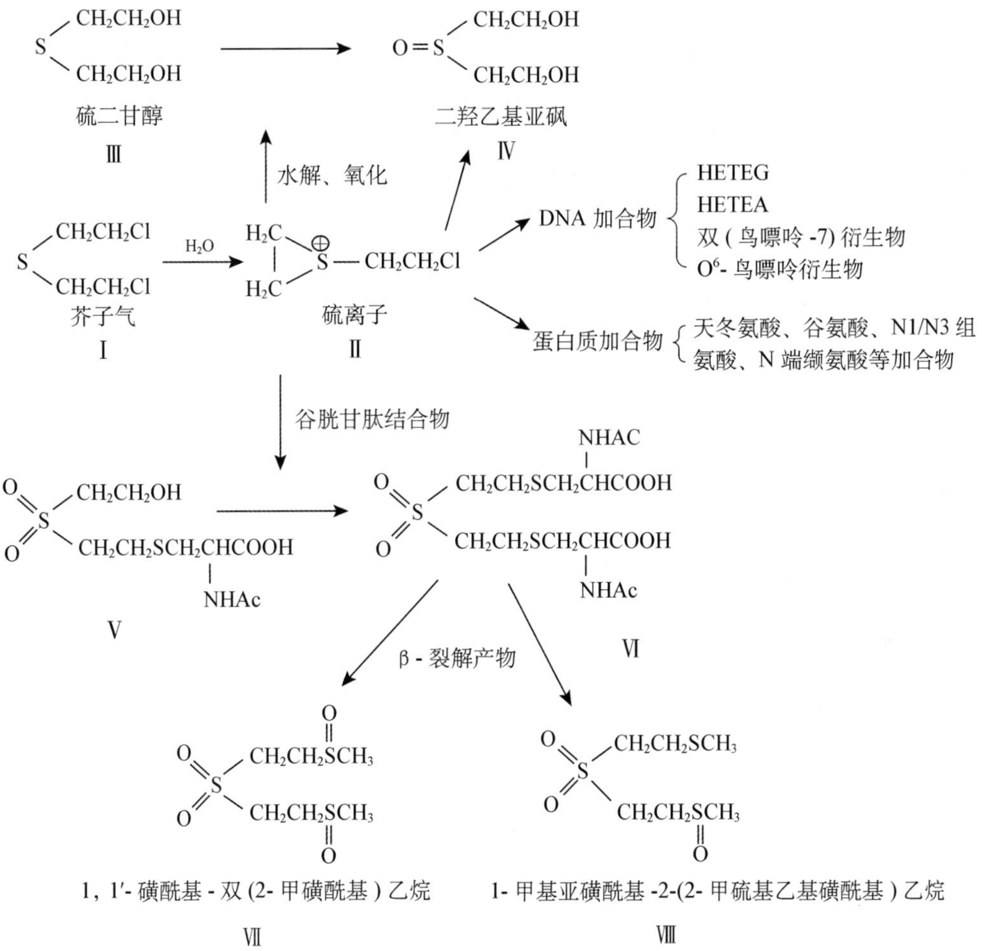

图 4-1　芥子气在体内的代谢和转化

二、中毒机制

芥子气中毒机制的研究历史已久,但迄今尚未完全清楚。有学者早期曾提出盐酸学说、酶学说以及砜和亚砜等理论,皆未涉及中毒机制的实质,均先后被否定。20世纪60年代以来,随着分子生物学、毒理学和检测技术的发展,对芥子气毒理作用深入研究表明,它是典型的双功能烃化剂,具有高度的化学活性和广泛的生物学作用。在生理条件下,芥子气能与体内许多细胞成分包括核酸、酶、蛋白质及氨基酸等生物大分子作用,特别易与DNA起烃化反应,是引起机体广泛损伤的生物学基础。它与临床上应用的抗癌化疗药物——烃化剂(烷化剂)具有类似的药理学和毒理学作用。

(一)化学烃化作用

烃化反应(alkylation)就是分子中的氢原子被烃化剂所取代,一般是带负电荷的离子与烃基结合。此外,在叔胺上加上烃基变为季铵化合物也称烃化反应。在烃化剂的分子中含有单个烃基(β-氯乙基)的称为单功能烃化剂,如半芥子气;含有 2 个或 2 个以上烃基的称为双(或多)功能烃化剂,如芥子气、氮芥等。

芥子气是典型的双功能烃化剂(bifunctional alkylating agents),在生理条件下能与细胞成分如核酸、酶、蛋白质和氨基酸等起烃化作用。芥子气分子中含有 1 个二价硫原子和 2 个 β-氯乙基。硫原子具有两对未共用的电子,呈正诱导效应,是电子供体;而 β-氯乙基的氯原子电负性较强,呈负诱导效应,是电子受体。由于正、负诱导效应,硫原子上未共用电子对沿着氯原子诱导效应的方向移动,促进氯离子分离。所以,溶解于水或体液等极性溶液中的芥子气分子迅速解离,内部电子重新排列环化形成硫离子(sulfonium ion)。这种阳离子在化学性质上极为活泼,具有很强的亲电子性,反应速度快,能很快与生物大分子的亲核性原子(S、N、O、P 等)起烃化作用,形成以共价键结合的不可逆的烃化产物(图 4-2)。由于芥子气的硫原子呈弱碱性,它通过限速反应形成的环化硫离子属于相对不稳定的高能类型,因此,芥子气与亲核基团的反应类型属单分子 S_N1 型亲核取代反应(nucleophilic substitution)。细胞内许多重要成分含有 S、N、O 等亲核中心(nucleophilic center),它们对烃化剂具有强度不同的亲和力,其顺序为 S>N>O。生理条件下,芥子气与体内许多亲核性基团如氨基、巯基、羟基、羧基、磷酸基及咪唑基等反应,造成一系列的生化功能和细胞组织形态的变化。芥子气离子化速度高,其生物学作用快,对细胞的杀伤作用主要是在与芥子气先接触的局部。对远隔部位的细胞,由于硫离子的迅速减少和芥子气的水解,其作用降低。

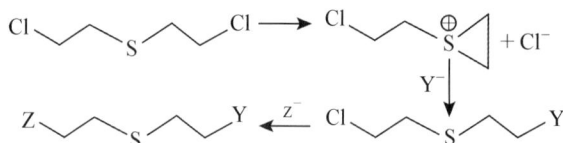

图 4-2 芥子气烃化作用(Y、Z 为细胞成分的亲核中心)

(二)对核酸作用

在体内生物大分子中,核酸尤以 DNA 对芥子气最为敏感。研究表明,在近似生理条件下低剂量芥子气对核酸的作用速度很快,相当于芥子气本身水解速度。芥子气烃化作用广泛,特别是 DNA 烃化作用的部位很多,许多碱基部位均易于烃化,但烃化反应的强度不同,其顺序如下:

$$G-C:N^7(G)>N^3(G)>O^6(G)>O^2(C)$$
$$A-T:N^3(A)>N^7(A)>O^2(T)>O^4(T)$$

芥子气烃化 DNA 的部位主要与烃化剂的亲电性和 DNA 各部位的亲核性的性质、特点及 DNA 分子立体构形密切相关。DNA 与芥子气反应位点主要是脱氧鸟苷的 N^7 位,产物为 N^7-(2-羟乙基硫代乙基)鸟嘌呤(N^7-HETEG)单加合(图 4-3,化合物 A),也有少量的双(鸟嘌呤-N^7)加合物(Bis-G,化合物 B)和 N^3-(2-羟乙基硫代乙基)腺嘌呤(N^3-HETEA,化合物 C)。研究表明,除上述 3 种芥子气-DNA 加合物外,还发生在 O^6 上生成两种烃化产物即 O^6-(2-羟乙基硫代乙基)鸟嘌呤(O^6-HETEG,化合物 D)和 O^6-(2-羟乙基硫代乙基)-2′-脱氧鸟苷(化合物

E)。然而芥子气最丰富、最主要的加合物均为 N^7-HETEG,该加合物占 DNA 烃化总产物的 $60\%\sim70\%$,是芥子气中毒的重要生物标志物。最新的检测方法证实,皮肤染毒后,Bis-G 为 22.7%,N^3-HETEA 为 9.8%,而 O^6-HETEG 仅为 0.1%。

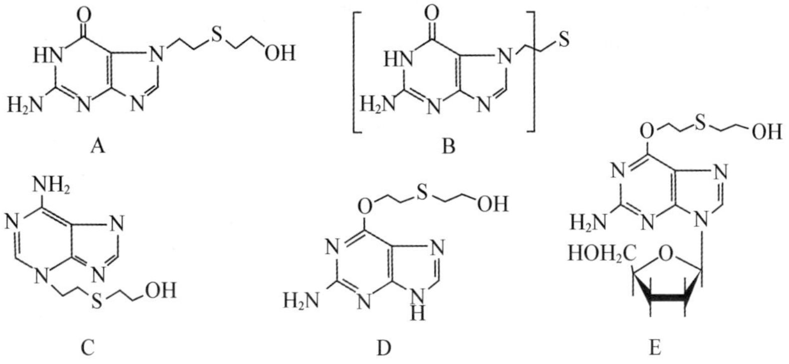

图 4-3　5 种芥子气-DNA 加合物结构

芥子气为双功能烃化剂,具有 2 个烃化功能基团。因此,它与 DNA 的烃化作用可能有双烃化(bifunctional alkylation)和单烃化(monofunctional alkylation)两种方式。双烃化又有链间交联(interstrand crosslinking)和链内交联(intrastrand crosslinking)之分。前者发生在 2 条互补链之间,后者则发生于同一链内,形成硫芥交联的 2 个鸟嘌呤(图 4-4)。双烃化也可发生在 DNA 与蛋白质之间。单烃化则是芥子气单臂与 DNA 成分之间的交联。芥子气与 DNA 烃化反应的方式和损伤类型见表 4-6。

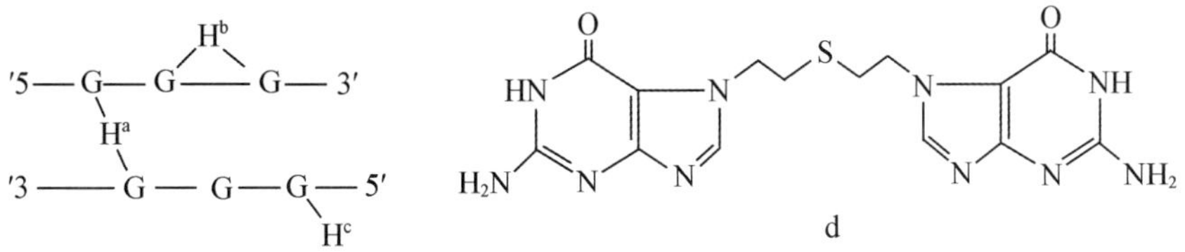

图 4-4　芥子气(H)与 DNA 链中的鸟嘌呤(G)可能的交联方式
a. 链间交联;b. 链内交联;c. 单烃化;d. 芥子气与鸟嘌呤的双烃化产物

表 4-6　芥子气与 DNA 烃化反应的方式和损伤类型

单功能烃化反应	双功能烃化反应	脱嘌呤或嘧啶反应
碱基烃化	链间交联、链内交联	单链断裂
磷酸基烃化	DNA-蛋白质交联	双链断裂

DNA 烃化损伤的毒理学作用主要表现在细胞毒作用和遗传信息障碍。

由于 DNA 烃化反应和链断裂,引起 DNA 分子扭曲变形与 DNA 模板损伤。尤其是链间交联的存在,严重影响 DNA 复制时 2 条配对链的打开,使正常半保留复制过程发生障碍,结果导致细胞有丝分裂抑制和细胞分裂增殖阻抑,严重者导致细胞死亡(图 4-5),特别对增殖旺盛的组织损伤更严重。一般认为,DNA 链间交联是细胞毒作用的主要原因,而链内交联和

DNA 与蛋白质交联则是细胞毒作用的次要因素。

DNA 双烃化主要引起细胞毒作用,而单烃化较少引起细胞死亡,但能导致 DNA 遗传信息障碍。DNA 鸟嘌呤 N7 位单烃化产物不稳定,如 DNA 鸟嘌呤 N7 位置单烃化产物经酶催化或自发脱嘌呤(depurination)从脱氧核糖-磷酸键上脱落,留下一个无嘌呤空隙(apurinic site)。该空隙可自发在无嘌呤内切酶(apurinic endonuclease)作用下,切除无嘌呤部位,致使脱氧核糖-磷酸主链断裂,结果在 DNA 2 条螺旋链上出现单链或双链断裂,或在复制和转录过程中,掺入错误碱基,引起突变、癌变和畸变等遗传信息障碍。无论原核或真核细胞都具有 DNA 修复能力,在一定程度上能切除 DNA 的损伤部位,恢复 DNA 正常结构与功能。

芥子气对 RNA 作用与 DNA 相似,主要也作用于鸟嘌呤的 N7 位置。RNA 烃化影响氨基酸缩合,致使蛋白质合成代谢障碍而干扰细胞功能(图 4-5)。

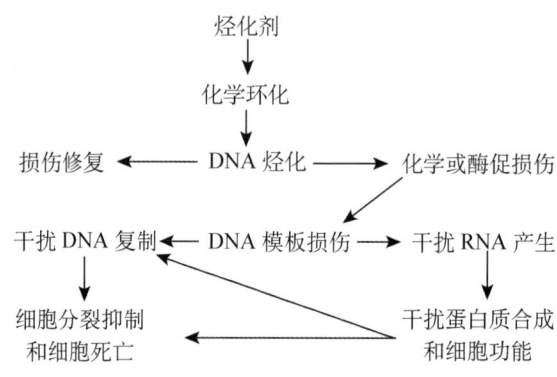

图 4-5　DNA 烃化损伤导致细胞毒作用机制

(三)对蛋白质、酶和氨基酸的作用

芥子气除通过对核酸的作用影响蛋白质合成外,还可与蛋白质肽链中的亲核基团如羧基、氨基、巯基、咪唑基、磷酸基等直接发生烃化作用,特别与细胞内结构蛋白的烃化反应具有重要的毒理学意义。芥子气烃化作用的主要靶功能基团有赖氨酸的氨基、谷氨酸的羧基以及谷胱甘肽和半胱氨酸的巯基等。此外,芥子气还可与腺苷、硫胺素、烟酸和吡醇素的氨基起烃化反应。用标记芥子气(^{35}S)与酵母实验表明,有 50% 的 ^{35}S 与谷胱甘肽结合,10% 的 ^{35}S 结合在细胞膜上,其余 40% 与细胞微细结构结合。芥子气还易与血清蛋白及核蛋白作用,烃化后的蛋白质发生变性、补体失活以及免疫功能下降等。

芥子气对许多酶都有抑制作用,诸如磷酸激酶、胆碱酯酶、丙酮酸磷酸转移酶、腺苷脱氨酶、胃蛋白酶、细胞色素 C 氧化酶及乳酸脱氢酶等至少 34 种酶。如己糖磷酸激酶的抑制,影响糖的酵解及转化,引起糖代谢障碍和组织营养失调。在磷酸激酶中,参加核酸聚合的核苷酸激酶和多核苷酸磷酸化酶受到抑制后,可加重核酸的代谢障碍。酶对芥子气的敏感性远不如 DNA,并且有些酶对芥子气的敏感性在体内和体外没有平行关系,因此酶的抑制在芥子气中毒过程中的重要性不如对 DNA 的作用。

近来有学者提出芥子气皮肤起疱作用的多聚（ADP-核糖）聚合酶［poly（ADP-ribose）pol-ymerase，PARP］学说。芥子气烃化损伤致使 DNA 链断裂而激活 PARP，并利用 NAD$^+$ 作为底物 PAR 化而大量消耗 NAD$^+$；细胞 NAD$^+$ 含量降低引起糖酵解作用的抑制，使磷酸己糖旁路活化，导致蛋白酶释放，最终发生皮肤炎症、起疱等病理改变（图 4-6）。

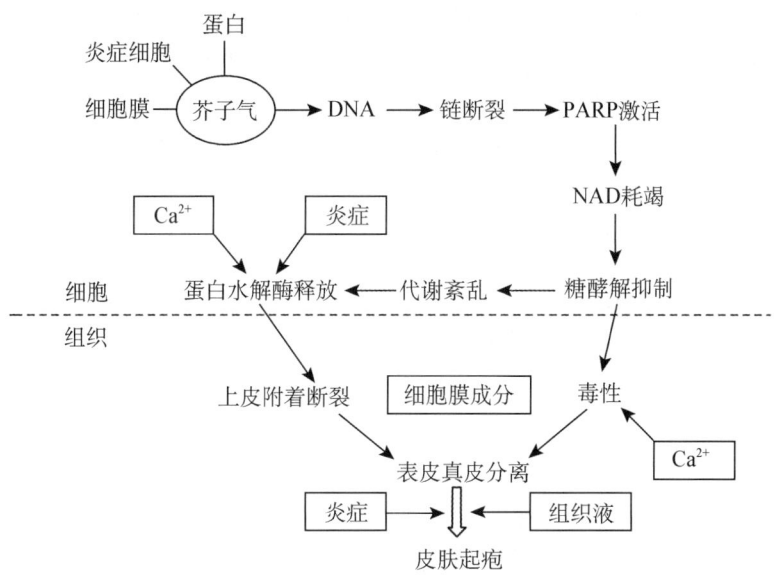

图 4-6 芥子气的分子毒理机制

(四)细胞毒性作用

芥子气分子容易透过细胞膜，离子化的芥子气不易透过细胞膜。由于上述分子水平的生化损伤，芥子气导致细胞、亚细胞结构的变化和破坏，导致细胞死亡。芥子气引起细胞损伤的作用机制与一般物理因素或一般酸碱腐蚀剂和蛋白凝固剂等化学毒物对细胞速杀作用不同，其与细胞成分虽然作用迅速，但引起细胞损伤或死亡则需要一段时间，此点与染毒后临床上存在潜伏期的过程相一致。因此，损伤早期往往不易区分细胞损害的程度。

烃化作用对细胞的致死性主要取决于细胞 DNA 是否准备进行复制或细胞是否进行分裂，也就是只有在细胞进行分裂时，烃化才表现出细胞毒作用。因此，增殖旺盛的组织细胞对芥子气最为敏感，如淋巴细胞、造血细胞、肠黏膜上皮细胞、睾丸生精细胞及皮肤表皮细胞等。不同生长周期的细胞对芥子气敏感性不一样，核酸合成期（S 期）及合成后期（G2 期）最为敏感，分裂期（M 期）则相对不敏感。

芥子气除抑制细胞有丝分裂外，还可引起细胞染色体损伤，包括染色体断裂、染色体桥和各种染色体畸变的形成。实验证明，双功能烃化剂比单功能烃化剂能更有效地引起染色体畸变。此外，芥子气还有诱变作用，使细胞产生突变，出现生长和发育的异常，并可能引起癌变和畸胎。

DNA 交联或 DNA 与蛋白质之间交联使染色体畸变率显著提高。正确的 DNA 修复能保持染色体结构的完整性,而错误的修复则导致染色体畸变,未被修复的损伤则使畸变率增高。芥子气处理的细胞,染色体畸变率和细胞死亡之间有严格的定量关系。因此,芥子气具有"拟辐射性物质"的特点,是较强的细胞诱变剂,损伤细胞的突变和癌变率显著增高。芥子气引起DNA 烷化损伤时,DNA 损伤修复酶被募集到损伤部位,使其与芥子气发生烃化反应的概率大大增加。一旦以芥子气为中介形成 DNA-蛋白交联物(DNA-protein crosslinkings,DPCs)后,这些酶不仅不能修复 DNA 损伤,而且交联物本身还加重 DNA 损伤。

O6-甲基转移酶(O6-methylguanine-DNA methyltransferase,MGMT)是目前唯一发现的在哺乳动物细胞中能够直接移除 O6 位点烃化加合物的修复酶,被认为在维持基因组稳定性和肿瘤形成中极为重要。MGMT 是一种有限的消耗性酶,补充缓慢。MGMT 表达水平与细胞对单功能烷化剂的耐受密切相关。但是,双功能烷化剂作用后,MGMT 被募集到 DNA 损伤部位,成为双功能烷化剂的另一游离烃化基团交联的底物,因此,MGMT 非但无法发挥移除 DNA 加合物的正常功能,还可能被交联在 DNA 上形成 DPC 损伤,即 MGMT-硫芥-DNA交联物(M-DPC)。在一些 MGMT 丰富的组织或细胞中,双功能烷化剂引起的 M-DPC 的增加被认为是动物或细胞毒性反应的重要原因。

(五)与氧化损伤的关系

芥子气增加内源性 ROS 生成,使解毒有害 ROS 的抗氧/解毒酶失活,导致肺中氧化剂/抗氧化剂不平衡。谷胱甘肽在减少细胞内氧自由基生成、预防过氧化和保护细胞膜的完整性等方面起着关键作用。芥子气可直接导致细胞内谷胱甘肽的耗竭,一方面可引起细胞内钙离子增高,不仅导致维持细胞骨架和结构完整的微丝蛋白破坏,还可通过激活核酸内切酶、蛋白酶和磷脂酶引起细胞膜和 DNA 损伤,诱发细胞凋亡;另一方面,严重抑制细胞内的还原系统,使内源性过氧化氢蓄积,羟自由基大量产生,引起细胞膜的脂质过氧化,导致膜功能和流动性丧失、细胞膜破裂。

两伊战争很多中毒患者都有 COPD 后遗症,其谷胱甘肽 S 转移酶(GST)表达升高,推测GSTs 在氧化应激中发挥了保护作用。大鼠暴露于 0~160 mg/kg 芥子气,其肌肉、肝、肾的抗氧化活性、硫代巴比妥酸反应物、还原型谷胱甘肽、金属硫蛋白、谷胱甘肽还原酶、GST 等指标显示显著的氧化应激,小分子抗氧化物消耗,caspase 活性增加。Keap1(kelch-like ECH-associated protein 1)-Nrf2(NF-E2-related factor2,核因子相关因子 2)通路,是细胞抗氧化应激反应的调节中枢。Nrf2 可在氧化应激作用下与对其负性调节的 Keap1 解偶联、转移入核,启动抗氧化酶基因,如 GST、NADP(H)等表达,增加细胞对氧化应激的抗性,在急性肺损伤、肺纤维化过程中发挥重要作用。

硫氧还蛋白系统,包括硫氧还蛋白还原酶 TrxR、硫氧还蛋白、NADPH,是重要的氧化还原调节物,保护氧化应激的损害。氮芥也可促进单体 TrxR 的交联和活性抑制,但还能继续介导维生素 K 的氧化还原循环,产生 ROS,提示氮芥通过破坏硫氧还蛋白系统来促进氧化应激和组织损伤。

(六)与炎症反应的关系

炎症反应贯穿芥子气毒性作用的始终,芥子气暴露的急性和远期效应均存在炎性因子和炎性细胞数量的升高,相应地进行抗感染治疗可显示不同程度的疗效,这也证实了炎症反应在芥子气损伤中的作用。

炎症反应是芥子气皮肤损伤的始动因素之一。芥子气中毒后可引起局部组织释放炎症因子,皮肤组织病理证实了芥子气染毒局部皮肤有明显的炎性浸润。实验发现,芥子气染毒后短期内即可检测到肿瘤坏死因子(TNF-α)、IL-8、IL-6、IL-1、粒细胞集落刺激因子(G-CSF)等炎症介质,这些细胞因子对中性粒细胞和巨噬细胞有很强的化学趋化活性,引起炎症反应和蛋白酶激活,并可进一步引发自身免疫反应。芥子气类似物 CEES(半硫芥)诱发炎症,在急性反应期,促炎因子(IL-1α、IL-1β、IL-2、IL-6、TNF-α、IFN-ε、CCL$_2$、CCL$_3$、CCL$_{11}$、CXCL$_1$)上调,抗炎因子(IL-4、IL-10)下调,伴随中性粒细胞浸润,髓过氧化物酶(myeloperoxidase,MPO)升高。氮芥可诱导 MPO 活性升高,进而促进促炎蛋白环氧化酶-2(cyclooxygenase,COX-2)、iNOS、基质金属蛋白酶-9(matrix metalloproteinase,MMP-9)表达,这可能是烃化剂所致皮肤氧化应激和大分子损伤的关键。大量研究表明,NF-κB 途径和丝裂原激活蛋白激酶类(MAPKs)与芥子气诱导的炎症因子基因调控相关。有关炎性小体和细胞凋亡在其中的作用也值得研究。

芥子气肺损伤的机制虽未全面揭示,但炎症反应可能是重要机制。芥子气急性中毒后,大量炎症递质和细胞因子(TGF-β、TNF-α 及 IL-8)参与组织器官的损害和最终的纤维化。研究认为,活性氧对内皮细胞的损伤是急性肺损伤的重要毒性机制之一。芥子气中毒致基因表达改变,如 TGF-β、IL-6、TNF-α 等表达水平显著上调。MMP(如 MMP-9 升高)和组织基质金属蛋白酶抑制物(TIMPs 降低)之间的调控失衡,细胞外基质调节的异常等均参与了肺损伤的发生。氮芥还引起肺泡巨噬细胞,肺泡和支气管上皮内的 NOS、COX-2、MPO 等损伤相关基因激活,组织生长因子和 MMP-9 等 ECM 代谢调控因子表达升高。TNF-α 受体(TNFR1)是 CEES 诱导损伤、氧化应激和炎症的关键因子。正常小鼠肺暴露于 CEES 使氧化应激标志物 Ym1、NOS、COX-2、单核细胞趋化蛋白-1(monocyte chemotactic protein-1,MIP-1)等炎性蛋白增加,而缺乏 TNF-α 受体 p55 的小鼠这些反应降低,CuZn-SOD 和 MnSOD 的上调反应迟发或消失,肺功能的损伤也减轻。

(七)基质蛋白降解激活与纤溶系统抑制

芥子气皮肤损伤是难愈性创伤,常伴有组织纤维化。组织纤维化是迁延性、过度性炎症反应所致的失控性成纤维细胞增殖和细胞外基质沉积,表现为瘢痕愈合和组织纤维化。上皮-间质转化(epithelial-mesenchymal transition,EMT)是上皮细胞经历细胞表型改变,转化成间质细胞的可逆过程,通常转化为成纤维细胞和肌成纤维细胞。有研究认为皮肤起疱与蛋白酶密切相关。动物实验发现,芥子气染毒后皮肤内可检测到 MMP 活性增高,并可检测到组胺。组胺是肥大细胞的产物,组胺的出现表明创面大量浸润的肥大细胞发生变性,导致糜蛋白酶、类胰蛋白酶、弹性蛋白酶和 MMP-2、MMP-9 的释放,破坏表皮和真皮之间的连接,从而形成水疱(见图 4-6)。

芥子气损伤的修复过程中,ECM 产生过多导致肺纤维化,而产生 ECM 的肺成纤维细胞可能的主要来源包括:原位定居的肺成纤维细胞、血管周细胞、血管间质成纤维细胞、浸润到肺部的循环系统中的成纤维细胞、肺泡上皮细胞(AEC)经 EMT 而形成的细胞。已有研究发现 MMP-9 在芥子气致肺损伤中发挥重要的作用。MMP-9 表达于多种细胞如中性粒细胞、肺泡巨噬细胞、结缔组织细胞。许多炎性因子如 TNF-α、IL-1α、IL-1β、IL-6、IL-8、IL-13、IL-17 都可上调 MMP-9 的表达。MMP-9 作用于肺泡毛细血管基膜,水解血管内皮细胞的钙黏素和闭合蛋白,导致微血管通透性增加,引起肺水肿;通过增加弹性蛋白酶的活性而间接促使细胞外基质及基膜损伤。低分子量分泌型蛋白 TIMPs 可与 MMP 共价形成 1:1 复合物,对 MMP 活性有专一的抑制作用,两者的动态平衡,对基质降解或集聚起着重要的调节作用。

纤维蛋白溶解途径可能参与了芥子气所致呼吸道损伤。检测支气管肺泡灌洗液(bronchoalveolar lavage fluid,BALF)发现,在 CEES 诱导的毛细血管渗漏中,呼吸道纤维蛋白降解和纤维蛋白溶酶原激活机制受损。作为对 CEES 损伤的反应,纤溶酶原激活物抑制剂(plasminogen activator inhibitor-1,PAI-1)、凝血酶活化的溶纤维蛋白抑制剂(thrombin activatable fibrinolysis inhibitor,TAFI)和 α-2 抗纤维蛋白溶酶(α2 antiplasmin,α2AP)的功能激活,在多层次上抑制呼吸道的纤维溶解。气管内使用组织型纤溶酶原激活剂(tissue plasminogen activator,tPA)可对抗支气管炎症相关的缺氧、高碳酸血症、乳酸性酸中毒,缓解呼吸窘迫,降低肺组织纤维化和假膜形成,48h 内动物死亡率由 90%～100% 降至 0。

(八)Th17 细胞依赖的免疫应答与慢性迁延性炎症

Th17$^+$ 细胞是由 Th0 细胞在 IL-6 和 IL-23 的刺激下分化而成的辅助性 T 细胞,主要分泌 IL-17、IL-22、IL-6、TNF-α 等促炎症因子。IL-17 是一种具有强大的招募中性粒细胞的促炎性细胞因子,能够促进多种细胞释放炎性因子。

在猴硫芥吸入损伤 2 周后的慢性期,检测到炎症反应,TGF-β 表达升高,成纤维细胞增生,胶原水解,炎性浸润处 Th17$^+$ 细胞聚集并持续至 30d 后,提示 Th17$^+$ 细胞可能与芥子气造成长期的 T 细胞依赖性炎症及肺纤维化损伤有关。T 淋巴细胞通过在呼吸道内识别吸入的过敏原而启动局部的炎症反应。在呼吸道中,IL-17 可促使黏液腺分泌大量黏液,增加其高反应性,与呼吸道慢性炎症发生密切相关。Treg 细胞能有效诱导 Th17 细胞亚群的分化,促使 IL-17 的分泌,同时抑制其他 T 细胞活化、增殖及分泌细胞因子,这些作用可能是通过其分泌的 TGF-β 等免疫抑制因子实现的。TGF-β 是肺纤维化过程中重要的细胞因子,而已有文献报道血清中 IL-17 与 TGF-β$_1$ 在哮喘患儿血清和 BALF 中亦呈正相关,这说明芥子气造成的慢性炎症及最终的肺纤维化损伤是 T 细胞依赖性的,Th17 细胞在整个病理过程的发生发展中至关重要,值得深入研究。

三、毒理作用

芥子气是一种细胞毒,除直接引起接触部位的细胞损伤外,还能很快透过完整的皮肤和黏膜吸收到体内,引起淋巴、造血和消化道黏膜的组织损伤,以及神经系统、心血管系统及机体新陈代谢的改变。

(一)局部损伤作用

芥子气引起接触局部组织的炎症和坏死,需要经过一定时间后方能出现,这与临床上有潜伏期是一致的。

1. 皮肤损伤　皮肤组织是芥子气中毒的主要途径和损伤的重要部位。芥子气对皮肤的损伤也是由于它对 DNA 烷化损伤作用的结果。研究表明,芥子气皮肤染毒有 2 个反应期:立即反应期(染毒 1h),以表皮成纤维细胞、表皮毛细血管和静脉的内皮细胞损伤为特征,此期只限于血管充血和局部粒细胞及巨噬细胞浸润。迟发期(8h以后)以表皮基底细胞死亡为特征,此期伴有广泛性毛细血管渗漏、大量炎性细胞浸润,最后形成水疱和溃疡。炎症早期,表现为毛细血管扩张,通透性增加,血浆和血细胞渗出,组织水肿;后期血管麻痹,毛细血管被动扩张,血流缓慢,同时组织中细胞相继发生核固缩、核碎裂和崩解。芥子气引起的炎症和坏死过程发展缓慢,坏死组织的脱落和周围组织的增殖和修补过程也较迟缓,属于难愈性创面。

皮肤染毒在各期的病理变化表现为:红斑期可见真皮乳头层毛细血管及小血管扩张充血,血浆、白细胞及少量红细胞渗出;水疱期可见皮肤基底层细胞间分离,内含浆液纤维素性渗出物,水肿、坏死可波及真皮及皮下组织;溃疡期在坏死组织基底部除白细胞、脓细胞浸润外,有大量崩解的细胞核碎片,并可见成纤维细胞增殖,感染后可见广泛炎细胞浸润及水肿。

2. 眼损伤 主要表现浆液性炎、脓性出血性炎。严重者角膜溃疡、穿孔或全眼球炎。有时可见虹膜炎或虹膜睫状体炎。

3. 呼吸道损伤 病理特点为黏膜性炎症和假膜(pseudomembrane)的形成。假膜是坏死的黏膜,其中浸润大量中性粒细胞,表面覆盖有纤维素,呈灰白色,较白喉假膜分布广泛,且易脱落。

4. 消化道损伤 误服中毒可引起黏膜出血、水肿、坏死和黏膜下急性蜂窝织炎(cellulitis)。后期可形成溃疡,深达黏膜下层或肌层。

(二)吸收后全身中毒

芥子气吸收引起全身中毒时,淋巴组织、骨髓造血组织和肠黏膜上皮等产生的病变,与放射线所引起的急性放射病很类似,因此,芥子气又被称为拟放射剂(radiation simulator 或 radiomimetic agent)。

1. 造血系统 造血组织对芥子气很敏感。表现为淋巴结的淋巴滤泡和脾的脾小体中淋巴细胞崩解和消失,以致急性萎缩。骨髓中造血细胞破坏和消失,留下少数原始造血细胞、网状细胞和血窦等,骨髓空虚荒芜,被脂肪细胞填充。外周血白细胞数急剧下降,尤其是淋巴细胞和嗜酸性粒细胞,中性粒细胞核右移。严重时,红细胞及血小板也减少。

处于不同增殖分化状态的血细胞对芥子气的耐受性不同,幼稚细胞最敏感,趋向成熟的细胞次之。造血干细胞对芥子气很敏感,它受损伤就会影响造血组织内原始幼稚细胞的数量,最终影响到外周血中各种细胞的数量。这种损伤在细胞和亚细胞水平上可见细胞核浓缩、碎片、空泡等降解性改变;电镜观察可见到核膜鼓泡、线粒体及内质网膨胀等膜性结构受损的现象,严重者导致核碎裂、核崩解及细胞死亡等现象。

2. 消化系统 小肠黏膜上皮,尤其是隐窝细胞对芥子气也很敏感。主要是小肠上皮细胞和腺体的破坏,黏膜充血、水肿、出血、坏死和脱落。动物实验可见隐窝细胞出现核固缩、核破裂和细胞分裂象消失;小肠绒毛上皮剥脱,无新生的上皮细胞自隐窝向绒毛迁移。肠腔黏膜屏障缺损,大量血浆自肠壁渗出,出现腹泻、便血,造成水分丧失和电解质平衡紊乱。肠腔中细菌、腐败物质或毒素容易吸收入血,造成败血症或毒血症。

3. 循环系统 心脏主要是功能性变化,表现为心律失常、心动过缓或心动过速。严重吸收中毒时,由于失血,循环血量减少和心血管功能障碍,血压下降,出现休克。

4. 生殖系统 睾丸生精细胞也比较敏感。严重中毒时,曲细精管精母细胞大为减少,成熟精子减少,精母细胞分裂象少见。一般是可以恢复的。

5. 免疫系统 芥子气全身吸收中毒可引起体液免疫和细胞免疫功能障碍。芥子气可引起抗体和补体水平的升高。两伊战争伊朗芥子气中毒患者研究显示中毒后补体 C3 和 C4 的滴度增高,1 年后缓慢恢复正常,严重者可维持高水平 3 年之久。血清总补体溶血活性(CH_{50})升高,2 周后下降至正常水平。IgG 和 IgM 水平在中毒后第 1 周就出现上升,可持续升高长达 6 个月。有部分患者甚至在中毒 8 年后,其 IgM、IgG 和 IgE 水平还高于正常。伊朗芥子气中毒老兵在中毒后 1～3 年仍可观察到细胞免疫的抑制;在有严重呼吸系统并发症的患者中,中毒 10 年后 NK 细胞的数量仍显著降低,但 NK 细胞的减少量与芥子气中毒者靶器官(眼、皮肤和呼吸道)并发症的严重程度无关。日本芥子气生产工厂中职业接触者中也发现 NK 细胞数量的下降,细胞免疫功能的长期受抑,是这些芥子气接触者反复感染、败血症和恶性肿瘤发生率增高的主要原因。

6. 代谢障碍 芥子气严重中毒可引起组织大量破坏,蛋白质分解增加,血中非蛋白氮、尿素氮、氨、肌酸和磷总排出量都增多。糖和脂肪代谢也受影响,如糖酵解和脂肪消耗增加,尿中可出现糖和酮体。呕吐、厌食和消化道的损伤,都可以导致水和电解质平衡紊乱。芥子气严重吸收中毒后期,常见到伤员食欲缺乏,体重明显下降。

第三节 芥子气中毒的临床表现和诊断

一、临床表现

芥子气可引起机体多方面的损伤。战时无防护情况下,常同时出现眼、呼吸道及皮肤损伤。通过吸收可引起全身中毒。

(一)皮肤损伤

皮肤是芥子气损伤的好发部位,芥子气的液滴和蒸气都对皮肤有伤害作用,潮湿多汗、褶皱、四肢屈侧等薄嫩及受摩擦部位皮肤对芥子气较敏感。蒸气态芥子气对身体各部位的发病率见表 4-7 和表 4-8。皮肤损伤的过程和程度与芥子气染毒剂量、外界条件及机体状况有关。温度高、湿度大,能显著增强芥子气的毒性作用。芥子气能迅速穿透皮肤,其中大部分芥子气进入血液分布到全身,小部分被固定于表皮或真皮内,与皮肤组织成分(蛋白质)结合,形成结合芥子气,皮肤损伤的程度与被固定在皮肤内的芥子气量有关。

皮肤损伤的程度按热烧伤"三度四分法"进行分度。一度为轻度损伤,表皮生发层未受损害,出现红斑和水肿;浅二度损伤,达真皮浅层,部分表皮生发层尚存,出现浅层水疱;深二度损伤,达真皮深层,仅留有皮肤附件残余,出现深度水疱;三度损伤,达皮肤全层,出现坏死和溃疡(表 4-9)。

表 4-7　蒸气态芥子气损伤各部位伤害率（据第一次世界大战 6980 名芥子气伤员的统计）

伤害部位	发生率(%)
眼	86.1
呼吸道	75.3
阴囊	42.1
面部	26.6
肛门	23.9
背部	12.9
腋窝	12.5
颈	12.0
手腕	11.7
胸	11.5
小腿	11.4
臀部	9.8
股(大腿)部	7.0
腹部	6.4
手掌	4.3
足	1.5

表 4-8　两伊战争伊朗 94 例芥子气中毒者各部位伤害率

部位	症状	伤害率(%)
眼	结膜炎	94
	视物模糊	80
	畏光	72
	暂时失明	4
皮肤	红斑	86
	色素沉着	82
	起疱	69
	严重烧伤	12
阴囊	红斑	25
	水肿	21
	疼痛	18
	溃烂	10
呼吸道	咳嗽	86
	呼吸困难	45
	喘息	40
	水泡音	22
	X线检查异常	20
其他	头痛、恶心、腹痛、呕吐、头晕、心悸、精神压抑、失听	<10

表 4-9　芥子气皮肤损伤和临床经过

分度	损伤深度	局部表现	病程
一度	表皮生发层未损伤	仅有红斑,红斑与正常皮肤分界明显,轻度肿痛及痒感	无感染,1周左右消退,有短期的色素沉着
浅二度	达真皮浅层,部分表皮生发层完好	浅层水疱大小不一,疱内液体清亮或浑浊,易抽液引流,肿痛较明显	小水疱自行吸收,不易感染,不形成溃疡,2周内愈合,有色素沉着,无瘢痕
深二度	达真皮深层	组织水肿明显,出现深层水疱,疱内容为胶冻状,疱皮硬,不易抽吸引流	水肿液吸收较快,水疱于数日后破溃,形成溃疡,易感染,3周以上愈合
三度	全层皮肤损伤	分两型:①皮肤、皮下组织高度水肿、淤血、发硬、色泽灰暗,无水疱形成;②仅出现凝固性坏死,分界明显	水肿液吸收缓慢,多于1周后表皮裂解,与真皮分离脱落。凝固性坏死组织不易自行脱落,需切痂植皮

1. 液滴态损伤　芥子气接触皮肤时无明显刺激,不易察觉,薄嫩潮湿部位可有瘙痒感。液滴态芥子气皮肤损伤典型临床经过可分为潜伏期、红斑期、水疱期、溃疡期和愈合期。

(1)潜伏期:常温下一般为 2～6h,可因剂量、皮肤情况及气温等而异。炎热潮湿季节可缩短到 1h。此期主、客观症状表现均不明显,薄湿部位皮肤可有刺痒感。液滴态芥子气皮肤染毒后 2～3min,芥子气开始溶解在表皮类脂质里,这时如能及时消毒,可显著减轻损伤;7min后芥子气进入深层皮肤;30min 后皮肤上大部分芥子气已经蒸发或进入皮肤。芥子气既可直接溶解于细胞的类脂质,也可通过皮脂腺、汗腺、毛囊透入皮肤的深部。其吸收速度与中毒剂量、皮肤结构、功能状态及环境因素有关。有时大剂量液滴态芥子气染毒后,毒剂在皮肤表面可停留 8h 之久,如不消毒,可加重自身损伤,并使他人染毒。

(2)红斑期:在暴露后 4～48h,染毒局部首先出现的症状是红斑,明显者类似猩红热。由于真皮毛细血管充血,皮肤逐渐变成红色,形如日晒斑,界线清楚,伴轻度水肿。红斑稍高于皮面,指压后暂时留下白色压痕。有烧灼或刺痒感,对触压敏感。之后由于毛细血管被动扩张,血流速度变慢,红斑颜色变暗。损伤轻时不出现水疱,红斑消退脱屑后痊愈。

(3)水疱期:一般在染毒后 12～24h 出现。常先在红斑区内出现分散、细小的水疱,有时排列呈环形,然后逐步融合形成大疱(图 4-7)。水疱周围皮肤有充血水肿,疱液先为黄色,清亮透明,易抽吸引流。以后疱液颜色逐渐加深变浑浊,并凝固成胶冻状,不易抽吸引流。芥子气水疱的疱液无毒,不会引起组织的再损伤。依染毒程度,水疱可有浅层和深层两种:浅层水疱的基底是未受损伤的乳头状真皮层,疱皮薄,疱液透明,疼痛较轻;深层水疱的坏死部分波及真皮,疱较饱满,疱皮厚,疼痛重,疱液常变为胶胨状。有时在染毒后 1～2 周,还可不断新生水疱,但多属比较小的浅层水疱。如染毒严重,红斑中央呈灰白色坏死区,周围先形成大小不等的链状水疱或环形水疱,而后融合成大疱。

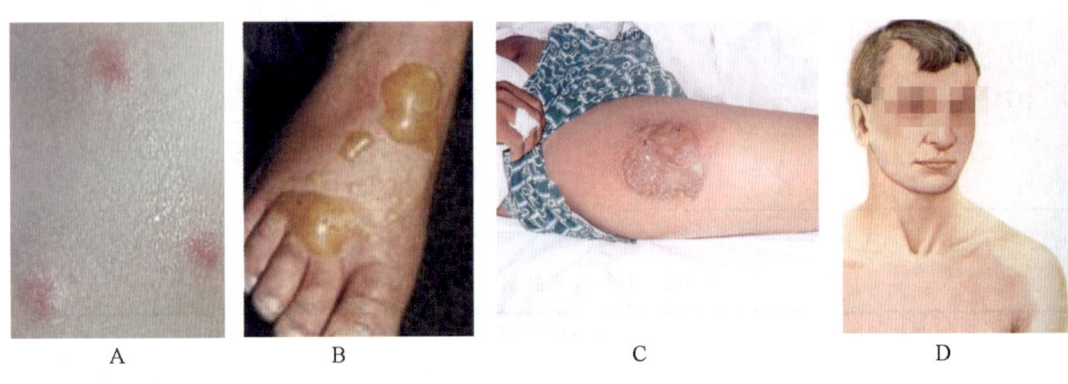

图 4-7   液滴态和蒸气态芥子气染毒皮肤染毒

A. 液滴致皮肤红斑;B. 液滴致足背部水疱;C. 液滴致小腿部溃疡;D. 蒸气致皮肤红斑

(4)溃疡期:小水疱如保持不破,疱液可自行吸收、干燥而痊愈。大的浅层大疱张力大,易破溃,露出粉红色糜烂面,但一般很少继发感染,7～10d 即可愈合(见图 4-7)。深层水疱多在 1 周左右破裂,出现深达真皮层的溃疡,有时基底有一层乳白色坏死膜,此后 5～10d,溃疡可能继续扩大。深层烧伤导致表皮完全丧失,多发生在表皮薄、潮湿、遮挡处,如眼睑、阴茎、阴囊。由于坏死组织脱落较慢,肉芽和上皮新生较晚,易继发感染出现脓性分泌物。

大剂量芥子气液滴皮肤染毒时可形成凝固性坏死。坏死区没有水疱形成,分界明显,周边形成水疱。坏死区先为苍白色,后转灰暗,并渐变为棕黑色,稍有凹陷,皮肤和皮下组织水肿、淤血。坏死组织不易自行脱落,形成的溃疡较深,损伤愈合时间长,易继发感染。

(5)愈合期:一度损伤在 3～5d 后开始逐渐消退,有鳞屑脱落和暂时性色素沉着。二度损伤愈合时间因损伤程度、部位和有无继发感染而有很大差异。一般不形成瘢痕。小的浅层水疱通常在 1～2 周由痂皮下的上皮再生而愈合,深层水疱经 2～3 周上皮形成,干痂开始从周围脱落,3～4 周可全部脱落,形成粉红色嫩皮。原起疱区有与毛囊分布一致的点状色素沉着。Ⅲ度损伤溃疡较深,愈合时间需要 6～8 周甚至数月,通常通过瘢痕修复,周围有深的色素沉着,如果发生在关节部位可影响功能。有的伤员在皮肤创面愈合过程中,常有明显痒感,愈合后局部可能出现慢性皮炎、多发性疖肿、湿疹样皮炎。

2. 蒸气态损伤　蒸气态芥子气皮肤损伤在气温高时多见,无防护人员暴露在染毒空气中或因服装污染液滴态芥子气经蒸发后造成皮肤损伤。其特点如下:①潜伏期较液滴态染毒长,常温下一般为6~12h,轻微染毒时可长达1~2d;②一般只引起红斑,且红斑多见于皮肤暴露部位,如面、颈、手等,呈弥漫性,也可透过衣物损害被遮盖的皮肤,特别是会阴、外生殖器、腰部、腋窝等薄嫩、多汗部位皮肤;③一般不发展为水疱,在高浓度蒸气作用下,损伤的皮肤可出现广泛红斑,间杂苍白区,在苍白区偶有浅层水疱出现;④无面具防护情况下,常伴发眼及呼吸器官损害。

3. 不同部位皮肤损伤的临床特点(见图4-7)

(1)颜面和颈部:这些部位皮下组织疏松,水肿明显,水疱较小。头皮处可产生湿性皮炎,常并发化脓性毛囊炎。面部血管丰富,愈合较快。耳郭部位软组织少,损伤后愈合较晚。

(2)手:手掌角质层较厚,不易起水疱,但一旦起疱则疼痛较剧,愈合较慢。手背及指间液滴态染毒常引起明显的局部反应,水肿、水疱明显,瘙痒难忍,疼痛较甚。

(3)外生殖器:男性外生殖器是最敏感的部位之一,由蒸气态引起的损伤比液滴态更为多见。其特点是阴茎和阴囊严重水肿、丘疹和糜烂。阴茎水肿严重时积液向四周扩散,在包皮前端形成半透明环,常发生小水疱和溃疡。烧灼感、疼痛和瘙痒是外生殖器损伤常见的主观症状,伴有明显水肿,严重的患者由于机械性或反射性的原因,可发生尿潴留和尿痛。水肿减轻时开始发生瘙痒,并持续很长时间,有时奇痒难忍。外生殖器轻度芥子气蒸气染毒时,症状发生较晚,常在1周左右才出现。

(4)膝、胫与足:小腿轻度蒸气态损伤常引起刺激症状和瘙痒,并易波及腘窝,形成点状水疱。高浓度时,可引起整个小腿的红斑和散在水疱。足背损伤类似手背,足底由于有鞋的保护很少受损伤。膝部液滴态芥子气损伤时,常使运动受限制。上述部位由于血液循环缓慢,溃疡愈合较慢。

(二)眼损伤

眼对芥子气最敏感,刺激浓度比支气管低10倍。在同样染毒条件下,比呼吸道及皮肤更易受伤害,且症状出现早。在刚能嗅出气味的蒸气态芥子气浓度($0.7mg/m^3$)下,暴露1~2h即可引起结膜炎,而对呼吸道和皮肤无明显作用。$0.01mg/L$暴露15min可引起严重结膜炎和轻度角膜炎。第一次世界大战芥子气损伤受害最多的部位是眼(86%,表4-8),多为轻度(占75%),中度(15%)和重度(10%)不多,永久性角膜损伤<1%,约0.1%符合法定盲。损伤多由蒸气态或雾态引起,严重损伤多因液滴态引起。

眼损伤主要病变是浆液性、脓液性的结膜炎和角膜炎,分为轻、中、重三度(表4-10)。

1. 轻度损伤　主要引起轻度结膜炎。经过4~12h潜伏期后出现针刺、烧灼异物感,轻度流泪、怕光,眼皮沉重感。检查睑裂部位的结合膜充血,眼睑红肿(图4-8)。2~3d或以后症状减轻,1~2周症状消失,不留后遗症。

2. 中度损伤　主要引起重度结膜炎,伴有轻度角膜损伤,潜伏期为3~6h。眼内异物感、烧灼感及疼痛较重,大量流泪,结膜充血水肿。角膜表层雾状混浊,表面粗糙,视物模糊。眼睑痉挛、水肿,翻转眼睑十分困难(图4-8)。早期有黏性分泌物,继发感染后出现脓性分泌物。由于眼睑痉挛和睑板腺、睑缘腺的炎症,分泌物使上、下眼睑黏合,为感染创造有利条件,使病情加重。3～5d病情达高峰,病程为3～4周。一般角膜能恢复正常,不影响视力。

表 4-10　芥子气眼损伤的临床表现

分度(LCt)	潜伏期(h)	临床表现	病程
轻度(12～70mg·min/m³)	4～12	轻度结膜炎,有针刺、烧灼、异物感、疼痛、流泪,畏光,结膜充血,眼睑水肿、痉挛等	1～2周
中度(100～200mg·min/m³)	3～6	重度结膜炎,上述症状加重,眼睑高度水肿,角膜表层雾状混浊,视物模糊,分泌物多,易感染	3～4周
重度(>200mg·min/m³)	1～3	角膜结膜炎,症状更重,结膜自眼裂突出,剧痛,结膜溃疡,角膜混浊、溃疡或坏死穿孔,全眼炎	2～4个月

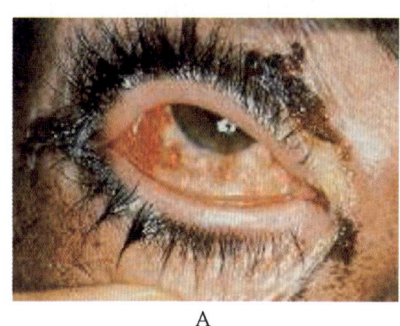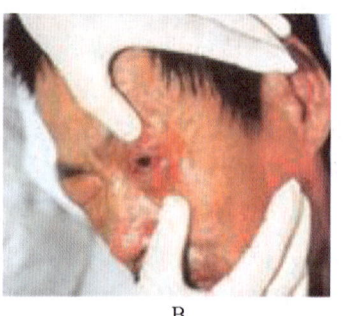

图 4-8　轻度和中度眼损伤
A. 轻度;B. 中度

3. **重度损伤**　主要由于高浓度蒸气态或液滴态芥子气直接落入眼内引起,这种伤员可很快失去战斗力。液滴态芥子气对眼结膜和角膜穿透很快,2～3min穿透上皮层进入角膜实质层,6～7min可侵入虹膜。液滴态芥子气立即引起针刺、烧灼和异物感。经过1～3h潜伏期后,大量流泪、畏光,眼睑严重痉挛。6～12h后症状发展到高峰,结膜严重充血,有时有淤血斑,由于严重水肿,睑结膜和球结膜可自眼裂突出,如"火山口状",疼痛剧烈,并有大量浆液性或黏性分泌物,常发展为化脓性结膜炎。结膜和眼睑上可出现溃疡。角膜上皮松解导致水肿、严重混浊、粗糙,出现浅溃疡,极严重者出现深溃疡,角膜坏死或穿孔,甚至发生全眼球炎。角膜血管化和继发水肿可持续数周。液滴态损伤时炎症还可出现虹膜晶状体粘连,导致瞳孔受限和易患青光眼。重度眼损伤经2～4个月方能痊愈,且易复发。

(三)呼吸道损伤

多因吸入蒸气态或雾态芥子气引起。第一次世界大战资料显示,芥子气中毒伤员中,75.3%的伤员有呼吸道损伤,无面具防护时常与眼损伤同时存在。损伤潜伏期6～12h或更长,接触毒剂时也无明显刺激作用,开始虽可嗅到特殊气味,但很快嗅觉迟钝,不易察觉。吸入中毒时,芥子气易吸附在潮湿的上呼吸道表面,故上呼吸道较下呼吸道损伤严重,主要引起鼻、鼻窦、咽、喉和气管、支气管黏膜的损伤。吸入高浓度的芥子气,还可引起细小支气管和肺组织的损伤。临床表现类似重感冒或支气管炎症状,咳嗽是呼吸道损伤的突出症状,主要为阵发性干咳,尤以夜间为重,并常伴有全身吸收中毒表现(表 4-11)。根据损伤程度,可分为轻度损伤、中度损伤、重度损伤 3 种类型,呼吸道中毒易发生全身吸收中毒。

表 4-11　芥子气呼吸道损伤的临床表现

分度	潜伏期(h)	临床表现	病程
轻度	>12	急性鼻咽喉炎、流涕、咽干、喉痛、声音嘶哑;有时咳嗽及咳少量黏液痰,鼻咽黏膜轻度充血、头痛、倦怠、低热等	与重感冒相似,2 周左右
中度	6~12	炎症达气管、支气管。上述症状加重,并有胸闷、胸痛、咳嗽加剧,痰黏稠可带血丝或脓性痰,精神抑郁,食欲缺乏,发热,黏膜充血、水肿,肺部啰音,肺纹增粗(胸部 X 线片)	1~2 个月
重度	<6	深达小支气管的黏膜坏死性炎症。上述症状更重,剧烈咳嗽,血痰或脓痰,呼吸急促、困难,发绀,脉频,高热,鼻、支气管出现假膜,假膜脱落随痰咳出碎片,局部形成溃疡,两肺布满啰音,有斑片状、云雾状阴影	2~4 个月

1. 轻度损伤　主要表现为自上而下的急性鼻、咽、喉和气管的炎症,潜伏期为 12h 左右或更长。有鼻黏膜刺激和烧灼感,流涕、鼻出血、鼻窦痛或刺激;咽干、咽痛、喉痒、声嘶、干咳;咳嗽、咳黏液痰。检查可见鼻咽黏膜轻度充血水肿,并有脓性黏液。可出现低热、头痛、倦怠,肺部无阳性体征。2 周左右痊愈,整个病程类似重感冒。

2. 中度损伤　主要表现为急性(支)气管炎症状,潜伏期为 6~12h。开始症状与轻度损伤相同,但较重。次日出现胸闷、胸骨后疼痛,咳嗽加重。先为干咳,然后咳黏液痰,然后转为黏稠的血丝痰,数日后常因并发感染而有脓性痰。伤员精神抑郁,食欲缺乏,体温上升,可达 38~39℃。检查可见鼻腔有脓性分泌物,黏膜充血水肿,附有脓痂;软腭、腭垂、扁桃体和咽喉部充血肿胀。肺部呼吸音粗糙、干啰音及少量湿啰音。胸部 X 线片显示肺纹理增粗紊乱。约 2 周后急性症状逐渐消退,进入恢复期。病程约 1 个月,如长期不愈,可转为慢性支气管炎。

3. 重度损伤　较少见,主要由于长时间吸入高浓度的芥子气蒸气或雾态的毒剂引起。炎热季节,尤其是丛林地区,在没有防护条件下,发生重度损伤的机会增多。严重呼吸道中毒者多在中毒后 3~4d 或 9~10d 死亡,早期死于严重全身吸收中毒或窒息,晚期死于肺部感染或心肺功能障碍。

重度损伤主要表现为从上呼吸道到小支气管黏膜的坏死性炎症,潜伏期短于 6h。上述鼻-支气管损伤的症状更加严重,吞咽时胸骨后疼痛,剧烈咳嗽,有大量黏稠血性痰及脓痰。呼吸急促,脉搏频数,体温可上升到 39~40℃,并可出现严重抑郁、淡漠、嗜睡、恶心呕吐等全身吸收中毒症状。

在第 2~3 天,鼻-支气管黏膜表面出现由坏死组织、纤维蛋白和炎性渗出物组成的"假膜",比白喉假膜厚,易脱落,并随痰咳出,脱落处形成糜烂面。如果坏死深达黏膜下层,则形成愈合缓慢的溃疡。有时巨大假膜脱落后可随时发生急性呼吸道梗阻(图 4-9)。在支气管以下,管径逐渐变窄,假膜和坏死组织难以咳出,容易造成阻塞,加之感染和肺不张,常造成严重的肺换气障碍。此时听诊有啰音和通气减少,伤员有严重的呼吸困难,鼻翼扇动,吸气时肋间凹陷,发绀明显,最后可因下呼吸道梗阻而死亡。有的伤员有肺充血及轻度散在性斑状水肿和局部肺水肿。重度损伤常继发感染,出现化脓性支气管炎或支气管肺炎。第一次世界大战中,美军芥子气中毒死亡率稍大于 2%,几乎全部因吸入芥子气蒸气引起肺部并发症所造成。

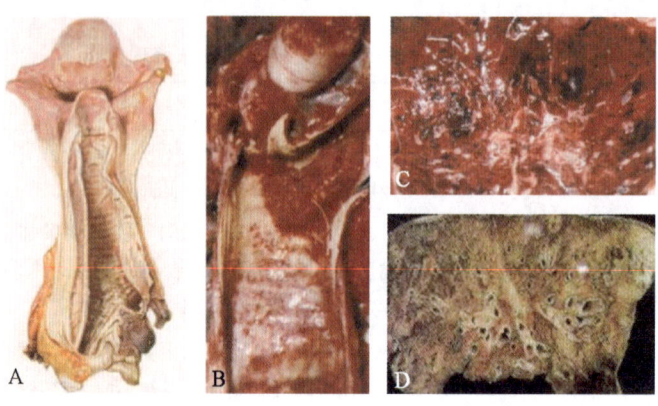

图 4-9　呼吸系统损伤

A. 气管内假膜形成;B. 气管充血,黏膜脱落,出血;C. 充血
出血引起的肺实变;D. 两伊战争芥子气中毒死亡者肺支气管扩张

严重呼吸道损伤病程长达 2～4 个月。有的因下呼吸道阻塞和全身吸收中毒,在中毒后 1 周左右发生急性死亡。2 周以后发生的死亡,多由于继发感染(肺炎、肺脓肿、肺坏疽等)或心肺功能不全。重度呼吸道损伤虽可恢复,但常留下后遗症如易感冒、慢性咽喉炎、慢性支气管炎、支气管扩张、肺硬化和肺气肿等。

(四)消化道损伤

主要因误食染毒水或食物而引起,蒸气态芥子气一般不会使食物和水污染到有毒的程度。严重的皮肤染毒及呼吸道吸收中毒也可见消化道损伤。经口中毒主要损伤上消化道,以胃为主;非经口吸收中毒主要损伤下消化道,以小肠为主。芥子气经口中毒常引起严重损伤,直接损伤消化道黏膜,致使上皮细胞变性、坏死、脱落,引起黏膜充血、水肿、出血、糜烂、黏膜下急性蜂窝织炎和溃疡等。损伤程度与进入胃内毒剂量及食物充盈情况等有关。进入胃内的毒剂量超过 50mg时,如不进行急救,可出现出血性胃炎、深达黏膜下层或肌层的胃溃疡、胃穿孔,甚至死亡。

经口中毒潜伏期短,多在 15～60min。初期症状与弥漫性急性胃炎、胃肠炎相似。潜伏期后很快出现流涎,上腹部剧痛并累及全腹,恶心、呕吐、厌食、腹泻及柏油样便。重度消化道损伤可见口唇、牙龈、口腔黏膜广泛充血水肿、起疱和溃疡,并出现吞咽困难和言语障碍。严重者有全身虚弱、淡漠、心动过速、呼吸急促、痉挛、昏迷等全身症状。

经口中毒易发生全身吸收作用,经数小时后虽然呕吐停止,但很快出现极度虚弱、淡漠、心动过速、呼吸急促等。中毒严重时,出现痉挛或昏迷。中毒不严重时,可能只限于食管和胃黏膜出血性炎症及中度全身吸收中毒症状。病情好转的情况下,伤员腹痛减轻,经数天后完全消失,但便秘和厌食仍持续一段时间。食欲好转为预后良好的象征。后期可有慢性消化不良,如腹胀、上腹痛、胃酸低、胃蠕动及排空障碍等。严重中毒时预后较差,并可因全身吸收中毒和严重休克而死亡。这种伤员还会并发肺部感染,甚至发展成支气管肺炎。晚期死亡者极度消瘦,出现恶病质,瘢痕狭窄或萎缩性胃炎。

(五)全身吸收中毒

芥子气为致伤性毒剂,可造成较高的致伤率,但致死率低。据第一次世界大战统计,芥子气中毒死亡率为2%~3%。第一次世界大战及两伊战争均证明,呼吸道损伤及其继发感染是芥子气中毒死亡的主要原因,死亡通常发生于中毒后9~36d。1943年意大利巴里港事件中,大批芥子气中毒伤员在9~10d后出现第二个死亡高峰,主要系继发感染所致。其次,严重全身吸收中毒死于休克综合征者,死亡常发生于中毒后数小时至1~2d。此外,大剂量芥子气全身吸收中毒并发心血管、中枢神经、肾及肠胃功能紊乱或功能衰竭,反复呕吐、大量腹泻、内脏出血及皮肤广泛水疱渗出、体液丢失或休克等也可导致死亡。

芥子气可经各种途径进入体内引起全身吸收中毒。在野战情况下,严重的吸收中毒并不多见。只是在液滴大面积皮肤染毒又未及时消毒,或较长时间暴露在高浓度毒剂蒸气中未得到及时防护时有可能引起。误食重度污染的水和食物,也有这种可能,但这种情况比较少见。

吸收中毒的程度主要取决于进入机体的毒剂量。轻度吸收中毒时,全身无明显不适或只有轻微的全身反应,恶心和白细胞轻度减少。严重的吸收中毒,累及机体许多系统和器官,主要表现为中枢神经系统的兴奋和抑制,造血功能抑制,肠黏膜出血性坏死性炎症,循环衰竭以及代谢障碍等一系列严重反应。液滴态染毒超过1%的皮肤损伤和中度以上的呼吸道损伤,可以出现轻度或中度的全身吸收中毒症状,与急性放射损伤的表现相似,如全身不适、恶心、呕吐、食欲缺乏、发热、烦躁不安、精神抑郁、白细胞轻度或中度减少、贫血等。轻度染毒的伤员大多无全身反应,或仅出现轻微的全身反应。

1. 神经系统 大剂量芥子气中毒时,中枢神经系统高级部位活动变化出现最早,从抑郁到欣快。早期出现恶心、呕吐,随后有头痛、头晕、烦躁不安,继则情绪低落、抑郁寡言、神情淡漠、反应迟钝、无力和嗜睡等;可有副交感神经兴奋症状,如流涎、肠平滑肌痉挛;有的夜间惊叫、呓语以及舞蹈样动作;长时间内呈抑制状态,静躺,不愿参与周围活动,类似休克表现。极端严重中毒的伤员有兴奋和阵发性惊厥、谵妄和神志不清,下肢出现强烈阵发性抽搐,并迅速转入抑制麻痹,出现全身肌肉松弛、死亡。

2. 造血系统 骨髓和淋巴组织对芥子气很敏感。芥子气中毒后,骨髓细胞数明显减少,粒细胞、嗜酸性粒细胞和嗜碱性粒细胞(包括不成熟的粒细胞)、晚幼红细胞和中幼红细胞与淋巴细胞也都明显减少。外周血检查,轻度中毒时仅有白细胞暂时升高;中度中毒时白细胞在短暂升高后下降,红细胞变化不大;重度中毒时白细胞下降十分显著,血小板和红细胞数亦有明显减少。

(1)白细胞:白细胞总数及多形核细胞数在中毒后1~2d升高,总数可达$(10\sim20)\times10^9/L$或更高,中性粒细胞占80%~90%或以上。随后可骤然下降,极严重时只有几百甚至几乎找不到。中毒24h内白细胞数短暂升高,可能是毒剂对骨髓刺激的结果,并与机体的应激状态及血液浓缩有关;中毒3d左右白细胞数下降主要是毒剂对骨髓、淋巴组织和周围血液中白细胞损伤的结果。白细胞数降低程度与中毒严重程度基本一致,可持续1~3周。经及时治疗多数患者白细胞数回升较快,从开始回升到基本恢复正常,一般不超过2周。

淋巴细胞在中毒早期即显著降低,好转时相对值及绝对值均增加。此外,中性粒细胞可出现中毒颗粒、核分叶过多及核丝断裂,以及淋巴细胞空泡及异形等。如周围血象持续右移,分叶核嗜酸性粒细胞、嗜碱性粒细胞消失,常表示病情严重。嗜酸性粒细胞在中毒早期即见减少,甚至消失,如逐渐恢复或比例增高,往往是预后良好的现象。

(2)血小板:中毒后数天开始下降,严重者显著减少,可低于$5×10^9/L$,出血时间延长,有出血倾向,如皮肤瘀斑、鼻出血、咯血及便血等。

(3)红细胞:最初几天内因血液浓缩而暂时升高,后因造血障碍而降低,但下降速度不如白细胞明显,一般于3周前后回升。严重者晚期有贫血,被称为"芥子气贫血"。血红蛋白的变化基本上与红细胞变化一致。此外,有时在病程中可能合并弥散性血管内凝血(DIC),一旦芥子气严重中毒者的临床表现有广泛出血体征及血小板进行性减少时,应考虑到出现DIC的可能,并进一步做有关检查,以明确诊断,及时治疗。

3. 消化系统　除经口中毒外,非经口吸收中毒以小肠损伤明显,尤以回肠为主,早期即可见恶心、呕吐、食欲缺乏及便秘等消化道症状。严重者可因小肠黏膜上皮隐窝细胞分裂受抑制,绒毛上皮剥离,水分再吸收功能障碍及毛细血管通透性增加,血浆样液体渗入肠腔,可有稀便、腹泻并可带血呈柏油样便。频繁的呕吐和持续性腹泻,引起严重脱水、电解质紊乱,造成循环衰竭,进而导致休克死亡。严重的消化道损伤导致体液及电解质和蛋白质丧失,是早期死亡的重要因素之一。肝可以有轻度增大,有的肝功能检查异常。

4. 心血管系统　早期心率加快、心音亢进、血压升高及期前收缩等。严重者心率变慢、心律失常、内脏血管麻痹扩张出现丝状脉、血压下降及虚脱。由于失水、失血,循环血量减少和心血管功能障碍,可出现严重循环衰竭。

5. 泌尿系统　中毒严重者可见急性中毒性肾炎,肾小管上皮细胞及肾小球变性。尿量减少,出现蛋白尿、管型尿及血尿。

6. 物质代谢　糖代谢障碍出现血糖升高和糖尿,蛋白质及脂肪分解增加,尿中氮、氨、肌酸、肌酐及磷总排泄量增加。血液乳酸、酮体含量增高,可发生酸中毒。严重者急性期后出现严重消瘦、虚弱,呈"芥子气恶病质"(mustard cachexia)状态。

7. 机体免疫系统　对机体的体液免疫和细胞免疫都有严重影响,使机体抗体形成、补体、凝集素、免疫活性细胞等产生明显的抑制作用,导致机体免疫功能下降,抵抗力降低,防御功能减弱,结果造成继发感染,是患者死亡的原因之一。

8. 体温　轻度中毒者体温正常或在数天内有低热,中度以上中毒者最初$1～2d$体温可达$38～39℃$或更高,以后稍降,并持续$2～3$周,合并感染可再度上升,感染严重时可达$40℃$。

芥子气全身中毒伤员,由于白细胞数减少,机体衰弱和免疫功能降低,容易并发感染,特别是并发肺炎。中毒剂量超过致死量的极严重吸收中毒者,出现惊厥,可能在$1～2d$死亡。有中枢神经系统严重抑制、休克、持续高热或外周血中白细胞总数下降至$5×10^9/L$以下者,救治将相当困难;周围血中白细胞总数下降到$1×10^9/L$以下的伤员,如不积极治疗则可能在$1～2$周死亡。若$1～2$周后全身情况逐渐恢复,食欲好转,白细胞数回升,血压稳定,体温不再度升高,常表示预后良好。大部分患者白细胞数的回升较快,从开始回升到基本恢复正常,一般不超过2周。

(六)远后效应

芥子气中毒后除出现急性中毒效应外,还可对机体遗留有远后效应或后遗症。两伊战争中伊朗有 10 万多人因化学战剂中毒接受治疗,10 年后出现慢性疾病的绝大部分为芥子气中毒患者。对这些芥子气中毒患者 20 年的追踪研究,如 Sardasht-Iran 队列研究(SICS)显示,芥子气中毒的远后效应主要涉及眼(39.3%)、皮肤(24.5%)和呼吸系统(42.5%),并与肿瘤的发生、神经精神症状、免疫系统功能障碍和潜在的生殖毒性相关。

1. 皮肤　芥子气对皮肤的远后效应与暴露时间和程度直接相关。只出现红斑,无水疱形成的芥子气皮肤中毒者,都可以痊愈而无后遗症;出现水疱和坏死的,可引起皮肤长期损伤。

芥子气皮肤损伤的远后效应表现为色素沉着、红斑、风疹、干性皮肤、老年性多发血管瘤、皮肤萎缩、色素减退和瘢痕形成等。最常见的是皮肤干燥和瘙痒,伴有烧灼感和脱皮,在气候干燥时和运动后更严重,且女性比男性发生率高,因此芥子气皮肤损伤远后效应治疗的重点是缓解慢性瘙痒。20%~25%患者在芥子气皮肤损伤局部出现色素沉着,5%~25%患者在色素沉着的皮肤附近出现轻度的色素减退,从而类似于着色性干皮样病的表现,呈现出弥漫性的色素沉着区域内深色和浅色的斑点叠加在一起。

部分患者在芥子气损伤的局部对芥子气或其他机械刺激的敏感性增高,表现为反复发作的红斑和水疱,但潜伏期短、愈合快。有的只要嗅到芥子气后数小时就感到身上发痒,其后在阴囊、股内侧和原损伤部位引起红斑、水疱,症状多在停止接触后 1 周内自行消失。在部分芥子气皮肤损伤患者中发现白癜风、银屑病和圆盘状狼疮样红斑发生率增高,可能与芥子气对免疫系统的影响有关。皮肤活检发现表皮萎缩、角化和色素沉着,真皮内有非特异性纤维化和嗜黑色素细胞。皮肤损伤后可引起过敏现象,再次染毒可出现麻疹样皮炎,周围产生湿疹样皮炎等多种皮炎。染毒部位可有瘢痕、脂肪瘤、樱桃色血管瘤。重度皮肤损伤后有瘢痕形成时,可引起损伤局部功能障碍,如关节运动障碍、尿道狭窄、包皮与龟头粘连等。

职业性芥子气中毒患者主要表现为皮肤色素性疾病和溃疡,并有皮肤癌症发生率增高。

2. 眼　眼对芥子气敏感,但绝大部分中毒患者可痊愈,一般不影响视力。部分患者虽遗留有角膜混浊,但不影响视力。如有明显角膜损伤的,则可能因角膜瘢痕出现不同程度的视力缺陷。伊朗芥子气中毒者的追踪研究发现,迟发性角膜溃疡发病率最高,主要表现为突发性畏光、流泪和视力减退,严重时可致盲。在急性发作期,角膜混浊恶化,溃疡反复发作,有时角膜穿孔。有的经角膜移植后溃疡还会复发,可能与退行性改变和对角膜蛋白(胶原蛋白-芥子气加合物)的自身免疫有关。眼部的并发症还有慢性眼睑炎,泪水张力降低,角膜的炎症、溃疡、瘢痕、增厚和脂肪或淀粉样沉积,结膜的炎症、血管迂曲,视力减退,甚至失明。芥子气引起的迟发性眼病还可能与角膜缘干细胞受损有关,角膜缘干细胞对芥子气敏感,受损后可影响角膜上皮细胞的再生能力。

芥子气眼损伤后遗症的治疗重点是使用眼的润滑剂,必要时局部应用免疫抑制药。对有视力缺陷的芥子气眼损伤患者可进行角膜缘干细胞移植。

3. 呼吸系统　呼吸系统对芥子气比较敏感,中毒后可长期遗留肺部疾病,其主要发病原因是芥子气中毒后出现的迟发性肺功能恶化。两伊战争中,长期肺累及的发生率占 42.5%,最常见的症状是咳嗽和呼吸困难。呼吸道损伤后可出现慢性支气管炎、支气管扩张、哮喘、肺气肿、气管和支气管狭窄、肺纤维化和细支气管炎等一系列迟发性肺部并发症,其中以慢性支气管炎最为常见。主要的症状表现为慢性咳嗽、呼吸困难和痰多,有的还出现反流性食管炎样胸痛和咯血症状。亚临床剂量芥子气中毒也可诱发迟发性呼吸系统并发症,如支气管扩张和闭塞性细支气管炎。肺部影像学检查和肺活检表明肺部的主要病变是闭塞性细支气管炎,这涉及肺部的一个瘢痕形成过程,首先影响细支气管,管壁结构的进行性破坏,发展成支气管扩张和阻塞性肺部病变。

职业性接触芥子气的人员慢性呼吸系统疾病发生率增高,如流行性感冒、肺炎、支气管炎和哮喘等。

4. 肿瘤　芥子气易与DNA形成烃化加合物,理论上可使肿瘤发生率增高。在职业性接触小剂量芥子气的生产人员中上呼吸道和肺部的癌症发生率有所增高,但第一次世界大战和伊朗芥子气中毒者中肺癌、皮肤癌和白血病的发生率无明显增高。因此,长期小剂量接触芥子气可引发肺癌,但目前尚无证据表明短期或一次大剂量接触也有同样的致癌作用,还需长期的随访来揭示芥子气短期接触与癌症发生之间的确切关系。

5. 其他的远后效应　芥子气全身吸收中毒后,对细胞增殖活跃的组织器官如生殖系统、血液系统影响较明显。有实验发现芥子气可引起大鼠精子DNA的改变,但这种变化是暂时的,不足以认为确定性致畸。对伊朗芥子气中毒人群的研究发现,其与正常人相比精子数减少,但不育的发生率与世界平均生育水平无明显差异。因此,芥子气对人体生殖毒性的研究数据还不足。

芥子气中毒还可出现迟发性神经系统症状,表现为肌电图和神经传导速度的异常,感觉神经传导速度异常比运动神经常见,且多见于下肢。

另外,有学者认为化学战对伊朗芥子气中毒者心理健康构成长期的负面影响,中毒患者创伤后应激障碍综合征(PTSD)、抑郁(depression)、焦虑症(anxiety)、躯体化(somatization)、强迫性神经官能症(obsessive-compulsive)、敌意增强(hostility)、无性欲的发生率增高。

二、诊断及鉴别诊断

(一)诊断

早期、正确的诊断很重要,以便及时采取相应的急救和治疗措施。

1. 中毒史　在染毒区内停留时间长短、有无饮水和进食、有无嗅及大蒜气味,当时防护及急救情况、皮肤及服装染毒和消毒情况、有无他人同时中毒及毒区征象等。

2. 临床症状特点　芥子气中毒当时一般无明显疼痛及不适,常有数小时的潜伏期,在无防护情况下,于潜伏期后相继出现眼、呼吸道、皮肤等多种损伤。潜伏期的长短有助于判断中毒程度的轻重。

3. 辅助检查　全身吸收中毒时,血液检查,特别是对白细胞总数和分类的连续观察,对诊断和判断中毒程度及预后有重要的参考价值。对芥子气及其代谢产物、加合物及其代谢产物的实验室检测进展较快,对确定毒剂性质、伤情、毒剂溯源等有重要辅助作用。

4. 毒剂检定　对伤员服装、早期呕吐物或可疑的饮水及食物等采样进行毒剂检定,并了解在染毒地区化学侦检的结果,以明确诊断。

(二)鉴别诊断

1. 路易氏剂中毒　路易氏剂与皮肤、黏膜接触时有剧痛,潜伏期短,症状发展快,皮肤充血、水肿程度重,范围广,有出血点,早期疱液及尿、粪中可检出砷。

2. 氮芥中毒　与芥子气毒理作用相似,但它对皮肤损伤较芥子气轻,很少引起大水疱;对上呼吸道刺激作用较强;全身吸收作用较重。氮芥有鱼腥草气味,毒剂检定氮芥反应阳性。

3. 芥-路混合性毒剂中毒 早期表现为路易氏剂中毒的特征,后期表现和病程经过与芥子气中毒相同,确诊主要靠毒剂检定。

4. 其他 芥子气皮肤中毒应与一般物理因素损伤如烧伤、冻伤、日晒斑,接触性皮炎及丹毒等区别;眼中毒应与细菌性或病毒性结膜炎区别;吸入中毒应与上呼吸道感染及流行性感冒相鉴别;经口中毒时与食物中毒及急性胃肠炎相鉴别。

三、实验室检查及其研究进展

芥子气中毒的确证主要是对其尿和血液中生物标志物的实验室检测。芥子气生物标志物主要包括水解氧化产物、谷胱甘肽加合物、蛋白质和 DNA 加合物等(表 4-12),应用现代先进的分析仪器技术,这些加合物的检测进展较大,为芥子气中毒的确证检测提供了有力的支持。

表 4-12　芥子气中毒体内主要生物标志物检测及应用

标志物			样品种类	分离净化方法	检测方法	检测限	临床应用
水解/氧化产物	TDG/TDGO		尿液	固相萃取	GC/MS GC/MS/MS	$0.1\mu g/L$	芥子气中毒患者血、尿液检测
			血液	固相萃取	GC/MS	$1.0\mu g/L$	
GSH 加合物及其裂解产物	加合物	SBSNAE	尿液	固相萃取	GC/MS LC/ESI-MS/MS	$0.5\sim1$ $\mu g/L$	芥子气中毒患者尿液检测
	β-裂解产物	SBMSE、MSMTESE		固相萃取	LC/ESI-MS/MS	$0.1\mu g/L$	
		SBMTE		固相萃取	GC/MS GC/MS/MS	$0.038\mu g/L$	
蛋白加合物	血红蛋白	HETE-Val	血液	Edman 降解 固相萃取	LC/MS/MS, GC/MS 等	20nM/L	芥子气中毒患者血液检测
		多种氨基酸加合物		胰蛋白酶酶解	LC/MS/MS, MALDI/TOF/MS		
	白蛋白	三肽加合物		链霉蛋白酶酶解,固萃	LC/MS	1nM/L	
	角蛋白	谷氨酸/天冬氨酸加合物	皮肤	单克隆抗体	免疫荧光显微技术	$50\mu M/L$	
	总蛋白	TDG	血液	水解液液萃取	GC/MS	1.56nM/L	
DNA 加合物	N^7-HETEG, O^6-HETEG, N^3-HETEA 等加合物		血液、皮肤、脏器	水解 固相萃取	GC/MS、ELISA LC/MS/MS、HPLC	0.2ng/ml	伊朗芥子气染毒伤员

(一)尿中芥子气代谢物的检测

芥子气的体内代谢,发现约 60% 的代谢物在 24h 内通过尿液排出。经 HPLC-MS 分离鉴定,仅有少量是经水解产生的代谢物硫二甘醇(TDG),大部分是硫二甘醇亚砜(TDGO,又称二羟乙基亚砜)、谷胱甘肽加合物及其 β-裂解产物,因此尿中代谢物也可作为染毒的生物标志物。尿样检测的优势是样品量大易得、制备简单,杂质相对较少;缺点是代谢物往往在染毒数小时或数天内排出,无法进行溯源性调查。

1. 芥子气原型的检测 我军实验室建立了用 LC-MS/MS 检测芥子气衍生物水溶液的方法。先用亲核试剂硫代醋酸钾(PTA)与芥子气反应,PTA 的硫代阴离子比羟基更有负电性,攻击芥子气在水溶液中形成的表硫阳离子(episulfonium),轻易地取代氯原子,形成最终产物 bis-(thioacetate)ethyl thioether(BTAETE)。反相 LC 更适合在复杂环境样本中检测该衍生物。该方法比 GC 或 GC-MS 有更好的选择性和敏感性,对乙腈溶液中衍生物的检测极限为 $0.05\mu g/L$,线性检测范围是 $0.1\sim1000\mu g/L$。应用该方法还首次证实了芥子气原型在体内存在的动态过程。

2. 硫二甘醇(TDG)和硫二甘醇亚砜(TDGO)检测 TDG 是芥子气的主要水解产物,也是芥子气在体内的代谢产物之一。在芥子气损伤人员的血液、尿液及皮下组织中都会产生一定量的 TDG。美军《化学防护手册》中,已将 TDG 确定为芥子气中毒的临床诊断方法之一。由于极性大,TDG 在血液、尿液等生物基质中的分析检测难度也较大,虽可直接用 GC-MS 或 LC-MS 分析,但灵敏度较低。为达到较高灵敏度,一般需先经固相萃取(SPE)净化,衍生化后用 GC-MS 或 GC-MS-MS 分析。环境样品的分析通常用硅烷化试剂作衍生化试剂,而生物样品的检测用五氟苯甲酰氯(PFBZ)、七氟丁酸酐(PFBA)、七氟丁酰咪唑(HFBI)等衍生化效果更好。衍生化产物采用 GC-MS-MS 分析,其检测限可达到 $0.1\mu g/L$。

TDGO 具有一个极性更强的亚砜基团,其分析检测比 TDG 更困难。目前较为可行的方法是将 TDGO 用 $TiCl_3$ 还原为 TDG 后进行间接分析。同位素稀释阴离子化学电离(isotope-dilution negative-ion chemical ionization,NICI)的 GC-MS 检测尿液样本,用 $TiCl_3$ 还原 TDGO,同时检测 TDG 和 TDGO,检测极限为 $0.1\mu g/L$,定量极限为 $0.3\mu g/L$。家兔皮肤染毒 $0.02\sim0.15\ LD_{50}$ 芥子气后,尿中 TDG 和 TDGO 浓度在暴露后 2d 内迅速上升和下降,5d 内累积量为染毒量的 5%~1%,而且主要是游离形式。

TDG 和 TDGO 也存在于正常人的体液中,TDG 在尿液中具有较低的浓度水平(0~1 ng/ml),而在血液中其浓度可达 $16\mu g/L$;正常人尿液中 TDGO 通常<8ng/ml。虽然 TDG 和 TDGO 是正常人体内的代谢产物,但芥子气中毒后人体内排出的 TDG 和 TDGO 含量异常增高,且以 TDGO 为主。两伊战争芥子气中毒伤员尿液中 TDG 浓度明显增高,多数在染毒 5~10d TDG 浓度维持在 5~100ng/ml。在芥子气中毒患者早期,由于 TDG 和 TDGO 主要来自芥子气的直接水解或水解氧化,相对于其他生物标志物,它们的含量可能更能反映芥子气中毒剂量。

3. 芥子气-谷胱甘肽加合物及裂解产物的检测 谷胱甘肽是体内具有生物活性的小分子肽类物质,能迅速与进入体内的芥子气结合形成加合物 1,1′-磺酰基-双[2-S-(N-乙酰半胱氨酸基)]乙烷(SBSNAE),是确证芥子气中毒的重要生物标志物。芥子气-谷胱甘肽加合物经 β-裂解酶作用,同时硫原子发生氧化反应,生成一系列的代谢产物随尿排出体外。动物实验已证

实了多种 β-裂解产物的存在,最主要的存在形式有以下 3 种(图 4-10):1,1′-磺酰基二(2-甲巯基)乙烷(SBMTE)、1,1′-磺酰基二(2-甲亚磺酰基)乙烷(SBMSE)、1-甲基亚磺酰基-2-(2-甲巯基乙基磺酰基)乙烷(MSMTESE)。这些化合物在正常人体内不存在,因此该类化合物是芥子气中毒后特异性的体内标志物。

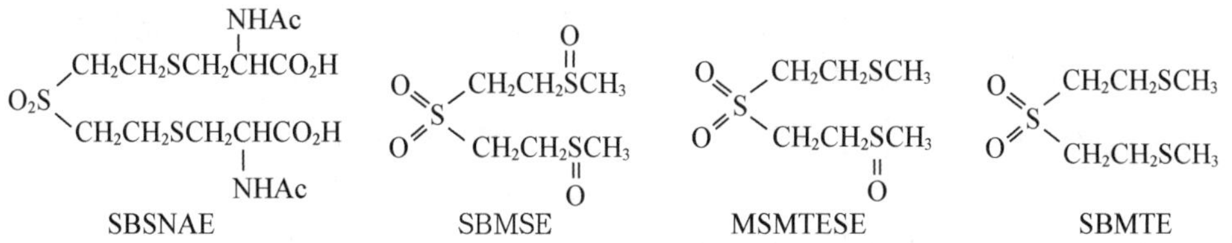

图 4-10 芥子气-谷胱甘肽加合物及其裂解产物化学结构式

芥子气-谷胱甘肽加合物 SBSNAE 对热不稳定,不能用 GC-MS 直接分析,需二甲酯衍生化后,用热喷雾电离质谱方法检测,可能仍由于其热不稳定性,检测限仅为 $25\mu g/L$。而酸化的尿液经 SPE 浓缩后,用液相色谱-电喷雾串联质谱法(LC-ESI-MS-MS)分析,检测限可达 $0.5\sim1\mu g/L$。β-裂解产物 SBMSE 和 MSMTESE 分别含有 1 个或 2 个亚砜基团,用 $TiCl_3$ 还原后均生成 SBMTE,用 GC-MS-MS 法检测,检测限为 $0.1\mu g/L$。用此方法曾在几名伊朗芥子气中毒伤员体内检测到 SBSNAE 和 β-裂解产物的存在。

应用 UPLC-MS/MS 同时检测芥子气水解、氧化、β-裂解酶产物的方法也已建立,用乙腈-甲醇(4:1)一步沉淀蛋白法处理样本,7 种物质的检测极限为 $0.01\sim5\mu g/L$。大鼠皮下 3.3 mg/kg 芥子气染毒,血浆中检测到对-氯乙基亚砜(SMO)、TDG、TDGO、SBSNAE、SBMSE 和 MSMTESE,时间窗口是暴露后 5min 至 48h。尽管 SBMTE 在尿液中检测不到,但它是 SBMSE 和 MSMTESE 的代谢前体。

检测芥子气 2 个功能基团分别与鸟嘌呤和谷胱甘肽交联形成的交联物 S-[2-(N[7]-guanyl)-ethylthioethyl]-glutathione(N[7]Gua-ETE-GSH)加合物,皮肤中含量最高,其次是脑、肺、肾、脾,而肝中没有检出;在暴露 2 周后,皮肤、脑、肺中仍可检出。

(二)芥子气-蛋白质加合物检测

小分子代谢产物从体内排泄快,染毒 2 周后尿液中仅可检测到痕量的游离代谢产物存在,而芥子气与蛋白质及 DNA 的加合物则可存在较长时间,有的甚至可达几个月(约 120d)。芥子气与蛋白质的烃化反应主要发生在蛋白质的羟基、α-氨基、巯基和组氨酸咪唑环的氮原子等部位,采用 MS 法即可检测到这些加合物存在。芥子气与蛋白质的加合物种类较多,血红蛋白和血清蛋白在血液中含量丰富,且易于分离,常用作检测芥子气加合物的对象。

芥子气与血红蛋白的加合物中,N1/N3-(2-羟乙基硫代乙基)-L-组氨酸及 N 端缬氨酸加合物(HETE-Val)是目前较好的生物标志物。N1/N3-(2-羟乙基硫代乙基)-L-组氨酸是芥子气染毒后珠蛋白中含量最丰富的,但由于它的高极性和热不稳定性限制了在 GC-MS 上的应用。缬氨酸 N 端是芥子气烃化部位之一,占血红蛋白中烃化总量的 1%～2%,采用 Edman 降解后,用 GC-MS 可灵敏检出低剂量芥子气染毒后产生的 HETE-Val。动物实验发现芥子气皮肤染毒后 3 个月仍可检测到该加合物,证明其可作为芥子气染毒的长效生物标志物,在 2 名芥子气伊朗患者中毒后 22~26d 的血液中检测到 HETE-Val。

清蛋白在血液中含量也很丰富,但存在时间相对于血红蛋白较短(半衰期 20d)。体外实验中,芥子气染毒清蛋白后,胰蛋白酶酶解清蛋白,用 LC-MS 检测到人血清蛋白中 34 位半胱氨酸加合物,检测限可达到 1nmol/L,其灵敏度高于 HETE-Val 检测方法。但由于清蛋白加合物消除速度快,相对于 HETE-Val,这种分析物的溯源性稍差。芥子气-清蛋白加合物检测方法也曾应用于伊朗芥子气中毒患者。

还有文献报道了用免疫荧光显微技术分析人皮肤角质层加合物,合成了芥子气角蛋白加合物部分序列作为抗原,获得单克隆抗体,具有与芥子气染毒后愈合组织中角蛋白的亲和能力。此方法为研发芥子气暴露生物标志物的快速检测试剂盒提供了思路。

(三)芥子气-DNA 加合物检测

DNA 与芥子气烃化反应可形成多种加合物,其中 N^7-HETEG 是最主要、最丰富的加合物,是芥子气中毒的重要标志物。用 LC-MS 方法可较容易检测出 N^7-HETEG,而 GC-MS 方法不理想。在芥子气中毒动物的尿液、经过处理的皮肤和血样中均可检测到 N^7-HETEG,检测限达 0.2μg/L。也有报道采用 ELISA 检测 DNA 加合物 N^7-HETE-G-5′-磷酸酯,并在 2 名伊朗芥子气染毒伤员中毒后 22d 和 26d 的血样中测出。

N^7-HETEG、N^3-HETEA、Bis-G 和 O^6-HETEG 是芥子气与 DNA 发生烃化反应的主要产物。我军率先建立了使用核素稀释超高效液相色谱串联质谱法(ID-UPLC-MS/MS)同时检测该 4 种加合物的方法,检测极限为 2~5 ng/L,定量极限为 5~10 ng/L。皮肤染毒后 8h 就可在尿液中检出 4 种加合物,并且在染毒后 2~3d 达到高峰,之后逐渐降低直至约 1 个月时间。经皮染毒 10min 后即可在骨髓、脑、肺、肝、脾、胰等多种组织中检测到 N^7-HETEG、N^3-HETEA、Bis-G,而且,除外脑和胰,其他组织有明显的剂量相关性。达到峰值的时间<3h,半衰期<24h。N^7-HETEG 体内最丰富,适合作为暴露的标志物,而 Bis-G 可作为与损伤相关的效应标志物。O^6-HETEG 没有在组织中检出。

近年,芥子气等双功能烷化剂介导形成的 DNA-蛋白交联物(DPC)也引起关注,对 DPC 检测方法、形成规律、修复机制、毒理效应的研究将会加深对糜烂性毒剂损伤机制的认识,蛋白特异性 DPC 检测方法的建立将对染毒程度和预后判定有一定帮助。

第四节　芥子气中毒的预防、急救和治疗

一、预防

由于芥子气尚无有效的抗毒药,预防染毒更为重要。必须落实防护装备、专业受训人员、洗消站、宣教和训练等战前的软、硬件准备。

1. 及时使用防护面具和皮肤防护器材　发现敌化学袭击或毒剂时,立即使用个人防护器材。如缺乏制式防护器材,可用各种简易防护器材,如细密和厚的织物,保护眼、呼吸道和皮肤。用过的防护器材要及时洗消,失效的应及时更换。我军的皮肤防护膏主要活性成分为含

氟化合物,白色高黏性膏体,涂抹在手、腕部、踝部、颈部、腋窝、腹股沟、腰部皮肤表面形成白色防护膜,可减少或延缓毒剂的透皮吸收。

2. **遵守毒区防护规则**　为防止直接或间接染毒,在毒区内不得随意坐卧,避免在高草或树丛中行动。禁止饮用毒区内的水源,禁止在毒区内进食和吸烟。对可疑染毒的水和食物需经消毒和鉴定后方可食用。离开染毒区后,应尽快组织器材和人员的消毒。

3. **防止交叉染毒**　收容伤员时,伤员的染毒服装、装具、武器、担架等均不得带入室内。在未彻底洗消前所使用的敷料和卫生器械,消毒后方可再用。染毒伤员救治过程中,医务人员应穿戴必要的防护器材,以防止间接染毒。

二、急救

急救措施包括:尽快组织自救互救,及时进行局部洗消,使用防护器材,尽快除去染毒服装及撤离毒区等。洗消是急救的重要措施之一,根据染毒的部位,应该选用不同的消毒剂。

1. **皮肤染毒**　芥子气液滴接触皮肤时,立即用装备的军用毒剂消毒包(图4-11)进行局部消毒,也可用吸水材料(如棉球、吸水纸、手帕等)蘸吸去皮肤表面可见的毒剂液滴,避免来回擦拭扩大染毒范围,然后局部可选用下列消毒剂进行局部消毒:0.5%次氯酸钠、18%～25%一氯胺乙醇(70%乙醇)溶液或水溶液、5%二氯胺乙醇溶液、1:5漂白粉浆、1:10三合二澄清液、1:10次氯酸钙悬浮液、1:1漂白粉和滑石粉混合粉剂。紧急情况也可使用氯化钙和氧化镁粉末。上述消毒液均应新配。消毒剂对局部皮肤有一定刺激,消毒10min后应用清水冲洗局部。如无消毒剂时,0.5%的家用漂白剂、肥皂水、洗衣粉类或草木灰等弱碱溶液或大量清水等都可以应急使用。大面积皮肤染毒局部处理不彻底时,应进行全身洗消。

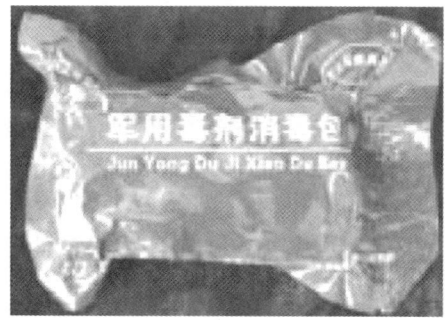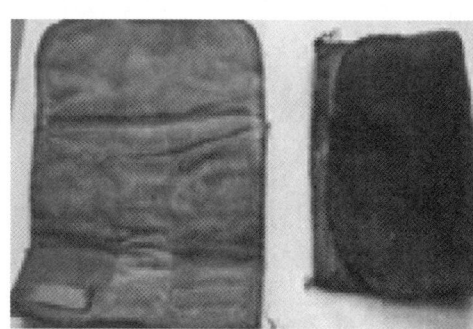

图 4-11　军用毒剂消毒包

美国及北约所用的皮肤洗消剂为M295树脂,该树脂兼具吸附与催化功能。目前更多使用的皮肤洗消剂为反应性皮肤洗消液(reactive skin decontamination lotion,RSDL)。RSDL由加拿大发明,为黏稠液体,可与多种的化学战剂快速起反应,包括芥子气、路易氏剂、梭曼、VX等(图4-12)。

伤口染毒应在四肢近心端结扎止血带(须注明结扎时间),减少毒剂吸收,同时用无菌纱布蘸去伤口内的毒剂液滴,再用加数倍水的消毒液或大量水反复冲洗伤口,然后简单包扎,后送。30min后松开止血带。

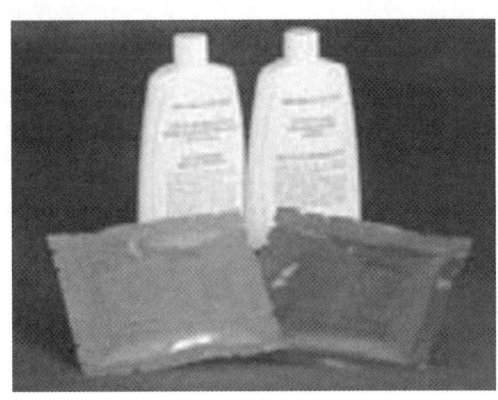

图 4-12　反应性皮肤洗消液(RSDL)

2. 眼染毒　立即用大量净水冲洗 5～15min,染毒 1～2min 后则效果不佳。争取在染毒后最短时间内做一次充分而彻底的冲洗,这比强调洗液种类更为重要。优先用 0.5%～1%二氯胺 T、1.5%～2%碳酸氢钠或生理盐水冲洗,也可用硼酸、硫酸钠、硫酸镁、锌酸溶液或稀释的婴儿香波。冲洗时要注意使脸转向侧面,撑开眼睑,将水慢慢注入眼内,使水从脸的侧面流掉,然后擦干。冲洗过程可以使用麻醉药液和全身镇痛药减轻伤员痛苦。冲洗后,推荐使用液状石蜡等油性眼药水和眼药膏。

3. 呼吸道染毒　离开毒区后用 2%碳酸氢钠、0.3%～0.5%一氯胺水溶液或普通净水漱口和冲洗鼻咽部。

4. 消化道染毒　不建议立即催吐,但在口服 100～200ml 牛奶后,可以洗胃。洗胃越早,效果越好。经过数小时后再洗胃,不仅作用不大,反而有加重胃黏膜损伤甚至发生胃穿孔的危险。可选用 2%碳酸氢钠、0.02%～0.05%高锰酸钾、0.3%～0.5%氯胺或净水,每次 500ml 反复洗胃十余次。水温及压力要适当,动作要轻,以免加重胃黏膜损伤。洗胃后取药用炭粉 15～20g 混合于水中吞服。

洗胃时医务人员应注意防止间接染毒,洗出的胃液及呕吐物应及时消毒处理。

5. 地面消毒　为减少环境污染及其带来的继发污染,可使用次氯酸钙、高锰酸盐消毒。

三、分类

在暴露后 30～60min 到达的伤员很少有任何体征或症状。损伤表现出现的时间越早,伤员中毒的程度越重,且在没有立即洗消的情况下,伤情越有可能加重。

1. 立即治疗　芥子气中毒伤员的洗消优先度往往归类为立即洗消,特别是累及眼者。在暴露后 2min 内立即洗消是降低后期损伤严重程度和减少组织损害的主要措施。芥子气皮肤烧伤＞50%体表面积或烧伤面积虽不及但伴有中度以上肺受累的伤病员,其最初的预后结果应该是谨慎的,可能需要在无菌环境中进行数周至数月的重症治疗。

2. 延迟治疗　大多数芥子气伤员归于此类。

3. 简单治疗　伤员损伤很小,＜5%体表面积的非重要部位损伤和(或)轻微的眼与呼吸道症状。

4. 期待治疗 芥子气暴露后不到4h,伤员出现烧伤面积>50%体表面积和(或)下呼吸道体征,如呼吸困难,应归为此类,特别在无法进行重症治疗时。

芥子气损伤愈合缓慢,任何明显的损伤都需要数周至数月才能归队。对于眼损伤,只有轻度刺激和仅需润滑滴眼液者能归队;轻度结膜炎引起疼痛、畏光、眼睑痉挛者,需要2周恢复;中度结膜炎者需数月才能归队。对于肺损伤,只有刺激症状而无明显组织损伤者可归队,而确定是否有组织损伤需要3~7d;有支气管肺炎、假膜形成者,数月内不能归队。对于皮肤损伤者,非重要部位的小面积(<5% BSA)损伤且经外用抗生素、包扎、口服镇痛药者可归队;手足、面部、腋窝、腹股沟的烧伤都可能致残,需要数周至数月治疗。

需要住院治疗2周以上、战区没有专科治疗、需要重症监护或烧伤中心级治疗者,尽快医疗后送。

四、治疗

对芥子气中毒,目前无特效抗毒药物,主要治疗目的是减轻症状、预防感染、促进愈合。根据损伤部位、程度及不同阶段,进行对症及综合治疗,仍会有较好疗效。在大面积皮肤染毒,高浓度蒸气吸入,毒剂经伤口吸收或经消化道染毒时,都必须及早进行全身吸收中毒的综合治疗,不应该等到严重的全身中毒症状出现时才采取措施。生殖器周围严重水肿会非常疼痛,通常暴露治疗,同时做好预防感染。

(一)皮肤损伤

治疗原则与一般处理热烧伤或接触性皮炎相似,按损伤阶段进行相应治疗。治疗前脱去染毒服装,必要时进行局部补充消毒,除去毛发和污物。如染毒面积较大,应全身洗消更衣。

1. 红斑 用抗炎、消肿、清凉止痒的外用药涂布或湿敷,减轻刺激症状,防止因瘙痒抓破皮肤而加重损伤,如复方炉甘石洗剂(calamine lotion)、5%薄荷脑乙醇液、0.25%樟脑、激素制剂(0.05%醋酸曲安西龙霜、0.1%地塞米松霜或肤氢松膏)、非激素类药物[0.1%吲哚美辛(消炎痛)霜或5%苯海拉明霜]、复方蛇床子洗剂、清凉膏等。如红肿范围较大或外敷不便时,可口服泼尼松5~10mg(或地塞米松2~5mg),每天2~3次。必要时静脉滴注氢化可的松,每天100~200mg,可用1~3d。

2. 水疱 尽量保留疱皮,保护创面,预防感染。小水疱(<2cm)保留疱皮,尽量待其自行吸收。大水疱(>2cm)去除疱皮,创面用生理盐水或肥皂水冲洗(每天3~4次),然后表面涂抹1~2mm厚的抗生素药膏,如磺胺嘧啶银(silver sulphadiazine)、醋酸磺胺米隆。如无抗生素药膏,也可用无菌的凡士林替代。第一次世界大战和两伊战争中,次氯酸钠溶液曾作为抗菌药来冲洗芥子气皮肤染毒部位。对于水疱的去或留、包扎或暴露、干法或湿法治疗,没有专家共识。一旦水疱破溃,应剪除剩余部分,无菌包扎。

3. 溃疡 控制感染,促进创面愈合。具体措施按一般烧伤常规处理。多部位或大面积的溃疡创面应住院治疗,可采用漩涡浴清洗创面。临床上用于促进伤口愈合的药物,如人工细胞愈合膜(速愈平)、医用几丁糖和重组碱性成纤维细胞生长因子(rhbFGF)等,也可用于促进芥子气染毒皮肤溃疡创面的愈合。有干性死痂时,可蚕食去痂或手术削痂,也可用蛋白酶制剂进行药物脱痂。对功能部位或深二度以上创面,争取早期植皮,以减少畸形和功能障碍。有必要时,可应用镇痛药和止痒药。深度芥子气烧伤的愈合时间,并使皮肤结构接近正常。芥子气损伤皮肤容易继发细菌性蜂窝织炎,注意通过细菌监测和专家会诊与皮肤的严重炎症反应相区别,全身使用适宜的抗生素。

虽然芥子气皮肤中毒患者的失液量不如烧伤患者严重,但重症患者也应监测其水、电解质,避免按烧伤患者皮肤损伤面积对芥子气皮肤中毒患者的过度补液。

创面处理是芥子气皮肤损伤治疗中很重要的一环,要避免只注意局部处理而忽视全身治疗,特别在大面积皮肤损伤的情况下,要注意全身吸收中毒的综合治疗。

(二)眼损伤

眼损伤治疗的原则是防治感染,减少后遗症。

抗感染是治疗芥子气眼损伤,尤其是角膜损伤的一项重要措施,尽早使用 0.25% 氯霉素或 15% 磺胺嘧啶银眼药水和眼药膏,每日多次,以降低感染的发生率;也可与 0.5% 可的松眼药水交替使用,避免包扎。对于球结膜水肿者和上皮水肿者才推荐早期表面应用激素,以减轻炎症。在没有角膜穿孔的眼损伤或出现明显继发感染者,也有推荐早期(2d 内)频繁(每 1~2 小时 1 次)应用激素和抗生素混合的眼药水或眼药膏,如 0.1% 地塞米松和 0.5% 硫酸新霉素(dexamycin),直到损伤完全消失,进而依据眼科检查结果进行相应的治疗。

对症处理包括常规应用抗胆碱能的眼药膏如后马托品,减少和预防虹膜粘连和青光眼的发生;眼睑边缘涂凡士林,预防愈合过程的粘连和瘢痕形成,并便于引流眼内分泌物或脓肿。如睑痉挛严重到影响眼的检查,可表面临时应用镇痛药;如眼有剧痛,不推荐局部应用镇痛药,需要时使用全身镇痛药,但可能会影响监测病情。畏光时,可戴有色眼镜或遮挡。有角膜损伤时,可使用 EGF、rhFGF、纤维连接蛋白、维生素 C、N-乙酰半胱氨酸等以促进角膜上皮再生;也可用角膜胶原膜为药物载体,早期置于眼内,其缓释作用能更好地促进角膜愈合。角膜损伤严重时,可考虑角膜缘干细胞移植或角膜移植。使用人工眼泪,保持角膜湿润,防止穿孔。在一定时间内,应尽量减少糖皮质激素使用的剂量和频率,以避免角膜穿孔的发生。

眼中毒伤员常因眼睑痉挛、疼痛、水肿及视觉障碍而顾虑失明,应疏导解忧,配合治疗。

(三)呼吸道损伤

轻、中度损伤按上呼吸道炎症和急性支气管炎治疗。重度中毒应严格控制感染,及早局部(雾化吸入)和全身应用抗感染药物,并注意与呼吸道传染病患者隔离,防止交叉感染。上呼吸道症状如咽喉痛、干咳和声嘶等,可蒸气吸入和使用镇咳药、抗炎药、清凉药或麻醉药(5% 普鲁卡因溶液)。呼吸道吸入中毒后 12~24h 出现的早期咳痰、呼吸困难,伴有发热和白细胞增多,事实上是无菌性支气管炎或肺炎症状。感染通常发生于中毒后 3d,出现高热,胸部 X 线片显示肺部大面积炎性浸润,痰多,并有脓痰。根据痰细菌培养结果,有针对性地全身应用抗生素,禁止预防性用药造成的选择性耐药菌感染。在喉痉挛或喉水肿出现前,应早期气管插管,既可以改善通气,也有助于吸出炎性和坏死组织的碎片。静脉注射支气管扩张药氨茶碱 0.25ng 或异丙嗪 20~50mg,每 4~6 小时 1 次,交替使用;局部滴入或雾化吸入异丙肾上腺素或地塞米松等,解除哮喘样支气管痉挛。激素在慢性损伤的治疗中广泛使用,长期使用时应注意生长抑制、糖尿病、肌肉萎缩、骨质疏松、盐潴留、机会感染等并发症。呼吸困难时吸氧,必要时早期呼气末正压通气(PEEP)或持续正压通气(CPAP)。

大量吸入热蒸气、湿化氧气、雾化吸入 4%碳酸氢钠或 0.05% α-糜蛋白酶 3~5ml/次,2~3 次/天,可促进假膜软化或液化,便于咳出。如有假膜形成,可行拍击与体位促排或支气管镜直视下取假膜;如假膜脱落引起窒息或有严重呼吸困难时,立即进行气管切开,取出假膜。

由于肺功能不全和芥子气诱发的骨髓损伤导致免疫功能低下,可引起继发感染。芥子气呼吸道损伤引起的死亡常发生在中毒后 5~10d。2/3 有慢性支气管炎的伤员体重过重或肥胖,应防止叠加并发症。对于芥子气所致的哮喘患者,治疗镁缺乏能降低哮喘的不良反应。茶碱药可能影响患者睡眠,应选用适宜的替代药物。

(四)消化道损伤

早期用 0.15%氯胺、2%碳酸氢钠、1:2000 高锰酸钾或清水反复洗胃。晚期禁止洗胃,防止胃穿孔。治疗一般采用对症处理,早期有恶心、呕吐、腹痛时,可给予镇吐药、阿托品(0.5~1mg 皮下注射、肌内注射和静脉注射)或给予颠茄制剂解痉甚至麻醉镇痛。如中毒后出现持续性呕吐或大量腹泻,可能有严重的全身吸收中毒,预后较差。

烦躁不安者给予镇静药,注意维持水和电解质平衡,控制胃肠道和肺部感染。有溃疡病变时,口服氢氧化铝。唇、口腔黏膜溃面可用 5%可卡因溶液加入 2%亚甲蓝涂抹。最初几天一般应禁食,输液补充营养,症状好转后给予富于营养的流质、半流质饮食。

(五)全身吸收中毒

全身吸收中毒的治疗原则以抗休克、抗感染、抗毒和对症治疗为主。

1. 抗毒治疗　全身中毒无理想抗毒药,以综合治疗为主。中毒早期(1~2h)以 5ml/min 的速度静脉注射 25%硫代硫酸钠(STS)50ml。STS 能和游离芥子气或解离为硫离子的芥子气结合。动物实验证明,芥子气在血中停留时间很短,静脉注射后约 10min 就消失 90%以上,原型芥子气在血中最多只存在 60~90min(不包括痕量检测)。STS 不易透过细胞膜,一旦芥子气形成加合物,该药即失去解毒能力,且治疗用药剂量大,需静脉注射,应用不便,用药时机也难以掌握。故 STS 作为芥子气全身吸收中毒的抗毒药无实际意义。近来也有报道可应用半胱氨酸、二巯丁二钠等作为抗毒药,但均疗效不佳。

2. 抗休克　防治循环衰竭是治疗芥子气全身中毒的一项重要措施。重度中毒早期可出现中毒性休克或应激性休克,3~5d 后发展为低血容量性休克。对于中毒性休克,可静脉输注 5%葡萄糖生理盐水,加用地塞米松 5~10mg 或氢化可的松 100~200mg,每天 1~2 次,危急期过后停用。对低血容量性休克,如血液是等渗的,宜静脉输注含 1.5%碳酸氢钠的葡萄糖生理盐水,补液速度及补液量均应适当。根据病情,可考虑输注适量右旋糖酐-40,加氯化钾,给氧;也可输全血或成分血。维持水、电解质平衡。循环功能衰竭时使用升压药。

3. 抗感染　早期即使用广谱抗生素或其他抗感染药物。以后根据细菌学检查、血培养及临床情况及时更换抗生素。对造血功能有抑制作用的药物应避免使用。有严重败血症时,激素和抗生素可联合应用,并加大抗生素用量。但要警惕菌群失调、双重感染及真菌感染等。在预防和抗感染中,清热解毒、凉血滋阴的中药和丙种球蛋白有利于病程恢复。

4. 促进造血功能恢复　周围血象较低时,可适当输全血或白细胞、血小板悬液及维生素 B_4、维生素 B_6、维生素 B_{12}、核苷酸及叶酸等。也可用促进造血系统恢复的药物,白细胞计数低

于 $1 \times 10^9/L$ 时,皮下注射 GM-CSF $50\mu g/kg$ 或 G-CSF $5\sim10\mu g/kg$,每天 1 次,到白细胞升至 $3 \times 10^9/L$ 以上为止。骨髓移植或骨髓输液有助于促进骨髓造血功能恢复。

5. 胃肠道保护药和钙拮抗药　对改善胃肠道出血、血液和生化指标,有较明显的作用。氢氧化铝、奥美拉唑可以保护芥子气急性中毒引起的胃肠道损伤。近期研究发现,奥美拉唑可以通过调节 CYP450 酶改善芥子气损伤;钙离子拮抗剂硝苯地平可通过氧化应激改善芥子气损伤。

6. 对症处理　烦躁不安时给予镇静药;严重兴奋或惊厥时,用苯妥英钠或巴比妥类药物;腹痛时皮下注射阿托品;根据需要使用止血药;及时纠正酸中毒;为防止 DIC,可用右旋糖酐-40;加强营养和护理。

精神和意志是对抗慢性损伤和并发症的一个重要因素。伊朗在一项研究中使用的主题是宗教情绪和爱国主义及相应的亚主题。

(六)远后效应的治疗

N-乙酰半胱氨酸(NAC)作为黏液溶解剂和抗氧化剂,能有效治疗芥子气引起的慢性肺损伤,改善肺功能,减少支气管感染的发生和恶化,改善患者的整体生活质量。对于阻塞性和限制性慢性肺病,可以吸入沙丁胺醇(舒喘灵)等支气管扩张药或倍氯米松和氟替卡松等激素。克林霉素和阿奇霉素大环内酯类抗生素能有效减少芥子气引起的促炎细胞因子和介质的过度产生,改善单核细胞减退的化学趋化和吞噬功能。

局部润肤(emollient)和全身抗组胺药能减轻皮肤干燥和瘙痒。外用激素是目前针对芥子气所致慢性皮肤损伤和瘙痒最常用的治疗措施。

对于慢性角膜炎,根据病情可以考虑以下治疗:无防腐剂的人工泪液、治疗性角膜镜、硫唑嘌呤等免疫制剂药物、暂时或永久性泪管封闭(punctual occlusion)、眼睑缝合和睑缘缝合、其他外科专科处理。有时限的外用激素用于控制反复发作的表面感染、角膜炎、角膜缘炎。复杂的慢性眼损伤应请求眼科会诊。

类固醇皮质激素对芥子气引起的所有慢性肺损伤都有效,但由于其长期应用的不良反应,可在疾病恶化时使用。约 50% 由芥子气引起的慢性肺损伤是可逆的,β-肾上腺素能激动药和抗胆碱能药物对肺功能的改善有效,免疫调节药如 γ-干扰素可用于对其他治疗无效的闭塞性细支气管患者。

(七)芥子气损伤治疗措施的进展

芥子气致伤涉及多个靶点,目前还难以确定针对芥子气有明确治疗作用的药物。现在有关芥子气中毒防治药物的报道,是基于 DNA 烃化和 DNA 链断裂、PARP 激活、谷胱甘肽耗竭、炎症反应、蛋白水解酶激活及钙紊乱等作用机制,但大部分抗毒药物尚处于体外实验和动物实验阶段,仅有一部分应用于临床。

1. 抗炎治疗　炎性因子的释放增加、炎症细胞增多和浸润,以及炎症信号通路的激活所引发的炎性反应与芥子气诱发急、慢性损伤密切相关。类固醇和非类固醇抗炎药(NSAID)复方(如地塞米松联合吲哚美辛或双氯芬酸)、TNF-α 抗体、外源性 IL-10 等抗炎药物均可通过阻断炎性因子的过度表达,抑制炎症细胞的过度增多及炎性信号通路的激活,在不同程度上缓解芥子气所致的急、慢性炎症反应。有学者将布洛芬或双氯芬酸与溴吡斯的明连接,形成双功能复合物。

在经典抗炎药物的基础上,新的药物研发显示出一定前景。抗炎镇痛药依布硒啉(ebselen,EB)类似物可缓解氮芥体外毒性。依布硒啉被认为是谷胱甘肽过氧化物酶(glutathione peroxidase,GPX)的良好模拟物。它是一种低毒性的含硒(Se)有机化合物,易于参加各种氧化还原反应,能清除机体内过多的脂质过氧化物,阻断产生自由基的链式反应,维持机体的正常生理功能,包括抑制 5-脂氧合酶、诱导氮氧合酶、减少 NADPH 氧化酶,使白三烯 B4 失活。同时,依布硒啉还有参与免疫调节、DNA 保护和凋亡抑制的作用。

2. 抗氧化治疗　以谷胱甘肽和半胱氨酸为代表,能通过清除自由基或与芥子气直接作用,阻止芥子气与靶分子的结合;也可以与含硫蛋白中的巯基作用形成二硫化物,暂时保护靶分子,从而避免遭受到芥子气的攻击。美国学者证实水飞蓟宾(silibinin)、AEOL10150[Mn(III) tetrakis (N,N'-diethylimidizolium-2-yl) porphyrin]可以减轻芥子气引起的皮肤损伤。DRDE-07 是肿瘤治疗药物氨磷汀类似物,在 CEES 暴露前 0.5h 预防性使用,可减轻氧化应激和炎症反应。

AEOL10150 含有锰金属卟啉结构,是催化性抗氧化剂,有超氧化物歧化酶和过氧化氢酶样活性。它是与超氧化物歧化酶催化位点类似的抗氧化小分子,是一种生物清除剂,通过发挥抗氧化作用清除超氧阴离子、过氧化氢、脂质过氧化物、过氧亚硝基阴离子、抗炎。针对呼吸系统的研究发现,AEOL10150 可减轻 CEES 引起的全呼吸道损伤、芥子气引起的下呼吸道和肺损伤、氯气引起的急性肺损伤。在 CEES 吸入后 4h 开始使用也能有效保护 tPA 的活性。AEOL10150 在芥子气引起的皮肤损伤中同样有效。对 CEES 引起的皮肤褶皱、表皮增厚、髓过氧化物酶活性、DNA 氧化的改善程度超过 50%,也可减轻炎症和中性粒细胞浸润。该化合物可对抗 CEES 引起的细胞活力和 DNA 合成降低;预防用药可减轻 DNA 损伤;可大幅改善 CEES 诱导的氧化应激,促进表皮角质形成细胞存活。

3. 蛋白酶抑制剂　芥子气引起的水疱形成与蛋白酶的释放有关,特别是 MMP-9 和 MMP-2,后者可降解 IV 型胶原和包括分隔表皮和真皮的基底膜在内的重要成分,引起组织器官损伤。因此,通过抑制蛋白酶的活性,可有效减轻芥子气毒性。一些已知蛋白酶抑制药如抑肽酶(aprotinin)及伊洛马司他(illomastat),在急、慢性吸入染毒动物模型上,均可有效抑制芥子气吸入染毒所致肺功能及病理学改变。

多西环素(doxycycline)在治疗化学性肺损伤及多种呼吸道慢性炎症如哮喘、支气管扩张、急性呼吸窘迫综合征、纤维化上有作用。多西环素可抑制 MMPs 合成及活性,尤其是 MMP-9。可直接和 MMP 活性中心的 Zn^{2+} 和辅助离子 Ca^{2+} 结合,抑制活性区的作用,并诱导酶原构型改变,使其易分解;同时抑制 MMP 的转录,诱发酶原在细胞外激活过程中被降解。在急性角膜损伤及迟发病变的血管化角膜中,MMP-9 和 MMP-2 活化,而多西环素使 MMP-9 在眼泪中的活化程度降低,降低损伤的严重性,意味着多西环素也可作为急性眼损伤后治疗药物,缓解迟发性病变。多西环素水凝胶,在不同氮芥引起皮肤损伤的动物模型上,确认了有效性,改善氮芥暴露小鼠皮肤的愈合过程。氮芥暴露使多西环素透过角膜的通透性增加,用药后暴露角膜的 MMP-9 降低,愈合改善。

在呼吸道假膜和皮肤痂皮消融、脱落阶段,蛋白酶激活可以促进愈合过程。气管内滴注 tPA 可以减轻支气管黏膜损伤引起的气道阻塞,改善血气指标,减少急性死亡。肝素(heparin)也有类似效果,但有引起肺出血的可能。

4. 多功能抗纤维化药物——吡非尼酮　吡非尼酮(解热镇痛、抗炎及抗痛风药)具有抗纤维化、抗炎作用。吡非尼酮能够减少器官 bFGF、TGF-β、结缔组织生长因子(connective tissue growth factor,CTGF)和金属蛋白酶组织抑制剂-1(TIMP-1)的表达,并能通过抑制 mRNA 合成来抑制 Ⅰ 型和 Ⅲ 型胶原纤维的产生和基质胶原合成。吡非尼酮的抗炎作用主要通过抑制炎性因子表达、降低血管通透性、减少中性粒细胞和炎症细胞的集聚等来发挥。吡非尼酮可抑制 IL-1β、IL-6、MCP-1、TNF-α 的增加,进一步阻止或减缓脏器组织的纤维化程度。吡非尼酮通过调节 TGF-β、PDGF、TNF-α 等的表达,降低纤维原细胞的增殖,调节细胞外基质沉积。此外,吡非尼酮通过清除自由基、抑制脂质过氧化和减轻氧化应激来发挥其抗氧化效应。该药可能成为治疗研究的新方向。

5. 间充质干细胞移植治疗肺纤维化 芥子气损伤后,TGF-β1、TNF-α、IL-1 等大量细胞因子释放,炎症细胞相互作用,造成大量成纤维细胞聚集和增殖,最终形成肺纤维化。肺纤维化时,肺泡 Ⅰ 型细胞广泛损伤,肺泡 Ⅱ 型细胞不能及时分化成肺泡 Ⅰ 型细胞修复正常肺组织结构,因而肺纤维化是炎症、组织损伤和修复持续相互作用的结果。间充质干细胞(mesenchymal stem cells,MSC)移植治疗可用于治疗肺组织纤维化,其可能机制:一是具有抗炎和免疫调节作用,纠正失控/失衡的免疫炎症反应;二是 MSC 的分化受其所处微环境的影响和制约,植入后微环境的改变可能使得 MSC 在肺组织中聚集,最终向 Ⅱ 型肺泡上皮分化,加快肺泡 Ⅰ 型细胞生成过程;三是在局部产生细胞因子,从而改变微环境,阻断纤维化信号通路。

6. 神经脱敏 瘙痒是芥子气晚期效应的最常见表现,与感觉神经异常相关。近来发现一类新的感觉神经化学受体——瞬时受体电位(transient receptor potential,TRP)离子通道,其主要成员 TRPV1 和 TRPA1 是辣椒素(capsaicin)的受体。TRPA1 是一个感觉神经纤维广泛表达的 TRP 离子通道,是氯气、控暴剂、工业化学品(丙烯醛、异氰酸盐类)主要的神经靶点。TRPA1 及其他可能的 TRP 通道可能代表了防止和治疗肺损伤毒剂和皮肤糜烂性毒剂毒性作用的有效靶点。TRPA1 拮抗药,如香草素(vanilloids)和香草酰胺(octyl homo-/heptyl iso-vanillamide)类,能有力减轻肺炎症和损伤指标,抑制 CEES 引起的糜烂性损伤。在肺上皮和血管表达的离子通道 TRPV4 是氧化诱导肺损伤的一个介导物,TRPV4 的激活导致肺损伤和心血管抑制。TRPV4 拮抗药能抑制臭氧(ozone)诱导的氧化性肺水肿。表皮离子通道 TR-PV3 是糜烂性和腐蚀性亲电子物质所致皮肤损伤的候选介导物。TRP 通道通过钙内流激活 p38 MAPK。可见,TRP 通道是化学战剂的主要感受靶点,通过神经和局部细胞信号介导局部和全身的损伤和炎症,在治疗芥子气后遗症方面也是重要的潜在靶点。

7. 其他

(1)钙调节药:芥子气可通过诱导细胞内 Ca^{2+} 浓度非生理性升高,激活磷脂酶 A_2(PLA_2)而导致磷脂水解,细胞膜的完整性被破坏,细胞死亡。因此,从理论上可有效维持细胞内 Ca^{2+} 浓度稳定的药物,应能对抗芥子气的细胞毒性。目前研究较多的钙调节药,一类是 Ca^{2+} 螯合剂,如 BAPTA,能降低芥子气诱导的细胞内 Ca^{2+} 升高和芥子气诱导的细胞终末分化。局部麻醉药如利多卡因、丁卡因、布他卡因为 Ca^{2+} 螯合剂,可通过抑制 Ca^{2+}-PLA_2 通路,减轻芥子气诱导的皮肤损伤。另一类是钙调蛋白拮抗药,不仅具有 Ca^{2+} 螯合剂的功能,而且还能抑制细胞凋亡。三氟拉嗪是钙调蛋白拮抗药,能抑制芥子气诱导的小鼠上皮细胞凋亡并延长其寿命,其油膏对芥子气所致的皮肤损伤有明显的防护效果。

(2)PARP 抑制剂:芥子气损伤后,PARP 的过度表达导致其底物 NAD^+ 大量消耗,引起 ATP 缺乏,诱发细胞凋亡或坏死。因此,PARP 抑制药和 NAD^+ 水平稳定剂,可有效抑制芥子气损伤。烟酰胺是 PARP-1 的抑制药,也是合成 NAD^+ 的前体,有报道无毛豚鼠在芥子气中毒前 30min 给予烟酰胺可使豚鼠皮肤水疱形成较对照减少 50%。3-氨基苯甲酰胺是 PARP 的可逆性抑制药,但不是 NAD^+ 的前体,也可有效对抗芥子气的细胞毒性。

第五节　路易氏剂中毒

路易氏剂(Lewisite)是 1918 年由美国人 Lewis 等首先合成的含砷起疱剂。这种毒剂可用飞机布洒,曾被称为"死亡之露"。在第一次世界大战中未及使用,战争已经结束,因此缺乏杀伤效果数据。第二次世界大战期间,美军及德军有相当数量的储存。路易氏剂的战斗效能与芥子气相似,因易水解失效、容易察觉、有特效抗毒药等原因,其重要性不及芥子气。但它能降低芥子气的凝固点,因此常被制成芥子气-路易氏剂混合毒剂,便于在冬季或寒冷地区使用。

路易氏剂是一种含砷的毒剂,其化学名称为 2-氯乙烯二氯胂,属卤代脂肪族胂化合物。其损伤作用和临床表现多与芥子气相似,除直接引起局部损伤外,也可通过多种途径吸收引起全身中毒。其特点是刺激作用强烈,血管损伤明显,潜伏期短或无,病程发展迅速。路易氏剂引起鼻刺激的 Ct 是 $8mg \cdot min/m^3$,感知气味是 $20mg \cdot min/m^3$,引起起疱和死亡的 Ct 与芥子气类似(表 4-3 和表 4-4)。液态路易氏剂 $14\mu g$ 引起皮肤起疱,经皮 LD_{50} 是 2.8g。

一、中毒机制

路易氏剂具有细胞毒、毛细血管毒和神经毒 3 个方面的作用。路易氏剂水解产物氯乙烯氧胂仍是有毒的三价砷化合物。路易氏剂中毒机制与三价砷化合物相似,能与体内含巯基的酶和蛋白质结合,主要与细胞中酶系统的巯基结合,使重要的、与细胞代谢相关的酶活性受到抑制,从而引起神经系统、毛细血管及其他组织器官的病变,以及新陈代谢的改变。与一般三价砷化合物不同,路易氏剂有很快的皮肤(黏膜)穿透作用和强烈的局部损伤作用。路易氏剂对周围神经和中枢神经都有作用,对感觉神经末梢有强烈的刺激,故接触皮肤和黏膜可引起明显的疼痛。路易氏剂还能损伤毛细血管和微血管,使血管壁通透性增加,引起广泛性渗出、水肿、出血,出现血液浓缩和休克。此外,肝和肾实质细胞也可出现损伤。

丙酮酸脱氢(氧化)酶系辅酶中的二氢硫辛酸(dihydrolipoic acid)含有 2 个相邻的巯基,对路易氏剂特别敏感(图 4-13)。该酶被抑制后,糖代谢进行到丙酮酸即停止,以致能量供应不足,导致细胞代谢紊乱和生理功能障碍。此外,琥珀酸脱氢酶、苹果酸脱氢酶、羧基酶及腺苷三磷酸酶等对路易氏剂也很敏感。中枢神经系统对糖代谢障碍特别敏感,中毒严重时出现抑制和昏迷。全身吸收中毒的动物,血液内丙酮酸含量升高。

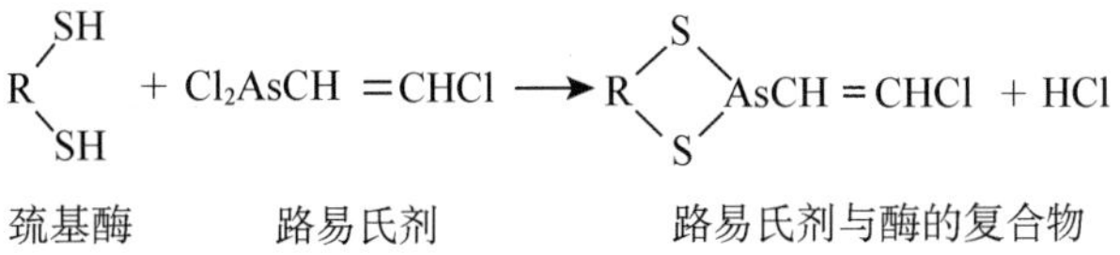

$$R \begin{matrix} SH \\ \\ SH \end{matrix} + Cl_2AsCH = CHCl \longrightarrow R \begin{matrix} S \\ \\ S \end{matrix} AsCH = CHCl + HCl$$

巯基酶　　　　路易氏剂　　　　　　路易氏剂与酶的复合物

图 4-13　巯基酶与路易氏剂的反应

二、临床表现和诊断

(一)临床表现

路易氏剂损伤与芥子气损伤有相似之处,但也有其特点:①刺激作用强烈,接触部位有明显的疼痛和烧灼感;②潜伏期短或无;③病程发展快而猛烈;④对微血管有强烈的损伤作用,引起广泛渗出(胸膜腔积液、心包积液、关节囊水肿等)、水肿(如肺水肿),出血明显;⑤全身吸收作用比芥子气严重,易引起全身性中毒。中毒后数小时,即可产生急性循环衰竭和肺水肿,但通常需要12h以上才能完全表现损伤情况。

1. 皮肤损伤 野战条件下,路易氏剂形成的蒸气浓度很少使皮肤发生明显损伤,甚至对芥子气反应敏感的部位如外生殖器和腋窝等处也很少受到伤害。蒸气态路易氏剂对皮肤有刺激作用,引起烧灼、刺痛及瘙痒等感觉。长期停留在高浓度中,经1.5~6h后,身体的暴露部位出现弥漫性红斑,但愈合后很少发生色素沉着。

液滴态路易氏剂皮肤染毒时,立即有烧灼和疼痛感,并随着毒剂的渗透而加剧,在数分钟内发生深部疼痛,染毒部位可出现灰白色坏死区,类似腐蚀性烧伤。在10~30min出现红斑,颜色鲜红,4~8h病变发展达高峰,水肿较重,并有出血点。水疱通常在12h形成,且往往是直接形成大水疱,周围红晕范围不大,开始时较痛,2~3d后逐渐减轻。水疱液先为淡黄色,后呈血性浑浊。疱液中含有微量砷。重者皮肤溃疡深,愈合较慢,有时需要植皮。路易氏剂皮肤损伤的发展和恢复都较芥子气快。

路易氏剂皮肤损伤与芥子气相比,其特点是:强烈的疼痛,较短的潜伏期,明显的组织水肿、出血、愈合较快(表4-13)。

表4-13 液滴态路易氏剂和芥子气皮肤染毒的临床表现比较

路易氏剂	芥子气
接触时有灼热和刺痛	没有感觉
5min后完全吸收	15~20min后完全吸收
潜伏期短(15~20min)	2~12h
红斑鲜红、有出血点、局部痛	暗红色,不很痛
水肿严重	轻度水肿,有瘙痒
2~3h后形成大水疱,水疱液呈血性浑浊	12~24h后形成水疱,先是小水疱,然后融合成大水疱或环状水疱,疱液透明、淡黄色
溃疡呈鲜红色,底部有多数出血点	苍白色,有个别出血点
溃疡一般较深	很少深及皮层下
愈合较快(3~4周)	愈合慢(1~4个月)
无色素沉着	有色素沉着

2. 眼损伤　眼对路易氏剂极为敏感。根据路易氏剂的战斗状态和染毒程度的不同,眼损伤可分为轻度、中度、重度3种类型。路易氏剂蒸气态染毒潜伏期很短,低浓度只引起轻度眼损伤,但如长时间接触或蒸气浓度较高时可造成中度眼损伤。液滴染毒没有潜伏期,接触眼时立即出现剧烈疼痛、大量流泪和眼睑痉挛,同时伴有头痛或额窦部痛,数分钟内可导致重度眼损伤,角膜立刻形成灰色焦痂,类似酸烧伤。

轻度损伤时出现的烧灼感、刺痛、眼睑痉挛、流泪、结膜炎,一般在数天内即可好转。中度损伤时出现严重的结膜炎和角膜损伤,有强烈疼痛,严重的充血以及结膜和眼睑水肿(1h内使眼睑闭合),角膜表层混浊,1个月左右恢复。痊愈后眼抵抗力减弱,易受外界因素的刺激引起眼痛等症状。重度损伤比芥子气严重(表4-14),表现为严重的出血性、坏死性炎症,如坏死性结膜炎、结膜出血、角膜坏死、溃疡甚至穿孔。还可出现虹膜睫状体炎、全眼球炎等,严重者眼球萎缩、失明。

表 4-14　路易氏剂与芥子气眼睛损伤临床表现的比较

路易氏剂	芥子气
接触时有疼痛,病程快,损伤重	不疼痛,病程长
潜伏期短或无	潜伏期长
初期症状剧烈,并有头痛和额窦痛	虽剧烈,但无头痛和额窦痛
水肿严重,结膜、眼睑水肿,眼球周围组织也有水肿	眼球周围水肿不明显
角膜下可能有出血点	少见

3. 呼吸道损伤　路易氏剂蒸气对呼吸道有强烈的刺激,吸入后几乎立即发生鼻和上呼吸道刺激症状,易引起警惕,此时立即戴上防护面具能防止发生明显的呼吸道损伤。

在无防护吸入路易氏剂蒸气,开始时,鼻和鼻咽部有强烈烧灼感和疼痛,接着出现胸骨后疼痛、喷嚏、咳嗽、流涕、流涎、流泪,以及头痛、恶心和呕吐等。然后出现上呼吸道、气管和支气管炎症状。重度损伤除上述症状外,常发生出血性坏死性喉、气管、支气管炎,以及明显的假膜形成和芥子气中毒少见的急性肺水肿(表4-15)。

表 4-15　路易氏剂与芥子气呼吸道损伤临床表现的比较

路易氏剂	芥子气
潜伏期短或无,病程发展快	有潜伏期,病程发展慢
对上、下呼吸道有强烈刺激	主要损伤上呼吸道,刺激轻
损伤下呼吸道,易引起急性肺水肿	一般不发生肺水肿
有出血性病变	出血很轻,易并发感染

4. 消化道损伤　误服路易氏剂染毒水和食物,可迅速引起出血性、坏死性炎症。症状发生与发展均较芥子气快,经口中毒5min后即可出现主观感觉,先有上腹部疼痛,后痛及全腹,并迅速出现剧烈的顽固性呕吐,呕吐物带血,有天竺葵叶汁气味。1d后出现腹泻,大便带血。口腔和食管也有损伤,食管可发生坏死和溃疡,愈合后形成食管狭窄和阻塞。严重者出现全身

吸收作用,常有肺水肿和循环衰竭现象,可在中毒后 18～30h 死亡。

5. 全身吸收中毒　路易氏剂可通过皮肤、呼吸道及消化道等途径吸收引起全身中毒。吸收中毒的主要表现为砷中毒症状和血管通透性增加。砷中毒发展迅速、猛烈,主要表现为神经系统症状。轻度中毒时,出现兴奋或抑制,无力、头痛、眩晕、恶心,偶有呕吐,并出现心率过速、血压升高和血液轻度浓缩,偶见蛋白尿。严重中毒时,症状发展迅猛,初期先出现兴奋,有流涎、恶心和呕吐,很快转为抑制,表现为麻痹、反射降低、意识丧失。

毛细血管通透性增高导致大量液体外渗,以致血液浓缩,广泛出血,数小时后即可发生急性循环衰竭和肺水肿。死亡多发生在中毒后的最初几天之内,甚至在数小时内死亡。后期可出现肝、肾损害和功能障碍。

(二)诊断

诊断主要根据中毒史、症状特点、化验检查及毒剂侦检结果。应注意与芥子气相鉴别,以便及时使用二巯基类抗毒药急救治疗。

(1)中毒史:在染毒区,眼、呼吸道和皮肤等部位有明显的刺激症状或疼痛,并嗅到天竺葵气味;离开毒区后,皮肤和服装可留有同样气味。

(2)症状特点:与芥子气的鉴别,主要根据对眼、上呼吸道和皮肤有强烈的刺激作用,接触时立即产生明显的烧灼感和刺痛感;皮肤染毒时,潜伏期不超过 30min,症状发展比较快,充血、水肿较重而范围广,有出血点,水疱液呈血性浑浊。路易氏剂蒸气对皮肤损伤作用小,仅在暴露部位出现红斑;吸收中毒症状比芥子气严重,常出现循环衰竭和肺水肿。

(3)化验检查:水疱液、尿及胃肠道中毒者的早期呕吐物都可检出砷。严重中毒时血液浓缩,红细胞、血细胞比容及血红蛋白等相对增加。

(4)毒剂侦检:了解防化分队毒剂侦察结果,并对伤员衣物沾染的毒剂液滴或可疑染毒物品、食物及水等进行毒剂检定。

三、预防、急救和治疗

(一)预防

与芥子气同。

(二)急救

与芥子气中毒的急救相同,此外,还应采取下列措施。

1. 眼染毒　用水冲洗后立即用 3% 二巯丙醇眼药膏涂入结膜囊内,轻揉眼睑 30s,再用净水冲洗 30s。路易氏剂眼染毒后如能在 1min 以内应用此法,数天后即可完全恢复;10min 后应用则愈合延迟,并可发生视力障碍;30min 以后应用,则效果不好。

2. 皮肤染毒　蘸吸去毒剂液滴后,立即用 5% 二巯丙醇软膏涂于染毒部位,5～10min 后用水洗去。如已发生红斑,仍可应用。据报道,路易氏剂皮肤染毒后 1h,当红肿已相当明显时应用二巯丙醇软膏,仍能防止起疱;用药后 24h,红肿的范围和程度都明显减轻。如已用过个人装备的消毒剂或氯胺溶液,应先洗去,然后再用此软膏。此外,也可用 5% 碘酊涂搽染毒部位(以碘的颜色不消退为度),5～10min 后用乙醇洗去剩余的碘。

3. 消化道染毒　误食染毒的水和食物时,除引吐、洗胃、吞服药用炭外,还可口服 5％二巯丙磺钠(二巯基丙磺酸钠)溶液 20ml。

(三)治疗

局部损伤处理与芥子气基本相同。路易氏剂经各种途径中毒时,均应注意防止吸收中毒。为此应及早给予抗毒药,并注意防治肺水肿和循环衰竭。

抗毒治疗的适应证是:①路易氏剂染毒后 15min 没有进行消毒而引起的相当于手掌面积大小的皮肤损伤;②路易氏剂液滴染毒的面积占体表面积的 5％以上,并且立即引起的皮肤损伤(灰白色皮肤),或 30min 内染毒部位出现红斑;③咳嗽伴有呼吸困难,吐泡沫样痰及其他肺水肿症状。

1. 尽早使用特效抗毒药　20 世纪 40 年代英国人首先研制的抗毒药二巯丙醇(dimercaprol),称 BAL(British antilewisite)。其他络合剂还有二巯丙磺钠(二巯基丙磺酸钠,2,3-sodium dimercaptopropane 1-sulfonate,DMPS)、内消旋二巯丁二钠,(meso 2,3-dimercaptosuccinic acid,DMSA)以及 DMSA 的单和双烷基酯。我国先后研制了 DMPS 和 DMSA 钠盐(sodium dimercaptosuccinate)。这几种抗毒药均含有 2 个相邻的巯基,是 BAL 的衍生物(图 4-14)。

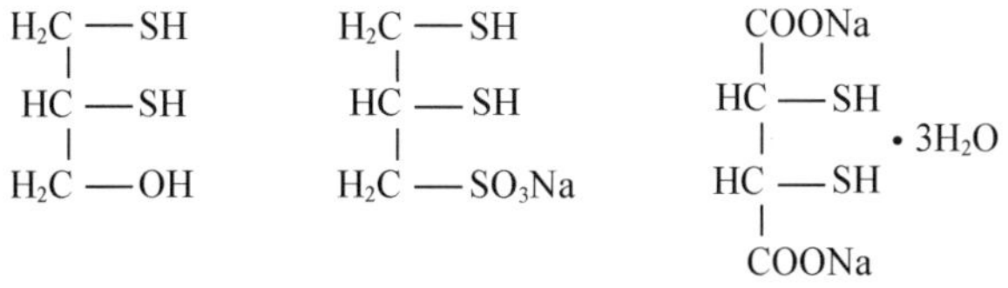

图 4-14　3 种二巯基化合物结构式

二巯类化合物是含砷毒物的特效抗毒药,与路易氏剂中的三价砷直接结合,形成无毒的五环复合物,从而保护酶活性;此外,还可夺取中毒酶中的砷,恢复酶活性(图 4-15)。二巯类化合物与路易氏剂结合物由肾排出,因此用药后,尿砷含量增加。

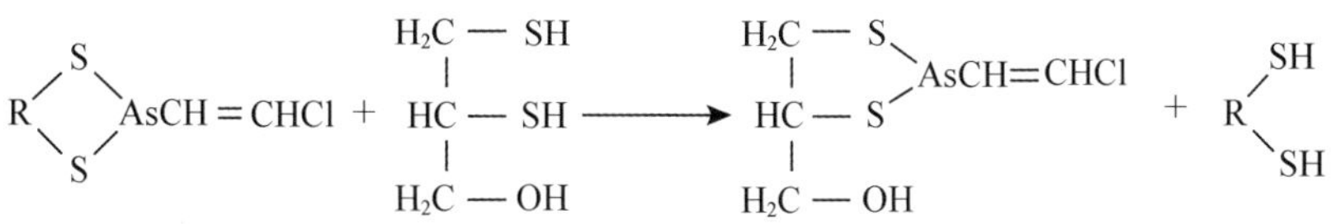

图 4-15　二巯丙醇与路易氏剂-酶复合物(中毒酶)的反应式

二巯类化合物与路易氏剂形成的复合物(包括与其他重金属的结合物)均有一定程度的解离,解离出来的砷仍可发挥毒性作用;巯基化合物则被氧化破坏。因此,抗毒治疗时必须重复用药,使 24～48h 保持一定的药物浓度。BAL 在化学上与磺胺嘧啶银是不相容的,不应同时使用。3 种抗毒药的性质、毒性不良反应及用法见表 4-16 和表 4-17。

表 4-16　二巯基类药物性质及毒性、不良反应

抗毒药	性质、用药途径	毒性及不良反应
二巯丙醇	不溶于水,溶于油及脂肪中,能穿透皮肤、黏膜,用于局部消毒及肌内注射	较大;多次注射后可见血压升高、心率加快、恶心、呕吐,口、鼻、眼烧灼感、喉干、流泪、流涎、腹痛、全身肌肉痛以及烦躁不安,约 0.5h 后消失。多次注射可引起过敏反应
二巯丙磺钠	易溶于水,不能穿透皮肤,局部应用效果不好,可做静脉、肌内或皮下注射	较小;注射后5～15min 偶有恶心、头晕、面色苍白、心率加快、头晕,10～15min 消失。偶有过敏反应,如皮疹、寒战、发热,甚至剥脱性皮炎,应立即停药
二巯丁二钠	易溶于水,不能穿透皮肤,局部应用效果差,静脉注射用	最小,可见恶心、乏力、头痛、四肢酸痛、蛋白尿、管型等

表 4-17　二巯基类抗毒药的使用方法

抗毒药	规格	剂量及用途
二巯丁二钠注射液	0.5g/支 1g/支	1～2g,现配 10％溶液,立即缓慢静脉注射,10～15min 注射完毕。急性中毒首次 30～40mg/kg,之后 20mg/kg,每 4～6 小时 1 次,次日后每日 4～5 次
二巯丙磺钠注射液	125mg/2ml 250mg/4ml	皮下或肌内注射,一次 5mg/kg;第 1 日 4 次,第 2 日 2～3 次,以后每日 1～2 次,5～7d 为 1 个疗程
二巯丙醇注射液(油剂)	0.1g/1ml 0.2g/2ml	肌内注射,2ml/4h,连用 3 次,以后每次 1ml,每日 2 次,连用 5d;重度中毒者,2ml/4h,连用 6 次
二巯丁二钠胶囊	0.25g	首日每次 2g,每日 4 次;以后每次 1g,每日 4 次,连服 3～5d
二基丙醇软膏	10g/支,5％	拭去可见毒液,软膏涂搽染毒部位,4～10min 后水洗。红斑者仍有效
二巯丙醇眼药膏	3g/支,3％	眼药膏立即涂入结膜囊,轻揉半分钟后,水洗

　　二巯丙醇为脂溶性物质,容易穿透皮肤和黏膜,因此对路易氏剂皮肤及眼局部应用效果好,如全身应用必须制成油剂。二巯丁二钠及二巯基丙磺酸钠为水溶性,不易透过皮肤和黏膜,故不作局部消毒剂,但制成水剂注射用,疗效比二巯丙醇好。特别是二巯丁二钠毒性最小,不良反应也小。国产的二巯丁二酸胶囊用于口服,使用方便,效果也很好。

　　2. 全身中毒的治疗　中毒后出现下列表现,需要全身治疗:咳嗽伴有呼吸困难和泡沫痰,痰中可能有淡血色和其他的肺水肿体征;液体路易氏剂染毒没能在 15min 内洗消,引起皮肤烧伤面积≥手掌面积;皮肤接触到液体毒剂的面积≥5％体表面积,有明显的皮肤损伤,如灰色或黯白的皮肤漂白,或接触部位在 30min 内出现水疱。

　　用药应根据中毒程度调整。下面是推荐的一种治疗方案:第 1 天,每 3～4 小时静脉注射 0.25g DMPS/1 支,总量 1.5～2.0g/d;第 2 天,每 4～6 小时静脉注射 1 支 DMPS,总量 1.0～1.5g/d;第 3 天,每 6～8 小时静脉注射 1 支 DMPS,总量 0.75～1.0g/d;第 4 天,每 8～12 小时静脉注射或肌内注射 1 支 DMPS,总量 0.5～0.75g/d;此后根据临床情况,每天 1～3 支 DMPS 或口服。维持代谢和水电置换十分重要,特别是有低血容量性休克者。路易氏剂引起的造血、肝、肾功能特异性损伤需要专科会诊甚至 ICU 治疗。

3. 综合治疗

（1）调节中枢神经系统功能：出现抑制症状时，皮下注射 25％安钠咖。

（2）防治循环衰竭：血压下降时静脉滴注去甲肾上腺素（1mg 溶于 5％葡萄糖溶液 250ml 中）或皮下注射 3％麻黄碱 1ml；静脉注射 25％葡萄糖溶液 50～100ml；有肺水肿时禁止输血，控制输液量。

（3）防治肺水肿：措施与窒息性毒剂引起的肺水肿相同。

（4）其他：注意控制感染、补充营养、保护肝、给予大量维生素，以及给予安静、保温的环境等。根据病情给予相应的护理措施。

第六节 芥子气-路易氏剂混合毒剂中毒

在实际使用过程中，除了以单一战剂填充的化学武器之外，为了能在寒区和高纬度地区使用而发展的芥子气-路易氏剂混合毒剂（简称芥-路混合剂）是一种特殊而重要的战剂，在日本遗弃化学武器当中亦占有非常重要的地位。

一、概述

从芥子气和路易氏剂的使用中发现，芥子气尽管具有性质稳定易于长期储存、渗透性强、作用持久、易于造成大量化学战伤员，以及战时防御要求高等优点，但其中毒潜伏期较长且凝固点（熔点）较高、低温环境中易凝固，严重影响作战效能；路易氏剂虽作用迅速，但蒸气毒性不及芥子气，对皮肤的伤害程度也较芥子气轻，遇水极易分解，单独应用效能较低（表 4-18）。芥-路混合剂兼具两种毒剂的优点，成为一类重要的糜烂性毒剂。芥-路混合剂是由一定比例的蒸馏芥子气（HD）和路易氏剂（L）混合而成，为黄色至褐色油状液体，有大蒜样气味。芥-路混合剂熔点较低，故在低温和高海拔地区仍可呈液态。以路易氏剂和芥子气按照 63％和 37％组成比例混合而成的芥-路混合剂冰点最低（表 4-18）。芥-路混合剂能与氧化剂进行反应，因此，具有氧化、氯化活性的化合物，可作为其消毒剂。

表 4-18　芥子气、路易氏剂和芥-路混合剂的主要参数（HD：L＝ 37％：63％）

主要参数	芥子气	路易氏剂	芥-路混合剂
物理性状	无色（纯品）或琥珀色油状液体，大蒜或芥末味	无色（纯品）或琥珀至暗褐色油状液体，天竺葵味	黄色至褐色油状液体，具有大蒜样气味
溶解度	略溶于水 易溶于有机溶剂	不溶于水 易溶于有机溶剂	几乎不溶于水 易溶于有机溶剂
熔点	14.45℃	－18℃（混合物）；1℃（反式）；－45℃（顺式）	－25.4℃（纯品）；－42℃（工业品，计算值）
蒸气压（mmHg）	0.072（20℃）；0.11（25℃）	0.087（0℃）；0.22（20℃）；0.35（25℃）	0.02（－10℃）；0.248（20℃）；1.03（40℃）

（续　表）

主要参数	芥子气	路易氏剂	芥路混合剂
液体密度(g/cm³)	1.27(20℃)	1.89(20℃)	1.66(20℃)
挥发度(mg/m³)	75(0℃,固体);610（20℃液体);2860(40℃)	1060(0℃);4480(20℃);8620(30℃)	240(−11℃);2730(20℃);10 270(40℃)
LD_{50}(皮肤,mg/kg)	100	30	>1500
LCT_{50}(吸入,mg·min/m³)	1000~1500	1400	

二、毒性作用及特点

(一)暴露途径

1. 吸入暴露　芥-路混合剂蒸气吸入暴露,立即出现呼吸道刺激症状,经数小时潜伏期后,可导致严重的呼吸道和肺部炎症,且这两种毒剂均易经肺吸收入血,产生全身毒性。

2. 皮肤或眼接触　皮肤污染芥-路混合剂后,立即出现针刺样疼痛,随后可见皮肤红斑,数小时后出现水疱、红斑,水疱出现的时间要比单纯芥子气染毒早。由于路易氏剂的存在,芥-路混合剂液滴染毒后,在很短时间内,皮肤染毒部位可出现灰白色凝固性坏死。眼暴露于芥-路混合剂之后,立即引致流泪、眼结膜和角膜炎症。在低剂量眼中毒时,可能因眼睑痉挛或水肿导致暂时性失明。若中毒剂量很高,也可能因角膜损伤而致永久性失明。皮肤或眼接触液态或蒸气态芥-路混合剂有可能出现全身吸收中毒。

3. 经口摄入　较罕见,误服芥-路混合剂一般引起消化道损害和全身吸收中毒表现。

(二)毒理学机制

芥-路混合剂中毒机制的研究鲜有报道,但针对芥子气或路易氏剂单一毒剂中毒机制的研究较为广泛。芥子气是典型的烷化剂,易与生物大分子发生烃化反应,产生广泛而复杂的生物学作用,引致细胞的代谢和功能紊乱;导致巯基耗竭、DNA 和其他细胞分子烷基化、脂质过氧化,以及炎症反应。路易氏剂含有三价砷,易于与体内许多含巯基的酶、蛋白质结合,特别是与细胞酶系统的巯基结合,抑制参与细胞代谢的酶。

(三)中毒表现

芥-路混合剂中毒兼具路易氏剂和芥子气的损伤特点。

1. 急性中毒　机体不同部位可产生不同的毒性反应,具体表现如下。

(1)皮肤:芥-路混合剂可立即导致皮肤疼痛等刺激症状的出现,30min 内即见皮肤红斑,数小时后产生皮肤水疱,覆盖全部皮肤红斑区域。

(2)眼:致眼损伤效应非常快,常见症状为流泪、畏光、眼结膜和角膜炎症等。

(3)呼吸系统:芥-路混合剂对呼吸道黏膜刺激性极强,主要表现为鼻腔烧灼性疼痛、鼻出血、鼻窦炎性疼痛、咽喉炎、咳嗽和呼吸困难。呼吸道炎性坏死可导致假膜形成,并堵塞呼吸道,高浓度芥-路混合剂暴露还可导致肺水肿的发生。

(4)胃肠道:经胃肠道摄入芥-路混合剂可导致剧烈胃痛、呕吐和便血,潜伏期较短,通常为15～20min。

(5)心血管:因芥-路混合剂中含有较高剂量路易氏剂,故芥-路混合剂暴露可导致"路易氏剂休克"。这主要源于路易氏剂对毛细血管的损伤,致使其通透性升高,血管内液体流失,血容量降低,并导致组织、器官血流不畅。

(6)肝、肾功能:芥-路混合剂中含有的高剂量路易氏剂暴露引发的休克、血流灌注不足,可导致肝功能和肾功能降低。

(7)造血功能:芥-路混合剂全身吸收中毒可导致骨髓造血功能抑制,继而引发致命的感染性并发症。

(8)潜在后遗症:大剂量芥-路混合剂对眼和呼吸道急性损伤可迁延不愈,长期存在。

2. 慢性中毒 芥-路混合剂的长期暴露可导致免疫系统敏化,呼吸系统功能损害,表现为咳嗽、短促呼吸,以及胸痛等。

(1)致癌性:尽管无明确资料证明芥-路混合剂具有致癌性,但由于其含有芥子气成分,如长期暴露于芥-路混合剂则可能诱发呼吸系统和皮肤肿瘤。

(2)生殖发育毒性:动物实验研究中未发现路易氏剂具有发育毒性。但其对人类生殖发育毒性的情况因资料相对缺乏,尚无定论。

(四)芥-路混合剂中毒的延迟效应

皮肤损伤可能需要多达18h才能完全形成。吸入芥路混合剂后24h甚至第3天才可能开始出现化学性肺炎表现。芥路混合剂中毒后的第3～5天,白细胞计数降低;如骨髓损伤严重,红细胞和血小板计数也随之下降。此时,致命性感染的风险将大大提高,应特别注意。

三、中毒伤员的医学处置

芥-路混合剂中毒伤员兼具芥子气和路易氏剂中毒伤员的特点,比单一毒剂造成的损伤更为严重和复杂,同时也给预防、诊断和治疗带来一定的困难。芥-路混合剂伤员救治原则包括全身防护、及时有效的洗消、正确的诊断及良好与及时的对症治疗。

(一)人员防护

需要进入芥-路混合剂污染区实施应急救援的人员必须经过严格培训,并按规定着相应级别防护装备才能开展相关的救援活动。

芥-路混合剂对皮肤、眼和呼吸道均具有明显的刺激性,且易于经这些暴露途径造成全身吸收中毒。在任何可能暴露于芥-路混合剂的环境下,推荐采用正压、自供气呼吸器保护呼吸道;采用防毒衣和丁基橡胶手套(或靴套)保护皮肤,此项为强制性措施。如系蒸气态或少量液滴,可采用防护面具和普通(或轻便)防毒衣进行防护;如系大量液滴或毒剂喷溅,应采用隔绝式防毒衣进行防护。

(二)中毒诊断

仅根据中毒史、症状特点等很难明确诊断芥-路混合剂中毒,需要与芥子气、路易氏剂单独中毒,以及其他有类似表现的化学中毒进行鉴别诊断。现场或染毒服装等的毒剂检定结果(同时检出芥子气和路易氏剂),以及生物样品,如血液、呕吐物、尿液和皮肤水疱液等检出砷,同时在 1 周内尿液中能检出硫二甘醇,则支持芥-路混合剂中毒的诊断。

(三)检伤分类

分类人员必须掌握相关损伤病情的发生发展规律、可调配医疗资源的实时状况、当前和下一步的伤员流向变化趋势,以及医疗后送能力,并结合伤员能否独立行走、呼吸状态、年龄、是否伴有其他疾病等情况综合进行分析,实施伤员分类,一般按照优先处置的紧迫性分为 4 类。

1. 立即治疗 优先级为 1,如出现中度或重度呼吸窘迫的糜烂性毒剂中毒伤员。

2. 延后治疗 优先级为 2,如损伤面积占体表面积的 5%～50%,或眼受累需住院治疗但不需要立即进行抢救的糜烂性毒剂(液体暴露)中毒伤员。

3. 简单治疗 优先级为 3,如非重要部位染毒且损伤面积＜5%体表面积,或仅有轻微眼刺激症状的糜烂性毒剂中毒伤员。

4. 期待治疗 优先级为 4,如损伤面积＞50%体表面积液态毒剂中毒伤员,出现中度或重度呼吸困难以及晚期肺水肿症状的伤员。

(四)伤员洗消

所有染毒伤员均须洗消。快速实施的初级洗消非常关键,它可防止芥-路混合剂的全身吸收,并保护其他人员免受交叉污染。

眼和皮肤的洗消必须在染毒后 1～2min 完成。眼洗消时应侧头,撑开眼睑,缓慢倾倒清水冲洗眼 5～10min,勿用绷带覆盖眼部。如皮肤沾染液滴态芥-路混合剂,应立即剪除染毒部位衣物,并用肥皂水清洗皮肤。如可淋浴,仅以清水冲洗皮肤即可;若水资源缺乏、无淋浴设施,也可用 0.5%次氯酸钠溶液或具有吸附能力的粉末消毒剂(军用毒剂消毒包、面粉、爽身粉或硅藻土等)。若仅为蒸气态芥-路混合剂染毒,则可脱去外衣,用肥皂水或 0.5%次氯酸钠溶液清洗即可。注意将染毒衣物或个人物品妥善密封保存。若误服芥-路混合剂,应禁止催吐;若伤员清醒,且吞咽功能良好,可口服 100～200 ml 牛奶或水。目前尚无资料提示口服药用炭对误服芥-路混合剂有效。

对于需要呼吸支持的重伤员,洗消时应采用"化学中毒专用复苏器械(chemical resuscitation device)",确保其在污染环境下能吸入清洁空气,该装置为一袋式活瓣面罩,一端为覆盖伤员口鼻的换气面罩,另一端为一连接滤毒罐的单向通气阀。对于洗消过的眼和皮肤染毒部位使用二巯丙醇眼药膏和软膏。洗消过程中,应严密观察伤员的生命体征,若伤员出现呼吸系统严重并发症,应进行气管插管。如伤员状态不适宜行气管插管,则应在技术和条件允许的情况下行环甲膜切开术。对出现气管痉挛的伤员给予支气管扩张药。若伤员处于昏迷、低血压、惊厥状态或出现心律失常时,应按照高级生命支持治疗常规进行及时处置。

(五)中毒治疗

1. **眼中毒治疗**　眼暴露于芥-路混合剂 12h 后结膜炎呈中度表现者,一般不可能发展为更严重的眼损伤。此类伤员应对眼做全面检查,并给予润眼液,如替法唑啉(tefazoline)、四氢唑啉(tetrahydrozoline)、萘甲唑啉(naphazoline,妙莲润眼液)眼药水,并医嘱若出现进行性加重需返院诊治。伤员结膜炎出现较早或伴有眼睑水肿或眼部炎症等,应入院治疗和观察。

较结膜炎严重的眼损伤应每日扩瞳数次(防止虹膜和角膜粘连)、局部应用抗生素、凡士林眼药膏(防止结膜粘连)等治疗。出现严重角膜损伤时,应请眼科专家会诊。仅在初期检查(裂隙灯和视力检查)时允许使用局部麻醉药,最好采用全身镇痛药来减轻疼痛,以防局部用镇痛药加重角膜损伤。一旦眼睑水肿和睑痉挛得到缓解,眼睑能够张开,佩戴黑色养目镜缓解畏光等症状。有专家建议,眼损伤 24h 内局部给予激素类药物能降低炎症反应。

2. **皮肤中毒治疗**　皮肤暴露于芥-路混合剂约 12h 后出现小片皮肤呈红斑表现者,一般不可能发展为更严重的皮肤损伤。检查后,给予润肤液和全身镇痛药等治疗后回家继续用药,并医嘱若出现进行性加重须返院诊治。

如伤员皮肤出现大片红斑或大片红斑出现较早,无论是否观察到皮肤水疱,均应入院进行进一步诊治。

液滴态芥-路混合剂皮肤染毒主要导致二度化学性皮肤烧伤,二度及以上少见。一般而言,小水疱(<1cm)顶部能保持完整,而大水疱(>1cm)顶部易溃破。大水疱破溃后,伤员在事先给予镇痛药的前提下,每日 2～3 次对开放的水疱区域进行冲洗,并在冲洗后局部应用足量抗生素。皮肤损伤往往需数月才能治愈。液体流失不严重是其区别于热烧伤的特点之一,因此,伤员液体的补充应以实际需求量为依据。一旦有细菌感染迹象,应全身应用抗生素,并进行细菌培养以指导抗生素的选择。大面积二度或三度烧伤伤员应转移至烧伤专科进行保护性隔离和进一步治疗。

3. **呼吸道中毒治疗**　对于经呼吸道吸入芥-路混合剂中毒的伤员,若在 12h 后才出现中度、无痰性咳嗽,鼻腔刺激症状及鼻窦炎,或咽喉疼痛等症状,应建议其使用冷加湿器,服用止咳糖浆或咳嗽滴剂等对症治疗药物,并医嘱若症状加重应返院诊治。若症状更为严重,如喉炎、呼吸短促、排痰性咳嗽、肺水肿、假膜形成等出现时,应在完成洗消后给予氧气-辅助通气,并立即入住重症监护病房。发现喉或下呼吸道损伤特征时,应将辅助通气模式更改为 PEEP方式的氧气-辅助通气。症状不严重者可入住普通病房进行治疗。

4. **抗毒药物的使用**　参照路易氏剂中毒救治的抗毒药物及其用法,但应注意络合剂疗法的实施应由经过训练和有经验的医务人员进行。尿液碱化有利于二巯基-金属络合物的稳定性,能保护肾免受重金属损伤。若出现急性肾功能降低,应进行血液透析,以有效除去二巯基砷络合物。抗毒药物使用过程中,应密切观察药物的毒害作用。例如,在剂量为 3 mg/kg 时,二巯丙醇注射剂的不良反应主要是注射部位的疼痛;当剂量增加至 5 mg/kg 时,不良反应包括恶心、呕吐、头痛,唇、口、咽、眼等部位的烧灼感,流泪、流涕或流涎,肌肉痛、四肢烧灼或麻刺感,发汗,胸痛,焦虑及易激动等。

(六)临床检验

所有入院伤员均需进行常规的实验室检查,包括全血细胞计数、血糖、血清电解质、肝功能、肾功能等。对于经呼吸道吸入芥-路混合剂中毒的伤员，还应监控每小时液体的出入量、胸部 X 线片或 CT、脉搏、动脉血气（血氧分压和血氧饱和度）变化等。因路易氏剂含砷，若对诊断存有异议，可检查尿砷排出情况。尿液中硫二甘醇的测定可在专业实验室中进行。

（七）跟踪和回访

重症伤员的回访应注意对骨髓、肝功能、肾功能指标的实验室检查，直至骨髓、肝功能和肾功能完全恢复正常。中度皮肤或角膜损伤伤员在出院后 24 h 内应重新进行检查，确定其恢复情况。

（肖　凯　赵　杰　邹仲敏　赵　建　丁日高）

★ 第5章 ★
全身中毒性毒剂

第一节　氰化物概述

　　全身中毒性毒剂(systemic toxic agents),又称血液毒剂(blood agents),是含有氰根(CN⁻)的剧毒化合物,包括氢氰酸(hydrocyanic acid 或 hydrogen cyanide,HCN)和氯化氰(cyanogen chloride,CNCl),也是外军重点装备的致死性化学战剂。该类毒剂进入机体后抑制细胞色素 C 氧化酶(cytochrome *c* oxidase,CytCO),能在数分钟至数十分钟内造成死亡。战场救治要非常迅速。通常情况下,氰化物以其盐的形式存在,例如氰化钾、氰化钠或氰化钙,而用于军事目的的则是具有挥发性的氢氰酸(北约命名为 AC)和氯化氰(北约命名为 CK)。

　　1782 年,瑞典化学家 C. W. Scheele 从普鲁士蓝(Prussian blue)中提取了氢氰酸,4 年后其本人因为意外氢氰酸中毒死亡。第一次世界大战中,法国军队首先将氢氰酸用于战场,使用的 Vincennite 含有 50％的氢氰酸、30％三氯化砷、15％四氯化锡和 5％氯仿。后来,法国还研发了含氢氰酸和三氯化砷各一半的 Manganite,英国的 Jellite 则将氢氰酸溶解在氯仿中,外加醋酸纤维素增稠。因氢氰酸是一种高挥发性气体,比空气轻,在旷野中的持续时间只有数分钟,很难造成致死浓度(弹药中的装填量也很少),使用效果令人失望。1916 年 9 月,法国人试用了另一种含氰化合物——氯化氰,这是一种挥发度较氢氰酸高、比重较重并具有蓄积效应的毒剂。氯化氰武器有 Mauguinite、氯化氰和三氯化砷混合的 Nitrite。氯化氰的毒性与氢氰酸类似,但在低浓度时即产生效应,如对眼和呼吸道有刺激作用等,同时会引起类似肺损伤剂(如氯气和光气等)的作用,如迟发毒性效应等。高浓度氯化氰可引起呼吸中枢迅速麻痹导致中毒者死亡。第二次世界大战时,德国纳粹使用的 Zyklon B 颗粒是用 40％HCN 浸渍的硫酸钙压制而成,杀死了数百万的犹太人和其他军民。

　　自然界中普遍存在含氰化合物,某些食物及合成材料燃烧时产生的烟雾中均含有氰化物。自然界中有 2500 种以上的植物含有氰苷(cyanogenic glycosides),包括蕨类植物、裸子植物和被子植物。100g 植物组织或果实的氰戊氰含量为:木薯 104 mg、野生樱桃 140～370 mg、杏仁 250mg、利马豆 100～300mg、高粱 250mg。作为非洲主食的木薯含有能产生氰的亚麻苦苷(linamarin),处理不彻底时,常引起氰化物中毒和慢性毒性反应,撒哈拉地区常见的上运动神经元疾病 Konzo 病就是典型的代表。现今,由于化学材料的广泛使用,火灾烟雾大都含有氰化物,消防人员也存在职业暴露的危险。1985 年一架波音 737 在曼彻斯特起飞时爆炸,137 名幸存者中,20%的人一氧化碳水平达到危险,而90%的人氰化物水平显著升高。全世界每年氰化物的工业生产量超过220万吨,氢氰酸及其盐类(氰化钠、氰化钾)广泛用于冶金、金属加工、制药、塑料、化纤和有机玻璃的生产。工业生产者职业暴露很多,是主要的氰化物中毒病例,同时也是慢性暴露的主要人群(表5-1)。

表 5-1 氰化物中毒的各种可能来源

类别	氰化物来源
烟火	丝绸、聚氨酯、聚丙烯腈、尼龙、三聚氰胺树脂、塑料等的燃烧和火灾事故
工业暴露	塑料、合成橡胶和化肥生产,印染、印刷、摄影、熏杀、金属抛光、鞣革、电镀、冶金、纺织
药物	硝普钠(sodium nitroprusside/Nipride)、苦杏仁苷(amygdalin/Laetrile)、琥珀腈(succinonitrile)
饮食	木薯、利马豆、亚麻籽、竹笋、夏威夷坚果、绣球花、蔷薇科(桃、李、梨、苹果、巴旦杏、樱桃)、蜀黍科(约翰逊草、高粱、苏丹草、箭草)、亚麻科(亚麻、黄松亚麻)
其他	吸烟、苯环己哌啶合成、食入去甲油、自杀、杀人、恐怖袭击、化学战、死刑

砷化氢(arsine,hydrogen arsenide)是无色无嗅气体,密度是空气的2.5倍,溶于水(200ml/L)和有机溶剂,性质稳定,毒性较低,但仍在北约的清单中。砷化氢破坏红细胞离子梯度使细胞膜不稳定和(或)使血红蛋白变性,加速红细胞破坏,导致缺氧和肾衰竭。暴露于250ppm砷化氢可迅速致死,25~30ppm暴露30min或10ppm长时间暴露可致死。砷化氢暴露后发病的潜伏期可长达24h,临床表现以溶血为主,有腹痛、血红蛋白尿、黄疸,非特异症状有发热、寒战、头晕、呕吐、抽搐。可见结膜变色、黄疸,重者有血尿或可乐尿。

一、主要理化性质

氢氰酸和氯化氰都是无色液体。氢氰酸有苦杏仁味,冰点和沸点分别为−14℃和26℃,蒸气比重0.99,易溶于水和各种有机溶剂;氯化氰的沸点更低,只有12.9℃,挥发度比氢氰酸大得多,蒸气比重2.12(表5-2)。NaCN溶液的pH<7.3时,NaCN都可转化为HCN;pH>11.5时,几乎没有HCN形成;pH=9.3时,有一半NaCN转化为HCN。

表 5-2 氰化物的理、化、生物特性

性质	氢氰酸	氯化氰
熔点/沸点	−13.2/25.7℃	−6.9/12.9℃
蒸气压	740 mm Hg	1000 mm Hg
蒸气密度	0.99,20℃	2.12
液体密度	0.68 g/ml,25℃	1.18 g/ml,20℃
挥发度	1.1×10^6 mg/m³,25℃	2.6×10^6 mg/m³,12.9℃
外观气味	苦杏仁/桃仁	无色气/液体,刺激性
水溶解度	互溶,25℃	6.9g/100ml,20℃
其他溶剂溶解性	几乎与有机溶剂任意混合	多数有机溶剂(混合物不稳定)
蒸气毒性	LCt_{50}:2500~5000mg·min/m³	LCt_{50}:11 000mg·min/m³
液体毒性	LD_{50}(皮肤):100(mg/kg)	—

(一)水解反应

常温时氢氰酸在水中缓慢水解,生成甲酸铵(NH_4COOH),最后生成氨和甲酸,溶液变黑,有时可见棕色沉淀。加热可使 HCN 水解加速,但部分氢氰酸受热蒸发,应注意防护。

$$HCN + H_2O \rightarrow NH_4COOH(甲酸铵) \rightarrow NH_3 + HCOOH \; 变黑$$
$$CNCl + H_2O \rightarrow HOCN(氰酸) + HCl \rightarrow CO_2 + NH_4Cl$$

当温度达 65℃时水解反应速度加快,200℃时很快水解。加热水解一般控制温度为 170～180℃,压力 0.9MPa,pH 10.5 左右。

$$CN^- + H_2O \rightarrow CO_3^- + H_2 + CO_2 \uparrow + NH_3 \uparrow$$

(二)与碱作用

氢氰酸遇碱生成的 NaCN 不稳定,可与空气中的 CO_2 及水继续反应重新释放出氢氰酸,应注意防护蒸气中毒。

$$HCN + NaHCO_3 \rightleftharpoons NaCN + H_2O + CO_2 \uparrow$$

氯化氰与强碱作用生成无毒的氯化物和氰酸盐,而与氨作用生成氰胺和氯化铵。这些产物基本无毒,故可用碱和氨水消毒。反应式如下:

$$CNCl + NaOH \rightarrow NaOCN(氰酸钠) + NaCl + H_2O$$
$$CNCl + NH_3 \rightarrow NH_2CN + NH_4Cl$$

(三)与硫作用

氢氰酸在碱性条件下(非生理 pH),与硫作用生成无毒的硫氰酸(thiocyanic acid)。与含有活泼硫的化合物[如硫代硫酸钠($Na_2S_2O_3$)]反应也可生成硫氰酸盐,反应式如下:

$$HCN + S \rightarrow HSCN(硫氰酸)$$
$$NaCN + Na_2S_2O_3 \rightarrow NaSCN(硫氰酸钠) + Na_2SO_3(亚硫酸钠)$$

(四)与醛(aldehyde)、酮(ketone)化合物作用

氢氰酸可与乙酮、苯甲醛、丙酮、葡萄糖等发生加成反应,生成无毒的腈醇化合物,故葡萄糖有一定的抗毒作用,反应式如下。加碱可促进 HCN 解离,加快其与醛、酮的反应。

$$CH_2OH(CHOH)_4CHO + HCN \rightarrow CH_2OH(CHOH)_4CH(OH)CN$$

(五)与氧化剂反应

1. 次氯酸钠　在碱性条件下(pH 8.8～9),强氧化剂 NaClO 氧化分解废水中的氰化物可分成两个阶段,首先把氰化物氧化成毒性极小的氰酸盐(CNO^-),再进一步氧化成二氧化碳、氨和氮气。在处理含氰废水时,把氧化反应控制到完成第一阶段,然后让 CNO^- 水解成 CO_2 和 NH_3(称之为不完全氧化);而后投入足量的 NaClO,使 CN^- 彻底氧化成 CO_2 和 N_2(称之为完全氧化)。

不完全氧化　$CN^- + ClO^- \rightarrow CNO^- + Cl^-$;进而 $CNO^- + H_2O + H^+ \rightarrow CO_2 \uparrow + NH_3 \uparrow$
完全氧化　$CNO^- + ClO^- + H_2O \rightarrow CO_2 \uparrow + N_2 \uparrow + Cl^- + OH^-$

2. 氯气和二氧化氯　氯气通常只是将 CN^- 氧化成 CNO^-,而二氧化氯能将 CN^- 氧化成

CO_2 和 N_2,且比氯气氧化性更强,操作安全便捷。

$$CN^- + Cl_2 + OH^- \rightarrow CNO^- + Cl^- + H_2O$$
$$CN^- + ClO_2 \rightarrow CO_2\uparrow + N_2\uparrow + Cl^-$$

3. 过氧化氢 在酸性加温条件下,过氧化氢与氰根或硫氰酸盐反应生成氢氰酸而挥发。在常温、碱性(pH 10～11)、有 Cu^{2+} 作催化剂的条件下,过氧化氢才能氧化氰化物。

$$CN^- + H_2O_2 \rightarrow CNO^- + H_2O \ (Cu^{2+}催化)$$

4. 臭氧 臭氧在水中释放氧化性很强的原子氧,在碱性(pH 11～12)条件下氧化游离的 CN^-。该法不增加污染物,且因溶解氧的增加而避免水体发臭。铜离子对氧化有触媒作用,可添加 10mg/L 的硫酸铜。

$$CN^- + O_3 \rightarrow CNO^- + O_2;进而\ CNO^- + O_3 + H_2O \rightarrow HCO_3^- + N_2\uparrow + O_2\uparrow$$

(六)与络合剂反应

硫酸亚铁在碱性(pH 9.5～10.5)条件下,与 HCN 络合生成不溶性的亚铁氰化物,然后在微碱性(pH 7～8)条件下进一步转化成为较稳定的普鲁士蓝型不溶性化合物而除去。

$$FeSO_4 + OH^- + HCN + O_2 \rightarrow Fe_4[Fe(CN)_6]_3\downarrow + Fe(OH)_3\downarrow + SO_4^{2+} + H_2O$$

(七)酸化收集

酸化法是金矿和氰化电镀厂处理含氰污水的传统方法,能回收污水或矿浆中的氰。其原理是将废水酸化至 pH 2.5～3,金属氰络合物分解生成 HCN,通过向废水中充气时,用碱液(NaOH)吸收回收挥发的 HCN。

(八)爆燃

氢氰酸多聚化反应形成的三聚体、四聚体也可爆炸,所以氢氰酸可与氯化氰混合储存,以降低聚合反应。氢氰酸与氧发生氧化反应也可发生爆燃。受热熔化的 NaCN 遇水爆燃。

$$HCN + O_2 \rightarrow CO_2 + H_2O + N_2(爆燃)$$

二、中毒途径和毒性

氢氰酸沸点低,挥发度大,施放后呈蒸气态,主要通过呼吸道吸入中毒。空气中氢氰酸的浓度为 200mg/m³,人员无任何防护措施暴露 10min,即可死亡。液态氢氰酸和高浓度蒸气也可经皮肤吸收中毒。人皮肤吸收液态氢氰酸的半数致死量为 100mg/kg。手暴露在氢氰酸浓度为 24mg/L 的密闭室中 27min,就有中毒症状。高温环境下,出汗的皮肤对氢氰酸的吸收较快。腈类较容易经皮肤吸收,但其毒性作用较迟。

氢氰酸水解慢,可以用来染毒水源或食物,人员误食后,亦可引起中毒。因此,消化道吸收也是重要的中毒途径之一。口服氰化物 1min 内即可吸收,数分钟内可出现毒性效应。当溶液 pH<7.3 时,氰化钠可以全部转化为 HCN 而释放。食入氰化物后,与胃内盐酸反应释放气态 HCN。HCN 分子量小,水和脂的溶解性好,以氰根离子形式通过黏膜吸收。在饮用水中氰化物的允许浓度应<70μg/L,工作场所允许暴露浓度为 1ppm。

氢氰酸的 LCt_{50} 是 2500～5000 mg·min/m³,氯化氰的 LCt_{50} 是 11 000 mg·min/m³;氢

氰酸静脉注射的 LD_{50} 是 1.1mg/kg,皮肤染毒的 LD_{50} 是 100mg/kg;口服氰化钠的 LD_{50} 是 100mg/kg,氰化钾是 200mg/kg。由于人体对氰化物有一定的解毒能力,速率为 $17\mu g/(kg \cdot min)$,因此长时间(如 60min)暴露的 LCt_{50} 要大于短时间(如 2min)暴露的。

氢氰酸的毒性约为沙林的 1/50。它的致死量因中毒途径不同而异。呼吸道吸入蒸气态氢氰酸浓度在 $0.4\sim0.5mg/L$,暴露 5min 即可中毒死亡(表 5-3 和表 5-4)。家兔 KCN 不同中毒途径的毒性依次为静脉注射>肌内注射>口服>眼结膜囊>经皮肤吸收。雌兔的 LD_{50} (mg/kg)为 5.82,小鼠雌雄分别为 12.5 和 8.5,大鼠雌雄分别为 $7.49\sim14.1$ 和 10.0。WHO 规定的最高容许浓度(MAC)是 $1.9\mu M$。

表 5-3 吸入氢氰酸中毒的毒性

吸入时间	LC_{50} (mg/L)	LC_{100} (mg/L)
15s	$2.5\sim2.75$	$3.0\sim3.5$
30s	$1.0\sim1.5$	$2.0\sim2.5$
1min	0.7	1.5
2min	0.5	0.7
5min	$0.2\sim0.3$	$0.4\sim0.5$
15min	$0.15\sim0.2$	0.3

表 5-4 人吸入不同浓度氢氰酸的毒性反应

mg/m^3	$\times10^6$	效应
$20\sim40$	$18\sim36$	数小时后有轻度症状
$50\sim60$	$45\sim54$	耐受 $20\sim60min$ 而无症状
$120\sim150$	$110\sim135$	$30\sim60min$ 后非常危险(致命)
150	135	30min 后致命
200	181	10min 后致命
300	270	即刻致死(5min 内致命)

三、体内代谢

氰化物进入体内后,组织器官分布广泛,分布体积约为体质量的 40%。氰化物通过多种代谢途径失去毒性,小部分氰化物掺入维生素 B_{12},氧化为甲酸和一氧化碳,掺入胱氨酸后,经由肺呼出或尿排出。有模型研究显示,接近致死量和致死量暴露时,HCN 在呼气中的浓度可以增加 $1\sim2$ 个数量级,即由 0.01ppm 升高至 $(0.1\sim1)$ppm 以上。因此,分析呼气中的 HCN 可以作为快速诊断的方法。进入体内的氰化物 60% 与血浆蛋白结合,少部分结合红细胞,剩下的处于游离状态。清蛋白含有硫原子,可以像酶一样结合氰根离子。作为解毒重要器官的肝、肾都有较多分布。在应用 MHb 形成剂救治时,红细胞中氰的浓度可达血浆的 100 倍。人、犬、豚鼠、兔的氰化物解毒率分别为 $17\mu g/(kg \cdot min)$、$20\mu g/(kg \cdot min)$、$40\mu g/(kg \cdot min)$、$8\mu g/(kg \cdot min)$。氰化物急性暴露后,人、家兔和猪的半衰期分别是 $14\sim60min$、27min 和 32.4min。

(一)氢氰酸的主要代谢途径

正常情况下,人与外界接触也会吸入少量氢氰酸。进入机体的氢氰酸可在硫氰酸生成酶(rhodanese)催化下与硫反应,生成硫氰酸盐(thiocyanate)。后者毒性很小,并很快随尿排出体外。形成硫氰酸盐是氢氰酸的主要代谢途径,进入机体的氢氰酸 80% 经此途径代谢。本反应需要硫烷硫(sulfane sulfur)提供硫作为底物,体内的硫不多,主要来源于半胱氨酸等供硫体,其自身解毒水平较低。严重中毒的抗毒治疗中,应注意氢氰酸的这一代谢特点,及时提供含硫化合物,以增加救治效果。

硫氰酸生成酶又称硫代硫酸盐转硫酶(thiosulfate sulfurtransferase,TST),存在于细胞的线粒体基质内,离子态、无机态类难以与其接触,其活性以肝、肾最高,脑其次,肾上腺和睾丸再次之。肺、脾、肌肉和血液内硫氰酸生成酶活性较低。从含量上看,TST 对于心脏和脑这两个重要器官缺乏保护。由于硫代硫酸钠进入细胞和线粒体很慢,很可能是与血浆清蛋白结合的硫烷硫为该途径的主要供硫体。TST 催化的解毒反应分两步完成,首先硫代硫酸钠与 TST 的 247 位半胱氨酸的巯基反应,形成二硫化物,然后,二硫化物与氰根反应生成硫氰酸盐。

(二)氢氰酸的次要代谢途径

1. **3-巯基丙酮酸硫转移酶** 氢氰酸在体内转化为硫氰酸盐还有另外一个途径,就是在 3-巯基丙酮酸硫转移酶(3-mercaptopyruvate sulfur transferase,3-MPST)的催化下,以 3-巯基丙酮酸(3-mercaptopyruvate,3-MP)作为供硫体,把 3-MP 的巯基硫转移给氰根,生成硫氰酸盐。3-MPST 还可以把 3-MP 的硫转移给硫醇、亚磺酸盐、亚硫酸盐等,生成的过硫化物(persulfides)与氢氰酸作用,产生硫氰酸盐,还可参与铁硫蛋白(线粒体呼吸链的重要组分之一)的合成(图 5-1)。与硫氰酸生成酶不同,3-MPST 在细胞质和线粒体均有,主要分布在肝、肾、血液。硫氰酸生成酶催化 S-S 键的断裂,3-MPST 则催化 C-S 键的断裂。

2. **胱硫醚裂解酶(cystathionine lyase)** 又称胱硫醚酶(cystathionase,CST),主要作用是催化胱硫醚分解代谢,从食物中的蛋氨酸合成半胱氨酸。CST 还催化胱氨酸的 β-消去反应,产生内源性还原硫。CST 分布广泛,能将硫在半胱氨酸之间转氨基,生成硫代半胱氨酸(thiocysteine)和丙酮酸。作为 CST 产物的硫代胱氨酸和硫代半胱氨酸,两者都可以促进硫氰酸生成酶的转硫作用(图 5-1)。抑制 CST 后,大鼠的 NaCN 中毒 LD_{50} 由 5.98 mg/kg 降至 5.14mg/kg,说明 CST 参与氰化物解毒。

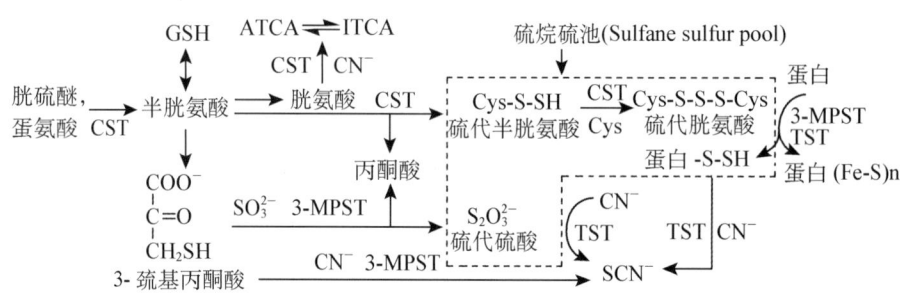

图 5-1 氰化物代谢相关酶的主要代谢途径

TST. 硫氰酸生成酶;3-MPST. 3-巯基丙酮酸 S 转移酶;CST. 胱硫醚酶

3. **与羰酰化合物反应** CN 是一个亲核剂,能与含有羰基的化合物,如醛、酮反应,形成氰醇(cyanohydrin,也称作氰醇)。丙酮酸钠可以增强亚硝酸钠及其联用硫代硫酸钠时的抗氰作用,氯丙嗪(chlorpromazine)也有类似作用。

α-酮戊二酸(α-ketoglutaric acid,α-Kg)是糖代谢的中间产物,氰根可以与之反应生成 α-酮戊二酸氰醇(α-ketoglutarate cyannohydrin,α-KgCN)而解毒。当生成硫氰酸盐和 ATCA(见下文)的通路受抑时,该通路变得重要。其产物 α-KgCN 在血液中的浓度变化趋势与氰根和 ATCA 相似,有明显的平滑的上升-峰值-下降过程。中毒早期血液浓度 $CN^->SCN^->AT$-

CA>α-KgCN;随着 SCN^- 合成的增加,其浓度可超过 CN^- 。

4. 高亲和过渡金属离子 维生素 B_{12a} 含有钴离子,氢氰酸可与维生素 B_{12a} 作用生成维生素 B_{12},即氰钴胺素。由于体内维生素 B_{12a} 有限,提供外源性的羟钴胺成为解毒的一个重要途径。铁离子,特别是三价铁与氰化物有高亲和力,细胞色素(a_3 和 P450)和血红蛋白中都有 Fe^{3+} ,是氰化物的结合对象。

5. 与胱氨酸反应 氢氰酸与胱氨酸反应生成 β-硫氰丙氨酸,经自发环化,在不同 pH 时形成 2-亚氨基噻唑烷-4-羧酸(2-iminothiazolidine-4-carboxylic acid,2-ITCA)或其变构体 2-氨基噻唑烷-4-羧酸(2-aminothiazolidine-4-carboxylic acid,2-ATCA)。该途径占氰化物代谢的比例各家报道差异较大,低的占 1%~10%,高的可达 15%~20%,且随着暴露程度的增加而有所增加。CST 能为该反应提供胱氨酸,还可能参与该反应。

胱氨酸　　　　　　　　　β-硫氰丙氨酸　　　　　　ITCA　　　　　　ATCA

2-ATCA 在体内的半衰期是 150min,约为硫氰酸盐的一半时长。气相色谱-质谱联用检测人尿中 ATCA 含量,检测极限值为 $25\mu g/L$,吸烟者和非吸烟者的浓度分别为(233 ± 237)ng/ml 和(85 ± 47) $\mu g/L$ 。生物样品无论在室温和冷冻条件下,其中的 2-ATCA 可稳定保存数月,有望成为硫氰酸盐之外的生物标志物(表 5-5)。研究显示,氰化物暴露后血浆乳酸、 CN^- 、 SCN^- 和 ATCA 可分别在 15min、4h、16h 和 24h 检测到显著升高,而尿 SCN^- 和 ATCA 水平可在 4h 和 24 h 检测到。

表 5-5 不同研究报道的不同种属内源性血 CN、SCN^- 和 ATCA 浓度

指标	人(mM)	大鼠(mM)	兔(mM)	猪(mM)
CN	0.02~2.9、0.03~10	0.19、3.27、10.78	3.84、5.61	8.82
SCN	4.83~87.5	20、53、42.91	8.64	8.17、17.1、41.1
ATCA	0.08~0.122	0.64、0.96、1.29	0.23	1.51

6. 其他 硫代硫酸还原酶(thiosulfate reductase)、清蛋白和二硫化的胱氨酸也参与氰化物解毒。硫代硫酸还原酶又称硫烷还原酶,催化过硫化物并将硫转移给氰根。该酶分布广,肝、肾和心肌组织中活性高,细胞质分布并在线粒体基质活性最高。每个人血清蛋白可以结合 5~6 个硫,硫烷硫形式的硫易受氰根离子的亲核攻击,形成 SCN^- 。

氢氰酸可以进入单碳代谢途径,氧化生成甲酸盐和二氧化碳。

第二节　氰化物中毒机制和毒理作用

氰化物可以与许多酶结合并使其失活,但最终的致死效应是组织缺氧,主要是氰与 CytcO

活性部位结合,在短暂的组织兴奋后可抑制细胞呼吸和氧化磷酸化,所以氢氰酸是细胞内呼吸抑制剂。氰与 CytcO 的结合可在数分钟内发生。

一、中毒原理

1. 细胞色素氧化酶　正常组织细胞呼吸链的电子传递和氧化磷酸化过程如图 5-2 所示。在细胞呼吸链中,最后将电子传给氧的过程是依赖多种细胞色素的传递,最后一个环节是 CytcO 中细胞色素的 aa₃ 复合物（Cytaa₃）。该酶存在于细胞的线粒体中,是一种含铁的蛋白质,结构与血红蛋白相似,血红素（heme）卟啉结构中 4 个吡咯环上的氮原子与 1 个铁离子配位结合,且有两种类型,即氧化型（Fe^{3+}）和还原型（Fe^{2+}）。还原型细胞色素能将 Fe^{2+} 中的 1 个电子交给氧,使氧呈激活状态,自身变成 Fe^{3+},形成氧化型细胞色素,随后再接受电子,又成还原型。如此循环往复,基质氧化不断地进行。除细胞色素 a₃ 及 P450 外,其余细胞色素中的铁原子所能形成的 6 个配位键都已被卟啉环中的 4 个 N 原子及多肽链 18 位的组氨酸的咪唑氮及 80 位的蛋氨酸残基的硫原子饱和,所以不能再与其他配基结合,唯有细胞色素 a₃ 及 P450 第 6 个配位键没有被占据,所以能与其他配基如 O_2、CN^-、CO 等结合。

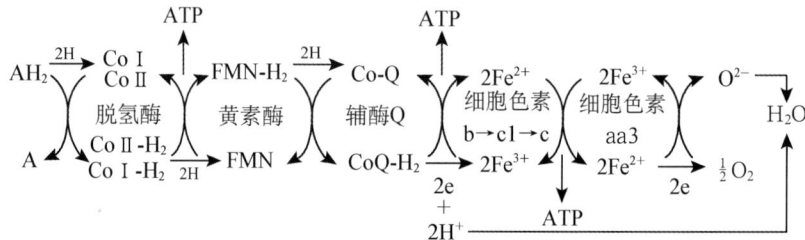

图 5-2　细胞呼吸链的电子传递和氧化磷酸化过程

CN^- 对 Cytaa₃ 中的 Fe^{3+} 和 Fe^{2+} 都有亲和力,但对 Fe^{3+} 的亲和力更高些,所以最容易与之结合。CN^- 对 Fe^{3+} 的结合,形成氰化高铁细胞色素氧化酶。酶不能再接受电子,从而失去把电子转移给氧的能力。其结果使得所有依靠 CytcO 的氧化作用都被阻断。这是氰类毒剂导致组织呼吸抑制的直接原因。

$$Cytaa_3 \cdot Fe^{3+} + CN^- \Longleftrightarrow Cytaa_3 \cdot Fe^{3+} - CN$$

动物实验表明,以 KCN 5mg/kg 给大鼠腹腔注射 3min 后,其肝 CytcO 活力抑制达 70%,8min 时的抑制率达 75% 左右。

CytcO 被氢氰酸抑制时,可阻断 72%～88% 的细胞呼吸。一个成人约有 0.5g(8.9mM) 细胞氧化呼吸的铁质,而 Cytaa₃ 只占其中的一部分,所以 0.5～1.5mg/kg(2.3mM) 的氢氰酸剂量就可足以引起死亡。但是在体内,氰离子与 CytcO 的结合是可逆的,有抗氰剂存在时,降低血中氰离子的浓度,与 CytcO 结合的氰离子极易自动解离出来,被抑制的酶恢复活性。

2. 一氧化氮(nitric oxide,NO)　此前发现高铁血红蛋白(methemoglobin,MHb)发挥抗氰作用的含量一般在 15%,而在使用亚硝酸异戊酯时,即使仅仅有 5%～7% 的 MHb 形成,它的抗氰效能仍很强,这难以用 MHb 结合 CN^- 的机制来解释。后来,随着线粒体 NO 合酶(NO synthase)的发现,NO 在线粒体呼吸链的调控作用被发现。Cyta₃ 的高铁血红蛋白接受电子被还原为亚铁血红蛋白,NO 先于氧进入它的活性部位形成亚硝基(nitrosyl)亚铁血红蛋白,再与氧反应,NO 释放出来。在多余电子供体存在的情况下,经中间产物过氧亚硝酸形成亚硝酸和水,同时氧被还原。当 CN^- 进入线粒体时,NO 能改变 CN^- 与 $Cyta_3$ 的结合,把 CN^- 置换出来,恢复氧与 $Cyta_3$ 结合。NO 对 CN^- 抑制的 $Cyta_3$ 的复活需要过量的还原型 $Cyta_3$ 和氧存在,该过程可能不是简单的可逆性竞争结合,NO 本身也是一个辅助底物被消耗和转化为容易释放的亚硝酸。置换出来的 CN^- 可能被转化为 SCN^- 或被循环的 MHb 结合。

3. 其他可能机制　氰离子还能与其他许多酶和生物系统作用,例如含钼、铜或锌的硝酸还原酶、黄嘌呤氧化酶、核糖二磷酸羧基酶及碳酸酐酶等。另外,氰化物与含有碱基中间体的核糖二磷酸羧基酶和 2-酮基-4-羟基戊二酸盐醛缩酶(2-keto-4-hydroxy glutarate aldolase)结合形成氰醇中间体(cyano hydrin intermediate)而抑制这些酶的活性。氰离子对中枢神经系统有直接作用,小剂量兴奋呼吸中枢,大剂量中毒中枢自上而下(大脑皮质、基底神经核、下丘脑、中脑、脑桥和脑干)呈进行性抑制。呼吸中枢麻痹是氰化物中毒死亡的主要原因。

氰化物对神经系统的毒性作用与细胞钙水平的升高、脑内抗氧化酶受抑、活性氧的产生等有关。氰化物升高细胞钙水平的机制涉及电压敏感的钙离子通道的激活、NMDA 受体的直接还原调节和功能增强、细胞内储存钙的动员。细胞钙升高可激活蛋白酶,使黄嘌呤脱氢酶转变为黄嘌呤氧化酶,该酶能催化超氧自由基的形成和脂质过氧化。

二、毒理作用

氰化物的毒理作用主要由于 CN^- 对细胞线粒体呼吸链末端 CytcO 的抑制作用,引起组织中毒性缺氧,进而细胞内生物氧化发生一系列变化。

(一)生化改变

1. 含血红素的 $Cytaa_3$ 抑制的表现　有氧代谢抑制,无氧代谢增强,氧化磷酸化障碍,ATP/ADP 比值缩小或倒置,血糖、乳酸以及无机磷酸盐、二磷酸己糖、磷酸甘油、磷酸丙酮酸盐明显增加;血液 pH 下降,发生代谢性酸中毒;血中氧不能被充分利用,静脉血氧含量增高,动、静脉血氧分压差明显缩小,静脉血呈鲜红色,但氰化物毒性引起的循环衰竭可能阻止皮肤出现鲜红颜色(图 5-3)。

2. 含血红素的其他酶抑制　大剂量氰离子还能与过氧化氢酶、过氧化物酶、亚硝酸还原酶、细胞色素 C 过氧化物酶中的高铁血红素结合形成复合物,使酶失活。

3. 非血红素的金属元素酶的抑制　如谷氨酸脱羧酶、谷胱甘肽过氧化物酶、谷胱甘肽还原酶、2-酮-4-戊二酸醛缩酶、脂氧合酶、核酮糖二磷酸羧化酶、酪氨酸酶、抗坏血酸氧化酶、超氧化物歧化酶、黄嘌呤氧化酶、黄嘌呤脱氢酶、氨基酸氧化酶、琥珀酸脱氢酶、乳酸脱氢酶、甲酸脱氢酶、磷酸酯酶和碳酸酐酶等,也受到不同程度的抑制,进一步破坏体内的生化代谢过程。

动物氰化物暴露后,血胆固醇降低,胆汁酸中的羟基乙酸(glycolic acid,GCA)、甘氨鹅脱氧胆酸(glycochenodeoxycholic acid,GCDA)、牛黄胆酸(taurocholic acid,TCA)、牛黄鹅去氧胆酸(taurochenodeoxycholic acid,TCDA)均升高。人和动物均有肌苷的一致性升高。肌苷对细胞,特别是神经细胞有保护作用;此外,或可作为氰化物暴露的生物标志物。

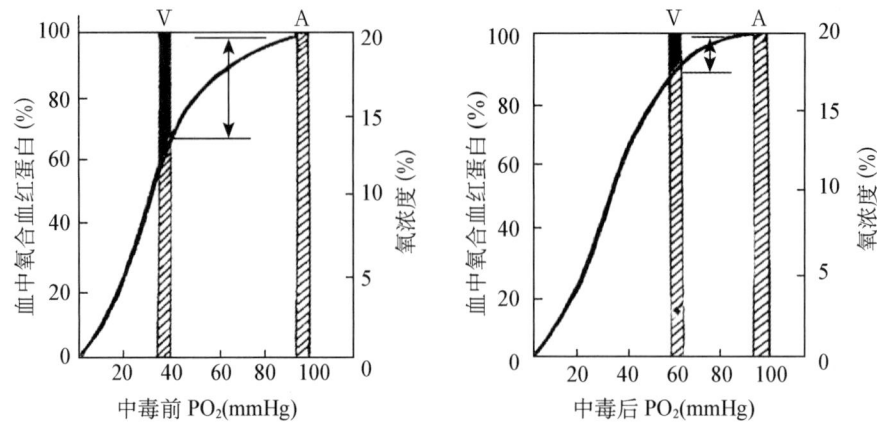

图 5-3 氢氰酸中毒时静脉血氧含量的变化

(二)神经系统

中枢神经系统对氰化物很敏感,首先是高级部位受到影响,小剂量即引起皮质抑制,条件反射消失。严重中毒则表现为自上而下的进行性中枢抑制,并可发生暂时功能性去大脑强直,随后出现呼吸中枢麻痹;恢复时先从较低部位开始,而后自下而上逆向进行。

(三)呼吸系统

小剂量即可引起呼吸兴奋,大剂量先呼吸兴奋后抑制;呼吸衰竭是氰化物中毒致死的主要原因。引起呼吸功能改变的因素包括:①对呼吸中枢的作用,主要表现为先兴奋而后抑制;大剂量中毒时,呼吸中枢很快转为抑制;氰离子对呼吸中枢还有直接作用。②颈动脉体和主动脉体化学感受器对氰离子很敏感,能反射地兴奋呼吸中枢;切断神经通路,呼吸兴奋明显降低。③缺氧、能量代谢障碍,难以维持呼吸系统的正常功能。④呼吸肌痉挛和麻痹导致呼吸系统工作效率降低,最终发生呼吸衰竭。

(四)循环系统

小剂量氰化物对心血管系统有兴奋作用,表现为心率加快、心排血量增加、血压升高,之后恢复正常。大剂量中毒继兴奋后出现抑制,心动徐缓、心排血量减少、血压下降,最后发生心搏停止(呼吸停止后心脏可继续搏动 3~5min);引起循环功能改变的因素有:①氰离子对心血管运动中枢的直接作用;②神经反射的影响;③对心脏的直接作用;④外周血管作用及呼吸抑制、缺氧等导致循环衰竭。这也是氰化物中毒致死的原因之一。

第三节 氰化物中毒临床表现

氰化物中毒效应主要表现为进行性组织中毒性缺氧,临床表现和体征与氰化物中毒的剂量、中毒途径和氰化物种类直接相关。氯化氰中毒除有氰化物中毒表现外,其对眼和黏膜的刺激作用明显,与刺激剂(控暴剂)十分相似。

一、临床过程和临床表现

在战场上,氰化物毒气可造成人员伤亡,高浓度氰化物可在数分钟内引起致死效应。较高浓度氰化物吸入暴露数分钟后,中毒者出现症状。消化道中毒 7min 后出现呼吸过度和焦虑感;15min 内出现无力、意识丧失,继以惊厥;25min 内出现呼吸暂停,不久心搏停止,一般在 30min 死亡。

低浓度氰化物暴露、口服或皮肤染毒致死量氰化物,临床症状通常缓慢发展。例如,口服一个致死剂量氰化物,中毒者可有 15～30min 的生存期,在此期间可迅速给予抗毒治疗。

氰化物中毒早期出现明显的症状和体征,有短暂的呼吸过度或喘息、头痛、呼吸困难及中枢神经系统兴奋症状,包括焦虑、躁动、人格变化、兴奋过度、惊厥或抽搐,也可出现出汗、面红、虚弱和眩晕等;随后出现中枢神经系统抑制症状,包括昏迷、瞳孔反应迟钝,这是氰化物中毒的明显症状。但这些症状并非氰化物中毒特有表现,如果没有明确的中毒史,很难与其他类型的中毒相鉴别。苦杏仁气味作为氰化物中毒的诊断价值较低,因为 40%～60% 的中毒者并没有这种气味,而遗传学上有 18% 的男性和 4% 的女性感受不到该气味。

由于氰化物主要阻断组织对氧的摄取和利用,中毒者可出现短暂的面色鲜红,提示组织中氧的利用明显下降,例如眼底视网膜检查可以发现色泽鲜红和皮肤出现樱桃红,但并非所有中毒者均有此表现。

严重的氰化物中毒低氧状况持续时间长,可能造成对中枢神经系统的损伤。严重中毒存活者可在数日至 1 个月内出现帕金森样症状,伴有运动功能损伤。这些患者的黑质纹状体多巴胺能系统出现异常。

慢性氰化物中毒,如长期亚致死剂量的暴露,表现隐匿,可有头痛、虚弱、胸腹痛、瘙痒、皮疹。

二、临床分型

氢氰酸急性中毒,临床上可分为轻度、中度、重度和闪电型中毒 4 个类型。

(一)闪电型中毒

吸入高浓度氢氰酸蒸气时,最初表现(中毒后 15s)为呼吸过度、喘息,主要是氰化物对化学感受器的作用。随后(中毒后 30s)迅速出现意识丧失,中毒者可突然倒下,呼吸困难,强烈惊厥,瞳孔散大,眼球突出(exophthalmos),进而呼吸间断或暂停(中毒后 3～5min),心搏停止(中毒后 5～8min),最后死亡。

(二)重度中毒

一般无潜伏期,中毒症状发展迅速,有时间依赖性(表 5-6),典型表现可分为四期。

表 5-6　氰化物中毒表现的时间依赖特点

系统	早期体征	晚期体征
中枢神经	头痛、恶心、呕吐、焦虑、糊涂、疲乏	意识改变、惊厥、谵妄、昏睡、脑死亡
心血管	心率加快、高血压	心动过缓、心脏阻滞、室性心律失常、停搏
呼吸	呼吸困难、呼吸加快	呼吸抑制、非心源性肺水肿、呼吸停止
血液	静脉血呈鲜红色、pH<7.35（代谢性酸中毒）	
皮肤、眼	出汗、皮肤鲜红、发绀、瞳孔扩大、眼刺激（氯化氰暴露）	

1. 刺激期　中毒当时可嗅到苦杏仁味,舌尖麻木,口内有金属味;因刺激而眼刺痛和流泪、流涎、喉部烧灼感;有胸闷、呼吸深快、心率加快。一般症状包括头痛、眩晕、耳鸣、恶心、呕吐、无力、不安,甚至恐怖感。此期比较短暂。

2. 呼吸困难期　胸部紧迫感,呼吸困难呈喘息状,心前区疼痛,恶心呕吐。听力和视力减退,强烈头痛,神志逐渐模糊,步态不稳,心悸、心率变快,血压上升,皮肤黏膜呈鲜红色。

3. 痉挛期　出现阵发性、强直性痉挛(entasia),角弓反张(opisthotonos),牙关紧闭;意识丧失,无意识喊叫;呼吸微弱、不规则,有时暂停;脉搏变慢,血压正常或升高;瞳孔散大,眼球突出,角膜反射迟钝。此期可持续数分钟到数小时,一般较短,很快进入麻痹期。

4. 麻痹期　全身肌肉松弛,反射消失,大小便失禁(gatism),体温下降,脉搏快而微弱、不规则,血压急剧下降;呼吸浅稀,出现潮式呼吸。呼吸停止后,心脏常可继续搏动 3～5min。

实验室检查可见静脉血氧含量、血糖、乳酸明显增加;血氰含量、尿及唾液硫氰酸盐含量均显著升高。血红蛋白和红细胞数略增,白细胞总数增加,中性粒细胞百分数增高且左移,嗜酸性粒细胞增多,淋巴细胞减少。心电图可见各种心律失常和传导阻滞,以及 T 波和 ST 段异常。

中毒者在治疗后的 1～2 周,可有疲倦、虚弱、头痛、恶心、胸闷、脉搏不稳、语言障碍、运动协调障碍等症状。有时可见肌肉群的不全麻痹或完全麻痹及精神活动障碍。这些症状可持续数周或更久。

(三)中度中毒

只出现上述第 1～2 期中毒症状,有显著的组织缺氧现象。早期有口腔不适,口腔黏膜麻木,流涎。有耳鸣、恶心、呕吐和呼吸短促,心前区疼痛,心率变慢,说话困难。这些症状可在 30～60min 或以后逐渐消失。但疲倦、无力、头痛、食欲缺乏、步态不稳和心前区疼痛等症状,可持续 1～3d。

(四)轻度中毒

轻度中毒仅出现中枢和呼吸道刺激症状,如头痛、头晕、乏力、不适,口内有金属味,鼻及胸部灼热感,胸闷和呼吸紧迫感,脱离染毒区或戴上面具后,症状很快减轻或消失。

氯化氰全身中毒作用与氢氰酸相似,但对眼和呼吸道有强烈的刺激作用。因从肺吸入的氯化氰与血红蛋白起反应,很快转化为氢氰酸。高浓度中毒时,局部刺激作用非常强烈,很快引起流泪、咳嗽、胸闷、头晕、呼吸困难、干呕、惊厥、大小便失禁、意识丧失、呼吸衰竭、数分钟死亡。如不发生急性死亡,则可出现肺水肿和肺炎、持续性咳嗽,大量泡沫痰,肺部有水泡音,严重呼吸困难和明显的发绀等。

三、慢性氰化物中毒

(一)常见表现

临床表现因氰化物的性质和中毒途径的不同而异,例如直接摄入 SCN⁻ 和通过 CN⁻ 产生 SCN⁻,后者更容易引起甲状腺形态和功能的损害。慢性损伤主要发生在神经、呼吸和消化等系统,出现类似神经衰弱综合征,对眼、上呼吸道和皮肤产生刺激作用,以及肌肉酸痛、活动受限等体征。化验可见血象和生化指标出现一些变化,如血红蛋白、红细胞代偿性增高,尿 SCN⁻ 含量增高等。而氰化物的主要代谢产物 SCN⁻ 在体内的蓄积则又可影响甲状腺的吸碘功能并引起血压下降,由此而引起一系列症状。还可见烟草性弱视、热带运动失调神经疾病、甲状腺肿和黏液性水肿、呆小病等,最终可导致失能和发生死亡。

1. 神经系统 头痛、眩晕、注意力分散、健忘、全身无力、睡眠障碍、视力减退,可出现五彩视及皮肤感觉异常、性功能减退。对视神经和运动神经影响较大。

2. 呼吸、消化系统 咳嗽、呼吸加快、有窒息感、嗅觉和味觉发生改变、恶心、呕吐、胃灼热及胸腹部有压迫感,这类症状一般休息后大部分可消失,但严重者可发生胃炎和肝脾大。异氰酸酯类可引起过敏性哮喘。

3. 心血管系统 心动过缓或心动过速、心悸,心前区疼痛,血管紧张力降低及血液循环变慢,心音低钝,血压普遍降低,部分人可出现心电图变化。

4. 肌肉和皮肤 以运动肌为主,大多从腰背两侧开始,出现肌肉酸痛、强直、僵硬,最后动作不灵活,活动受限等。皮肤常可出现皮疹(斑疹、丘疹、疱疹)或溃疡,极痒。

5. 甲状腺肿 SCN⁻ 可以影响碘化物的氧化,阻止甲状腺摄入碘和合成甲状腺激素,继而引起甲状腺代偿性增大。在碘摄入低地区,如果 CN⁻ 或 SCN⁻ 摄入高,更容易发生甲状腺肿。卷心菜和马铃薯含 CN⁻,长期大量食用也可成为病因。20 世纪 80 年代,西西里岛东北部 50% 以上的学龄儿童有甲状腺肿,可能与饮食有关。

6. "三致"作用 尚无定论。丙烯腈等有机氰对动物有致癌和诱变作用。

(二)Konzo 病

木薯是非洲热带地区的主食之一,含有能分解生成氢氰酸的亚麻苦苷。Konzo 病流行于非洲的低收入国家,与食入加工不彻底的木薯(带有苦味)有关。一次食入木薯中氰化物过量,可在进食 4~6h 后出现急性中毒的症状,但不会出现任何运动障碍。

长期食入木薯导致的慢性中毒表现为,突然发生的对称性痉挛性下肢轻瘫(spastic para-paresis)型麻痹,又被称为 Konzo 病,是由于单纯的双侧上位神经元损伤,而且只累及锥体束所致。也有研究显示 Konzo 病与硫胺素(thiamine)缺乏更相像,可能是硫胺素作为供硫体被大量消耗所致。Konzo 病于 1938 年被首次报道,下肢受影响多于上肢,引起的残疾是永久性的,但不再发展。典型患者靠前足掌行走和站立,伴有下肢僵硬和踝阵挛。

初始,多数患者全身无力,卧床数日至数周才尝试下床活动。偶尔的视物模糊和(或)说话困难,除外严重的患者,一般在 1 个月内消失。强直状态从第 1 天就开始,初期也没有任何松弛阶段。经最初的数周功能改善,痉挛性下肢轻瘫在余生中保持稳定。一些患者出现的加重发作可以看作是二次发病。

Konzo病有轻重差异,从下肢反射亢进到严重残疾、卧床患者,可伴有痉挛性下肢轻瘫、躯干和上肢无力、动眼障碍、旋转性眼球震颤,以及听、说、看障碍。由于长的上运动神经元受影响重于短的上运动神经元,因此,语言障碍的患者通常有严重的上下肢症状。

尼日利亚居民因进食大量木薯和缺乏高蛋白的补充食物,易发热带共济失调性神经病(Tropical ataxic neuropathy,TAN),表现为视力障碍、无力和下肢强直状态(spasticity),最常见症状是下肢末端麻刺感和视物模糊;进而出现不稳和无力,多出现不协调步态,如共济失调。

第四节　氰化物中毒诊断和鉴别诊断

一、诊断

(一)急性中毒

氰类毒剂中毒发病急、病程变化快,主要依靠中毒史和临床表现迅速做出初步诊断,以免贻误抢救时机。

1. 中毒史　呼吸道无护防或防护不严,空气中或中毒者衣服上闻到苦杏仁味。同时有类似中毒伤员发生。工业生产中,可遇到因管道密封不严,检修时违反操作规程及个人误服等病例。火灾受害者常因吸入装饰材料燃烧产生的氰化物而中毒。

2. 临床特点　发病急骤,症状按上述顺序迅速发展,呼吸困难,皮肤黏膜呈鲜红色,呼出气中可闻到苦杏仁味。

3. 化验检查　相关实验室检查结果包括血液氰化物和尿液硫氰酸盐含量。血浆氰化物正常值为$15\sim40\mu g/L$,$>200\mu g/L$有毒,$>3mg/L$致死。血气分析显示早期动、静脉氧分压差缩小,进行性代谢性酸中毒相关生化改变包括乳酸升高,可达正常的$5\sim8$倍,pH降低,阴离子隙增高。此外,血糖升高$3\sim4$倍,无机磷酸盐明显增加。心电图检查可见各种心律失常和传导阻滞,T波和ST段异常。

适时检测血、尿中残存的毒物,对确定临床诊断及后续调查很有意义,尤其是对抗毒治疗不良反应的监测。表5-7列举了血液中氰离子浓度与临床症状的关系。血中氰离子主要存在于红细胞中,应查全血。除非有适合的保存条件(加稳定剂),所采集的样本中氰浓度会因其短暂的半衰期而呈现出逐步下降的趋势,因此采样检测的时效和保存条件要记录。

表 5-7　血氰浓度与临床表现

血氰浓度($\mu g/ml$)	症状和体征
$0\sim0.5$	无
$0.5\sim1.0$	面红、心动过速、头痛、呼吸困难
$1.0\sim2.5$	CNS抑制出现迟钝、视物模糊、呼吸急促、恶心呕吐、窒息、混沌
$2.5\sim3.0$	呼吸抑制、惊厥、昏迷、呼吸停止、苍白、循环衰竭、瞳孔放大
$\geqslant3.0$	死亡

组织中氰化物的浓度,如肝、肺、脾和心脏中氰含量,比血液中氰含量更能反映氰化物中毒的程度。中毒者血氰离子含量增高,血液和尿中硫氰酸盐浓度明显增加。

4. 毒剂侦检　染毒空气、水和食物可检出氰化物。

(二)慢性中毒

一般参考职业史、临床表现和尿 SCN¯ 含量持续增高等。但尿 SCN¯ 含量与中毒程度无平行关系,且受食物、药品及吸烟影响。24h尿 SCN¯ 在非吸烟者<2mg,吸烟者<14mg;血清 SCN¯ 非吸烟者<20mg/L,吸烟者<30mg/L。由于没有特异性诊断指标,且受其他因素影响较多,故对职业性慢性氰化物中毒诊断要慎重。人群研究结果显示,甲状腺肿者尿 SCN¯ 明显升高;甲状腺肿风险增加的人群中,尿 I¯/SCN¯ 比更低。

WHO 推荐的 Konzo 病诊断指标:行走和跑步时,可见对称性、痉挛性步态异常;此前健康者,有短于 1 周的发作和继以无发展过程的病史;无脊椎疾病表现,但双侧膝反射和踝反射亢进。轻度者可以行走,中度者需要单杖或双杖支撑行走,重度者无支撑便不能行走。

二、实验室检测

近年,氰化物及其代谢产物的检测方法进展大,体现在氰离子选择性荧光和显色化学感受器的设计,用以生物成像和环境监测(表5-8)。吡啶-吡唑啉酮(pyridine-pyrazolone)比色法很经典。现可进行微量扩散比色分析,并排除了硫代硫酸钠的干扰。基于 König 反应,已有快速、特异、敏感的分光光度法检测血样。近年还建立了基于改良 König 反应的流体注射系统的荧光分光光度法、基于吡哆醛或对苯醌的荧光法、基于氰离子选择电极的电位测定法、基于银电极脉冲电流测量的离子色谱法在真实样本基质中测定氰化物。用气相色谱检测烷化剂五氟苄基溴血样提取物中氰化物和硫氰酸盐,LOD 分别为 $0.01\mu mol/ml$ 和 $0.003\mu mol/ml$。基于顶空气相色谱的同位素稀释质谱法分析血氰,直接且敏感,LOD=$0.3\mu mol/L$。HPLC-MS 检测和定量全血氰化物的极限分别是 $5\mu g/L$ 和 $15\mu g/L$。美国水厂用试纸(CYANTESMO,>1 mg/ml 氰化物)和医用试纸(CYANTOSNO)可快速、准确地检测全血氰化物。

表 5-8　荧光的和显色的化学感受器检测氰根的方法

检测原理	探针基团	发射波转变(nm)	LOD(μM)	颜色变化	抗干扰
氰醇	二酮吡咯吡咯	512→消失	1	绿→红	√
二氰乙烯加合	二氰亚甲基-茚	可见光→黄绿荧光	0.2		
Michael 加合	不饱和羰基	430→260	1.7	黄→无色	
吲哚/吡啶加合	四苯乙烯	荧光增强 300 倍	0.09		√
Br-CN 键形成	阳离子硼烷	荧光增强	1		√
金属离子置换	香豆素-Cu(Ⅱ)基	荧光增强	0.01		√
配体与 CN 反应	钌络合物	732→614	0.1	橘红→黄	√
探针纳米颗粒	铱(Ⅲ)络合物	548/800 增强	0.18	粉→无色	√
	双吲哚介孔氧化硅	492→450	3	红→黄	√

基于香豆素和吲哚一步缩合反应合成了兼具显色和荧光的氰感受器。向溶液（DMSO：水＝95:5）加入氰化物,可使该探针在 465 nm 处的荧光增强 20 倍,同时,在 444nm 和 550nm 处的吸光度分别降低和增加,裸眼可以直接观察到颜色变化(图 5-4)。该探针的氰选择性高,pH 7.5～10 相应时间长达 5h。基于 A550/A444 比值检测限值为 0.51μM。

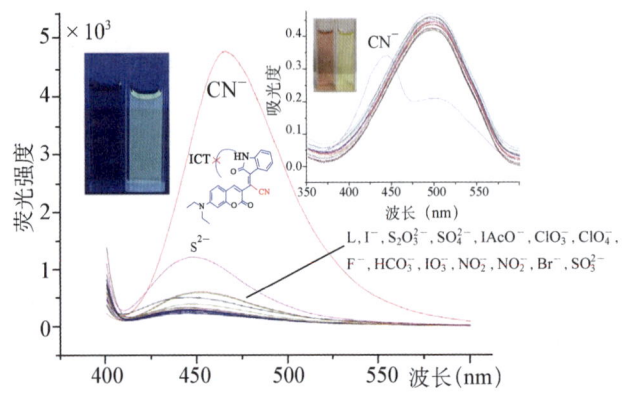

图 5-4　香豆素-吲哚的兼具显色和荧光的探针

一种基于钴啉环的化学感受器有类似于羟钴胺的结构,与氰有高选择性结合,并发生由橘黄向紫红的颜色改变,可用肉眼判读,用于检测木薯制品的氰化物残留非常方便。同理,钴啉醇酰胺与氰结合后发生的颜色和吸光度的改变也被用于氰化物的检测。

三、鉴别诊断

严重的全身中毒性毒剂中毒,迅速发生呼吸困难和肌肉痉挛,应与神经性毒剂、一氧化碳中毒和硫化氢中毒相鉴别(表 5-9)。氰化物中毒有正常或散大的瞳孔,较少分泌物,肌肉抽搐但无肌束震颤。

表 5-9　氰类毒剂中毒的诊断和鉴别诊断

诊断依据	氰类毒剂	神经性毒剂	一氧化碳	硫化氢
气味	苦杏仁味	水果味、芳香味或无	无	臭鸡蛋味
症状	典型4期,迅速发展;呼吸困难,皮肤、黏膜呈鲜红色	毒蕈碱样、烟碱样和中枢症状,皮肤黏膜发绀	昏迷无痉挛或伴精神症状,皮肤、黏膜呈樱桃红色	强烈眼刺激,谵妄、昏迷,呼吸、循环衰竭,伴肺水肿、脑水肿,皮肤黏膜灰色或发绀
化验	血 CN$^-$ 及尿 SCN$^-$ 升高	血 AChE 活力下降	血液 CO·Hb 增高,NaOH 试验阳性	血液 S·Hb 增加
治疗反应	抗氰治疗有特效	阿托品、氯解磷定有良效	通风、给氧,无特殊治疗	亚甲蓝、谷胱甘肽及高铁血红蛋白形成剂治疗有效

第五节　氰化物中毒预防和救治

一、预防

(一)制度和器材预防

工业生产中,要严格遵守安全防护规则,及时维修或更换有泄露毒气可能的管道和设备。检修设备时要穿戴必要的个人防护服装和面具。防护面具对氢氰酸和氯化氰均有防护作用,但防护时间较短,一般只有数十分钟。

(二)药物预防

氨基苯的衍生物对-氨基苯庚酮(p-amino-heptanoylphenone,PAHP)、对-氨基苯丙酮(p-amino-propiophenone,PAPP)和对-氨基苯辛酮(p-amino-octanoylphenone,PAOP),属高铁血红蛋白形成剂,能使血红蛋白的 Fe^{2+} 氧化为 Fe^{3+},具有抗氰作用,同时可以降低红细胞中游离氰根浓度,在合用硫代硫酸钠时效果更好。其中,PAHP 的安全性最好。上述药物用于预防给药,在体内产生一定浓度的 MHb,但这也会带来一些不良影响,尤其是对缺氧环境、火灾伤员或存在高浓度一氧化碳吸入中毒时。

我军的抗氰胶囊含有 4-DMAP 和 PAPP,用于平战时氰类化学毒剂的预防,也可作为氰类化合物轻度和无呕吐症状中度中毒患者的急救用药。预防性用药时,在进入有氰类化学毒剂污染区域前,先口服 1 粒,服用后 30min 进入污染区,有效预防时间可达 4～6h。在治疗性用药时,对轻度氰类毒剂中毒或中度中毒但无呕吐症状者,立即口服 1 粒。必要时可根据临床症状,静脉注射硫代硫酸钠注射液。服药 30min 后末梢循环可出现轻度发绀,3h 后减退。

由于机体对氰化物具有一定的解毒功能,慢性中毒不会造成氰化物的蓄积,因此尚无推荐的预防药物。但是有研究显示,α-酮戊二酸和丙酮酸等促进氰化物代谢的生理产物和钴胺素等氰化物直接结合药物,具有一定的预防效果,而且没有毒性。

二、抢救原则

氰类毒剂中毒发病急、病程变化快,主要依靠中毒史和临床表现迅速做出初步诊断,以免贻误抢救时机。针对毒剂急性中毒引起细胞色素氧化酶抑制的病因和中毒症状,在明确诊断前提下,采取对因、对症治疗措施。较高剂量全身性毒剂染毒后,中毒伤员病情发展极为迅速,如未能及时救治,重度中毒人员可在数分钟到数十分钟内死亡。在中毒现场第一时间做出正确诊断,早期、足量给予特效抗毒药,维持心脏搏动、呼吸功能等,是全身性毒剂急性中毒救治的关键。

在战场上,全身中毒性毒剂中毒伤员常在同一时间大量出现,单靠救援队伍无法及时完成全部伤员救治,自救互救是可靠、现实的救护手段。治疗原则是快速分类、防止继续中毒、特效抗毒治疗和早期支持治疗。除难以确诊氰化物中毒患者外,中毒者均应尽早使用特效抗毒药。

(一)伤员分类

发生怀疑氰化物中毒群体伤员时,应按下列指征进行严重程度的分类。

1. 观察或出院 伤员没有任何症状,归类到没有氰化物中毒。
2. 简单治疗 伤员清醒,轻度中毒表现。
3. 立即治疗 伤员有严重中毒表现,意识丧失。
4. 期待治疗 致死性中毒,伤员死亡。

(二)特效抗毒治疗

立即肌内注射抗氰急救针(自救或互救),这是现场抢救最重要、最有效的环节。现场外救治大剂量氰化物中毒伤员,除了强有力的支持治疗外,还须进行特效抗毒治疗。不同国家和不同的医疗单位治疗氰化物中毒的特效抗毒药也有所差异,但其治疗的目的和效果是相似的,都是尽快使中毒酶复合物中的氰根离子解离,恢复 CytcO 活性,改善组织中毒性缺氧。为确保第一时间给予特效解毒药,许多国家都配备了装有不同解毒药的抗全身性毒剂自动注射针,当需要自救时,应立即按平时训练方法实施自我注射或帮助别人注射。

大多数抗毒治疗方案中,从中毒酶中使氰根离子解离都是通过形成的高铁血红蛋白或氰根离子直接结合药物来完成,即首先将血液或细胞外液的氰根离子移除,进而使细胞内氰根依浓度梯度扩散至细胞外。硫代硫酸钠是通过酶转化形成硫氰酸盐彻底清除体内的氰根。

(三)防止继续中毒

这是治疗原则中的首要环节,应该与抗毒治疗同步进行,迅速消除任何可能带有氰化物的毒源。包括以下措施。

1. 迅速将伤员撤离氰化物染毒环境或戴上防护面具,转移至上风或侧风方向。
2. 脱去伤员受沾染的衣物。皮肤染毒时,及时用 1:5000 高锰酸钾溶液、3% 过氧化氢溶液、肥皂水或大量清水冲洗皮肤。眼染毒时,用 5% 硫代硫酸钠溶液冲洗。
3. 口服中毒需及时洗胃,之后口服药用炭吸附。洗胃可用 1:5000 高锰酸钾溶液、5% 硫代硫酸钠溶液或 3% 过氧化氢溶液。为减少消化道对氰化物的吸收,英国使用口服"A 和 B 溶液",即枸橼酸溶解的硫酸亚铁溶液和碳酸钠水溶液。

通过上述措施,可以明显减少毒剂进入机体的量。

(四)早期支持治疗

早期支持治疗是最重要的救治环节之一,包括加强给氧通气,甚至机械通气;无氧代谢的结果导致乳酸酸中毒,可以通过静脉注射碳酸氢钠等纠正酸碱失衡;给予葡萄糖、晶体液体和血管加压药,改善组织微循环灌流,增加组织对氧的利用;用苯二氮䓬类药物控制惊厥,肾上腺素控制心力衰竭。呼吸微弱或停止时应立即施行非口对口人工呼吸,有条件时吸纯氧。为避免抗毒治疗的不良反应,如果伤员到达急救站时仍保持清醒,唯一的治疗方法就是支持治疗。支持治疗的最终目的是改善组织微循环灌流,增加组织对氧的利用,对成功进行抗毒治疗亦有明显帮助,最重要的是可以维持心脏功能,因此在治疗早期阶段可视情况同时进行心肺复苏。

早在 1840 年,Blake 就发现可以通过机械复苏来对抗氰化物的致死效应,用高压氧治疗氰化物中毒目前仍有争议,但动物实验和经验性使用结果表明,不论是否采用人工辅助呼吸,供氧都可增强抗毒药的抗毒效果,这无疑为高压氧的使用提供了一定依据。

三、抗毒药

(一)高铁血红蛋白形成剂

高铁血红蛋白形成剂能使红细胞中血红蛋白(Hb)变成高铁血红蛋白(MHb),后者与氰离子有高亲和力,结合游离 CN^- 形成氰化高铁血红蛋白络合物(MHb·CN)。血液中氰离子被结合后,破坏了组织与血液之间、细胞内与细胞外之间的氰离子浓度的平衡,进而使结合在 CytcO 上的 CN^- 发生解离,从而恢复 CytcO 的正常生理功能。

根据化学计算,1mol MHb(16 700g)结合 1mol CN^-(26g),即 642mg MHb 可结合 1mg CN^-。设正常人血红蛋白浓度为16%,其中1%为 MHb,以每千克体质量含60ml血计算,则含有 MHb=60×16%×1%=96mg。如果 CN^- 的致死量是 1mg/kg,则 1% MHb 可结合 96/642≈15%致死剂量的 CN^-,2% MHb 可结合30%致死剂量的 CN^-,6% MHb 可对抗1个致死剂量的 CN^- 中毒。这个计算与动物实验结果基本一致,即当血液中 MHb 浓度为5%、10%、16%~20%、25%时,可分别对抗1个、1.5~2个、2~3个和4个致死剂量的氰化物中毒。这说明 MHb 的浓度与抗氰效价在一定范围内成正比关系。

因 MHb 与氰离子的结合不甚牢固,氰离子还可逐渐解离进入血液和组织,再次发挥其毒害作用。所以,此类药物并不能彻底解毒,而只是暂时降低血氰根浓度。

常用 MHb 形成剂有亚硝酸盐类药物,如亚硝酸异戊酯和亚硝酸钠,以及 4-二甲氨基苯酚(4-Dimethylaminophenol,4-DMAP)、亚甲蓝等。其中,近年推广使用的 4-DMAP 因有用量小、形成 MHb 的能力强、可肌内注射等优点而特别适用于现场急救。这些 MHb 形成剂的作用特点见表5-10。其他的 MHb 形成剂,如 PAPP、PAOP、PAHP、羟胺(hydroxylamine)都有类似的保护作用。

表5-10 高铁血红蛋白形成剂的特性及效果

药物	MHb 形成能力	MHb 形成速度	维持时间	给药途径	缺点
亚硝酸异戊酯	不强	快	长	吸入给药	剂量不易掌握,效果不稳,扩血管降血压
亚硝酸钠	不强	慢	长	静脉给药	非肌内注射,给药慢,扩血管降压
4-DMAP	强	快	长	肌内注射或静脉注射	注射局部疼痛,低热和疲乏
PAPP	强	慢	长	口服	不宜急救,可用作预防

1. 亚硝酸盐 亚硝酸异戊酯和亚硝酸钠,依中毒程度可单用或联用硫代硫酸钠治疗氰化物中毒。早在1888年人们就首先注意到亚硝酸异戊酯的抗氰作用。MHb 中 Fe^{3+} 对氰根的亲和力强于 CytcO 对氰根的亲和力,MHb 与氰根结合形成氰化 MHb,使被氰根抑制的 CytcO 重新恢复活性,进而发挥其在有氧代谢中的作用。

使用了抗氰预防片或抗氰急救针后,严禁使用亚硝酸类药物。

在抗氰急救包中 300mg 亚硝酸钠的 10ml 安瓿用于静脉注射,成人需 3~5 min 静脉注射完(按 6~12mg/kg,2ml/min 的速度推入),同时密切注意血压变化。亚硝酸钠注射后,随即注射硫代硫酸钠溶液。第一次给药剂量在十数分钟内可使成人形成 20%MHb 的有效抗毒浓度。30min 后如果症状持续,剂量减半重复。条件许可时需监测 MHb 浓度,尽量保持在 35%~40% 或以下,在此范围内不会引起 MHb 血症进而加重缺氧。注射亚硝酸钠可引起血压下降、头痛、头晕、心悸、冷汗、晕厥等不良反应,如果血压下降明显应暂停或减慢注射。

儿童使用亚硝酸钠过多可造成致死浓度的 MHb,因此儿童的亚硝酸钠推荐剂量应为 4 mg/kg 体质量,相当于急救包中亚硝酸钠注射液 0.13ml/kg。最大不超过 10mg/kg。

急救包中仍提供细玻管封装的亚硝酸异戊酯(0.3ml),捏破玻管时可吸入给药,吸入 15s,间隔 15s,如此循环,直到开始使用其他 MHb 形成剂。用药 3min 后如果没有好转,可使用第 2 支。血压<80mmHg 时应停止使用。出现发绀则应吸纯氧。

除可分别形成约 7% 和>20% 的 MHb 外,亚硝酸异戊酯和亚硝酸钠还具有明显的血管扩张作用,使用时必须密切关注血压变化。此外,MHb 形成量难以预测,明显的血管扩张和直立性低血压、头晕、头痛,均限制了亚硝酸异戊酯的应用效果。因此,如果中毒者处于清醒状态且能站立,则不宜使用任何亚硝酸类药物。这些不利因素促使美军将亚硝酸异戊酯从制式野战急救包的抗氰急救药物中删除。

2. 氨基苯酚(酮)类 MHb 形成剂 氨基苯酚(酮)类 MHb 形成剂包括氨基苯酚的 4-DMAP 及氨基苯酮的 PAPP、PAHP、PAOP。这些化合物促使血红蛋白转化为 MHb 的能力比亚硝酸盐类强,作用速度也比较快(图 5-5 和图 5-6),不能与亚硝酸盐同时使用。

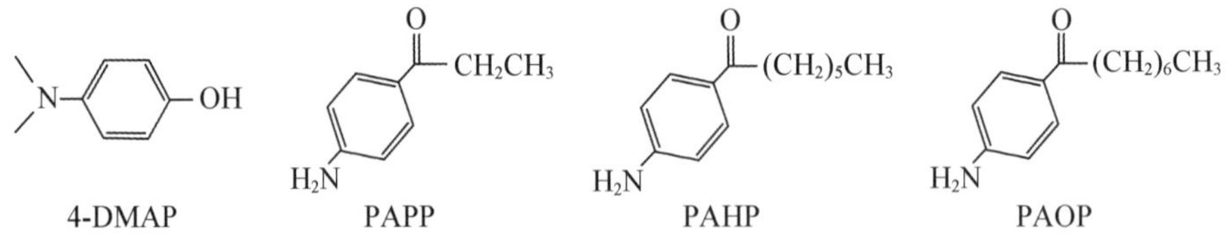

图 5-5 氨基酚与氨基苯类衍生物的化学结构比较

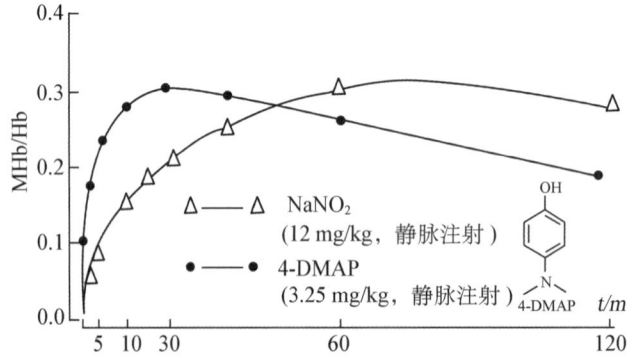

图 5-6 亚硝酸钠和 4-DMAP 药效学比较

4-DMAP 一般包装是 200mg/2 ml 安瓿(10%),肌内注射使用,被美国和德国采用。症状反复时,可在 1h 后重复半量。人静脉注射 4-DMAP 3～3.25mg/kg 可在 2min 内形成 15% 的 MHb,10min 内形成 30%MHb,可出现面唇及指甲发绀。犬注射 4-DMAP 形成 30%MHb 时可以对抗 2～3 个 LD_{50} 氰化物中毒。因此,4-DMAP 被认为是起效快、毒性小的抗氰剂。

4-DMAP 的不足之处包括:①肌内注射局部可能出现炎症坏死;②可能出现难以预料的极度 MHb 血症,有患者 MHb 达 87%。此外,肌内注射局部疼痛明显、发热、肌肉酶活性增强、溶血等也可出现。

3. 亚甲蓝(methylene blue,又称美蓝)　低浓度时,6-磷酸-葡萄糖脱氢过程中的 H^+ 经还原型三磷酸吡啶核苷传递给亚甲蓝,使其转变为还原型的白色亚甲蓝;白色亚甲蓝又将 H^+ 传递给高铁血红蛋白(Fe^{3+}),使其还原为正常血红蛋白(Fe^{2+}),而白色亚甲蓝又被氧化为亚甲蓝,可用于亚硝酸、硝基苯、硝酸甘油、苯胺、非那西丁等药物引起 MHb 过量的还原性治疗。治疗时,用 1% 溶液 5～10ml(按 1～2mg/kg),稀释于 25% 葡萄糖溶液 20～40ml 中,静脉注射。或口服本品 150～250mg,每 4 小时 1 次。甲苯胺蓝有相同的治疗效果。

亚甲蓝的还原-氧化过程可反复进行。高浓度时,亚甲蓝不能被完全还原为白色亚甲蓝;加之,白色亚甲蓝通过形成 H_2O_2 清除活性氧的途径因氰离子对过氧化氢酶的抑制而阻断,H_2O_2 蓄积,因而起氧化作用,将正常 Hb 氧化为 MHb。治疗时,使用按 5～10mg/kg(最高不超过 20mg/kg)或 1% 溶液 50～100ml,用 25% 葡萄糖溶液 40ml 稀释后静脉注射,之后再注射硫代硫酸钠。两者交替使用。

亚甲蓝静脉注射后作用迅速,基本不经过代谢即随尿排出,口服在胃肠道不易吸收,并在组织内迅速还原为白色亚甲蓝。亚甲蓝、还原型亚甲蓝及代谢产物均自尿中缓慢排出,肠道中未被吸收部分自粪便排出,尿和粪可被染成蓝色。

(二)供硫药物

1. 硫代硫酸钠(sodium thiosulfate)　该供硫药物的硫烷硫原子(sulfane sulfur)在硫氰酸生成酶的催化下,与氰离子结合形成毒性甚微的硫氰酸盐从肾排出。所谓硫烷硫是结合在另一硫原子上的离子化硫(-S-S-),生物体内含有多种硫烷硫化合物,如硫代硫酸钠、连多硫酸盐(polythionates)、过硫化物及硫代磺酸盐(thiosulfonates)等,这些硫烷硫是从巯基丙酮酸盐经 3-MPST 获得,然后由硫氰酸生成酶催化转变为各种形式的硫烷硫,以血清蛋白作为传递硫的硫烷载体,形成硫烷硫蛋白复合物与氰化物反应,使氰离子转变为硫氰酸盐(thiocyanate,SCN^-),由肾排出。硫代硫酸钠是临床上广泛使用的供硫剂,毒性小,抗毒效果确实。缺点是用量大,作用慢。与其他抗毒药伍用,可提高抗毒效果。该解毒途径无须形成 MHb 而影响其携氧能力,特别适合于一氧化碳和氰化物同时存在的中毒。

早在 1933 年,硫代硫酸钠和亚硝酸钠配合使用就是经典抗氰复方(商品名 Nithiodote)。在抗氰急救包中硫代硫酸钠装于 50ml 安瓿中,浓度为 250mg/ml(共 12.5g),静脉缓慢注射,重复给药为首次剂量减半。儿童用量为 1.6ml/kg 或 400mg/kg,10～20 min 输注完。在给药 0.5～2h 后,中毒表现仍然存在者需给予半量重复。动物研究显示肌内注射该组合药物也是可行和有效的。该药物与羟钴胺化学上不相容,联用时需要经过不同的静脉输注。

由于其生物半衰期过短、体内分布容积较小,因而硫代硫酸钠的使用受到一定限制。氰化物本身可以增加细胞对硫代硫酸钠的通透性,提高细胞内的含量,这种特性提示硫代硫酸钠不适合用于预防而只能用于治疗氰化物中毒。含有高度亲脂硫烷硫的化合物或能激活细胞膜运输功能的化合物对抗氰治疗均有意义,但目前尚在实验研制阶段。

2. 3-巯基丙酮酸及其前体药物　体内另一个生成硫氰酸盐的途径是在 3-MPST 催化下,将 3-巯基丙酮酸的硫转移给氰。3-MP 是很好的供硫体,但是,由于其化学性质不稳定,在血液中快速分解,体内半衰期短,难以维持血药浓度,必须持续给药。美国学者研发了一种 3-MP 前体药物,3-巯基丙酮酸二噻烷(3-mercaptopyruvate dithiane,MPE)进入血液后 1 个分子的前体药物可以转变为 2 个分子的 3-MP,在 3-MPST 的作用下,生成硫氰酸盐。3-MPST 比硫氰酸生成酶分布广,存在于细胞质和线粒体中,肝、肾、脑,特别是小脑的含量高,以 3-MP 为供硫底物发挥对氰化物的解毒作用。由于 MPE 钠盐的水溶性限制,对抗一个致死剂量的 70 kg 成人氰化物中毒可能需要 20 ml 的药物,静脉给药是可行的,但是,在群体中毒需要快速肌内注射时就会受限。sulfanegen 是水溶性好的 MPE 剂型,起效快(约 3 min),已进入临床前研究,但稳定性有限。sulfanegen 的三乙醇胺盐(triethanolamine)水溶液浓度达到 1.58M,适合肌内注射。研究其他的 3-MP 前体药物或 sulfanegen 与其他药物联用,也是发展方向。实验证实,sulfanegen 作为预防或治疗用药,对非致死和致死剂量氰化物中毒都是有效的。

Sulfanegen 钠盐　　　　　　　　　　　　　丙酮酸钠　　单硫　　硫氰酸盐

(三)氰根离子直接结合药物

钴离子能与氰离子迅速形成稳定的金属复合物从尿中排出。此类化合物有乙二氨四乙酸二钴、羟钴胺、钴咻醇酰胺、组氨酸钴(cobalt histidine)、氯化钴(cobalt chloride)等(图 5-7)。

1. 钴盐　乙二氨四乙酸二钴(dicobalt ethylene diaminetetraacetic acid,Co₂EDTA)曾用于临床治疗氰化物中毒,因钴对心脏等具有毒性作用,故使用时应慎重(图 5-7)。Co₂EDTA 在欧洲国家已广泛应用(商品名 kelocyanor),给药方式为静脉注射,但美国未将此药列装。与亚硝酸钠和硫代硫酸钠的抗氰效果比较,钴盐对氰根离子的螯合作用更强,但也有研究报道了与此相反的结果。

Co₂EDTA 包装是 20ml 安瓿含 300mg 药物,静脉输注,完毕后立即输注 50ml 高渗葡萄糖溶液。药物在体内不被破坏,迅速自尿排出,1h 内约排出 50%,24h 排出 95% 以上。

应用 Co₂EDTA 出现恶心、呕吐、血压下降、心动过速及稀便时,静脉注射 100mg 依地酸二钠钙可消除之。钴盐的不足之处是其强烈的不良反应,可引起心绞痛和室性心律失常、眼周水肿、呕吐甚至死亡。因此,急性氰化物中毒开始恢复时应立即停止使用钴盐。鉴于其毒性,Co₂EDTA 不作为抢救药物,需要专业人员使用,适用于确诊的和严重中毒的患者。严重中毒出现呼吸衰竭或脑血管损伤而不能使用亚硝酸钠时,可给予 Co₂EDTA。

2. 羟钴胺　羟钴胺(hydroxocobalamin,Hcb)即维生素 B₁₂ₐ(图 5-7),半衰期 26～31h,是易吸潮的、无味的、暗红色的结晶粉末,任意比溶于水和乙醇,难溶于丙酮和二乙醚。Hcb 的钴离子上的羟基是维生素 B₁₂ 的活性状态,可按 1:1 化学当量直接螯合结合氰根离子,形成氰

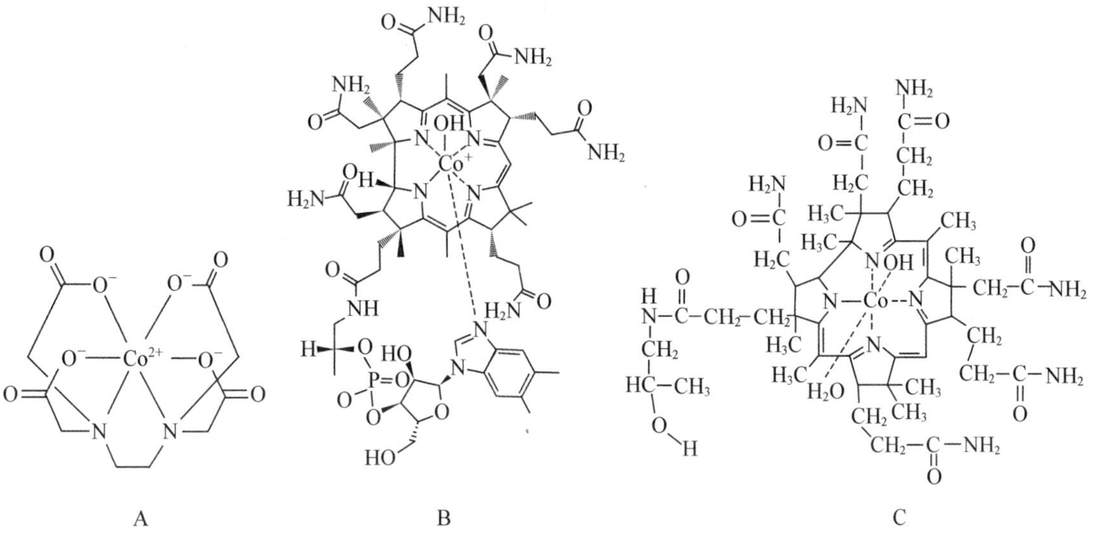

图 5-7　氰根离子直接结合药物的化学结构

A. 乙二氨四乙酸二钴；B. 羟钴胺素；C. 钴啉醇酰胺

钴胺素(cyanocobalamin)，即维生素 B_{12} 由尿排出。无须通过形成 MHb，不干扰 Hb 的携氧功能，是有效的抗氰剂。尤其是在低氧环境救援或火灾伤员功能性血红蛋白浓度降低时可以使用 Hcb 抗氰治疗。适用于儿童、昏迷患者、心搏停止者。此化合物毒性小，甚至在高剂量时亦然。研究表明，氰化物对 Hcb 的亲和力远远高于对 CytcO 的亲和力，伍用硫代硫酸钠可以增强 Hcb 的抗氰能力。

　　Hcb 常用的包装量为安瓿 2.5～5g，静脉输注需要 15min。总用量应<15g。经计算，4g Hcb(分子量 1346)可结合 77mg 的 CN^-，即可以对抗一个致死量氰化物中毒(1 mg/kg CN^-)。药物稳定性好，可储存 30 个月。临床上应用 Hcb 可出现色素尿、皮肤变红(2～3d 后可消失)、风疹、暂时性高血压、心动过速、头痛、轻度过敏等，此外更为重要的是由于 Hcb 极易光解，故其半衰期很短，可引起快速抗药反应，进而限制 Hcb 的应用。价格昂贵，也是影响其作为储备药物的原因之一。

　　3. 钴啉醇酰胺　新研制的抗氰药物钴啉醇酰胺(cobinamide,Cbi)是 Hcb 的类似物，是 Hcb 合成倒数第二步的前体物，缺少 Hcb 中与钴结合的二甲基苯并咪唑核酸，所以钴的上下结合位空闲，可与氰结合(图 5-7)。也可由 Hcb 在氢氧化铈温和的碱性条件下裂解形成。由于其中的钴分别与水和羟基结合，所以又称水羟钴啉醇酰胺(aquohydroxocobinamide)。与 Hcb 相比，Cbi 的特点是能以 1:2 的化学当量结合氰根离子；结合氰根的亲和力(Ka＝10^{22} mol/L)远远高于 Hcb(10^{12} mol/L)；水溶性也高 5 倍。针对致死量和非致死量暴露的动物研究证实，Cbi 比 Hcb 有更好的救治效果。在腹腔注射和吸入染毒小鼠模型上，Cbi 显示出 3 倍和 11 倍于 Hcb 的抗氰效能。试验外推的成人使用剂量为 10～15mg/kg 或按 1～1.5g 用于严重中毒者。Cbi 在肌内注射时和等摩尔的亚硫酸钠混合，可以促进其吸收。比水羟钴啉醇酰胺稳定性更好的硝基钴啉醇酰胺(nitrocobinamide)也已经研制成功。

　　Cbi 和 sulfanegen 有不同的解毒机制，在动物模型上，两者的联合应用研究也取得了很好的效果。小鼠腹腔注射氰化钾 3min 后,联合肌内注射两种药物使存活率由单独用药的 40%提高的 80%(图 5-8)。小鼠暴露于 480 ppm 氢氰酸蒸气中 20min,联合肌内注射 0.04mmol/kg Cbi 和 0.05mmol/kg sulfanegen 可以使存活率由单独用药的 40%提高到 100%。

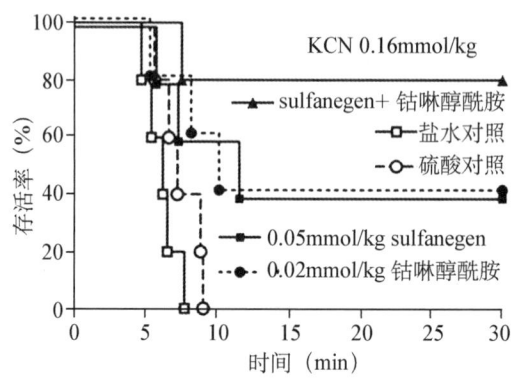

图 5-8 小鼠染毒后钴啉醇酰胺和 sulfanegen 的救治效果

(四)其他可用药物及候选药物

1. α-酮戊二酸(α-Ketoglutaric acid,α-Kg) α-Kg 对不同途径氰化物中毒都有很好的防治效果。α-Kg 抗氰作用在啮齿类动物上是 0.125～2.0g/kg,且最高剂量也有可靠的安全性。10%α-Kg 制剂添加 70%山梨醇、保鲜剂、增味剂,pH 7.0～8.0,显示满意的稳定性、生物效能和安全性。用于呼吸道吸入的 α-Kg 纳米制剂用 30%乙醇-生理盐水优化,粒径 300～500 nm,雾化率 65%,在人肺沉积达 13%,且经肺吸收迅速。实验证实,α-Kg 与亚硝酸盐或硫代硫酸钠联合能显著提高抗氰作用达 1 个数量级以上,与给氧联合也可减轻细胞色素氧化酶的抑制程度。兔分别食入 1/10 LD_{50} 的丙二腈、丙腈、硝普钠 14d,染毒前 5min 口服 5.26mmol/kg α-Kg 可以减轻这些产氰有机物产生的生化、氧化和组织学改变。人体试验显示,2 个 10g 剂量的 α-Kg,间隔 10min,然后饮水 300 ml,可以提高药物的生物利用度至 40%,优于 20g 顿服。推测人的剂量约是 150mg/kg,分次服用,并增加饮水;严重中毒者可能需要用到 1～2g/kg,有用量大的不便。α-Kg 是生理代谢产物,方便于长期较小剂量服用,可能更适合职业暴露者预防使用或作为营养补充剂。

2. 二甲基三硫醚(dimethyl trisulfide,DMTS) DMTS 存在于大蒜、洋葱、西蓝花、芦笋、甘蓝等蔬菜中,成人每天约摄入 0.2μg。检测 DMTS 抗氰中毒动物实验的硫氰酸盐生成量,在体通过 rhodanese 酶促反应是硫代硫酸钠抗氰药盒的 40 倍,体外通过非酶促反应是 80 倍。小鼠肌内注射,DMTS 抗毒效率是硫代硫酸钠的 3 倍。已经建立了 15%吐温 80 制剂,DMTS浓度为 50mg/ml。

此外,甲基丙基三硫化物(methylpropyl trisulfide)的肌内注射配方已经进行了动物实验。在研究亲脂性、细胞膜穿透性高的供硫体过程中,来自大蒜和洋葱的天然产物,如大蒜素显示了抗氰作用,并且能增强 nithiodote 的效能,可能与大蒜素自发裂解形成己二烯-单/多硫化物有关。

3. 异山梨酯（isosorbide dinitrate, ISDN） 是临床使用的抗心绞痛药物, 产生 NO 是其舒张冠状动脉血管的机制。已有研究显示 ISDN 有确实的抗氰作用, 这可能与 NO 的释放密切相关。与亚硝酸钠相比, ISDN 相对无毒, 形成 MHb 的可能性小。1995 年的研究报道, 小鼠口服 ISDN 300mg/kg 或腹腔注射 NaNO$_2$ 100mg/kg 分别使 MHb 含量由 5% 增至 10% 和 50%, 但都有抗氰作用; NaNO$_2$ 30mg/kg 仅产生 10% MHb 而失去抗氰作用; 用还原剂亚甲蓝降低 MHb 至正常水平以下取消了 NaNO$_2$ 抗氰作用, 但 ISDN 依旧有效。兔静脉注射 1mg/kg KCN 后 5/6 死亡, 分别用 6 mg/kg 亚硝酸钠和 50μg/kg ISDN 救治, 动物全部存活, 前者 MHb 水平为 7.9%, 后者无影响。

4. 维生素 B$_2$（核黄素） 在斑马鱼氰化物染毒模型上, 通过高通量的化学和代谢筛选, 发现一些氰化物中毒的特征性改变, 还发现维生素 B$_2$ 能够纠正中毒引起的代谢和神经性改变, 提示维生素 B$_2$ 可能成为一个新的氰化物治疗药物。同时, 针对临床使用硝普钠患者的研究提示, 维生素 B$_2$ 可能作为硝普钠治疗的一个预防用药, 对抗其不良反应。

（五）现有组方

临床常用组合为亚硝酸异戊酯吸入, 直到开始静脉注射亚硝酸盐或其他 MHb 形成剂, 随即给予硫代硫酸钠。

我国使用的抗氰胶囊分甲、乙片, 甲片 4-DMAP, 乙片为 PAPP。轻度中毒者口服 1 剂, 一般 4h 后即可恢复正常。该药可用于平战时氰类毒剂的预防, 服用后 30min 进入染毒区, 有效预防时间为 4～6h。

抗氰自动注射针属于战时单兵氰类毒剂中毒时自救或互救及补充治疗用, 平时也可用于氰化物中毒时院前抢救。该药剂也可用于硫化氢中毒患者的急救。该药针的结构与上述神经性毒剂类似, 都可以自我注射。使用时首先拔出红色保险环, 然后将自动针下体前端垂直压在股外侧, 之后用拇指下压击发帽, 击发后 5s 拔出自动针。用量: 中毒急救时给药 1 次, 每次 1 支, 每支内含 2ml 药液。

Cyanokit 的活性成分是 Hcb, 包装中有 2 个安瓿, 各含冻干的 Hcb 2.5g, 1 个注射器用于溶剂转移, 0.9% 氯化钠注射液作为溶剂, 液量 100ml, 1 套静脉输液器。成人从 5g 剂量起, 配成 25mg/ml, 输注时间为 15min。重者可以加用 5g, 依病情, 输注时间为 15 min 至 2h。

Nithiodote™ 是由亚硝酸钠注射液和硫代硫酸钠注射液组成的一种制剂包, 包装中有亚硝酸钠 300mg 水溶液 10ml, 静脉输注速度为 2.5～5 ml/min, 25% 硫代硫酸钠 50ml（含有 2.8 mg/ml 硼酸和 4.4mg/ml KCl, pH 7.5～9.5）紧随前者输注。注意严重的低血压和 MHb 形成可能导致死亡。

Kelocyanor 的活性成分是 CO$_2$EDTA, 包装中有 2 个 20 ml 安瓿, 各含 CO$_2$EDTA 300mg, 缓慢静脉注射（>1min）, 随即静注 50ml 高渗葡萄糖溶液。适用于严重中毒出现呼吸衰竭、脑血管损伤不能使用亚硝酸钠患者。心脏和肾毒性较大。

四、救治措施

氰化物毒性大、作用快, 急救必须争分夺秒。院前救治和院内急诊治疗的原则和措施基本一致。医院急诊科接诊的初始救治包括洗消、维持呼吸循环、抗毒治疗、吸纯氧、碳酸氢钠纠正酸中毒,之后进入ICU。在ICU中继续给氧、抗毒、纠正酸中毒,进行心脏监护、神经监护、治疗昏迷、低血压、惊厥、心律失常。有烟雾吸入者可给高压氧,与氰化物有关的化学烧伤者应监护全身毒性。实验室检查包括常规检查、附加检查(血乳酸、血气)、MHb(应<20%)、血碳氧血红蛋白(吸入烟雾者)、血氰(EDTA血)。

(一)抗毒治疗

尽快静脉注射3%亚硝酸钠溶液10 ml,儿童按体表面积6~8 ml/m² 或按体重0.33 ml/kg用药。接着注射25%硫代硫酸钠25~50ml(静脉注射),速度均为2.5~5ml/min。同时吸氧以提高治疗效果。为防止亚硝酸钠引起血压下降,可预先皮下注射麻黄碱。若收缩压降至10.7 kPa,应暂停给药,并将头放低位,活动四肢。4-DMAP作用迅速,不良反应小,可按3.25 mg/kg静脉注射或肌内注射,包装量每支200mg,以替代亚硝酸钠。但4-DMAP有效时间短,必要时需重复给药,剂量减半。严重中毒出现呼吸衰竭、脑血管损伤不能使用亚硝酸钠时,可给予羟钴胺或 Co_2EDTA 等。羟钴胺2.5~5g,可重复至总量<15g。Co_2EDTA 一般用量为5~10mg/kg,以20%葡萄糖溶液配成1.5%溶液,静脉注射20~40ml,接着注射20%葡萄糖溶液50ml。观察数分钟内如未见好转,可再次注射300mg,为加强疗效,可伍用25%硫代硫酸钠50ml。

战场和火灾现场烟雾吸入患者的代谢性酸中毒,可能是由于有氰化物的吸入,也可能是由于复苏不够、一氧化碳中毒或未查到的创伤所致。在不能获得血中氰化物水平时,下列情况提示体内氰化物浓度达到危险程度:烟雾吸入伤员的碳氧血红蛋白>10%,很可能吸入了危险量的氰化物;有烟雾吸入但没有严重烧伤的伤员,血浆乳酸盐>10mmol/L 有87%的敏感性和临床显著氰化物中毒94%的特异性;血气分析证实中央静脉氧分压和氧饱和度增加;烟雾吸入伴有神经性损伤。此类伤员在处理一氧化碳中毒之后,应给予较安全的抗氰药物,如羟钴胺素。

(二)对症处理

在进行上述急救的同时,应采取其他必要的对症支持措施。呼吸、循环功能衰竭时,可用强心、升压、兴奋呼吸循环中枢等药物,如皮下注射呼吸兴奋药25%安钠咖1ml,静脉注射50%高渗葡萄糖液100ml,维生素C 2~5g。高流量吸氧及施行呼吸机辅助呼吸等。重度中毒患者应注意休克、肺水肿、脑缺氧和脑水肿的防治,及时给予能量合剂和细胞色素C,以改善脑细胞和心肌代谢、促进恢复。对抽搐、烦躁不安者可采用亚冬眠疗法或抗惊厥药物。此外,患者在治疗过程中应注意安静、保温,中毒症状完全消失后,应继续观察2~3d。

五、氰化物慢性中毒的治疗

治疗大都采用对症治疗,给予维生素 B_{12} 可限制氰化物的神经毒性的致毒作用。也有试用谷氨酸钠11.5~23g加入5%葡萄糖溶液静脉滴注,每天1次,20~40d为1个疗程,辅之以理疗和体育锻炼,可使症状改善或消失。甲状腺功能低下者可根据病情给予碘剂,烟草性弱视等患者可用羟钴胺素(维生素 B_{12a})治疗。

第六节　硫化氢中毒

一、概述

硫化氢(hydrogen sulfide)是具有刺激性和窒息性的有害气体,硫化氢并不直接用于工业生产,多为生产过程中排放的废气及废水腐败后的产物,常常在下列生产过程中遇到:如制造二硫化碳、人造纤维、硫化染料、制革、制药;开采、提取和精炼石油;含硫金属的冶炼和含硫橡胶加热等。按 8h/d 计算,工作场所硫化氢的允许暴露限值(permissible exposure limit,PEL)为 10ppm,而 100ppm 达到了立即危及生命或健康的浓度(immediately dangerous to life and health,IDLH)(图 5-9)。由于硫化氢的制备简单,也被一些在密闭空间的自杀者采用。硫化氢的致死 Ct 为 1.43~4.36,经验证据倾向于较高剂量。

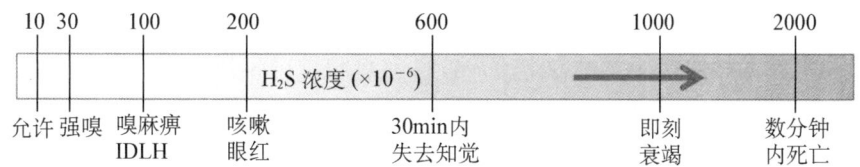

图 5-9　硫化氢的浓度-效应关系

硫化氢有臭鸡蛋味,无色气体,分子式为 H_2S,相对分子量为 34.08,熔点为 $-85.5℃$,沸点为 $-60.7℃$,比空气重,易溶于水、乙醇、二硫化碳、石油溶剂中,易燃。燃烧时可产生蓝色烟火。若与空气混合能形成爆炸性混合物,遇明火、高热能引起燃烧爆炸。

二、中毒机制和毒理作用

硫化氢主要经呼吸道吸收中毒,误服硫化物盐类与胃酸中和产生硫化氢,可经胃肠道吸收,经皮肤吸收甚为缓慢。经呼吸道进入体内的硫化氢,分布于脑、肝、肾、胰腺和小肠,肺部浓度很低。硫化氢进入体内后,一部分主要与含有半胱氨酸的各种蛋白质、金属蛋白、二硫键(-S-S-)蛋白等结合,形成二甲硫醚(methyl sulfide);一部分解离成硫氢根离子(HS^-),随后自动转化为硫化物(S^{2-}),在酶的作用下氧化形成硫代硫酸盐($S_2O_3^{2-}$)和硫酸(SO_4^{2-})。24h 内约 50% 转化为硫酸盐等硫化物,主要以结合或游离的硫酸盐形式经肾由尿排出。线粒体对硫化氢有很强的氧化能力,在线粒体内膜呼吸链复合体Ⅰ和Ⅱ的参与下,主要形成硫代硫酸等硫代硫形式的产物。所以,在脱离染毒环境后,血液中的硫化氢水平会迅速降低,此时用硫化氢结合药物的意义有限。

硫化氢能结合含有血红素的大分子,如 Hb 和肌球蛋白,但与 Hb 的结合力远低于一氧化碳。硫化氢中毒机制部分与氰化物类似,是细胞色素氧化酶的强抑制剂,能与呼吸链复合体Ⅳ中的氧化型细胞色素氧化酶的 Fe^{3+} 结合,抑制电子传递和氧的利用,引起细胞内缺氧,造成细胞内窒息。血中高浓度硫化氢可直接刺激颈动脉窦和主动脉区的化学感受器,致反射性呼吸抑制。以上两种作用发生快,均可引起呼吸骤停,造成闪电样死亡。硫化氢遇眼和呼吸道黏膜表面的水分后分解,并与组织中的碱性物质反应产生氢硫基、硫和氢离子、氢硫酸和硫化钠,对眼和呼吸道黏膜有强刺激和腐蚀作用,引起不同程度的化学性炎症反应。加之细胞内窒息,对较深的组织损伤最重,易引起肺水肿。

因脑组织对缺氧最敏感,故最易受损。硫化氢中毒后的病理变化,表现为脑组织充血、变性,毛细血管通透性增高,无氧代谢能量耗尽,脑间质和脑细胞均可发生水肿。急性硫化氢中毒可导致心肌缺氧,甚至心肌损害,以致影响心脏功能,肺动脉压持续增高,也可诱发或加重肺水肿。此外,硫化氢还抑制单胺氧化酶(Monoamine oxidase,MAO),诱导产生自由基损伤多种毒性机制。

高浓度吸入后,在体内不能及时氧化和甲基化,则引起急性中毒。高浓度硫化氢吸入可直接麻痹呼吸中枢,立即意识丧失,这主要由于脑干水平的抑制所致。

三、临床表现

急性硫化氢暴露中毒是医学中毒学里最特殊和可信的中毒症之一,它有一些代表性的特异表现,可以用来与其他气体中毒相鉴别。随着暴露浓度的增加,硫化氢中毒症可以有以下一些进行性的症状:感受到异味;结膜炎;嗅觉麻痹,注意与嗅觉疲劳鉴别;即刻衰竭(sudden collapse)或击倒(knockdown)、急性中枢神经毒性,有可逆性;肺水肿,不常见;呼吸暂停,难以看到。中毒者一般按顺序出现1个或多个特征性表现。

(一)临床中毒症

1. 即刻衰竭是高浓度暴露(500~1000ppm)的另一个致命危害,但中毒者可能迅速苏醒,自述没有任何不适,可以继续正常工作。

2. 呼吸暂停是呼吸的即刻麻痹,在实验动物上能明确观察到,是高浓度暴露的致命危害。

3. 肺水肿与失去意识的中毒者长时间硫化氢暴露有关。硫化氢刺激眼结膜和呼吸道黏膜,因其难溶于水,容易到达肺深部而造成肺泡损伤和肺水肿。临床数据显示,硫化氢中毒造成的肺水肿较其他非心源性肺水肿有较低的死亡率,可能是能引起肺水肿的硫化氢浓度已足以损伤中枢神经而致死;硫化氢对炎症有一定调节作用,减轻肺内急性内皮细胞破裂和弥漫的肺泡损伤;硫化氢对肺的毒性可能比其他组织要轻。细胞水肿、持续的低氧可以引起缺氧性脑损伤,但不常见。

4. 结膜炎又称毒气眼(gas eye),是硫化氢对角膜和结膜的刺激作用,常见于慢性低浓度暴露(20ppm或更低)的人员,并常在实践中作为超过允许暴露水平之后的预警体征。毒气眼以角膜上皮的毛细血管化和水肿为特征,可导致轻度折光和颜色的改变,如物体周围出现彩色光环等。眼睑痉挛可以导致流泪、眼周痛和畏光。

5. 硫化氢的嗅觉效应(olfactory effect)很特别,它的气味阈值很低,为 0.01~0.3ppm,1~5ppm 有很强的令人厌恶的臭鸡蛋味,但>100ppm 却可以使嗅觉麻痹。嗅觉麻痹是硫化氢特有的对嗅神经和嗅球的麻痹作用,不是嗅觉疲劳和适应。气味阈值和嗅觉效应对职业健康很重要,气味作为硫化氢存在的基本预警信号。

(二)继发临床表现

1. **急性呼吸作用** 很多患者会发生支气管痉挛,但没有支气管炎、慢性刺激引起的哮喘、反应性气道功能异常综合征,这可能是由于硫化氢的炎症调控作用而使肺免受损伤。呼吸短促可因呼吸道刺激和作为肺水肿发生的体征,也可能与机体缺氧有关。暴露于 10ppm 硫化氢不会引起肺功能降低或增加呼吸道反应,但 23% 的职业暴露人员有残留呼吸体积的单独减少,不伴有影像和临床的表现,这成为急性暴露的亚临床表现,并可能与肺受体和反射活动的抑制作用有关。在一些环境硫化氢水平较高地区,显示出暴露相关的哮喘危害降低。

2. **急性心脏作用** 如果硫化氢的作用机制是能量代谢活跃细胞中突然的细胞色素氧化酶抑制和中断,那么心脏会成为影响恢复的毒性心肌病,但事实上罕见心脏毒性。仅有个例报道没有任何冠脉疾病的年轻人员发生心肌缺血,表现有急性心力衰竭、左心室扩张、横纹肌溶解、心肌损伤等;恢复后可有劳力性呼吸困难、射血分数降低。

3. **非特异性临床表现** 常见头痛和短期的认知改变,如记忆丧失。头痛可出现 1/3 的暴露者中,持续约 1d。惊厥仅见于 2% 的暴露者,在几乎致死的病例中,多数与缺氧性脑损伤有关。曾有报道胃肠道症状,如黄疸和腹泻;人们在闻到硫化氢恶臭气味会有恶心和呕吐。

(三)临床分度

根据原卫生部发布的"职业性急性硫化氢中毒诊断标准(GBZ31-2002)",中毒分度如下所述。

1. **接触反应** 接触硫化氢后出现眼刺痛、畏光、流泪、结膜充血、咽部灼热感、咳嗽等眼和上呼吸道刺激表现,或有头痛、头晕、乏力、恶心等神经系统症状,脱离接触后在短时间内消失者。

2. **轻度中毒** 主要表现为眼和呼吸道的刺激症状,如畏光、流泪、眼刺痛及异物感,流涕以及咽喉灼热感。接触时间较长能引起角膜炎、结膜炎,在光源周围看到彩色环,这是角膜水肿的征兆。此外,尚有胸部压迫感和剧烈而持久的咳嗽等。

3. **中度中毒** 除上述症状外,可出现中枢神经系统症状,有头痛、头晕、全身无力、恶心、呕吐、共济失调、呼出气有臭鸡蛋味,呼吸困难甚至发绀,还可并发肝大、黄疸、肝功能异常及中毒性视功能障碍等。

4. **重度中毒** 在接触硫化氢数秒至数分钟后,即发生头晕、心悸,继之出现谵妄、不安、躁动、昏迷、抽搐,而昏迷和抽搐可持续数小时之久,有时反复发作,间歇期内病情似有好转,但很快又出现昏迷。多伴有肺水肿。如不及时抢救,可因呼吸麻痹而死亡。

吸入极高浓度的硫化氢亦可发生"闪电样"中毒而迅速死亡,表现为突然失去知觉,像被击倒或被描述为"像被关了开关"和"像断了牵线的木偶",发生迅速。严重中毒患者,在急性中毒症状消失后,常遗留有神经衰弱和前庭平衡功能障碍,少数患者可有蛋白尿、肾炎、锥体外系损害、中毒性精神病和心血管损害等。

四、诊断和鉴别诊断

主要依据接触史、临床表现和毒物分析。皮肤和脑组织的变色一般与高浓度的暴露相关。

为鉴定工作场所中是否有硫化氢,常用的化学方法有醋酸铅试纸简易显色测定法。即将试纸浸于 2‰乙酸铅乙醇溶液中,至现场取出暴露 30s 观察其变色的结果。试纸变色的深浅与空气中硫化氢浓度的关系如下:硫化氢浓度为 $10\sim20mg/m^3$,呈绿黄至棕色;浓度为 $20\sim60mg/m^3$,呈棕黄至棕褐色;浓度为 $60\sim160mg/m^3$,呈棕褐至黑色。安瓿法是硫化氢气体与安瓿内醋酸铅固体颗粒反应,使醋酸铅颗粒变黑。这一反应是非特异性的,环境中有磷化氢、锑化氢时,也会出现相似的反应,应注意鉴别。

此外,通过检测仪器检测法,如硫化氢库伦检测法,根据库伦滴定原理,将硫化氢与溴化钾酸性溶液发生电解并与被测物浓度呈线性关系来检测;硫化氢气敏电极检测法;有条件时还可测定血及尿中的硫酸盐含量,或进行分光镜检查,可发现硫化血红蛋白,但意义有限。

测定血硫化氢时,采样应在暴露后 2h 以内,用 5ml 无肝素的管子(红盖)。血、尿标本应冻存。硫代硫酸钠存在时间较长,可以作为硫化氢暴露的标志物;其血液正常浓度为 $0.3\mu g/ml$,经验上,剧烈升高 $8\sim77$ 倍时有毒理学意义。尿中硫代硫酸钠只有中毒者存活一定时间,通过肾小球滤过和排泄该离子时才能检测到。组织硫代硫酸钠无明显升高。

五、预防、急救和治疗

(一)预防

1. 对产生硫化氢的生产过程,应加强密闭和局部通风。硫化氢在排放前应净化处理。

2. 含硫的酸性废水,在排入下水道前应先用石灰或其他碱性物质处理,以免排放时产生硫化氢。

3. 从事下水道作业前,应先进行通风换气,必要时应戴隔离式防护面具。身上缚以救护带,进入时应有人在外监护,并做好急救准备。

4. 在可能发生硫化氢危害的工作场所,有条件时应安装自动报警器。

5. 对接触硫化氢的救援人员进行中毒的预防宣传与急救训练。

6. 患有中枢神经系统器质性疾病、神经官能症、内分泌系统和自主神经系统疾病、呼吸道疾病、眼结膜和角膜病、慢性咽炎者,均不宜从事硫化氢中毒救援工作。

(二)急救和治疗

硫化氢中毒的救治关键是现场和院前救治。除非液滴污染,场外救治人员无须进行防护。脱去的衣服进行通风晾晒,皮肤用肥皂水或清水洗消。

1. 立即将患者移离中毒现场,至空气新鲜、通风良好处,吸入氧气。已呼吸停止者应立即施行人工呼吸,维持有效循环,不可轻易放弃抢救。呼吸、心搏均已停止者,应及时正确地施行人工心肺复苏术。行口对口呼吸急救者,要避免直接吸入患者的呼气,以防中毒。

2. 给氧、给予呼吸兴奋药。有支气管痉挛者应给予支气管扩张药物。对中、重度中毒者,有条件者应尽快安排高压氧治疗。

3. 静脉注射高渗葡萄糖、维生素 C 或 10％亚甲蓝 $20\sim40ml$、10％硫代硫酸钠 $20\sim40ml$。也可静脉注射细胞色素 C(30mg 加于 10％葡萄糖溶液中,每日 2 次),以减少硫化氢对细胞色素氧化酶的毒性作用(用前应做过敏试验),并可口服铁剂,以提高血液的携氧能力。

4. 碳酸钠能使硫化氢类似物二甲基硫醚(dimethyl sulfide)导致的动物昏迷时间缩短,但未影响死亡率。与葡萄糖联合,在暴露后给药可缩短动物昏迷时间,并降低死亡率;在暴露前给药可缩短昏迷时间,避免死亡,提示酸中毒和低血糖可能与硫化氢中毒的中枢毒性有关。

5. 以前主要使用的MHb形成剂是亚硝酸盐和亚硝酸异戊酯。新型药物4-DMAP可按10%溶液肌内注射2ml,必要时可于1h后重复1ml。MHb形成剂可能只在最初数分钟内使用才有效,后期使用可能会减缓硫化物的排泄。也有研究显示,亚硝酸盐、丙酮酸盐、二硫苏糖醇对昏迷时间和死亡率无影响。

6. 羟钴胺等可与硫化氢结合成复合物,催化硫化氢氧化为无毒的硫酸盐,羟钴胺还能有效预防由于神经元死亡导致的神经系统损害。也有报道认为其清除硫化氢的作用有限。

7. 可给予促进脑代谢的药物,如三磷酸胞苷二钠、胞磷胆碱、甲钴胺(mecobalamin)、乙胺硫脲(antiradon)、氨酪酸(aminobutyric acid)等。

8. 要注意观察并预防肺水肿和脑水肿的发生,遵医嘱及时准确地给予甘露醇、呋塞米脱水治疗,减轻脑水肿,早期、足量、短程使用肾上腺糖皮质激素。

9. 高压氧治疗是合理有效的治疗选择。推荐治疗方案是2.5个大气压90min,进行3次序贯治疗。高压氧治疗可能通过改善氧合、酸碱平衡、附带降低MHb,一方面促进短期存活相关的生理作用,减少缺氧引起脑损伤和酸中毒导致心脏并发症的危险;另一方面影响长期恢复。

10. 可给予抗生素预防感染。

11. 眼部损伤时,应尽快用清水或2%碳酸氢钠溶液清洗,再用4%硼酸水洗眼,并滴入无菌橄榄油。醋酸可的松滴眼液对防止发生角膜炎的效果更好,每日4次,可连用数日。

第七节　一氧化碳中毒

一、概述

含碳物质燃烧不完全都可产生一氧化碳(CO)。炼钢、炼焦、烧窑及化学工业中合成氨、甲醇等过程中,炉门或窑门关闭不严、煤气管道漏气、煤矿瓦斯爆炸、室内内燃机试车、丙烷或汽油为燃料的室内机器,防护不周和通气不良可吸入大量CO,发生急性CO中毒。日常生活中,家用煤气或煤炉均可产生CO,如门窗紧闭、无通风设备、烟囱堵塞、漏气和倒风,为急性CO中毒的常见原因。火灾中的罹难者多死于急性CO中毒而不是烧伤。在密闭车库内,10min尾气排放就可致死。

CO是大气的污染源之一,在交通繁忙的地带CO浓度可高达115ppm,少则5~23ppm。卷烟是大气中CO的重要污染源,烟气中CO含量可达400ppm,超过一些国家规定50ppm一日暴露8h容许量的8倍,也超过了200ppm的上限值。

CO虽然毒性强,因其蒸气比空气轻,战时作为军用毒剂使用的可能性不大,但部队在坑道作业及坦克、装甲车内训练、作战、火药爆炸或内燃机工作产生的气体中含有较高浓度的CO。如火药爆炸时(以TNT炸药为例)产生的火药气中CO含量为50%~60%。

(一)一氧化碳的理化性质

CO为无色、无味、无刺激性气体,沸点−193℃,比重0.967,不溶于水,易溶于氨水,不易被药用炭吸附,普通防护面具不能防护。空气中 CO 含量达 12.5% 以上时有爆炸的危险。

CO 在催化剂二氧化锰、氧化铜的作用下,与空气中的氧反应生成 CO_2,因此,可用催化剂防护 CO 中毒,或用作面具滤毒罐填料表面的处理。

CO 与某些金属作用可生成金属羰基化合物。

(二)一氧化碳的中毒途径和毒性

正常人体内含有少量内生性 CO,系来自含铁血红素的分解,约产生 0.42ml/h,使血液中的碳氧血红蛋白(COHb)量保持在 0.5%,溶血性疾病的患者可高达 4%~9%。吸烟者体内 COHb 浓度高达 3%~8%,超过非吸烟者数倍以上。

空气中含 CO 0.15%~0.2% 暴露 1~2h 可引起严重中毒,含 0.3%~0.5% 即可致死。CO 对人体的危害,主要取决于空气中的浓度和接触时间,浓度更为重要。血液中 COHb 含量能直接反映中毒程度和决定中毒症状。此外,CO 的毒性,也受机体功能状态的影响,心血管疾病、贫血、营养不良等患者对 CO 的敏感性增强。儿童、老年人、孕妇易受影响。

二、中毒机制和毒理作用

(一)中毒机制

CO 经呼吸道进入肺泡,被吸收入血液循环,与血液中的 Hb 结合形成 COHb,后者失去携氧功能,从而产生血液性缺氧。CO 与 Hb 的亲和力要比氧与 Hb 的亲和力大 200~300 倍,故把血液内氧合血红蛋白中的氧排挤出来,而形成 COHb;而 COHb 的解离速度却又比氧合血红蛋白慢 3600 倍,因此,CO 中毒后 COHb 解离需要很长时间。CO 浓度高至 667ppm 可能会导致高达 50% 人体的血红蛋白转换为 COHb,可能会导致昏迷和死亡(表 5-11)。

表 5-11　空气中 CO 浓度、血中 COHb% 及人体反应的相互关系

空气 CO 浓度(mg/m^3)	吸入半量时间(min)	平衡状态下 COHb(%)	人体反应
58.5	150	7	轻度头痛
117	120	12	中度头痛、眩晕
292.5	120	25	严重头痛、眩晕
582.5	90	45	恶心、呕吐、虚脱
1170	60	60	昏迷
11 700	5	90	死亡

CO 是非蓄积性毒物,其吸收与排出,取决于空气中氧和 CO 的分压与血液中 COHb 的饱和度(COHb/Hb%),以及接触时间的长短。进入人体内的 CO,在患者离开中毒现场呼吸新鲜空气或吸氧后,可自呼气中排除,但需数小时,甚至 1d 方能排尽。吸入高氧分压气体可促进 COHb 的解离,抢救效果比较好。

(二)毒理作用

CO 中毒可引起机体多方面功能、代谢和形态的改变,是 CO 毒理作用的基础。

1. 对血红蛋白携氧功能的影响　CO 经呼吸道吸入并弥散入血后,立即与氧合血红蛋白反应,形成 COHb。

$$HbO_2 + CO \underset{PCO\downarrow PO_2\uparrow}{\overset{PCO\uparrow PO_2\downarrow}{\rightleftharpoons}} COHb + O_2$$

空气中只要含有 0.1% 左右的 CO,就可使 50% 的 Hb 形成 COHb,比 HbO_2 更稳定,使 HbO_2 的离解曲线左移。严重阻碍氧的释放和传递,引起低氧血症。

停止吸入 CO,血液中的 COHb 即行解离。如吸入新鲜空气,COHb 半解离期一般为 $4\sim6h$;吸入 100% 的纯氧,缩短为 $40\sim60min$;吸入 3 个大气压纯氧,则为 $15\sim30min$。可见氧可加速 COHb 解离,促进体内 CO 的排出,这是高压氧治疗 CO 中毒的治疗基础。

长期慢性接触低浓度的 CO,由于机体对 CO 中毒所致缺氧的代偿性反应,体内红细胞数、Hb 总量均明显增加,增强了机体对缺氧的耐受性,临床上可不出现明显的中毒症状。每日暴露于 $0.08\%\sim0.1\%$ CO 空气 $6\sim8h$,36 周后体内 Hb 量增加 67%,红细胞及血小板数增高均超过 50%。

2. CO 还可与体内含 Fe^{2+} 的蛋白质、酶结合,影响组织的功能与代谢　进入体内的 CO $10\%\sim15\%$ 与含血红素的蛋白结合,特别是细胞色素氧化酶和肌球蛋白。与肌球蛋白结合,影响肌组织内氧弥散。CO 与线粒体呼吸链中的还原型细胞色素氧化酶的 Fe^{2+} 结合,直接抑制组织细胞的呼吸过程,阻碍其对氧的利用。因此,CO 中毒同时存在组织中毒性缺氧。此外,CO 还可抑制肝细胞微粒体混合功能氧化酶系统,从而影响肝糖、脂肪、蛋白质代谢过程及肝的解毒功能。

3. 自由基学说　正常情况下,氧被细胞色素氧化酶还原生成水,无自由基生成。CO 入细胞后与细胞色素氧化酶 a_3 中 Fe^{2+} 离子结合,抑制该酶的活性,因此在 CO 中毒情况下,氧不经呼吸链的酶促反应激活而经非酶促还原反应激活,伴有超氧阴离子自由基和羟自由基的生成。

$$O_2 \xrightarrow{e^-} \cdot O_2- \xrightarrow{e^-+2H^+} H_2O_2 \longrightarrow OH^\cdot \xrightarrow{e^-+H^+} 2H_2O$$

超氧阴离子自由基及羟自由基均是体内极为活跃的自由基,由其触发体内一系列的连锁自由基反应,从而导致组织细胞损伤。另外,CO 中毒缺血、缺氧损伤的部位(如中枢神经系统)在经治疗恢复血、氧供给后,可出现缺氧损伤进一步加重的现象,其产生机制可能是在恢复血、氧供给后损伤区域形成局部高浓度的活性自由基,以及自由基清除酶如超氧化物歧化酶等活性降低所致。

CO 通过增加细胞质的血红素和血红素氧化酶-1 蛋白的水平引起炎症,进而增加细胞氧化应激。通过与血小板血红素蛋白结合,CO 引起 NO 的释放和过氧化物的形成,导致线粒体功能损伤,加重组织缺氧。CO 中毒可以通过血小板-PMN 聚集和脱颗粒,释放 MPO、蛋白酶和 ROS,引起氧化应激、脂质过氧化和细胞凋亡。

4. 对中枢神经系统的作用　内源性 CO 是生理性 COHb($<1\%$)的来源。低浓度时,CO 有神经保护作用,包括舒张血管、神经传导、抑制血小板聚集、抗平滑肌增殖作用和抗炎作用。CO 的神经保护作用涉及记忆、生物节律和血管舒缩张力。

中枢神经系统因氧的需求最大故对缺氧最为敏感,因此,CO 中毒时,中枢神经系统首先受累,损伤也最为严重。CO 中毒引起中枢神经系统损伤的机制复杂,除活性自由基起一定作用外,CO中毒所致能量代谢阻断是最重要的因素。由于ATP生成减少,脑组织内ATP耗尽,钠泵不能运转,细胞内钠、钙离子蓄积,发生细胞内水肿,超微结构损伤,血管内皮细胞肿胀,进一步加剧缺血缺氧,酸性代谢产物增多及血-脑屏障通透性增高,发生细胞间质水肿。最终导致神经细胞坏死(图5-10)。

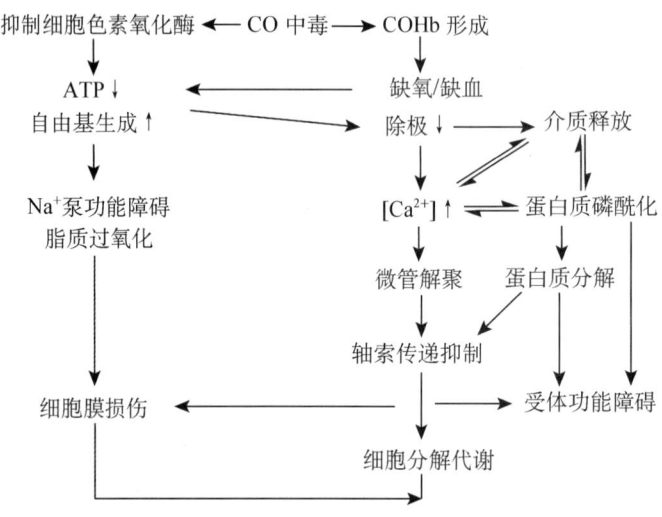

图5-10　一氧化碳引起中枢神经系统损伤的可能机制

脑血管先发生痉挛,而后扩张,渗透性增加,严重者有脑水肿、继发性脑血管病变、血栓形成,还可造成皮质或基底核的局灶性软化或坏死,以及皮质下白质广泛的脱髓鞘病变。在神经炎的病例中,可发现神经细胞的退行性病变。

急性CO中毒的神经毒性还可能与儿茶酚胺危象有关。CO增加交感神经末梢分泌,中脑边缘系统的多巴胺(DA)水平升高,引起急性损伤。深部白质的神经突触或少突细胞内持续高水平的儿茶酚胺(去甲肾上腺素或DA)导致深部白质的迟发神经损伤,伴有脑的进行性炎症(暴露后1周至6个月)。此外,有研究表明CO中毒可加速纹状体DA的代谢,生成的大量有毒DA代谢物,可进一步加重脑循环障碍和氧化应激损伤,形成恶性循环。CO暴露导致髓鞘碱性蛋白(myelin basic protein,MBP)和脂质过氧化产物丙二醛加合物的产生。数天内,MBP的变化与巨噬细胞和CD_4淋巴细胞的浸润以及小胶质细胞的激活共存,而进行MBP耐受处理后淋巴细胞增殖和小胶质细胞激活则不再发生,说明免疫反应与迟发性神经后遗症有关,也许可以通过抗感染治疗迟发神经后遗症。

5. 对心脏的作用　心肌耗氧量大,心脏是CO毒理作用的高度敏感的靶器官之一。严重CO中毒,可迅速发生心力衰竭引起死亡。CO对心脏毒理作用的机制复杂,它影响心肌能量代谢、收缩性能、电生理活动及组织结构等各个环节。CO与肌红蛋白结合引起心肌细胞内氧弥散障碍,COHb的形成又影响血液携氧功能,因此,CO中毒时心肌组织可处于严重缺氧状态;CO对细胞色素氧化酶的抑制使心肌氧化磷酸化阻断,能量生成减少,导致心肌收缩性能减弱,如不能及时纠正CO对心肌收缩性能的抑制,改善心肌缺氧状态,则可迅速导致心力衰竭。CO对心肌电生理活动的影响肌组织结构的损伤与心肌缺血、缺氧损伤的变化一致。

三、临床表现

CO 中毒的临床表现,取决于中毒的程度、COHb 的浓度及机体的功能状态,通常有头痛、恶心和头晕(表 5-12)。

表 5-12 人体对不同水平碳氧血红蛋白的反应

COHb	人体表现
<1%	Hb 分解代谢产生的内源性 CO,该浓度有许多神经保护作用
1%~9%	吸烟者的正常水平;胸痛、劳力时间缩短,伴有缺血性心脏病
15%~20%	头痛,视觉诱发反应的改变
20%~30%	严重头痛、头晕、恶心、疲劳,手灵巧度损伤
30%~40%	严重头痛、恶心、呕吐,心率和呼吸加快,意识丧失伴低血压
40%~50%	昏迷、惊厥、低血压
60%~70%	致命

设定 CO 暴露浓度,头痛是 15%~20% COHb 时得到的第一个一致性的症状。66% 的患者主述头痛部位在前部,58% 的患者头痛多于 1 个部位;钝痛占 72%,尖锐痛占 36%;持续痛占 74%,跳痛占 41%,间歇痛占 16%;高压氧治疗前 74% 的患者头痛已减轻,21% 的患者完全缓解;高压氧治疗后 97% 的患者头痛改善,44% 的患者缓解。头痛发生的环境也可能有提示作用。有冠状动脉疾病者,症状可能发生在更低的 COHb 浓度(1%~9%)。

(一)临床分型

按病程发展的快慢及中毒程度通常分为 3 型。

1. 轻度中毒　血液 COHb 10%~20%。有头痛、眩晕、心悸、恶心、呕吐、四肢无力,甚至短暂晕厥。吸入新鲜空气后,症状迅速消失。当 COHb 达 20%,唯一可见的客观变化是视觉诱发反应(visual evoked response),COHb 达 30% 时受损加重。在 COHb 浓度 4%~20%,没有证据显示会出现永久性损伤。

COHb 浓度达到 21%~35% 时,出现头痛、头晕、恶心、疲劳、糊涂、记忆障碍。手灵巧度在 COHb 浓度 22% 时表现正常,COHb 浓度 28% 时则受损明显。

2. 中度中毒　血液 COHb 30%~40%。除轻度中毒症状加重外,有心动过速、视物模糊、皮肤、黏膜、肌肉、心脏及腹腔脏器均呈樱桃红色,两面颊、前胸及股内侧尤为明显。无呼吸困难表现,但在步行或体力劳动时可突然发生呼吸窘迫和晕厥,以致虚脱或昏迷。及时吸入新鲜空气或加压氧气后,可能较快清醒,数日内恢复,一般无后遗症。

研究报道,COHb 为 21% 的 CO 暴露者经过常压氧或高压氧治疗后,迅速或数天内回到正常水平,1 个月后几乎均能恢复工作,1/3 的人有疲劳、头痛、记忆力和睡眠问题、注意力集中下降、行为和视觉错乱等持续症状。

3. 严重中毒　血液 COHb 在 50% 以上,患者可突然昏倒,呼吸急促、心动过速、阵发性惊厥、意识丧失、出现潮式呼吸。昏迷可持续数小时，甚至数天。常并发脑水肿、肺水肿、心肌损害、心律失常或传导阻滞。皮肤、黏膜有时不呈樱桃红色而显示苍白或发绀。四肢皮肤有时可出现大水疱或血管神经性水肿。咽、气管及食管均有充血现象。肺充血水肿，有时发生炎性改变。中毒后常易引起继发性肺炎或压疮等并发症，自深度昏迷状态清醒后，部分患者可出现以下神经精神症状。

(1)神经衰弱：经过一定时间后能完全恢复。

(2)精神异常、视幻觉、听幻觉、迫害妄想、抑郁、烦躁不安、激动、木僵等；部分患者在持续相当时间后可逐渐恢复，少数患者发展至严重痴呆木僵型中毒性精神病。

(3)锥体外系症状：在缺氧后不久或经过一段时间可发生震颤麻痹，经数月至数年恢复。少数患者则病情持续加重，个别患者表现为手足徐动症或舞蹈症。

(4)其他脑部症状有单瘫、偏瘫、截瘫、四肢瘫、发音含糊、吞咽困难、失语、偏盲、皮质性失明、惊厥、再度昏迷等。

(5)周围神经炎：在中毒数天内发生肢体瘫痪，皮肤感觉缺失。尚有中毒后发生球后视神经炎或其他脑神经麻痹。

(二)迟发神经后遗症

COHb达30%～50%时导致意识丧失和昏迷，这些无意识和低血压的患者可发生迟发神经后遗症(delayed neurologic sequelae，DNS)。在经过2～40d的清醒间隔后，大脑发生弥漫性的神经脱髓鞘，出现一系列临床表现，包括昏睡(lethargy)、行为异常、遗忘、记忆丧失、帕金森表现。3%～12%的急性或慢性CO中毒者可发生DNS，其中的3%～10%的中毒者因苍白球脱髓鞘而进一步发展为帕金森病。75%的DNS患者可在1年内恢复。

DNS患者的帕金森表现主要有轻度至中度的认知功能损伤、步态不稳、尿失禁、缄默，没有静止性震颤，但有些患者有意向性震颤。其他表现包括小步幅(small stride)、运动功能减退、面具脸、僵硬、舒放反射(release reflexes)、后退步态(retropulsion)。CT检查所见的脑白质和苍白球的异常表现与CO中毒后完全恢复者类似。抗帕金森病治疗药物无效。在1年的随访中，6个月恢复者占81%。

DNS的另一个特征表现是出现抑郁和冷漠(apathy)。CO暴露4周后，CT检查可见双侧苍白球坏死。经左旋多巴(sinemet)治疗后帕金森表现和抑郁均好转，但苍白球损伤仍在。

四、诊断和鉴别诊断

CO中毒往往见于意外事故，常为集体中毒，根据中毒史及临床表现，不难做出诊断。患者昏迷时，需与脑血管意外、脑炎、脑膜炎、糖尿病酸中毒昏迷、尿毒症、肝性脑病等进行鉴别。如果临床表现疑为CO中毒，检查血中COHb呈阳性反应，可立即确诊。

常用的简易碳氧血红蛋白测定法有3种。

1. 加碱法 取患者血液数滴，用等量的蒸馏水稀释后，加入10%氢氧化钠1～2滴，若血中有COHb，则仍保持原来的淡红色不变，正常血液呈棕绿色。

2. 煮沸法 患者血液3～5滴加于10ml蒸馏水，血中若有COHb煮沸后仍为红色，正常血液呈褐色。

3. **硫酸铜法** 取患者血液 2ml,加入等量水和 3 滴饱和硫酸铜溶液,混合后若有红色沉淀出现,则证明血液中有 COHb,正常血液应出现棕绿色沉淀。

如有条件用分光光度法可对 COHb 浓度做出精确的测定。此外,如果已知空气中 CO 浓度(c)和暴露时间(t),可根据 COHb=0.858c×0.68t/197 对血中 COHb 浓度做出粗略的估计。血气分析仪能自动测定血中 COHb 的浓度和其他血气指标。CO 中毒血气分析结果符合血液性缺氧的特点,表现为血氧饱和度和氧容量明显低于正常值。另外,可并发代谢性酸中毒、呼吸性碱中毒等。总之,COHb 的测定,对于 CO 中毒的诊断、中毒程度的估计以及治疗效果的评价均具有重要意义。

S100B 蛋白是脑创伤后神经损伤的标志物,在 CO 中毒发生迟发脑病的患者中,血清 S100B 蛋白升高,达到 0.165 mg/L 以上,可以预测 CO 中毒相关的迟发脑病的发展。CO 中毒意识丧失者,血清 S100B 和缺氧脑损伤的生化标志物神经元特异性烯醇化酶(neuron specific enolase,NSE)均升高。虽然也有未见 S100B 和 NSE 升高的报道,两者仍有参考价值。血乳酸浓度可以作为 CO 中毒患者危险分层,确定需要住院治疗者。

五、预防、急救和治疗

(一)预防

1. 进入高浓度 CO 场所,应戴 CO 防护面具。这种防护面具的滤料成分为 50% 氧化锰、30% 氧化铜、15% 氧化钴、5% 氧化银。这种混合滤料能起催化作用,使 CO 氧化为二氧化碳而解毒,但催化剂极不稳定,易吸水而失效,用前应做检查,失效者应及时更换新的滤料。

2. 为防止中毒事故,可装设 CO 自动报警器。75% 的 CO 中毒发生在住宅内。

(二)急救和治疗

50% 的 CO 中毒者的救治是在现场进行的。抢救 CO 中毒的关键在于积极纠正缺氧(促进 COHb 解离)及防治脑水肿。

1. 脱离中毒环境。急性 CO 中毒时立即将患者移至新鲜空气处,并注意保暖。

2. 常压氧和高压氧治疗。吸氧可促使 COHb 解离。常压氧治疗是 CO 中毒救治的里程碑,密闭面罩提供纯氧>6h,治疗缺氧。现今,高压氧是 CO 中毒最重要的治疗措施。对意识昏迷者应积极采用高压氧治疗,早期治疗显效率可高达 95% 以上。舱内压力以 1～2 个大气压为宜,根据血中 COHb 浓度及意识障碍情况决定高压氧吸入时间。对已有脑水肿、酸中毒及昏迷时间较长者,单纯高压氧治疗效果尚不理想,也不能有效避免后遗症。

用含有 5% CO_2 和 95% O_2 的混合(高压)气体治疗 CO 中毒较用高压纯氧的效果更好。其原因是:①溶于血中的 CO_2 可使血液 pH 降低,使氧离曲线右移,血红蛋白易于释放氧;②吸入 5% CO_2 可用于动脉血中 $PaCO_2$ 增高导致脑血管扩张增加脑血流量;③CO_2 有兴奋呼吸中枢的作用,拮抗 CO 中毒对呼吸中枢的抑制。

高压氧治疗的适应证:水下和高压医学学会推荐高压氧用于 CO 中毒者适用于任何时间长短的意识丧失、神经体征、心血管功能障碍,或严重酸中毒,或年龄≥36 岁,或 CO 暴露期间隔≥24 h。目前尚未确定理想的治疗方案,也不知道超过 6h 的高压氧是否能进一步改善临床表现或降低神经认知后遗症。《新英格兰医学杂志》推荐了如下应用高压氧的指南:①昏迷;

②意识丧失,无论时间长短;③CO 神经心理测评的任何异常评分;④COHb＞40％;⑤妊娠且 COHb＞15％;⑥心肌缺血或心律失常;⑦缺血性心脏病病史且 COHb＞20％;⑧症状反复达 3 周;⑨常压氧治疗 4～6 h 仍不能改善症状。

高压氧治疗也有不良反应,如气压伤(barotrauma)、减压病、肺水肿和出血、惊厥和氧毒性。血液中氧分压增高可有大量的 O_2 被活化产生超氧阴离子自由基,引起体内氧化和脂质过氧化的增加,导致组织细胞广泛损伤,因此,长时间持续吸入高浓度高压氧可加重病情。

3. 昏迷不深的患者,可用普鲁卡因解除脑血管痉挛,改善脑循环。根据眼底血管痉挛情况,0.1％普鲁卡因 500ml 静脉滴注(2～4h 滴完),每日 1 次,用 5～7d,用前做过敏试验。

4. 昏迷时间超过 10～12h,或经吸氧 6～8h 仍不见减轻者,特别是抽搐频繁、发热在 39℃以上、有呼吸衰竭或循环衰竭等的危重患者,可施行人工冬眠及降温疗法。

5. 细胞色素 C 可改善组织缺氧状态,静脉注射,每次 15～30mg,8～12h 可重复注射 1～2次。少数患者可发生过敏性休克,故静脉注射前应常规做皮内过敏试验。

6. 可的松类药物可减轻组织反应,与甘露醇或高渗葡萄糖合用对脑水肿的防治有一定功效。氢化可的松 200～400mg 静脉滴注,或地塞米松 10～30mg 分次静脉注射。25％甘露醇 250mg,静脉较快速滴入,8～12h 可重复 1～2 次。

7. 输全血、血代或换血适应于严重中毒者,使机体在短期内得到氧合血红蛋白,迅速改善组织缺氧状态。

8. 冬眠疗法。对高热、抽搐者采用亚冬眠疗法,使机体处于保护性抑制状态,有助于组织对缺氧的耐受性。

9. 对症疗法。呼吸衰竭者应用呼吸兴奋药,必要时应立即施行人工呼吸或气管插管。人工加压给氧。血压降低者立即进行抗休克治疗。及早使用抗生素防止继发感染。

10. 神经系统继发症、头晕,应用 B 族维生素或氨酪酸治疗;瘫痪者可肌内注射氢溴酸加兰他敏 2.5～5.0mg/d,共 20～30d;也可用针灸、按摩、理疗等,并注意自动与被动锻炼,以防肌肉萎缩;周围神经炎可用肾上腺皮质激素治疗。

(邹仲敏　赵吉清　但国蓉)

★ 第6章 ★

窒息性毒剂

　　窒息性毒剂(choking agents)又称肺刺激剂(lung irritants)或肺损伤性毒剂(lung injurants)，是一类损伤呼吸道引起中毒性肺水肿，导致机体急性缺氧和窒息的致死性毒剂。主要代表有光气(phosgene，军事代码 CG)、双光气(diphosgene，军事代码 DP)、全氟异丁烯(perfluoroisobutylene，PFIB)、氯气(chlorine，军事代码 CL)和氯化苦(chloropicrin)等。窒息性毒剂属于速杀性毒剂，能有效杀伤对方有生力量、削弱其战斗力。

　　在第一次世界大战中，10 余种此类毒剂曾被使用。1915 年 4 月 22 日，德军首次施放了186t 氯气，成功突破敌方防线，并造成 15 000 人中毒，其中上千人死亡。由于氯气毒性低，易防护，不久就被淘汰，取而代之的是光气和双光气。1915 年 12 月和 1916 年 8 月，德军分别使用了光气和双光气，造成大量人员死亡。图 6-1 为第一次世界大战伊普尔战役德军使用光气作为化学武器进行袭击的场景。氯化苦和 PFIB 在第二次世界大战中也曾被使用。第二次世界大战期间，由于毒性更大的神经性毒剂的出现，光气和双光气未被列为主要化学战剂装备部队，氯气、氯化苦和 PFIB 也随之被淘汰，但交战双方都储存了大量光气和双光气。目前，仍然有一些国家把窒息性毒剂作为军用战剂装备部队，美国等一些国家将光气作为备用战剂。氯气作为军用毒剂现已淘汰，PFIB 很难被药用炭吸附，几乎能穿透所有的个人防护装备，因对其军事价值的新认识而现为窒息性毒剂的研究热点之一。

　　氯化苦的化学名三氯硝基甲烷[tri-chloro(nitro)methane]，军事代码 PS。氯化苦蒸气吸入毒性很高，第一次世界大战时有不同名字，英国称 PS，法国称 Aquinite，德国称 Klop(绿十字)。第二次世界大战后，氯化苦不再作为化学战剂，现作为一种训练用毒剂。氯化苦曾经由

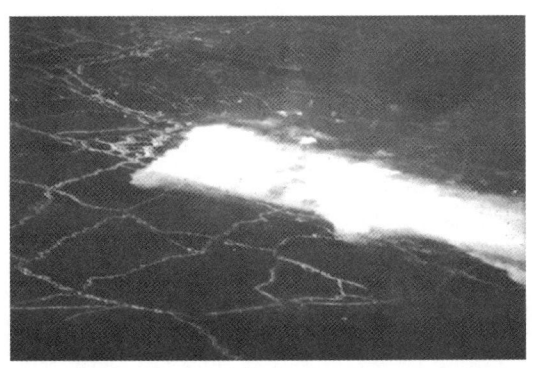

图 6-1　伊普雷战役德军使用光气作为化学武器袭击敌方

苦味酸和次氯酸钙反应制备,现在多采用污染小的硝基甲烷氯化法制得。氯化苦是无色至微黄油状液体,112℃分解为光气和氯化亚硝酰(nitrosyl chloride),后者毒性介于氯气和光气之间。氯化苦中毒的临床表现可以分为刺激期、潜伏期和水肿进展期。吸入高浓度氯化苦后,潜伏期可能不明显,有吸入染毒发生横纹肌溶解的报道。由于氯化苦化学惰性和小分子,可能穿过面具引起呕吐,使人员因脱面具而失去防护。氯化苦中毒救治与氯气相同。

第一节　光气与双光气概述

　　光气是窒息性毒剂的代表,因采用一氧化碳与氯气在强光照射下合成而得名。作为一种毒害作用巨大的化学战剂,光气最早在第一次世界大战中被德军使用,此后战争双方都极其热衷使用光气毒剂弹,使用量达 10 万吨之多,造成重大的战斗减员,占第一次世界大战化学武器总致死的 85%,被称为"战场毒魔"。第二次世界大战中,侵华日军针对光气只能通过呼吸道中毒,而我军又无有效防护装备的现实,在中国战场上大量使用光气毒剂弹,给我国军民造成了重大伤亡。不仅如此,日军在战败之际还在我国遗弃了 40 多万枚未曾使用的化学毒剂弹,光气炮弹是其中主要种类之一,对我国人民的人身安全造成了巨大威胁。虽然光气作用慢、毒性低、防消易,但来源广、急救难,在未来战争中仍是威胁较大的军用毒剂。光气的合成技术相对简单,容易被暴恐分子获得而用于恐怖活动。

　　光气作为重要的化工原料在农药、医药、工程塑料、聚氨酯材料生产中也具有重要用途,年产量和用量都很大。生产相关的光气泄露事故时有发生。许多化工产品如脂肪族氯烃类(氯仿、三氯乙烯等)燃烧时也可产生光气。由于其平时可作为化工原料,战时可作为化学战剂,故光气被联合国裁军委员会定为"双用途毒剂"。光气在窒息性毒剂诱导肺损伤中具有极强的代表性,因此本章主要以光气为重点进行讲述,同时简要介绍双光气。

　　此外,许多工业有毒化学品也是肺损伤剂(表 6-1)。

表 6-1　按主要肺损伤部位划分的有毒工业化学品

	中央气道作用性 TICs	外周气道作用性 TICs
部位	鼻咽、口咽、喉、气管和支气管	肺组织内遍布的肺泡
代表化合物	NH_3、HD、Cl_2、HCl	CG、PFIB、NO_x、DP、Cl_2
临床表现	喉痉挛、喷嚏和咳嗽、声嘶、哮鸣音、鼻咽痛、吞咽痛、窒息感和呼气音、胸痛、片状黏膜脱落	0.5～72h(多数<24h)无症状期、眼、鼻和喉部刺激反应;继而呼吸急促或呼吸困难、咳嗽、清亮泡沫痰
鉴别诊断	控爆剂、糜烂性毒剂	神经性毒剂
针对性治疗	有声嘶或喘鸣者,建立气管插管,以防严重的喉痉挛;须采取降低呼吸功的措施	吸排气道分泌物,防治支气管痉挛;支气管痉挛者应给予支气管扩张药
通用检查	血细胞比容值、动脉血气(血 PaO_2 或 $PaCO_2$ 降低提示早期肺间质水肿)、峰值呼气流速(气道损伤程度及支气管扩张药疗效)、肺顺应性和 CO_2 弥散量(降低则提示肺间质水肿)、胸部 X 线检查、通气与血流灌注比值(敏感而非特异)	
通用治疗	终止接触、除沾染、心肺复苏、强制休息、担架运送、应用甾类激素、防治缺氧、防治低血压	

一、主要理化性质

(一)物理性质

光气化学名为二氯碳酰,分子式为 $COCl_2$;双光气化学名是氯甲酸三氯甲酯,分子式为 $ClCOOCCl_3$(图 6-2)。

光气是典型的暂时性毒剂,双光气是半持久性毒剂。光气有烂苹果或烂干草味,易被发现。只能通过呼吸道中毒,所以防护面具能有效地防护。光气在常温下为无色气体,其沸点为 8.2℃,凝固点为 -124℃,所以光气的挥发度很大,20℃的挥发度为 6340mg/L,蒸气比重为 3.5。光气有一定的刺激气味,当空气中光气浓度达到 0.005mg/L 时即可嗅出。光气易被多孔物质吸附,故活性炭对其有防护作用。

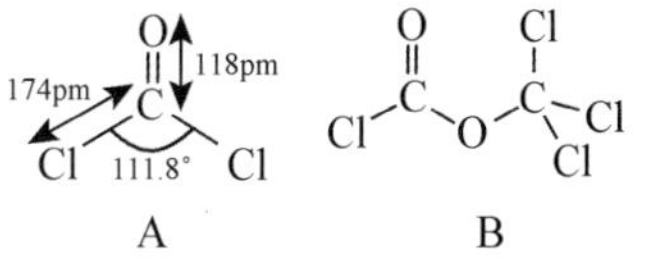

图 6-2 光气和双光气的化学结构
A. 光气;B. 双光气

战场使用的光气为蒸气态,双光气为雾态。光气与双光气在物理性质上有很多相同之处,也有一些不同之处,见表 6-2。光气、双光气在常温下比较稳定,光气易水解,而双光气水解与温度有关,与碱和氨作用都可失去毒性。用乌洛托品溶液浸泡口罩对光气、双光气有解毒作用。

表 6-2 光气、双光气主要物理性质

名称	分子式	化学名	状态	沸点(℃)	液体比重(d_4^{20})	蒸气比重	挥发度(mg/L,20℃)	溶解度
光气	$COCl_2$	二氯碳酰	无色气体	8.2	1.37	3.5	6340	难溶于水,易溶于有机溶剂,可作为其他毒剂如 SM 等的溶液
双光气	$Cl_4O_2C_2$	氯甲酸三氯甲酯	无色或微黄色液体	128.0	1.64	6.9	120	

双光气是无色透明液体,工业品常为黄色液体,气味似光气,但可能有刺激性。双光气的沸点为 128℃,凝固点为 -57℃。双光气的挥发度比光气小得多,20℃时仅为 120mg/L,蒸气比重为 6.9,施放后保持的有效时间介于持久性毒剂和暂时性毒剂之间。双光气难溶于水,易溶于苯、甲苯、四氯化碳、二氯乙烷等有机溶剂中。

(二)化学性质

光气和双光气的化学性质基本相似。双光气受热分解生成两个分子的光气。

1. 稳定性 干燥光气在常温下很稳定。爆炸时由于时间短,光气分解量很少。双光气受热至沸点时开始分解。温度达到 300~350℃时,完全分解成光气,但双光气在弹药爆炸时是稳定的。

2. 水解 光气难溶于水,且光气很易水解,故不能使水源或含水较多的食物染毒。光气水解产生盐酸和二氧化碳,失去毒性。因此,使用浸水的毛巾、口罩等可以有效防护光气呼吸道中毒。而双光气在冷水中水解慢,完全水解需几小时到过夜。加热煮沸可使双光气在数分钟内完全水解。光气水解反应的化学反应如下所示:

$$COCl_2 + H_2O \rightarrow CO_2 + HCl$$

3. 与碱作用　光气、双光气与碱作用失去毒性。因此,可用氢氧化钠、氢氧化钙和碳酸钠等碱性溶液或浸以碱性溶液的口罩进行消毒和防毒,生成碳酸钠、氯化钠及氯化钙等无毒物质。光气与碱反应的化学反应如下所示:

$$COCl_2 + NaOH \rightarrow NaCl + Na_2CO_3 + H_2O$$
$$COCl_2 + Na_2CO_3 \rightarrow NaCl + CO_2$$

4. 与氨作用　与氯气相似,光气、双光气遇氨产生白烟,生成脲和氯化铵,故氨水可用于检查容氨器泄漏和光气消毒。光气与氨反应的化学反应如下:

$$COCl_2 + NH_3 \rightarrow C=O\begin{array}{c}NH_2\\NH_2\end{array} + NH_4Cl$$

5. 与乌洛托品(urotropin)作用　乌洛托品化学名六亚甲基四胺(hexamethylenetetramine,HMT),光气和 HMT 作用生成无毒的复合物。因此,可用其溶液浸湿口罩预防光气、双光气中毒。光气与乌洛托品反应的化学反应如下:

$$COCl_2 + (CH_2)_6N_4 \rightarrow COCl_2 \cdot (CH_2)_6N_4$$

HMT 曾被认为是抗毒药,但后来证实只有在预防给药时才有效,对急性光气暴露的疗效没有确切证据。与光气的反应产物包括异硫氰酸酯、氨基甲酰氯和尿素衍生物。

6. 其他　光气可同许多有机化合物的氮、氧、硫和碳中心发生反应,包括酰化(acylation)、氯化(chlorination)、脱羧(decarboxylation)和脱水(dehydration)等。

二、中毒途径与毒性

光气释放后在开阔地有效时间,在夏季为 15~20min,冬季为 60min 左右。双光气挥发度比光气小,释放后有一部分形成细小的液滴落于地面,为半持久性毒剂。因其蒸气比重大,能在低洼和不通风的地方造成长时间染毒。夏季释放双光气后,在开阔地有效时间为 30~60min;冬天可持续 3~4h。

光气和双光气容易被多孔物质所吸附,如药用炭、硅胶、衣服等,故在光气染毒区停留较久者,离开毒区后不能马上脱下防护面具。

(一)呼吸道吸入毒性

光气、双光气主要是通过呼吸道吸入染毒。中毒特点是有较长时间的潜伏期和明显的累积作用。人及各种动物对光气的敏感性,由高到低的顺序大致是山羊、兔、犬、小鼠、人、豚鼠、猴、猫。双光气对人的毒性与光气相似。有研究用改良寇氏法得出,大鼠光气中毒的 LD_{50} 及其 95% 可信区间为 $209 \times 10^{-6}[(165 \sim 253) \times 10^{-6}]$,小鼠的相应值为 $215 \times 10^{-6}[(171 \sim 259) \times 10^{-6}]$。

人嗅到光气的气味阈值为 2~4mg/m³,刺激黏膜阈值为 4mg/m³,在该浓度下停留不超过 1h,不致引起中毒。对人 LCt_{50} 为 3200 mg·min/m³,比氯气毒性高 1 倍。光气与双光气经呼吸道毒性见表 6-3 和表 6-4。

我国卫生标准规定:生产场所空气中光气的最高允许浓度为 0.5mg/m³。暴露时间与光气伤害浓度的关系见表 6-5。

<table>
<tr><td colspan="3">表 6-3　光气对人的毒性</td></tr>
<tr><td>浓度
（×10⁻⁶）</td><td>暴露时间
（min）</td><td>效应</td></tr>
</table>

浓度 ($\times 10^{-6}$)	暴露时间 （min）	效应
1	即刻	可闻到气味
3~5	即刻	刺激喉和眼至引起咳嗽
1	150	10h 出现肺水肿
50	5	5h 出现肺水肿
100	5	3h 出现肺水肿,24h 死亡
300	2	数分钟内死亡

表 6-4　双光气对人的毒性

浓度 ($\times 10^{-6}$)	暴露时间 （min）	效应
0.05	即刻	可闻到气味
4.5	即刻	引起明显刺激
18	1~2	严重中毒
28	30	引起死亡
56~80	15	引起死亡
125	5	引起死亡

表 6-5　人员暴露时间与光气伤害浓度的关系

暴露时间 （min）	伤害浓度（mg/m³）		
	2 周内痊愈	50% 死亡	100% 死亡
1	500	1500~2000	4000~5000
5	300	800~1200	2000
15	100	400~500	600~700
60	50	100~150	300

（二）其他途径的毒性

1. 眼接触 4~8 mg/m³ 的光气可引起眼瘙痒,再高浓度可以引起流泪、结膜炎。溅入眼内可致严重刺激。

2. 皮肤接触气态光气对皮肤危害不清。液态光气可以引起皮肤严重烧伤。

第二节　光气中毒机制和毒理作用

一、中毒原理

肺是光气、双光气作用的主要靶器官。正常情况下,肺部有一定量液体,在肺终末交换单位进行交换、运行,以维持生理需要。吸入肺内的光气、双光气能贯穿肺气-血屏障的各层,并能与其中的成分发生化学反应而直接产生效应。光气中毒造成蛋白质和红细胞大量渗入肺组织间隙及肺泡内,使肺部液体的交换发生障碍,出现肺部液体积聚,形成肺水肿。中毒性肺水肿是光气、双光气中毒的主要病变,是中毒时各系统器官变化和临床表现的基础,是引起死亡的主要原因。动物实验治疗结果表明,神经调节药、钙的调节药、抗氧化剂、磷酸二酯酶拮抗药、内皮素受体拮抗药、血管紧张素转化酶抑制药和瞬时受体电位（transient receptor potential,TRP）阳离子通道抑制药均可减少光气中毒的死亡率,而单一治疗不足以减轻光气中毒引起的直接的、继发的多重毒性作用。还有一种可能就是,以往的"经典理论"存在一定缺陷或者并非中毒发生的关键机制,这制约了探索光气中毒救治药物的研究,因此,进一步探明光气中毒的损伤机制十分必要,并已经取得了一定的实验证实的结论。

（一）"酸烧伤"学说与急性死亡

光气很容易水解,但难溶于水,因此它能进入肺部的终末细支气管和肺泡中,这是它比其他气体更易引起中毒的重要原因。高于绝对致死剂量($>LD_{100}$)的光气染毒,动物全部发生急性死亡。光气遇水可以快速生成盐酸,有学者提出酸烧伤是急性死亡的机制。

1. 光气染毒导致酸中毒和酸烧伤　实验室意外接触到光气后,人皮肤可出现红肿、溃烂;染毒环境有少量光气泄漏也会引起操作者次日咯血丝,提示光气可以烧伤皮肤、黏膜,也可能烧伤肺泡。当实验小鼠暴露于 $32mg/m^3$ 的光气中,$20min$ 即可引起血液 pH 降低,二氧化碳分压显著升高,肺泡灌洗液 pH 呈强酸性;血气分析结果表明,尽管血液中存在强大的缓冲系统,但大剂量光气染毒动物的血液 $PaCO_2$ 升高,HCO_3^- 浓度下降,pH 降低,为酸烧伤提供了直接的证据,但随染毒后时间延长可恢复。光气染毒后,测定动物染毒现场雾化光气的 pH,结果为强酸性。体外培养大鼠肺微血管内皮细胞(PMVECs)染毒后,培养基 pH 明显降低,光气染毒剂量与 pH 之间存在显著的剂量-效应关系。

2. 碱性药物能中和光气引起的 pH 降低,提高存活率　光气在 $NaHCO_3$ 环境下溶解度会增加,由于其本身是一种酸性气体,与碱作用后可失去毒性。使用碱性物质可减轻光气肺水肿,也提示酸中毒是造成肺水肿的原因之一。干预性实验研究显示,光气染毒后,一定剂量的碱性药物能中和染毒现场的光气,显著提升动物存活率;单纯给予碱性药物,也能够使中毒动物的救治存活率由 0 提高到 60%,进一步证实了急性死亡期的酸烧伤机制。但是,HCl 的 LD_{50} 高出光气百余倍,引起的死亡有延迟和双峰现象,这是光气酸烧伤学说不能完全解释的。

3. 肺组织酸烧伤的病理表现

(1)肺泡损伤:致死剂量的光气染毒后,肺表面结构破坏明显,肺泡出现快速病理损伤,扫描电镜观察到"空洞样"改变(图 6-3),显示酸烧伤的主要特点。

(2)肺泡Ⅱ型上皮细胞损伤:由于肺泡Ⅱ型上皮细胞(alveolar type Ⅱ epithelial cell,AT-Ⅱ)

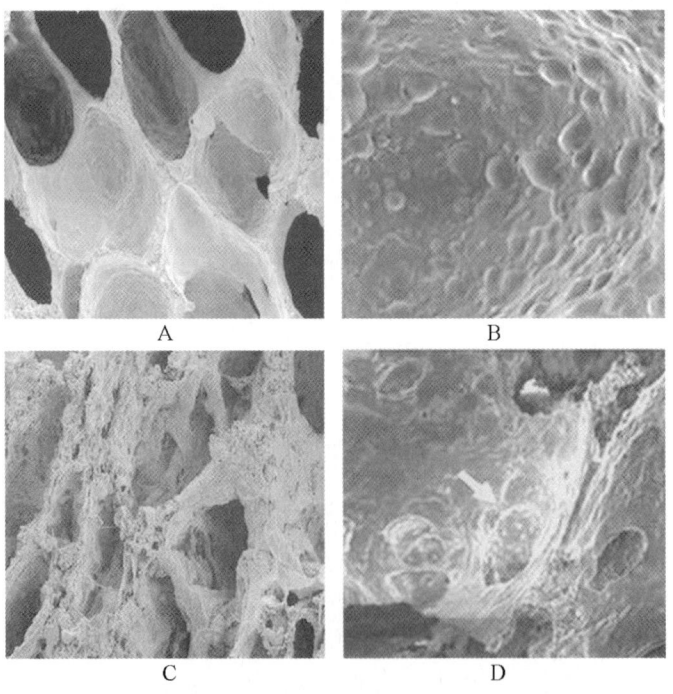

图 6-3　光气染毒后肺出现"空洞样改变"超微结构

A 和 B. 正常肺泡;C 和 D. 光气染毒后肺泡结构破坏

是肺泡上皮细胞的干细胞,它的功能多样,能增殖成新的 AT-Ⅱ 细胞;能分化为其他上皮细胞如 AT-Ⅰ 细胞;合成和分泌表面活性物质;具有肺水转运功能及强大的免疫功能等。在分离纯化的小鼠 AT-Ⅱ 细胞体外染毒后,电镜可见许多嗜锇小体和大量板层小体;胞膜破裂,胞核崩解,有凋亡小体形成;细胞内 Ca^{2+} 浓度显著增高;DNA 断裂。这些结果提示,光气可直接造成 AT-Ⅱ 细胞形态结构异常和凋亡及 DNA 损伤。光气在体染毒后小鼠 AT-Ⅱ 细胞内质网扩张,板层小体呈囊泡样改变;肺毛细血管腔内有中性粒细胞;肺泡内有水肿液和少量纤维素(图 6-4)。

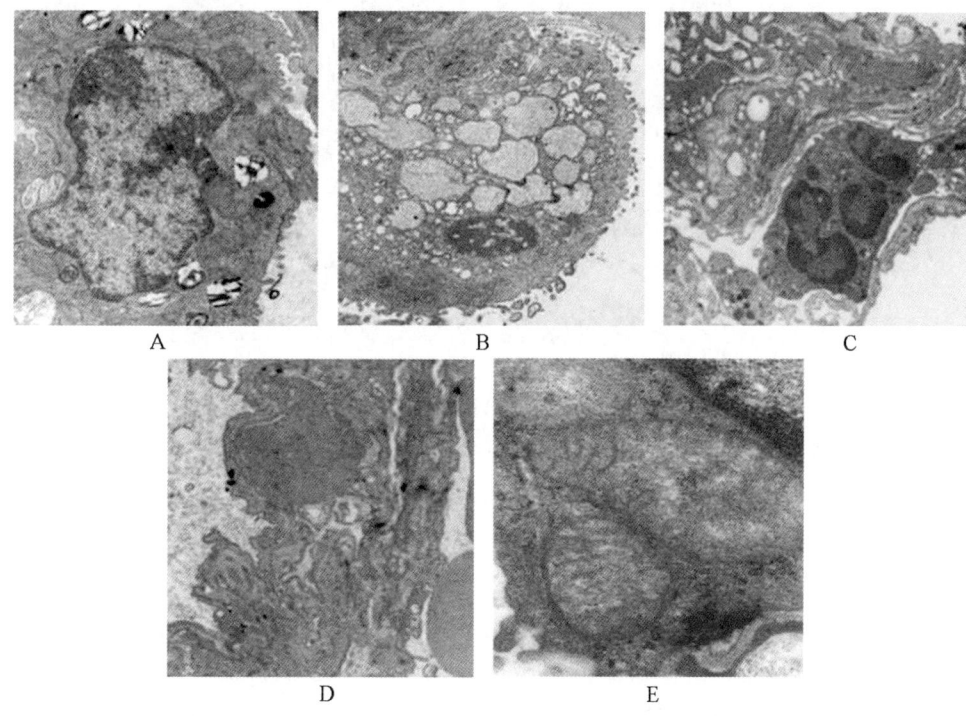

图 6-4　光气中毒后 AT-Ⅱ 细胞电镜下超微结构变化
A. 正常小鼠肺 AT-Ⅱ 细胞;B. 光气染毒小鼠肺 AT-Ⅱ 细胞;C. 毛细血管腔有中性粒细胞;
D. 肺泡腔有水肿液;E. AT-Ⅱ 细胞线粒体肿胀

线粒体可能是光气中毒的亚细胞靶组分。大鼠光气暴露后,AT-Ⅱ 细胞线粒体出现肿胀、排列紊乱,线粒体嵴变形或消失,提示能量代谢障碍导致的细胞功能异常可能是造成肺水肿的原因之一。

(3)纤毛细胞损伤:光气直接作用于毛细血管壁和肺泡壁,造成血管内皮细胞、神经元胞体和肺泡上皮细胞崩解,肺泡壁破裂,渗出增加。下呼吸道的损伤使肺内分泌物排出受阻而感染。肺气道上皮纤毛细胞和杯状细胞也出现异常。如图 6-5 所示,对照组上皮纤毛细胞的纤毛排列规则,无明显分泌物,杯状细胞正常。光气染毒后,支气管上皮纤毛细胞断裂、脱落和倒伏,纤毛排列紊乱,杯状细胞出现明显的泡状突起、分泌增强,加重缺氧和肺水肿。

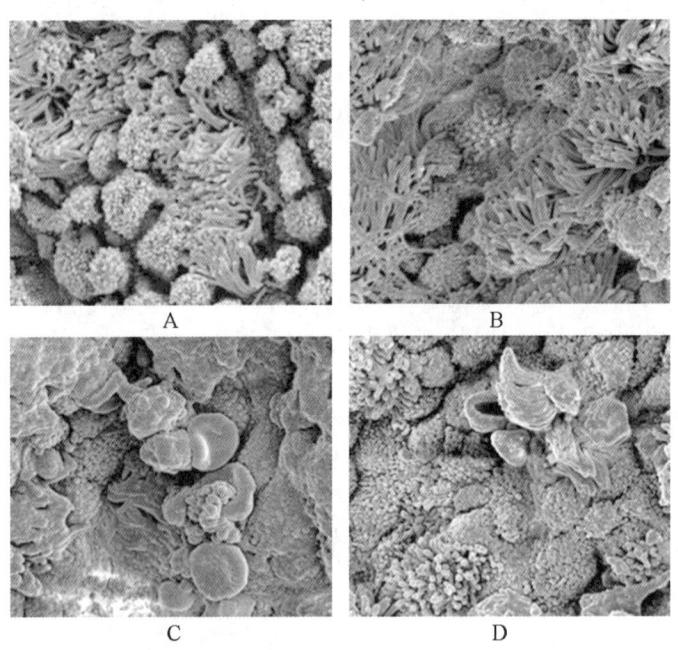

图 6-5　光气中毒后下支气管超微结构变化
A～D. 分别为正常、染毒后 1h、染毒后 3h 和染毒后 6h 的黏膜上皮

(二)自由基损伤和炎症反应学说

早在 1985 年,Said 就提出了自由基参与肺损伤的理论,之后 Hurt 等用相应的工具药,如用半胱氨酸补充细胞内还原型谷胱甘肽(GSH),利于清除活性氧自由基;用布洛芬抑制环氧化酶活力,减少前列腺素系列化合物和 TXA$_2$ 的合成及其与细胞内铁离子的螯合作用,抑制 Fenton 反应而减少羟基自由基的形成;用抗氧化剂丁羟茴醚阻止脂质过氧化,以及用洛草氨酸(iodoxamine)抑制肺黄嘌呤氧化酶的活力,减少尿酸、超氧化物自由基及过氧化氢的生成等,详细研究了自由基与光气中毒所致肺水肿的关系。

在中、低剂量光气染毒动物体内会出现明显的氧化损伤反应。已经证实,光气可耗竭组织的亲核成分,特别是 GSH,引起脂质过氧化。光气可引起血清、肺和肝等多组织发生氧化应激损伤,出现氧化应激代表性产物和炎性反应关键指标髓过氧化物酶(MPO)升高,抗氧化酶(CAT 和 SOD)表达下调。新近报道,异黄酮类的 Bio 300 有抗氧化特性,能诱导 Nrf2 表达,显著增加光气染毒 24h 存活率。在小鼠光气暴露 23d 前,给予 n-丙基没食子酸盐(nPG)、叔丁基茴香脑(BHA)作为的膳食供应,能提高动物存活率。

p38MAPK 和 NF-κB 是传导炎症反应的主要信号通路,光气暴露后其活性增强,伴有 MMP-9 的上调,参与肺损伤。光气染毒后 1h 开始,肺组织 NF-κB 表达水平随时间变化而增强,3～6h 显著升高,提示光气中毒激活炎症信号因子具有时间效应关系。抗炎和自由基清除剂咖啡酸苯乙酯(Caffeic acid phenethyl ester,CAPE)能降低光气所致的 MDA 增加以及 GSH 的减少,抑制 NF-κB p65 的核转位。外源血管生成素 1(angiopoietin 1)可以逆转促炎因子 IL-1β 和 IL-17 的增加及 VEGF 的减少。

光气在与肺组织相互作用的过程中产生大量活性氧,后者刺激各种 Ca^{2+} 运输通道、交换体或 Ca^{2+} 结合蛋白,导致胞内 Ca^{2+} 含量瞬间增加。Ca^{2+} 激活与基因表达有关的各种蛋白酶,最终诱发基因表达。因此认为,活性氧可能是光气致肺组织损伤的重要机制之一。

(三)酰化作用

光气是一种性质高度活泼的气体,其活性基团为羰基(C═O),化学性质非常活泼,能够通过氧化的方式损伤各种生物组织。它的活性至少来自 2 个反应——酰化和水解。酰化反应是光气最重要的、最快发生的中毒机制。酰化(acylation)是指光气和生物大分子中的氨基、羟基、巯基等亲核基团发生的反应,光气与氨基化合物发生酰化方程式可表示如下:

$$COCl_2 + R\text{-}NH_2 \rightarrow CO(NH\text{-}R)_2 + HCl$$

酰化可造成蛋白质和脂质变性、膜结构的不可逆改变,以及酶和其他细胞功能的破坏,从而影响细胞正常代谢及其功能,使肺气-血屏障受损,肺毛细血管受压导致动静脉旁路开放,肺毛细血管通透性增高,引起肺水肿。但是,酰化损伤作用需要客观条件。半个多世纪以来,"酰化作用"一直被国际上认为是光气致死的主要机制。根据光气的化学性质,研究者们认为其会与生物大分子中的氨基、羟基和巯基等亲核基团发生酰化反应,造成蛋白质和脂质的破坏,膜结构的不可逆改变,从而影响细胞正常功能,导致肺水肿死亡,但光气在体内发生酰化作用的直接证据未见报道。更重要的是,按照这个学说,包括我国在内的世界各国都进行了大量抗酰化损伤的解毒药物研究,然而光气中毒救治效果仍旧没有取得有效提高。有研究发现,光气发生酰化反应需要一定的溶剂,比如吡啶、三乙胺、二硫化碳、硝基苯、石油醚、四氯乙烷、二氯乙烷等,只有具备这些条件才能产生酰化反应,显然机体呼吸道、肺泡内并不存在这些物质,所以光气进入体内可能不会产生明显的酰化作用。此外,酰化反应的副产物盐酸能中和这种反应,抑制酰化损伤作用,即使光气与肺组织内的生物大分子发生酰化反应,其反应速度与效应弱于反应中生成的盐酸对肺泡上皮的直接酸烧伤作用。前述的研究结果提示,"酸烧伤"是比"酰化作用"更直接、更重要的光气中毒致死机制。

(四)肺泡Ⅱ型上皮细胞损伤与肺泡表面活性物质受损学说

正常时,肺泡表面覆盖一层表面活性物质(surfactant),该物质有降低肺泡内液体表面张力的作用,使肺泡在呼气时不致萎陷,并保持肺泡内的干燥。光气中毒后,AT-Ⅱ 细胞损伤可导致其分泌的肺表面活性物质合成减少。二棕榈酰磷脂酰胆碱(dipalmitoyl phosphatidylcholine,DPPC),又称二棕榈酰卵磷脂,是肺表面活性物质的主要成分之一。在其生物合成中需要脂酰辅酶 A 和酯酰转移酶的参与。光气中毒后,该酶活性下降,因而 DPPC 在肺泡壁的含量减少,使肺泡表面活性物质功能下降,从而肺泡内液体表面张力增大而致肺泡萎陷,肺泡压明显降低,与其相抗衡的肺毛细血管流体静力压就增高,液体由血管内大量外渗,导致肺水肿的产生,如图 6-6 所示。肺水肿的最终结果是机体细胞摄氧不足,能量供应枯竭,造成细胞呼吸的外窒息,能量合成障碍,因而出现一系列临床症状,严重者导致细胞坏死,机体致死。

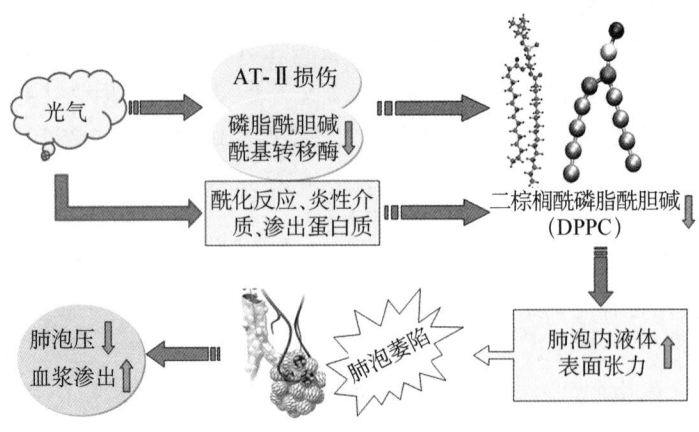

图 6-6　光气中毒肺表面活性物质受损学说

（五）神经反射与神经递质学说

光气、双光气刺激肺内化学感受器，产生的冲动沿迷走神经传入纤维（或其他通路）传至迷走神经中枢，传出冲动沿交感神经传至肺或促使垂体后叶分泌过量激素（加压素），引起肺循环充血及水、电解质代谢障碍，从而导致肺毛细血管通透性增高和血浆渗入而引起肺水肿。切断神经反射通路（如迷走神经）或切除垂体都可影响肺水肿的形成，表明神经体液因素在光气（双光气）中毒性肺水肿的形成中起一定作用（图 6-7）。动物实验发现，过度刺激的、持续的感觉运动迷走神经反射影响心肺血流动力学，最终导致染毒 24h 后自延续和自放大的急性肺水肿；持续的副交感神经张力（如心动过速等表现）可能在肺水肿中起作用。

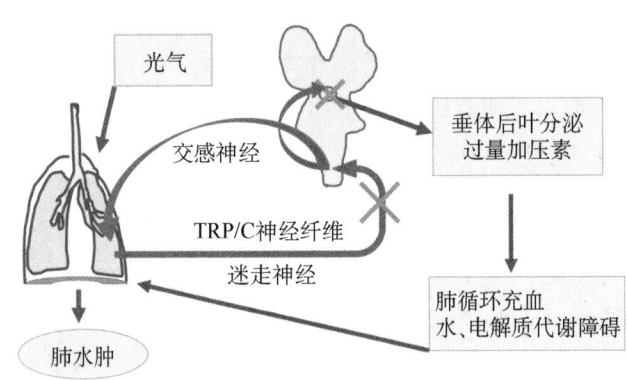

图 6-7　光气中毒的神经反射学说

有研究证实，通过抑制 GABA 转氨酶而防止神经递质 GABA 分解代谢的氨己烯酸（viga-batrin）和丙戊酸（valproic acid，VP）能增加染毒动物 24h 存活率，而 NMDA 受体阻滞药金美刚（memantine）则不能；兼有抗组胺、胆碱能和 5-HT 能的化合物赛庚啶（cyproheptadine）能显著增加染毒动物 24h 存活率，而抗毒蕈碱样胆碱能的东莨菪碱则不能。上述结果说明，神经系统参与了光气中毒的损伤效应。

瞬时受体电位(transient receptor potential,TRP)通道蛋白是一种非选择性阳离子通道蛋白家族,对 Ca^{2+} 具有通透性。TRP 在肺部主要位于呼吸道感觉神经细胞膜表面,也见于肺上皮和血管。TRP 能够把伤害性刺激转导为内向电流,这是信息形成和传递的开始。TRPA1 抑制剂 HC-030031 和通用型 TRP 拮抗剂 SKF96365 能阻断 TRP 活性,显著提高染毒后24h 的动物存活率。

另外发现,光气中毒后,肺组织内血管紧张素转化酶活力增高,使血管紧张素 Ⅰ 加速转化为血管紧张素 Ⅱ,后者可使肺毛细血管收缩,肺微循环障碍,从而促进肺水肿。

(六)一氧化氮与一氧化氮合酶学说

精氨酸是鸟氨酸循环的中间代谢产物,可以通过一氧化氮合酶(nitric oxide synthase,NOS)合成 NO,或者通过精氨酸酶(arginase)产生尿素。NO 起着信使分子的作用,舒张血管周围的平滑肌细胞,使血管扩张。光气染毒后,肺 NOS-2 表达增加,其抑制药可以减轻肺损伤,同时还上调表面活性物质蛋白 B 和紧密连接蛋白 ZO-1 的表达。光气染毒后,吸入 NO 可以加重肺损伤,而 NOS 的非选择性抑制药 L-NAME 可减轻损伤。

二、毒理作用与病理表现

光气、双光气中毒主要损伤呼吸系统,引起肺水肿和缺氧,以及其他系统的继发性改变。其毒理作用的改变主要由肺水肿引起。如果发生很高浓度暴露,数小时内就可发生死亡。在大多数死亡病例中,肺水肿在 12h 内达到最高峰,死亡在接下来的 24~48h 发生。如果伤员幸存下来,在 48h 内开始恢复,无并发感染者可很少或无后遗症。

(一)呼吸系统

肺损伤性毒剂所致急性肺损伤的突出特征是大范围肺水肿。光气的致死效应与暴露剂量密切相关,剂量越高,暴露动物存活时间越短,即随光气染毒致死浓时积增加,动物的存活时间缩短。死亡动物肺体积明显增大,颜色暗红,气管有大量液体流出。肺泡腔内有大量水肿液,肺泡壁结构明显破坏。大剂量染毒动物后 5min 就可出现明显肺泡损伤,并且在 60min 内就能看到非常严重的肺组织损伤(图 6-8)。模拟战场环境致死剂量 $641×10^{-6}$ 和 $778×10^{-6}$ 光气染毒 1min 后,在数分钟之内中毒小鼠全部死亡,而 $513×10^{-6}$ 光气染毒后存活率约为 40%。

光气、双光气主要作用于呼吸道深部。吸入中毒时,先出现短暂的呼吸变慢,继之呼吸浅而快。先出现支气管上皮受损,片状肺气肿形成,部分肺不张和血管周围结缔组织水肿。在出现早期肺水肿(pulmonary edema,PE)后,由于肺泡呼吸表面积减少,肺泡壁增厚,影响了肺泡内气体交换。加上水肿液充塞呼吸道,支气管痉挛及其黏膜肿胀所引起的支气管狭窄,造成肺通气障碍,结果出现呼吸性缺氧,导致血氧含量降低,CO_2 含量增多,皮肤黏膜呈青紫色(发绀)。此时呼吸、循环功能有代偿性变化,如呼吸加快、肋间肌活动增强、心脏搏动快而有力、血压微升等。血浆来源的液体在肺内蓄积很快,可达 1L/h,导致低血容量和低血压。呼吸衰竭、缺氧、低血容量,或者这些因素联合作用,引起死亡。缺氧和低血压可能进展很快,这提示预后较差。

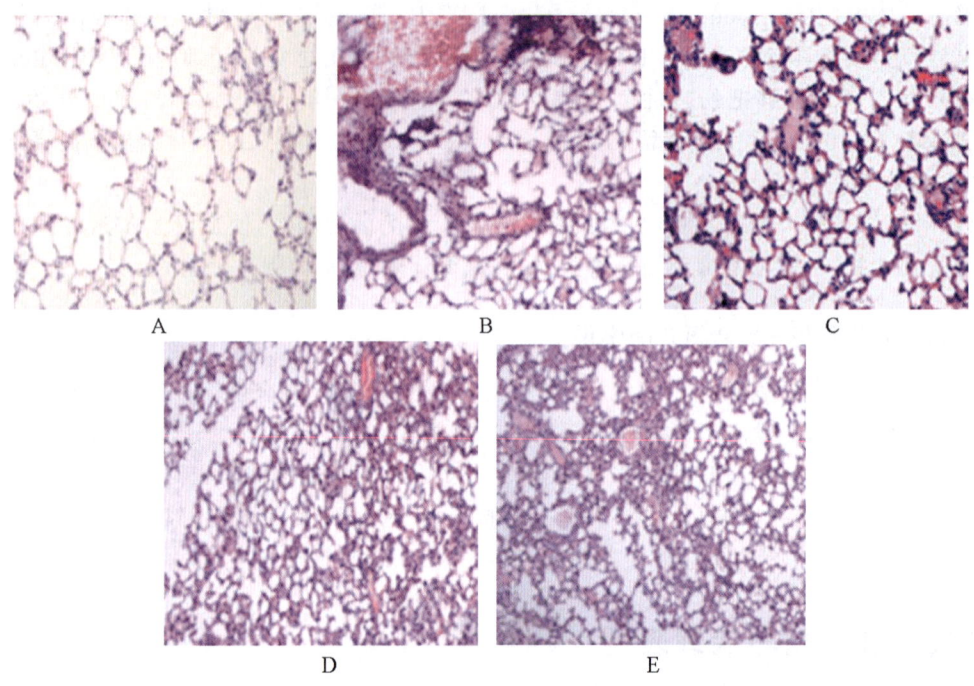

图6-8 致死剂量光气染毒后肺组织病理结构变化

A. 对照组；B. 染毒后5min；C. 染毒后20min；D. 染毒后40min；E. 染毒后60min

光气、双光气对呼吸系统毒性作用可大致分为以下几种。

1. 间质性肺水肿(interstitial PE)　大鼠吸入高浓度光气时,早在吸入期间即可见到终末细支气管上皮细胞胞质的空泡形成,接着出现肺间质细胞外水肿及轻微的细胞内水肿。中毒30min后出现明显的细胞内水肿,甚至细胞破裂和坏死,在肺间质内可见到许多裸核,内质网几乎消失,以后可见Ⅱ型肺泡上皮细胞水肿和Ⅰ型肺泡上皮细胞破裂,肺外周部分有气肿。当间质型肺水肿加重至肺间质内水肿液的量超过肺淋巴系统的清除能力时,肺泡腔内开始出现水肿液而形成肺泡性肺水肿(图6-3、图6-4、图6-8、图6-9)。

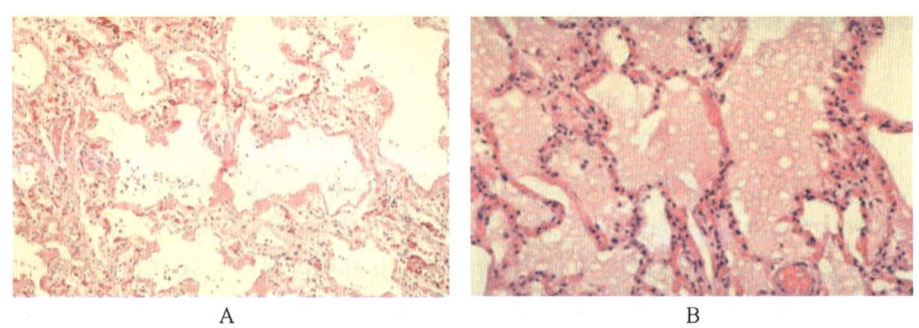

图6-9 光气中毒后间质性肺水肿和肺泡性肺水肿的病理表现

A. 间质性肺水肿；B. 肺泡性肺水肿

2. 肺泡性肺水肿(alveolar PE) 随着肺水肿加重,肺泡腔内水肿液不断增多并涌入支气管内,呼吸时出入的气体通过水肿液而形成的泡沫可使气道堵塞。肺水肿伴有肺充血、肺出血、肺气肿及部分肺不张。肺水肿通常在12～24h达顶峰,致死性中毒多在24～48h死亡;存活中毒者肺水肿一般在48h左右开始吸收,如不并发感染可恢复正常。死亡中毒者(人或动物)尸检所见大致如下。

(1)尸体外观:皮肤苍白,胸廓扩大,肋间隙消失,口、鼻有粉红色泡沫液体流出,挤压胸腔时流出更多。

(2)解剖所见:切开胸腔时肺自动涌出,肺体积增大,肺重量显著增加,肺表面有肋骨压痕。肺呈现浅红色凸出的气肿区,深红色凹陷的充血和不张区以及青紫色的水肿区,相互交错,呈大理石样。肺切面呈深红色,有大量泡沫状液体流出。大、中支气管中度充血,管腔内有大量泡沫状液体。细支气管有上皮脱落,管壁收缩,为黏液及渗出液充满。

(3)镜检所见:肺气肿区的肺泡极度扩大,壁变薄,有的已破裂。肺不张区的肺泡萎陷。肺水肿区的肺泡壁水肿增厚,血管充血、出血,腔内充满水肿液(见图6-9)。小支气管黏膜水肿,坏死脱落的上皮细胞与白细胞及颗粒状物混杂充塞管腔。电镜下可见肺泡上皮细胞膜有皱褶或断裂,肺气-血屏障结构水肿,肺间质结缔组织间隙增大,很难找到完整的间质细胞,肺泡腔内含有纤维素性渗出物和细胞碎片。

3. 晚期肺损伤 在光气、双光气中毒时,由于呼吸道的保护膜被损坏,晚期可能发生继发感染,在中毒后3～5d可出现脓性支气管炎和支气管肺炎,甚至形成肺脓肿。有时由于细支气管的早期损伤而发生细支气管上皮及其周围纤维性变。主要后遗症有慢性支气管炎、慢性肺气肿、支气管扩张和肺纤维化。

(二)血液、循环系统的作用

肺水肿晚期出现心肌收缩力减弱、心律失常、循环减慢、血压逐渐降低等心力衰竭表现。其原因有以下几种。

1. 肺泡内有大量液体,肺内压增加,使右心负荷增加。

2. 血浆大量渗入肺内使血循环内血容量减少、血液浓缩、黏稠度增加,导致外周阻力增加,使左心负荷加重。

3. 长时期严重的血缺氧使心肌营养不良,后者又可加重组织缺氧,体内氧化不全产物增加,发生酸中毒和电解质紊乱。血内CO_2含量逐渐降低,内脏毛细血管扩张,外周毛细血管收缩,皮肤黏膜转为苍白色,血压急剧下降,出现急性循环衰竭,进入休克状态。此时因肺水肿合并循环衰竭,机体失去代偿能力。

随着肺水肿的发展,血浆从毛细血管大量外渗,造成血浆容量降低,血液浓缩,出现血浆蛋白减少,红细胞数、白细胞数及血红蛋白增加,血细胞比容增高。这些变化与肺水肿程度相一致。由于血液黏稠、血流缓慢,加上组织的破坏,使血液凝固性增加,由此可形成血栓和栓塞。

(三)神经系统

中枢神经系统对缺氧很敏感。缺氧初期大脑皮质兴奋,出现的自主神经和中枢神经系统症状有烦躁不安、头痛、头晕、乏力、不安或少言、淡漠、恶心、呕吐、上腹疼痛等。缺氧严重时,中枢神经系统逐渐转入抑制,表情淡漠、乏力等。缺氧进一步加重,大脑皮质抑制加深,并向皮质下扩散,呼吸、循环中枢可由兴奋转为抑制,呼吸、心搏减弱,以至出现中枢麻痹,导致呼吸、心搏停止而死亡。

(四)其他系统

眼和呼吸道刺激症状出现早,有眼痛、流泪、咳嗽、胸闷憋气、呼吸频率改变、嗅觉异常或久存光气味,咽喉部及胸骨后疼痛等;在光气吸入剂量相等的情况下,浓度高、时间短,中毒刺激症状重;而浓度低、时间长,则中毒刺激症状较轻。但吸入剂量较大时,呼吸道的刺激症状明显,持续时间也较长。

少数患者会出现肾功能障碍现象,如尿中出现蛋白、透明管型或颗粒管型及血细胞等。个别中毒者还可出现内分泌功能紊乱现象,如类巴塞多征、肾上腺功能不全等。

第三节　光气中毒的临床表现

一、中毒分期

根据光气、双光气中毒程度,临床上可分为轻度、中度、重度及闪电型中毒 4 类。轻度中毒症状很轻,分期并不明显,仅表现为消化不良和支气管症状,1 周即可恢复。闪电型中毒极为少见,多发生在吸入毒剂浓度较高时,可突发喉痉挛和死亡,或在中毒后数分钟内,可因反射性呼吸、心搏停止而死亡。中、重度中毒病情发展迅速而严重,其典型临床表现可以分为以下 4 期。

(一)刺激期

吸入光气立即出现刺激症状,主要表现是眼和呼吸道出现刺激症状早,有眼痛、流泪、咳嗽、胸闷憋气、呼吸频率改变、嗅觉异常或久存光气味,咽喉部及胸骨后疼痛等;自主神经和中枢神经系统症状有头痛、头晕、乏力、不安或少言、淡漠、恶心、呕吐、上腹疼痛等。在光气吸入剂量相等的情况下,高浓度短时间中毒,刺激症状重;低浓度长时间中毒,刺激症状较轻。但吸入剂量较大时,呼吸道的刺激症状明显,持续时间也较长。

(二)潜伏期

刺激期过后,患者会出现安静而无症状的潜伏期,一般为 2~8h,有时长达 24h,此时肺内病变实际上是在发展中。劳累、寒冷、精神紧张,可以促进或影响肺水肿的发生。中毒后 4h 内发生肺水肿症状和体征,是预后不良的可靠指征;还特别要注意那些表情淡漠而痛苦的患者,他们很可能将发生严重肺水肿。

(三)肺水肿期

肺水肿期又称再发期、极期或症状发展期。从潜伏期到肺水肿期可突然发生或缓慢发生。患者呼吸频率加快、紧张、胸闷,随之而来的则是咳嗽,口、鼻内溢出大量血性泡沫样液体,发绀,肺部有明显干、湿啰音。X 线可帮助确诊。症状发展高峰在发病后 1~2d,肺水肿可持续 1~3d。不积极治疗者可死于中毒后 3~4d。

肺水肿(首先出现间质性肺水肿)的早期症状有:全身疲倦、头痛、胸闷、呼吸浅快、脉搏增加、咳嗽、烦躁不安等。听诊呼吸音减弱,肺底部有细湿啰音或捻发音。胸部影像学检查有间质性肺水肿征象。继之,全身状况恶化,很快出现肺泡性肺水肿,典型的症状和体征为气喘、呼吸困难、频繁咳嗽、咳出大量粉红色泡沫痰、脉快、恶心、呕吐及上腹部疼痛等。叩诊胸部可听到鼓音及浊音,肺下界降低,心浊音界消失;听诊时全肺布满干啰音及湿啰音。血液检查表现为血液浓缩征象,动脉血氧分压、血氧饱和度降低。肺泡性肺水肿进展很快,一般在24h内达到高峰。肺水肿期以循环系统功能是否良好又可分为2个阶段。

1. 发绀型缺氧阶段(cyanotic/blue type of asphyxia)　此阶段血氧含量下降,皮肤黏膜发绀,但循环功能尚能代偿。血压正常或稍高,脉搏快而有力。神志清楚,体温升高可达38～39℃。由于肺水肿使CO_2排出障碍,血中碳酸增高,导致呼吸性酸中毒;也可因过度换气使CO_2排出过多,造成呼吸性碱中毒。

2. 苍白(或休克)型缺氧阶段(pallid type of asphyxia)　病情继续恶化,呼吸极度困难。严重时全部呼吸辅助肌均参加运动,逐渐出现循环衰竭:脉细数不规则、血压下降、皮肤黏膜苍白、出冷汗、逐渐陷入昏迷。此时,血氧含量更低,氧化不全产物增加,导致代谢性酸中毒。

光气(双光气)中毒后的症状和体征24～48h达到高峰,如不及时救治,可在1～3d内死亡。因此,凡吸入光气者至少需严密观察3～4d(图6-10)。

此期可并发肺部感染,发生肺炎、肺脓肿等。

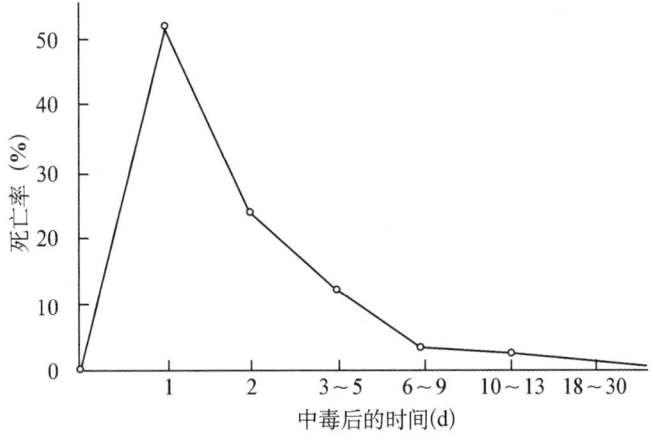

图6-10　接受救治的光气中毒者的死亡时间

(四)恢复期

中毒较轻或经治疗后肺水肿液可于发病后2～4d吸收,全身情况好转。咳嗽、气短减轻、痰量减少、体温下降、肺部啰音减少或消失。X线检查、肺功能及血气分析结果逐渐恢复正常。一般在中毒后5～7d基本痊愈,2～3周可恢复健康。但数周内仍有头晕、咽干、食欲缺乏、呼吸循环功能不稳定等。

二、死亡特点

光气炮弹、炸弹等是战场上施放光气战剂的主要形式,炮弹爆炸后形成战斗浓度,其核心区域短时产生的超过绝对致死剂量的光气浓度,会导致人体在数分钟之内窒息死亡;稍远离爆炸核心区域,因风向与距离变化,战斗浓度降低,接触剂量减少,会产生梯度递减的中毒损伤效应,人员出现不同的病理生理变化。

测定不同染毒剂量和染毒浓时积对动物死亡率的影响,发现在一定剂量范围内动物死亡率并不随暴露剂量减小而降低。提示光气暴露与死亡率存在着一个特殊的时间效应分布关系。模拟战场光气弹爆炸后大剂量染毒的损伤效应,发现当暴露于绝对致死剂量(光气炸弹爆炸中心)的光气时,数分钟内动物全部"闪电型"死亡;当暴露剂量低于绝对致死剂量时,经过一定潜伏期(3～6h)后,动物死亡率才会突然增加。因暴露剂量不同,动物死亡呈现近似于"哑铃形"时间分布特征(图 6-11),提示暴露剂量不同而产生特殊的死亡时间分布,其死亡机制不同;低于绝对致死剂量,动物死亡出现潜伏期,存在有效救治的时间"窗口期";中毒死亡机制不同,其有效的救治方法和药物可能也不同。

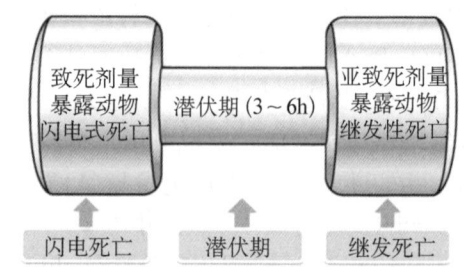

图 6-11　光气染毒与动物死亡分布的哑铃形关系

三、远后效应

如有继发感染,一般在中毒后第 3～4 天病情恶化。体温继续升高,肺水肿吸收迟缓,可在中毒后 8～15d 因支气管肺炎而死亡。此外,还可能发生其他并发症,如胸膜炎、支气管炎,偶见肺栓塞、肺坏疽、肺脓肿及下肢、脑、心、视网膜等处栓塞。

后遗症主要有慢性支气管炎、肺气肿、支气管扩张、晚期肺脓肿、结核病体质等。光气中毒的预后取决于吸入的剂量、病情、救治情况及并发症,潜伏期中难以判断预后。出现苍白型窒息者多预后不良,死亡时间大多在中毒后 1～2d。能度过 48h 以上者,一般可恢复健康而不留后遗症。死亡原因主要是肺水肿引起的严重缺氧及循环衰竭。晚期多半死于支气管肺炎。

第四节　光气中毒的诊断和鉴别诊断

根据中毒史、症状特点、X 线检查、实验室检查结果及毒剂侦检综合判断。

一、诊断标准

(一)诊断依据

1. **中毒史**　敌人在战场上使用光气、双光气时有施放毒剂的征象,有烂苹果味或烂干草味气体,伤员当时呼吸无防护,有大批人员同时出现类似症状之病史。在生产和使用光气、双光气的场所有毒气逸漏现象,或有氯烃类化合物燃烧等。

2. **症状特点**　初期可有上呼吸道和眼的刺激症状,经一定的潜伏期,出现急性肺水肿的症状和体征。

3. 化验检查结果　有血液浓缩现象,白细胞计数升高等。动脉血气分析显示氧分压或二氧化碳分压降低是肺间质水分增加的早期非特异性警示。如果4～6h血气值正常,则提示产生致命作用的可能性很小。肺功能检测有助于确定气道损伤程度和支气管扩张药的作用。最大呼气流速在大量暴露后很快下降。肺顺应性和二氧化碳扩散能力的降低是肺间质液体体积的敏感指标,但因复杂性而限于住院患者。通气/血流比(ventilation/perfusion ratio,V/Q)检查非常敏感,但属非特异性,限于住院患者。

4. X线检查结果　X线检查是早期发现肺水肿的有效手段,对中度以上中毒者应争取在中毒后8h内每2小时摄一张胸部X线片。如果8h的胸部X线片正常,其病情发展可能较轻。胸部X线片呈过度膨胀提示小气道的损伤,并导致气体广泛地滞留在肺泡内,形成肺气肿;蝙蝠翼浸润征提示继发于肺泡-毛细血管膜损伤的肺水肿;肺不张常见于中央型吸入性中毒。

临床观察和动物实验表明,如见肺纹理明显增多,应考虑有化学性支气管炎;如两肺野透明度降低,呈"薄纱"或"晨雾"征,透过雾影见纹理增粗、紊乱、边缘模糊,有弥漫性大小不等、轮廓模糊的斑点状阴影,以中、下肺野为多,一侧可较另一侧明显,则表明有间质性肺水肿;如两肺弥漫分布大小不等、密度不均、边缘模糊、不规则的片状或云絮状阴影,分布于两肺中下野,以内中带为主,有的融合成形状不一或似棉球状密度增高的阴影,阴影之间可有透亮区(可见于叶间裂旁和纵隔旁),则为肺泡性肺水肿。可在中毒后2～4h摄胸部X线片,如在8～12h未见异常,则肺水肿发生的可能性不大。

5. 毒剂侦检结果　在毒区检出光气或双光气可明确诊断。

(二)中毒程度分级

早期诊断对判断光气中毒的预后和指导救治工作极为重要。早期诊断是指吸入光气后肺水肿出现前的诊断,它能预测肺水肿出现的时间和严重程度。目前尚缺乏特异性诊断指标,要结合临床表现、肺影像学特点和血气分析结果综合判断。

1. 刺激反应　在吸入光气48h内出现一过性的眼及上呼吸道黏膜刺激症状。肺部无阳性体征,胸部X线片无异常改变。脱离染毒环境后自然恢复。

2. 轻度中毒
(1)咳嗽、气短、胸闷或胸痛,肺部有散在干啰音。
(2)胸部X线片表现肺纹理增强或伴边缘模糊,符合支气管炎或支气管周围炎X线所见。
(3)血气分析:在呼吸空气时,动脉血氧分压正常或低于预计值1.33～2.66kPa(10～20mmHg)。

3. 中度中毒　上述表现加重,且具有下列情况之一的,可诊断为中度中毒。
(1)呛咳、咳少量痰,可有血痰、气短、胸闷或轻度呼吸困难,轻度发绀。肺部出现干啰音或局部有湿啰音。
(2)胸部X线片表现为两肺纹理增强、边缘模糊,并出现网状及粟粒状阴影或局部有散在的点片状模糊阴影。两肺野透亮度降低。符合间质性肺水肿的X线所见(图6-12)。
(3)血气分析:在吸入<50%浓度氧时,能维持动脉血氧分压>8kPa(60mmHg)。

4. 重度中毒
(1)出现频繁咳嗽,咳大量白色或粉红色泡沫痰。呼吸窘迫,明显发绀,两肺有广泛的干、湿啰音。出现纵隔及皮下气肿、气胸、急性呼吸衰竭及循环功能衰竭、心肌损害、昏迷。

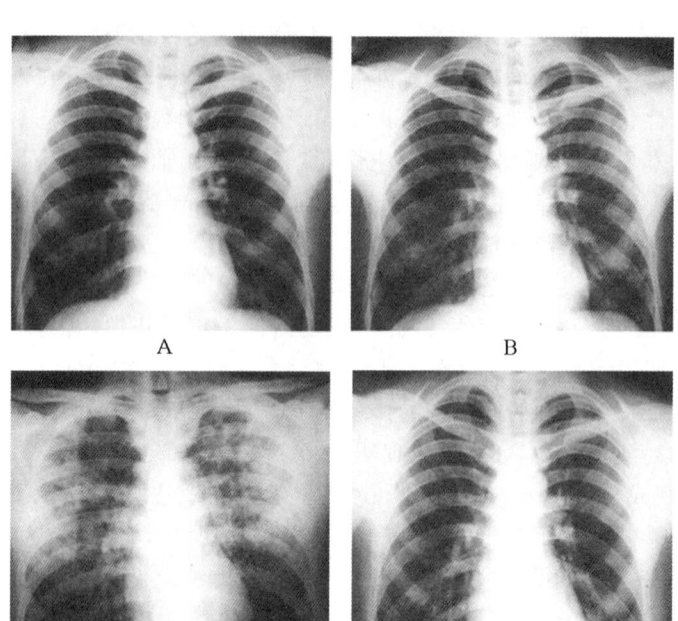

图 6-12　光气导致肺水肿 X 线检查典型改变

A. 正常清晰、干净的胸部 X 线片;B. 光气吸入暴露后 6h 出现早期肺水肿表现,轻度绒毛样增大的肺门和中央血管,分散的、边界不清的、不规则的阴影,主要集中在肺中部;C. 暴露后 10h 有明显的肺水肿,明显的绒毛样增大的肺门,分散的、边界不清融合性阴影,主要集中在肺上部,这与患者仰卧休息有关;D. 暴露后第 5 天,完全恢复正常的胸部 X 线片

　　(2)胸部 X 线片表现为两肺弥漫分布大小不等、密度不均和边缘模糊的点片状、云絮状或棉团状阴影,有的相互融合成大片状阴影。符合肺泡性肺水肿的 X 线所见。

　　(3)血气分析:在吸入>50%浓度氧时,动脉血氧分压仍低于 8kPa(60mmHg)。

　　必须指出,X 线检查是早期发现肺水肿和监护肺水肿发展的最好方法,可发现光气中毒时的早期轻微肺损伤。在大剂量中毒后 2～3h 就可发现改变。吸入中等剂量后,X 线征象可在临床潜伏期约一半的时间发现,即 2～8h;4h 可发现肺气肿,6h 可发现肺水肿。因此,对中度中毒患者,在光气暴露 2h 后,必须拍摄胸部 X 线片,并在 4h 及 8h 后再各拍摄 1 次。如 8h 的胸部 X 线片正常,则病情可能较轻,发生肺水肿的可能性不大。有条件的医疗机构中,肺部 CT 检查是更好的选择。

二、鉴别诊断

　　诊断光气中毒应与刺激剂、氰类毒剂或糜烂性毒剂中毒相鉴别,同时还应注意以光气作为其他毒剂溶剂的混合毒剂中毒的可能性。

　　1. 刺激剂中毒　中毒时立即产生眼及呼吸道刺激症状,且作用比光气、双光气强烈,如眼刺痛、烧灼感、眼睑痉挛、喷嚏、胸骨痛等,症状消失后不会再发作。

　　2. 全身中毒性毒剂中毒　氢氰酸和氯化氰等对眼和呼吸道有轻微刺激,重度中毒时也可引起肺水肿,但病情发展迅速,无潜伏期,很快出现呼吸困难、运动失调、惊厥、昏迷。

3. 糜烂性毒剂中毒 暴露于雾状路易氏剂中毒时,可出现眼和呼吸道刺激症状,也可发生肺水肿,但同时伴有皮肤、眼损伤及全身吸收中毒。糜烂性毒剂的呼吸道损伤迟发,以中央而非外周气道损伤为主。严重的吸入性中毒可以引起呼吸困难,有气道坏死表现,常有假膜形成,部分或完全上呼吸道阻塞。肺间质损伤通常表现为出血而不是水肿。

4. 神经性毒剂中毒 有水样分泌物和呼吸窘迫,但是其他症状,如肌肉震颤和瞳孔缩小可以与光气、有机氯等吸入损伤鉴别。

第五节 光气中毒的预防、分类和救治

一、预防

(一)制度和器材预防

在涉及光气和双光气的工业生产过程中,要严格安全生产管理,遵守《光气及光气化产品安全生产管理指南》。防护面具或防毒口罩在有效防护时间内有良好的防护效果。浸有乌洛托品或碱性溶液的口罩或毛巾覆盖口鼻防护效果更佳。无防护器材时,应转移至上风方向或高处。

(二)药物预防

对于已中毒,但症状不明显或有轻度呼吸困难表现者,应采取有效措施预防肺水肿,主要措施为安静、保暖、吸氧和严格限制体力消耗,以减少机体对氧的消耗,改善呼吸、循环功能。可以给予10%葡萄糖酸钙、高渗葡萄糖和糖皮质激素。

二、现场抢救

(一)原则

1. 在染毒区内应立即戴上防护面具,防止继续吸入毒剂。伤员应由他人为之戴上面具。需要注意,戴面具有可能加重伤员的缺氧。

2. 迅速离开染毒区,适时脱去面具或口罩和染有光气的衣物。

3. 依中毒轻重分类,中毒较重者,应首先后送治疗。

4. 有中毒史但无任何症状的人员,在战斗情况许可时应注意安静、保温、减少活动、严密观察24~48h。

5. 有条件时,应尽早开始间歇给氧。

6. 呼吸停止时应进行人工呼吸;心搏停止时,行心肺复苏术。

(二)药物

对于急性中毒者采用早期现场处理、早期使用地塞米松和山莨菪碱、早期气道舒张和湿化、对重度吸入中毒患者早期气管切开。有研究显示,早期注射乌洛托品有一定治疗效果,但后期疗效不确定。

在条件允许时,可在抢救现场给予糖皮质激素(泼尼松5～10mg或地塞米松0.75～1.5mg,每日3～4次),碱性合剂(4％碳酸氢钠20ml、氨茶碱0.25g、地塞米松5mg、1％普鲁卡因2ml)早期雾化吸入10～15min,以减轻炎症和解除平滑肌痉挛。

三、分类

光气或双光气毒剂中毒早期出现下列症状表示中毒程度较重,伤员分类时应注意:①面色改变(多为暗白色)、淡漠、少语、有恐惧感;②食欲骤减;③体温升高,呼吸快,呼吸率和心率比例失常,活动时胸闷、气憋;④白细胞总数和中性粒细胞比例明显增高;⑤中毒4h内胸部X线片示肺有异常改变。

(一)中毒后12h以内者

一般而言,潜伏期越短,肺水肿越严重。中毒后12h以内者出现肺水肿症状者,应分类为立即治疗,采取肺科重症监护。出现呼吸困难而无客观体征者,应分类为延迟治疗,需要对其进行密切观察,并每隔1h重新分类。已知中毒但无症状者应分类为简单治疗,并每隔2h进行观察和重新分类。如果其24h保持无症状,可以出院。如果可疑接触且自可疑接触起12h保持无症状,可以考虑让其出院。

出现肺水肿、发绀和低血压者应进行非手术治疗。在接触后4～6h出现这些症状者通常会死亡,分类为期待治疗;在接触后6h以后或更长时间出现这些症状者,如能立即进行重症医学监护有可能会存活,可分类为立即治疗。

(二)中毒后超过12h者

出现肺水肿者分类为立即治疗,并尽快给予其重症监护。如果还同时出现发绀和低血压症状,应归为期待治疗,对其进行非手术治疗。对分类为延迟治疗者,应进行密切观察,并每隔2h重新分类。如果恢复,则在接触后24h后可以出院。无症状或呼吸困难缓解者,分类为简单治疗。如果其24h保持无症状,可以出院。尽管采取重症医学监护措施仍出现持续性低血压者,分类为期待治疗。

四、治疗

光气中毒无特效疗法。乌洛托品治疗光气中毒基本无效。目前仍采用综合对症支持疗法。治疗的主要原则是纠正缺氧、防治肺水肿、防治心血管功能障碍、控制感染和对症处理。必须根据上述原则和病情发展的不同阶段灵活采取相应措施。

(一)畅通呼吸道,纠正缺氧

1. 减少氧耗量 安静、防止躁动和不必要活动,采取减少呼吸功的措施。慎用镇静药。

2. 保持呼吸道通畅 对于有声嘶和哮鸣的患者尤其重要,因其可能存在喉痉挛,需要插管。通畅呼吸道还可帮助分析听诊发现。早期可吸入碱性合剂。肺水肿出现后,可吸入二甲硅油消泡气雾剂(消泡净),消除液气泡造成的阻塞。还可采用体位引流。

3. 给氧　尽早吸高浓度氧,提高动脉血氧饱和度,纠正缺氧,防止或减轻因缺氧造成的代谢障碍及各系统功能紊乱,并切断缺氧与肺水肿的恶性循环,限制或减轻肺水肿的发展。

(二)防治肺水肿

1. 肺水肿发生前的救治措施　根据肺水肿形成原理进行及时防治。在潜伏期,应尽早发现肺水肿和采取防治措施。在潜伏期内要严密观察 24～48h,积极进行治疗,防止肺水肿发生。除纠正缺氧外,早期应用大剂量激素和终末正压呼吸效果较好。

(1)卧位、安静休息,保温,间歇吸氧(减少氧耗,减轻心脏负担,减少肺血流量,减轻肺水肿发生)。即使少量的体力活动也可能缩短潜伏期,增加呼吸道表现的严重性。体力活动能使有症状的患者出现急性临床恶化甚至死亡。因此,怀疑窒息性毒剂暴露的患者要严格限制活动,必须用担架转运,而无论有无呼吸道表现和肺水肿。烦躁不安者可口服地西泮 2.5～5mg,或异丙嗪 12.5～25mg,避免使用哌替啶、巴比妥、抗组胺药、阿托品、兴奋药。

(2)支气管痉挛处理:光气中毒者呼吸道分泌物通常量大、水样,可以作为肺水肿的指标,应及时吸排分泌物。痰液革兰染色和细菌培养阳性者应使用抗生素。血二氧化碳分压＞45mmHg 提示支气管痉挛是高碳酸血症的最可能原因,应积极使用支气管扩张药。对于因反应性呼吸道而发生支气管痉挛的患者应给予 β-肾上腺素能支气管扩张药。肠外用激素也是支气管痉挛的治疗措施,首选肠外给药,例如第 1 天甲泼尼龙 700～1000mg,分次静脉给药,然后减量。雾化吸入氨或 2％NaHCO$_3$ 等作为辅助治疗。

(3)尽早使用糖皮质激素:激素可提高 cAMP 酶活力,使 cAMP 上升,促进细胞内水排出;也有降低毛细血管通透性、抗炎作用。有学者建议,潜伏期无症状患者使用激素(立即静脉给予泼尼松龙 250mg)以阻止肺水肿的发生;也可气雾吸入地塞米松或氯地米松。

(4)抗炎抗氧化:动物实验显示布洛芬或 N-乙酰半胱氨酸(NAC)能预防肺水肿的发生,推算人的布洛芬用量为 25～50mg/kg,经口或肠外给药有效剂量几乎相同,推荐用量为 5～10mg/kg;NAC 的雾化吸入用量为 20％溶液 20ml。用 0.25％普鲁卡因对两侧颈部迷走神经、交感神经进行封闭,每侧 20ml,抑制炎症反应。

(5)静脉注射高渗葡萄糖溶液:可提高肺毛细血管渗透压,减轻肺水肿。还有利尿作用,减轻心脏负担。

(6)纠正酸碱失衡。

2. 观察和评估　接受预防性治疗的患者要严密观察。下面是一些最常用的、典型的方法。

(1)强制患者休息和严密观察,每 30 分钟进行关键体征和肺部听诊的检查。

(2)暴露后 2h 开始连续摄胸部 X 线片。

(3)如果暴露后 8h 患者无生理体征和胸部 X 线片改变,提示无肺水肿产生,患者就可以回家。如果没有胸部 X 线片,患者要继续观察 24h。

(4)如果生理体征和胸部 X 线片改变提示肺水肿产生,就应抓紧开始适当的治疗。这样的患者会发生呼吸停止而死亡,要严密看护。

3. 对已形成的肺水肿治疗　虽然在研究中思路很多,但还没有实用、有效的药物推出。除纠正缺氧外,早期应用大剂量激素和终末正压呼吸,效果较好。前列腺素 E$_1$、表面活性物质、抗组胺药、门冬酰胺酶、钙剂、阿托品、吗啡、利尿药、祛痰药、高渗溶液、抗凝药、氨基异丙酸、尿素酶、低温、睡眠疗法等在治疗肺水肿时应根据病情,权衡利弊,慎用或不用。

(1)激素的应用:肾上腺皮质激素可减低毛细血管通透性和炎症反应,减轻肺水肿。在肺水肿发生之前可尽早口服泼尼松 5～10mg 或地塞米松 0.75～1.5mg,每日 3～4 次。在发生肺水肿后,一般用地塞米松 5～10mg,每日 3～4 次;或氢化可的松 100～300mg,加入 10% 葡萄糖溶液中,静脉滴注,每日 1～2 次。维持 2～4 周。

吸入激素(inhaled corticosteroids,ICS)是最强的气道局部抗炎药物,药物直接作用于呼吸道,所需剂量小。通过消化道和呼吸道进入血液的药物大部分在肝灭活,全身不良反应少。ICS 给药方式包括定量气雾剂、干粉剂和溶液雾化吸入;吸入装置不同、药物颗粒的性状与直径不同,其肺部沉积量不同。ICS 通过对炎症反应所必需的细胞和分子产生影响而发挥抗炎作用。

关于激素疗效的研究存在有争议的,甚至相反的结果。在光气或氯气染毒动物模型上,使用地塞米松、布地奈德(budesonide)、莫美他松(mometasone)等药物得到的阴性结果,提示心源性的和(或)神经源性的因素与急性肺损伤有关。

(2)呼气末正压呼吸:终末正压呼吸(PEEP)使气道经常保持正压,可提高肺泡压,对抗滤过压,减轻肺水肿,并可防止末梢气道闭塞,使闭塞的肺泡张开,使增多的分流减少,以改善充氧及降低心排血量。可间歇(15min/h)或连续进行终末正压呼吸(压力 10cmH$_2$O 即980.7Pa)。不能进行呼气末正压呼吸时,进行间歇正压通气(IPPV)也有一定的效果。呼吸道正压也可能因减少腔静脉的回流而加重低血压,需要静脉补液。

(3)维持呼吸功能:为了保持呼吸道畅通、改善肺通气及气体交换,提高给氧的疗效和阻断水肿液泡沫引起的呼吸道阻塞与缺氧、肺水肿间的恶性循环,在出现肺水肿的早期症状和体征时就应当开始使用消泡剂。1% 二甲硅油消泡气雾剂("消泡净")治疗光气中毒性肺水肿可取得良好效果,(亦可用 10% 硅酮水溶液或 70%～90% 乙醇溶液,置于氧气湿化瓶内随氧气吸入)。在大量泡沫液充塞呼吸道时,可采用体位引流和吸出上呼吸道的泡沫液。必要时,可行气管切开术,吸出气管内的泡沫液。有气管痉挛者要注射氨茶碱或吸入异丙肾上腺素,解除支气管痉挛。呼吸衰竭时,可依病情选用呼吸兴奋药。推荐应给予有肺部细菌感染的光气中毒的患者抗生素,不应常规预防性给药。

(4)吸氧:在光气引起的急性肺损伤的治疗中,给氧作为支持疗法被广泛施行。因为增加组织的氧合至正常水平之上能引起有害的活性氧族,氧疗可能有潜在危害,特别是在光气中毒早期。临床治疗时,可加大吸氧量或加压给氧,直到发绀消退,呼吸得到改善为止。加压给氧能提高肺泡内压力,对抗肺毛细血管高压,减少液体渗出;也能提高肺泡内氧分压,有利于氧气扩散入血液,可更有效地纠正缺氧;还可以提高胸内压力,减少静脉回流至右心和进入肺内,可减轻肺水肿。

来自大动物的实验结论是:用以改善生存的氧存在一个阈值浓度,可能是 40% 或以下;即使在光气暴露后延迟给氧,仍可减轻肺损伤的严重性;氧疗可以安全地推迟到出现临床表现时使用;即刻氧疗没有显示优越性。

(5)控制液体出入,维持血压:血液明显浓缩和血压降低时,可输入葡萄糖溶液等晶体或胶体溶液。输液切不可过量,速度要慢,禁忌输入大量生理盐水和全血。低血压时使用血管加压药是临时措施,应尽快补充液体。为了减轻肺水肿,早期可肌内注射呋塞米 20mg 或依他尼酸钠 25mg 加入 10% 葡萄糖溶液 30ml 内缓慢静脉注射,注意剂量不宜过大,也不要在肺水肿晚期使用,应监测肺动脉楔压,以免过度利尿使血容量不足,促成休克的发生。

(6)抗氧化治疗:口服 N-乙酰半胱氨酸(NAC)是重要的抗氧化治疗,应尽早用药,初始口服 140mg/kg,随后每次 70mg/kg,每 4 小时 1 次,可持续 3d。一些指南推荐在光气暴露后 50min 内,开始雾化吸入 20%溶液 NAC 溶液 5~10 ml,促进呼吸道分泌物排出。使用环氧酶 (COX)通路抑制药非甾体抗炎药布洛芬、有抗氧化物特性的花生四烯酸类似物二十碳四烯 酸、雾化吸入有抗氧化作用的利尿药呋塞米均在动物实验上显示一定疗效。

(7)支气管扩张药:光气暴露引起肺组织 3,5-环磷腺苷(cAMP)的减少,增加 cAMP 可能 成为治疗光气诱导肺损伤的途径。许多药物可以上调细胞内 cAMP 浓度,包括 β 受体激动药 和磷酸二酯酶抑制药氨茶碱。用双丁酰环腺苷(DBcAMP)直接补充 cAMP 也是可行的。氨 茶碱静脉给药、异丙肾上腺素气管内给药、雾化吸入沙丁胺醇的动物实验研究提示其疗效可 信。雾化吸入沙丁胺醇 5mg/4h,在暴露后 1h 内给药可减轻肺炎症。

β_2 受体激动药通过对气道平滑肌和肥大细胞表面的 β_2 受体的兴奋作用,舒张支气管平滑 肌、减少肥大细胞和嗜碱性粒细胞脱颗粒和介质释放、降低微血管通透性并增加气道上皮细胞 纤毛的摆动,缓解支气管痉挛。特布他林(terbutaline)和沙丁胺醇(salbutamol)等短效 β_2 受 体激动药(short-acting β_2 agonist,SABA)通常在 5~10 min 起效,疗效维持 4~6 min,可以迅 速缓解急性期支气管痉挛。沙美特罗(salmeterol)和福莫特罗(formoterol)等长效支气管扩张 药对 β_2 受体的选择性高。沙美特罗给药后 30 min 起效,作用维持 12h 以上,每次 50μg,每日 2 次。福莫特罗吸入后 5 min 起效,作用维持 8~12 h 以上,每次 4.5~9.0 μg,每日 2 次,可用 于临时控制痉挛急性发作。

胆碱能拮抗药有扩张支气管、抑制腺体分泌等作用。短效代表药物异丙托溴铵(iprat- ropium bromide)是一种非选择性胆碱 M 受体拮抗药,对支气管平滑肌具有较强的扩张作用, 呼吸道腺体和心血管不良反应较小,15~30min 起效,作用维持 4~6h,可以与 SABA 联合用 于急性支气管痉挛的治疗。长效代表药物噻托溴铵(tiotropium bromide)是一种对 M_1 和 M_3 高选择性的长效抗胆碱药物,舒张作用更强,18μg 吸入,每日 1 次,维持作用 15h 以上。

茶碱类的支气管扩张作用显著弱于选择性 β_2 受体激动药,不良反应大,不作为哮喘的一 线控制药物。茶碱类还能兴奋呼吸中枢、增强膈肌收缩力、强心利尿、降低肺血管张力和减少 肺血管渗出,以及通过抑制某些炎症介质,发挥非特异性抗气道炎症和免疫调节作用。茶碱缓 释剂或控释剂能够持续释放 12~24h。茶碱类同时可以作为肺水肿的辅助治疗药物。

(8)体外膜肺氧合(extracorporeal membrane oxygenation,ECMO):无泵 ECMO 不需要 体外循环泵,借助自体动、静脉血压差来驱动血流在膜肺中进行氧合,因此不用担心循环流量 问题。在吸入性肺损伤实验研究中发现,无泵 ECMO 能在保持 SaO_2 的同时降低 PEEP;并由 于 SaO_2 提高改善缺氧,肺动脉压显著降低。结果说明,作为一种呼吸辅助方法,无泵 ECMO 效果良好,特别适用于心功能正常的急性肺损伤,展开迅速,非常适合于急救。

(9)其他治疗:大量维生素 C(加入少量 50%葡萄糖溶液中)和适量的山莨菪碱是治疗光 气中毒的常用药物。及时纠正酸中毒和电解质紊乱。

(三)防治心血管功能障碍

心血管功能障碍是在肺水肿和缺氧的基础上发生的,因此防治缺氧和肺水肿亦有助于心 血管功能的改善。防治心血管功能障碍,改善循环,也有助于纠正缺氧和减轻肺水肿。

在心血管功能障碍发生前应注意避免引起心血管功能障碍的诱因,肺水肿、过度利尿脱 水、呼吸道正压可造成血容量不足或低血压,准确测定循环状态非常重要,开始测、定时复测、根据临床情况随时测,根据需要小心调整血容量以保持血流动力学稳定性。

出现心血管功能障碍后,心脏活动减弱,血压下降,甚至发生休克,应当积极进行抢救。

(四)控制感染

光气中毒时容易发生感染并发症,并可成为晚期死亡的重要原因。因此应早期使用广谱抗生素。继发感染时,应全身使用抗生素、磺胺或有抑菌作用的中草药。

(五)对症处理

衰竭时,可依病情选用呼吸兴奋药。及时纠正酸中毒和电解质紊乱。

五、综合处理措施

不同程度急性光气中毒伤员医疗决策后(图 6-13),可按下列方案综合处理。

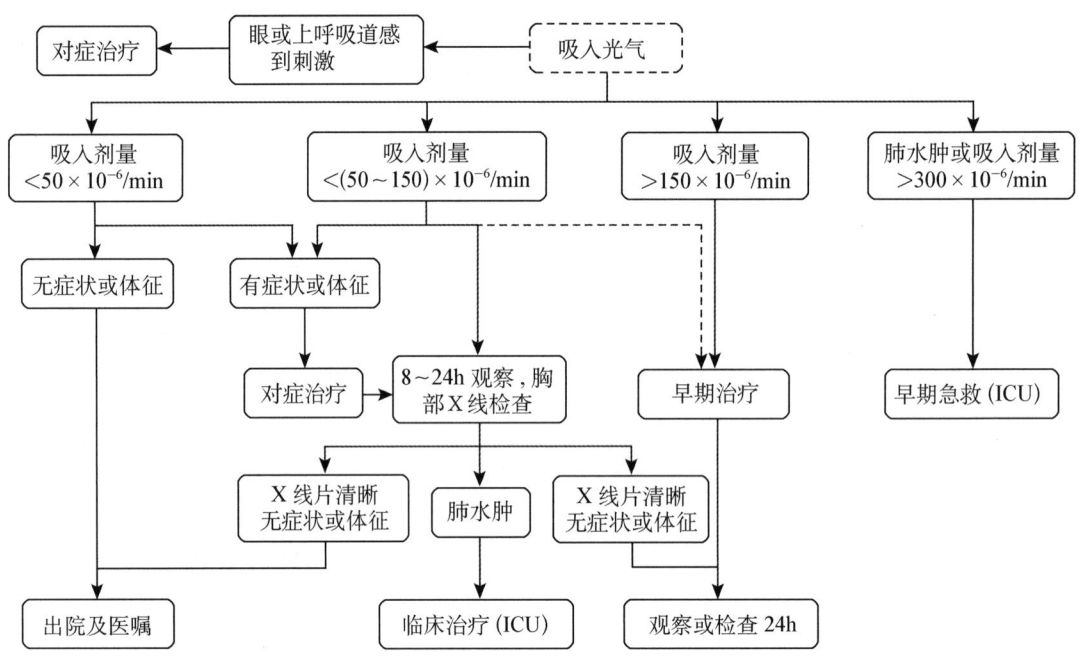

图 6-13 光气中毒伤员救治医疗决策树

1. 刺激反应 留观,一般无须特殊处理,必要时给予对症治疗。

2. 轻度中毒 有条件后送,可以早期吸入碱性合剂;必要时吸氧;病情偏重时口服泼尼 10mg 或肌内注射地塞米松 2ml(5mg),每日 3~4 次;卧床休息,临床监护 24h。

3. 中度中毒 积极后送,注意卧床休息,限制液体进入量;吸入碱性合剂;鼻导管给氧;地塞米松 5~10mg,肌内注射,每日 3 次,用至病愈;早期给予地西泮 10~20mg 或异丙嗪 12.5~25mg;对症治疗,预防感染。

4. 重度中毒 积极后送,除按中度中毒处理外,取半卧位;尽早给予地塞米松,一般 10~20mg,每日 3 次,病情好转后减量;吸氧,保持 $PaO_2 > 60\%$;50％葡萄糖溶液 10ml 加维生素 C

1g,静脉注射;早期应用抗菌药物,预防感染;出现肺水肿时,应用二甲硅油消泡气雾剂;慎用利尿药和脱水药;治疗并发症和对症处理,做好抢救准备。

六、中毒伤员的护理

1. 清除毒物:服装沾染光气时应脱去污染的衣服;若体表沾有液态光气,可用清水冲洗后换上清洁衣服;眼内有毒剂时,可用2%碳酸氢钠溶液或生理盐水冲洗。注意保护眼。

2. 保持室内空气清新,保持安静,卧床休息并保暖。

3. 吸氧:早期合理用氧十分重要,鼻导管给氧浓度不超过60%,同时保持呼吸道的通畅和温化、湿化。

4. 在中毒48h内要注意密切观察病情变化,特别是生命体征、神志、咳嗽、咳痰、精神状况和神经系统的变化。

5. 有支气管痉挛、咳痰者,雾化吸入解痉药、镇咳药,积极防治支气管炎和支气管肺炎。

6. 在肺水肿期,要严密观察意识、血压、脉搏、呼吸等生命体征。注意不要给予祛痰药,以免增加咳嗽动作。如果血液浓缩不明显,无明显休克症候不要输液;一般不用吗啡、哌替啶、氯丙嗪、巴比妥等呼吸中枢抑制药;禁做压胸式人工呼吸和混合气体吸入,以免因为将肺泡内泡沫状液体压到支气管内加重通气困难。可以使用消泡剂,将70%~90%的乙醇溶液置于氧气湿化瓶内让患者随氧气吸入,或给予二甲硅油消泡气雾剂吸入。

七、出院标准

满足下列条件之一者,可以出院。

1. 仅有眼或上呼吸道刺激症状,12h后无症状且查体正常。

2. 原主诉只有呼吸困难,24h后查体、胸部X线检查和动脉血气均正常。

3. 存在初期症状,查体、胸部X线检查、动脉血气检查发现异常,但在密切监护48h后,上述异常均转正常。

(张晓迪 张 伟 刘江正 于卫华)

第六节 全氟异丁烯中毒

全氟异丁烯(perfluoroisobutylene,PFIB)化学名为八氟异丁烯,CAS注册号为382-21-8,是氟塑料生产或加工过程中的副产物,常温下为无色气体,稳定性好,主要损伤呼吸道和肺,毒性约为光气的10倍,且能够穿透普通防护面具的滤毒罐,位列化武公约二级禁控清单。

一、简史

PFIB是氟代高分子化合物,如聚四氟乙烯(又名特氟隆)高温裂解形成的小分子物质中毒性最高的副产物,其毒性约为光气毒性强度的10倍。苏联在20世纪50~60年代就曾对

PFIB从合成、分析到毒性进行了深入研究。20世纪80年代原德意志民主共和国出版的《军事毒理学与军事放射学》一书就已把PFIB列为光气类肺损伤性毒剂,其中毒救治的困难性及其高毒性可能预示具有更大的军事意义。1985年斯德哥尔摩国际和平研究所裁军年鉴中提到,普通滤毒罐中的药用炭(活性炭)对PFIB无吸附作用。在帕格沃什化学裁军会议上,化学问题专家鲁滨孙将其列为威胁防护面具的毒剂之一,有"面具杀手"的称谓。正因为此,PFIB、光气和双光气作为有毒化学品,一同被列入《化学武器公约》之中。

二、理化性质

PFIB分子式为$(CF_3)_2C=CF_2$,化学结构见图6-14,分子量为200,沸点为7.0℃。常温条件下是一种无色略带青草味的气体,气体密度为8.2 g/L(15℃,760mmHg)。低温条件下为无色液体,0℃时的密度为1.59g/ml。PFIB的热稳定性好,只有在200℃以上时才发生分解。PFIB具有极强的吸电子性,很容易与亲核试剂发生反应,遇水可缓慢水解,可分解形成不同的反应性中间产物和氟光气,后者进一步反应分解为二氧化碳、一个阴离子基团和一分子氟化氢。由于PFIB的非极性特点,药用炭对其的吸附能力很弱,普通的活性炭滤毒罐对其几乎没有吸附能力。

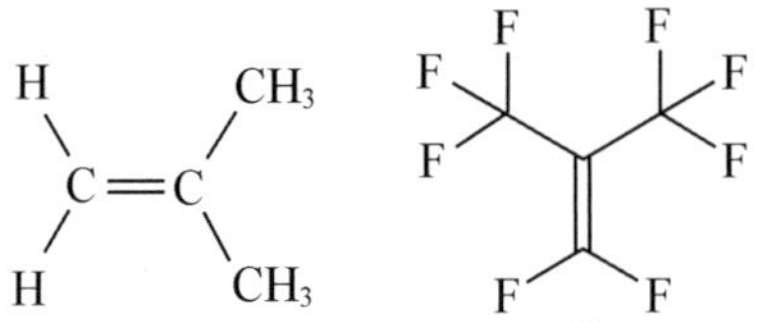

图6-14 异丁烯(A)和全氟异丁烯(B)的化学结构

三、中毒途径与毒性

PFIB主要通过呼吸道吸入中毒,对眼睛和呼吸道有刺激作用。平时PFIB吸入暴露主要为职业暴露,即多见于氟塑料工业生产与加工意外,而且在相关废液处理过程中亦有可能伴有PFIB的泄漏。近年来随着特氟龙制品以及其他含氟材料的广泛应用,在火灾事故中,亦多伴有PFIB的生成,是火灾烟雾中的致死性毒性组分之一。在日常生活中,特氟隆制品的不当使用(如高温)也可以产生含有PFIB的有毒气体。

大鼠单次暴露(4h)的半致死浓度LC_{50}为0.5×10^{-6},中毒鼠或死亡(伴有肺充血的大体病理学征象)或康复(无明显后遗症);15s的LC_{50}为361ppm;10min时的LC_{50}为17ppm(表6-6)。类似的高浓度急性吸入中毒报道也见于其他种属,如小

表6-6 大鼠PFIB暴露不同时间的LC_{50}值

暴露持续时间 (min)	LC_{50} (ppm) (95%置信区间)
0.25	361 (321~415)
0.5	214 (179~261)
1	122 (113~139)
2	86 (82~91)
5	28 (26~29)
10	17 (15~19)

鼠 2h 的 LC_{50} 为 1.6ppm 或 0.98ppm，兔为 4.3ppm 或 1.2ppm，豚鼠为 1.05ppm，猫为 3.1ppm。研究发现，大鼠暴露浓度为 12.2ppm，暴露时间为 10min 时，发生肺水肿的潜伏期约为 8h。

四、中毒机制

PFIB 的毒理学可能与其易受亲核性进攻和反应性中间产物的产生有关。PFIB 吸入暴露致急性肺损伤的发病机制迄今尚未完全阐明，主要存在如下 3 种假说。

1. 氢氟酸学说 Lehnert 等根据 PFIB 化学性质活泼，遇水缓慢水解生成氢氟酸的研究提出该假说，即认为 PFIB 暴露后肺损伤的形成是氢氟酸所致。但是后续的实验表明在 PFIB 吸入中毒的过程中，由 PFIB 水解产生的氢氟酸的量甚微，氢氟酸的作用不足以诱发产生全部的 PFIB 中毒效应。故目前认为，PFIB 水解所产生的氢氟酸仅介导了 PFIB 的部分中毒效应。

2. 直接氧化学说 根据 PFIB 的理化性质，即 PFIB 分子上的 CF3 具有强的亲电子性，使得 C=C 变得极为活泼，使得其几乎可以与所有的亲核物质产生化学反应，表现为一种强的氧化剂，具有能够与肺组织成分发生直接快速反应的特性，认为肺损伤的形成是源于肺组织的氧化损伤。但是，迄今为止支持此学说的实验证据大多为一些间接性证据。如文献报道，在 PFIB 染毒后，内源性巯基的水平显著降低，口服 NAC 可以对 PFIB 吸入性肺损伤具有预防性保护作用。

3. 过度炎症反应学说 以中性粒细胞肺内集聚和扣押为主要环节的过度炎症反应学说，是迄今为止得到最有力实验证据支持的理论。最初由 Lehnert 等发现，在大量吸入 PFIB 中毒早期，肺毛细血管床即出现血液单核细胞及 PMN 聚集，随着中毒后时间的延长，大量中性粒细胞及肺泡巨噬细胞聚集肺内是 PFIB 肺损伤的重要表现。国内研究进一步证实在 PFIB 吸入性急性肺损伤中，中性粒细胞肺内集聚和扣押是动物死亡和肺水肿发生和发展的一个重要中间环节，始动环节为 PFIB 对肺血气屏障主要构成细胞（如Ⅰ、Ⅱ型肺泡上皮细胞，肺微血管内皮细胞等）的直接损伤，继而激活肺内主要的防御细胞——肺泡巨噬细胞，从而诱发过度炎症反应。

五、中毒表现

PFIB 吸入暴露初期会产生咳嗽、呼吸急促、咽喉疼痛。暴露剂量不同，中毒伤员形成肺水肿的潜伏期不一，较高浓度暴露时会导致出现肺水肿，乃至死亡。患者中毒症状取决于毒剂暴露浓度、暴露持续时间及机体状态。根据中毒程度，临床上可分为轻度中毒、中度中毒、重度中毒及闪电型 4 型。

1. 轻度中毒 患者表现为头痛、头晕、咳嗽、咽痛、恶心、胸闷、乏力等症状，肺部有散在性干啰音或少量湿啰音。胸部 X 线片见肺中、下两肺野肺纹理增强，边缘模糊等征象，符合急性支气管炎、支气管周围炎临床征象。

2. 中度中毒 轻度中毒的临床表现加重，出现胸闷、胸痛、心悸、呼吸困难、烦躁及轻度发绀，肺部局限性呼吸音减低，两肺有较多的干啰音或湿啰音。胸部 X 线片见肺纹理增强，有广泛网状阴影，并有散在小点状阴影，使肺野透亮度降低，或见水平裂增宽、支气管袖口征，偶见

Kerley 氏 B 线,符合间质性肺水肿临床征象。或者胸部 X 线片见中、下两肺野肺纹理增多,斑片状阴影沿肺纹理分布,多见于中、内带,广泛密集时可融合成片,符合支气管肺炎临床征象。

3. 重度中毒　患者如下症状之一:急性肺泡性肺水肿,急性呼吸窘迫综合征,中毒性心肌炎,或者并发纵隔气肿、皮下气肿、气胸。

4. 闪电型中毒　极为少见,多发生在吸入毒剂浓度极高时,在中毒后数分钟内,可因反射性呼吸、心搏停止而死亡。

另外,吸入含氟聚合物(如特氟龙)的热解产物可导致产生以发热为主的症状表现,临床上称为聚合烟雾热。

六、治疗

目前尚无特效抗毒药物与救治措施,中毒现场急救的主要原则是终止继续染毒,即迅速将中毒者转移至空气新鲜处。保持安静,绝对卧床休息,注意保暖。

对于这类毒剂中毒患者的治疗采用综合对症支持疗法。治疗的主要原则是纠正缺氧、防治肺水肿、防治心血管功能障碍、控制感染和对症处理。必须根据上述原则和病情发展的不同阶段灵活采取相应措施。

鉴于研究证明清开灵注射液具有良好的抗 PFIB 吸入性肺水肿疗效,抗氧化剂 NAC 具有对抗化学源性肺损伤的疗效,无泵体外膜肺氧合(ECMO)能够改善 SaO_2 和肺动脉压(PAP),因此建议临床收治此类毒剂中毒患者时,可依病情选用上述措施进行治疗。

（赵　建　丁日高）

第七节　氯气中毒

氯气(chlorine,Cl_2)常温常压下为黄绿色气体,是氯碱工业的主要产品之一,作为强氧化剂与氯化剂,年产量超过 5000 万吨。氯能与有机物和无机物进行取代或加成反应生成多种氯化物。自然界中游离状态的氯存在于大气层中,是破坏臭氧层的化合物之一。氯大多数通常以氯化物(Cl^-)的形式存在,常见的主要有氯化钠(NaCl)、氯化钙($CaCl_2$)和氯化钾(KCl)等。氯在早期主要作为漂白剂用于造纸、纺织等工业生产中,现在常用于氯碱工业、消毒剂、溶剂、颜料、塑料、合成纤维等的制造,也在制药业、皮革业、造纸业、印染工业,以及医院、游泳池、自来水消毒等方面被应用。

从 1774 年瑞典化学家 Carl W. Scheele 发现氯气以后,它一直被当作一种化合物。直到 1810 年,英国化学家 Humphry Davy 经过大量实验研究,才确认这种气体是由一种化学元素组成的物质。他将这种元素命名为 chlorine。这个名称来自希腊文,有"绿色的"意思。1915 年 4 月 22 日,人类历史上第一次大规模化学战使用的就是氯气。

一、理化性质

氯气的化学式为 Cl_2,通常情况下为有强刺激性气味的黄绿色气体,剧毒。密度为

3.17g/L,易液化,熔点为-34.6℃,沸点-101℃。常温下加压至600~700kPa可使氯气变成液氯,呈金黄色。氯气易溶于有机溶剂,难溶于饱和食盐水。1体积水在常温下可溶解2体积氯气,形成氯水。在一些反应中,氯气可以支持燃烧,如铜在氯气中燃烧生成氯化铜,铁在氯气中燃烧生成氯化铁,氢气在氯气中燃烧生成氯化氢等。氯与水或碱溶液反应时,由于既是氧化剂也是还原剂,所以发生歧化现象。在高热条件下,氯尚可与一氧化碳作用,生成光气。

二、中毒途径与毒性

氯气主要通过呼吸道侵入人体并溶解在黏膜所含的水分里,常对上呼吸道黏膜造成有害影响,症状重时,会发生肺水肿,使循环障碍而致死亡。由食管进入人体的氯气会使人恶心、呕吐、胸口疼痛和腹泻。空气中氯气的允许暴露限值为3mg/m³(或1ppm),超过这个量就会引起人体中毒。职业暴露推荐限值是1.5mg/m³暴露15min。氯气与>5%体积的氢气混合时有爆炸危险。

人体对氯的嗅阈为9mg/m³;暴露于90mg/m³可致剧咳和呕吐;暴露于120~180mg/m³ 30~60min,可引起中毒性肺炎和肺水肿;暴露于300mg/m³氯气时可造成致命损害,几次呼吸3000mg/m³氯气即可致死;一般滤过性防护面具对30 000mg/m³氯气无保护作用。氯气对常规人群和易感人群的30min LC_{50}分别为250ppm和100ppm。

三、中毒机制

氯气主要由呼吸道侵入体内,在呼吸道黏膜表面与水分反应生成盐酸和次氯酸,但很少有机会再进一步生成氯化氢和新生态氯。盐酸使局部黏膜充血、水肿,气管柱状上皮细胞发生变性、坏死,并使毛细血管通透性增加。次氯酸容易透过细胞膜直接与细胞质蛋白质反应,破坏细胞膜的完整性与通透性。直接与细胞质内的蛋白质反应,从而引起组织炎性水肿、充血,甚至坏死。新生态氯对组织具有强烈的氧化作用,直接损害肺泡Ⅰ、Ⅱ型上皮细胞和肺毛细血管内皮细胞,使肺泡和毛细血管通透性增加,毛细血管内的液体渗透到间质,进而流向肺泡,形成肺水肿,产生低氧血症。严重缺氧可导致脑、肝、心、肾、肺等多脏器功能受损,出现多器官功能不全。氯气还可刺激呼吸道黏膜的三叉神经末梢,降低呼吸频率。吸入极高浓度的氯气还可以引起迷走神经反射性心搏骤停或喉痉挛而发生电击样猝死。

四、中毒表现

根据暴露持续时间、暴露浓度、暴露途径及中毒者个体状态的不同,氯气中毒分为急性中毒和慢性中毒,而急性中毒在临床上分为刺激反应、轻度中毒、中度中毒及重度中毒4型。

(一)急性中毒

急性氯气中毒主要因呼吸道吸入较高浓度的氯气所致,是以呼吸系统损害为主的急性病变,吸入后迅速发病,通常无潜伏期。吸入3~9 mg/m³氯气可迅速发病,出现眼和上呼吸道刺激反应,很快患者便咳嗽加剧,胸闷、胸痛、呼吸困难或哮喘样发作;有时伴有消化系统和神经系统症状。吸入 120～180 mg/m³ 氯气可在 1h 内(少数患者于 12h 内)出现肺水肿,表现为进行性呼吸加快、口唇发绀、心动过速、咳白色或粉红色或血性泡沫痰、低氧血症等。吸入 300mg/m³ 少许,可能造成致命性损害,呼吸道平滑肌反射性挛缩或喉痉挛可窒息死亡或陷入昏迷,出现脑水肿或中毒性休克;可发生迷走神经反射性心搏骤停和电击式猝死。

1. **刺激反应**　出现一过性眼和上呼吸道黏膜刺激症状,眼红、流泪、呛咳,体检可见眼结膜、鼻黏膜和咽部充血。肺部无阳性体征或偶有散在的干啰音,一般在 24h 内消退,胸部 X 线表现为肺纹理增多、增粗,边缘不清,多以两下肺为明显。

2. **轻度中毒**　表现为支气管炎和支气管周围炎,有咳嗽、少量咳痰、胸闷、头晕、头痛等。双肺可有散在的干、湿啰音或哮鸣音,胸部 X 线检查可见下肺野有纹理增多、增粗、延伸、边缘模糊。

3. **中度中毒**　主要表现为支气管肺炎、间质性肺水肿或局限性肺泡性水肿或哮喘样发作。阵发性呛咳、咳痰、气急、声嘶、胸闷胸痛明显,有时咳粉红色泡沫痰或痰中带血,伴有头痛、乏力、恶心呕吐和轻度发绀。两肺可有干、湿啰音或弥漫性哮鸣音。X 线检查可见散在或广泛的网状阴影,肺野透光度降低,或散布点、片状或云絮状、棉球样或蝶翼状阴影及肺门改变、肺野有毛玻璃样改变。哮喘样发作者胸部 X 线检查可无异常发现。血气分析示呼吸性碱中毒、呼吸性酸中毒或代谢性酸中毒或混合性酸中毒,心电图检查可呈心动过速、传导阻滞、短暂性心律失常、ST-T 波改变等异常表现。可有多导联 ST 段呈弓背抬高,心率 130～150/min。

4. **重度中毒**　出现咳嗽,咳大量白色或粉红色泡沫痰,明显的呼吸困难、胸闷、发绀,双肺满布湿啰音。严重者甚至窒息、昏迷、休克,可出现中枢性呼吸抑制及猝死。当症状加重,出现呼吸窘迫、明显发绀,胸部 X 线检查可见大片均匀密度增高阴影广泛分布于两肺野,或见分布两肺的密度不一的片状模糊阴影,少数呈蝶翼状,符合弥漫性肺泡性肺水肿或中央性肺水肿征象;或血气分析示动脉血氧分压 PaO_2 或 $FiO_2 \leq 6.6kPa(200mmHg)$,符合急性呼吸窘迫综合征(acute respiratory distress syndrome,ARDS)者;或出现严重窒息、气胸、纵隔气肿等严重并发症者,均可列为重度中毒。经积极治疗 10d 左右体征可消失,30d 后肺部病变可基本吸收。

(二)氯气中毒性急性肺水肿

1. **刺激期**　吸入氯气后,患者出现咳嗽、胸闷、气急、头晕等症状。接触氯气浓度较高时,有眼、鼻、咽喉刺激性症状,如流泪、眨眼、流涕,甚至由于痉挛性阵咳而引起呕吐。

2. **潜伏期**　脱离接触后,刺激症状缓解或消失,通常持续约 1h,个别长达 48h。

3. **肺水肿发作期**　出现胸闷憋气、胸骨后疼痛的表现。症状突然加重,首先出现呼吸困难,伴有咳嗽、多痰,进而气急、咳嗽频繁,出现严重呼吸困难;发绀明显,呼吸增快(35～40/min)和心动过速(130～140/min),双肺呼吸音低、满布粗糙的干啰音及大、中、小湿啰音,捻发音。辅助检查胸部 X 线片示双肺透光度降低,肺纹理粗乱,有斑点状小片云絮状阴影,甚至密集棉絮状、团块状阴影融合;血气分析示 PaO_2 为 5.6～7.8kPa。

4. **恢复期**　经过救治一般在 96h 内症状好转,进入恢复期,经 2 周左右可基本痊愈。

(三)慢性中毒

长期接触一定浓度的氯气易发生慢性结膜炎、上呼吸道炎、口腔炎、鼻黏膜溃疡、嗅觉减退、牙酸蚀、支气管炎、哮喘、肺气肿及慢性阻塞性肺疾病。心电图异常率也显著增高,主要表现为窦性心动过缓、窦性心律失常与传导阻滞等,少数患者可致心肌损害。接触者也常诉疲乏、头晕等神经衰弱综合征及类似胃炎的症状。皮肤容易发生痤疮样皮疹甚至疱疹,被称为"氯痤疮"。

急性氯气中毒患者可遗留有肺气肿、支气管炎、支气管哮喘、肺活量及肺弥散功能下降、气道阻力增加等后遗症。部分患者表现为反射性气道功能不全综合征(reflected airway dysfunction syndrome,RADS),再次接触氯气或其他刺激性烟气易诱发哮喘。后遗症的程度及持续时间与当时中毒严重程度、治疗情况,以及患者病前有无吸烟史及哮喘史等因素有关。

五、诊断

急性氯气中毒的诊断原则需经作业现场卫生学调查证实,在短期内有明确的大量氯气接触史,具有符合氯气毒性特点的临床表现,并经胸部X线片及血气分析等实验室检查得到证实,且应注意与其他病因引起的呼吸系统疾病相鉴别,如氨气、硫酸二甲酯、光气等其他刺激性气体急性中毒、上呼吸道感染、支气管哮喘、心源性肺水肿等。

急性氯气中毒通常潜伏期短,高浓度吸入后可迅速发病,胸部X线片改变是早期诊断的重要依据。当临床症状、体征与X线征象不平行时,应以X线征象为主进行诊断,具体分级参照国家职业性急性氯气中毒诊断标准(BGZ 65-2002)。

六、救治

(一)现场抢救

1. 切断毒源和阻止吸收 施救者应首先做好自身防护,进入现场,帮助中毒患者迅速脱离染毒环境;必要时,清除尚未吸收的毒物。

2. 促进排出 根据毒物进入的途径,积极排毒。吸入性中毒者应立即撤离,保持呼吸道通畅,呼吸新鲜空气,吸氧;接触中毒者应立即脱去污染衣服和对沾染皮肤进行洗消。

3. 救治措施 早期使用地塞米松和山莨菪碱、气道湿化、吸氧;对重度氯气吸入中毒患者早期行气管插管或气管切开;早期预防肺水肿的发生;早期进行综合治疗至关重要。

4. 中毒者转运 中毒患者经及时抢救,撤离现场后送至确定性治疗医疗机构。

(二)综合治疗

氯气中毒目前无特效解毒药物,慢性中毒主要以对症支持治疗为主,如果发生急性中毒可采取以下处理措施。

1. 立即脱离接触 静卧、休息、保暖。出现刺激反应者,至少严密观察12h,并给予对症处理,如给氧、镇咳、镇静。

2. 维持呼吸道通畅 排除分泌物,间断高流量(3~5 L/min)吸氧,同时可给予雾化吸入支气管解痉药、消泡剂(如50%乙醇、二甲硅油消泡气雾剂);如有指征应及时施行气管切开术,必要时上呼吸机支持呼吸。对因肺部渗出及痰堵塞而导致的肺不张等,应立即行纤维支气管镜吸痰和药物灌洗。

3. **合理氧疗**　吸入氧浓度不应超过 60%，PaO_2 维持在 8～10kPa；如发生严重肺水肿或 ARDS，给予面罩持续正压通气或呼气末正压通气，呼气末压力不宜超过 0.5kPa(5cmH$_2$O)。也可用高频喷射通气疗法，通气频率为 80～100/min，驱动压在 40～58kPa。

4. **强心治疗**　心率快者用半量毛花苷 C 静脉注射，以减慢心率，保护心脏功能；出现循环衰竭现象时可注射 25% 葡萄糖溶液 20ml 加毒毛花苷 K 0.125～0.250mg。

5. **扩张支气管**　用氨茶碱 0.25～0.50g 加入 50% 葡萄糖溶液 20ml 中，缓慢由静脉注入，每日 1 次。解除支气管痉挛用 0.25%～0.5% 异丙肾上腺素或 0.2% 沙丁胺醇或地塞米松气雾剂，每次吸 30s 至数分钟，直至中毒者呼吸功能恢复。

6. **糖皮质激素**　早期、足量、短程应用糖皮质激素对控制肺水肿、防治 ARDS 的发生非常重要。根据病情轻重选择激素的种类和剂量，可给予氢化可的松、地塞米松或甲泼尼龙。后者因起效快、疗效肯定而应用逐渐增多，用量为 120～200mg，每日 2 次，静脉滴注，应用 5～10d；重症患者可增至 1g/d，用 3～5d 后，据病情停用或改用泼尼松。

7. **减少组织间液及渗出**　人血白蛋白 10g 静脉滴注，完成后即用 20mg 呋塞米，每日 1～2 次，连续使用 2～3d；或高渗氯化钠羟乙基淀粉 40 注射液(霍姆)250ml 静脉滴注后用呋塞米 20mg。

8. **支持治疗**　如维持血压稳定，合理控制液体出入量及利尿药的使用，纠正酸碱失衡和电解质紊乱，给予抗感染药物，良好的护理及合理的营养支持等。防止应急性溃疡用 10% 葡萄糖注射液 250 ml 加奥美拉唑 40 mg，静脉滴注，每日 1 次。抗过敏和促醒可肌内注射盐酸异丙嗪 50mg，每日 1 次。预防感染可应用抗生素头孢曲松钠 2.0g；甲硝唑注射液 100ml 静脉滴注，每日 1 次。N-乙酰半胱氨酸和还原型谷胱甘肽等有抗氧化损伤作用。

(三)氯气中毒致急性肺水肿的处理

1. **卧床休息**　肺损伤疑似患者应卧床休息，以减轻心肺负担，防止肺水肿加重。

2. **保持呼吸道通畅**　如有呼吸道烧伤、严重上呼吸道阻塞或有窒息危险时，应尽早施行气管切开术。氧疗和解除支气管痉挛同综合治疗。

3. **机械通气辅助呼吸**　用于常压氧疗不能纠正 PaO_2 的降低，全身缺氧情况未见改善者。一般可采用间歇正压通气(IPPB)提高有效肺泡通气量，减少生理性无效腔和肺内分流量，改善机体氧合状态。如 IPPB 不能使 $PaO_2 \geqslant 80$ mmHg，可改用持续正压通气(CPPB)，但冲击伤伴有空气栓塞者应禁用。治疗中出现空气栓塞也应立即停用。高频通气疗法也有使用，其提供的潮气量和气道压力都较低，可用于空气栓塞的患者，降低气栓的危险性。

4. **强心利尿**　同综合治疗。用毛花苷 C 纠正患者心率过快，循环衰竭者可用毒毛花苷 K。

5. **维生素 B$_6$ 联用丰诺安新疗法**　该疗法可能有多方面作用，临床疗效确实。生理盐水 250ml 加维生素 B$_6$ 5g(轻度中毒用 3g)和维生素 C 2g，重度中毒者每日 2 次，中度和轻度中毒者每日 1 次；复方氨基酸注射液(20AA)500ml，每日 1 次，静脉滴注，连续使用直至病情控制。

6. **短程山莨菪碱联用地塞米松冲击疗法**　0.9% 氯化钠注射液 250ml 加山莨菪碱 0.33 mg/kg；地塞米松 0.33mg/kg，每日 2 次；静脉滴注或静脉注射，连用 3d。

7. **其他**　柴黄参祛毒固本汤也有一定疗效。

(张晓迪　邹仲敏)

★ 第7章 ★

失能性毒剂

第一节　失能性毒剂概述

失能性毒剂(incapacitating agents，IA)简称失能剂，也称"心理化学武器"，是一类使人员产生身体和心理的暂时失能状态(与控暴剂引起的不同)，持续数小时至数天丧失战斗能力的化学战剂。尽管医学处置通常不是必要的，但可以有利于恢复。中毒后主要引起精神活动异常和躯体功能障碍，一般不会造成永久性伤害或死亡。它能使一个正常人在一定时间内精神失常或陷入昏睡状态。这种毒剂经常被用于特种部队的奇袭行动。扩散时通常呈烟雾状，可立即生效，并且在短时间内失效，对人体不构成生理损伤，因此国外也称之为"人道武器"。

非致死性化学武器(non-lethal chemical weapons)有明确的设计和研发目的，它是使敌人遭到失能和抵御，且死伤的可能性低；或者是对装备的失能，而对于其他无关损伤或者环境作用小。任何化学品都是有毒的，只是接受的量决定其毒性。OPCW 认为，非致死武器是一个不恰当的名称，不推荐把它用在与国际公约相关的问题上。这些化学品被一些法学家分成两大类：弱于致死的(less-than-lethal)和较少致死的(less-lethal or temporarily incapacitating agents，又称暂时失能剂)。失能剂可以更广泛地定义为：那些在特殊生化过程和生理系统上发挥化学作用，特别是那些作用于中枢神经系统的高级调控活动的物质，产生失能或无定向能力、错乱、幻觉、镇静或意识丧失等丧失能力状态，或者在大量暴露时引起死亡。

除了经典的毕兹，失能性毒剂还涉及阿片受体激动药类候选物(芬太尼类和埃托啡类)、肾上腺素能受体激动药类(如右旋美托咪定)、5-羟色胺受体激动药类(如麦角酰二乙胺、赛洛西宾及色胺类)，以及四氢大麻酚、苯乙胺和苯丙胺类、七氟烷类。

药物毒性的特征值是治疗指数(therapeutic index)，又称治疗比(therapeutic ratio)，是药物引起毒性效应的剂量与发生预期疗效所需剂量之比。通常用引起 50% 人群死亡的剂量除以对 50% 人群有效的最小剂量，即 LD_{50}/ED_{50}。典型的麻醉药和(或)镇静药的治疗指数是 5～10，很少达到 20，需在医学监控下使用；而失能剂的治疗指数为数百至上千。

一、失能性毒剂的分类

失能性毒剂目前按其毒理效应不同，可分为精神性失能剂和躯体性失能剂。

1. 精神性失能剂（psychic incapacitating agents）　由于失能剂引起的精神和心理障碍表现很突出，很多同义词用来表示精神失能剂，亦即拟精神症药物（psychotomimetics）：心理瘫痪剂（psychodysleptics）、幻觉剂（hallucinogens）、幻想剂（fantastica）、致幻剂（psychedelics）、心理松解剂（psychollytics）。拟精神症药物是指引起精神心理健康人的情感区变化，而不引起意识和感觉区的深度改变；或者引起思维障碍，无明显身体功能影响。按照化学结构可以把拟精神症药物分成 7 类，包括麦角酸-25（lysergic acid-25）及其衍生物、苯乙胺类（phenylethyl-amines）、吲哚烷胺类（indolalkylamines）、抗胆碱能类（anticholinergics）、芳环己胺类（arylcy-clohexylamines）等。

精神性失能剂主要引起精神活动障碍，如知觉、情感、思维活动的异常和紊乱。按其作用特点不同，精神性失能剂又可分为以下几种。

（1）中枢神经系统兴奋药：一类能提高或易化跨突触的冲动传递而产生神经活性过度，过多的信息涌入皮质等高级调控中心，引起注意力分散、决断困难、支配力和完成力下降的化合物。包括可卡因、苯丙胺（amphetamine，安非他命）、士的宁（strychnine）、戊四氮（pentyle-netetrazole/metrazole）和脱氧麻黄碱（deoxyephedrine）等。

（2）中枢神经系统抑制药：一类具有良好抑制或阻断中枢神经系统活性作用，干扰突触神经传递的化合物。包括二醋吗啡（diamorphine）、美沙酮（methadone）及各种吗啡衍生物、三唑仑、氟硝西泮、γ-羟基丁丙酯（GHB）等。

（3）致幻剂：一组杂类化合物，均能产生视幻、听幻或其他幻觉，造成识别障碍和知觉伤害，主要包括色胺类（tryptamines）、苯乙胺类、麦角酰胺类（lysergamides）。包括毕兹（BZ）、麦斯卡林（mescaline）、赛洛西宾（psilocybin）、麦角酰胺（lysergamide，LSD）、分离性麻醉药苯己啶/苯环己哌啶（phencyclidine，PCP）和氯胺酮等。由于致幻剂可以引起包括谵妄在内的一些精神症状，谵妄剂（deliriants）如颠茄、曼陀罗等可不用单独分类。

2. 躯体性失能剂（physical incapacitating agents）　主要引起机体运动失调（kinetic coor-dination disturbances）、体位感障碍（postural hypothesis）、震颤、痉挛、瘫痪以及刺激、紧张、呕吐、视敏度（visual acuity）降低包括暂时性失明、耳聋、体温失调、血压降低等，使人员暂时失去或降低战斗力，主要代表有苯咪胺（etonitazine，埃托尼太嗪）、箭毒（curare）、氮杂环丙烷（aziri-dines）、震颤剂（tremorogenne/tremorine）类的震颤素（fasciculin）和 Onchidal、山黧豆素类（la-thyrogenne）等。它们的主要共性是通过中枢神经系统对躯体功能产生较精神功能更大的影响。精神性失能剂和躯体性失能剂并不能截然分开，有些化合物既有精神作用，也有躯体作用，往往只是根据其主要作用部位和临床表现划分。

二、失能性毒剂的候选条件

1. 作用强，在低于毫克级剂量水平就能引起有军事意义的失能。

2. 主要作用是改变或破坏中枢神经系统的高级调节功能，或使神经生理功能平衡失调，而产生失能作用。

3. 有较大的安全比［失能剂量/致死剂量＞（100～1000）］，一般不会造成人员伤亡，也不产生持久性的器质性损伤，从而区别于致死性和致伤性毒剂。

4. 作用时间持续数小时或数天，区别于作用短暂、仅持续数分钟的刺激剂。

5. 理化性质稳定,可形成气溶胶,能大量生产,储存稳定和易于施放。

6. 中毒后不必进行治疗,可自行恢复。

三、失能性毒剂的优势

与其他化学毒剂相比,失能性毒剂的杀伤机制属于"温和型"杀伤,但其实际作战效果上看,它却并不"温柔",甚至较其他武器来讲,具有更大的优势。

1. 使用失能性毒剂能在达到军事目的的同时,减少敌人或平民的伤亡,这不仅可赢得军事上的胜利,而且在政治上也不至于因为大量杀戮而陷入被动局面。

2. 失能性毒剂可使敌方的设施失去使用效能,而不必完全摧毁它,修复起来比较容易。

3. 大部分失能性毒剂的发射和投放都可借助传统的手段,甚至可直接利用已有的常规兵器来完成。

4. 失能性毒剂有很强的威慑作用,即占优势的一方将对另一方构成强大的心理压力。

四、失能性毒剂的发展动向

失能剂的发展起源于 1960 年,以靶向 ACh 的 BZ 为主,同期研发的还有 EA-3167。20 世纪 70 年代,开始了芬太尼及其衍生物的研究,该药靶向阿片受体(opioid receptor),经过 20 年的发展,芬太尼衍生物在现有的失能剂候选药物中最具优势。20 世纪 90 年代,在芬太尼衍生物的基础上联合使用靶向 α_2-肾上腺素能(α_2-A)受体的美托咪定或右旋美托咪定,并迅速开展了扩大毒实验、人体临床有效性和安全性的试验。进入 21 世纪,复方失能剂候选药物筛选从作用靶点上扩展到 NMDA 受体和 GABA 受体,开展了动物毒理实验以确定使用方案,建立了呼吸道吸入给药的临床评价平台,开展了氯胺酮气溶胶的 Ⅰ 期和 Ⅱ 期临床试验。其他被候选的作用靶点还包括 5-HT 的重摄取抑制药、$5-HT_{1A}$ 受体激动药、促肾上腺皮质激素释放因子(corticotropin-releasing factor,CRF)拮抗药、胆囊收缩素(cholecystokinin,CCK)受体拮抗药等。未来可以预料到的,但不限于此的发展方向如下。

1. 在取代羟乙酸酯类研究方向上,美国取消 BZ 后,开发研究既能通过呼吸道又能透过皮肤中毒的双途径作用的失能剂,如 EA3834 和 EA5302 等。

2. 在强效镇痛剂研究方向上,20 世纪 90 年代以来的美军的主要进展:比较了强效镇痛剂中若干化学类型,形成重点目标物,如卡芬太尼等。研究了添加剂,提高安全度。找到安全度较高的 2-氟苯胺同系物。深入研究合成工艺,提高规模生产能力。

3. 在镇静催眠性失能剂方面,20 世纪 90 年代以来美军将 α_2 肾上腺素能化合物作为新一代麻醉性失能剂进行研究。

4. 瘫痪麻痹性失能剂 MPTP 的研究。

5. 研究具有军事意义的生物调节剂,重点对内皮素、P 物质、神经肽 Y 和神经激肽 A 等开展威胁评估。失能剂及其潜在化合物,多数属于药物(表 7-1),发展的空间较大。跟踪其研究与发展,评估其现实威胁,研究其化学防护是我国基本安全和国际反恐怖斗争的需要。

现今作为化学战剂装备的失能剂只有 BZ 一种。失能性毒剂的研制工作一直在迅速发展。美军从 20 世纪 70 年代开始,又在寻找一种高效、多途径的失能剂,有望候选的是

EA3834,其特点是失能作用强、生产简便、价格低廉,可与某些添加剂配伍使用,既能通过呼吸道吸入中毒,又能通过皮肤吸收中毒。

新失能剂 EA3834,属取代羟乙酸类化合物,化学结构为苯基异丙基羟乙酸-N-甲基-4-哌啶酯,淡黄色黏稠液体,沸点 303℃,难溶于水。与添加剂 EA4923(环庚三烯类化合物)配伍使用,可经皮肤和呼吸道双途径吸收,失能作用稍大于 BZ。对人的 ICt_{50} 为 73mg·min/m^3。美国已进入生产与使用阶段,可能列为装备,尚待查证。

表 7-1 可能作为失能剂的药物种类

药物种类	举例	作用位点
苯二氮草类	地西泮、咪达唑仑、依替唑仑	GABA 受体
α_2-肾上腺素能受体激动药	右旋美托咪定	α_2-肾上腺素能受体
多巴胺 D_3 受体激动药	普拉克索、C1-1007	D_3 受体
选择性血清素再摄取抑制药	氟西汀、WO-09500194	5-HT 转运体
血清素 5-HT_{1A} 受体激动药	丁螺环酮、来索吡琼	5-HT_{1A} 受体
阿片受体和 μ 受体激动药	卡芬太尼	μ 阿片受体
抗精神症麻醉药	异丙酚	GABA 受体
CRF 受体拮抗药	CP 154,536、NBI 27914	CRF 受体
胆囊收缩素 B 受体拮抗药	C1-988、C1-1015	CCKB 受体

CRF. 促肾上腺皮质激素释放激素;5-HT. 5-羟色胺

第二节 毕兹的毒理作用与机制

在最初对失能性毒剂的研究中,脱颖而出的是抗胆碱能药物,取代的乙醇酸酯和莨菪酸酯形成的羟乙酸酯(glycolates),以阿托品为代表。这类化合物有外周和中枢作用,中枢作用由弱到强依次为阿托品、东莨菪碱、贝那替秦、ditrane(N-ethyl-piperidine-3-benzylate,二苯羟乙酸-3-乙哌啶酯)、毕兹及其他羟乙酸盐。毕兹(BZ)的化学名称为二苯羟乙酸-3-喹咛环酯(3-quinuclidinyl benzilate,QNB),结构上属取代羟乙酸氮杂环酯类。美军于 1962 年装备部队,代号 EA-2277。由于其不能隐蔽施放,会产生难以预料的效应,安全比约 40 靠近临界值,1976 年被美军宣布淘汰,20 世纪 80 年代后期销毁。

15 号剂(agent-15),无味,在多数溶剂当中稳定,在潮湿的空气中半衰期为 3~4 周;即使能产热的装备也可将其扩散。在土壤和水里以及多数物质表面性质相当稳定。它也可以溶解在丙二醇、DMSO 和其他溶剂中。15 号剂与 BZ 拥有许多共同的物理化学性质,属乙醇酸酯抗胆碱能(glycolate anticholinergic)毒剂,是美军在冷战时期在自己部队上测试出来的强致幻剂。在海湾战争结束 7 年后,英国外交部在 1998 年 2 月证实伊拉克拥有。2012 年 12 月,有报道 15 号剂意外地出现在叙利亚战场,而叙利亚化学武器清单中无此毒剂。暴露于 100mg 15 号剂气溶胶足以造成失能,症状在 30 min 内出现,可持续数日,表现有头晕、呕吐、意识模糊、恍惚、幻觉、非理性行为。

一、理化性质

BZ 是白色或淡黄色的固体结晶,分子量 337,没有特殊气味,不溶于水,溶于稀酸溶液中,微溶于乙醇,能溶于二氯乙烷、乙酸乙酯等其他有机溶剂中。BZ 的沸点 412℃,熔点 190℃(外消旋 168℃),挥发度很小 0.000 5mg/L(70℃),在水中和环境中性质稳定,200℃加热 2h,只有 1/10 多分解,故必须造成气溶胶使用才能达到足够的战斗浓度。

1. 水解作用　BZ 在常温下水解较难。加碱加热可使水解加速。加压煮沸可将绝大部分 BZ 水解而破坏。

BZ　　　　　　　　　　　二苯羟乙酸　　　　　3-羟基喹咛

对 BZ 的染毒水加压蒸馏(106~107℃),在受热 0.5h 后,馏出液中仍有 0.2％尚未破坏的 BZ。因此,馏出液还须经强酸行阳离子交换树脂和强碱性阴离子交换树脂或活性炭等处理后方可饮用。

2. 成盐反应　BZ 的喹咛环上有一个叔氨基,故具有碱性,遇酸生成盐。与盐酸作用,生成 BZ 的盐酸盐。

3. 与碘铋酸反应　BZ 与碘铋酸作用生成橙红色的碘铋酸盐,此反应可用于 BZ 的侦检。

BZ　　　　　　　碘铋酸　　　　　　　BZ 碘铋酸(盐红色)

二、中毒途径和毒性

BZ 用爆炸或热分散法释放后呈白色烟雾,主要经呼吸道吸入中毒。应用合适的液体配方可经皮肤吸收中毒。$1\mu m$ 粒径 BZ,经消化道和呼吸道染毒的生物利用度分别是 80％和 40％~50％。丙二醇溶解的 BZ 经皮吸收后,经 24h 潜伏期,血浆水平为静脉注射或肌内注射的 5％~10％。BZ 的代谢主要在肝,以原型和代谢产物随尿液排出。

BZ 吸入中毒的半数有效剂量或半数失能剂量(ED_{50} 或 ICt_{50})为 110mg·min/m³,30％失能剂量(ICt_{30})为 90mg·min/m³。外军单兵野战测试,体质量 75kg,通气量 15L/min,ED_{50} 为 60mg·min/m³,可见高通气量能加快毒剂吸收。肌内注射失能剂量为 $6\mu g/kg$。对人的半数致死剂量估计为吸入 2×10^5 mg·min/m³ 或口服 200mg/kg,安全比(ICt_{50}/ICt_{50})在 10^3 数量级以上。

BZ 易通过血-脑屏障进入脑组织。静脉注射 BZ 后 2.5min 脑内各部位浓度达到峰值。纹状体、海马等部位的浓度 4h 内维持在较高水平。尾状核、豆状核和大脑皮质浓度最高;其次为中脑、脑桥、黑质、丘脑、下丘脑、嗅区;小脑和脊髓最低。在周围组织中,除肠纵肌浓度较高外,心、脾和肺等均较中枢低。BZ 静脉注射 48h 后,从尿、便排出约 50%。

三、中毒机制

BZ 和阿托品、东莨菪碱的毒理作用极为相似,属解胆碱能类药物。BZ 分子中含有类似 ACh 的基团,当与 ACh 受体相遇时,阳离子基团和受体的负矩部位结合,醚基上的氧原子和羰基上的氧原子与受体的酯解部位结合,通过分子苯环的平面部分而吸附于受体表面(图 7-1)。

BZ 的立体构型比 ACh 更稳定,多一个有附着能力的羟基,并且其阳离子基团的氮原子暴露。这种结构使之容易与受体形成牢固的受体-毒物复合物。因而能有效地阻止 ACh 与受体的结合。

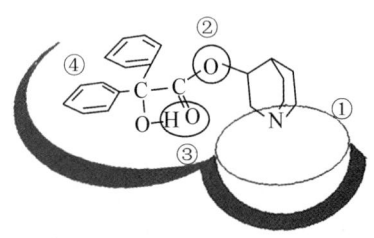

图 7-1 BZ 与胆碱能受体的结合机制

一方面,体内的 AChE 能水解 ACh,却不能水解 BZ。这就决定了 BZ 能引起强烈的中毒反应;另一方面,BZ 与 ACh 受体的结合是可逆的,属于竞争性阻滞剂,因此它对 ACh 的阻滞作用也是可逆的。当使用某些胆碱酯酶抑制药使体内 ACh 含量增加到一定浓度时,就能在受体水平治疗 BZ 中毒。

四、毒理作用

1. 对中枢神经系统的作用 BZ 是选择性毒蕈碱受体阻滞药,对中枢神经系统的作用是阿托品的 40 倍。用氚标记的 BZ 与猴脑或脊髓组织匀浆在 25℃ 孵温 60min,测得其在尾核、壳核及皮质的结合能力比脊髓高 30 余倍。提示 BZ 主要是与毒蕈碱受体结合。

(1)对条件反射的影响:实验研究证实,BZ 对不同种属动物的条件反射均能产生明显影响,并且进化程度越高、大脑皮质结构越复杂的动物越敏感。它既可以破坏已经建立的条件反射,也破坏条件反射的建立。

(2)行为活动改变:脑内胆碱敏感神经元受体绝大多数是毒蕈碱受体,这类神经元在大脑皮质的感觉区和运动区最丰富。因此,在 BZ 中毒时,这些高级中枢控制的行为活动易于受累。可表现为行为异常和运动障碍。

(3)电活动改变:脑电同步化反应是抗胆碱能药物的典型中枢反应,通常认为是中枢抑制性电位变化。为清醒家兔在额叶、顶叶和枕皮质埋放电极。静脉注射 $20\sim25\mu g/kg$ BZ,5min 后脑电活动就改变为这种电位,其持续时间可长达 24h 以上。

2. 周围神经系统作用 BZ 的周围神经系统作用与阿托品、东莨菪碱相似。有解痉作用、抑制腺体分泌作用、扩瞳作用、使心率加快和血压升高;也能抑制肠道的蠕动。解除拟胆碱药物引起的支气管平滑肌痉挛。

第三节　毕兹中毒的临床表现

一、病程分期

BZ 中毒的临床进程的始发期、高峰期、恢复期和潜在的后遗毒性效应取决于中毒的剂量和途径。通常情况下出现临床症状始于中毒后 30min 至 4h；然而，如果皮肤染毒，20~36h 后可能才出现毒性反应；一般情况下 4~8h 出现高峰期，完全恢复一般要 3~4d。因此，BZ 中毒的临床过程一般分为以下 4 个阶段。

1. 潜伏期（latent）　又称为始发期，暴露 0~4h，多为 0.5~1h，不出现任何症状，随后首先出现副交感神经抑制，如周围神经阿托品样症状和轻微的中枢神经系统症状：运动障碍及思维、感觉混乱等。轻度头痛、自笑、口干、视物模糊、恶心、发冷、抽搐，进而皮肤潮红、动作不协调、疲劳、不安、困倦、腿颤。

2. 发展期（progression）　暴露后 4~20h，出现木僵、共济失调，甚至出现低热等临床症状。注意力分散、口齿不清、肌束颤抖，震颤（tremor），脉搏可达 130/min。

3. 高峰期（manifestation）　暴露后 20~96h，中毒症状加重，表现为幻觉、谵妄、躁动、胡言乱语、精神错乱等，但临床表现随时间波动大。部分伤员完全处于谵妄状态，对周围环境不能做出有效地反应，不能执行命令和完成任何任务。瞳孔散大和眼调节障碍可持续 2~3d。

4. 恢复期（recovery）　BZ 的失能效果一般持续约 70h，中毒症状逐渐恢复觉醒和定向。部分中毒者仍会出现深睡、偏执（paranoia）、攀爬自动症、睡眠障碍或自闭等症状。

二、中毒症状

1. 中枢神经系统症状　中枢神经系统功能活动是受多种神经递质的协调而统一起来的。BZ 阻断中枢 ACh 作用，从而破坏中枢神经系统功能的完整性和协调性，引起思维、感觉和运动障碍，被描述为"帽匠样疯"（mad hatter），即神经行为异常的一系列表现。

（1）思维感觉障碍：眩晕、嗜睡、思维活动迟缓、反应迟钝；判断力、注意力、理解力和近期记忆力减退。

（2）谵妄综合征：当 BZ 作用达高峰时，由于大脑皮质处于深度抑制皮质下中枢兴奋，出现谵妄综合征，如躁动不安、行为失常、胡言乱语、思维不连贯和幻觉等。

（3）运动障碍：初期中毒者感觉无力，随后连很轻的东西也拿不起来，甚至连自己的手足也不能抬起，言语不清；继之有不自主活动、共济失调、行动不稳，甚至摔倒在地。由于起源皮质深部的锥体细胞也受到 BZ 的阻断作用，因而出现反射亢进及巴宾斯基征阳性。

2. 周围神经系统症状　BZ 与毒蕈碱型胆碱能受体结合后阻断了胆碱能神经冲动的传导，使肾上腺素能神经冲动的效应相对加强。出现与阿托品化相类似的症状和体征（表 7-2），如瞳孔散大、视物模糊、口干、心率加快、皮肤干燥潮红、体温升高、便秘及尿潴留等，并伴有头晕、无力、注意力减退以至昏睡等症状。

表 7-2　BZ 中毒症状

中毒症状		主要表现
中枢神经系统症状	思维、感觉障碍	眩晕、嗜睡、思维迟缓、反应迟钝；判断力、注意力、理解力和近期记忆力减退
	谵妄综合征	躁动不安、行为失常、胡言乱语、思维不连贯、幻觉
	运动障碍	无力，不能抬物；言语不清；不自主活动、共济失调、行动不稳；反射亢进，出现病理反射
周围神经系统症状	阿托品样作用	瞳孔散大、视物模糊、口干、心率加快、皮肤干燥潮红、体温升高、便秘、尿潴留

BZ 或类似化合物具有抗胆碱能周围神经系统作用，其临床表现可归纳如下。

(1)"骨头样干"(dry bone)：外分泌腺与汗腺的兴奋减低产生皮肤干燥、口干。

(2)"野兔样热"(hot hare)：机体散热能力下降，皮肤发烫，体温升高。

(3)"萝卜样红"(red radish)：机体代偿性皮肤血管扩张，血液尽可能接近皮肤表面。

(4)"蝙蝠样瞎"(blind bat)：瞳孔括约肌胆碱能兴奋减低，肾上腺素能控制的瞳孔开大肌作用增强，睫状肌的调节麻痹，产生瞳孔散大，视物不清。

第四节　毕兹中毒的诊断与治疗

一、诊断

1. 中毒史　应详细收集中毒当时的情况，结合战前的有关情报进行分析。BZ 释放后多呈烟态，对眼和呼吸道无明显刺激，中毒症状出现较晚，有一定的潜伏期，可同时发现成批症状相同的伤员。

2. 症状特点　当中毒者出现头晕或眩晕、不服从命令、胡言乱语、步态不稳及反常行为时，就需考虑 BZ 中毒的可能性。如伴有口干、心率加快、体温升高、颜面潮红、瞳孔散大等症状时，就应基本上判定为 BZ 中毒。

3. 毒剂检定　条件允许时可对水、食物或中毒者的呕吐物进行检验，结合防化分队的侦检结果以明确诊断。

4. 鉴别诊断　BZ 中毒应与神经性毒剂和其他失能剂如麦角酰二乙胺(LSD)及四氢大麻醇类化合物 THC 等相鉴别(表 7-3)。

表 7-3　BZ、LSD 和 THC 中毒的鉴别诊断

名称	BZ	LSD	THC
病程经过	慢	较快	快
周围症状	口干，体温升高，皮肤潮红	怕冷，鸡皮颤抖，掌汗，血压升高	口干，鼻塞，直立性低血压
中枢症状	抑制为主；谵妄综合征	兴奋为主；欣快，彩色幻视	抑制为主；注意力不集中，梦态

二、预防

1. 防护与消毒　防护面具对其有很好的防护效果。吸入中毒或皮肤染毒者迅速脱离现场,脱去污染衣服,用肥皂水和清水充分清洗皮肤暴露部位。条件允许时,将伤员撤出染毒区。经呼吸道中毒伤员往往有一定时间的潜伏期,这个时间可用来做救治的准备。误服者常规给予 2%碳酸氢钠溶液洗胃。

2. 预防中暑与限制饮水　炎热季节、气温超过 25℃应脱去多余的衣服。如伤员体温高达39℃以上,皮肤黏膜干燥,应立即降温,以免发生中暑。中毒伤员可能因口干舌燥要求大量饮水,应根据情况适当限制,以免发生呕吐或因膀胱平滑肌麻痹而引起的暂时性尿潴留。

3. 防止误伤和误食　加强观察和监护,取下伤员的武器和能伤害人的物品,如香烟、火柴、药品和能吞食的小物品等。

三、分类与急救

(一)分类

1. 立即治疗　有心肺损害或高热者,立即检查通气和血流动力状态,控制体温。在伤员缺氧或血流动力不佳的情况下,应先控制体温和维持生命体征,然后用毒扁豆碱进行治疗。

2. 延迟治疗　有明显的、恶化的抗胆碱征象,首选毒扁豆碱类药物。

3. 简单治疗　伤员有轻度外周和中枢抗胆碱能表现,考虑到 BZ 中毒的进程,此类伤员不能管理自己或归队,应解除装备留观。如果超出本级收容能力,可以后送。

4. 期待治疗　伤员有严重心肺损害,但治疗和后送资源有限,无力顾及此类伤员。

(二)急救

戴面具或用毛巾、口罩捂住口鼻,用肥皂水或清水冲洗染毒的皮肤,肌内注射解毕灵 10～20mg 或肌内注射毒扁豆碱 3～4mg、氢溴酸加兰他敏 10～20mg。

伤员处于昏迷状态时,要注意维持呼吸道通畅。伤员取俯卧位,头转向一侧,以免呕吐物被吸入气管内。及时清除呼吸道分泌物干痂,必要时行气管插管,并做好气管插管的护理。对躁动不安的伤员加强监护,尽快后送治疗,以免发生意外。

四、治疗

(一)抗毒药物

氨基甲酸酯类药物(毒扁豆碱、解毕灵等)对 AChE 有可逆性抑制作用,且中枢作用比较好。此类药物对 BZ 及其类似物中毒都有很好的疗效(图 7-2)。

1. 抗毒机制　毒扁豆碱和解毕灵都是生理作用强、毒性较大的可逆性胆碱酯酶抑制药。因是叔胺盐,能迅速透过血-脑屏障,有明显的中枢作用。药物进入机体后与中枢神经系统和外周神经中的 AChE 形成易于解离的复合物,使酶暂时失去活力,导致 ACh 蓄积,并与 BZ 竞争毒蕈碱型胆碱能受体,从而达到解毒效果。

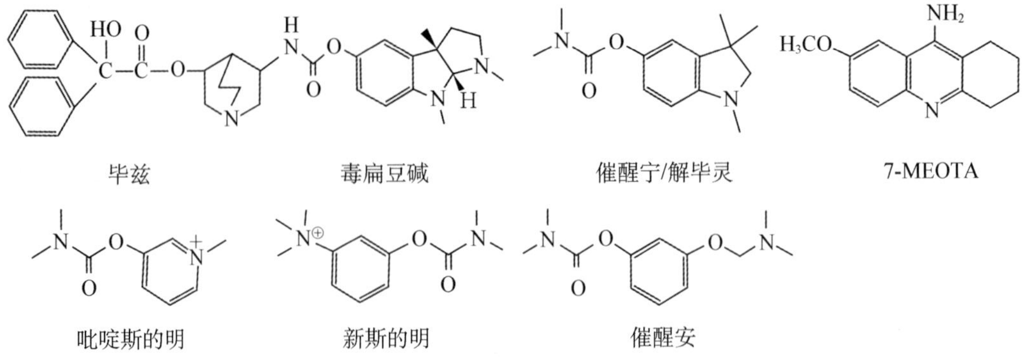

毕兹　　　　　　　毒扁豆碱　　　　　　　催醒宁/解毕灵　　　　　　7-MEOTA

吡啶斯的明　　　　　　新斯的明　　　　　　催醒安

图 7-2　毕兹及其对抗药物化学结构的比较

解毕灵的毒性比毒扁豆碱小,作用时间比毒扁豆碱长。小鼠腹腔注射 3/5 个 LD_{50} 剂量的解毕灵和 4/5 个 LD_{50} 剂量的毒扁豆碱,所测得的不同时间全血胆碱酯酶活力见表 7-4。从表中可看出,解毕灵对胆碱酯酶的抑制强度和持续时间都超过毒扁豆碱。

表 7-4　小鼠给药后不同时间全血胆碱酯酶活力(%)

药　物	剂量 (mg/kg)	给药后时间(min)					
		30	60	90	120	180	240
毒扁豆碱	0.75	46	70	75	96	96	100
解毕灵	3.00	20	25	32	43	57	73

2. 临床应用　根据病情轻重首次肌内注射毒扁豆碱 2～4mg 或解毕灵 10～20mg。给药后 40min(毒扁豆碱)或 1h(解毕灵)症状如无明显改善又无明显不良反应时,可重复上述剂量。待症状明显改善后,如意识清楚、回答切题、心率减慢接近正常水平时,可改为维持量。毒扁豆碱第 1～2 小时肌内注射 1～2mg;解毕灵每 3～4 小时肌内注射或口服 10～15mg。直至中毒症状基本消失。整个疗程可能需数小时至数天。

(1)催醒宁:是解毕灵片的主要成分,故名称互用。催醒宁的药理作用与毒扁豆碱相同,毒性仅为其 1/5,维持作用时间 2～4h。有效剂量为 15～30mg,维持用药可酌减或改用片剂。解毕灵的片剂每片 2.5mg,首次口服 1～3 片,1～2h 后无显效可重复 1 次;维持用药间隔 4h。

(2)催醒安:是毒扁豆碱结构简化得到的 AChE 抑制药,抑酶活性基团是氨基甲酸酯侧链。毒扁豆碱是单甲基取代的氨基甲酸酯,稳定性较差,酯键易代谢水解而体内作用时间短。催醒安及其在体内脱甲基的中间产物仍有抑酶活性,体内作用时间长,半衰期约 2h。静脉注射,常用量为 100～200mg。毒性仅为毒扁豆碱的 1/10。

(3)我军的复方 7911 注射液(复苏平,2ml):主要成分为催醒宁和催醒安,是 BZ 中毒治疗首选药物,亦可用于东莨菪碱类中枢抗胆碱药及阿托品中毒的治疗。首次肌内注射,未确诊患者 0.5ml(1/4 支)做诊断治疗,确诊患者 1～2ml(可静脉缓慢注射)。首次用药 0.5h 后症状无明显改善且无明显不良反应者,可酌情半量重复,以后每 2～4 小时肌内注射 0.5ml,或随病情变化调整剂量与给药间隔。复苏平不良反应大,有效剂量范围窄,作用时间短,须酌情重复给

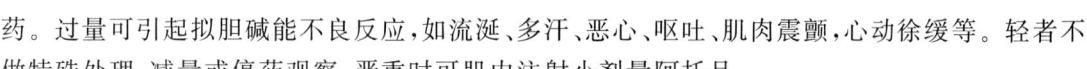

药。过量可引起拟胆碱能不良反应,如流涎、多汗、恶心、呕吐、肌肉震颤、心动徐缓等。轻者不做特殊处理,减量或停药观察,严重时可肌内注射小剂量阿托品。

(4)7-甲氧基他克林(7-methoxytacrine,7-MEOTA):是捷克军方在他克林(1,2,3,4-tet-rahydro-9-amino-acridine,Tacrine)基础上甲氧基改构所得到的甲氧基他克林,药效与毒扁豆碱相似,但毒性约低100倍。肌内注射后0.5～1h和口服后4h达药峰,半衰期为5h,维持有效时间12h。单兵装备每片100mg,针剂50mg/2ml。

3. 不良反应 毒扁豆碱过量会引起胆碱能毒性反应,给药后如伤员出现心律失常、血压下降、脉搏<60/min时应暂停使用,禁用于有心肺损害、缺氧、有惊厥或心律失常史的酸碱失衡伤员。心率明显降低或有严重呕吐时可肌内注射阿托品0.5 mg。一般用药过量的反应轻微,适当减少用量或延长给药间隔时间,则可避免再次出现明显的不良反应。

应当指出的是,在BZ中毒早期毒扁豆碱的效果较差,而在中毒4h以后疗效显著提高。毒扁豆碱并不能迅速缩短BZ的中毒过程,过早中止治疗会导致中毒症状复发。这是因为被毒扁豆碱抑制的胆碱酯酶活力在短时间内能自动恢复,毒扁豆碱的半衰期只有30 min,因此,必须重复给药。

新斯的明为毒扁豆碱的同类物,作用亦相似。因是季铵盐,不能透过血-脑屏障,中枢作用极弱。因此,不能用新斯的明代替毒扁豆碱治疗BZ中毒,但可用以对抗周围症状。

(二)对症治疗

在抗毒治疗的同时,针对主要的临床表现采取适当的辅助治疗措施,有助于避免中毒程度的加重和提高抗毒药的疗效。主要措施包括以下几点。

1. 躁动 中毒伤员常因抗毒药物的不足或膀胱过度充盈,出现明显躁动。这种伤员经过追加药物剂量即可安静。但重度中毒伤员可以出现极度躁动,甚至全身抽搐。这时即使给予大剂量的对抗药物,也不一定能够控制症状。可酌情慎用氯丙嗪(25mg,肌内注射)或地西泮,使伤员入睡。禁用对呼吸有明显抑制的镇静药,如巴比妥类、吗啡类药物,因为BZ可以加强这些药物对呼吸的抑制。采取各种安全防护措施,以防止伤员发生意外损伤。如加床挡,用约束带固定伤员四肢,用牙垫防舌咬伤等。

2. 高热 由于伤员不能排汗,可能出现严重高热。体温可迅速上升超过41℃,如处理不及时,可导致心血管衰竭而死亡。为此,应迅速用冰帽和冰袋冷敷、酒精擦浴等方法降温,保护大脑。同时吸氧以纠正缺氧。为纠正酸中毒,可静脉滴注5％碳酸氢钠溶液200～400ml。应用20％甘露醇250ml静脉滴注以防脑水肿。此外,可用依他尼酸钠25mg静脉注射,以预防肾功能不全。

3. 昏迷 对昏迷伤员要加强护理,防止吸入性肺炎。同时严密观察病情变化,补充体液和营养,给予抗生素以防感染。

4. 尿潴留 中毒后12h如不排尿,即应检查膀胱,一旦发生尿潴留,可针刺足三里穴、三阴交穴、关元穴,也可用新斯的明0.5～1mg或毛果芸香碱5～10mg皮下注射。尿潴留时可行留置导尿,定时放尿,并严格无菌操作,预防泌尿系统感染。

5. 瞳孔散大 经抗毒治疗后瞳孔仍大时,可用0.25％毒扁豆碱或1％毛果芸香碱滴眼。

第五节　阿片受体激动药

一、芬太尼及其衍生物

(一)概述

芬太尼及其衍生物为一种新型 μ-阿片受体激动药,属于强阿片类药物,具有起效快、作用时间短、代谢不依赖肝功能、肾功能及连续输注无蓄积等优点,广泛用于临床的镇痛治疗。

芬太尼虽然是一种强效麻醉镇痛药,可用于缓解战伤的剧烈疼痛,但使用过量可引发呼吸抑制甚至死亡。芬太尼注射剂使用时需专业人员指导,而其透皮贴剂起效较慢,因而这两种剂型不适应战场的单兵镇痛需求。芬太尼口腔透膜(oral transmucosal fentanyl citrate)锭剂的出现可以克服上述问题。该制剂携带方便,使用快捷,起效迅速,剂量易于控制,是单兵战伤镇痛的首选。美军在近年的阿富汗战争中已有使用,效果良好。芬太尼衍生化合物(如舒芬太尼和阿芬太尼等)是与芬太尼主体结构相同的系列化合物(表 7-5)。它们多数与芬太尼的药理作用相同,有的药效会更佳(如舒芬太尼的镇痛作用就比芬太尼强 10 倍)。

表 7-5　芬太尼及其衍生物的比较

名称(中/英)	MAC(倍)	化学结构	与吗啡比(倍)	镇痛比
芬太尼 (fentynyl)	1		80～100	1
舒芬太尼 (sufentanyl)	12		500	5～10
瑞芬太尼 (remifentanil)	1.2		100～200	2
阿芬太尼 (alfentanil)	0.06			0.1～0.25

（续 表）

名称（中/英）	MAC（倍）	化学结构	与吗啡比（倍）	镇痛比
卡芬太尼 （carfentanil）			10 000	1000
3-甲基芬太尼 （3-methylfentanyl）			400～6000	10～15

以降低异氟烷最小肺泡浓度（minimum alveolar concentration，MAC）值50％为指标

芬太尼类作为失能剂有如下优点：首先，芬太尼类药品具有特殊的药理作用。人员可免于大量死亡，又可出现不抵抗的状态。其次，芬太尼及其衍生物有特效解毒药物（如纳洛酮等阿片受体拮抗药）。再次，芬太尼虽然从药理上也属于失能剂，但并没有被公约列入。芬太尼的某些衍生物有致幻作用。我国于2017年把卡芬太尼（carfentanil）、呋喃芬太尼（furanyl fentanyl）、丙烯酰芬太尼（acryl fentanyl）、戊酰芬太尼（valeryl fentanyl）列入非药用类麻醉药品和精神药品管制品种增补目录。

（二）理化性质及药代

1. 芬太尼　化学名称为 N-[1-(2-苯乙基)-4-哌啶基]-N-苯基丙酰胺，游离碱的分子量是336.5（柠檬酸盐是528.6），常用其枸橼酸盐。芬太尼是一个高度亲脂的化合物（油水分配系数在 pH 7.4 是816：1）。白色结晶粉末，无气味，味苦，水溶液呈酸性反应。熔点为147～152℃，熔融的同时分解。在热异丙醇中易溶，在甲醇中溶解，在水或氯仿中略溶。芬太尼由苯乙胺与丙烯酸甲酯缩合，经环合、水解、消除，再与苯胺缩合，经硼氢化钾还原、丙酸酐酰化制得，然后与枸橼酸成盐。

2. 舒芬太尼　化学名称 N-{4-(甲氧甲基)-1-[2-(2-噻吩基)乙基]-4-哌啶基}-N-苯丙酰胺，属于苯基哌啶类，是芬太尼 N-4 位取代的衍生物和一种强效的阿片类镇痛药，同时也是一种特异性 μ-阿片受体激动药，对 μ-受体的亲和力比芬太尼强5～10倍。舒芬太尼与血浆蛋白结合率可高达92.5％，药动学可描述为三室模型，代谢清除率0.84L/min，消除半衰期6.5h。舒芬太尼不仅镇痛效价大，作用持续时间也更长，为芬太尼的2～6倍。分布容积小，消除半衰期 160min 和清除率高，组织中无明显蓄积。

3. 瑞芬太尼　化学名称为 3-{4-甲氧羰基-4-[(L-氧丙基)-苄氨基]-L-六氢吡啶}丙酸甲基酯，属合成的阿片类药。瑞芬太尼的镇痛性能为阿芬太尼的20～30倍，诱导意识消失的效价为阿芬太尼的10～20倍。因其有独特的酯键，易被血和组织中的非特异酯酶代谢，水解迅速。瑞芬太尼的镇痛效应强于芬太尼，起效快（1min），作用持续仅5～10min，消除半衰期为4min。

4. 阿芬太尼　为短效强镇痛药。与芬太尼相比，它起效比芬太尼快4倍，作用时间为芬太尼的1/3，而镇痛作用仅为芬太尼的1/4，剂量容易控制，安全可靠。静脉注射后1.5～2min

作用达到高峰,维持约 10min。消除半衰期为 64~129min。阿芬太尼在血液中有 92% 与血浆蛋白结合,但不能与红细胞结合。被迅速降解成无活性的代谢物,其中 3/4 随尿、1/4 随粪排出体外。

5. 卡芬太尼　属 μ-受体结合剂,镇痛性能为芬太尼的 100 倍,二醋吗啡的 5000 倍,吗啡的 10 000 倍。诱导意识消失的效价为阿芬太尼的 10~20 倍。在莫斯科人质事件处置中使用的卡芬太尼经氟烷气溶胶化。引起失能的 ED_{50} 和致死剂量 LD_{50} 分别是 $0.0034mg \cdot min/m^3$ 和 $3.4mg \cdot min/m^3$,安全比值为 1000。

(三)作用机制

阿片受体属于 G 蛋白偶联受体,分 μ、δ、κ 和 σ 等主要类型,在脑内与痛觉的整合及感受、情绪及精神活动有关。芬太尼为阿片受体激动药,属强效的麻醉性镇痛药,药理作用与吗啡类似,可能主要是通过作用于中枢神经系统内的阿片受体而起效,如大脑的海马、皮质、导水管周围灰质、背侧丘脑,以及脊髓背角。阿片类药可选择性地抑制某些兴奋性神经的冲动传递,发挥竞争性抑制作用,从而解除对疼痛的感受和伴随的心理行为反应。作用强度为吗啡的 80~100 倍,二醋吗啡的 40~50 倍。与吗啡和哌替啶相比,镇痛作用产生快,但持续时间较短,静脉注射后 1min 起效,4min 达高峰,维持作用 30min。肌内注射后约 7min 起效,维持 1~2h。大鼠硬膜外注射镇痛效应顺序,瑞芬太尼>卡芬太尼>舒芬太尼>芬太尼>阿芬太尼。另外,芬太尼不释放组胺,对心血管功能影响小,能抑制气管插管时的应激反应。临床主要用于镇痛和复合麻醉。

(四)中毒表现及治疗

1. 芬太尼　芬太尼对呼吸的抑制作用弱于吗啡,静脉注射过快易抑制呼吸,有成瘾性。芬太尼应用不当可有恶心、呕吐及视物模糊、发痒、欣快感,支气管哮喘、呼吸抑制,胸壁肌肉强直。其呼吸抑制和镇痛作用可被纳洛酮拮抗。本品有弱成瘾性。

中毒的典型表现为中毒三联征:昏迷,呼吸(咳嗽)抑制,瞳孔缩小(针尖样瞳孔)。一般中毒反应为发痒、欣快感、烦躁不安、眩晕、视物模糊、恶心、呕吐、低血压、胆道括约肌痉挛、喉痉挛及出汗等。偶有肌肉抽搐。较早出现的中毒反应为呼吸抑制、窒息及心动过缓,如不及时治疗,可发生呼吸停止、循环抑制及心脏停搏等,与所有的强效阿片类制剂相同,最严重的反应为肺通气不足。芬太尼有成瘾性,但较哌替啶轻。静脉注射时可能引起胸壁肌肉强直,如出现,可用肌松药或吗啡拮抗药(如纳洛酮、烯丙吗啡等)对抗。对便秘、瘙痒及尿潴留,主要采取综合治疗、对症和支持疗法。

2. 舒芬太尼　中毒时出现呼吸抑制和停止,纳洛酮是确定的有效对抗药物,通常用药量以开始出现自主呼吸为宜。如果全部逆转舒芬太尼的效应则可能对突然出现阿片撤药表现的一系列不良反应。其他的阿片中毒反应包括心律失常、血压改变也需处理。

3. 瑞芬太尼　效应包括剂量依赖型的心率、动脉压、呼吸频率、潮气量、肌强度等的改变。对肝功能、肾功能无损害作用。容易通过胎盘并在胎儿体内迅速代谢,不会引起胎儿的呼吸抑制。常见的中毒表现头晕、剧烈瘙痒(面部及周围),可有短暂恶心,对此可以用其他镇静药钝化感觉、增加耐受,皮肤瘙痒可以使用抗组胺药物苯海拉明治疗。

4. 阿芬太尼　对心血管作用较其他药物小,对呼吸频率和经肺泡供氧的抑制作用较强,是滥用致命的主要原因。呼吸抑制表现仅持续数分钟,比芬太尼短,但需仔细监测呼吸和生命指征。其他毒性作用还包括瘙痒、恶心。

5. 卡芬太尼　2002年莫斯科人质事件经历者描述中毒表现为困倦、共济失调、意识丧失、睡眠中无意识呕吐、中枢介导的呼吸抑制和呼吸停止。

(五)分类与治疗

1. 立即治疗　由于中枢呼吸暂停或气道阻塞引起的心肺损害者,立即保持气道通畅、给氧和通气支持、抗毒治疗。如果抗毒、给氧治疗后无明显改善,这类伤员应优先后送至有呼吸监护设备的机构。

2. 延迟治疗　伤员有自主呼吸,但可能因呕吐或中枢呼吸困难增加而遭到损害,应密切监视呼吸。伤员取侧卧位以维持呼吸道通畅,给予抗毒和氧气治疗。

3. 简单治疗　自行脱离污染区,能交谈、有些倦怠、呼吸不受限的伤员,应留观24h。

4. 期待治疗　伤员有严重心肺损害,而现场抗毒治疗、辅助呼吸和后送资源有限,无力顾及此类伤员。

呼吸抑制时立即采用吸氧、人工呼吸等急救措施,必要时亦可用吗啡特效拮抗药,静脉注射纳洛酮5～10μg/kg或成人0.4～2mg,每2～3分钟重复以稳定呼吸,显效很快。如果肌内注射或皮下注射,按0.1～0.2mg增量,每2～3分钟重复直到伤员足量通气。之后如果症状反复,可间隔20～60min重复用药。纳洛酮过量可出现血压升高、出汗、呕吐。心动过缓者可用阿托品治疗。

二、埃托啡及其衍生物

(一)一般性质

埃托啡(etorphine)属东罂粟碱类(或称奥列巴文类,oriparine),是半合成的高效镇痛药,1960年首次制备,化学名称为7α[1-(R)-羟基-1-甲基丁基]-14,16-内乙烯基四氢东罂粟碱,代号M99(图7-3)。为白色结晶粉末,熔点215℃,微溶于水,盐酸盐熔点为266～267℃,易溶于水。

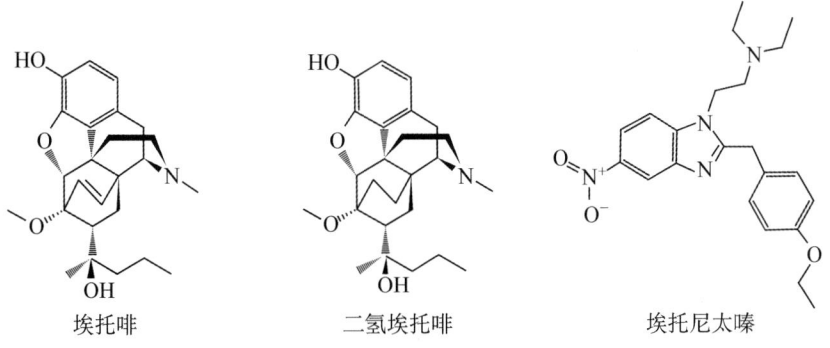

埃托啡　　　　　二氢埃托啡　　　　　埃托尼太嗪

图7-3　埃托啡类化学结构

1. 二氢埃托啡（dihydroetorphine） 白色片状结晶，无气味，味甜。盐酸盐分子式是 $C_{25}H_{33}NO_4 \cdot HCl$，分子量 450.0（图 7-3），化学名称 7α-[1-(R)-羟基-1-甲基丁基]-16,14-内乙桥四氢东罂粟碱。20 世纪 70 年代末我国合成的强效镇痛药，1991 年上市，现列入麻醉药品管制。小鼠皮下急性毒性 LD_{50} 为 $(82\pm17)\,mg/kg$，兔子为 $(0.047\pm0.016)\,mg/kg$[吗啡为 $(436\pm70)\,mg/kg$]。口服吸收差，ED_{50} 高达 $123(98\sim153)\,\mu g/kg$，舌下吸收快，经 $10\sim15min$ 疼痛可获明显减轻，剂量仅相当于口服的 1/30。允许使用最大剂量一般为每次 $60\mu g$（3 片），每日 $180\mu g$，连续用药不得超过 3d。二氢埃托啡能致使 μ 受体脱敏而吗啡却没有此效应。二氢埃托啡主要是通过 μ 受体高度磷酸化和抑制蛋白偶联来产生脱敏效应。

2. 埃托尼太嗪（etonitazine） 属苯并咪唑类高效镇痛药，化学名称为 1-(β-二乙氨基)-2-(对-乙氧基苄基)-5-硝基苯并咪唑。其盐酸盐为浅黄色粉末，熔点 $162\sim164℃$，易溶于水。埃托尼太嗪的主要药理毒理作用与吗啡相似，引起运动失能。其毒性的种属差异非常显著，犬和猫的安全范围大，兔和猴则容易抑制呼吸致死。健康人对埃托尼太嗪也较敏感，给 $1\mu g/kg$ 出现头晕、视物上下跳动、恶心、呕吐、无力、运动障碍、思维混乱等症状，有些症状可持续几天或十几天。

（二）作用及其机制

埃托啡是非常有力的、非选择性的 μ、δ、κ 阿片受体的全效激动药（full agonist），还与痛敏肽（nociceptin）受体有相对较弱的亲和力。埃托啡的作用与吗啡相似，比吗啡强 $1000\sim3000$ 倍，作用强度与镇静药埃托尼太嗪相似，使人镇痛、镇静，同时抑制呼吸，出现无力、运动障碍、心率减慢、血压下降与思维情感紊乱等精神症状。兽医和狩猎者用为制动剂，控制或捕获动物。

盐酸二氢埃托啡为高效镇痛药，是阿片受体的纯激动药，与 μ、δ、κ 受体的亲和力都远远大于吗啡，特别对 μ 受体的亲和力大于 δ 受体和 κ 受体上千倍。其镇痛作用的量效关系与吗啡一样呈直线型，药理活性强度比吗啡强 $6000\sim10\,000$ 多倍，故安全系数（即治疗指数）比吗啡大，身体依赖可能性比吗啡明显为轻，但精神依赖性远远大于吗啡和二醋吗啡。临床镇痛用量没有欣快感，可以出现头晕、恶心、呕吐、乏力、便秘、呼吸抑制等不良反应。镇痛作用最强，却无欣快感反应，故其成瘾潜在性小，缺点为镇痛有效时间较短。镇痛作用有效率高，对呼吸的抑制作用相对比吗啡轻。在规定的镇痛剂量下很少发生呼吸抑制（<1%），当超剂量使用时可明显抑制呼吸。若由静脉给药，剂量>$0.4\mu g/kg$ 时，抑制呼吸明显，需进行呼吸管理。长期应用同样有耐受性的产生，也有依赖现象。

盐酸二氢埃托啡还有镇静和解痉作用，可用于平滑肌痉挛引起的绞痛，反复用药可产生耐药性和依赖性，主要表现为精神依赖性。曾用于各种急、慢性疼痛的镇痛，因依赖性强，目前临床上已基本不使用。

动物实验表明，二氢埃托啡的镇痛有效剂量与产生精神依赖性的有效剂量十分接近，安全性比较小。二氢埃托啡成瘾与二醋吗啡相似，还独有精神效应的"新感觉"或"上冲感"。中毒轻者头晕、恶心、呕吐、嗜睡、瞳孔缩小、血管扩张、血压下降、颜面和肢端发绀（皮肤无汗），重者可致呼吸抑制直至呼吸、心搏停止。

(三)中毒救治

埃托啡类化合物的特效对抗药是烯丙吗啡(nalorphine)和纳洛酮(naloxone)。烯丙吗啡成年人用量为 5～10mg,需要时可间隔 10～15min 重复注射,但总量不宜超过 40mg。纳洛酮成年人用量为 0.4～0.8mg,静脉注射或肌内注射均可,需要时可重复给药。两者也可用于镇静药埃托尼太嗪的中毒救治。可联合使用颈动脉窦和主动脉体化学感受器(均为 N_1 受体)刺激药物洛贝林(lobeline),反射性地兴奋呼吸中枢,成年人每次 3mg,极量 6mg。埃托啡可通过皮肤或黏膜吸收中毒,如溅到皮肤或眼里应立即用大量清水冲洗。

第六节 α_2-肾上腺素能受体激动药

一、概述

α_2-肾上腺素受体(α_2-adrenergic receptor,α_2-AR)作为 G 蛋白偶联受体超家族之一,广泛分布在中枢神经系统和外周组织中,它不仅存在于突触后膜,也位于突触前膜,通过抑制神经元的兴奋以及调节去甲肾上腺素和其他神经递质的分泌,介导一系列重要的生理应答和药理学效应。α_2-AR 的内源性激动药为去甲肾上腺素和肾上腺素,分别由交感神经末梢及肾上腺髓质释放。

α_2-肾上腺素受体分为 α_{2A}-AR、α_{2B}-AR、α_{2C}-AR 亚型。α_{2A}-AR 广泛分布在中枢神经系统和外周组织。α_{2B}-AR 主要分布于外周组织,如肾、肝、肺、心脏和血管组织等,α_{2C}-AR 主要分布在中枢神经系统,如纹状体、嗅球、海马和大脑皮质等。

(一)α_2-AR 激动药的镇静、镇痛作用机制

目前认为,α_2-AR 激动药的镇静作用是由中枢 α_2-AR 介导的,蓝斑核是其作用的关键部位。作用机制可能为:①抑制中枢神经系统去甲肾上腺素释放。右旋美托咪定作用于中枢神经突触前膜与突触后膜,使去甲肾上腺素水平降低,突触后膜的兴奋性亦降低,中枢神经细胞电活动受到抑制。②开放 K^+ 通道,增加突触后膜 K^+ 的通透性,产生膜超极化现象。右旋美托咪定据此使突触后膜抑制,进而产生镇静作用。③抑制腺苷酸环化酶活性,减少细胞内 cAMP 生成。

在脊髓,α_2-AR 激动药的镇痛作用机制可能通过抑制脊髓背角神经元电活动来抑制突触前膜,阻止神经末梢递质(如 P 物质、去甲肾上腺素)释放,从而影响伤害性刺激冲动传入。

(二)常用的 α_2-AR 激动剂(图 7-4)

老一代代表药物是咪唑类化合物可乐定(clonidine,二氯苯胺咪唑啉),为部分选择性 α_2-AR 激动药,该药口服后 30 min 起效,在 60～90 min 达到峰值水平。消除半衰期为 9～12h,50%经肝代谢为无活性产物,而剩余部分以原型自尿中排出。可乐定能提高伤害性阈值并降低疼痛引起的不良反应

α-甲基多巴(α-methyldopa)可被代谢为 α-甲基去甲肾上腺素,后者是 α_2-AR 的完全性激

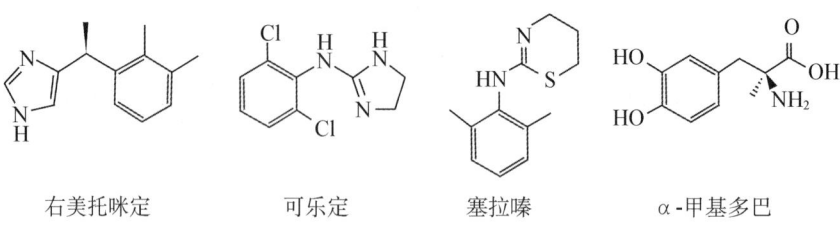

图 7-4 α_2-肾上腺素受体激动药

右美托咪定　　　　可乐定　　　　塞拉嗪　　　　α-甲基多巴

动药,对 α_2-AR 的敏感性要比 α_1-AR 高。由于 α-甲基多巴必须要转换为有活性的化合物,故产生的效应很慢(4~6h),且效果难以预测。

塞拉嗪(xylazine)为突触前膜 α_2-AR 激动药,抑制去甲肾上腺素囊泡释放,对中枢神经系统有直接抑制作用,表现出镇静、镇痛、中枢性肌肉松弛效能。毒性低、安全范围大、无蓄积作用。肌内注射后 10~15min、静脉注射后 3~5min 发生作用。一般常用量可持续安静和睡眠状态 1~2h,镇痛持续 15~30min。塞拉嗪可抑制心脏传导,减慢心率,减少心排血量,降低心肌含氧量;使呼吸频率先增加后减少及呼吸加深,过量可致呼吸抑制。塞拉嗪有降低体温、催吐作用,中毒者出现头晕、乏力、心悸、胸闷、口干、瞳孔缩小、心动过缓、低血压、意识障碍和呼吸抑制。

新一代代表药是右美托咪定,兼具镇静、镇痛作用。Marsanidine 是一种尚处于实验合成和动物实验阶段的高 α_2/I_1 选择性 α_2-AR 激动药。具有麻醉效应的 α_2-AR 激动药通常含有咪唑啉环,在激动 α_2-AR 的同时可激动咪唑啉受体(I_1),从而产生或加重心血管不良反应,所以研发高 α_2/I_1 选择性且具有麻醉药效的 α_2-AR 激动药是该领域的一种新的发展趋势。

二、右美托咪定的生理和毒理作用

右美托咪定(dexmedetomidine,DEX)的化学名为(S)-4-[1-(2,3-二甲基苯基)乙基]-3H-咪唑{(S)-4-[1-(2,3-dimethylphenyl)ethyl]-3H-imidazole},分子量 200.28,是亲脂性药物,可以快速地分布在血-脑脊液屏障和外周组织;具有高的蛋白结合率(94%)和较大的分布容积(1.33 L/kg),全血和血浆浓度的比率是 0.66;在肝中 85% 通过葡萄糖醛酸途径代谢,15% 通过细胞色素酶 P450 途径代谢,代谢产物经肾排出体外。右美托咪定起效时间约为 15 min,持续输注 1h 达到峰浓度,具有双相半衰期,分布半衰期约为 6min,消除半衰期约为 2h。

右美托咪定是一种镇静、镇痛药,属咪唑类衍生物,激动中枢肾上腺能受体亚型。与可乐定相比,其受体的选择性($\alpha_2/\alpha_1=1600$)远高于可乐定的 200,效价比可乐定高 3 倍,且其半衰期短。有别于其他镇静药,该药能产生可唤醒的镇静。

(一)神经系统镇静镇痛作用

右美托咪定镇静作用的特点有:①剂量依赖性;②不需要激活 GABA 系统,类似于自然睡眠的非动眼睡眠(NREM);③具有独特的"可唤醒"镇静且无呼吸抑制,即无外界刺激下处于睡眠状态,但很容易被言语刺激唤醒并能进行合作与交流,刺激消失后很快又进入睡眠状态。右美托咪定通过激动中枢神经系统 α_2-AR 最密集的脑干蓝斑(负责调节觉醒与睡眠),引发并维持 NREM 状态,产生镇静、催眠作用。NREM 主要是由于蓝斑内的去甲肾上腺素释放减少,引起下丘脑前端腹外侧视交叉(VLOP)前核的 γ-氨基丁酸神经元抑制减弱所致。右美托咪定还可通过中枢神经系统兴奋性突触释放的去甲肾上腺素作用于突触后 α_2-AR 并对效应器细胞产生兴奋性动作电位,导致突触后膜超极化,突触后抑制;同时,通过负反馈抑制突触前膜上的 α_2-AR,抑制去甲肾上腺素进一步的释放,进而产生镇静作用。

右美托咪定具有轻、中度镇痛作用,与阿片类药物有协同作用。α_2-AR 激动药单独或与局部麻醉药、阿片类药物合用可有效地控制急性疼痛。右美托咪定的镇痛作用是通过作用于脊髓背角突触前神经元和中间神经元突触后膜的 α_2-AR,偶联抑制性 G 蛋白(G_i),使细胞超极化,抑制疼痛信号向脑的传导,或抑制下行延髓-脊髓去甲肾上腺素能通路,减少突触前膜 P 物质和其他有害性肽类物质的释放,从而产生镇痛作用。右美托咪定也可以直接阻滞周围神经 C 纤维和 A 纤维,发挥镇痛作用。右美托咪定对脊髓背角 α_{2B}-AR 的激活,在镇痛调控系统中也发挥了关键作用。

(二)心血管系统

右美托咪定对血压有双向影响。单次静脉给药,初始激动血管平滑肌上的 α_2-AR,导致血管收缩,血压升高。继而延髓血管舒缩中枢的 α_2-AR 被激动,减少中枢去甲肾上腺素的释放,从而降低交感活性,导致血压降低和心率减慢。中枢受体激动迟于外周,但中枢受体激动效应占主导。右美托咪定能降低血浆皮质醇及儿茶酚胺浓度,减轻应激反应,从而降低血压。由于右美托咪定可以增加迷走神经兴奋性导致低血压、心动过缓和窦性停搏,可使用抗胆碱能药(如格隆溴铵、阿托品)来降低迷走神经张力。因此,临床常见的不良反应为低血压、心动过缓及口干。

(三)呼吸系统

右美托咪定有轻微的呼吸抑制作用,主要表现在轻微降低静息状态时分钟通气量,但较异丙酚、咪达唑仑和阿片类药的呼吸抑制程度轻,对阿片类镇痛药的呼吸抑制作用无协同作用。右美托咪定具有降低气道反应性的特点。

三、中毒临床表现与救治

(一)临床表现

中毒临床症状一般在 30min 至 2h 将达高峰,因其对神经中枢产生抑制作用,引起心血管系统、呼吸系统、神经系统等均会受到不同层次的损伤。

1. 意识改变　最常见的症状。可乐定中毒 30～60 min 后,通常可见嗜睡、困倦、共济失调,严重者甚至呈昏迷状态,其中大部分患者会出现瞳孔缩小。

2. 心血管抑制　可乐定中毒数小时后,可表现为窦性心动过缓,继之低血压,还可能发生心脏传导功能阻滞。低血压常见中毒后 2～4h,一般在 24h 内恢复。

3. 呼吸抑制　可乐定能抑制延髓呼吸中枢,中毒者通常出现呼吸抑制甚至呼吸衰竭,需要气管插管和机械通气。

(二)中毒救治

通过仔细询问中毒病史,根据嗜睡、口干、低血压症状、呼吸抑制、瞳孔缩小等典型临床表现做出初步诊断。利用 LC-MS 法检测血液中可乐定,方法特异,出峰时间快。

1. 常规救治措施 目前尚无该类药物中毒的解毒药物,早期治疗一般是采取及时洗胃、口服活性炭及导泻治疗。因可乐定能迅速抑制中枢神经系统,催吐易造成误吸,早期并不建议催吐。院内治疗后立即监测生命体征及血生化指标,并进行补液促排、保护重要脏器等对症支持治疗。对于窦性心动过缓致生命体征不稳定患者,可静脉给予抗胆碱能药物(格隆溴铵、阿托品、妥拉唑林)来减轻迷走神经的紧张性;对于有低血压症状的患者,如经补液治疗后症状无明显缓解,应及时使用多巴胺>$10\mu g/(kg \cdot min)$。如呼吸抑制症状较严重,出现呼吸衰竭时,则应及时行气管插管配合呼吸机辅助呼吸。

2. 血液灌流 为尽快清除体内药物,血液灌流能发挥很好的救治效果。进行了 1～3 次血液灌流,药物浓度下降显著,症状明显好转。对重度中毒患者或常规药物疗效不佳者应尽早进行血液灌流治疗。

3. 纳洛酮 α_2-AR 激动药能刺激内生性阿片产生、抑制中枢交感神经系统的信号传出,从而引起相应的临床症状,阿片受体拮抗药纳洛酮在可乐定中毒的救治中应能发挥一定的作用,能部分改善昏迷、呼吸困难、窦性心动过缓、低血压症状,但目前尚有争议。

4. α_2-AR 拮抗药 育亨宾(yohimbine)和阿替美唑(atipamezole)是潜在的解毒药物。育亨宾需口服给药且给药 1～2 h 才能起效,在重度中毒患者的救治中存在一定的局限性。在动物实验中使用育亨宾能有效逆转可乐定的药效;在个案报道中给患者口服育亨宾能在短时间内缓解中毒患者症状,疗效较明显。

第七节 5-羟色胺受体干预药

5-羟色胺(5-hydroxytryptamine,5-HT)最早是从血清中发现的,又名血清素,广泛存在于哺乳动物组织中,特别在大脑皮质及神经突触内含量很高,它也是一种抑制性神经递质。在外周组织中,5-羟色胺是一种强血管收缩药和平滑肌收缩刺激药。5-HT 必须通过相应受体的介导才能产生作用。5-HT 受体亚型复杂,到目前为止,已在人类检出和克隆 7 个 5-HT 受体亚家族的 13 种亚型。5-HT 作用于不同受体亚型后产生的生理效应不尽相同。5-HT_{1A} 受体存在突触前受体和突触后受体;突触前受体位于中缝核,当突触间隙 5-HT 升高,会负反馈抑制5-HT 的分泌;而突触后受体位于海马体,5-HT 与其结合会激活 5-HT 的分泌,5-HT_{1A} 受体已成为抗抑郁药物研究的重要分子靶标。5-HT_{2A} 受体在嗅球、海马、额叶皮质和梨状内嗅皮质中密集分布。5-HT_{2C} 受体分布于脉络膜丛、前嗅核、梨状区内嗅皮质、纹状体及杏仁核中。5-HT_{1B} 和 5-HT_4 受体的激活及 5-HT_{2A}、5-HT_{2C}、5-HT_3 和 5-HT_7 受体的拮抗均可产生抗抑郁的效果。5-HT_6 受体在人脑尾状核中表达最多,在纹状体中也大量表达。

一、麦角酰二乙胺

(一)理化性质

麦角酰二乙胺(lysergide 或 lysergic acid diethylamide,LSD)属麦角灵(ergoline)家族的致幻药物,是无色、无味固体,熔点 83℃(分解),常温下稳定。其酒石酸盐熔点 198～200℃,易溶于水,水溶液稳定。LSD 低温避光、潮湿可保存数年,对氧、紫外线、氯气敏感。

LSD 的 C-5 和 C-8 是立体异构中心(stereocenters,图 7-5),导致其有不同的异构体。由于吲哚环的供电子效应,LSD 有烯胺型(enamine)活性。因此,氯可以破坏 LSD 的分子结构。与吲哚环相连的双键容易受水和乙醇的亲核攻击,在有光时更易发生。

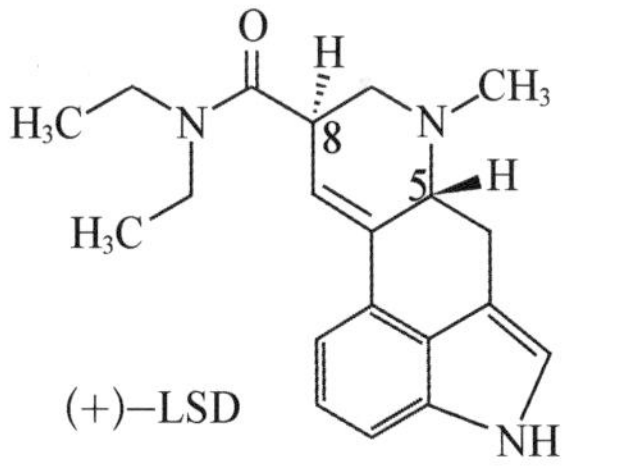

图 7-5 LSD (A)和 5-HT (B)的化学结构

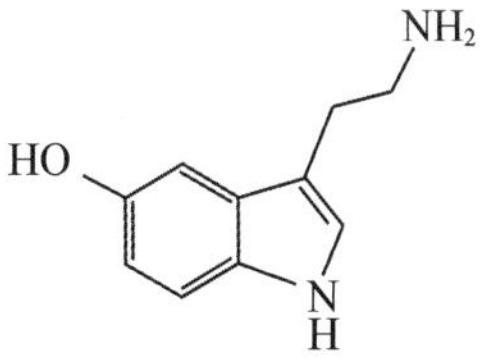

(二)作用机制

LSD 首先于 1938 年由瑞士的 Albert Hofmann 首先从天然麦角酸半合成制得,是第 25 个麦角酸衍生物,故又称为 LSD-25。1943 年偶然发现其有拟精神症状作用,至今仍然是最强的、典型的拟精神症性化合物和致幻剂,也是在 20 世纪 50 年代模拟战斗情况下进行人体评价的第一个失能性化合物。其强度可以和神经性毒剂 VX 相比,人口服 $2\mu g/kg$ 即可失能,ICt_{50} 估计值 $<10\ mg\cdot min/m^3$,人体 LD_{50} 估计值为 $0.2mg/kg$。吸入 LSD 几分钟或口服 30～60min 后出现早期症状,1～3h 作用达高峰,4～12h 症状逐渐消失。LSD 无成瘾性,曾被美国中央情报局作为控脑药物。

LSD 具有与 5-HT 相似的结构(图 7-5),故能与 5-HT 受体结合,拮抗周围 5-HT 作用;对中枢神经系统的脑干及前脑 5-HT 神经元有选择性抑制作用,产生中枢脱抑制状态。LSD 使脑内 5-HT 含量增加,降低其代谢产物 5-羟吲哚乙酸(5-hydroxy indole acetic acid)的含量。已经证实 LSD 能阻断与减弱 5-HT 的作用,反过来,5-HT 也能使 LSD 作用变弱。除外 5-HT_3 和 5-HT_4,LSD 能与 5-HT 受体的多数亚型结合,但在脑组织中与这些受体的亲和力太低,需要 10～20nM 浓度的 LSD 才可激活。

LSD 作用于大量的 G 蛋白偶联受体,包括全部多巴胺受体(dopamine receptor,DR)亚型、全部 AR 亚型。多数 5-HT 能致幻剂没有显著的多巴胺能效应,LSD 在这方面是独有的。LSD 有中枢多巴胺样作用等,对 DR_2 的激活与其激活精神效应有关。

LSD 在尿液、血液、血清中稳定,25℃避光存放 4 周无明显损失。

(三)中毒症状

LSD中毒症状常受主观因素(如性格、服药前的感情状态,对药物的了解程度等)和客观因素(如环境是否安静,气氛是否和谐,与周围人的关系是否良好等)的影响,有很强的暗示性。尽管如此,其症状大致可分为3个方面。

1. 躯体症状　LSD能引起瞳孔扩大、觉醒、食欲差。其他生理表现不一,如眩晕、无力、恶心、视物模糊、心率加快、手掌出汗、怕冷、起鸡皮疙瘩、颤抖等。

2. 感知觉障碍　包括皮肤虫爬或针刺感,视物变形、变色、发光、视幻觉,感觉周围的物体鲜艳夺目,变化万千,似万花筒样景象,对时空的判断也发生障碍,并伴有联觉(synesthesia,例如听见颜色、看见声音)。

3. 情感思维障碍　表现因人而异,与人的心态、体质的和社会的环境有关。包括情绪快速变化、思维困难、人格解体、梦样感等。一般不引起严重的定向力障碍。在应激条件下,如睡眠不足、紧张、恐惧等,中毒症状往往加重,产生精神分裂症样的偏狂、妄想、焦虑、抑郁、敌意等。LSD还作为宗教致幻剂使人产生强烈的心灵感受。

这些中毒表现在服药后30～40min出现,2～3h达高峰,12h内作用强度起伏不定并逐渐趋于缓和。过去认为LSD作用短暂,一般不超过12h,而且对情感情绪无不良影响。现已发现在不良主客观环境下,LSD可以引起长时间的焦虑、抑郁、幻觉及其他精神症样症状,如不及时治疗可导致犯罪、伤害和自杀行为。

(四)中毒治疗

口服吸收快,洗胃和吞服活性炭吸附应在30～60min进行才有效。LSD中毒治疗药物包括吩噻嗪类强镇静药(如氯丙嗪)和苯二氮䓬类弱镇静药(如地西泮等),能有效处理患者的激动。一般需注射给药,口服效果不佳,明显兴奋不安者可注射巴比妥类药物(如异戊巴比妥钠等)。心动过速伴有焦虑者可合并应用β-肾上腺素阻滞药(如普萘洛尔等),对滥用LSD引起持续性精神症状反应者,锂盐治疗也有一定的效果。不要使用精神松弛药(neuroleptics)如氟哌啶醇(haloperidol),以防产生不良反应。

大剂量中毒需要支持治疗,包括气管插管术或呼吸支持。大剂量时,血清浓度可达10～70μg/ml和2.1～26μg/L酒石酸盐形式。如果出现高血压、心动过速、高热,应对症治疗。低血压应先补液,需要时可用升压药。静脉注射抗凝血药、扩血管药和交感神经阻滞药也有帮助。患者在安静、安全的环境中有助于治疗。一般不需要限制躯体活动。

二、赛洛西宾及色胺类化合物

赛洛西宾(psilocybin,PY)又名裸盖菇素、光盖菇素、裸头草碱,是一种具有神经致幻作用的神经毒素,属吲哚生物碱类,是色胺衍生物,化学名二甲基-4-羟色胺磷酸。这类化合物有PY和西洛辛(psilocin,PI,又称脱磷裸盖菇素),主要存在于psilocybe和panaeolus有毒真菌中(图7-6)。1958年瑞士化学家Hofmann从墨西哥裸盖菇中分离出PY,并被广泛用于治疗精神病和戒毒治疗,出现了许多严重的不良反应和滥用。1970年美国将PY列为控制最严的类致幻剂,但2002年PY的使用和研究又开始活跃。2005年我国把PY列为第一类精神药品。PY 没有成瘾性,但短期内重复使用易产生耐受。

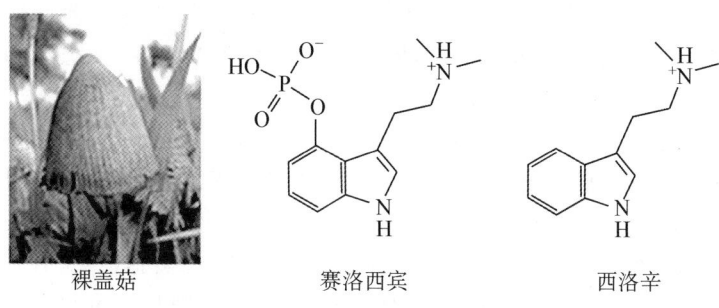

图 7-6　常用吸入麻醉药的化学结构

这些化合物化学结构均与 5-HT 相似,与 LSD 一样作用于中枢同一受体。因此,它们进入中枢神经系统中也会出现 5-HT 过量时引起的症状。在剂量约 1mg/kg 时能使人发生精神失常,有致幻、对周围事物冷漠等症状,也可伴随人的性格改变。西洛辛和赛洛西宾每人口服 4~6mg,在 20~30min 后会出现无力、眩晕、震颤、惊厥、恐惧、恶心、口舌麻木、语无伦次;1h 后出现幻视、丧失思维能力,对周围事物冷漠。这些症状可持续 3~5h。色胺类化合物作用强度低(人的失能剂量为 5~15mg),成本高,难以大规模使用。

PY 和 PI 中毒的对抗药与 LSD 中毒救治相同。

(一)赛洛西宾的毒性和体内过程

PY 的毒性低,大鼠口服 LD_{50} 为 280 mg/kg,是咖啡因的 1.5 倍;兔静脉注射 LD_{50} 为 12.5 mg/kg。PY 为生物碱,在胃的酸性环境中几乎不吸收,主要在空肠水解为脱磷裸盖菇素再吸收入血。口服 PY 后在血中可检测到代谢产物 PI 和 4-羟基吲哚-3-乙酸(4HIAA),而静脉注射后只检测到 PI。口服 PY 后,PI 的绝对生物利用度为 53%。4HIAA 可能是 PI 在单胺氧化酶(MAO)作用下的代谢产物,它可以直接经肾排泄。PI 具有高脂溶性,易通过血-脑屏障进入大脑,部分以葡萄糖醛酸形式排泄。

(二)赛洛西宾的作用机制

PY 的体内活性形式 PI 是 $5\text{-HT}_{1A/2A}$ 受体激动药,主要兴奋 5-HT_{2A} 受体而产生相应症状。PI 的具体作用机制很复杂,主要是:①$5\text{-HT}_{2A}$ 受体在脑内广泛分布,以大脑皮质、尾状核、嗅核、屏状核和伏隔核密度最高。②PY 对 5-HT 其他受体亚型也有一定亲和力,最明显的是 5-HT_{1A} 受体。③作用于 5-HT 不同受体亚型或不同脑区的同一受体亚型可能有协同作用,也可能有相反作用,这有可能与中枢神经元多突触联系的特点有关。④突触前膜存在 5-HT 的自身受体,兴奋这类受体产生负反馈调节而减少 5-HT 的释放。⑤5-HT 受体兴奋后可引发次一级反应,如大脑皮质葡萄糖代谢率升高与人格分裂。⑥由于中枢神经元的多突触联系,5-HT 与其他神经递质往往有相互作用,如 NMDA、多巴胺、阿片类递质。

(三)赛洛西宾的中毒表现

PY 的中枢毒性表现为幻视、幻听及感觉错乱,如感觉自己的皮肤变成液体,有虫子爬到身体里,掉到地底下或被人窒息等。另外,还表现为人格解体、情感性智力和行为的错乱,精神沮丧并伴有焦虑不安、昏迷、失忆、恐惧、过度兴奋和惊厥。PY中毒也会带来后遗效应,例如停用数月后持续的疲乏、焦虑、幻觉和情绪波动等,也可出现抑郁症、妄想症和继发的精神病。赛洛西宾中毒表现可以分成3个阶段。

1. 自主神经紊乱阶段,口服20～30min开始,持续10～15min。类交感神经作用效应包括心动过速、高血压、瞳孔放大、恶心、腹痛。由于PY对交感神经起刺激作用,能引起体温升高、血压升高、心率加快、时间和精神经历的改变(联觉),严重者出现妄想综合征。

2. 神经病症状高峰阶段,感觉比较强烈,出现人格解体,现实感丧失,时空感改变,身体失重等。感觉变化主要包括视觉干扰,如明亮而温暖的色彩,特别是红色和绿色,躯体感觉如头脑眩晕,精神沮丧并伴有焦虑、不安,对外还有时间反应迟钝、注意力分散、自发而毫无顺序地回忆起比较遥远的经历。此外,在感觉高峰期还会出现偏头痛、反射亢进、抽搐、耳鸣和感觉异常。自我评价和判断力失真常会导致间接自我伤害,如尝试危险动作。

3. 精神症状逐渐消失而自主神经紊乱仍会持续一段时间。伴随有无精打采,极度筋疲力尽和精神上的颓废状态。

已有PY引起室上性心动过速和心肌梗死的严重毒性反应的报道,可能是因为PY引起外周交感紧张性增加而产生的拟肾上腺素效应与5-HT受体激活诱导的血小板聚集共同作用的结果。PY对孕妇和胎儿的影响还没有相关报道。

第八节　其他失能性毒剂及潜在候选物

一、四氢大麻酚

大麻(cannabis sativa)是一种粗大、直立、芳香的一年生雌雄异株的植物。大麻产自地球上的温暖地区或热带地区,为一年生草本植物。大麻的化学成分复杂,变化无常,主要有类脂物、黄酮类化合物、萜烯、碳氢化合物、非环形大苯酚、生物碱、柠檬酸和环形大麻酚等。此外,每种化学物构成的含量在不同植物中,甚至在同一植物里也是变化无常的。大麻在我国俗称"火麻",变种很多,是人类最早种植的植物之一。大麻的叶子、苞片和花朵中含有一种称作四氢大麻酚(tetrahydrocannabinol,THC)的化合物被法律所禁止。含这种THC的大麻主要产在印度、摩洛哥等地。世界上多数毒品大麻是在墨西哥和哥伦比亚种植的。作为毒品的大麻主要是指矮小、多分枝的印度大麻,可吸食、饮用、吞服以及经加工后可进行注射。大麻毒品有3种,即大麻草、大麻树脂和大麻油,THC的含量都不同。大麻草有用的部分是茎的一部分、叶、花和种子,烈性成分的含量因产地不同而异,印度出产的含0～1.5%,非洲产的含2%～4%,哥伦比亚产的"黄金大麻"含量却高达8%。

(一)一般性质及代谢

大麻里含有大麻酚、大麻二酚(cannabidiol)和THC等数种生物碱。其中THC是服用大麻后产生致幻作用的主要成分。由于双键位置的不同,它有很多异构体,其中以Δ9-THC是主要的精神活性物质(图7-7)。THC最早由以色列雷霍沃特魏茨曼科学研究所的研究人员在

1964 年分离出来。与植物中的其他多数药理活性次级代谢物类似，大麻中 THC 的存在被认为是植物（对于草食性动物）的自我防御机制。屈大麻酚（dronabinol）是纯的 THC（一）-反式异构体的国际非专属药品名称（international nonproprietary name），该异构体也是主要存在于大麻中的 THC 异构体。2013 年，美国科学家研究发现，THC 或可抗艾滋病感染。

纯品 THC 在低温下为玻璃状固体，温度升高时其黏度逐渐增加，变成红棕色油状物，沸点 200℃。它是一种芳香类萜，难溶于水，但易溶于脂肪和乙醇等多数有机溶剂中。THC 在 UV-B 段（280～315nm）的强吸收，可能对植物有保护作用，使其免受紫外线的伤害。

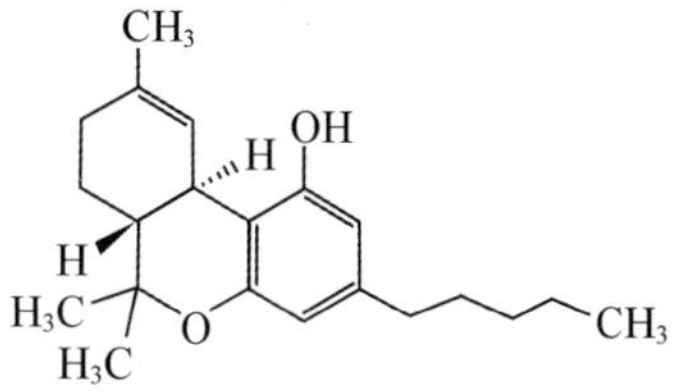

大麻植物内 THC 主要是以 THC 羧酸的形式存在，后者是由香叶基焦磷酸与 2,4-二羟基-6-戊基苯甲酸酶促缩

图 7-7　四氢大麻酚的化学结构

合产生的大麻萜酚酸在 THC 酸合成酶催化下环化而得（图 7-8）。加热时，THC 羧酸发生脱羧，得到 THC。人体内的 THC 主要被代谢为 11-OH-THC，该代谢物仍有精神活性，继续被代谢则产生 11-正-9-羧基-THC。从人类和动物体内可鉴定出超过 100 种 THC 的代谢物，但其中以 11-OH-THC 和 11-正-9-羧基-THC 含量最高。

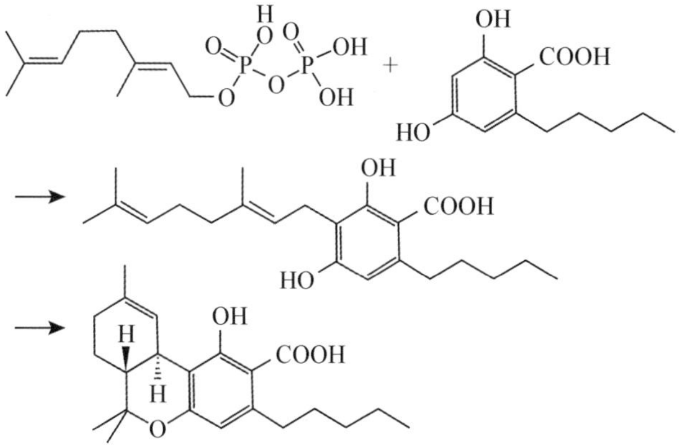

图 7-8　大麻植物内四氢大麻酚羧酸的合成过程

THC 的代谢过程主要在肝中进行，为细胞色素 P450 酶类 CYP2C9、CYP2C19 和 CYP3A4 所催化。>55% 的 THC 从粪便中排泄，约 20% 的 THC 从尿液排泄。粪便中主要检测到 11-OH-THC。通过尿液排泄的主要代谢物则为 11-正-9-羧基-THC 的葡糖醛酸酯及游离的 11-正-9-羧基-THC。

（二）作用机制

根据动物实验的研究估计，四氢大麻酚静脉注射的致死剂量是 30mg/kg，说明很难发生致死。80kg 的患者典型临床用量是 2.5mg/kg，每日 2 次，而其致死剂量可能需要 960mg/kg。人吸入 0.2mg/kg 或口服 0.48mg/kg 即可产生拟精神症作用。中毒后 1～2h 作用达高峰，作用持续 2～3h。THC 是一种经典大麻素受体（Cannabinoid receptor，CB-R）激动药，其作用部分是由于其激活中枢型受体 CB_1（K_i＝10nM）和主要在免疫系统的外周型受体 CB_2（K_i＝

24nM),其精神兴奋效应主要通过激活 G 蛋白偶联受体 CB_1 起作用,抑制腺苷酸环化酶而降低 cAMP 的水平。THC 对受体的结合选择性远低于内源性大麻素(endocannabinoid)。在大麻素受体密度低的人群,THC 可能拮抗内源性的与受体有较高亲和力的激动剂。THC 是亲脂分子,可以非特异性结合到脑和身体的很多组织,如脂肪等。与大麻二酚类似,THC 是阿片 μ-受体和 δ-受体的异构调节剂,尽管效力有限。

由于 THC 只有部分激活作用,它较内源性大麻素能更大程度地下调大麻素受体,进而限制受体对其他大麻类的效力,即产生耐受性。耐受性可能影响药物的最大药效,但其形成是不规律的,而且对主要效应的耐受大于对不良反应的耐受,这可以增加治疗药物的窗口时间。耐受在脑组织中的分布也是不规律的。THC 和其他含酚基的大麻类有轻微抗氧化作用,足以保护神经元对抗氧化应激,如谷氨酸盐诱导的兴奋毒性。

(三)毒理作用及临床表现

大麻的毒性作用尚不清楚,主要对中枢神经起作用。吸食后很快被吸收,随之很快会完全转化生成代谢物,分布于血液、脑、肝、脾、肺和心脏。肝中浓度降低最早(代谢形成),代谢物从尿和粪便中排出。大麻吸入比口服毒性大 3 倍多,几分钟就感知效力,10~30min 达高潮,并持续作用 2~3h。对高级神经活动有特殊影响,产生大脑皮质兴奋与抑制症状的综合。可能与扰乱中枢神经系统中 5-HT 及去甲肾上腺素代谢有关。

人体效应以拟精神症状为主。大量或长期使用大麻,会对人的身体健康造成严重损害。①神经障碍:吸食过量可发生意识不清、焦虑、抑郁等,对人产生敌意冲动或有自杀意愿。长期吸食大麻可诱发精神错乱、偏执和妄想。②记忆和行为造成损害:滥用大麻可使大脑记忆及注意力、计算力和判断力减退,使人思维迟钝、木讷,记忆混乱。长期吸食还可引起退行性脑病。③影响免疫系统:吸食大麻可破坏机体免疫系统,造成细胞免疫与体液免疫功能低下,易受病毒、细菌感染。所以大麻吸食者患口腔肿瘤的多。④影响呼吸系统:吸食大麻可引起气管炎、咽炎、气喘发作、喉头水肿等疾病。吸一支大麻烟对肺功能的影响比一支香烟大 10 倍。⑤影响运动协调:吸食大麻过量时可损伤肌肉运动的协调功能,造成站立平衡失调、手颤抖、失去复杂的操作能力和驾驶机动车的能力。

(四)诊断和治疗

大麻中毒的诊断要点为主要根据患者有食用大麻仁、大麻油以及大麻叶的病史,结合临床表现,可做出诊断。使用免疫分析和色谱技术,THC、11-OH-THC 和 THC-COOH 都能在血液、尿液、头发、唾液、汗液等样本中定量检测。

大麻中毒通常不需要治疗。有明显直立性低血压时,可用拟交感药甲氧明和去氧肾上腺素拮抗之。主要治疗原则为对症治疗、支持治疗和综合治疗。催吐,洗胃,导泻;输液、利尿,给予维生素 C 3~5g/d;如果兴奋过度者给予地西泮或硝基西泮,控制抽搐,预防呼吸抑制等。

二、苯乙胺和苯丙胺类化合物

(一)概述

1920 年人们便用一种称作麻黄碱(ephedrine)的药物治疗气喘。麻黄植物中含有麻黄素。

在中国几世纪以来一直用麻黄素来治疗气喘。1932年合成麻黄可在药店出售。麻黄素是合成苯丙胺类最主要的原料。苯乙胺和苯丙胺类失能剂结构上与肾上腺素或去甲肾上腺素相类似,脂溶性强,易通过血-脑屏障进入脑部,引起精神症状,通常称为间接作用的拟交感胺药。主要药物麦司卡林(mescaline)300～600mg就可产生与LSD和赛洛西宾中等剂量所出现的相同的临床效应,且比LSD更能引起五彩缤纷的幻觉,其作用及经过与LSD相似,作用强度远不如LSD,但可能被小规模地使用。

1. 苯乙胺(phenethylamine,PEA) 或称β-苯乙胺、2-苯乙胺(图7-9),是一种生物碱和单胺类神经递质,提升细胞外液中多巴胺的水平,同时抑制多巴胺神经活化(neuron firing),用于治疗抑郁症。苯乙胺有一个结构异构体,即α-苯乙胺或称1-苯乙胺。苯乙胺是一种芳香胺,有鱼腥臭,在室温时是无色液体,熔点$-60℃$,沸点$197～198℃$,闪点$90℃$,相对密度0.958,易溶于醇、醚、水。苯乙胺是很强的盐基,可以形成稳定的盐酸盐结晶,该盐的熔点为217℃。苯乙胺具强碱性,能从空气中吸收二氧化碳生成相应的碳酸盐。苯乙胺有神经调节物、神经递质与痕量胺(Trace amine)的作用。

苯乙胺为重要的医药和染料中间体,在医药上主要用于合成中枢兴奋药,如麻黄碱和右旋苯异丙胺(dextroamphetamine)、迷幻剂麦司卡林、神入感激发剂摇头丸、降食欲剂如芬他命(phentermine)和芬氟拉明(fenfluramine)、支气管扩张药沙丁胺醇(salbutamol)、抗抑郁药速悦(venlafaxine)及单胺氧化酶抑制药苯乙肼(phenelzine)。

2. 安非他命类(Amphetamines) 该类化合物是苯乙胺的同系物,在氨基的α位被甲基取代(图7-9),包括右旋安非他命(dextroamphetamine)、苯丙胺(benzedrine)、哌甲酯(ritalin,盐酸哌甲酯)、甲基苯丙胺(methamphetamine)、安非他酮(bupropion)、卡西酮(cathinone)、二亚甲基双氧苯丙胺(methylene dioxymethamphetamine,MDMA,ecstasy)这类药物,是中枢神经系统刺激剂。安非他命有两个对映异构体——右旋安非他命和左旋安非他命(levoamphetamine),前者作用强4～6倍。安非他命类是仅次于大麻的滥用违禁药物,滥用方式包括口服、注射或鼻吸或与烟草混合后抽吸。近年,苯丙胺类化合物如甲基苯丙胺被制成"摇头丸"类毒品,从境外流入我国娱乐场所,服用后可产生极度兴奋、幻觉、精神异常,过量可发生死亡,属中枢兴奋药。群体性服用精神失控可危害社会。

安非他命类除可以通过β受体直接兴奋周围交感神经外,还可通过抑制MAO减少神经递质代谢,加强神经兴奋。在中枢神经,安非他命通过释放多巴胺递质或儿茶酚胺,使受体敏化,兴奋神经。甲基安非他命的急性致死剂量是$20～25mg/kg$,血液水平可达$0.03\mu g/ml$。

这类化合物中毒后,氯丙嗪可减轻症状外,无特殊解毒疗法,主要采用对症支持治疗。如急性大量口服者应立即给予充分洗胃,而后灌服药用炭(20%甘露醇稀释);注意维持呼吸道通畅,必要时给予辅助通气;有条件可应用血液净化疗法以利排泄等。

3. 多姆 化学名为2,5-二甲氧基-4-甲基苯异丙胺(2,5-dimethoxy-4-methyl amphetamine),简称多姆(DOM或STP,图7-9)。纯品为白色粉末,熔点$184～185℃$,盐酸盐易溶于水。它的致幻作用强度只有LSD的1/30。健康人口服3～4mg后,主要表现为思维紊乱、情感欣快以及感知觉障碍和定向力障碍等,同时伴有心率加快、血压轻度升高、恶心、出汗等自主神经症状。服药后1～1.5h起效,3～4h作用达高峰,7～8h开始减退,有些症状可持续3～4d。除氯丙嗪可减轻症状外,目前还无满意的对抗药。

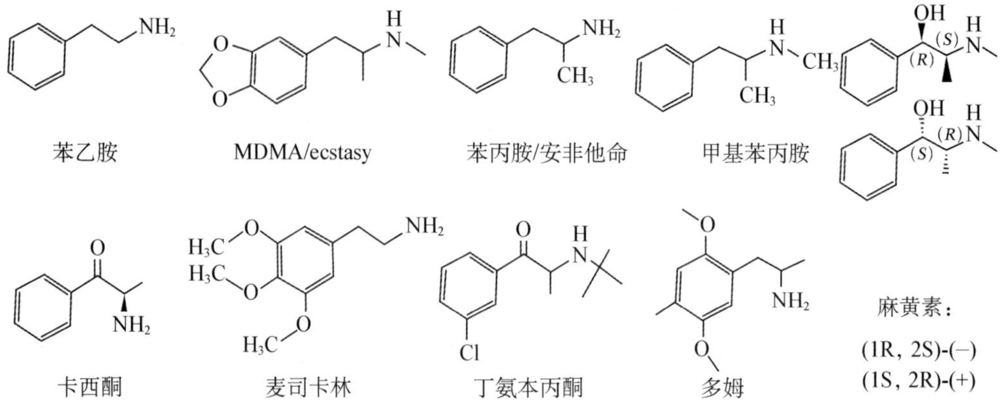

图 7-9　苯乙胺和苯丙胺类的化学结构

(二)安非他命

安非他命纯品为无色至淡黄色油状物,有胺的气味,沸点 200~203℃。其盐酸盐或硫酸盐为微带苦味之白色结晶体粉末。甲基安非他命盐酸盐结晶如细碎冰块。

1. **中毒机制**　安非他命是中枢神经系统与周边神经系统交感区的刺激剂。安非他命通过激活脑中痕量胺受体(trace amine-associated receptor,TAAR),增加单胺和兴奋性神经递质活性,最显著的作用靶点是儿茶酚胺神经递质、去甲肾上腺素(norepinephrine)和多巴胺,增加神经系统的突触活动。安非他命会引发由轴索末端释放出多巴胺、阻碍多巴胺的再摄取、促进囊泡中多巴胺释放到轴突胞质、抑制酶降解多巴胺等,增加突触间隙多巴胺水平。安非他命的许多效果都与可卡因类似,也可发生上瘾与撤药性反应。大量使用安非他命引起多巴胺能耗竭,神经精神效应与可卡因类似,出现记忆和注意力缺陷、运动技能受损。

2. **生理和毒理作用**　最初安非他命用来治疗注意力缺陷多动症(attention deficit hyper-activity disorder,ADHD)、气喘、睡眠失常(narcolepsy,嗜睡症)症状和肥胖。第二次世界大战时期军人和驾驶员用安非他命来提神并防止疲劳。安非他命最早于 1959 年获得美国 FDA 的许可,用于短期治疗肥胖症,现在是美国最常用的抑制食欲的处方药,占所有处方的 50%。

治疗剂量安非他命引起情感和认知效应,如欣快感(euphoria)、性欲改变、觉醒增加、概述认知控制。安非他命引起的躯体效应包括降低反应时间、抗疲劳、增加肌力。大剂量安非他命损伤认知,诱导肌肉快速分解。极大剂量安非他命引起精神病(psychosis),如妄想(delusion)和偏执狂(paranoia)。足够量的安非他命可能致命,但危害较二醋吗啡引起的中枢神经系统抑制要低,死亡的原因主要是对心血管系统相关的问题,如高血压、心力衰竭和脑血管意外。

安非他命中毒症状有:①一般反应,包括中枢神经兴奋的多辩、错乱、刺激性、性欲亢进、不眠;交感神经刺激导致的头痛、眩晕、脉速、心悸、口渴、微震颤、瞳孔散大、高热、血压上升、盗汗、食欲丧失;反跳表现的脱离、不快感、过食、嗜睡;女性可能较男性经历更多的情感效应,女性的神经性厌食症也高发。②急性恐慌反应,包括精神病状态的不安、独处、一过性幻觉、妄想;错乱综合征表现的谵妄、不稳、冲动行为。经常注射者大部分出现焦虑、无端恐惧症、偏执狂和抑郁。大剂量使用引起精神错乱,思想障碍,类似妄想性精神分裂症,多疑、幻听、被害妄想等,长期使用导致器官性脑症候群。③急性躯体反应,包括循环障碍的心律失常、心悸、血压不稳、虚脱、胸痛、心肌缺血;体温调控障碍出现热射病样症状;合并感染性 DIC、痉挛、急性心肌病。

安非他命也对其自身效果产生耐药性。也就是说,需要下一次服用更多的量才能达到情绪高昂的效果。安非他命所产生的撤药现象的特征是严重的沮丧与疲劳。当药效消失时,使用者会采取激烈手段来逃避沮丧。停用后的脱瘾症状包括精神呆滞、昏睡、易怒、烦躁不安、忧虑,有自杀的倾向。

三、苯环利定

苯环利定(phencyclidine,PCP)又称苯环己哌啶、普斯普剂、天使粉(angel dust),化学名为[N-(1-苯基环己基)哌啶]。1956 年由美国化学家戴维斯合成 PCP 后不久就被用作静脉注射全身麻醉药,但因为患者在接受 PCP 麻醉时,不仅肌肉松弛不完全,还出现定向力障碍、谵妄和幻觉等拟精神性效应,该药很快就失去临床应用价值。1965 美国法律禁止 PCP 用于人类,只限于兽医领域,用于麻醉动物。之后,由于它具有明显的不良反应,PCP 甚至也不再用于兽医领域。此后合成的 PCP 同系化合物与 PCP 有相同的 CNS 兴奋、抑制、致幻和镇痛等作用,只是药效强度有所不同。由于它们使动物产生相同的行为改变,使受试者产生强烈的与环境分离感,说明它们属于单独的一类药物,称之为分离麻醉药(dissociative anesthetics)。PCP 类药物有氯胺酮、加环利定、地唑环平(MK801)、metaphit 等(图 7-10)。

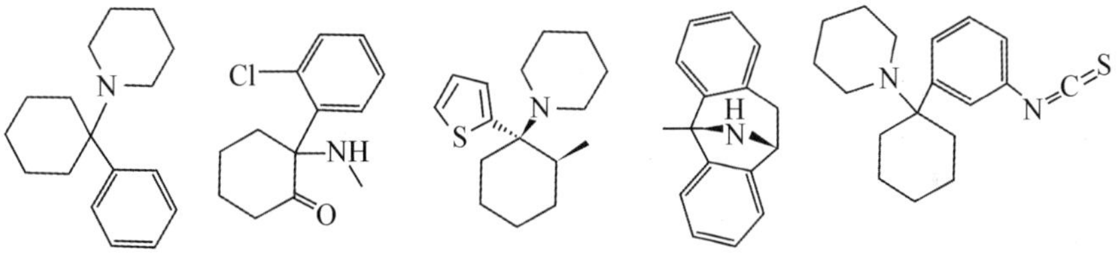

苯环利定　氯胺酮　加环利定/GK11　地唑环平/MK801　metaphit

图 7-10　苯环利定类药物的化学结构

PCP 作为毒品,20 世纪 70 年代在欧美、亚洲年轻的吸毒者中甚为流行。PCP 中毒多出现在娱乐场所,服用方式多为口服,但也可通过吸烟、吸粉、注射或闻,疏水性的游离碱形式可以透过皮肤、黏膜吸收。PCP 会在体内停留很长的时间,半衰期为 11～51h。像其他致幻剂一样,PCP 有一定的心理依赖性,但生理依赖性和耐药性与毒瘾尚无定论。撤药时可出现腹泻、发冷、发抖。中等剂量(5～10mg 鼻吸或 0.01～0.02mg/kg 肌内注射或静脉注射)可以产生镇痛和麻醉作用。

(一)苯环利定的中毒机制

PCP 可以和前脑中血清素受体的亚型 HT-2 结合,也与胆碱能受体、阿片受体和多巴胺受体有亲和力。后来发现 CNS 中存在有 PCP 受体,受体的 PCP 特异性结合位点具有立体选择性。PCP 类药物通过它们特异的受体而产生药理作用。在 CNS 中的分布以海马浓度最高,下丘脑、纹状体、大脑皮质和小脑次之,脑干和脊髓浓度较低,胼胝体几乎没有。

1. PCP 受体与 NMDA 受体的关系　在 CNS 兴奋性的产生和传导过程中,兴奋性氨基酸及其受体起着十分重要的作用。NMDA 受体与阳离子通道(主要是 Mg^{2+} 离子通道)相偶联,形成 NMDA 受体离子通道复合体。该复合体有 PCP 类药物的特异性结合位点,即 PCP 受体。当 PCP 受体被相应的药物激活后,离子通道通透性降低,CNS 兴奋的传导受到阻断。因此,PCP 受体与 NMDA 受体所起的作用完全相反,能够产生与特异性 NMDA 受体拮抗药相似的药理作用。为了从作用原理上将两者加以区别,PCP 类药物被称为非竞争性 NMDA 受体拮抗药。此外,CNS 中 PCP 受体与阿片受体 σ 亚型合称为 PCP/σ 受体,受体的低亲和力位点选择性地与 PCP 类药物结合。

2. PCP 受体与 CNS 中其他神经递质系统的关系　PCP 类药物通过一些药理效应对 CNS 中的许多递质系统有直接作用,包括抑制神经组织对多巴胺的重摄取、促进多巴胺的释放、显著提高酪氨酸羟化酶的活力,而间接增强多巴胺受体;抑制神经末梢对 5-HT 的重摄取,降低 CNS 内 5-HT 的合成和代谢率;显著抑制 ACh 与 M 胆碱能受体的结合,呈现较强的中枢和外周抗胆碱能作用;对内源性脑啡肽系统产生间接的激动作用,使 CNS 中组胺代谢率显著升高。

(二)苯环利定中毒的临床表现

吸入 PCP 在 2～5min 起效,持续 4～6h;口服片剂和胶囊在 30～60min 起效,持续 6～24h。PCP 中毒反应发生率高,不可预测,持续时间长。静脉注射 PCP 后,麻醉和镇痛作用起效快,作用强,患者似乎处于警觉状态。人体吸收 PCP 时,会产生严重和长期的行为问题,如智力迟钝、知觉错误、偏执狂、精神病、敌对心理和暴力行为等(表 7-6)。呼吸系统和循环系统不受抑制,角膜反射、吞咽反射等保护性反射仍然存在,出现锥体外系激动效应和拟精神性效应。

表 7-6　人体吸收苯环利定剂量与效应的关系

剂量	影响力
低剂量	数分钟至 1h 起效,与巴比妥类相似的麻醉效果,感到愉快,轻松,麻木,感官扭曲脱离自己身体,焦虑,意识模糊,语无伦次,视物模糊,眼神空洞
中剂量	感觉障碍,产生痛觉缺失和感觉缺失,意识模糊,易怒,发热,大量流涎,出现幻觉、谵妄和精神分裂形态的行为,可持续 2～6h
高剂量	1～2h 后可出现抽搐、呼吸困难、休克、卒中、昏迷、死亡

在生理方面,PCP 会引起面红耳赤、大量发汗、发热、动脉血管温和舒缓、痛感解除、眼球震颤、复视、晕眩、恶心、呕吐,大剂量服用能引起昏迷和死亡。肌肉松弛不完全,甚至肌僵直,动作失去协调。

在精神方面,PCP 既可诱导出精神分裂症的阳性症状(幻觉、妄想、行为紊乱等),也可诱导出精神分裂症的阴性症状(情感淡漠、行为呆板、思维贫乏等)。中毒者丧失神经性运动协调能力、无目的地摇头、摆臂、幻觉、谵妄、梦呓、定向力障碍、逆行性健忘、视觉扭曲,甚至出现攻击性行为等类精神病症状。偏执狂的感觉常产生强烈的侵犯他人行为,伴有不可战胜的气概和无痛苦感觉,其结果可能是一些几乎无法控制的自我伤害。服用 PCP 后因思维混乱、感觉迟钝、判断力和自控力下降引起的死亡人数要远比毒品本身毒性所造成的死亡人数多,而且很多死亡原因在常人看来是完全可以避免的,如溺死在浅水中、丧失火灾逃生能力等。

(三)苯环利定中毒的治疗

PCP 中毒的救治主要是支持治疗,控制呼吸、循环和体温,早期治疗精神症状。苯二氮䓬类药物,如劳拉西泮用来控制激动和惊厥发作。典型的抗精神病药氟哌啶醇(haloperidol)和吩噻嗪类(phenothiazines)可以用来控制精神症状,但可能产生肌张力障碍等不良反应,已少用。吩噻嗪类有特别危险,可能降低惊厥的发生阈值,加重低体温和强化 PCP 的抗胆碱能作用。如果要用抗精神病药,推荐肌内注射氟哌啶醇。

使用氯化铵或更加安全的抗坏血酸的强力酸性利尿可能加速 PCP 自身体的排泄,过去曾作为有争议的消毒方法推荐。现在知道,只有约 10% 的 PCP 从肾排泄,加速肾排泄的作用不大,而且酸化尿液的危险性是引起酸中毒和加重 PCP 中毒常见的横纹肌溶解。

四、七氟烷及其类似物

七氟烷(sevoflurane)是 20 世纪 90 年代国际上的一种新型吸入麻醉药,1969 年由 Wallin 等研制合成。在医学上,日本已于 1990 年首先正式应用于临床,随后也在德国获得医学临床应用许可,被誉为吸入麻醉的里程碑式药物,并认为在儿童全身麻醉诱导及其维持中有显著优点,也被用于儿童全身麻醉。

(一)理化特性及代谢

七氟烷又称七氟醚,化学名 1,1,1,3,3,3-六氟-2-(氟甲氧)丙烷[1,1,1,3,3,3-hexafluoro-2-(fluoromethoxy)propane],分子量 200.05,沸点 58.6℃,密度 1.52g/cm^3,是一种无色透明、非易燃性液体,有类似乙醚的愉快芳香气味。七氟烷在 20℃ 和 25℃ 时的蒸气压分别为 157mmHg 和 197mmHg。七氟烷是 7 个氟原子氟化的甲基醚(图 7-11),化学性质不稳定,与碱石灰接触可产生 5 种分解产物。七氟烷类似物还有异氟烷(isoflurane)、恩氟烷(enflurane)、氟烷(fluothane)。与氟烷不同,七氟烷不含稳定剂。与橡胶和塑料接触,七氟烷明显比异氟烷或氟烷较少分解。

七氟烷主要经呼气排泄,停止吸入 1h 后约 40% 以原型经呼气排出。它在体内可被代谢为无机氟由尿排出,按尿中氟量计,其体内代谢率为 1.6%~3%,明显低于氟烷。七氟烷在体内经肝微粒体酶催化生成六氟异丙醇、氟离子和二氧化碳。六氟异丙醇再与葡萄糖醛酸结合,后经氧化分解为氟离子、二氧化碳和水,随尿排出。

(二)作用机制

七氟烷的具体作用机制尚不清楚,被认为可能是 GABA 受体的正向变构调节剂,也作为 NMDA 受体的拮抗药,加强甘氨酸受体电流,抑制 nACh 和 5-HT$_3$ 受体电流。

七氟烷可以降低脑血管阻力、脑代谢率和脑耗氧量;1 个最小肺泡内浓度(MAC)的七氟烷可以使动物的脑耗氧量降低 50%。关于七氟烷对颅内压和惊厥的影响结论不一。在七氟烷麻醉期间,脑自动调节和对高碳酸血症的脑血管反射仍然存在。

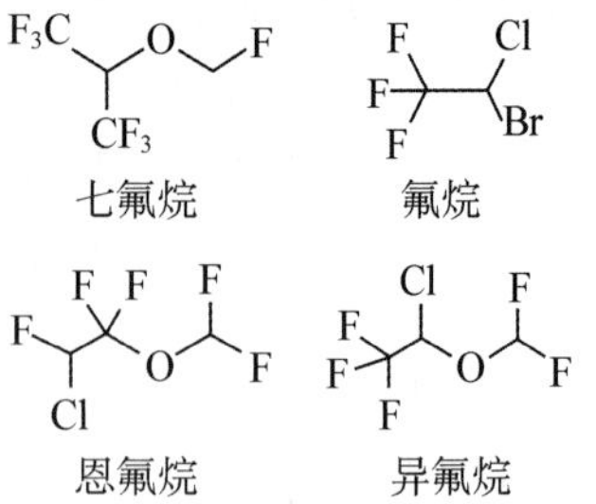

图 7-11　常用吸入麻醉药的化学结构

对循环系统的作用:七氟烷可以降低心肌收缩力,可能是由于钙离子内流阻断所致。在七氟烷麻醉下,动物的心率维持不变或略为升高,很少见到室性心律失常。七氟烷麻醉下引起心律失常的肾上腺素剂量与异氟烷相似,但大大高于氟烷或安氟烷。七氟烷降血压作用类似或强于异氟烷。外周血管阻力随着七氟烷剂量的增高而降低。七氟烷通过抑制外周血管平滑肌来降低外周血管阻力,使心排血量和重要器官血液灌注得以保证。

呼吸频率的升高作用,以及刺激气管引起咳嗽和呼吸停止的风险排序:异氟烷<恩氟烷<氟烷<七氟烷。七氟烷对呼吸有抑制作用,抑制机体对二氧化碳的应答,引起血液动脉二氧化碳分压升高。与异氟烷类似,七氟烷很少引起支气管痉挛,这可能是由于直接作用于呼吸道平滑肌,抑制迷走神经反射。

七氟烷对肝功能影响轻微,偶有肝损害的报道。氟烷可通过其代谢产物三氟乙酸引起变态反应和肝细胞坏死为特征的"氟烷相关肝炎",而七氟烷在体内代谢不产生三氟乙酸。

(三)中毒反应及治疗

1. 麻醉作用　七氟烷作为全身麻醉药,氧面罩吸入 4% 浓度下 2min 后意识可消失,可见比较明显的兴奋期,表现为体动、挣扎,约持续 30s。麻醉后血流动力学较平稳。麻醉过深时有诱发全身痉挛的可能。对肌松药的强化作用比异氟烷、恩氟烷强。停药后,经过洗肺过程,5~10min 可以苏醒,但表现为突然惊醒,然后感觉咽部不适,有躁动。与非醚结构的氟烷相比,这种醚结构的肌松效果较好,心肌对儿茶酚胺的敏感性由此而降低。七氟烷与其他氟化的吸入性麻醉药的明显区别是其较低的血/气分布系数 0.68(异氟烷 1.4,恩氟烷 1.9,氟烷 3.2),诱导和苏醒均较迅速,麻醉深度可控性强。

在氧及氧化亚氮的混合气体中七氟烷 MAC 为 0.66%,在纯氧中为 1.7%。这与恩氟烷相似,是氟烷的 1/2。其 LC_{50}/MAC 比恩氟烷者大。诱导时间比恩氟烷、氟烷短,苏醒时间三者无大差异。麻醉期间的镇痛、肌松效应与恩氟烷和氟烷则相同。七氟烷气管刺激性较小,麻醉诱导和觉醒平稳而迅速,麻醉深度容易调节。七氟烷的呼吸抑制作用较氟烷小;对心血管系统的影响比异氟烷小;对脑血流量、颅内压的影响与异氟烷相似;对眼黏膜刺激轻微。

吸入麻醉过程中,极少数患者出现痉挛性抽搐、兴奋、肌肉僵硬、瞳孔扩大等。有时见有咳嗽、呕吐、血压及心电图异常、心排血量减少、少尿、多尿、皮肤红斑、高热等。麻醉苏醒时可有恶心、呕吐、头痛。偶尔会引起 GPT、GOT 及总胆红素上升等,发生率约 1%,但都较轻且迅速恢复。

2. 对神经系统的影响　快速诱导麻醉时,脑波变化快速形成慢波,接着出现大而慢的波,其后变为以纺锤波为主、混杂有慢波的脑波图像。缓慢诱导时,随着麻醉加深而出现快波,其后转变为一阵纺锤波为主的脑波图像,再逐步混杂入慢波,最终与快速诱导波形相同。

3. 对呼吸系统和循环系统的影响　随着麻醉诱导,呼吸频率增加,潮气量减少。分钟通气量基本不变。麻醉深度与呼吸抑制基本平行。可通过辅助或控制呼吸保持合适的通气量。麻醉后的呼吸抑制比氟烷轻。心率不变或有下降趋势。诱导期间收缩压下降,随后趋于平稳,极少出现心律失常。在犬的实验中,七氟烷增加心肌对肾上腺素的敏感性,但比氟烷轻,而且对房室传导几乎无影响,尤其对希氏-浦肯野系统。

发生药物中毒时可采取以下措施:停止七氟烷的应用,保持气道通畅,进行纯氧通气,以及维持心血管稳定。

五、美军早期研究的失能剂

美军在 20 世纪 60 年代"美军化学武器项目"支持下开展了系统的化学武器研究,失能性毒剂和药物是其中的一部分。马里兰州研究机构埃奇伍德兵工厂(Edgewood Arsenal)作为合同方研制了一系列的失能性毒剂,最终 BZ 被大量生产和装备。美国取消 BZ 后,开发研究了能通过呼吸道和透过皮肤中毒的双途径作用的失能剂,如 EA3834 和 EA5302 等抗胆碱能类战剂(表 7-7)。

表 7-7　美军早期研究的失能剂

英文代号及 化学名称	主要作用	分子式及 分子量	化学结构
EA-3834(1-methylpiperidin-4-yl)2-hydroxy-3-methyl-2-phenylbutanoate	长时、强力抗胆碱谵妄剂,与 BZ 类似。中枢、外周作用比稍弱于 EA3443	$C_{17}H_{25}NO_3$ 291.384	
EA-3443(1-methylpiperidin-4-yl)2-cyclopentyl-2-hydroxy-2-phenylacetate	长时、强力抗胆碱谵妄剂,0.3mg 产生明显的中枢效应	$C_{19}H_{27}NO_3$ 317.422	
CAR-302196(1-methylpiperidin-4-yl)2-cyclopentyl-2-hydroxypent-3-ynoate	短时、中效抗胆碱谵妄剂,数分钟起效,持续 2～3h	$C_{16}H_{25}NO_3$ 279.374	
EA-3167 1-azabicyclo[2.2.2]octan-8-yl 2-cyclopentyl-2-hydroxy-2-phenylethanoate	效应与 BZ 类似,更强力持久。注射 0.2μg/kg 效应可维持 5～10d	$C_{20}H_{29}NO_3$ 329.433	

（续　表）

英文代号及 化学名称	主要作用	分子式及 分子量	化学结构
JB-336 N-Methyl-3- 　piperidyl benzilate	效应与 BZ 类似。低剂量产生曼陀罗样欣快感,但有烦躁、恶心、眩晕、口干等不良反应	$C_{20}H_{23}NO_3$ 325.40	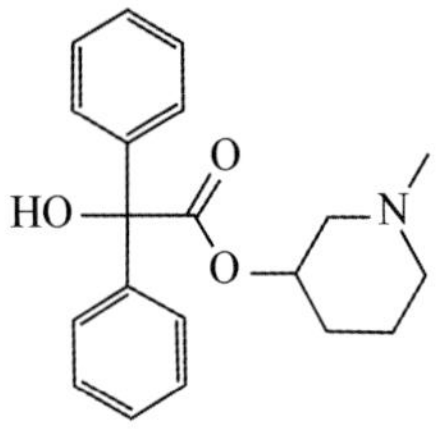
JB-318 N-Ethyl-3- 　piperidyl benzilate	较 BZ 低效短时,其他与 JB-336 类似	$C_{21}H_{25}NO_3$ 339.43	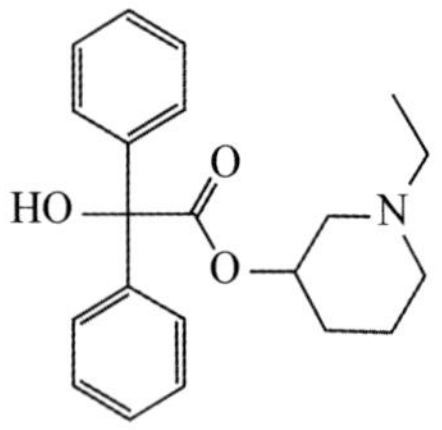
JB-329（ditran） 1-ethyl-2-pyrrolidinyl- 　methyl-α-phenylcy- 　clopentylglycolate 1-ethyl-3-piperidyl-α-P	效能低于 BZ	$C_{20}H_{29}NO_3$ 331.448	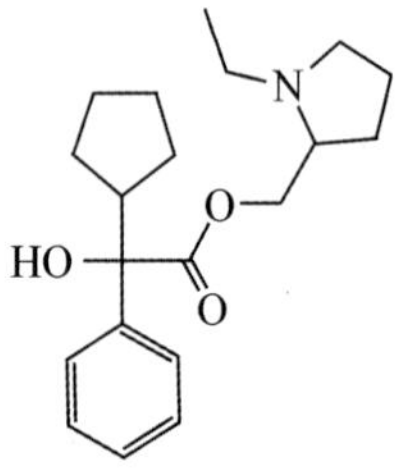 　70% 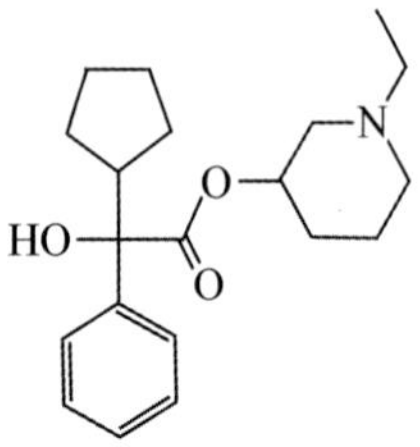　　30%

（赛　燕　邹仲敏　王　健　唐　禾　陈明亮）

第8章

刺激性毒剂

第一节　刺激性毒剂概述

非致死毒剂是一类相对于致死性毒剂而言，能引起个体暂时丧失能力的毒剂。刺激性毒剂(irritant agents)简称刺激剂，在平时主要是警察等执法人员使用，所以又被称为控暴剂(riot control agents，RCA)或化学的群体控制剂(chemical crowed control agents，CCCA)。尽管失能性毒剂和刺激剂都属于非致死毒剂，但两者是有区别的。刺激剂起效快，作用时间有限，引起的短时毒性作用在停止暴露后数分钟内消退。第一代控暴剂采用的是苯氯乙酮等刺激剂，该刺激剂使人感到恶心，有烧灼感，浓度过大可致人死亡。第二代控暴剂一般采用的是西埃斯(CS)刺激剂，为控暴目的而使用最为广泛。CS 刺激剂会使人的眼睛感到强烈的烧灼感，会大量流泪，并伴有咳嗽、胸闷、呼吸困难、不自觉地流鼻涕等症状，若过量使用则会引起皮炎。CR 是现代刺激剂，使用经验有限。近几年来，第三代控暴剂采用的是从辣椒中提取的天然辣椒素等非杀伤性刺激剂。目前，辣椒素已经成为执法机构和个人防护最通用的药剂，受到各国军警部队的青睐。与失能剂和第一代控暴剂相比，现代控暴剂有更高的安全比。《化学武器公约》禁止可以引起死亡或暂时失去能力的化学武器，但美国认为警察和军队可以合法使用控暴剂。

一、发展历史

古代中国利用臭味弹骚扰敌人。公元前 5 世纪，斯巴达人通过燃烧煤、硫黄、沥青使雅典守军暂时失能和迷惑；古罗马人用刺激烟雾驱使隐藏的西班牙对手现身。刺激剂在两次世界大战中广泛应用。第一次世界大战标志刺激剂和现代化学战剂的产生。第一次世界大战期间大量生产和使用了刺激剂，以德国和法国为主，使用了丙烯醛(acrolein)、氯化苦、亚当氏剂，而溴丙酮(bromoacetone)是当时广泛使用的催泪剂。第一次世界大战尾声，美国把苯氯乙酮作为化学刺激剂，此后被广泛应用，直到第二次世界大战；日军在第二次世界大战期间多次在我国使用；美军在侵朝和侵越战争中也多次使用。在 1939 年日本侵华齐会战役中，日军对河北河间市齐会村发动攻击，久攻不下，遂释放毒气，主要是刺激性毒剂(苯氯乙酮、亚当氏剂)，共造成 500 余人中毒。

在越南战场上,美军地面部队使用了一种被美军称为"黑魔术"的 CS 毒气。它能够导致被袭对象迅速中毒,出现眼灼伤、流泪、皮肤瘙痒、流鼻涕、剧烈呕吐、呼吸急促等现象。这种 CS 毒气就是"超级刺激剂"。虽然刺激剂不具有直接杀伤性,但据一位美军发言人解释:使用 CS 毒气的目的是"为了迫使越共部队跑到地面上来,使他们更容易受到弹片的袭击"。美国陆军和海军陆战队配备了不同级别的非致命药剂喷射器,其中 M36 喷射器为单兵手持型,M37 喷射器为中型(其体积与普通灭火器相当),而 M33A1 喷射器是更大型的、用在排一级的后方装填的发射器。这些武器可将填剂喷洒到 10m 以外。

目前,刺激剂在多数国家中已不再列为军用毒剂,现在大多装备警察部队,称为控暴剂、防暴剂或抗暴剂。除了苯氯乙酮和 CS 这些经典刺激剂外,我国武警和公安还配备了一些作用稍弱的控暴剂,主要成分是提取的高纯度辣椒素、芥末提取物等天然强刺激物质,刺激效果明显,起效快,不会产生后遗症,所以常用于在暴乱场合以驱散示威者、控制暴乱等。一些民用刺激剂如防狼喷雾也会出现流泪、强烈咳嗽,但这种"防狼喷雾"一般对人体没有太大危害,20 多分钟即可自行解除,也可用清水洗除。

经典的释放方式使用手持式喷射、手投式手雷和单兵使用的发射装置,多用于少量、短距离、有限范围的控制。1997 年底,我国采用 CS 作为刺激剂的 WK833 手投、防暴枪两用催泪弹装备部队。随后几年设计定型的 RS97-2 燃烧型催泪弹、FKB-04 式 601 爆炸性催泪弹、PQ98-38 防暴枪用燃烧型催泪弹等型号性能优良,各具特色。目前,最新式 SA20 催泪弹发射器可装 200 颗辣椒素弹丸,连续发射上百个催泪弹。在距离目标数十米外射击,1min 后即可达到 160m² 的有效范围。

QFB35-04 型背负式防爆喷雾驱散器(图 8-1)是我国武装警察部队研制的一种新型防爆驱散器,该装置由 1 个粉瓶和 1 个气瓶组成,分别装填有毒剂粉末 CS 和压缩空气。使用时,打开粉瓶与气瓶之间的截止阀,压缩气体和毒剂粉末充分混合,然后通过连接管经喷射枪喷出。

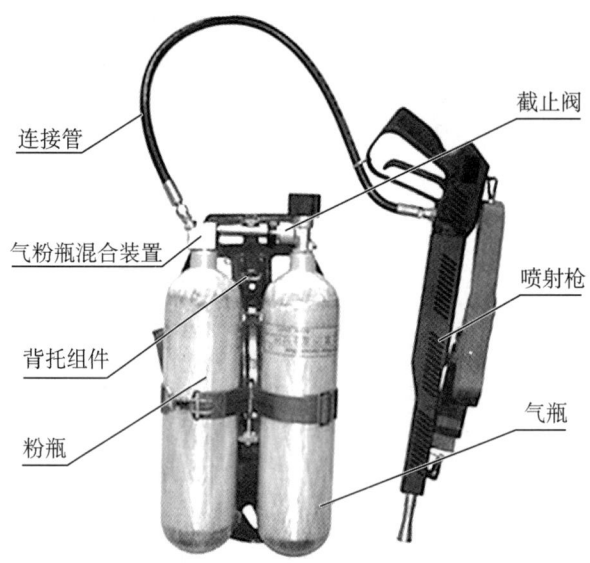

图 8-1 QFB35-04 背负式防爆喷雾驱散器

在《化学武器公约》没有禁止的范围内,目前很多国家研发出各种远程控制 RCA 释放装置,包括室内固定分散装置、外部地区清理或地区拒止装置、自动榴弹发射器、多弹发射器、地面或空中无人发射装置。这其中涉及两个不同的、但有交叉的释放机制,日益受到关注。一是远程控制释放方式,操作人员通过自动或半自动系统在远离目标条件下指导平台和(或)RCA 释放装置进行 RCA 分散。有些远程控制结合了目标激活机制,继发自动 RCA 释放,不需实时操控;有些应用人在回路(man in the loop)系统,需要人授权 RCA 释放系统工作。另一是大范围释放方式,很多方法可以用来在大范围和(或)长距离目的区分散或释放大量 RCA,包括大的 RCA 烟雾发射器和刺激剂喷射器、多弹发射器、榴弹发射器、火箭推进弹、迫击炮、大口径航弹、直升机载分散装置和集束炸弹,随着新型 RCA 以及释放方式的出现,有必要在《化学武器公约》框架下对其进行限制和约束,这是 OPCW 不可回避的新问题。

二、概念及分类

刺激剂是一类对眼、皮肤、呼吸道和消化道黏膜有高度选择性和强烈刺激作用的化学毒物,可使中毒人员因强烈眼灼痛、流泪、喷嚏、咳嗽、胸痛等症状而暂时失去战斗或反抗能力。尽管控暴剂常被称作催泪瓦斯或肺刺激剂,其内涵远超出这些名字所指,它们多数不是气体,也不是只刺激肺。历史上曾经按照控暴剂对眼、肺、消化道的主要作用而分成催泪剂、催嚏剂和催吐剂,而实际使用时发挥的刺激作用往往是混合的,或者某一作用更为突出。外军装备的刺激性毒剂主要有苯氯乙酮、亚当氏剂、西埃斯和西阿尔等 4 种(表 8-1,图 8-2)。

表 8-1 几种常见刺激剂及其主要作用

中文名称	美军代号	化学名	主要作用
苯氯乙酮	CN	苯氯乙酮	眼剧烈疼痛、大量流泪
西阿尔	CR	二苯并(b,f)-1,4-氧氮杂环庚烷	眼剧烈疼痛、大量流泪
亚当氏剂	DM	氯化二苯胺胂	喷嚏、咳嗽、流涕和胸痛
西埃斯	CS	邻-氯代苯亚甲基丙二腈	喷嚏、大量流泪

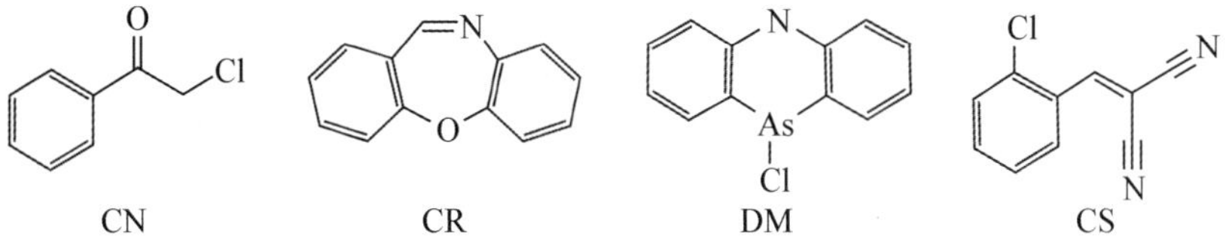

图 8-2 主要刺激剂的化学结构

辣椒素是一类新型的刺激剂,接触后可引起强烈烧灼、疼痛感。辣椒素可以通过生物提取和化学合成大量制备,安全性好,执法应用越来越广泛,商品化的个人防卫用品也有很多选择。臭味剂(malodorants)没有在《化学武器公约》中进行限制,它主要是一些有机化合物,作用于人嗅觉受体,引起从厌恶到恶心和呕吐的生理反应,也应归类到刺激剂。

刺激剂的主要毒理作用是直接刺激接触部位的神经末梢和皮肤、黏膜,可引起局部的非特异性炎症,如眼睑痉挛、结膜充血、结膜炎、角膜炎或溃疡。接触上呼吸道可引起鼻炎、咽喉炎或气管炎。严重者可发生黏膜上皮坏死、黏膜下水肿和炎性细胞浸润。皮肤损伤则属接触性皮炎,严重者发生小水疱和溃疡。多汗潮湿和薄嫩的皮肤易受损伤,产生相当于一~二度皮肤化学烧伤。按其对眼及上呼吸道作用强度不同,可将刺激剂分为催泪剂、喷嚏剂和混合作用刺激剂 3 类。

1. 催泪剂(lachrymator) 以 CN 和 CR 为代表,其突出作用是对眼产生强烈刺激,从结膜充血到眼球坏死都可发生。极低浓度即可引起眼剧烈疼痛、大量流泪、怕光、眼睑痉挛、结膜充血水肿、眼睑炎等。高浓度对上呼吸道和皮肤也有刺激作用。

2. 喷嚏剂(sternutator) 喷嚏剂的主要代表是 DM,对上呼吸道黏膜的刺激作用最强,引起不能控制的喷嚏、咳嗽、流涕和胸痛,兼有恶心、呕吐、眼刺激症状和全身不适。因能致吐和引起胸痛,故又称呕吐剂或胸痛剂。

3. 混合作用刺激剂 CS 对眼和上呼吸道的刺激作用都比较强,是兼有上述两类毒物作用的化合物。

三、理化性质及施放方法

刺激剂大多是固体结晶或粉末,有辛辣味,高沸点,挥发度小,性质稳定。刺激剂难溶于水,易溶于有机溶剂(表 8-2)。CR 和 CN 可用适当溶剂配成溶液布洒。对于固体结晶粉末的刺激剂,可用加热分散法、爆炸分散法或布洒法施放。施放的状态为细颗粒、气溶胶喷剂或溶液,而不是真正的气体。

表 8-2　4 种刺激剂的主要理化性质

性质	刺激剂种类			
	西埃斯	西阿尔	苯氯乙酮	亚当氏剂
分子式	$C_{10}H_5ClN_2$	$C_{13}H_9NO$	C_8H_7ClO	$C_{12}H_9AsClN$
分子量	188.6	195.2	154.6	277.6
气味	胡椒味	胡椒味	辛辣和刺激性	无味
外观	白色结晶	淡黄色结晶	白色或灰色结晶	黄-绿色结晶
蒸气压(mmHg,20℃)	3.4×10^{-4}	5.9×10^{-4}	5.4×10^{-3}	2×10^{-13}
蒸气密度	6.5	6.7	5.3	9.6
熔点(℃)	93	72	54~56	195
沸点(℃)	310~315	335	244~245	405~415
溶解度	微溶于水	微溶于水	难溶于水	难溶于水
	溶于有机溶剂	有机溶液稳定	溶于有机溶剂	仅溶于乙酮
水解反应	容易水解	不易	不易	极慢
氧化反应	高锰酸钾	—	次氯酸钙/高锰酸钾	次氯酸钙

四、中毒途径和毒性

刺激剂主要通过眼、呼吸道和皮肤使人员染毒,引起相应的眼、呼吸道及皮肤刺激症状。刺激剂一般毒性都比较低,不易造成严重损伤和人员死亡,即高 LCt_{50}。但在很低浓度下就可引起人员刺激,直至难以忍受的刺激作用,即低效应 Ct_{50} 和 ICt_{50}。刺激剂刺激阈值和致死浓度之间差距越大,说明该种刺激剂安全比越高(LCt_{50}/ICt_{50})。大鼠经呼吸道染毒 LCt_{50},CN 是 6220 mg·min/m³,CS 是 69 800 mg·min/m³;小鼠染毒 CN 是 45 850 mg·min/m³,CS 是 50 010 mg·min/m³。大鼠经口染毒 LD_{50},CN 是 52mg/kg,CS 是 1284mg/kg;小鼠染毒 CN 是 139 mg/kg,CS 是 282 mg/kg。

4 种刺激剂对人刺激毒性的大小比较见表 8-3。

表 8-3 4 种主要刺激剂对人的毒性

刺激剂	最低刺激浓度 (mg/m³)	半数刺激浓度 ICt_{50} (mg·min/m³)	半数致死浓度 LCt_{50} (mg·min/m³)	最低致死浓度 (mg/m³)	起效时间
CR	0.002~0.005	1	100 000	10 000	即刻
CS	0.004~0.05	3~10	25 000~150 000	2500	即刻
CN	0.3~1	20~40	8500~22 500	850~2250	即刻
DM	0.1~1	22~150	11 000~44 000	1100~4400	延迟,恢复慢

五、作用机制

CS 的作用机制可能是由于其在呼吸道黏膜上通过还原氯离子,产生盐酸而造成局部明显的刺激和皮肤烧伤。此外,CS 和 CN 还是 Sn2 烷化剂,可以以生物分子方式直接与亲核化合物反应。CN 和第一代催泪剂溴苯乙酮(bromoacetophenone)、乙烷基碘醋酸(ethyl iodoacetate)、氯化苦(chloropicrin,代码 PS)、氰溴甲苯(bromobenzyl cyanide,代码 CA)能强烈抑制关键代谢途径上重要的含巯基的琥珀酸脱氢酶和丙酮酸氧化酶。乳酸脱氢酶对碘醋酸和 CS 敏感。苦味酸可以与血蛋白的巯基反应,干预其携氧功能。硫辛酸是丙酮酸脱羧酶系统的辅酶,CS 与二巯基形式的硫辛酸反应。可见,组织损伤是由于这些代谢系统相关的酶因亲核部位的烷基化而被抑制,而这种抑制是暂时的,终止暴露后可以迅速恢复。

第二节 经典型刺激性毒剂中毒

一、中毒特点及临床表现

(一)苯氯乙酮

1. 理化性质及毒理作用 美国在 1918 年正式将苯氯乙酮(phenacyl chloride 或 2-chloro-

acetophenone,CN)列为军用毒剂,1965年将其推荐给警察作为警用毒剂。其商品化产品梅西(mace)过去被用于自卫,现已被低毒的CS和辣椒素喷剂取代。CN纯品为无色晶体,有辛辣和刺激味,工业品是透明的黄绿色结晶。CN熔点54℃,沸点248℃,难溶于水,易溶解于有机溶剂。该化合物常温下很难水解,加热、加碱水解速度也极慢,但同硫化钠、氢氧化钠的乙醇溶液反应迅速。可被次氯酸盐、高锰酸钾等氧化,生成物均无毒。

CN的热稳定性良好,受热时先升华,气体遇冷后迅速凝结为气溶胶。因此一般用热分散法释放。液体形式使用时有3种方式:CN的氯仿溶液、CN的二氯硝基甲烷和氯仿溶液、CN的四氯化碳溶液。

CN除有较强的催泪作用外,对上呼吸道和皮肤也有较强的刺激作用,当空气中的CN含量超过一定的浓度时,人体的外露皮肤就会有一种烧灼感和刺痒感。CN对人眼的最低刺激浓度为0.3mg/m³,1min不可耐受浓度为10mg/m³,失能剂量为80 mg·min/m³,推算半数致死剂量(LCt_{50})为8500~22 500 mg·min/m³,半数失能剂量与半数致死剂量相差100~300倍。

2. CN的毒理学动力 该方面研究较少。尽管CN不会像CS那样代谢释放出氰化物,但吸入致死量的CN,继发于肺损伤效应可以引起实验动物死亡。肺损伤表现为肺充血、水肿、支气管肺炎、支气管上皮细胞退变、肺泡变厚。CN被认为可以与蛋白和酶的自由巯基发生不可逆反应。CN经代谢形成烷化剂,从而与组织的巯基和亲核位点有亲和力。

3. CN中毒的临床表现

(1)眼:接触CN的烟雾或蒸气,眼产生强烈刺痛,立即引起眼睑痉挛(blepharospasm)和大量流泪。如果暴露时间短,上述症状仅维持数分钟;暴露时间稍长可引起结膜充血、畏光和流泪,一般1~2h后消退,重者可持续2~5d。严重者留有瘢痕,视力减退甚至失明。10% CN溶液可以引起兔虹膜炎和结膜炎>7d,角膜混浊>2个月;而同浓度CS仅引起中度结膜炎,1周后恢复正常,无虹膜炎或角膜混浊。依暴露时间和浓度,症状通常30min后消失。体征上,结膜炎、红斑和水肿可以持续48h,血管化的角膜炎不常见。可有蜕皮、角膜缘缺血、眼睑眼球粘连,少有持久性损伤。水肿引起的眼压增高可引起闭角型青光眼。长期后果包括白内障、玻璃体积血、创伤性视神经病。

远距离喷射引起流泪、角膜上皮和结膜的水肿、可逆性角膜上皮损伤;近距离使用引起长时间和持久的眼损伤,CN引起的损伤重于CS。如果刺激剂固体颗粒在施放时粘连或结块,CN颗粒可以穿透眼组织。若CN的液滴或颗粒进入眼内,有腐蚀作用,可发生浅层或深层角膜炎,需要数天到数周方能痊愈。

(2)呼吸系统:较高浓度CN作用下,数秒内可出现上呼吸道刺激症状,如咽喉烧灼痛、喷嚏、咳嗽、声嘶、流鼻涕等,有时还有恶心,甚至强烈的窒息感,一些症状可持续3~5d。口腔黏膜接触也出现烧灼感、流涎。流涎、咽炎、舌炎可在数分钟后出现。极高浓度或较长时间中毒可损伤肺,引起肺充血水肿、肺气肿、气管-支气管炎、支气管肺炎,甚至造成实验动物死亡。

CN引起的典型病理表现除支气管肺炎外,还有气管、细支气管、小支气管有急性的、片状的炎性细胞浸润。动物实验病理检查可以看到CN对肺损伤较重,有明显水肿。

(3)皮肤:CN能引起皮肤严重的过敏性接触性皮炎。低浓度CN和CS在数分钟内暴露区出现弥漫性红斑、瘙痒、皮下水肿、感觉异常(paresthesia)、烧灼感。红斑出现最早,1h后消退。出汗潮湿的皮肤可引起刺痛,严重者引起暴露数小时后的水疱、溃疡、发热。暴露后48h内皮肤接触水会加重疼痛症状。CN不仅对皮肤的刺激性强于CS,它还可以使皮肤敏感化,持续达 4 周。CN 频繁暴露,患者发生过敏性皮炎的危险性也提高。CN 和 CS 是主要的皮肤刺激剂,可引起一～二度皮肤烧伤。

少数严重中毒患者才出现全身中毒反应,如头晕、头痛、眼球及眶部疼痛、肌肉松弛无力及心脏功能减弱等。

(二)西埃斯

1. 理化性质及毒理作用　西埃斯(ortho-chlorobenzylidene malononitrile,CS)于 1928 年被合成,其名字来自合成该化合物的美国科学家 Carson 和 Stoughton,但直到 1959 年才成为正式的控暴剂。由于其化学性质稳定,比 CN 有更高的安全比,比 CN 毒性低 3～10 倍,逐步取而代之成为优先的、广泛使用的控暴剂。在越南战争中,美军用 CS 把敌人从地道和碉堡中驱赶出来。现在,CS 被广泛用于执法人员和军队的控暴训练。1993 年美国政府使用 CS 驱散大卫教徒,而 CS 的高易燃性和现场过高的浓度可能是起火导致韦科惨案的原因,导致 53 名教徒被烧死。

CS 通常为白色结晶体,水溶性差,遇水迅速水解,微溶于乙醇,易溶于丙酮、氯仿、二氯甲烷、乙酸乙酯中。CS 有胡椒味和强烈的酸味。CS 对眼和呼吸道有较强的刺激作用,兼有催泪和催嚏作用。CS 引起鼻腔刺激的阈值是 $0.004mg/m^3$,最小刺激浓度为 $0.1～1.0mg/m^3$,产生不可忍受症状和体征的浓度是 $4.0～10.0mg/m^3$。估计对人的致死浓时积是 25 000～150 000 $mg \cdot min/m^3$,安全比达到 25 000～1 500 000。

CS 可以用燃烧或爆炸法以气溶胶形式释放 CS,而气溶胶微粒大小对眼和呼吸道的刺激作用有较大的影响。对眼的刺激作用,粒小的作用快,作用消失也快;粒大的作用慢,恢复也较慢。CS 对呼吸道的刺激作用与粒径有关。微粒直径 $>5\mu m$ 时,被鼻腔的鼻毛和呼吸道黏膜阻挡而滞留;微粒直径 $<0.5\mu m$ 时,因扩散作用黏附于上呼吸道,随痰排出;微粒直径在 $0.5～5\mu m$ 时,进入下呼吸道和肺泡内,产生强烈的刺激作用。CS 水溶液不稳定,高浓度水溶液喷洒后半衰期很短,在碱性溶液中降解更快。CS 烟雾可吸附到粗糙物体表面。染毒后至少要暴露通风 1h,以清除吸附在服装及其他物体上的 CS。

2. 毒代动力学　呼吸道暴露时,CS 吸收迅速,全身分布。CS 按一级动力学方式从循环系统清除,半衰期约为 30s。CS 代谢产物的半衰期也很短。接近耐受浓度 $10mg/m^3$ 的 CS 吸入暴露,其吸收不再增加。

在哺乳动物,CS 很快水解为丙二腈(malononitrile)和 2-氯苯甲醛(2-chlorobenzalde-hyde),丙二腈进一步代谢为 2 种潜在的氰化物,并可与巯基反应生成硫氰酸盐。CS 的醛类中间产物氧化为 2-氯苯甲酸或还原为 2-氯苯甲醇(2-chlorobenzyl alcohol)。这些代谢产物呈偶联状态,随尿液排出。

3. 中毒机制　CS 暴露后数秒就可引起局部的炎症反应,刺激黏膜。CS 的作用机制可能与其在呼吸道黏膜上通过还原氯离子,产生盐酸而造成局部明显的刺激和皮肤烧伤。此外,CS 和 CN 还是 SN_2 烷化剂,能直接与亲核生物分子反应,特别是与细胞含硫或巯基的酶反应,抑制酶活性。乳酸脱氢酶对 CS 和碘醋酸敏感。硫辛酸是丙酮酸脱羧酶系统的辅酶,CS 与二巯基形式的硫辛酸反应。二氢硫辛酸的生化改变导致乙酰辅酶 A 水平降低,引起细胞损伤。CS 代谢为氰化物被认为是实验动物致死的原因,尚未证实人员可因暴露于 CS 而致死。CS 属氰基烃化合物,可以最终代谢出 2 种潜在的氰化物,但是,动物吸入高于致死剂量的 CS 并不立即死亡,而是在 12～24h 或以后发生,且死亡可能是呼吸道和肺损伤所致。氰化物对细胞色素 C 氧化酶的抑制并不是 CS 毒性作用的全部,氰化物的其他毒性,如脂质过氧化、内源性阿片类物质释放引起的呼吸麻痹、神经钙稳态的破坏、磷脂水解等也可能起作用。

刺激剂引起的疼痛无须组织损伤。CS 引起的疼痛和刺激可能是缓激肽(bradykinin)介导的。CS 可引起人体缓激肽释放,清除缓激肽原(bradykininogen)能取消机体对 CS 的全身性反应。

4. 中毒的临床表现

(1)眼:CS 对眼的刺激作用很强,有烧灼感,可引起闭目反应,随即大量流泪(持续 10～15min)、眼睑痉挛、结膜炎(持续 30min)、眼睑充血水肿(持续 1h)、畏光。角膜对 CS 最为敏感,但造成角膜混浊的浓度是刺激作用的 6650 倍,一般不受损失或不留有永久性损害。结膜炎最为常见,数小时后可自行缓解。CS 喷剂或滴眼液的人体试验证实,10～135s 的眼睑闭合可以导致睑球粘连,无法睁眼;还可引起暂时的结膜炎,无角膜损伤。

(2)呼吸道:CS 呼吸道刺激症状为鼻、咽喉及胸部有辣、呛和烧灼感,发展为剧烈疼痛,并向气管和支气管蔓延。鼻黏膜充血、出血,持续数小时的嗅觉改变。大量流涕、流涎、咳嗽、喷嚏、呼吸紊乱。高浓度下产生咽式呼吸,有窒息感,伴有恐惧。致死浓度下发生肺水肿、肺出血及化学性肺炎。还有气管及支气管的急性炎症,支气管上皮细胞退变,单个核细胞浸润引起的肺泡壁增厚。长期暴露于高浓度 CS 染毒空气,可发生支气管炎,肺水肿。个别严重者可因呼吸衰竭死亡。

(3)皮肤:CS 刺激皮肤,引起皮肤灼痛,但消退快;数小时后可再现,多发生在局部洗消时。皮肤刺痛、瘙痒、红斑,严重者可引起一度或二度烧伤、皮肤红肿、起疱、湿疹性皮炎伴浆液性渗出。对潮湿皮肤的刺激作用更重;环境温度越高,刺激作用越明显。CS 也可使皮肤敏感化。

高浓度中毒时可有恶心、呕吐。暴露部位皮肤如头面部、颈部、手腕部烧灼痛,偶见丘疹水疱性皮疹(papulovesicular rashes),严重者于数小时后出现红斑和小水疱,典型者在暴露 24h 后出现水肿和水疱,多出现在衬衣或手套口沿下和衣领下。暴露后 20～60 s,上述症状达到高峰,严重者丧失战斗力。离开染毒区后症状迅速缓解,5～10 min 大部分症状基本消失。有些症状如结膜充血、皮肤刺痛等,持续 1～2h 完全消失。

据报道,一次 CS 野外作业(戴防护面具)中,有 12 人皮肤染毒。当时感到颈部、手腕及头顶裸露部位皮肤刺痛。7～10h 局部出现红斑;14～16h 起疱。一项志愿者暴露于 300mg/m³ CS,时长为 15min 和 60min,5min 时全部出现烧灼痛;$Ct=4440～9480mg \cdot min/m^3$,立即引起片状红斑,在 30min 后消退;$Ct=14\,040～17700mg \cdot min/m^3$,引起更严重的皮肤损伤,需要数小时才消退,50%有迟发大疱性皮炎,需 2 周消退,但炎性色素沉着持续 6 周。

(三)西阿尔

1. 理化性质及毒理作用　西阿尔[dibenz(b.f)-1,4-oxazepine,CR]的化学名是二苯并氧氮杂,是一种没有特殊气味的固体结晶,通常为黄色粉末,难溶于水。在 20 世纪 70 年代才被美军列为装备。CR 不容易水解,而且在水中仍具有强烈的刺激作用,因此可用于水源染毒。CR 稳定性好,可在环境中长时间存在。CR 主要以眼刺激症状为主,比 CS 强 5～10 倍;对呼吸道刺激作用较轻,对皮肤也有一定的刺激作用。

CR 对人眼的刺激阈浓度为 $0.005mg \cdot min/m^3$,中等刺激浓度为 $0.5～1.0mg \cdot min/m^3$,

强刺激浓度为 5 mg·min/m³,不可耐受浓度为 10mg·min/m³。CR 对呼吸道、皮肤、黏膜、伤口和消化道都有较强的暂时性刺激作用。CR 使用浓度是 0.1%(溶于丙二醇:水=4:1溶液),毒性较 CN 和 CS 要低,一般不引起病理性损伤,轻度眼损伤与产生刺激症状之比为 22 000 倍。刺激阈值与致死剂量之间差别更大。

2. **CR 的毒理学动力** 吸入 CR 的气溶胶后,吸收迅速,血浆半衰期 5min,这与静脉注射和口服的半衰期估算值一致。角膜组织吸收 CR,并将其主要代谢为内酰胺(lactam)衍生物二苯并(b,f)-1,4-氧氮杂䓬-11-(10H)酮{dibenz[b,f]1,4-oxazepin-11-(10H)-one}。该衍生物是尿中羟化代谢产物的直接前体。大鼠体内 CR 代谢的内酰胺是二氢-CR、CR 的氨基醇、芳烃氧化物。大鼠主要的排出机制是硫酸盐偶联和一定水平的胆汁排出。微粒体多功能氧化酶系参与的Ⅰ相代谢把 CR 还原为氨基醇、氧化为内酰胺环、羟化成羟基内酰胺(hydroxylac-tams);Ⅱ相偶联反应使羟基内酰胺中间产物硫酸化,从尿液排出,而氨基醇偶联葡糖苷酸(glucuronide)从胆汁排出。

3. **CR 中毒的临床表现**

(1)眼:无防护人员接触 CR 后,眼立即感到刺痛和烧灼感,并产生眼睑痉挛、大量流泪等,这与 CN 和 CS 相似。浓度越高,刺激症状越重、越持久,但不发生结膜炎、角膜炎、虹膜炎,也不引起角膜溃疡等器质性损伤。脱离接触后眼部症状可持续 10~15min,然后很快消失。眼睑炎、眶周水肿、结膜充血可以持续到 6h。0.1% CR 溶液引起轻度的、暂时的红斑、球结膜水肿(chemosis)、角膜炎;5%CR 溶液滴眼可引起中度的结膜炎。

(2)呼吸道:对呼吸道的作用比 CS 轻,有鼻刺激感、流涕、鼻塞等症状,重者有呼吸道刺激、窒息和呼吸困难。CR 可引起口腔麻辣、舌和上腭灼痛、流涎、喉头紧迫感,大量黏稠分泌液等症状,持续一般不超过 5min,离开染毒区后可持续 5~10min,无恶心、呕吐。

(3)皮肤:对皮肤的刺激作用比 CS 强 10 倍左右,暴露数分钟后可引起很明显的烧灼感和红斑。烧灼痛在 15~30min 后消退,红斑可持续到 2h 或在洗消后很快消失。CR 一般不引起炎症细胞向损伤部位迁移、水疱性皮炎或接触敏感化。皮肤反复 CR 暴露无明显损伤作用。

CR 很稳定,耐风化,在环境中和衣物上持久存在,因此,长期暴露可能增强毒性。

(四)亚当氏剂

1. **亚当氏剂的理化性质及毒理作用** 亚当氏剂(adamsite)化学名氯化二苯胺胂(10-chloro-5,10-dihydrophenarsazine 或 diphenylaminechlorarsine,DM),由德国人首次合成,由二苯胺砷(diphenylchlorarsine,DA)氯化而来。1918 年由美国亚当斯公司研制,是第一次世界大战后外军装备的喷嚏性毒剂。DM 为金黄色结晶,无特殊气味,熔点 195℃,沸点 410℃,性质稳定。难溶于水,水解极慢。DM 毒剂的安全比较小,潜伏期长,后遗症较严重,因此较少使用。高浓度吸入可引起肺水肿和吸收中毒。

DM 暴露 1min 对上呼吸道最低刺激浓度为 0.1mg/m³。失能剂量与接触时间有关,其值为 22 mg·min/m³。高浓度吸入可引起肺水肿和吸收中毒。吸入中毒半数致死浓时积估计值为 15 000 mg·min/m³。

2. **DM 中毒的临床表现**

(1)呼吸系统:DM 以刺激上呼吸道为主,引起上呼吸道辣椒样刺激作用,出现鼻腔、鼻窦、鼻旁窦烧灼感、疼痛及发胀。喉头可有烧灼痛,出现胸闷和胸骨后疼痛。反射性喷嚏、咳嗽不只是其特征性表现。重者可有恶心、呕吐,剧烈头痛,上下颌骨、牙龈、内耳等部位疼痛。因其出现持续不停地喷嚏和剧烈的胸骨后疼痛,故名"喷嚏剂""胸痛剂"或"呕吐剂"。

(2)眼:DM 刺激作用较轻,可引起流泪、畏光、异物感、眼睑痉挛和眼痛。

(3)皮肤:DM 对皮肤的刺激作用也较轻,暴露部位皮肤有瘙痒、灼痛和刺痛,可能出现红斑和水疱。

(4)消化系统:如误服 DM 染毒水或食物后,可发生顽固性恶心、呕吐、腹痛、腹泻、里急后重等。大量 DM 吸入后有砷中毒的全身症状,如精神抑郁、烦躁不安、肌无力、运动失调、四肢麻木等,一般于几天后可恢复。

与其他刺激剂不同的是,DM 对上呼吸道的刺激具有"后继作用",即中毒者离开染毒区后,症状不但不缓解,反而在 10～20min 继续加剧,需经 20～120min 或以后才逐渐缓解消失。DM 中毒出现后继作用原因可能与 DM 含有三价砷有关。DM 暴露除了出现与其他刺激剂类似的症状之外,还会出现砷中毒的表现。砷中毒会加重皮肤黏膜损害,所以,DM 中毒初期即使很快离开染毒区,但由于吸入了高浓度的毒烟,DM 被吸收入血,就会出现砷中毒的临床表现,加重皮肤黏膜损伤。

二、诊断、预防和救治

(一)诊断及鉴别诊断

根据中毒史、典型中毒症状和毒剂侦检结果不难诊断刺激剂中毒。无防护人员暴露于染毒空气中,立即出现眼和呼吸道刺激症状,离开染毒区后症状很快消失。亚当氏剂中毒者早期呕吐物或尿中可检出砷。除了几种刺激剂之间要相互鉴别外,还要与光气、氢氰酸、氯化氰以及蒸气态路易氏剂等对眼和呼吸道有刺激作用的毒剂相鉴别。表 8-4 列出了 4 种刺激剂的中毒特点,有利于进行刺激剂中毒的鉴别。

表 8-4　4 种刺激剂中毒临床症状比较

临床症状	CS	CR	CN	DM
眼刺激和催泪	强	极强	极强	弱
喷嚏、咳嗽	强	很弱	弱	极强
皮肤刺激症状	较强	较强	强	弱
全身吸收中毒	轻	无	轻	较重
症状持续时间	数分钟	数分钟	数小时	数天

(二)预防

迅速佩戴防护面具或简易防护器材,如风镜、有滤烟层的防毒口罩、毛巾或三角巾等。用防毒服或雨衣、风衣或普通秋冬服装保护身体易暴露部位。注意不要因已有刺激症状误认为面具失效而脱掉面具。如出现呕吐物和分泌物较多时,可暂时屏住呼吸,闭眼、迅速脱下面罩,擦净,然后再戴上。

(三)急救

刺激剂暴露导致全身应激反应,引起白细胞计数增多、低血钾、总蛋白升高、球蛋白增加和高碳酸水疱等。刺激剂毒性的治疗通常是不必要的,因为中毒过程的大部分都是自限性的。血浆毒理学检测还没有应用于刺激剂检测,临床症状和体征多在1h内消退。初始处置主要是帮助中毒者迅速穿戴防护面具和撤离染毒区,终止继续中毒,这是救治的重要步骤。因刺激剂对视力和方向感的影响,对疏散人员要及时指导。刺激剂中毒主要引起刺激症状,严重的造成失能,影响战斗力。因此,中毒后应根据情况进行及时的处理,以保证指战员的身体健康,及早恢复战斗力。应注意呼吸道感染的防治,有肺水肿者参照光气中毒治疗原则处理。一般情况下,经急救处理后症状可很快消退,不需要治疗。有严重眼、呼吸道、皮肤损伤及全身吸收中毒者可做如下处理。

1. 有上呼吸道刺激症状时,可吸入抗烟剂[氯仿40ml、乙醇40ml、乙醚20ml、稀氨溶液(氨水)5~10滴,分装成100只安瓿,每支1ml],每次吸入1~2支,5~10min后可再吸入,但不宜过多使用。戴有防护面具时,可将包有纱布的抗烟剂安瓿捏破从面颊部送入面罩内。有肺水肿者,按窒息性毒剂中毒处理。头痛、牙痛才可服镇痛片。疼痛难忍时,可皮下注射吗啡。

可以用血氧饱和仪和动脉血气分析评价缺氧情况,也适用于在暴露后数小时仍有症状的患者。对于有长时间肺部主诉的患者应进行肺功能检测,随访至症状消退。对于暴露浓度足够高、暴露时间长或施放在狭小空间的患者,要进行胸部影像学检查,而且要影像随访,因为肺水肿可能在暴露后12~14h发生。喉痉挛是严重的并发症,需要立即进行插管,以保障气道畅通。支气管痉挛可以吸入β_2受体拮抗药、糖皮质激素(甲泼尼龙)和氨茶碱。

2. 有眼刺激症状时,若情况允许,可脱下防护面具,擦干眼泪,但切勿用手揉眼。如有刺激剂微粒落入眼内,立即用水壶中的净水或2%碳酸氢钠溶液充分冲洗双眼15min。有结膜炎及角膜炎时,可按眼科治疗原则处理。苯氯乙酮对眼有腐蚀作用,进入眼内可给予0.37% Na_2EDTA眼药水点眼,局部应用抗生素眼药水或眼药膏抗感染。

通常推荐的氢氧化镁复合物(maalox)、2%利多卡因啫喱、婴儿香波、牛奶、水等皮肤处理方法,都不能明显减轻疼痛。随停止暴露时间的延长,疼痛逐渐减轻。局部麻醉有利于减轻疼痛,并用裂隙灯评估眼的损伤程度。隐形眼镜片要立即取出,彻底冲洗眼。如果眼毒性的症状和体征持续存在,要及时请眼科医师会诊。老年人要注意观察有无急性青光眼的表现。皮肤洗消用的敌腐特灵(diphoterine)还没有被用于CS暴露后眼的洗消。

3. 皮肤上沾染刺激剂时,洗消第一步是除去衣服,置于密封塑料袋内。不要开始就用水洗,否则皮肤刺痛会加重,建议只在症状不消退时才用水洗消。先用干布或棉花轻轻擦去毒剂,再用肥皂水或净水冲洗。有条件时可用2%碳酸氢钠溶液冲洗。局部炎症用曲安奈德(triamcinolone acetonide)、可的松冷霜等激素制剂涂抹。皮肤痛痒可口服抗组胺药,苯海拉明20~50mg,每日3~4次。水疱破裂时,注意预防感染,可使用磺胺嘧啶银。较深的二度化学性烧伤,按一般烧伤处理。尽管次氯酸可用于对其他化学毒剂的洗消,但不可用于刺激剂洗消。6%碳酸氢钠、3%碳酸钠、1%苯扎氯铵(benzalkonium chloride)可以迅速解除CS引起的皮炎,因其碱性溶液能水解CS,禁用油剂洗液和漂白液。漂白剂可与CS反应生成一种结合物,比CS对皮肤的刺激更强。如果大面积皮肤受累或儿童沾染,应及时请烧伤科医师会诊或转诊。水疱性皮炎而来的渗出性损伤用湿敷,每日换药。完整的水疱是否去顶还有争议。还应考虑到破伤风预防。

揉搓皮肤可以使喷剂进入皮肤或扩大沾染范围,延长烧灼感时间。因此,暴露者不要触碰沾染的皮肤。婴儿香波可以帮助去除皮肤沾染,呼吸道的沾染停留时间较长,视力和眼的运动一般在 7～15min 恢复。

4. 消化道误食可采用催吐、洗胃、口服药用炭粉等方法吸附毒剂,尔后导泻。胃肠道症状明显或腹痛剧烈者,可给颠茄片或阿托品。

5. DM 吸收后出现砷中毒的全身症状者,可用二巯基类抗砷药进行驱砷治疗。具体治疗措施如下:静脉注射二巯丁二钠(二巯丁二钠)或口服二巯基丁二酸(DMSA)胶囊,每次 1.0g,每日 2 次,连用 5～7d。以口服 DMSA 胶囊较为方便实用。怀疑亚当氏剂中毒应检查尿砷含量,确诊后尽早进行驱砷治疗。

第三节　辣椒素为代表的新型刺激剂中毒

新型刺激剂是以刺激人感官并区别于传统刺激剂特征的一类非致命性失能性化学武器,人体接触后具有强烈烧灼、疼痛感,失去反抗能力。目前研制的以辣椒素和芥末提取物为主要成分的弱刺激剂是一个重要的方向。

1980－1990 年,CS 的使用迅速下降,逐渐由辣椒精油(oleoresin capsicum,OC)喷剂取代。一般是将 OC 溶解在二氯甲烷溶剂中制成喷剂。民用的辣椒素(capsaicin)含量为0.01%～1%,执法人员使用的含 1%～15%辣椒素。合成的辣椒素壬酸香草酰胺(noni-vamide)又称 PAVA(pelargonic acid vanillylamide),其自卫气溶胶商品(captor)在 1990 年后开始流行。辣椒素液体喷雾剂主要装填于喷射系列产品,如防暴自卫喷射器、警用催泪喷射器、特级防狼喷雾等。

辣椒素的使用形式主要有两种:液体喷雾及微粉。辣椒素液体喷雾剂主要装填于喷射器系列产品,如手持式防暴自卫喷射器、警棍式防暴自卫喷射器等。这类产品内装物多为 OC 或PAVA 溶剂,体积不等,有效喷射距离 1～6m,有效喷射时间 4s 以上,多采用机械击发。微粉辣椒素主要装填于辣椒素催泪弹丸中。这种弹丸不仅可散发辣椒素催泪剂,在发射状态下也能提供一种动能,具有催泪和疼痛两种非致命功效。使用时,不仅打在人体上有痛感,同时通过碰撞破碎弹丸,喷散出辣椒素粉末形成烟雾,刺激人眼和呼吸道。此类装备体积小、携带方便、可多弹连发,刺激效果好,但使用成本较高。美国 Mace 公司的"三效"(triple-action)辣椒素喷剂含有 10% OC、隐性的 UV 标记染料和催泪剂 CN 或 CS。染料可以帮助警方识别暴露人员。

一、辣椒素及其同类物

辣椒是茄科辣椒属植物,有 20 余种。最早于 1816 年分离得到辣椒素,迄今为止已发现20 余种辣椒素同系物,统称为辣椒素类物质。所有的辣椒素类物质都是 C_9～C_{11} 支链脂肪酸和香草基胺合成的酰胺化合物。不同辣椒素类物质的主要差异在于脂肪侧链的长度、是否存在双键、分支点和相对辣度。辣椒油精是红棕色辣椒提取物,辣椒碱(capsaicinoids)是其活性成分。辣椒碱是脂溶性,是植物胎盘腺体的内分泌物,由 2 种饱和的和 3 种非饱和的同系物组成。因辣椒品种不同,辣椒碱的含量为总干质量的 $0.1\%\sim1\%$。辣椒碱通常用挥发性的溶剂提取自干燥、成熟的辣椒,经蒸馏、干燥、混合而成。最终的辣椒精油以辣椒素为主,另有几种支链烷基香草酰胺(alkyl vanillylamides)。辣椒碱的成分包括辣椒素(69%)、二氢辣椒素(dihydrocapsaicin,22%)、降二氢辣椒素(norhydrocapsaicin,7%)、高辣椒素(homocapsaicin,1%)和高二氢辣椒素(homodihydrocapsaicin,1%)。

OC 是一种黑红色澄清黏稠状液体,带有辛辣特殊异味,化学名为反式-8-甲基-N-香草基-6-壬烯酰胺(图 8-3A),相对分子质量 305.4,熔点 $<-60℃$,沸点 $>187℃$。不溶于水,微溶于乙醇等有机溶剂;OC 相当稳定,在环境中不易被降解。纯辣椒素是斥水亲脂、无嗅无味的结晶或蜡状化合物。

辣椒素同类物中的壬酸香草酰胺(pelargonic acid vanillylamide,PAVA)在辣椒碱中所占比例少,但成功人工合成使其产品用于刺激剂装备,且含量可控。壬酸香草酰胺是一种白色或淡黄色固体,又称辣椒素Ⅱ,结构式为 $C_{17}H_{27}NO_3$,化学名为 N-(4-羟基-3-甲氧基苄基)壬酰胺,分子量是 293.4,熔点 54℃,25℃时水中溶解度为 227mg/L,在控暴领域应用较多(图 8-3B)。以前认为它是辣椒素类似物中辛辣味和刺激性最强的一种。由于其辣度高、合成工艺简单、价格低,在警用方面正在逐渐取代天然辣椒素。目前,世界上许多国家的司法和警察部门已将 PAVA 作为一种有效、安全的反恐防暴剂使用。其产品 Captor Ⅰ 含有 0.3% PAVA,以等体积的乙醇和水为溶剂;Captor Ⅱ 含有 0.3% PAVA,以丙二醇、水和乙醇为溶剂。

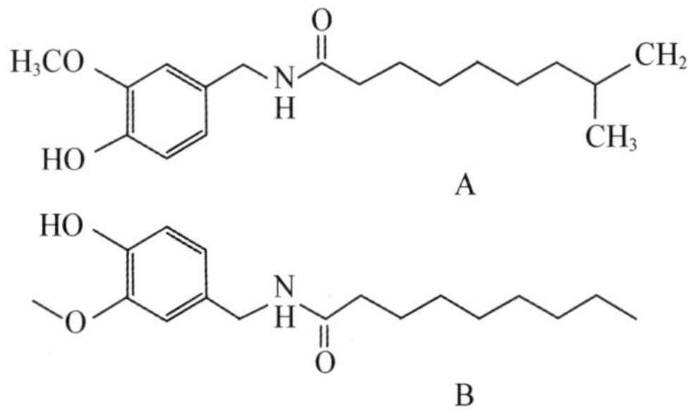

图 8-3 辣椒素(A)和壬酸香草酰胺(B)的化学结构

二、毒性及毒代动力学

(一)辣椒素的毒性

辣椒素作为一种天然产物,安全性较高。但已经有数起辣椒素致死的案例,大都是在暴露 1h 内死亡。经呼吸道染毒辣椒素 LCt_{50},大鼠的是 835 000 mg·min/m³,小鼠是 270 000 mg·min/m³;经口染毒辣椒素 LD_{50},大鼠是 154mg/kg,小鼠是 108mg/kg。大鼠经口染毒 OC 的 LD_{50} 是 >3000mg/kg,溶解在二氯甲烷中 OC 则为 100mg/kg。小鼠经口染毒 LD_{50} 在 CN、CS 和辣椒素直接没有显著差别。辣椒素及其同类物不同染毒途径的 LD_{50} 值如下:静脉注射 0.56mg/kg,腹腔注射 7.6 mg/kg,肌内注射 7.8 mg/kg,皮下注射 9.0 mg/kg,灌胃 190 mg/kg,皮肤染毒 512mg/kg,吸入 1.6 mg/kg。

(二)辣椒素的代谢

当皮肤暴露于高浓度辣椒素($640\ \mu g/cm^2$)$60\sim90$ min 时,吸收较慢,但血浆清除率快。最大血浆浓度可达 17.8 mg/L,平均血浆清除半衰期为 1.64 h。人静脉注射辣椒素的消除相半衰期较短(17 min),给药后 2 h 内,有 0.004%～0.04% 从尿液中排泄。静脉注射辣椒素后,可在 $3\sim10$min 分布至大脑、脊髓、血液、肾及肝。其中注射后 3 min,脑和脊髓中的含量是血液浓度的近 5 倍;注射后 10 min,血药浓度显著高于脑和脊髓。人皮下注射辣椒素,100 min 后其在大脑、脊髓及血液中浓度相同,而后血液中浓度又高于大脑和脊髓浓度;肾中的辣椒素浓度最高,而肝中分布较少;17 h 后,辣椒素在各组织中几乎检测不到(除血液中)。辣椒素经胃肠道吸收很快,口服辣椒素 1h 后,3/4 被吸收;给药后 24 h,辣椒素原型以游离形式(尿液中约 8%,粪便中约 10%)或葡糖苷酸代谢产物(尿液和粪便各约 5%)的形式排泄出去。次日,仅有很少量的辣椒素以游离的形式排泄。

经 Ⅰ 相代谢对香草环结构的羟化,辣椒素和辣椒碱生物转化为儿茶酚(catechol)代谢产物。代谢涉及氧化和非氧化机制。肝多功能氧化酶系把辣椒素转化为亲电子的、活跃的代谢产物环氧化物(epoxide)。辣椒素代谢可形成苯氧(phenoxy)自由基和奎宁,奎宁可继续形成高反应活性的甲基自由基。辣椒素的烷基侧链也发生快速氧化性脱氨,或羟化反应生成羟化辣椒素而解毒。辣椒素酸-胺键的水解是非氧化机制,产生香草胺和脂肪酰基。

三、作用机制

1. 与受体结合 辣椒碱作用于含有神经肽的传入神经元,激活辣椒素受体(vanilloid receptor,VR)。受体激活需要辣椒素的环结构和酰基链结构。辣椒素受体是瞬时受体电位(transient receptor potential,TRP)离子通道超家族的一部分。受体与含有辣椒素的配体结合后,离子通道开放,Ca^{2+} 和 Na^+ 内流使神经元除极,触发动作电位,神经冲动沿感觉纤维向中枢传递,产生痛觉;同时导致神经末梢释放神经肽类和兴奋性氨基酸,引起兴奋性毒性效应、中枢防御反射及自主运动的产生。

辣椒素的生物学作用主要是由于感觉神经元释放的神经肽 P 物质、降钙素相关肽(calcitonin gene-related peptide,CGRP)和神经激肽 A(neurokinin A)。这些来自初级感觉神经元的神经递质与其他细胞相互作用,导致呼吸道黏膜改变,呼吸道上皮、血管、腺体、平滑肌的神经源性炎症。多重效应器官的变化导致支气管收缩、血管通透性增加、支气管黏膜水肿、黏膜分泌增加、嗜中性粒细胞趋化。辣椒素引起的支气管收缩、血管扩张、血浆蛋白渗出是 P 物质介导的。此外,P 物质能通过刺激肺和支气管循环的 C 纤维引起支气管收缩。

除了短时激活初级传入神经,受体的激活还可导致延长的不应期(refractory period),处于不传导的、不敏感的受体状态。在该不应期内,初级传入神经对辣椒素的后续暴露没有反应。Ca^{2+} 和 Na^+ 内流可以导致细胞损伤和最终的细胞死亡,并可能与 Ca^{2+} 依赖的蛋白酶活性有关。

2. 神经毒性 辣椒素还具有一定的神经毒性作用,可引起背根神经节神经元和感觉神经元细胞死亡,钙超载可能是主要原因。辣椒素在代谢过程中生成的代谢产物在其毒理学机制中也起着重要作用。辣椒素可受肝细胞微粒体上细胞色素过氧化物酶 P450(CYP450)代谢调节,形成亲电子的苯氧基中间产物,并与核酸不可逆结合,产生基因毒性。辣椒素的中间代谢产物苯醌类物质也有亲电子性,会形成活性非常强的·CH$_3$自由基,导致核酸和蛋白质的烷基化,产生基因毒性。

3. 脱敏 长期持续应用辣椒素引起的感觉神经元脱敏反应,其发生机制可能是源于钙和钙调蛋白依赖的去磷酸化,以及电压依赖性钙离子通道的长时程阻断。另外,细胞内钙离子浓度的蓄积也可导致一些钙离子依赖的酶被激活并且同时削弱线粒体的功能,从而增强脱敏性。

四、刺激效应

辣椒素相对传统控暴剂有以下几个特点:①刺激性强,阈刺激浓度低,仅为 CS 的 1/13,CN 的 1/1000。②刺激作用迅速,症状消失快。辣椒素与人体接触后 1～2s 就会感觉到刺激作用,迅速产生喷嚏、咳嗽、流泪等生理反应,无反应延迟期。③使用安全。辣椒素的预估安全比(半数致死剂量与半失能剂量的比值)＞60 000,一般浓度剂量不会对人员造成致命伤害。但据有关案例报道,当辣椒素浓度过高时,可引起严重的呼吸系统及心血管系统症状,也可导致感觉神经系统永久性损伤,严重者可导致死亡。

辣椒素具有强烈的刺激性,可以引起皮炎和鼻、眼、肺、胃肠道效应。人员接触后有剧烈的眼痛(ophthalmodynia)、流泪、流涕、咳嗽、喷嚏、胸痛等症状,出现结膜炎眶周水肿、红斑、眼睑痉挛、眼睑炎、角膜擦伤等体征。其蒸气或微粉对眼和上呼吸道具有强烈刺激作用。一项对81 名 OC 暴露者就诊时的表现的总结表明,有 56％眼痛、44％结膜炎、40％角膜红肿、13％流泪、9％角膜擦伤。47 名志愿者研究,OC 暴露 10min 后,全部出现眼痛、视物模糊、流泪,1h 后症状改善。未出现角膜擦伤,但 21％的志愿者有点状上皮侵蚀和角膜敏感性下降,1 周后恢复。

1. 对皮肤的作用 辣椒素有依赖于暴露时长的糜烂作用。气溶胶态的辣椒素会引起强烈烧灼感、麻刺感,皮肤水肿、中度红斑,偶见起疱。皮肤局部暴露于 1％辣椒素会引起生化组分(如 P 物质、生长抑素、前列腺素和 ACh)的减少;皮肤过敏性炎症;反复暴露会增加炎症程度。慢性和长期辣椒素暴露可以出现皮肤水疱和皮疹。

有报道辣椒素染毒 48h 后,面、颈、前臂及手背部出现水疱,继而外耳道、双上肢、胸背部皮肤出现水疱。开始水疱细小密集如针尖样,继之融合成大水疱。水疱破溃后流出淡黄色液体,8～10d 或以后愈合。PAVA 弹丸所致皮肤严重损伤,染毒部位皮肤起疱、继发感染、溃烂,40d之后愈合,并留下黑青色瘢痕。

2. 对眼的作用 典型眼刺激症状为流泪、充血、肿胀、结膜炎、强烈的烧灼感和眼睑痉挛,偶会出现瞬目反射消失的症状,主要是由于辣椒素导致的神经源性感染而产生对化学、机械刺激无应答,并持续数日。有报道,全身注射辣椒素还会引起角膜三叉神经纤维退化;5％OC 可引起严重的角膜和结膜糜烂,并伴有角膜神经损伤,治疗数周后才痊愈。

3. 对呼吸系统的作用 辣椒素引起的急性反应主要与呼吸系统有关。低浓度辣椒素即可引起鼻腔强烈的刺痛感,诱发咳嗽、喷嚏反应,而高浓度辣椒素则会引起支气管收缩、黏膜水肿、呼吸困难,甚至呼吸暂停。其中,呼吸暂停是导致死亡的最主要原因。辣椒素敏感的感觉神经激活后,导致血管扩张、分泌物增多。研究表明,辣椒素诱发的气道炎症及黏膜水肿、支气管痉挛和肺水肿是由于辣椒素刺激了无髓鞘传入 C 纤维,感觉神经末梢释放神经肽类和炎性因子;而支气管收缩、喷嚏、咳嗽及呼吸急促等反应均为被辣椒素激活的一些保护性反射。

4. 对神经系统和发育的影响　辣椒素是典型的选择性神经毒性物质,可对末梢神经感受器产生严重影响。新生动物全身暴露于辣椒素,可导致感觉神经纤维功能完全脱敏,其痛感神经接收器会永久损伤。此外,辣椒素还会引起神经肌肉功能损伤,造成自主运动能力障碍,受累人员不自主的身体倾斜、摇晃,并且会产生一些定向障碍。一次性皮下注射辣椒素还会对动物生理功能产生一系列影响,包括隐睾病、抵抗力下降、呼吸系统细菌感染增加、角膜炎患病率增加、毛发生长和皮肤愈合能力减弱、心肺系统对血压变化的反应能力减弱等。

五、治疗

辣椒素或 OC 在浓度极高时才可能引起死亡,而 OC 只有在二氯甲烷溶剂中才有可能达到致死剂量的浓度。染毒后的处理与刺激剂相同,对症处理为主。辣椒素喷剂有效的对抗药物有辣椒平(capsazepine)、钌红(ruthenium red)和一些 TRPV1 拮抗药。

辣椒素毒性较小,但吸入后引起难以抑制的眼和上呼吸道剧烈刺痛等症状,影响人身安全和作战能力。尤其在密闭空间内,大剂量、长时间持续暴露时,还会产生严重的并发症甚至死亡。对于辣椒素的防护以装备防护面具为主,而对其中毒症状只能是对症治疗。

一般的急救措施如下:首先须将中毒人员从染毒区迅速撤离。中毒人员应被置于高处,救援队也应设立在高处。脱去中毒人员污染的衣物并用双层塑料袋封好。对于辣椒素引起的眼中毒症状,可用 0.9% 生理盐水清洗 10~15 min;可用空气喷射以消除眼表面的剩余毒剂颗粒。如症状严重,需眼科专科医治。对于皮肤污染,一般用肥皂和清水清洗;如果出现严重的皮肤损伤,应局部应用皮质激素及抗组胺药。呼吸系统有支气管痉挛、呼吸困难等,急救方法包括氧疗,以及应用 β_2 受体激动药和异丙托溴铵喷雾剂等进行治疗。

国内外尚无特效去污剂,其洗消方法目前尚存在争议。辣椒素等不溶于水的刺激剂,即使用大量的水也难以洗掉。暴露者可以通过不停眨眼促进流泪,达到冲洗眼的目的。一些"三效"辣椒素喷剂含有催泪剂 CS,可以被焦亚硫酸钠(sodium metabisulfite)中和,尽管它也不水溶,但可以用去除辣椒素的方法清洗。

(赵艳梅　李　倩　邹仲敏)

★ 第9章 ★

军事职业暴露毒物

第一节 植物杀伤剂中毒

植物杀伤剂(anti-plant agents)是能够限制、破坏植物生长或使之落叶、枯萎的化合物,包括除草剂[或称除莠剂(herbicide)]、落叶剂(defoliant)、干燥剂、植物生长控制剂和土壤不育剂。一般条件下,此类化合物并不伤害农作物。但大规模布洒时,不仅毁灭植物,而且对人、畜造成危害,从而产生军事上的效果。

早在第二次世界大战期间,英、美等国的一些军事和农业的研究机构,就进行了植物杀伤剂的研究。当时,美国打算用它来毁坏日本的稻田,摧毁日军占领区太平洋岛屿上的天然植物。20世纪50年代,英军首次在马来西亚丛林作战中使用了植物杀伤剂2,4,5-T(2,4,5-tri-chlorophenoxy aceticacid);60年代,美军制定了代号为"农场雇员行动"的化学战计划,美国军队为了毁坏越南的农作物,并使之无法利用森林作为庇护所,先后布洒了约90万吨植物杀伤剂,留下了深远而严重的后果。据瑞典斯德哥尔摩国际和平研究所报道,被毁的大片森林区成了带病鼠、兔的栖身处。欲重建受害最严重的林区,需要约100年的时间。

与军用毒剂的筛选相似,虽然具有除草剂、落叶剂、植物生长调节剂功能的化合物种类很多,但由于使用性能、毒性、使用成本等原因,真正适合于战场使用的化合物种类并不多。美军在越南使用的各种植物杀伤剂中的主要组分,也只有数目不多的几种化合物。美军使用的有些植物杀伤剂就是单一的农药,有些则是由不同种类的农药按照一定比例混配而成的混合物。美军根据各种混合物颜色的不同,对其命名。在越南战争中,美军曾经使用过的主要混合型植物杀伤剂有橙剂、白剂、蓝剂、紫剂等几种,以及一些土壤不孕剂。

使用植物杀伤剂的军事意义主要有:扫清袭击目标、可疑地形、道路两侧等重点目标处的植物层,除去植物对这些位置的隐蔽功能,利于对战场的观察;大量毁灭农作物,造成敌方的粮食供应短缺;达到一定程度对人员的伤害,增加防护、消毒和救治的困难。

植物杀伤剂主要有百草枯(paraquat)、2,4-D(2,4-dichlorophenoxy aceticacid)、2,4,5-T、毒莠定(picloram)、氰氨化钙、三氧化二砷、砷酸及亚砷酸盐、二甲基胂酸(卡可基酸 cacodylic acid)、灭草隆(monuron)、除草定(bromacil)、二硝基酚、二硝基甲酚及马来酰肼等。美军于1961—1971年曾在越南大量使用植物杀伤剂,主要是由某几种植物杀伤剂组成配方的混合战剂,分别制成橙剂、白剂、蓝剂、黄剂等。农业用除草剂的发展迅速,除草剂分类可依据有机与无机、选择性与灭生性(非选择性)、触杀型与传导型(内吸型)、叶面处理剂与土壤处理剂。

一、百草枯

(一)概述

百草枯(paraquat)又称对草快、克芜踪,为联吡啶杂环化合物,化学名称 1,1'-二甲基-4,4'-联吡啶二氯化物或二硫酸甲酯(图 9-1)。本品属接触灭生性除草剂,是使用最广泛的除草剂之一。目前市面常见的为 20%百草枯水剂,原为无色无味液体,为防止意外及误服,在生产时常加入警戒色、臭味剂和催吐剂,从而外观为绿、蓝色水溶性液体,有刺激性气味;在碱性溶液中水解,不易燃,不易爆,不腐蚀金属药械,25℃时储存稳定性 2 年以上。百草枯可经消化道、呼吸道或皮肤黏膜接触吸收,所以中毒方式较多,可以是喷洒农药时皮肤接触后中毒,也可以是自杀、误用、投毒等,以自杀最多见。百草枯属中等毒类,但对人毒性却较高,成年人估计致死量 20%水溶液为 5～30ml 或 40mg/kg 左右,皮肤长期暴露百草枯溶液中也可致死。百草枯中毒至今尚无有效解毒药物,病死率高达 50%～70%。许多治疗方法仍处于探索中,缺乏循证医学的证据。

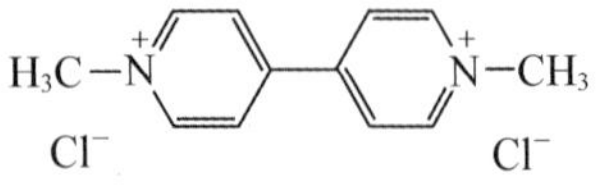

图 9-1 百草枯的化学结构

百草枯纯品为白色结晶,水中溶解度很小,易溶于乙醇、苯等有机溶剂,但其钠盐、胺盐则极易溶于水。商品有多种盐类和酯的加工剂型。

(二)中毒机制

百草枯中毒可引起人体多器官损害,超大剂量的百草枯中毒患者多在短期内死于多器官功能衰竭,中、重度中毒如能度过急性期,以后则出现不可逆的肺纤维化,后期多死于肺功能衰竭,但其中毒的详尽机制尚未完全阐明。目前普遍认为,主要与活性氧过度脂质过氧化反应所产生的脂质过氧化氢物以及谷胱甘肽含量减少有关。

1. 机体通过肺泡Ⅱ型细胞膜对双胺和聚胺类物质的主动转运机制,使百草枯进入肺组织,先被还原型烟酰胺腺嘌呤二核苷酸磷酸(NADPH)转化为 PQ^+,并消耗 NADPH。此后,百草枯再与氧作用产生超氧离子 O_2^-,在超氧化物歧化酶(SOD)的作用下,超氧离子转变为过氧化氢(H_2O_2)。H_2O_2 半衰期长,容易透过细胞膜,并且在由 Fe^{2+} 催化的 Fenton 型 Haber-Weiss 反应中,可迅速形成羟自由基(·OH),而 ·OH 是较 O_2^- 毒性更强的氧化剂,它可引起脂质过氧化等一系列连锁反应,对机体产生损害。同时 PQ^+ 与 H_2O_2 在 Fe^{2+} 存在的情况下也能直接作用产生 ·OH,在细胞内或细胞之间引起氧化性损伤。一系列产生的自由基引起肺、肾、心肌等多脏器的损伤,由于肺内含氧量高且 SOD 的含量低,造成肺部组织损害程度最大。

2. 在生成自由基时,需要大量消耗还原型 NADPH 及其他还原物,NADPH 的大量减少使细胞难以维持生理功能,对自由基所致的损伤更加敏感。另外,氧自由基诱导脂质过氧化反应,直接损害细胞膜的主要成分,致膜流动性降低,通透性增大,脆性增加,使细胞功能下降。百草枯可导致 DNA 损伤,引起 G_1 期停滞以及细胞凋亡,而对 RNA 则无影响。

3. 百草枯诱导的线粒体损害也是中毒的重要组成部分,百草枯可抑制 NADH-Q 还原酶(复合物Ⅰ)活性,特别是 NADH-Q 反应,NADH-Q 还原酶是电子传递链最重要的一个酶复

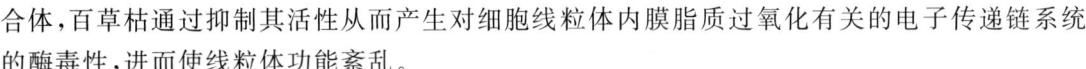

合体,百草枯通过抑制其活性从而产生对细胞线粒体内膜脂质过氧化有关的电子传递链系统的酶毒性,进而使线粒体功能紊乱。

4. 百草枯急性中毒后可迅速活化补体,其中补体活化产物 C5a 是最强的炎症介质。C5a 可通过以下途径参与急性肺损伤。

(1)介导炎性细胞在肺部浸润:肺部巨噬细胞、上皮细胞、内皮细胞、平滑肌细胞及中性粒细胞等也能产生 C5a,引起粒细胞、单核-巨噬细胞在肺内聚集与活化;C5a 能有效地放大趋化因子 IL-8 的表达。

(2)C5a 介导肺部氧自由基释放:肺部所浸润的炎症细胞产生氧自由基的多少能决定肺损伤的程度。C5a 能有效地活化炎性细胞产生氧(呼吸)爆发,而释放大量的氧自由基如 $O\cdot^-$ 和 H_2O_2。PMN 高表达的 C5aR 被激活后,释放氧自由基和蛋白溶解酶,导致肺毛细血管内皮细胞、肺间质及肺泡上皮细胞损伤,从而引起通透性肺水肿。另外,PMN 产生的自由基、酶、细胞因子等可使 C5 转化为 C5a,加重损伤。非髓系细胞如细支气管、肺上皮细胞、血管内皮细胞和平滑肌细胞均表达 C5aR。

(3)C5a 介导肺部细胞因子风暴:C5a 可有效地诱导固有免疫细胞释放大量促炎因子如 IL-12、TNF-α 和 MIP-1α,有效地诱导获得性免疫细胞释放 TNF-α、IL-1β、IL-6 和 IL-8 等。细胞因子通过介导炎症反应促进氧自由基的损伤,或影响凝血和纤溶系统,或引发肺纤维化,如 TNF-α 和 TGF-β。

(4)补体 C5a 诱导肺部微血管内皮细胞黏附分子脱落:C5a 一方面通过对微血管内皮细胞上黏附分子的上调作用,介导炎性细胞浸润,引起急性肺损伤;另一方面,诱导肺部微血管内皮细胞黏附分子脱落而造成血清或肺部中可溶性黏附分子上调。

5. 肺损伤的病理基础:百草枯中毒可引起肺充血、出血、水肿、透明膜形成和变性、增生和纤维化等病理改变。百草枯进入肺组织后,破坏肺泡上皮完整性,肺表面活性物质失活,并立即启动炎症和免疫反应,导致各种炎性细胞聚集,释放多种炎性介质,其中以细胞间黏附分子(ICAM-1)为代表,破坏肺泡结构,随后成纤维细胞增殖,胶原蛋白沉积,最终导致肺不可逆性纤维化。

(三)临床表现

百草枯经各种途径吸收引起的中毒,全身中毒表现均相似,皮肤接触中毒症状相对较轻,肺损害发生的概率也相对较低。

1. 局部接触　局部百草枯中毒的表现主要为接触性皮炎和黏膜化学烧伤,如皮肤红斑、水疱、溃疡等,眼结膜、角膜灼伤形成溃疡,甚至穿孔。大量长时间接触可出现全身性损害,甚至危及生命。

2. 经口中毒　中毒者有口腔烧灼感,口腔、食管黏膜糜烂溃疡、恶心、呕吐、腹痛、腹泻,甚至呕血、便血,严重者可并发胃穿孔、胰腺炎等;部分患者可出现肝大、黄疸和肝功能异常甚至肝衰竭。可有头晕、头痛,少数患者发生幻觉、恐惧、抽搐、昏迷等中枢神经系统症状。肾损伤最常见,表现为血尿、蛋白尿、少尿,血 BUN 和 Cr 升高,严重者发生急性肾衰竭。

肺损伤最为突出也最为严重,表现为咳嗽、胸闷、气短、发绀、呼吸困难,查体可发现呼吸音减低,两肺可闻及干、湿啰音。大量口服者 24h 内可出现肺水肿、肺出血,常在数天内因 ARDS 死亡;非大量摄入者呈亚急性经过,多于 1 周左右出现胸闷、憋气,2～3 周呼吸困难达高峰,患者多死于呼吸衰竭。少数患者可发生气胸、纵隔气肿等并发症。胸部 X 线表现可滞后临床表现，随病程进展而改变。存活者往往在中毒 10d 左右肺部病灶进展自动终止，以后肺部病变逐渐吸收，数月后可完全吸收，不留任何后遗症。急性肺损伤或急性呼吸窘迫综合征是百草枯中毒致死的主要原因。在 1 周内死亡者，主要为肺间质炎性变、肺充血、肺水肿、肺重量增加。生存期超过 1 周者，肺泡渗出物增多，单核细胞浸润，出现肺实变或大片实变，同时出现部分肺纤维化。后期(2 周后)发生出血和间质成纤维细胞增生，肺泡间质增厚，结果导致广泛的纤维化和肺不张。

中毒性心肌炎、心包出血也有报道，心电图表现心动过速或心动过缓、心律失常、Q-T 间期延长、ST 段下移等。其他尚可见白细胞计数升高、发热，也可出现贫血、血小板减少等。

3. 注射途径　通过血管、肌肉、皮肤等部位注射虽然罕见，但临床表现更凶险，预后更差。

(四)辅助检查

1. 实验室检查

(1)血液检查:中毒后白细胞计数明显升高，以中性粒细胞升高为主;大部分患者出现肝酶升高，其中以谷丙转氨酶升高为主;可见血尿素氮、肌酐升高。一般中毒后 1~2d 出现异常，3~7d 达到高峰，2 周左右恢复正常。服毒量大者尿素氮、肌酐升高出现的早，发展迅速，无自愈倾向。而服毒量小者则出现得晚，发生率低，有自愈倾向。可伴有电解质紊乱，以低钾多见，低钠次之。部分患者可出现代谢性酸中毒。

(2)动脉血气分析:可表现为低氧血症、代谢性酸中毒、呼吸性碱中毒等。中毒量大者 PO_2 下降，但 PCO_2 升高不明显，可因缺氧过度通气而出现呼吸性碱中毒，应连续血气分析。

(3)尿液检查:可出现蛋白尿、血尿，尿检可见白细胞、颗粒管型，尿糖阳性，尿比重降低等。蛋白尿多见且出现较早，一般 24h 左右出现。尿蛋白检查多为(＋＋)或(＋＋＋)，(＋)或(＋＋＋＋)少见。血尿亦较常见，一般 1~2d 出现，多为镜下血尿，少数为肉眼血尿;部分患者尿糖阳性，而血糖正常且无糖尿病病史。尿比重降低少见，但与急性肾衰竭关系密切，约 2 周尿常规恢复正常。

(4)毒物检测:应在第一时间内收集血、尿及残余液标本，进行百草枯定性和定量的检测。血、尿百草枯浓度测定可评估病情的严重程度和预后，目前国内尚无统一的检测标准。目前多采用高效液相色谱法(HPLC)作为检测百草枯浓度的有效方法。

2. 影像学检查

(1)胸部 X 线片检查:中毒早期(3~7d)，主要呈弥漫性改变，肺纹理增多，肺间质炎性变，可见点、片状阴影，肺部透亮度减低或呈毛玻璃状。中期(1~2 周)，出现肺实变或大片实变，部分患者伴纵隔气肿和(或)气胸，同时出现部分肺纤维化。后期(2 周后)，以肺间质改变为主，出现肺纤维化、肺不张及蜂窝状改变。

(2)CT 检查:百草枯中毒所致肺部 CT 征象是一个连续的过程。①中毒早期肺纹理增多:由于血管内皮细胞膜受损，液体外渗造成组织水肿，支气管血管受累。②磨玻璃征:中毒后毛细血管压力升高，肺血管阻力增加，组胺释放，渗出及肺水肿加重所致。③肺实变:病情进一步发展，水肿液和大分子物质进入肺泡腔，气-血屏障严重受损，肺野出现大面积实变。④胸腔积液:此征象可能出现在早期，常继肺纹理增多之后即可出现。⑤肺纤维化:在病程的中、后期，肺泡腔内持续的水肿、出血,细支气管周围淋巴组织和成纤维细胞增生,使肺泡腔融合,形成肺的间质纤维化。⑥支气管扩张及囊性变:与肺纤维化同时出现在中、后期。⑦肺气肿或纵隔气肿:一方面是由于百草枯对消化道的腐蚀造成食管壁穿孔而气体溢出;另一方面,可能是由于多种成分充填肺泡,腔内压力增高,肺泡腔破裂所致。⑧心脏增大:与心功能受损有关,部分晚期患者可出现。

轻度中毒者仅表现为肺纹理增多、散发局灶性肺纤维化、少量胸腔积液等,随时间迁移,病灶可完全吸收。中、重度中毒呈渐进性改变,中毒早期(1周内)表现为肺纹理增粗、叶间裂增宽,渗出性改变或实变以肺底及外带为主,可有胸腔积液,中毒后 1~2 周为快速进展期,呈向心性进展,肺渗出样改变或磨玻璃样改变范围迅速扩大,如不能终止,可侵犯全肺,最终死于严重缺氧。极重度中毒以渗出为主,数天内即可侵犯全肺野。

3. 病理学检查

(1)大体形态学改变:肺的形态学变化取决于摄入后生存期的长短,在 1 周内死亡者,有肺充血、水肿,肺重量增加,类似于氧中毒。生存期超过 1 周者,肺泡渗出物机化、肺泡间质增厚,发生广泛的纤维化,形成蜂窝状肺及细支气管扩张。

(2)镜下病理学改变:①中毒者肺组织在染毒后 6h 即可出现肺泡毛细血管的扩张充血,内皮细胞肿胀,继而出现以 PMN 为主的炎性细胞浸润;肺泡上皮变性、脱落、坏死;肺泡腔内出血,继而纤维素渗出,同时肺泡透明膜形成。动物造模 3d 后静脉淤血和局部出血,PMN 增多,成纤维细胞增多,肺局部纤维组织增生;7d 时出现慢性炎症、出血,局部区域可明显见纤维组织增生,间质增厚,同时可见 PMN、巨噬细胞、成纤维细胞增生;14d 时支气管扩张,肺泡上皮增生,间质增厚,淋巴细胞、巨噬细胞、成纤维细胞增多;21d 时出现较大范围慢性炎性灶,在肺实质有较大范围纤维增生,肺组织部分实变,各种细胞减少,有纤维化倾向;42d 时淤血,肺局部间质增厚。②肾病理改变:肾小管上皮细胞变性、部分坏死,近曲小管细胞肿胀,有灶性坏死和再生,肾间质充血。上述变化可出现在同一肾单位的若干节段,也常波及相邻的小管。多数研究证实肾病理改变经过正规治疗是可逆性的。③肝大体充血表现:镜下主要为线粒体嵴分层,肝细胞点状及小灶状坏死,外周区肝细胞脂肪变性。

(五)诊断和鉴别诊断

1. 百草枯中毒的诊断主要依据病史资料及临床表现做出。关键在于仔细询问病史,对有明确服毒史并伴有消化道及呼吸道症状者诊断不难。对误服不清而以口腔溃疡伴进行性呼吸困难为主症者,应详细询问患者发病前生活史;部分自杀患者同时服用了多种毒物,可能被其他更有速发毒性的毒物掩盖了症状,需要结合临床资料进行诊断。

2. 在血、尿、胃内容物中检测到百草枯,可以确诊。但要注意随着时间推移,血、尿百草枯浓度逐渐降低甚至难以测出。

3. 百草枯接触史明确,特别是口服途径,即使临床症状轻微,没有毒检证据,诊断仍能成立;毒物接触史不详,血、尿中检出百草枯,即使临床表现不典型,诊断也仍然成立。如患者出现上述典型临床表现,即早期化学性口腔炎、上消化道刺激腐蚀表现、肝和(或)肾损害,随后出现肺部损伤,而毒物接触史不详又缺乏血、尿毒检证据,可诊断为疑似百草枯中毒。

4. 鉴别诊断

(1)与一些具有眼、鼻、呼吸道刺激性的毒物进行鉴别,如异丙醚、乙烯、丙烯、氯苯、光气及双光气,但这些多为吸入性毒物。无机汞化合物误服后也可以出现口腔炎、腹痛、腹泻等消化道症状,但其有特征性的牙龈汞线。

(2)支气管肺炎:应注意的是,部分中毒患者以进行性呼吸困难为主要临床表现,易误诊为支气管肺炎,特别是伴长期应用糖皮质激素患者更应注意本病的可能,需要反复追问病史以鉴别。

(六)急救和治疗

1. 尽早彻底清除毒物,主要措施包括催吐、洗胃与吸附、导泻、清洗等

(1)催吐、洗胃与吸附:在院前可刺激咽喉部催吐,院内则应争分夺秒洗胃。洗胃液首选清水,也可以用肥皂水或1%～2%碳酸氢钠溶液。洗胃尽可能彻底,一般洗胃液不少于5L,直到无色无味。上消化道出血不是洗胃禁忌,可用去甲肾上腺素冰盐水洗胃。洗胃完毕立即注入吸附剂15%漂白土溶液(成人总量为1000ml,儿童15ml/kg)或药用炭(成人50～100g,儿童2g/kg)。由于百草枯溶液中添加了呕吐剂等成分,患者常有剧烈呕吐,可在呕吐症状缓解后少量频服漂白土或药用炭,达到吸附进入肠道毒物的目的。

(2)导泻:使用20%甘露醇、硫酸钠或硫酸镁等导泻,促进肠道毒物的排出,减少吸收。此后,患者可连续口服漂白土或药用炭2～3d。全肠灌洗是一种胃肠道毒物清除方法,对急性百草枯中毒的疗效有待探讨。

(3)清洗皮肤:接触者立即脱去任何被百草枯污染或呕吐物污染的衣服,应用清水和肥皂水彻底清洗皮肤、毛发,注意不要造成皮肤损伤,防止从创口增加毒物的吸收。百草枯眼接触者需要用流动的清水冲洗至少15～20min。

2. 促进毒物排出

(1)补液利尿:急性百草枯中毒患者都存在一定程度的脱水,适当补液联合静脉注射利尿药有利于维持适当的循环血量与尿量[1～2 ml/(kg·h)],对患者肾功能的维护及百草枯的排泄可能有益。但补液、利尿治疗需关注患者的心肺功能及尿量情况。

(2)血液净化:血液灌流(hemoperfusion,HP)和血液透析(hemodialysis,HD)是目前清除血液循环中毒物的常用方法,但用于百草枯中毒,两者疗效尚存争议。理论上,百草枯属水溶性、小分子物质,更适合于行HD,但由于百草枯自身肾清除率(170 ml/min)远大于HD的毒物清除作用,建议HD只用于合并肾功能损伤的百草枯中毒患者。HP清除百草枯的作用已基本达成共识,推荐口服百草枯中毒后应尽快行HP,2～4h开展者效果较好,可根据血液毒物浓度或口服量决定1次使用1个或多个灌流器,以后根据血液百草枯浓度决定是否再行HP或HD。因百草枯中毒后可产生大量炎性因子和炎性介质,连续性静脉-静脉血液滤过(continuous vena-venous hemofiltration,CVVH)具有对流、吸附和弥散功能,无论从毒物清除还是炎性介质清除方面,理论上CVVH效果明确,但尚需更多的临床资料加以验证。由于血浆置换只对血浆蛋白结合率>80%、分布容积<0.2L/kg的毒物有清除作用,而百草枯在血浆中几乎呈游离状态,不建议将血浆置换应用于血中百草枯清除。

3. 药物治疗　目前临床应用的药物主要是防治靶器官肺的损伤,常用药物主要包括糖皮质激素、免疫抑制药、抗氧化剂等。

(1)糖皮质激素及免疫抑制药:临床研究及荟萃分析显示,早期联合应用糖皮质激素及环磷酰胺冲击治疗对中、重度急性百草枯中毒患者可能有益,建议对非暴发型中、重度百草枯中

毒患者进行早期治疗,甲泼尼龙 15mg/(kg·d)或等效剂量的氢化可的松,环磷酰胺 10～15mg/(kg·d)。基于糖皮质激素联合免疫抑制药治疗目前尚无成熟方案(前者大量长期应用出现感染、骨坏死等不良反应大增,后者大量应用则可引起严重肝坏死),又缺乏临床大样本随机对照研究,其具体剂量、疗程、不良反应等尚需进一步探讨。其他药物如环孢素、重组人Ⅱ型肿瘤坏死因子受体-抗体融合蛋白、秋水仙碱、长春新碱等也有应用有效的报道,尚需循证医学证据。

(2)抗氧化剂:理论上可以清除氧自由基,减轻肺损伤。SOD、谷胱甘肽、N-乙酰半胱氨酸(NAC)、金属硫蛋白(Metallothionein,MT)、维生素 C、维生素 E、褪黑素等治疗急性百草枯中毒,在动物实验有一定疗效,但临床研究多数未获得预期效果。

(3)其他药物:蛋白酶抑制剂乌司他丁、非甾体抗炎药水杨酸钠及血必净、丹参、银杏叶提取物注射液等中药制剂,对急性百草枯中毒治疗均有相关文献报道,其疗效在探索阶段。

4. 支持对症治疗

(1)氧疗及机械通气:急性百草枯中毒患者应避免常规给氧。基于目前对百草枯中毒机制的认识,建议将 $PaO_2 < 40$ mmHg(5.3 kPa)或 ARDS 作为氧疗指征。尚无机械通气增加存活率的证据,若有条件准备行肺移植,机械通气可延长患者存活时间。

(2)抗生素的应用:由于急性百草枯中毒可导致多器官损伤,加之使用糖皮质激素及免疫抑制药,可考虑预防性应用抗生素,推荐使用大环内酯类,该类药物可能对防治肺纤维化有一定作用。一旦有感染的确切证据,应立即针对性地应用强效抗生素。

(3)营养支持:急性百草枯中毒最佳进食时机尚不明确,对于消化道损伤严重而禁食的患者,应注意肠外营养支持,必要时应给予深静脉高营养。肠内、肠外营养支持对急性百草枯中毒预后的影响有待探讨。

(4)对症处理:对频繁呕吐的患者,可用 5-HT 受体拮抗药或吩噻嗪类镇吐药控制症状,避免使用甲氧氯普胺等多巴胺拮抗药,因为这类药物可能减弱多巴胺对肾功能的恢复作用。对腐蚀疼痛症状明显的患者,可用强镇痛药如吗啡等,同时使用胃黏膜保护药、抑酸药等。针对器官损伤给予相应的保护药,并维持其生理功能。

(5)其他治疗:放射治疗能控制肺纤维原细胞的数量,同时降低纤维蛋白产生,然而,无证据表明此法能降低病死率。肺移植用于重度不可逆性呼吸衰竭患者,原解放军第 307 医院与朝阳医院联合成功进行一例重度百草枯患者双肺移植,经随访,长期预后良好。

(七)诊疗探索

1. 关于氧疗 百草枯在高浓度氧的条件下可形成大量活性氧及其他有毒离子,加重肺组织的损害。但几乎所有中毒患者,特别是早期都存在缺氧状态,需要进行氧疗,这样就形成了一个矛盾。临床专家发现治疗的患者中早期严重缺氧时($PaO_2 < 40$mmHg),经短时间吸氧和积极治疗,预后良好,表明吸氧并不是百草枯中毒患者的禁忌证。但如何把握氧疗的具体指征、时机及氧疗的目标,并能确保不增加患者毒害为前提进行更合理的氧疗,仍需更多的临床探索。

2. 关于中毒的分度 中毒的分度直接关系到临床治疗及对患者预后的判断,在传统治疗中,常以患者口服百草枯的剂量作为患者中毒程度的分级。一般根据服毒量早期可做如下分型。①轻型:百草枯摄入量 < 20mg/kg,患者除胃肠道症状外,其他症状不明显,多数患者能够

完全恢复。②中型至重型：百草枯摄入量20～40mg/kg，患者除胃肠道症状外，可出现多系统受累表现，1～4d出现肾功能、肝功能损伤，数天至2周出现肺部损伤，大多数患者在2～3周死于呼吸衰竭。③暴发型：百草枯摄入量＞40mg/kg，有严重的胃肠道症状，1～4d死于多器官功能衰竭，极少存活。但由于患者描述不详或服药后立即呕吐，使得进入体内的毒物量不能确定。最近有学者提出，对患者的血、尿进行第一时间的毒物定量检测，并以检测出的量作为患者中毒后分度及预后判断的定量标准，这样不失为一个较好的客观指标，但尚无统一而公认的参数。

二、二氯苯氧乙酸

1941年美国人波科尼（Robert Pokorny）合成了二氯苯氧乙酸（2,4-dichlorophenoxyacetic acid，2,4-D，图9-2），次年首次报道2,4-D用作植物生长调节剂。1944年美国农业农村部报道了2,4-D的杀草效果。在30ppm以下低浓度时可作为植物生长调节剂，用于防止番茄、棉、菠萝等落花落果及形成无子果实等。因其用量少、成本低而一直是世界主要除草剂品种之一。

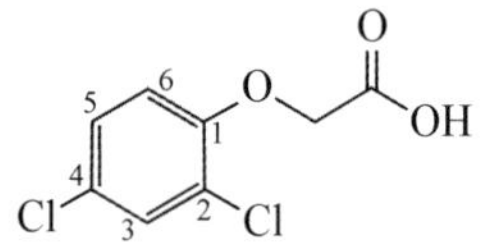

图9-2　二氯苯氧乙酸的化学结构

（一）二氯苯氧乙酸的一般性质

2,4-D纯品系无味白色结晶，工业品有酚样气味。分子量为221.04，熔点138℃。不易溶于水，易溶于乙醇、乙醚、丙酮等。其钠盐、胺盐则极易溶于水。商品有多种盐类和酯的加工剂型。

2,4-D可通过多种途径进入人体，并在体内广泛分布，但无优势蓄积部位。在正常机体pH下，2,4-D主要以离子的形式存在，通过主动转运方式进入到细胞当中。小部分2,4-D代谢为二氯苯酚（dichlorophenol）或二氯苯甲醚（dichloroanisole）和4-氯苯氧基乙酸（4-chlorophenoxyacetic acid）。环境中的2,4-D被微生物降解，在有氧土壤和水中的半衰期分别为6d和15d。

正常时，90%的2,4-D经肾排出。在啮齿类动物中，当2,4-D的剂量达到50mg/kg时，即可超过肾阴离子的转运能力，进而产生全身毒作用。高剂量时，2,4-D是以两室清除模型进行清除，其半衰期为28～45h。当剂量范围在143～300mg/kg时，表观分布容积随着剂量的增加而上升，此时经肾随尿排出是其主要的排泄途径。但当剂量更高时，其代谢物也可出现在粪便当中。

（二）中毒机制和毒理作用

2,4-D毒性与其化学结构有关，包括盐、酯、酸等形式。2,4-D一般对人是低毒的，此外，酸和盐的形式对眼有刺激性。2,4-D原药大鼠急性经口LD_{50}为600mg/kg，属低毒类，对部分哺乳类动物的毒性见表9-1。大鼠口服2,4-D 100mg/kg，每周5次，连续4周，可见生长抑制、胃肠道刺激症状和肝混浊肿胀。当剂量增至300 mg/kg时，给毒4周，动物全部死亡。犬急性中毒，出现步态蹒跚、肌肉无力、嗜睡、瞳孔散大、角膜反射消失而死亡。据测定，人口服2,4-D 3～4g可出现毒性反应；致死量不低于6.5g，约100mg/kg。

2,4-D 是氧化磷酸化解偶联剂,通过对酶系统的作用抑制糖和蛋白质的合成,并使蛋白质分解加强。2,4-D 还可通过对线粒体膜电位的直接影响来诱导细胞凋亡,发挥细胞毒作用。

单次或重复注射,动物脑皮质和网状结构的自发电活动和去同步化均受抑制。急性毒性实验动物出现短暂的步态和协调能力改变,自主运动能力下降。2,4-D 中毒人员有头痛、眩晕、肌束纤维颤动,并出现周围神经炎的症状。肢体肌肉疼痛、麻木、感觉异常,逐渐发展为肢体瘫痪。

表 9-1 2,4-D 对动物的急性毒性

动物	经口 LD$_{50}$(mg/kg)	腹腔注射 LD$_{50}$(mg/kg)
大鼠	666～1313	666
小鼠	375	375
豚鼠	599.4～1000	666
兔	800	400
犬	100	—

亚慢性毒性表现为雌性大鼠视网膜退行性改变。2,4-D 能降低培养的小脑颗粒细胞的褪黑素、谷胱甘肽和过氧化氢酶的活力,使活性氧(ROS)的生成增加,细胞活力下降。2,4-D 具有神经、内分泌、生殖及其他方面的毒性,但相关的作用机制还有待了解,而关于 2,4-D 是否致癌、流行病学调查仍具有不确定性。

(三)临床表现

2,4-D 中毒发病缓慢,2～3d 症状才逐渐加重。有恶心、食欲缺乏、体重下降、头痛、眩晕、极度疲乏感、肌无力或四肢伸肌强直收缩。后期出现淡漠、肢体感觉迟钝、麻木、掌骨关节肿痛、腓肠肌及手指肌肉周期性抽搐、视力减退等。严重者可有唾液分泌增多、胃痛、腹泻、呕吐、肌肉强直,继之松弛麻痹,死前出现昏迷。此外,还可能有恶心、呕吐,有时便血。肝功能、肾功能可能有改变。

动物急性毒性作用主要表现为自主活动减少,共济失调,肌肉无力(主要为后肢)和呼吸急促,同时伴有谷草转氨酶(AST)、谷丙转氨酶(ALT)、乳酸脱氢酶(LDH)、碱性磷酸酶(ALP)、淀粉酶活性和肌酐水平及血细胞比容值的升高,以及总蛋白和血糖水平的降低。2,4-D 的亚急性和慢性毒性没有引起明显的临床症状或中毒。

2,4-D 暴露的剂量超过肾的清除能力时,即可引起严重的母体毒性。动物研究发现,围生期 2,4-D 暴露可导致母仔肾毒性,胚胎期暴露可观察到胎儿头骨、胸骨、掌骨和跖骨骨化的延迟,泌尿生殖道畸形,吸收胎和死胎增多。

男性 2,4-D 暴露可导致弱精子症的发生,且随着时间的推移,弱精子症和死精子症的发生可减少,但精子畸形则持续发生。

人群流行病学研究表明,2,4-D 暴露可能会增加霍奇金病(HD)、非霍奇金淋巴瘤(NHL)及软组织肉瘤发生的危险性,但也有调查研究不支持。然而,一项关于 2,4-D 对小鼠和大鼠致癌性的 GLP 研究,剂量设计分别为每天 5～150mg/kg 和 5～300mg/kg,持续染毒 2 年,未观察到有致癌性。1987 年 2,4-D 被国际癌症研究机构(IARC)列为可能的致癌剂。

(四)预防、急救和治疗

防止误服和皮肤污染,及时擦去皮肤上的毒剂,然后用肥皂水或温水反复冲洗。对可疑染毒水和食物进行毒物分析,不食用染毒食物。

经口中毒者,除洗胃催吐外,用 10 ml 的 10％硫酸亚铁溶液口服,连续 3～4 次,抽搐时肌内注射苯巴比妥钠 0.1g。同时注意补充维生素 B、维生素 C。

三、三氯苯氧乙酸

三氯苯氧乙酸(2,4,5-Trichlorophenoxyacetic acid,2,4,5-T,图 9-3)可用作植物的生长调节剂和除草剂,可防止植物落花、落果,但用量不当会使植物受到严重伤害。2,4,5-T 纯品为白色结晶,分子量为 256.49,熔点为 153～158℃。本品难溶于水,易溶于乙醇、乙醚、丙酮等有机溶剂。

2,4,5-T 在 20 世纪 40 年代后期研发并在农业广泛应用,直至 20 世纪 70 年代末期因其毒性而被淘汰。1985 年,美国环保署(EPA)全面终止了 2,4,5-T 的使用,国际贸易也受鹿特丹条约限制。至此,2,4,5-T 大部分被麦草畏(3,6-二氯-2-甲氧基苯甲酸,dicamba)和绿草定(3,5,6 三氯-2-吡啶氧乙酸,triclopyr)替代。

2,4,5-三氯苯酚和氯乙酸发生取代反应可生成 2,4,5-T。2 分子 2,4,5-三氯苯酚分子之间发生取代反应生成 1 分子的四氯二苯并-p-二噁英(2,3,7,8-tetrachlorodibenzo-p-dioxin,TCDD)。在制备 2,4,5-T 的过程中,会有痕量的 TCDD 污染,而 TCDD 是持久性的环境有机污染物,可致癌。

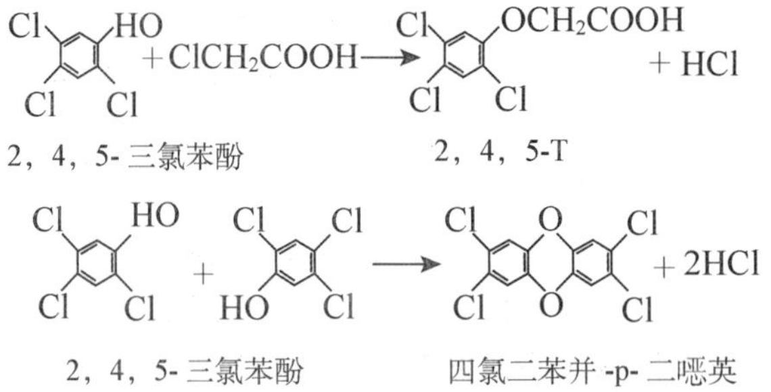

2,4,5-T 经口中毒的 LD_{50} 大鼠为 300～800 mg/kg,犬为 100 mg/kg。大鼠在摄入 2,4,5-T 后至数小时出现精神萎靡、闭眼伏卧、不动,随后呈不安状,反复伸项。部分大鼠有四肢无力、步态不稳、稀便。存活的大鼠经 2～3d 上述症状逐渐消失。严重者病情继续发展,四肢失去站立能力,乱窜乱跳,对痛觉刺激反应亢进。继之阵发性痉挛,呼吸困难。最后出现全身痉挛,呼吸停止而死亡。

低水平环境浓度和低生物检测水平的 2,4,5-T 暴露的健康效应尚不清楚。无明显损害作用水平(no observed adverse effect level)检测中,每天 3mg/kg 和 10mg/kg 的 2,4,5-T 均有毒性。生产 2,4,5-T 的人员反映有食欲缺乏现象,停止接触后即消失。其钠盐对眼、鼻有一定刺激作用,接触其溶液后皮肤干燥。意外大量暴露后,可出现虚弱、头痛、头晕、恶心、腹痛、肌强直、低血压、肝肾损伤及迟发神经病变。研究发现,2,4,5-T 尚有致畸作用。2,4,5-T 中毒的防治同 2,4-D。

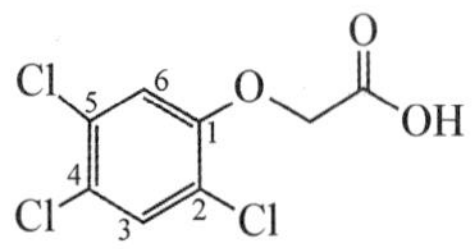

图 9-3 三氯苯氧乙酸的化学结构

四、混合战剂中毒

(一)橙色战剂(橙剂)中毒

这是一类研究最早、使用最广泛的植物生长刺激性的除莠剂。主要成分为 2,4-D 和 2,4,5-T 混合物(1:1),黑褐色不易挥发的油状液体,性质比较稳定,在土壤里可存在数月之久。橙色战剂不溶于水,但可溶于柴油中来使用。

它对阔叶植物的作用较强,落在树叶上即向四周蔓延,1 周左右树叶就可脱光,树木枯死。红薯等植物也很易染毒而枯死。

橙色战剂属中等毒性制剂,可因污染皮肤或误食而引起中毒。鸽、大白鼠及猴经口中毒的半数致死量分别为 100mg/kg、375mg/kg 及 214mg/kg。人员误食的致死剂量约为 10g。

此类化合物中毒发展较慢,2～3d 症状逐渐加重,表现为恶心、呕吐、食欲缺乏、头痛、极度疲乏感及肌无力,以后可出现淡漠、肢端感觉迟钝、麻木、掌骨关节肿痛以及腓肠肌和手指肌肉周期性抽动,严重者可出现昏迷、抽搐及呼吸衰竭。长期食用染有 2,4-D 和 2,4,5-T 的水和食物,或在该类化合物染毒的环境里长期生活,可引起慢性中毒。人员感到疲劳、体力衰退、头晕、视力疲劳和减退、体重下降、周围神经炎,甚至卧床不起。对女性能引起月经不调。

在 2,4,5-T 商品中含微量二噁英(dioxin),其毒性很大,这应加以重视。据报道,2,4-D、2,4,5-T 及二噁英都可使小鼠、大鼠发生畸胎。

(二)白色战剂(白剂)中毒

主要成分为 2,4-D 及毒莠定(1:4)混合而成。毒莠定为 4-氨基-3,5,6-三氯吡啶甲酸(图 9-4),又称皮枯烂(picloram)。纯品为白色结晶,熔点 209.5℃,加热至 215～230℃ 时分解,微溶于水,溶解度为 0.043%。在乙醇中溶解度为 1%。

毒莠定对植物的破坏能力比 2,4-D 强,危害时间也长,对树叶有更强的腐蚀性和渗透性。但对动物的毒性较小。大白鼠口服半数致死量为 8200mg/kg。

人员皮肤被污染后,可使皮肤发红。对眼有明显的刺激作用,可引起视力减退以至失明。吸收后可引起中枢神经系统症状,如头晕、无力、抽搐、昏迷及精神错乱等。

(三)蓝色战剂(蓝剂)中毒

蓝色战剂主要含二甲胂酸钠和二甲胂酸。二甲胂酸纯品为无色结晶,易溶于水及乙醇,不溶于乙醚。

蓝色战剂对竹子、甘蔗、稻子、豆类及带毛的植物作用较强。对大的阔叶树则不易起作用。它落叶作用快,作用后 2～3d 就可使植物叶脱落,但经过 1 个月后又开始长叶,因此要反复使用,方能使植物死亡。

蓝色战剂可经黏膜、皮肤吸收或误食引起中毒。二甲胂酸为五价砷化合物,纯品对人及动物的毒性不大。它对大鼠的口服 LD_{50} 为 184mg/kg。但蓝色混合物中常混有 30% 左右的三氧化二砷(即砒霜),故毒性增大。

此类制剂接触到皮肤后可引起发痒,如不及时处理,数天后会引起水疱及溃烂。对眼、呼吸道和消化道都有刺激作用,吸收后引起砷中毒症状,主要表现为消化系统和神经系统的症状。如呕吐、腹泻,有的可有血便,极度衰弱、头痛、眩晕及无力等。严重者可引起脱水、休克、谵妄以至昏迷。

(四)灭草隆

灭草隆又称木牛龙(monuron),化学名称为 N-对-氯苯基-N′,N′-二甲基脲(图 9-4)。为白色结晶,熔点 170℃。难溶于水,能溶于有机溶剂,在乙醇中的溶解度为 17.1%。对金属有腐蚀性。

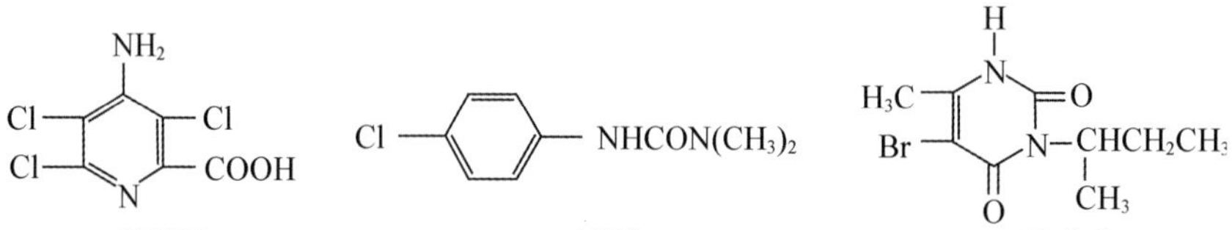

图 9-4 部分植物杀伤剂的化学结构

灭草隆主要用来破坏土壤和森林。树木由根部吸收该制剂而造成枯死。在土壤中它可存在 2～12 个月。施毒后收割的粮食中有残留毒物,可引起慢性中毒。

灭草隆对大白鼠经口的 LD_{50} 为 3600mg/kg。对人员有刺激作用,中毒后可引起流泪、流涎及呼吸困难等。慢性中毒可致体重下降,红细胞减少及肝脾大。

(五)除草定

除草定又称波罗马琴(bromacil),化学名称为 5-溴-3-仲丁基-6-甲基尿嘧啶(图 9-4)。除草定纯品为无气味的白色晶体,能溶于水及柴油,不腐蚀金属,熔点 159℃。对土壤和树木的破坏作用与灭草隆相似。它对动物的毒性也很小,大白鼠经口的 LD_{50} 为 5200mg/kg。

(六)预防、急救和治疗

由于植物杀伤剂的毒性较小,只要不误食染毒食物和水,及时洗净落在皮肤和眼中的毒物,不在严重染毒地区长时间停留,一般不会引起损伤。中毒的救治措施包括以下几点。

1. 及时洗消 皮肤染毒,要及时擦去,然后用肥皂水或温水反复冲洗干净即可。对眼、鼻可用 2%碳酸氢钠水溶液冲洗。

2. 快速排毒 误食染毒食物和水时,应及时催吐及洗胃。误服橙色战剂时,可口服 10%硫酸亚铁溶液部分破坏该类化合物,每 15～30 分钟口服 10ml,连续 3～4 次。如为蓝色战剂中毒时,可用新制备的氢氧化铁(用 12%硫酸亚铁与 20%氧化镁混悬液,二者分别保存,用时等量混合摇匀),它可与砷形成不溶性络合物砷酸铁,每次口服 10ml,直至呕吐停止再给予泻药(如硫酸镁)。若无氢氧化铁,可用蛋清、牛奶或 1%碳酸氢钠溶液洗胃。

饮甘草绿豆汤、喝浓茶或使用利尿药可加速毒物自体内排出。

3. 使用解毒药 蓝色战剂中毒时可用二巯基类药物(如二巯丁二钠等)解毒。

4. 对症处理 根据中毒症状及需要,采取适当的治疗措施及对症处理。如有抽搐可用苯巴比妥钠 0.1g 肌内注射,脱水时应输液等。

(邱泽武　邹仲敏)

第二节 火箭等推进剂中毒

火箭和导弹推进剂是发射运载工具、卫星和星际航天器的高能化学燃料。应用高能化学燃料在火箭发动机中发生化学反应(燃烧)所放出的能量作为动力能源来产生推动作用,称为化学推进。在化学推进中,参加化学反应的全部组分统称为化学推进剂(chemical propellants)。根据参加化学反应的这些组分在通常状态下所呈现的物理状态,把化学推进剂分成液体推进剂、固体推进剂、固液推进剂、液固推进剂等。目前,实际使用的主要是液体推进剂和固体推进剂。

液体推进剂中,目前使用的主要有肼类、氮氧化物类等,如偏二甲基肼、一甲基肼、肼和单推-3、四氧化二氮、液氢、液氧、红发烟硝酸、煤油、二乙烯三胺、三乙胺等。固体推进剂主要有聚丁二烯丙烯腈推进剂、高固体含量的端羟基聚丁二烯推进剂等不同型号的固体推进剂。由于固体推进剂在发动机中已呈固态装填成型,其毒性很小,一般情况下不易着火和爆炸,不易造成对人员的主要危害作用。液体推进剂往往具有易燃烧或助燃的性质,燃烧剂和氧化剂相遇后可立即自燃,甚至发生爆炸;在空气中达到一定的高浓度时,遇火可发生爆炸。由此,液体火箭推进剂具有着火与爆炸的危险性。液体推进剂还具有不同程度的毒性作用和腐蚀作用,在研制、生产、运输、储存、转注、加注等作业中跑、冒、滴、漏,特别是大量的泄漏和损漏事故以及着火或爆炸事故,使液体推进剂又具有对人员造成急性中毒的毒害作用、化学性腐蚀或灼伤作用、窒息作用、创伤和烧伤或冲击波伤等致伤作用。像液氢和液氧这类低温推进剂,由于其低温作用,还可致人体冻伤。液体推进剂的泄漏和产生的废水,又会导致大气、水体和土壤等环境污染的危害作用。

推进剂的危害作用如下。

1. **急性毒性** 氟类、硼氢类、肼类、硝酸及氮氧化物类、硝酸酯等有毒推进剂高浓度接触可导致急性中毒。症状有惊厥、昏迷、虚脱、发绀以及中毒性肺水肿、中毒性肝损伤、高铁血红蛋白血症、溶血性贫血、急性肾功能不全等表现。燃气中的氢氰酸、硫化氢、一氧化碳可引起全身性中毒。

2. **慢性毒性** 十硼烷、肼、二甲代苯胺可引起中毒性肝炎或脂肪肝。三硝基甲苯引起肝炎、皮炎、贫血及白内障。含芳烃的煤油类引起骨髓抑制及白细胞增多或白细胞减少。硝酸酯引起低血压及高铁血红蛋白血症。

3. **刺激及腐蚀作用** 氮氧化物、氨、偏二甲基肼、有机胺、氟、氟化氢、氯化氢、二氧化硫等气体或蒸气刺激眼及上呼吸道,引起急性或慢性炎症。肼、偏二甲基肼对眼有强烈刺激并腐蚀皮肤和黏膜。

4. **过敏及变态反应** 固体推进剂的某些固化剂、稀释剂、黏合剂如环氧树脂、间苯二胺、乙二胺、甲苯二异氰酸酯、二苯甲烷二异氰酸酯等可以引起多种类型皮炎、湿疹、血管神经性水肿、荨麻疹和支气管哮喘。

5. **三致作用** 铍、氧化铍、氮丙啶、磷氧氮丙啶、双环氧化合物、肼、硫酸肼、甲基肼、二甲基肼、偏二甲基肼等具有三致作用。亚硝基二甲胺是生产偏二甲基肼的中间产物,是强致癌剂。

一、肼类燃料中毒

肼(hydrazine,Hz)、一甲基肼(methylhydrazine,MH)和偏二甲基肼(unsymmetrical dim-ethyl hydrazine,UDMH)统称为三肼(图 9-5),是主要的液体火箭推进剂。

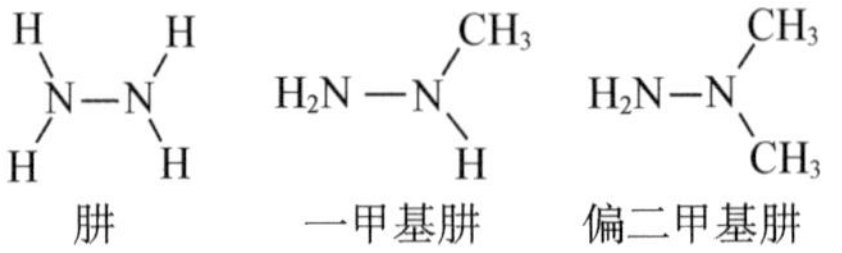

图 9-5 肼类的化学结构

(一)一般性质

肼类推进剂(偏二甲基肼、一甲基肼、肼和单推-3)均是无色透明的液体,具有鱼腥样气味,在空气中的吸湿性很强,与水蒸气结合可冒出白色烟雾,热稳定性较好,对冲击、压缩、震动、摩擦和枪击等不敏感(表 9-2)。肼类推进剂是一种强还原剂,在空气中可发生自氧化反应。肼类推进剂具有弱碱性,可与有机酸和无机酸反应生成盐。肼类推进剂与液氧、四氧化二氮、红发烟硝酸、浓过氧化氢、固体高锰酸钾等强氧化剂接触能立即自燃,甚至爆燃。与氮氧化物混合燃烧时分解为甲胺、氨、一氧化碳和氢氰酸等有毒气体。

(二)中毒途径与体内过程

按化学品急性毒性分级标准,偏二甲基肼、肼和单推-3属中等毒性化学品,一甲基肼属高毒性化学品(表 9-3)。呼吸道吸入染毒和皮肤染毒是肼类推进剂中毒的主要途径。

表 9-2 肼类推进剂的主要物理性质

名称	偏二甲基肼	一甲基肼	肼	单推-3
分子式	$(CH_2)_2NNH_2$	CH_3NNH_2	H_2NNH_2	—
分子量	60.078	46.075	32.05	—
沸点(℃)	63.01	87.5	113.5	110
冰点(℃)	−57.2	−52.5	1.53	−30
密度(g/cm³)(20℃)	0.791	0.874	1.008	1.112
饱和蒸气压(mmHg)(20℃)	120.5	37.3	10.55	

表 9-3 肼类推进剂注射途径动物急性毒性

动物	途径	$LD_{50}\pm95\%$可信限(mg/kg)		
		偏二甲基肼	一甲基肼	肼
小白鼠	腹腔	124.9±11.0	28.7±2.3	93.7±8.9
	灌胃	265.0±22.0	33.6±6.2	59.0±7.2
大白鼠	腹腔	132.0±5.1	23.6±3.8	59.0±3.9
	灌胃	122.0±10.6	32.5±1.4	60.0±3.8
兔	静脉	79.7±12.9	22.6±3.8	32.0±6.5
犬	静脉	60.0/MLD	12.0/MLD	25.0

从职业性急性中毒危险性考虑,吸入一甲基肼比偏二甲基肼的急性毒性高数倍,但一甲基肼的沸点比偏二甲基肼沸点高。因此,在相同条件下,偏二甲基肼更易挥发为蒸气。在 25℃条件下,一甲基肼蒸气压较偏二甲基肼蒸气压低。小白鼠和大白鼠分别吸入 4h 偏二甲基肼和一甲基肼的"中毒危险系数"值相差不大,职业性急性中毒危险性大致相当,而肼吸入急性中毒危险性相对较小(表 9-4)。

UDMH 的沸点最低,蒸气压最高,在工作环境中容易造成中毒浓度,吸入染毒的危害性最大;MH 的蒸气压只是 UDMH 的 1/3,但是,它的毒性却是 UDMH 的 3～4 倍,吸入染毒的危害性与 UDMH 差不多;Hz 的沸点最高,蒸气压最低,在工作环境中不易造成中毒浓度,吸入染毒的危害性小于 UDMH 和 MH。

表 9-4　肼类推进剂动物吸入急性毒性

动物	吸入时间 (h)	LC_{50}（$\times 10^{-6}$）		
		偏二甲基肼	一甲基肼	肼
小鼠	4	172	56	252
大鼠	4	252	74	570
犬	1	1410	244	640
	1	981	96	
	0.5	3580	196	

三肼均属极性化合物,能够与水互溶,容易经呼吸道吸收。家兔三肼吸入染毒,血中三肼符合单室模型。滞留在呼吸道中的三肼也是以表观零级速度被吸收入血。

肼类推进剂均可迅速穿透皮肤,进入血液而引起中毒。Hz 经皮吸收率最高,MH 居中,UDMH 较低(表 9-5)。因此,对肼类推进剂作业人员应加强呼吸道和皮肤染毒的防护。给家兔 Hz 和 UDMH 皮肤染毒,血中肼类浓度的经时变化符合一级吸收一室模型,皮肤染毒后能迅速透过家兔皮肤被吸收入血,几乎无吸收时滞,Hz 经 0.72～1.89h 而 UDMH 经 0.36～0.85h,吸收相即基本结束,吸收率分别为 63% 和 14% 左右。皮下注射 UDMH 的吸收率为 99%。

家兔静脉注射三肼均符合静脉注射二室开放模型,三肼之间的毒物动力学参数无显著差别,在体内的分布特征基本一致。三肼在体内分布极快,13min 内分布相基本结束。三肼在体内呈全身分布,周室稍富集,血-脑屏障对 UDMH 进入脑有一定的阻碍作用。三肼的消除半衰期分别介于 2.1～2.3h、3.0～4.9h 和 0.7～1.4h,24h 累积因子均近似为 1,表明三肼在体内消除较快、物质蓄积性弱。三肼在家兔体内均存在肾外消除途径。

表 9-5　肼类推进剂动物皮肤急性毒性

动物	LD_{50}（mg/kg）		
	偏二甲基肼	一甲基肼	肼
小鼠	1699.0	142.4	245.9
兔	1063.0	49.0	94.0
大鼠		183	
犬		45.0/LD	40.0/LD

(三)毒理作用

美国职业安全与健康研究所规定肼工作场所的 TWA 浓度是 0.01ppm,最高值 0.03ppm,IDLH 是 30min 暴露于 50ppm。

1. 局部损伤作用

(1)对皮肤的作用:一定剂量肼类液体推进剂沾染皮肤后 30s 即可在血液中检测到,并可引起沾染皮肤的轻度化学性、碱性灼伤。局部出现红、肿、出血、溃疡等。一甲基肼只引起局部皮肤红肿,一般不形成溃疡,偏二甲基肼损伤程度还要轻。人反复接触肼能引起接触性皮炎。

(2)对眼和呼吸道的刺激和损伤作用:高浓度的三肼蒸气对眼有刺激作用,轻者眼烧灼感、流泪,重者能引起化学性结膜炎,多数并发角膜混浊,大多不留下永久性损伤。液滴态肼溅入眼内可引起严重的结膜和角膜损伤,类似碱烧伤。表现为结膜炎、角膜炎、角膜溃疡或穿孔、虹膜睫状体炎、前房积脓等,愈后往往残留角膜白翳或白斑,影响视力。

高浓度的三肼对呼吸道有刺激作用,可引起咽喉部刺痒、呛辣、咳嗽、胸部紧迫,重者出现喉炎、肺水肿。

2. 吸收后的全身作用　三肼除有局部刺激和损伤作用外,还可以通过皮肤等多种途径吸收引起全身反应。

(1)对中枢神经系统的作用:三肼中毒的靶器官主要是中枢神经系统,对中枢神经系统具有兴奋作用,大剂量能使动物发生强直性、阵挛性痉挛,是引起死亡的重要原因。3 种肼引起的痉挛特征稍有差异,偏二甲基肼引起强直-阵挛性痉挛,最为典型。肼诱发痉挛发作之前四肢肌肉松弛无力,痉挛发作较甲基衍生物轻;甲基肼引起的痉挛以阵挛为主。三肼在体内可与5-磷酸吡哆醛或维生素 B_6 发生反应形成腙,在此过程中会消耗体内 5-磷酸吡哆醛和维生素 B_6,腙具有抑制磷酸吡哆醛激酶作用,从而阻碍 5-磷酸吡哆醛合成,使后者在组织内含量进一步减少,维生素 B_6 含量也进一步降低。以 5-磷酸吡哆醛为辅酶的谷氨酸脱羧酶和 γ-氨基丁酸 (γ-GABA) 转氨酶活性受抑制,于是 γ-GABA 生成、代谢发生障碍,中枢神经系统的 γ-GABA 含量降低,导致痉挛发作(图 9-6)。

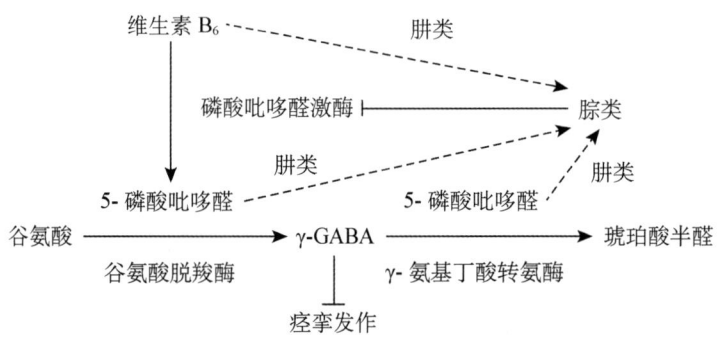

图 9-6　肼类对 γ-氨基丁酸代谢途径的影响

(2)对血液系统的作用:三肼可使动物发生溶血性贫血,甲基肼的作用更为明显。各种途径甲基肼的急性中毒可使动物产生不同程度的溶血性贫血。甲基肼还可导致高铁血红蛋白血症和亨氏小体的形成。肼和偏二甲基肼的溶血作用远比甲基肼弱。甲基肼的溶血机制可能是:甲基肼自身氧化及氧合血红蛋白互相氧化,产生过氧化氢、自由基和高铁血红蛋白。活泼的过氧化氢和自由基消耗还原型谷胱甘肽,使红细胞防护过氧化物和自由基损伤的能力降低,于是血红蛋白和珠蛋白变化,形成亨氏小体,红细胞可塑性降低。过氧化氢和自由基又可损伤膜蛋白和脂肪,使膜的通透性发生改变,红细胞结构稳定性下降。这些变化促进网状内皮系统对受损的红细胞的滞留和破坏。严重溶血性贫血是一甲基肼急性中毒晚期死亡的主要原因。

(3)对循环系统的作用:三肼急性或慢性非致死量中毒对循环系统功能无特异的影响。

(4)对消化系统的作用:三肼中毒可引起流涎、干呕、恶心、呕吐、腹泻及食欲下降等消化系统症状,对消化系统的影响也是肼类推进剂急性中毒的表现特征之一。

(5)对肝功能、肾功能的影响:甲基肼急、慢性中毒不损伤肝。大剂量、高浓度的偏二甲基肼亚急性或慢性中毒可引起轻度脂肪肝,血清谷丙转氨酶活性及磺溴钠滞留率升高。肼能损伤肝,病变特点是形成脂肪肝。

甲基肼急性中毒初期肾小球滤过率、肾有效血浆流量、肾对氨马尿酸钠通过率下降,中毒第4天损伤最重,并出现肾小管排泄和重吸收功能降低,1周左右逐渐恢复。损伤程度与甲基肼溶血程度相关。甲基肼引起以血红蛋白尿性肾病为特征的病理组织学改变,电镜下可见肾小管上皮细胞内空泡增大、增多,线粒体肿胀、破碎为特征的亚细胞结构的改变。甲基肼引起肾功能障碍的程度及过程与尿的改变及血非蛋白氮升高并行。高铁血红蛋白尿及尿中出现蛋白管型和血尿颜色改变。在中毒晚期会继发性引起尿毒症和肾衰竭,是导致急性中毒人员死亡的重要原因。

(6)致畸性和致癌性:动物实验表明,肼类推进剂具有动物致癌作用。目前,尚缺少肼类推进剂对人具有致突变性、致畸性和致癌性的流行病学研究资料。

(四)临床表现

典型急性中毒的临床经过可分为3期。

1. 前驱期　接触高浓度三肼蒸气立即闻有强烈的氨臭味,眼和呼吸道有刺激症状,包括鼻腔呛辣感、胸部紧迫、呛咳、流涕和呼吸困难;眼刺痒或烧灼感,流泪、眼睁不开、结膜充血等。此外,暴露的皮肤刺痒。及时离开染毒环境,上述症状可迅速消失。如暴露时间过长,离开染毒场所后出现流涎、恶心、反复呕吐或干呕,并有头痛、头晕、心悸、无力、步态蹒跚等。中毒程度不同,痉挛前期的长短也不同。一甲基肼中毒可出现皮肤或口唇发绀等缺氧性表现。

液滴态肼类化合物接触皮肤和眼,除刺激症状外,皮肤可出现红肿和溃疡;眼刺痛、畏光、眼睑痉挛、流泪、结膜充血、角膜荧光素试验阳性等。前驱期一般短至10min,长至数小时。中毒轻者,症状不再继续发展;重者进入痉挛期。

2. 痉挛期　痉挛发作前,常有恐惧、躁动不安、四肢或颈部肌张力增高、肌肉小肌群颤动、肌颤、震颤和肢体抽搐等先兆症状。典型的强直-阵发性痉挛往往突然发生,突然跌倒,四肢阵发性痉挛转为强直,角弓反张,牙关紧闭或咬舌、屏息、口吐白沫、突眼、瞳孔散大、神志不清、大小便失禁;痉挛呈间歇性,持续时间数秒、数十秒不等,间隔数分钟或数十分钟后又反复发作。中毒严重时,间歇期越来越短,以致痉挛不止而死亡。缓解后可恢复意识,表情淡漠、无力。肼中毒患者痉挛发作比较不明显,中毒晚期出现抑制症状或昏迷。一甲基肼中毒严重者又可见明显或重度发绀,出现溶血性贫血指征、心悸、气短、缺氧、呼吸困难或意识障碍,中毒晚期出现尿毒血症和肾衰竭。部分重度肼类推进剂中毒患者可出现脑水肿。

3. 痉挛后期　痉挛后期中毒症状缓解,偏二甲基肼中毒或没有严重的血管内溶血的甲基肼中毒症状,往往只有头痛、头晕、无力、食欲降低、失眠或嗜睡等症状,数天即恢复。甲基肼中毒痉挛后期的症状较重,甚至极度衰弱。肝功能障碍和严重的溶血性贫血往往需1~2个月才能恢复正常。

长期接触或多次反复暴露可引起慢性中毒,表现为头昏脑涨、注意力不易集中,记忆力减退、情绪不稳、烦躁易怒、失眠、睡眠浅而多梦,还有嗜睡、性欲减退、月经不调等神经衰弱症状。消化系统症状有食欲缺乏、恶心、呕吐、腹胀、腹泻或便秘、肝区不适、肝功能异常。慢性肼中毒症状更为明显,甲基肼慢性中毒无肝功能损伤。此外,甲基肼中毒往往出现程度不同的溶血性

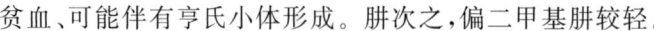

贫血、可能伴有亨氏小体形成。肼次之，偏二甲基肼较轻。

(五)诊断与鉴别诊断

我国公布的《职业性急性偏二甲基肼中毒诊断标准及处理原则》(GBZ86-2002)为肼类推进剂急性中毒的诊治提供了指导原则。

根据接触肼类推进剂的职业史、染毒现场有特殊鱼腥气味、临床症状与体征(眼结膜和黏膜的刺激症状、恶心、呕吐、痉挛、溶血)，参考现场劳动卫生学调查结果，染毒区空气中肼类浓度测定和中毒后及时测定血内浓度，排除其他原因所致的中枢神经系统、血液系统和肾等的损伤。临床化验检查综合分析诊断肼类推进剂职业急性中毒比较容易，临床上可按轻度、中度和重度中毒进行分类。

诊断慢性中毒的根据是：密切的职业接触史；发病过程与接触史有密切关系；现场劳动卫生学调查的支持；详细的流行病学调查，排除有同样临床表现的非职业性疾病。

肼类慢性中毒没有特异的体征和化验指标，必须与神经衰弱、胃肠神经官能症、传染性肝炎、各种贫血(溶血性贫血和遗传性球形细胞增多症、伯氨喹型药物溶血性贫血、蚕豆病、阵发性睡眠性血红蛋白尿)、癔症、癫痫，药品、工业化学品和农药等常见内科疾病严格鉴别。

(六)预防

1. 三肼作业场所要加强设备的密闭性，合理应用通风设备。当三肼泄漏于地面时，应及时洗消，洗消用次氯酸钙或三合二溶液。

2. 进入染毒地区要使用个人防护器材，如防护面具、全身防毒衣和防毒手套、橡胶靴套等。小量接触时可酌情使用小型防氨口罩。

3. 药物预防：人员在接触大量三肼前 $30\sim60min$，酌情服用维生素 B_6 $100\sim150mg$，对预防急性中毒有好处。但不能以药物代替防护器材。

4. 三肼作业者要严格遵守有关部门制定的三肼作业卫生防护规定。

(七)急救和治疗

1. 防止毒物继续进入机体：迅速将中毒者搬运至事故区域外的上风向区域，对大量肼类液体推进剂沾染到穿戴个人防护装具表面的人员，迅速用大量清水冲淋 $5\sim10min$，然后脱掉防护装具后进行医学处置。肼类推进剂溅入眼内，应立即用 2% 硼酸水溶液或生理盐水或清水进行冲洗 $5\sim10min$，后送医院按眼化学性碱灼伤进行专科处理。小面积皮肤染毒，立即用 2.5% 碘酊或 1.0% 高锰酸钾溶液反复涂洗染毒部位，直到碘酊或高锰酸钾不褪色为止。误服入肼类时，立即催吐，并用 $1:5000$ 高锰酸钾溶液反复洗胃，至洗出液不变色为止。

2. 抗毒治疗：维生素 B_6 是特效解毒药。急性中毒应尽早、及时、足量给予维生素 B_6，静脉注射 $1\sim5g$，同时安静保温，吸氧。给药后 $30min$ 内痉挛仍不能控制者，可重复静脉注射或静脉滴注 $0.5\sim1g$。随后可每 $30\sim60$ 分钟静脉滴注 $0.5g$ 控制痉挛发作。$24h$ 维生素 B_6 用量不超 $10g$。中毒第 2 天可静脉滴注维生素 B_6 $0.5\sim1g$ 或肌内注射或口服维生素 B_6 $100\sim200mg$，连续数日可酌情减量或停药。

国内有报道用丰诺安(20AA 复方氨基酸注射液)联用大剂量维生素 B_6 治疗危重病患者。重症患者按丰诺安 $500ml/d$，每日 1 次；5% 葡萄糖氯化钠注射液 $250ml$＋维生素 B_6 $5g$＋维生素 C 2g,每日 2 次,中心静脉滴注给药,30min 至 3h 输液完毕,连续使用 3～9d。

3. 镇静:如极重度中毒应用维生素 B_6 仍不能有效控制痉挛发作,对偏二甲基肼或一甲基肼中毒者可适时给予地西泮或巴比妥类药物,如苯巴比妥钠、亚冬眠或人工冬眠治疗。在有良好呼吸监护、支持条件下也可用短效巴比妥类如异戊巴比妥钠或硫喷妥钠,后者用法为 0.5g 稀释成 2.5% 浓度 20ml,缓慢静脉注射,至惊厥停止后终止注射。对于肼和单推-3 急性中毒者,在治疗晚期应慎用镇静药。

4. 促进排泄:中毒初 24h,可以选择下列方法之下,促进毒物排泄。静脉滴注 5% 葡萄糖溶液或 5% 葡萄糖氯化钠溶液;50% 葡萄糖溶液 40～60ml 静脉注射,每 6 小时 1 次;依他尼酸 25～50mg,溶于 50% 葡萄糖溶液 40ml 中缓慢静脉注射;20% 甘露醇或 25% 山梨醇 125～250ml,30min 内静脉滴完。

5. 对症和支持疗法:为预防发生脑水肿,痉挛频繁发作期间,可给予地塞米松 10mg 和 20% 甘露醇 250ml 静脉滴注,每 4～6 小时 1 次。应用巴比妥类抗痉药要注意对呼吸中枢的抑制,特别是肼急性中毒。

6. 密切观察和维持呼吸、循环系统功能,防止发生中毒性肺水肿。如已发生,应及早采取措施。

7. 预防或减轻严重的血管内溶血及由此而产生的后果。早期应用泼尼松、氢化可的松或地塞米松;纠正高铁血红蛋白血症,可给予 1% 亚甲蓝 6～12ml(1mg/kg)加入 25% 葡萄糖溶液 20ml 中,缓慢静脉注射,同时给予维生素 C 1～2g;预防和救治急性血管内溶血引起的休克;口服大量(10mg/d 以上)碳酸氢钠或静脉滴注 5% 碳酸氢钠,碱化尿液;防止游离血红蛋白堵塞肾小管;早期应用右旋糖酐-40 或 20% 甘露醇快速静脉滴注,改善肾微循环、利尿,减轻血红蛋白在肾小管内沉积、保护肾、防止急性肾衰竭;严重的溶血性贫血,反复少量输新鲜血液,最好输红细胞悬液。

8. 对肼和单推-3 急性中毒者,尤其注意保护肝。治疗脂肪肝应急性期卧床休息,给予高蛋白、高糖、高维生素、低脂肪饮食。

二、氮氧化物中毒

氮氧化物(nitrogen oxides,NO_x)为一组气体,在硝基炸药爆炸、硝酸发烟、含氮有机物燃烧或植物缺氧发酵、空气遇电弧光、柴油汽油高温燃烧、硝酸浸洗金属、制造硝基化合物(硝基炸药、硝化纤维、苦味酸等)、苯胺染料的重氮化过程,以及有机物(如木片、纸屑)接触浓硝酸时都可产生。氮氧化物种类很多,有氧化亚氮即笑气(N_2O)、一氧化氮(NO)、二氧化氮(NO_2)、三氧化二氮即亚硝酸(N_2O_3)、四氧化二氮(N_2O_4)和五氧化二氮即硝酐(N_2O_5)等。这些化合物均难溶于水。在空气中 N_2O 和 NO_2 较稳定,其他化合物如 N_2O_3、N_2O_4 和 N_2O_5 遇光、湿、热均易分解或氧化而生成 NO 和 NO_2。因此,NO_2 是其中最重要的空气污染物。

四氧化二氮是火箭推进剂,在生产、运输、储存和加注过程中,可发生泄漏而致人员中毒。四氧化二氮很不稳定,本身为强氧化剂,泄漏后在空气中迅速转变为二氧化氮。由于二氧化氮是四氧化二氮推进剂在空气中存在的主要形式,四氧化二氮推进剂吸入急性中毒,实际上是吸入二氧化氮急性中毒。

(一)一般性质

常温下,四氧化二氮是无色的液体,具有明显的刺激性气味,极易挥发,冒出红棕色的烟雾为二氧化氮气体。四氧化二氮是强烈的氧化剂,它和胺类、肼类等接触能自燃。四氧化二氮剧毒,且有腐蚀性。两者的物理性质见表 9-6。

表 9-6　四氧化二氮和二氧化氮的主要物理性质

名称	四氧化二氮	二氧化氮
分子式	N_2O_4	NO_2
分子量	92.01	46.01
冰点(℃)	-11.23	-11.23
沸点(℃)	21.15	21.15
颜色	无色液体	黄褐色液体或棕红气体
密度(g/cm³)(20℃)	1.45	1.58(21℃)
饱和蒸气压(mmHg)(20℃)	724.0	741.1

二氧化氮是常接触到的氮氧化物,制造硝酸、洗涤金属等均可接触二氧化氮。大量含氮炸药的爆炸和火药的燃烧均可产生氮氧化物,俗称硝烟,如炮阵地坑道、矿井等。谷仓中存放的谷物或青饲料,经缺氧发酵亦可分解出氮氧化物。二氧化氮常温下为棕红色气体,有刺激性气味,不易溶于水,但与水作用可生成硝酸,具强烈腐蚀性。

四氧化二氮和二氧化氮的主要化学性质如下。

1. 与氢氧化钠和碳酸钠反应:四氧化二氮与氢氧化钠和碳酸钠反应,形成硝酸钠和亚硝酸钠,该反应可成为处理四氧化二氮废液的方法,需注意的是,处理前应先把四氧化二氮废液缓慢用水稀释,再慢慢倾入氢氧化钠或碳酸钠溶液中,否则,由于两者会发生剧烈反应并放出热量,使液体沸腾溢出,放出大量二氧化氮烟雾,导致作业人员灼伤或中毒。

$$N_2O_4 + 2NaOH = NaNO_3 + NaNO_2 + H_2O$$
$$N_2O_4 + Na_2CO_3 = NaNO_3 + NaNO_2 + CO_2$$

二氧化氮也可以被氢氧化钠吸收(发生的是歧化反应)。

$$2NO_2 + 2NaOH = NaNO_3 + NaNO_2 + H_2O$$

2. 四氧化二氮与二氧化氮相互转化:四氧化二氮与二氧化氮之间能可逆性转化,$N_2O_4 \rightleftharpoons 2NO_2$。当温度升高时,反应向生成二氧化氮的方向进行。所以,实际上四氧化二氮成品都是与二氧化氮的平衡态混合物。

3. 与水反应:四氧化二氮与水反应生成硝酸和亚硝酸。四氧化二氮可溶解在硝酸中形成红发烟硝酸。

$$N_2O_4 + H_2O = HNO_2 + HNO_3$$

二氧化氮溶于水并与水反应生成硝酸或硝酸和一氧化氮。但二氧化氮溶于水后并不会完全反应,所以会有少量二氧化氮分子存在,为黄色。由于硝酸同时会分解,所以可以看作可逆反应。因二氧化氮溶于水后还生成一氧化氮,所以不是硝酸的酸酐。

$$3NO_2 + H_2O = 2HNO_3 + NO \quad\quad 4NO_2 + 2H_2O + O_2 = 4HNO_3$$

4. 二氧化氮可以直接被过氧化钠吸收,生成硝酸钠。

$$2NO_2 + Na_2O_2 = 2NaNO_3$$

(二)中毒机制

按化学品毒性分级标准,二氧化氮属中等毒性化学品。经呼吸道吸入中毒是二氧化氮中毒的主要途径,人吸入二氧化氮的危害浓度见表9-7,其对机体的危害见表9-8。

表 9-7 二氧化氮吸入对人员的危害浓度

毒性	吸入时间（min）	危害浓度（ppm）
严重中毒浓度	30~60	100
最低致死浓度	1	200
致死浓度	5	500
	30~60	320~430

表 9-8 二氧化氮吸入浓度及其对人体危害

吸入(ppm)	吸入时间(min)	可能的损伤
400	5	肺水肿、死亡
200	15	
200	5	肺水肿、肺炎、支气管炎
100	15	
100	5	刺激、胸痛
50	15	

二氧化氮毒性比 NO 大 4~5 倍,当被吸入后经过上呼吸道进入肺泡后,逐渐与水起作用,形成硝酸及亚硝酸,对肺组织产生强烈的刺激和腐蚀作用,使肺泡毛细血管通透性增加。还通过神经-体液反射,引起微循环障碍,最终形成肺水肿。此外,亚硝酸被吸收后在体内形成亚硝酸盐,可引起血管扩张,导致血压下降。亚硝酸盐与血红蛋白形成高铁血红蛋白,影响血液的携氧功能,造成组织缺氧。通常氮氧化物中毒,肺水肿是主要病变。伴有较大量的一氧化氮时,高铁血红蛋白形成可占优势。

NO 无刺激作用,但实验动物接触高浓度 NO 时,可引起中枢性麻痹和痉挛,并可形成高铁血红蛋白血症。

二氧化氮慢性影响主要表现为神经衰弱综合征及慢性呼吸道炎症。个别患者出现肺纤维化,可引起牙酸蚀症。

(三)肺水肿发生机制

二氧化氮急性中毒可引起肺水肿,其机制可能与以下因素有关。

1. 呼吸道刺激作用 二氧化氮水溶性小,对下呼吸道黏膜和肺泡刺激作用强。吸入的二氧化氮与其表面的黏液和水形成硝酸和亚硝酸,对肺组织有明显的刺激和腐蚀作用。在肺组织和血液中形成硝酸盐和亚硝酸盐,与血红蛋白形成高铁血红蛋白,进一步加重组织缺氧。

2. 肺毛细血管通透性增加 二氧化氮吸入肺泡后直接损害肺毛细血管壁,增加通透性;缺氧引起毛细血管收缩,使流体静力压增加,当超过胶体渗透压后,液体向肺间质组织和肺泡中渗出;缺氧和酸性物质的刺激,使肺毛细血管内皮细胞胞质突出回缩,引起液体向血管外渗出。

3. 肺泡壁通透性增加 二氧化氮直接损伤肺泡上皮,致肺泡壁通透性增加;刺激作用减少了肺泡壁表面活性物质,增加液体渗出。

4. 缺氧 二氧化氮的刺激作用,导致气道管腔狭窄而缺氧。

5. **肺淋巴回流受阻** 中毒使交感神经兴奋、淋巴管收缩,引起淋巴循环流动障碍,组织内液体滞留,加重肺水肿。

6. **腺体分泌增加** 中毒时体内释放大量血管活性物质,如组胺、5-HT、缓激肽、前列腺素和心钠素等,它们影响血管通透性,增加液体渗出。

7. **脂质过氧化作用** 中毒一方面导致脂质过氧化产物增加;另一方面,中毒使动物肺组织和血中超氧化物歧化酶、过氧化氢酶、谷胱甘肽还原酶、谷胱甘肽过氧化物酶、葡萄糖-6-磷酸脱氢酶等酶活性降低。

(四)临床表现

中毒可分为轻、中、重三度。

1. **轻度中毒** 有眼和呼吸道刺激症状,如咽部不适、流泪、干咳、咳嗽、胸闷等,经 1~2d 症状消失。

2. **中度中毒**

(1)刺激期:出现上述眼和呼吸道刺激症状。

(2)潜伏期:0.5h 或 1h 后,上述刺激症状消失,患者自我感觉良好。

(3)肺水肿期:经 3~15h 的潜伏期后,逐渐出现化学性肺炎或肺水肿,表现为胸闷、呼吸窘迫、咳嗽、咳泡沫痰、发绀、双肺满布湿啰音,与光气中毒肺水肿症状相似,可并发气胸及纵隔气肿。肺水肿出现后,在 1~2d 达到高峰,达到高峰后 1~2d 即行好转,第 4~5 天显著好转,但治疗不当或并发感染可使病程延长。极少数患者经治疗症状好转后,在中毒后 4~8 周,可出现纤维化性闭塞性细支气管炎,重者可致呼吸衰竭而死亡。

3. **重度中毒** 迅速出现肺水肿,剧咳,咳大量粉红色或血性泡沫痰,呼吸极度困难,发绀明显,烦躁、谵妄,很快进入昏迷,最后因呼吸衰竭而死亡。部分患者出现明显的变性血红蛋白血症,加重肺水肿产生的缺氧症状,且因变性血红蛋白的存在,发绀更为显著。

(五)诊断

根据吸入或接触四氧化二氮推进剂的职业史,密切结合吸入中毒的临床表现,按"观察对象、轻度中毒、中度中毒和重度中毒"进行临床分级诊断。我国已公布《职业性急性氮氧化物中毒诊断标准及处理原则》(GB 7801-87)的国家标准,可供参阅。排除工业化学品(如氨、氯、硝酸、氯化氢等)和军用毒剂(如光气、双光气)急性中毒以引起肺水肿为主要临床表现的疾病,尤其结合职业史,应不难进行鉴别诊断。

1. **诊断依据** 氮氧化物中毒诊断的主要依据有以下 3 点。

(1)中毒史:二氧化氮接触史,现场有棕红色及特殊刺激气味的气体或硝烟可助诊断。

(2)临床表现特点:刺激期、潜伏期与肺水肿期的临床表现。

(3)实验室检查:胸部 X 线片有助于尽早诊断化学性肺炎与肺水肿。

2. **中毒程度的划分** 我国已公布"职业性急性氮氧化物中毒诊断标准及处理原则"(GB 7801-87)二氧化氮急性中毒的诊断和鉴别诊断可按标准进行。

(1)观察对象:由于氮氧化物气体引起的肺水肿为迟发性病变,潜伏期为 6~72h,有密切接触史者,应作为观察对象。

(2)轻度中毒:在吸入氮氧化物气体经过一定潜伏期后,出现胸闷、咳嗽、咳痰等,可伴有轻度头晕、头痛、无力、心悸、恶心等症状。胸部有散在干啰音。胸部 X 线片示肺纹理增强或肺纹理边缘模糊。呼吸空气时,血气分析的动脉血氧分压低于预计值 10～20mmHg,可作为诊断参考指标。

(3)中度中毒:有呼吸困难、胸部紧迫感、咳嗽加剧、咳痰或咳血丝痰,常伴有头晕、头痛、无力、心悸、恶心等症状;体征有轻度发绀,两肺可闻及干啰音或散在湿啰音。胸部 X 线片示肺野透亮度减低、肺纹理增多、紊乱、模糊呈网状阴影,或有局部或散在的点片状阴影,或相互融合成斑片状阴影,边缘模糊;在吸低浓度氧(<50％)时,才能维持血气分析的动脉血氧分压>60mmHg。

(4)重度中毒:具有下列临床表现之一者可诊断为重度中毒。①呼吸窘迫、咳嗽加剧,咳大量白色或粉红色泡沫痰,明显发绀、两肺可闻及干、湿啰音。胸部 X 线片示两肺满布密度较低、边缘模糊的斑片状阴影或呈大小不等的云絮状阴影,有的相互融合成大片状阴影。在吸入高浓度氧(>50％)的情况下,动脉血氧分压<60mmHg。②并发较重程度的气胸、纵隔气肿。③窒息。④迟发性阻塞性毛细支气管炎。肺水肿基本恢复后 2 周左右,又发生咳嗽、胸闷及进行性呼吸窘迫等症状,体征有明显发绀,两肺可闻及干啰音或细湿啰音。胸部 X 线片示两肺满布粟粒状阴影。少数患者,在吸入氮氧化物气体后,可无明显急性中毒症状而在 2 周后发生以上病变。

(六)预防、急救和治疗

1. 预防　炮阵地发射、坑道与矿井爆破施工时,若存在大量硝烟,按照有关规定采取防护措施;硝铵等化肥储存、装运时如发生意外燃烧事故,在场人员要佩戴防护面具或简易防护口罩以防硝烟中毒。火箭推进剂四氧化二氮作业场所及个人卫生防护按国防科工委 1979 年颁发的《液体推进剂作业卫生防护暂行规定》执行。进入二氧化氮染毒地区要佩戴防护面具,浓度高、作业时间较长或操作污染物体时要穿戴全身防护器材。

2. 急救　由于液体推进剂急性中毒事故具有突发性、复杂性、危险性等特点,现场急救非常重要。实施四氧化二氮推进剂作业时,应启动突发事故医学应急救援预案。

对氮氧化物中毒的急救和治疗应按照以下原则和措施进行。

(1)现场处理应迅速、安全脱离中毒现场,静卧、保暖,避免活动,立即吸氧。在一线现场急救时,对吸入二氧化氮的中毒者给予对症治疗,地塞米松 10～20mg 静脉注射或静脉滴注、维生素 C 1～2g 静脉滴注。必要时,1％亚甲蓝 5～6ml 加入 25％葡萄糖溶液 20ml 中,缓慢静脉注射。

(2)在事故现场,对刺激反应者,应进行 24～72h 严密的医学观察及记录。观察期内应严格限制活动,卧床休息,保持安静,并给予对症治疗。

(3)对穿戴全身防护器材的四氧化二氮沾染者,应首先用大量清水冲淋防护器材,至少5～10min,随后脱掉防护器材进行医学处置;对衣裤沾染四氧化二氮液体者,应迅速脱掉被沾染的衣服,用大量清水冲洗被沾染的皮肤 5～10min;对眼染毒者,应立即用清水或 5％碳酸氢钠溶液或生理盐水冲洗眼部。

(4)保持呼吸道通畅,给予雾化吸入、支气管解痉药(如氨茶碱 0.25g 加入 5％葡萄糖溶液中缓缓静脉注射和静脉滴注)、去泡沫剂(如二甲硅油气雾消泡剂),必要时给予气管切开。

(5)二氧化氮急性中毒无特效解毒药,应采取综合救治措施,包括积极防治肺水肿,早期、足量、短程应用糖皮质激素的方法。为预防阻塞性细支气管炎,可酌情延长皮质激素使用时间。

3.治疗

(1)氧疗:吸入中毒者入院后,应卧床、吸氧。持续低氧血症不能纠正或出现 ARDS 时,应合理适时应用呼气末正压通气(PEEP),尽可能吸入氧浓度 40%～50%,呼气末正压以 0.294～0.490kPa 为宜,使中毒者动脉氧分压在 8kPa 以上,中毒者如存在低血容量时,应慎用 PEEP。

(2)应用糖皮质激素:吸入二氧化氮急性中毒目前无特效解毒药,应早期、足量、短程应用糖皮质激素以防治肺水肿发生。轻度中毒者可静脉注射和静脉滴注地塞米松 10～20mg、中度中毒者 20～30mg、重度中毒者 30～50mg,糖皮质激素通常使用 3～5d,对重度患者用药时间可适当延长,但应注意防治糖皮质激素的不良反应。

(3)亚甲蓝的应用:出现高铁血红蛋白时,可适量给予亚甲蓝(1～2mg/kg 加入 25%葡萄糖溶液 20ml 中)缓慢静脉注射或静脉滴注,同时加入维生素 C 1～2g。

(4)呼吸道雾化吸入:配方药品加入 5%碳酸氢钠溶液中,每次 10～15ml,每 4 小时交替雾化吸入。

(5)保持呼吸道通畅:吸入 1%二甲硅油气雾消泡剂。每次 2～3min,可适时重复使用;解除支气管痉挛可给予氨茶碱 0.25g 加入 25%葡萄糖溶液中,缓缓静脉注射或静脉滴注。对重症肺水肿,由于呼吸道损伤不适宜做气管插管者可采用气管切开等方式保持气道通畅。

(6)在保证血容量、血压等基础上应控制输液量,并密切观察尿量等指标变化。

(7)预防、控制肺部感染,纠正电解质紊乱及酸中毒等,加强对症处理。

(8)对皮肤和眼损伤者,按化学品酸性灼伤进行专科处理。

(9)禁忌应用吗啡、哌替啶等药品,甘露醇不宜用于肺水肿的治疗。

三、液氧与液氢中毒

(一)性状与毒性

液氧与液氢可作导弹、火箭的液体推进剂,液氧沸点－183℃、液氢沸点－253℃。液氧、液氢无毒,使用时不会引起中毒。只有吸入高压氧和长期吸入高浓度氧才能发生氧中毒。

液氧、液氢对人员的主要危险如下。

1.洒在身上或接触绝热不良的低温推进剂容器和管路、阀门等金属部件时可引起冻伤。吸入液氧、液氢的低温蒸气,可刺激呼吸道或引起呼吸道冻伤。高浓度氢还可致窒息。

2.液氧汽化,衣服吸附了饱和氧,遇明火可以燃烧,引起烧伤。

3.液氧遇可燃物(还原剂)、液氢遇氧化剂或液氧与液氢接触,在一定条件下反应猛烈发生爆炸,可致爆炸伤。

(二)中毒表现、预防与救治

临床表现与冻伤、烧伤、爆炸伤相似。

预防主要是在使用液氧、液氢时要注意防冻、防火及防爆炸。

发生冻伤、烧伤、爆炸伤时,按一般冻伤、烧伤及爆炸伤处理,对低温推进剂引起的全身性或大面积冻伤,青壮年可用 40～42℃温水快速复温再送医院做进一步治疗。

(夏亚东　江其生)

第三节　纵火剂、发烟剂及炸药

一、纵火剂

纵火剂又称燃烧剂(incendiary agent),是一类能引起不易燃烧的物体猛烈燃烧的化学物质,具有容易燃烧、燃烧温度高、时间长、不易扑灭的特性。通常分为含氧燃烧剂和不含氧燃烧剂。①含氧燃烧剂,如铝热剂,含四氧化三铁等的铝粉;②不含氧燃烧剂,与空气接触就能燃烧,如镁铝合金(含镁 90%、铝 10%)、汽油、黄磷等。主要用于破坏敌方军事装备和杀伤敌方军事工事内的有生力量。其中与汽油、黄磷接触可以引起人员中毒。

(一)汽油

1. 性状及用途　汽油是一类 C4～C12 脂肪烃和环烷烃混合物,常温下为无色或淡黄色易挥发液体,具有特殊芳香味,沸点为 40～200℃,不溶于水,易溶于苯、二硫化碳、醇、脂肪,易燃。汽油为广泛应用的燃料和溶剂,加入一定比例的凝固剂后,可用于喷火器和凝固汽油弹的装料。

2. 中毒机制　主要中毒途径为呼吸道和消化道,经皮肤较少。汽油吸入呼吸道损害肺上皮细胞,可出现肺炎、支气管炎及肺水肿的症状。误服汽油可刺激消化道黏膜,造成充血、水肿、糜烂、出血等病理改变。汽油灼伤皮肤,可致局部红斑症状。汽油进入血液循环后分布到各器官而发生中毒。汽油为麻醉性毒物,对脂肪代谢有特殊作用,汽油能溶解脂肪和类脂,使血中脂肪、胆固醇及磷脂含量改变,能引起神经细胞内脂质平衡失调,故对神经细胞损害较大,导致脑充血、脑水肿,出现神经系统功能障碍。体内汽油主要以原型经肺排出,部分在肝氧化后与葡萄糖醛酸结合经肾排出,故对肝、肾亦有毒性作用。汽油口服致死剂量为 7.5g/kg。

3. 临床表现

(1)口服中毒:有口、咽、胸骨后烧灼感,继而出现上腹部剧烈疼痛,同时伴恶心、呕吐、腹泻和便血等。胃镜检查可见胃黏膜充血、糜烂,甚至出血。

(2)吸入汽油蒸气中毒:患者急性中毒轻者可出现短暂的头晕、头痛、恶心、呕吐、无力、心悸、视物模糊、意识恍惚、步态不稳、兴奋等表现,以及不由自主哭泣、傻笑、唱歌、说话絮叨、抑郁等各种精神症状,呈癔症样发作。重者出现突然晕倒、意识丧失、昏迷、四肢抽搐等中毒性脑病的表现,呼出气中有汽油味。极重者可呈“闪电式”死亡。较长期吸入汽油蒸气可致周围神经病变,亦可见患者急性轻度中毒表现。

(3)全身吸收中毒:口服、吸入过量汽油后,可经呼吸道、消化道吸收而引起全身中毒症状。主要表现为上述口服、吸入中毒症状加重,并出现言语不清、步态蹒跚,以及肢体轻微震颤、共济失调等神经精神症状。

(4)吸入性肺炎:用口吸取汽油时不慎呛入气管,可致吸入性肺炎。主要表现为剧烈窒息性呛咳和咽部不适,咳血性泡沫痰,继而引起支气管炎、肺炎、肺水肿。少数患者可并发渗出性胸膜炎。胸部 X 线片可见肺纹理增粗,为局限性斑片状渗出性阴影,多见于右下肺。

(5)皮肤接触损害:浸入汽油时间较长可引起皮肤红斑、水疱、瘙痒或灼伤等。

(6)眼损害:溅入眼内,可引起灼痛、流泪、结膜充血。

4. 诊断　根据汽油接触史及上述临床表现进行诊断。

5. 预防

(1)呼吸系统防护:一般不需要特殊防护。进入含高浓度的汽油蒸气环境中,应佩戴自吸过滤式防护面具(半面罩),并严格遵守各项操作规定。

(2)眼防护:一般不需要特殊防护,进入高浓度汽油的蒸气环境中,应戴化学安全防护眼镜。

(3)皮肤防护:戴防苯耐油手套,穿防静电工作服。

(4)其他:应避免长期反复接触,工作现场严禁吸烟,操作中严禁用口吸吮汽油。

6. 急救治疗

(1)呼吸道吸入中毒:迅速脱离现场,至空气新鲜处。保持呼吸道通畅。如呼吸困难,给氧。如呼吸停止,立即进行人工呼吸。注意保暖。

(2)消化道吸收中毒:立即口服 200～300ml 牛奶或植物油洗胃,并催吐、导泻。并防止吸入性肺炎。

(3)皮肤接触:脱去衣物,用肥皂水和清水反复冲洗沾染部位。

(4)眼部接触:提起眼睑,用大量流动清水或生理盐水彻底冲洗至少 15min。

(5)吸入性肺炎:持续性高浓度吸氧,入院后给予抗炎、补液、镇咳及其他对症治疗。

(6)全身吸收中毒:无特效治疗药物,临床多采用给予利培酮 0.5mg、地西泮 5mg,口服,每日 2 次,抗精神兴奋及营养神经治疗等对症综合治疗。

(二)黄磷

1. 性状及用途　黄磷(P_4)又称白磷,是浅黄色或白色有特殊臭味的蜡烛固体,暴露空气中在暗处产生绿色磷光和白色烟雾,生成 P_2O_5。熔点 44.1℃,沸点 280.1℃,燃点约 40℃。几乎不溶于水,可在水中保存,难溶于乙醇和甘油,较易溶于乙醚、苯、二硫化碳等。

黄磷是最常用的纵火剂,常用作纵火航弹、炮弹等的装料。弹药爆炸时,黄磷立即分散并氧化自燃形成火球,落到易燃材料上可引起燃烧,并可引起人员烧伤。着火服装应迅速脱掉,并可用水、毯、砂或泥土灭火。

2. 中毒机制　按中毒途径可分为呼吸道中毒、消化道中毒和皮肤吸收中毒。黄磷吸收后主要损害肝、肾、心脏等实质器官,破坏细胞内有关酶的功能,使细胞代谢障碍,组织变性、坏死。急性黄磷中毒患者可因急性循环衰竭及肝衰竭致死。人的中毒剂量为 15mg,口服致死剂量为 60～100mg。

3. 临床表现

(1)呼吸道吸入中毒:急性吸入中毒表现有呼吸道刺激症状、头痛、头晕、全身无力、呕吐、心动过缓、上腹疼痛、黄疸、肝大。重症患者出现急性重型肝炎、中毒性肺水肿等。

(2)消化道吸收中毒:口服中毒出现口腔糜烂、急性胃肠炎,甚至发生食管穿孔、胃穿孔。数天后出现肝、肾损害。重者发生肝衰竭、肾衰竭等。

(3)皮肤吸收中毒:皮肤吸收可致皮肤灼伤达三度。磷经灼伤皮肤吸收引起中毒,重者发生中毒性肝病、肾损害、急性溶血等,以致死亡。皮肤被磷灼伤面积达 7% 以上时,可引起严重的急性溶血性贫血,以至死于急性肾衰竭。

(4)慢性中毒:长期吸入磷蒸气,可导致气管炎、肺炎、神经衰弱综合征、消化功能紊乱、中毒性肝病。引起严重骨骼损害,尤以下颌骨显著,后期出现下颌骨坏死及牙槽萎缩。

4. 诊断　主要根据黄磷接触史及上述临床表现;早期症状及 1~3d 后的全身反应期肝、肾损伤的表现;毒物分析,现场染毒空气浓度测定,尿样毒物分析进行诊断。还应与四氯化碳、氯仿、砷化物、汞化物中毒相鉴别。

5. 预防

(1)进入磷蒸气染毒区或其他可能接触毒物的环境时,应佩戴自吸过滤式防护面具(全面罩)或工业口罩。

(2)接触黄磷作业应穿胶布防毒衣,戴橡胶(乳胶)手套,遵守操作规程。黄磷接触皮肤后要迅速处理,以免吸收中毒。

6. 急救治疗

(1)呼吸道吸入中毒:迅速脱离现场至空气新鲜处。保持呼吸道通畅。如呼吸困难,给予输氧。如呼吸停止,立即进行人工呼吸。

(2)消化道吸收中毒:立即用 0.5%~2% 硫酸铜溶液洗胃,或用 1:5000 高锰酸钾溶液洗胃。洗胃及导泻应谨慎,防止胃肠穿孔或出血。

(3)皮肤吸收中毒:被黄磷烧伤的皮肤难以治愈,接触时应立即脱去污染的衣着,用大量流动清水、5% 硫酸铜溶液或 3% 过氧化氢溶液冲洗,再用 5% 碳酸氢钠冲洗,并在水洗下用木刮片将黄磷除净或用 3% 碳酸氢钠溶液清洗 15min,以中和伤处的磷酸,然后清除可见的黄磷碎片。如果患者情况允许,烧伤部位应迅速清创,然后用 1:5000 高锰酸钾溶液、2% 硫酸铜溶液或 2% 硝酸银溶液,3% 碳酸氢钠溶液纱布湿敷,以防参与黄磷经伤口吸收。

(4)眼部中毒:可先用 1% 硫酸铜溶液冲洗,然后再用水或生理盐水冲洗,分开眼睑,经局部麻醉后清除所有嵌入的黄磷碎粒,眼有严重溃疡时,清除碎粒后,应马上滴入阿托品,并尽快转入专科治疗。

(5)全身吸收中毒:无特效治疗药物,多为对症综合治疗。

①肝功能受损时,静脉滴注葡萄糖醛酸(肝太乐)、维生素 C、维生素 B_6、能量合剂(如三磷酸腺苷、辅酶 A 等),口服复合维生素 B。

②肾功能受损时,如尿少适当给予利尿药,并注意有无高钾血症及酸中毒;如尿多要注意水和电解质平衡;出现尿闭并有适应证时给予人工肾透析。

③心功能受损时,多出现心电图 ST 段及 T 波改变,给予能量合剂和极化液(葡萄糖、胰岛素、氯化钾)。出现心律失常按一般内科常规处理。

④肺水肿、化学性肺炎的治疗与光气中毒相同。

二、发烟剂

发烟剂(smoking agents)指用于遮蔽、迷盲、干扰及施放信号的一类化学成烟物质,其烟雾是由固体或液体微粒组成,可以是单组分或多组分,可分为液体发烟剂与固体发烟剂。液体发烟剂主要有高沸点石油、煤焦油、含金属的高分子聚合物、硫酸酐、三氧化硫-氯磺酸混合物和四氯化钛等,固体发烟剂主要有六氯乙烷-氧化锌混合物、粗蒽-氯化铵混合物和黄磷、红磷等。制式发烟剂始于第一次世界大战,用的只有金属氯化物、黄磷等,第二次世界大战以后逐渐发展。发烟剂目前正朝着无毒、无刺激、无腐蚀、高效能、多频谱的方向逐步发展。

(一)液体发烟剂

1. 性状及用途　液体发烟剂主要有高沸点石油、煤焦油、含金属的高分子聚合物、硫酸酐、三氧化硫-氯磺酸混合物和四氯化钛、四氯化硅、四氯化锡等。液体发烟剂易于挥发,在空气中可强烈发烟,遇水则发生剧烈作用形成难以沉降的气溶胶烟雾。硫酸酐溶于水可生成硫酸,四氯化钛遇水生成盐酸,硫黄酸则生成硫酸与盐酸,人员接触后易受损伤,对装备也有腐蚀作用,已很少使用(表9-9)。

表 9-9　主要液体发烟剂的理化性质

	硫酸酐	氯磺酸	四氯化钛
分子式	SO_3	HSO_3Cl	$TiCl_4$
外观与性质	针状固体或液体	无色或淡黄色半油状液体	无色或微黄色液体
沸点	44.8℃	151℃	136.4℃
熔点	16.8℃	−80℃	−25℃
化学性质	溶于水生成硫酸,溶于浓硫酸而成发烟硫酸	遇水猛烈分解,生成盐酸和硫酸	遇水生成 TiO_2 与盐酸

2. 中毒机制　硫酸酐、发烟硫酸(硫酸酐＋硫酸)、氯磺酸等液体发烟剂具有强腐蚀性、强刺激性,接触皮肤可致灼伤,甚至碳化,长期吸入高浓度烟雾可致呼吸道黏膜化学烧伤,引起支气管炎、肺炎及肺水肿。四氯化钛可生成二氧化钛固体和盐酸液滴的混合物,也有腐蚀性,但无碳化作用。

3. 临床表现

(1)皮肤接触损伤:局部皮肤呈现凝固性坏死,后形成结痂或溃疡。硫酸酐可致接触部位碳化形成黑痂。氯磺酸可致接触部位形成棕黑色痂,痂周围皮肤起疱、充血。四氯化钛可致皮肤严重灼伤,治愈后可见有黄色色素沉着。

(2)眼部接触损伤:可引起结膜炎、水肿,角膜混浊,以致失明。

(3)呼吸道吸入中毒:可引起上呼吸道黏膜强烈刺激症状,轻者可出现喘息性支气管炎症状;严重者出现呼吸困难,呼吸、脉搏加快,体温升高,咳嗽、咳痰等,继而可发展为肺水肿;吸入高浓度液体发烟剂可迅速引起喉痉挛或声门水肿而死亡。

(4)消化道损伤:口服后立即引起消化道烧伤,检测可见口、咽部黏膜充血、水肿、糜烂及溃疡。严重者可能有胃肠道穿孔、腹膜炎、喉痉挛和声门水肿、肾损害、休克等。

(5)全身吸收中毒:经上述途径中毒,均可致全身吸收中毒。主要为酸中毒的各种临床表现,如血 pH 下降、血 HCO_3^- 含量下降、呼吸深快等。严重者可致肝功能、肾功能损害,如出现肝大、压痛、转氨酶升高,尿中可见蛋白、红细胞、颗粒管型,并继发水和电解质紊乱。

4. 诊断　多见于意外事故,可根据上述液体发烟剂接触史或吸入烟雾的病史及吸入烟雾后各系统的临床表现进行诊断。

5. 预防　工作环境中可能接触液体发烟剂者应严格遵守操作规程,佩戴自吸过滤式防护面具(全面罩)。穿橡胶耐酸碱服,戴橡胶耐酸碱手套。工作完毕时应淋浴更衣。

6. 急救治疗

(1)皮肤接触:立即脱去污染的衣着,用大量流动清水或 5% 碳酸氢钠溶液冲洗至少15min。随后按皮肤化学性烧伤处理。

(2)眼接触:立即提起眼睑,用大量流动清水、生理盐水或 2% 碳酸氢钠溶液彻底冲洗至少15min,冲洗后滴入碱性眼药水如磺胺醋酰钠,并使用可的松、阿托品、抗生素眼药水滴眼。严重者(如角膜损伤时)应由专科医师按眼部烧伤处理。

(3)呼吸道吸入:迅速脱离现场至空气新鲜处。立即吸入碱性气雾剂或雾化吸入 2%～4% 碳酸氢钠。如呼吸困难,应保持呼吸道通畅,并给予吸氧。如呼吸极度困难,怀疑喉头水肿,应行气管切开术,并适当给予糖皮质激素,抗生素雾化吸入或全身应用。如呼吸停止,立即进行人工呼吸。如有肺炎、肺水肿时应按光气中毒肺水肿处理。

(4)消化道损伤:严禁洗胃、催吐、导泻,禁服碳酸氢钠以免产生大量 CO_2 气体导致肠胀气、肠破裂。应立即服用碱性溶液如氢氧化铝凝胶 60ml 或石灰水 200ml。无上述溶液时应口服清水 500ml 以稀释胃内毒物浓度,后口服牛奶、豆浆或蛋清 200ml 或植物油 150ml 以保护消化道黏膜。消化道灼伤严重不能进食者,应建立静脉营养通道,维持水、电解质及酸碱平衡。

(5)全身吸收中毒:应纠正酸中毒,静脉滴注 4% 碳酸氢钠溶液,至血 pH 或 HCO_3^- 含量正常为止。有肝功能、肾功能损伤者,应给予保肝、利尿等治疗,参考本节黄磷损伤治疗。

(二)固体发烟剂

1. 性状及用途　固体发烟剂主要有 HC 发烟剂、粗蒽-氯化铵混合物和黄磷、红磷等。HC 发烟剂的主要组分为六氯乙烷(C_2Cl_6,hexachloroethane,HC)、氧化锌(ZnO)和铝粉。点燃加热后发生"铝热反应",产生大量热量和单质锌;利用热效应,锌与六氯乙烷进一步发生化学反应,生成氯化锌微粒,微粒分散继而吸收空气中的潮气从而形成大量烟雾。可制成发烟手榴弹、发烟炮弹。粗蒽-氯化铵发烟剂的组分为蒽($C_{14}H_{10}$)、氯化铵(NH_4Cl)和氯酸钾($KClO_3$)。发烟时,氯化铵和蒽在高温条件下升华为气体,气体在空气中遇冷后又凝华为蒽和氯化铵固体微粒。上述固体微粒就构成白色的固体烟幕。可装填于发烟罐、发烟筒中使用。

2. 中毒机制　吸入氯化锌、氯化铵烟雾可引起呼吸道上皮损伤,严重者可致肺泡功能丧失,中毒患者因缺氧死亡。氯化锌大鼠经口中毒 LD_{50} 为 350mg/kg,氯化铵大鼠经口中毒 LD_{50} 为 1650mg/kg。蒽的毒性较小,大鼠经口中毒 $LD_{50} > 16g/kg$。

3. 临床表现

(1)吸入中毒:HC 发烟剂发出的烟雾可引起呼吸道强烈的刺激感受,主要表现为呼吸困难、胸部紧迫感、上腹部疼痛、恶心、心动过速以及肺部不适症状。吸入氧化锌烟雾 4～8h 后,可呈现金属烟热症状,表现为骤起头晕、疲倦、乏力、多汗、发热、畏寒、寒战以及呼吸系统症状。

(2)口服中毒:口内有金属甜味、口渴、咽痒,进而胸部发闷、咳嗽、气短、无力、肌肉关节酸痛,并可伴有头痛、恶心、呕吐、腹痛等,然后出现寒战、发热、白细胞数增加。

(3)皮肤接触:可有强烈刺激感受,大量粉尘阻塞皮脂腺管和引起皮肤丘疹。

(4)全身吸收中毒:可出现以典型性骤起体温升高和血液白细胞数增多等为主要表现的全身性疾病。继而可致全身虚弱,体重下降。

(5)吸入性肺炎:短时内吸入大量烟雾,可产生急性吸入性肺炎。

4. 诊断　群体发病时,由于较易获得金属烟尘接触史,不易造成误诊。当出现散发病例时,往往忽略职业接触史,由于其症状和体征与疟疾、流行性感冒、急性气管炎等疾病相似,容易造成误诊。

5. 预防

(1)眼防护:戴化学安全防护眼镜。

(2)身体防护:穿防毒物渗透工作服。

(3)手防护:戴乳胶手套。

(4)其他防护:工作完毕,淋浴更衣。注意个人清洁卫生。

6. 急救治疗

(1)呼吸道吸入中毒:迅速脱离现场,至空气新鲜处。保持呼吸道通畅。如呼吸困难,给氧。如呼吸停止,立即进行人工呼吸。注意保暖。支气管痉挛急性发作时可用肾上腺素。同时可用祛痰药或雾化吸入地塞米松、庆大霉素、氨茶碱的混合溶液。保持绝对休息,吸氧。

(2)消化道吸收中毒:立即口服 $200\sim300ml$ 牛奶或植物油洗胃,并催吐、导泻。

(3)皮肤接触:应立即用大量清水冲洗,必要时用 5% 碳酸氢钠溶液局部洗消。

(4)吸入性肺炎:持续性高浓度给氧,入院后给予抗炎、补液、镇咳等治疗。

(5)全身吸收中毒:无特效治疗药物,多为对症综合治疗。

三、炸药

炸药是一类能在一定的外界能量激发作用下,在极短时间内剧烈燃烧或分解,由自身能量发生爆炸的物质。常用炸药有硝化甘油、三硝基甲苯(TNT)、环三次甲基三硝铵(黑索金)、C4塑胶炸药等。

(一)三硝基甲苯

1. 性状及用途　2,4,6-三硝基甲苯(2,4,6-Trinitrotoluene,TNT,图 9-7)为白色或淡黄色针状结晶,无臭,有吸湿性。化学式 $C_6H_2CH_3(NO_2)_3$,分子量 227.13,熔点 81℃,沸点(爆燃点)240℃。不溶于水,微溶于乙醇、乙醚、丙酮、苯、油脂等有机溶剂。能耐受撞击和摩擦,但突然受热能引起爆炸,为最为常用的、比较安全的炸药。TNT 爆炸后燃烧的分解产物主要有一氧化碳、二氧化碳和氮氧化物等,可从呼吸道、消化道进入人体引起中毒。

2. 中毒机制　TNT 进入人体后,主要引起肝、造血系统损害。TNT 可与体内氨基酸结合,导致氨基酸缺乏,间接引起肝细胞营养不良,肝细胞产生自体溶解和破坏,从而导致中毒性肝病和亚急性肝坏死。TNT 可抑制骨髓内红细胞生成和导致 G-6-PD

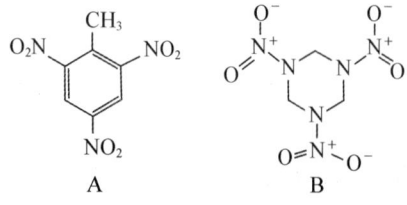

图 9-7　TNT(A)和黑索金(B)的化学结构式

缺乏者发生溶血性贫血,溶血最后导致骨髓造血功能衰竭。TNT 及其代谢产物也可直接抑制骨髓造血组织而发生再生障碍性贫血。此外,TNT 及其爆炸产物应含有硝基,可导致高铁血红蛋白血症,使血红蛋白失去携氧能力,出现发绀。

TNT 大鼠经口 LD_{50} 为 795mg/kg,小鼠经口 LD_{50} 为 660mg/kg,人口服 MLD 或 LD_{01}(最低致死剂量)约为 28mg/kg。工作环境中的最高容许浓度为 $1mg/m^3$,在 $>2mg/m^3$ 环境中可产生不悦感,并引起血液的轻度改变。

3. 临床表现

(1)一般症状:一次接触高浓度 TNT,短期内出现头晕、头痛、恶心、呕吐、腹痛、食欲缺乏、发绀等症状。

(2)急性中毒:可引起高铁血红蛋白血症和急性肝损伤。短期内吸入高浓度 TNT 粉尘,可在数天后出现发绀、胸闷、呼吸困难等高铁血红蛋白血症。口服和吸入中毒剂量的 TNT 可致中毒性肝炎。短期内有恶心、呕吐、无力、嗜睡等症状,随后出现黄疸、肝大、压痛。严重者可致肝衰竭、肾衰竭,患者死于急性重型肝炎。

(3)皮肤吸收中毒:接触 TNT 后,局部皮肤、毛发、指甲可染成橘黄色,较重者约 1 周在接触部位发生皮炎,表现为皮肤局部红斑和红色丘疹,随后丘疹融合并脱屑。

(4)黏膜损伤:接触高浓度 TNT 时,可产生鼻咽部及眼结膜的刺激症状,如喷嚏、流泪等。长时间接触可发生慢性结膜炎、鼻炎、咽炎。

(5)慢性中毒:长期接触低浓度 TNT 可引起慢性中毒,全身症状表现为"TNT 面容",面色苍白,口唇、耳郭发绀,还可能出现气急、头痛、乏力、食欲缺乏及晨起呕吐等表现。其他慢性中毒临床表现有:①中毒性胃炎。患者食欲缺乏,上腹部剧痛,恶心、呕吐及便秘,与进食无关。胃镜检查发现单纯性胃炎。②中毒性肝炎。接触量多者多在 3 个月以上发生肝大伴压痛,肝功能异常。如发生黄疸,预后不佳。脱离接触,好转较快。③贫血。为低色素性贫血,严重者可发展至再生障碍性贫血,表现为进行性贫血,全血细胞减少及骨髓增生不良。④中毒性白内障。初起时晶状体周边部环形暗影,随病情发展可出现中央部环形或圆盘状混浊。由于白内障呈环状分布,故初期对中心视力影响不大。

4. 诊断 根据 TNT 接触史,并与其他疾病引起的肝病变进行鉴别。述视力减退、视物模糊患者应检查眼晶状体改变,并排除其他非职业因素所致眼晶状体改变,方可诊断。

5. 预防 佩戴过滤式防护面具或防尘口罩预防吸入中毒,穿工作服、戴帽、戴橡胶手套和护目眼镜预防接触中毒。工作完毕,淋浴更衣,保持良好的卫生习惯。

6. 急救治疗

(1)吸入中毒者,应迅速移至空气新鲜处,必要时吸氧。皮肤污染时,用肥皂水或清水彻底冲洗,洗净后最好用碱性醇或指示剂肥皂验证 TNT 是否被完全清洗干净。经口摄入者,应催吐或洗胃,使用盐类泻药进一步清除 TNT。

(2)对症和支持疗法:皮肤、黏膜损伤可按常规处理。高铁血红蛋白血症,一般可给予 1% 亚甲蓝 5~10ml(1~2mg/kg)加入 25% 葡萄糖溶液 20~40ml 中,缓慢静脉注射或快速静脉滴注。必要时可隔 2~4h 重复使用 1 次。重度中毒时亚甲蓝可加大至 10~20 ml,并给予维生素 C 1g,加入 10% 葡萄糖溶液中静脉滴注。肝损伤患者,早期给予口服葡醛内酯 100~200mg,每日 3 次。发生中毒性肝病时应卧床休息。适当的高糖、高蛋白、低脂肪饮食,补充 B 族维生素。

(3)重症者应用糖皮质激素:氢化可的松200~400mg/d,静脉滴注,每日1次,同时可用能量合剂(ATP、辅酶A、肌苷)、细胞色素C等,必要时输血和人血白蛋白。

(4)预防再生障碍性贫血,可按内科再生障碍性贫血治疗。

(5)TNT白内障为不可逆性损害,并可影响视功能(中心视力、视野)。凡对视力发生确切影响者,应脱离接触环境,补充维生素E、维生素A、维生素B_2等,并转由眼科医师进行治疗。

(二)黑索金

1. **性状及用途** 环三甲基三硝铵(cyclotrimethylenetrinitramine)俗称黑索金、RDX,为无色无臭结晶,易与同样外观的食物添加剂或药物相混淆。不溶于水,微溶于乙醚和乙醇。化学式$C_3H_6(NO_2)_3$,分子量222.12,熔点209℃,沸点(爆燃点)230℃。爆炸威力比TNT强58%,常与TNT混合使用。炸药爆炸后硝烟中含氮氧化物,主要成分为一氧化氮和二氧化氮(52%)。

2. **中毒机制** 黑索金的毒性远小于TNT,大鼠经口LD_{50}为100mg/kg;小鼠经口LD_{50}为59mg/kg。吸入氮氧化物气体可与下呼吸道细支气管及肺泡表面液体生成刺激性和腐蚀性较强的硝酸和亚硝酸,引起化学性肺炎,使肺毛细血管通透性增强,导致肺水肿,严重者出现急性呼吸窘迫综合征(ARDS)和高铁血红蛋白血症(详见本章"氮氧化物"内容)。

3. **临床表现**

(1)吸入中毒:中毒可呈癫痫样发作,惊厥频发。惊厥发作前,可无预兆或有1~2d的失眠、烦躁不安。惊厥发作时,呈现全身性、强直性、痉挛性抽搐,与癫痫的临床表现相同。惊厥发作后,可有短暂的记忆缺失症及疲乏无力,最后可完全康复。脱离接触环境即不再发作。

(2)口服中毒:误服患者可在0.5~1h后出现头晕、恶心、呕吐、流涎、多汗等表现,严重者发生抽搐。

4. **诊断** 根据炸药接触史,吸入高浓度炸药爆炸后的硝烟烟雾中毒史及上述临床表现进行诊断。应与吸入CO中毒相鉴别。

5. **预防** 应佩戴过滤式防护面具或防尘口罩进入工作环境,预防吸入中毒。加强炸药的管理,防止误服中毒。

6. **急救治疗**

(1)现场急救:脱去污染的衣着,用流动清水冲洗。提起眼睑,用流动清水或生理盐水冲洗。迅速脱离现场至空气新鲜处。保持呼吸道通畅。如出现发绀、胸闷、呼吸困难,应立即给氧。如呼吸停止,立即进行人工呼吸。

(2)对症治疗:入院后用2%碳酸氢钠溶液洗胃,10%水合氯醛灌肠,肌内注射阿托品0.5~1mg。抽搐未停止时,可肌内注射苯巴比妥0.1~0.2g、地西泮10~20mg等镇静药,10%葡萄糖溶液加入地塞米松、大剂量维生素C、能量合剂,5%碳酸氢钠溶液静脉滴注,并给予小剂量利尿药和脱水药。

出现肺水肿时则采用给氧、利尿、强心、镇静等治疗。出现高铁血红蛋白血症则用1%亚甲蓝5ml,加高渗葡萄糖溶液40ml缓慢静脉注射,每日1~2次。

(赵远鹏)

第四节　机械技术液体中毒的救治

　　机械技术液体包括内燃机的抗震剂四乙基铅,发动机冷却系统的防冻剂乙二醇,飞机、舰艇修理的除油漆剂及一些溶剂如乙烷、煤油,还有润滑油等使用、防护不当也可发生中毒或影响身体健康。

一、四乙基铅中毒的救治

(一)性状及用途

　　四乙基铅$[Pb(C_2H_5)_4]$,为无色油状液体,略有水果甜味,比重 1.65,沸点 195℃(分解),蒸气比空气重,约含铅 64%,易挥发,不溶于水,易溶于有机溶剂和脂肪,也能溶解橡胶,处理时应注意。易被泥土、木制品吸附,不易清除,可用强酸消毒,弱酸及碱无效。

　　含四乙基铅的有机溶剂称乙基溶液(约含四乙基铅 49%),加四乙基溶液的汽油称乙基汽油,成含铅汽油。四乙基铅常用作汽油的抗震剂以提高其辛烷值,防止在汽缸内过早点燃撞击机械浪费油料。使用时常与有机卤化物如二溴乙烷配成乙基溶液,俗称铅水。并加入颜料以资识别。乙基汽油是飞机、舰船、汽车等动力机械的动力燃料。四乙基铅也用于有机合成。

(二)毒性

　　四乙基铅为铅化物中毒性较大的一种,中毒剂量为 8.9mg/kg,致死剂量为 30.1mg/kg。四乙基铅易挥发,接触时不加防护可致吸入中毒,但使用铅化汽油时,四乙基铅不易挥发,吸入中毒的可能性不大。四乙基铅脂溶性大,可经皮肤吸收中毒,而铅化汽油只经皮肤伤口吸收。四乙基铅和铅化汽油可因吸烟、吃饭等由污染的手进入胃肠道致吸收中毒,特别是用口吸汽油时更易发生。进入体内后主要分布在血液、肝、脑和肾中,极少部分无机铅储存于骨骼中。四乙基铅在肝细胞微粒体内降解为三乙基铅,三乙基铅缓慢分为二乙基铅和无机铅从尿中排出。

　　四乙基铅主要侵犯中枢神经系统,是强烈的神经毒物,其中毒机制在于四乙基铅的降解产物三乙基铅与中枢神经组织有高度亲和力,明显抑制脑内葡萄糖的代谢过程,减少高能磷酸键化合物的合成,从而破坏高级神经活动,损伤脑视丘和背侧丘脑下部的自主神经中枢。因此,中毒时出现明显的交感神经和副交感神经功能障碍,并因大脑皮质病理性功能亢进,表现出精神症状。有学者估计,人若吸收 8.9mg/kg 四乙基铅仅可生存 4 个月左右。此外,四乙基铅还有金属铅的毒性作用,可抑制细胞含巯基酶,使细胞代谢发生障碍;也可抑制血红蛋白的合成,并有溶血作用。

(三)临床表现

　　急性中毒时可有 10~20h 乃至 7~10d 的潜伏期。主要临床表现分为轻、中、重 3 度。

　　1. 轻度中毒　恶心呕吐、多汗、流涎、腹绞痛,体温、脉搏、血压偏低(三低征)等自主神经功能紊乱和金属中毒的症状。部分患者有头痛、头晕、多梦、不易入睡等。

　　2. 中度中毒　上述症状加重,并有嗜睡或失眠,手、舌、眼睑震颤,运动不协调,记忆力减退,食欲缺乏,口内有金属味等。

3. 重度中毒　迅速出现精神症状,不安、兴奋、意识紊乱、定向力丧失,视、听、嗅发生幻觉,肌肉震颤和共济失调等。最后发展为谵妄躁动,更严重时昏迷、抽搐、高热、大汗,最终因呼吸循环衰竭而死亡。

慢性中毒主要见于长期接触少量四乙基铅又不注意防护者,除与上述急性中毒表现相似外,主要表现为神经衰弱症状,偶有出现中度贫血及神经炎。常用汽油中四乙基铅含量少,一般很少出现四乙基铅中毒。

(四)诊断

主要根据四乙基铅接触史及临床症状。实验室检查尿铅含量升高($>0.3mg/d$),血液类脂成分铅量增高,δ-氨基乙酰丙酸脱水酶(ALA-D)降低可作为诊断参考。注意与常见精神病、中枢神经系统感染、急性汽油中毒相鉴别。

(五)预防

1. 生产、运输过程中,接触四乙基铅及铅化汽油的司机、修理工等应严格遵守中国人民解放军后勤保障部物资油料部颁发的操作规程。

2. 加铅汽油应加入颜料以资鉴别。

3. 注意个人防护,进入油罐或油舱时,穿戴防护面具及防护衣、胶皮手套及长筒胶靴。

(六)急救治疗

1. 消除毒物　立即撤离染毒环境,脱去污染服装并消除体表上的毒物。可先用煤油彻底刷洗,再用肥皂水清洗。误服时,可速用2％碳酸氢钠溶液或温水洗胃。

2. 使用解毒药　巯乙胺(β-巯乙胺、巯乙胺)能与四乙基铅络合,并阻止其穿透血-脑屏障。使用时以200～400mg加入10％葡萄糖溶液250ml中缓慢静脉滴注,每日1次,或以200mg肌内注射,每日2～3次。症状改善后酌情减量。

依地酸钙钠(CaNa$_2$-EDTA)20mg/kg,立即静脉注射。

3. 对症处理及支持疗法　必要时给予镇静药(但禁用溴剂、水合氯醛及吗啡等)。改善神经系统营养可肌内注射维生素B$_1$ 100mg、维生素B$_{12}$ 0.1～0.5mg,每日1次。静脉滴注10％～25％葡萄糖溶液500ml,维生素C 1～5g,或加入胰岛素8～12U、15％氯化钾10ml。

二、甲醇中毒的救治

(一)性状及用途

甲醇CH$_3$OH,又名木醇或木酒精,可由干馏木材制取,无色透明液体,易燃,有高度挥发性,略有乙醇气味。分子量32.04,沸点64.5℃,凝固点－94℃,蒸气压122mmHg(25℃),蒸气比重1.11,易溶于水及多种有机溶剂。工业上广泛地作为工业溶剂,用于染料、树脂、橡胶和喷漆工业,制造甲醛、摄影胶片及塑料等,也用作防冻剂和变性剂。

(二)毒性

甲醇蒸气吸入及液态经皮肤吸收均可中毒,但主要为误服甲醇或饮用含甲醇的酒而致中毒。人口服致死量为 30ml,10ml 以上即可能失明。甲醇进入体内后迅速分布于脑脊液、血、胆汁及其他组织中,它在组织中的分布量与该组织含水量成正比。以后缓慢氧化为甲醛和甲酸,最终生成二氧化碳与水,从呼吸道及肾排出。

甲醇对机体的毒性作用有 3 个方面。它主要侵犯神经系统,具有明显的麻醉作用,该作用虽比乙醇弱,但由于甲醇在体内蓄积持久,故毒性作用远较乙醇大;其次,甲醇对视神经和视网膜有特殊的选择作用,在醇脱氢酶的作用下,甲醇在视网膜外转化为甲醛,后者抑制视网膜的氧化磷酸化过程,使膜内不能合成三磷酸腺苷,细胞发生退行性改变,最后可产生视神经萎缩,严重者引起双目失明;另外,中毒过程中甲醇不断代谢生成甲酸蓄积于体内。再次,甲醇还抑制某些氧化酶系统,使糖代谢发生障碍,引起体内乳酸和其他有机酸蓄积,最终导致酸中毒和血氧减低。

(三)临床表现

自吸入或口服至中毒症状出现有 8～36h 的潜伏期,若同时饮酒潜伏期更长。

1. **轻度中毒**　以中枢神经系统症状为主,并出现轻度酸中毒。此时患者呈酒醉态,有头晕、头痛、兴奋、失眠等症状。并可有眼球疼痛、视物模糊等。

2. **中度中毒**　神经系统症状加重,对周围事物淡漠,并出现呕吐、呃逆、腹痛等症状。继而出现视力障碍、复视、眼前闪光飞雪感,以后视力剧烈减退至失明。检查可见瞳孔扩大或缩小,光反应迟钝或消失,视网膜充血、出血及视神经萎缩等。

3. **重度中毒**　上述症状加重,始有剧烈头痛、眩晕,很快出现意识蒙眬、幻觉、谵妄、惊厥。酸中毒症状明显,呼吸深而快,血气分析血 pH<7.2,最后发生昏迷、休克,死于中枢性呼吸衰竭。

皮肤接触可引起发痒、湿疹和皮炎等。

慢性中毒则以神经衰弱和自主神经功能失调为主,也可有黏膜刺激和视力减退等。

(四)诊断

可根据接触史(或饮入史)、神经精神症状、视神经炎、酸中毒等典型症状,必要时可做血或尿中甲醇测定。

(五)预防

尽量避免用甲醇作为溶剂或燃料;操作甲醇时严格遵守操作规程;皮肤污染甲醇时应及时冲洗干净;有神经系统疾病及视神经疾病者,避免参加甲醇作业。

(六)急救治疗

按照急性中毒处理原则,并应采取以下急救措施。

1. **清除体内甲醇**　经口中毒时,如神志清醒,立即催吐、1％碳酸氢钠溶液洗胃,再以硫酸镁导泻。中毒较重者,使用腹膜透析或人工肾透析,使甲醇排泄速度加快 5～10 倍。有学者认为患者血液甲醇浓度超过 0.1％时,即使未出现症状也应进行透析治疗。

2. 防治视神经损伤　患者视力即使无改变,也应事先用软纱布遮盖双眼以防止光刺激。如出现视力障碍或眼底改变时,应试用甘露醇静脉滴注和地塞米松静脉注射。减轻脑水肿,降低颅内压,改善眼底血液循环,防止视神经发生持久性损伤。

3. 纠正酸中毒　应根据二氧化碳结合力检测结果,及早给予足够剂量的碳酸氢钠或乳酸钠以纠正酸中毒。兼有酮病时应同时给予葡萄糖溶液。不宜多补充水分和钠盐以防止发生脑水肿。注意维持电解质平衡和纠正血缺氧。

4. 其他对症处理　有中毒性精神病表现者,应给足量B族维生素。

此外,有学者推荐在甲醇中毒时注射足量的乙醇可以阻止甲醇在体内氧化,促使甲醇排出。用10％葡萄糖溶液配成5％乙醇溶液,缓慢静脉滴注。倘若患者已处于明显抑制状态,则禁忌使用乙醇,以免增强麻醉作用,促使病情恶化。

对慢性中毒者给予对症处理,注意眼部症状和病变。

三、乙二醇中毒的救治

(一)性状及用途

乙二醇($HOCH_2CH_2OH$),又称甘醇,纯品为无色无嗅、有甘油样甜味的黏稠透明液体。工业品有刺激气味。乙二醇分子量62.07,凝固点$-40℃$,沸点197.6℃,比重1.115,蒸气比重2.14,不易挥发,可与水、甘油、乙醇及丙酮任意混合,易吸收水分,不易燃烧。乙二醇与水混合能降低水的冰点,因此广泛用作汽车、舰船及坦克等发动机冷却系统的防冻剂,还用作溶剂、润滑剂及液压系统的充填剂。

(二)毒性

乙二醇属低毒类,中毒原理尚不十分清楚。一般认为大剂量乙二醇是中枢神经系统抑制剂,中毒初期表现的中枢神经系统改变是直接由乙二醇引起的,后期肾的改变是乙二醇在体内形成的许多氧化代谢中间产物如乙醇醛、乙醇酸、水合乙醛酸及草酸所引起,尤其乙醇醛、乙醇酸的毒性超过乙二醇,因而这些代谢产物的危害较大。

中毒原因多系误饮。人一次口服致死量估计为1.4ml/kg,即总量为70～80ml。

(三)临床表现

急性中毒经过可分以下3期。

1. 潜伏期　一般持续数小时,在潜伏期的后半期逐渐出现欣快状态,以后进入脑期。

2. 脑期　意识丧失,深昏迷,伴有长而深的呼吸,反射消失,严重者可在此期死亡。

3. 肾期　脑期以后,通常从第2～3天起表现严重肾损伤症状,出现血尿、蛋白尿、无尿及尿毒症症状。

慢性中毒时,发生中毒性脑病及骨髓损害。

(四)诊断

主要依据接触史,尤其是误服史,以及典型的临床症状。实验室检查血中可查到乙二醇,草酸含量升高,尿中草酸钙明显增多。

（五）预防

接触者要严格按操作规程操作；严禁将乙二醇作为乙醇代用品饮用。

（六）急救治疗

主要采取的急救措施为对症治疗。

口服中毒时，立即用碳酸氢钠或 1∶5000 高锰酸钾溶液洗胃，必要时催吐。解毒可口服 50％乙醇或白酒 1ml/kg，以后 4d 内每 4 小时服 0.5～1mg/kg。给予 10％葡萄糖酸钙 10ml 及 25％硫酸镁 10ml，加入 10％葡萄糖溶液 500ml 中静脉滴注，以纠正低血钙、低血镁。注意纠正酸中毒和防治急性肾衰竭。

严重中毒，在有条件时，可在中毒后最初 6h 内进行血液透析。

四、二氯乙烷中毒的救治

（一）性状及用途

二氯乙烷（$C_2H_4Cl_2$）为无色液体，状似氯仿，略有甜味；分子量 98.67，比重 1.26，沸点 83.7℃，熔点－35.3℃，蒸气相对密度 3.5；难溶于水，易溶于脂肪和乙醇、乙醚、氯仿等有机溶剂，化学性质稳定。二氯乙烷在军事上用于修理飞机、坦克及军舰时除去旧油漆，防化部队在消毒作业时用作消毒剂的溶剂。

（二）毒性

二氯乙烷主要通过呼吸道吸入中毒，皮肤、胃肠道也可吸收。急性中毒主要为麻醉作用，与氯仿、四氯化碳及汽油类似。引起肝脂肪变性及肝功能损害，最终导致肝肾综合征，但二氯乙烷的肝毒性小于四氯化碳。

浓度为 0.3～0.6g/m³ 时，人吸入 2～3h 可发生中毒，16g/m³ 可致死；人口服致死量为 20～65ml。

（三）临床表现

1. 轻度中毒　多见于吸入或皮肤吸收中毒。表现为头痛、头晕、无力、嗜睡和恶心、呕吐，数日后肝大，肝功能异常。

2. 中度中毒　多见于误服。表现为剧烈的头痛、恶心、呕吐、唇及甲床发绀，很快进入昏迷，瞳孔散大、对光反应迟钝，心率增快或心律失常，肺有干、湿啰音，肝大、疼痛，肝功能异常，血液浓缩，少尿，尿中出现蛋白、红细胞及管型。

3. 重度中毒　深昏迷，肝衰竭，黄疸，无尿及肾衰竭。最后因呼吸中枢麻痹及心脏停搏而死亡。

皮肤接触局部可引起红斑、水肿及表皮坏死、皮炎。

（四）诊断

依据接触史及临床表现。

（五）预防

作业密闭化,防止蒸气弥散,工作区注意通风;进入高浓度区应戴隔绝式面具,操作时穿防护衣、戴防护手套;皮肤污染时立即清洗;有肝、肾疾病者不宜参加二氯乙烷作业。

（六）急救治疗

吸入中毒者立即脱离毒区,移至空气新鲜处,必要时给予吸氧;体表污染者,清洗污染局部,脱去污染衣服。误服者立即给予催吐,继而予以洗胃和导泻。

早期积极采取保护心、肝、肾、脑的措施;呕吐和腹痛严重时给予10％葡萄糖酸钙10ml静脉注射;应用能量合剂、葡醛内酯、泛癸利酮等,给予高糖、高蛋白、高钙、低脂饮食,禁酒。禁用肾上腺素类药物。

（赵远鹏　邱泽武　邹仲敏）

★ 第 10 章 ★

中间谱系战剂

第一节　中间谱系战剂的分类

一、化学防护目标谱系概述

　　化学防护是应对和遏制化学战的重要手段,由化学武器的特点所决定。与对其他武器防护相比较,化学防护必须根据化学战剂类型及特点来确定化学防护的要求,化学战剂的发展必然促使化学防护发生重要变化。因此,在研究化学防护问题时,建立一种动态、准确、完整的目标谱系非常必要,简言之,即必须要提出一个符合上述要求的化学防护所针对的化学战剂类型及品种的系列清单,确切地称之为化学防护目标谱系(target spectrum of chemical protection)。

　　20 世纪 90 年代以前,各国所采用的此类谱系基本上形成于 20 世纪 50～60 年代,虽然具体要求略有区别,但均系以神经性毒剂和糜烂性毒剂为防护重点,以各类经典化学战剂构成整体防护谱系。我国于 1974 年曾经确定包括 6 类 14 种毒剂作为防护对象。

　　化学武器发展水平总是与同时期的化学化工技术水平密切相关。20 世纪初期无机化学工业及染料工业的崛起产生了第一次世界大战时期的化学毒剂,20 世纪 40～60 年代有机化学的发展使神经性毒剂成为化学武器的新主角,而现代科学则非常关注生命科学、生物技术、化学和生物学融合对化生武器发展的影响,特别是基因组学与合成生物学的快速发展。这些新的科技发展有可能成为一系列新类型化学毒剂的基础,它可使多类难以生产的高毒性毒物及毒素进入规模化生产,也可制取和设计合成许多具有可控生物活性的新毒物。因此,未来化学防护将不得不面对以生物工程和现代化学技术产生的多种毒物、毒素、生物调节物质和人造病毒等。

　　由于国际形势变化和科学技术发展,国际上已在对现有化学防护目标谱系做出重要调整。1989 年,英国波顿化学生物战剂防护研究所所长皮尔逊提出了化学生物战剂全谱防护的概述,随后对化学防护目标谱系问题发表了一系列评述,提出未来化学防护应满足"全谱防护"(full spectrum protection)要求。他认为由于生物技术的发展,化学和生物战剂的传统界限已经消失,以生物工程为基础生产的毒素、生物调节物质、人造病毒等将成为未来主要军事使用毒物,应当列为化生防护的主要目标,由此建立了一个新的化学生物战剂防护谱系(表 10-1)。

这个从经典化学战剂过渡到传统生物战剂的谱系涵盖了有毒工业制品和农药的应急化学毒剂、以 P 物质和激肽等肽类物质为代表的生物调节剂、以石房蛤毒素和蓖麻毒素为代表的生物毒素、以生物技术修饰及人工改造的细菌和病毒为代表的遗传操作生物战剂等 6 个系列，分别受到《化学武器公约》和《生物与毒素武器公约》的限制。皮尔逊防护谱系既要求能全面防护经典化学战剂和传统生物战剂，又要防护有毒工业品、生物调节剂、生物毒素以及经过遗传改造的生物战剂等各类化学生物战剂，得到了国际同行的参考和认可。其中，介于经典的化学战剂和有毒化学品与经典的生物战剂之间的生物毒素和生物调节剂等被称为中间谱系(intermediate spectrum)。

表 10-1　化学生物战剂谱系(CBW spectrum)

经典化学战剂	应急化学战剂	生物调节剂	生物毒素	遗传操作生物战剂	传统生物战剂
硫芥气 神经性毒剂 氰化物 光气	有毒工业品 药物 农药	肽类 P 物质 神经激肽 A	石房蛤毒素 肉毒毒素 蓖麻毒素	修饰化及人工改造 细菌和病毒	细菌 病毒 立克次体

←————————— 生物源战剂 —————————→

←————————— 非自然存在毒物 - 人工设计毒物 —————————→

←——————— 中毒 ———————→　　　　←——————— 传染 ———————→

←——————— 化学武器公约 ———————→

←————————— 生物和毒素武器公约 —————————→

二、中间谱系战剂的分类

对于新的化生毒剂防护谱系，皮尔逊认为未来化学防护重点在于中间区域，即生物调节剂和生物毒素等新类型物质上。因为这两类物质在归属上属于化学性毒物和有毒生物的中间地带，所以称之为中间谱系战剂。

在新的化学生物战剂谱系中直接自生物体获取和通过化学或生物技术方法人工修饰的多类生物活性物质，西方国家称为生物源毒剂或生物化学毒剂，而在苏联称为生物有机毒剂。生物毒素及生物调节剂均属于此类毒剂。

(一)生物调节剂

生物调节剂(bio-regulator)是生物体内自然产生的微量化学物质，对生物体的生理过程、新陈代谢和神经活动等具有重要的调节作用，是生物体正常生理功能的基础(详见本章第十节)。目前已发现的生物调节剂大多数是多肽，故也可称之为神经肽或神经调节剂。

有些生物调节剂属于超高活性的物质，选择性作用于某些生理过程，在体内稍有失衡都有可能造成严重后果，如引起恐惧、疲惫、忧郁、失能甚至死亡。因此，生物调节剂被军事化学家看作是潜在的毒剂加以关注。1991 年，《生物武器公约》第三届评审会议中也提出必须注意到一些生物调节物作为军事使用的可能，已列入考虑范围的有内皮素、阿片神经肽等。

（二）生物毒素

生物毒素（biotoxin）又称天然毒素，是指由不同种类的生物体产生的有毒化学物质，包括动物、植物、微生物产生的对其他生物物种有毒害作用的各种化学物质。属于高分子量蛋白的肉毒杆菌毒素和葡萄球菌肠毒素有武器库存；中等分子量的蛇毒、昆虫毒素、植物碱和大量其他物质，已有一些被作为武器，如蓖麻毒素；小分子量的毒素以海洋毒素为主，也有武器化，如蛤蚌毒素。

1. 生物毒素的多样性　多样性是生物界的基本特征，生物世界中的生物毒素也不例外，它以多重方式显示出多样性特征：来源多样性、化学结构多样性、功能与作用机制多样性等。生物毒素的多样性对于生物学、化学、医学、药学以及生命科学的多方面研究发展都具有重大的吸引力。

生物多样性是生物毒素多样性的基础，有毒生物物种遍及大部分生物门类，如细菌、真菌、植物、昆虫、爬行动物、两栖动物以及许多种属的海洋生物都可以产生或蓄积某些特定种类的生物毒素，其数量难以具体统计，构成了生物毒素的丰富资源基础。生物毒素展现了令人惊异的化学结构多样性，已知结构的生物毒素可达数千余种，它们的化学结构形式包括由简单的小分子化合物到复杂结构的有机化合物，从小分子多肽到蛋白质大分子等几乎所有化学类型结构，并且许多结构类型是尚不存在于合成化学中的、有重要意义的新化学结构类型（表10-2）。

表 10-2　生物毒素的主要种类

类别	数量	主要有毒生物	主要结构类型	重要代表物
细菌毒素	>200	病原性细菌	双组分蛋白毒素、脂多糖内毒素	肉毒毒素、霍乱毒素、肠毒素、内毒素
真菌毒素	>200	真菌	环系有机化合物	黄曲霉毒素、杂色曲霉毒素、单端孢霉烯毒素、T-2 毒素
植物毒素	>1200	广泛分布	生物碱、萜类、苷类、酚类、聚炔、非精氨酸、蛋白毒素	吗啡、箭毒、乌头碱、蓖麻毒素
昆虫毒素	>600	毒蜂、黄胡蜂、斑蝥、刺蛾	多肽毒素	蜂毒、斑蝥毒素
动物毒素	>500	毒蛇、蝎、毒蛙、毒蜘蛛	多肽毒素、蛋白毒素	银环蛇毒素、虎蛇毒素、箭毒蛙毒素、蝎毒、蜘蛛毒素
海洋生物毒素	>400	藻类、毒贝、芋螺、河豚、西加鱼类	萜类、海洋生物碱、聚醚类、多肽	芋螺毒素、河豚毒素、沙蚕毒素、鱼腥藻毒素、刺尾鱼毒素、西加毒素

各种生物毒素以多种方式参与生命系统与过程，发挥不同的重要作用，生物毒素常以高特异性选择作用于特定靶位分子，例如，具有重要意义的生命酶系、细胞膜、受体、离子通道、核糖体蛋白等，产生各类不同的致死或毒害效应。生物毒素中存在多类高强毒性的神经毒素、心脏毒素、细胞毒素以及致癌物质（表10-3）。

2. 生物毒素与有毒生物公害　人类对生物毒素的最早了解来自生活中的生物源中毒，但时至今日,生物毒素中毒救治与公害防治仍然是世界性问题。据统计,天然毒素引起的真菌性中毒、植物中毒、鱼贝中毒等食物中毒发生率远高于化学中毒。蛇类及其他动物咬伤依然是热带和亚热带地域常见中毒事件。随着人类对海洋生物利用程度的增长,海洋三大生物公害:赤潮、西加中毒、麻痹神经性中毒的发生有日趋增大之势。例如,西加中毒海域范围已大为扩展,年中毒人数有时多达上万人次。另外,由于癌症严重威胁人类健康与生命,生物源致癌物日益引人关注,黄曲霉毒素(aflatoxin)、赭曲霉毒素(ochratoxin)等常污染谷类、玉米、花生等作物的真菌毒素已证明是地区性肝癌、胃癌、食管癌的主要诱导物质。已发现的可致癌植物毒素达百余种,如千里光碱(senecifoline)、羽扇豆碱(lupinine)、野百合碱(monocrotaline)等。现代研究又在自然界中发现了与细胞癌变有关的多种强促癌作用的化学物质,如巴豆有毒成分佛波醇酯(phorbolesters)、海洋生物毒素海兔毒素(aplysiatoxin)、冈田酸(okadaic acid)、端镰菌肽(teleoeidin)等。

表 10-3 某些代表性生物毒素作用靶点及毒性

毒素	分子量	化学类型	作用靶位	小鼠 LD_{50}($\mu g/kg$)
肉毒毒素 D	150 000	蛋白毒素	神经细胞膜	0.001
霍乱毒素	84 000	蛋白毒素	肠黏膜上皮细胞	0.002
白喉毒素	62 000	蛋白毒素	细胞膜	0.1
相思子毒素	65 000	蛋白毒素	核糖体	0.7
蓖麻毒素	64 000	蛋白毒素	核糖体	3.0
乌头碱	647	生物碱	钠离子通道	100
箭毒蛙毒素	539	生物碱	钠离子通道	2.0
泰攀蛇毒素	46 000	多肽毒素	胆碱受体	5.0
黄曲霉毒素 B_1	310	有机环系化合物	抑制核酸合成	300
T-2 毒素	466	有机环系化合物	血液系统	1210
刺尾鱼毒素	3400	梯形聚醚	钙离子通道	0.05
岩沙海葵毒素	2700	链式聚醚	心肌细胞膜	0.15
α-芋螺毒素	1500	多肽毒素	乙酰胆碱受体	5.0
河豚毒素	319	有机胍胺分子	钠离子通道	8.0
石房蛤毒素	299	有机胍胺分子	钠离子通道	8.0

3.《化学武器公约》和贸易中禁控的生物毒素 现代生物技术日臻成熟,生物来源的高生物活性的蛋白质、肽及有机化合物已数以千计,是未来新毒剂的重要潜在来源,而且其发展很难有效限制。资料表明,军事技术大国美国、苏联及日本、德国等均在此领域中进行过大量研究。军事应用上的两大关键即规模化生产问题和气溶胶分散技术问题,已取得进展。由于生物毒素毒性很高,千克级产量规模已具有现实军事价值,已成为化学生物战剂范畴中最受注意的一个活跃领域。在化生武器裁军过程中,毒素武器正成为重要议题之一。

《化学武器公约》将石房蛤毒素和蓖麻毒素 2 个代表性毒素列入一级控制清单,而澳大利亚集团(Austrilia Group)贸控清单中则列有 14 种不同生物来源的毒素,其中 10 种列入一类核心清单,4 种列为二类预警清单,它们包括细菌毒素 7 种,海洋毒素 4 种,植物毒素 2 种,真菌毒素 1 种,这充分反映了对生物毒素武器化风险的高度重视(表 10-4)。同时也可看出,可能成为化生武器的生物毒素的重点领域已不仅限于细菌毒素,非细菌毒素特别是某些海洋生物毒素的重要性已初见端倪。

表 10-4 受控生物毒素

序号	化学武器公约 一级控制清单	澳大利亚集团贸控 一类核心清单	澳大利亚集团贸控 二类预警清单
1	石房蛤毒素	肉毒毒素	相思子毒素
2	蓖麻毒素	产气类膜杆菌毒素	霍乱毒素
3		芋螺毒素	破伤风毒素
4		志贺杆菌毒素	单端孢烯霉菌毒素
5		葡萄球菌肠毒素	
6		河豚毒素	
7		类志贺毒素	
8		微囊藻毒素	

从历史上看,有些毒素曾经进入美国或苏联的化生武器研究计划。肉毒毒素 A(美国代号 XR)和葡萄球菌肠毒素 B(美国代号 PG),早在第二次世界大战前后已研制成熟,拟作为毒剂使用,列入澳大利亚集团贸控清单。美国早在 1954—1967 年曾将它们作为毒素武器进行生产,1975 年美陆军野战规则 FM3-9 中,正式把上述两种毒素作为化学战剂,并介绍了它们的来源、性能及预防治疗等,20 世纪 80 年代仍列入化生武器研究计划大纲。苏联化学兵 1990 出版的《毒剂》专著中,也将此两类毒素列入战剂并给予很高评价。另外,石房蛤毒素(美国代号 TZ)和蓖麻毒素(美国代号 W)系 20 世纪 80 年代发展起来的可能用作战剂的 20 多种毒素中的 2 个代表物。TZ 已能用便宜的微生物法进行大量生产,其毒性比 V 类毒剂大 10 倍,美军已研究其急性吸入和溶液的皮肤穿透毒理,以及各种现代检测技术。蓖麻毒素易大量生产,第二次世界大战时美国已生产约 1.7t。各国曾将它作为潜在的野战武器研究,主要缺点是作用滞后。此后曾多次作为特殊目的使用的武器,近年成为恐怖组织进行破坏活动的利器。

生物毒素等已成为必须十分重视的化学防护目标物,虽然目前确定何种具体毒素有确定军事价值还很困难,但可从小分子有机海洋毒素、低分子量肽类毒素和列入禁控清单的这三类毒素为代表类型,选取某些代表物如河豚毒素(tetrodoxin,TTX)、石房蛤毒素(saxitoxin,STX)、芋螺毒素(conotoxin,CTX)、岩沙海葵毒素(palytoxin,PTX)、刺尾鱼毒素(maitotoxin,MTX)、肉毒毒素(botulinum toxin,BTX)、蓖麻毒素(ricin,RCA)以及 T-2 毒素等作为重点防护目标化合物,可能是较适宜的选择。

三、建立针对未来化生威胁的医学防护体系

医学防护是化生武器防护最基本的和最终的保证手段,而且评估未来化生武器技术发展可能性也须依赖于生命科学、生物技术、毒理学等医学相关领域的科学研究工作,其重要性日益增加。目前化生武器的医学防护水平远不能满足未来实际需求,未来医学防护应当是一个广泛意义上的医学防护体系,即不仅应涵盖预防、急救、治疗问题,而且应当将化生战剂威胁评估作为重要组成。这是因为,毒素战剂、基因武器等在内的未来化生战剂对人危害程度、军事使用效果、防护途径等问题的深入了解与评估,均与医学科学密切相关。医学防护还包括化生

战剂防护的有关医学、药学和基础研究的大量科学问题。当前重点是高效神经性毒剂的预防、急救、治疗的药物和方法；对生物源毒剂及生物战剂的医学防护问题；以及生化战剂作用机制、发病的分子和细胞机制、适宜的离体和在体损伤模型等基础研究。

（蒋　辉　陈冀胜）

第二节　蓖麻毒素

一、概述

蓖麻毒素（ricin，RCA）发现于 1880 年，是从蓖麻种子中提取的毒素蛋白，无色无味，能导致红细胞凝集和血液蛋白沉淀。蓖麻毒素水溶性好，不存在于蓖麻油中。蓖麻毒素制备简单，因其强毒性而受到人们的关注，在自然条件下非常稳定，水源和食物施毒是恐怖袭击的主要方式。美国军方 1918 年开始研究蓖麻毒素武器化（命名为 W 化合物）的可能性，并在第二次世界大战时与英国联合研究、测试了 W 炸弹。1978 年保加利亚叛逃者 Georgi Markov 在伦敦被刺杀是第一次以蓖麻毒素作为武器的记录。蓖麻毒素被负载在铂粒上，缓慢释放。有 6 起恐怖袭击使用了类似的技术。2003 年美国白宫等收到蓖麻毒素污染的邮件。蓖麻籽的提取物还被用来自杀。

蓖麻毒素分子结构为糖蛋白的异二聚体，相对分子质量为 64 000，它有两条肽链构成：一条为毒性多肽链 A 链（RTA）是活性链，具有抑制蛋白质合成的 N-糖苷酶的活性部位，相对分子质量为 32 000；另一条为多肽链 B 链（RTB）是结合链，有 2 个半乳糖或半乳糖残基结合位点，表现出凝集素的特性，相对分子质量为 34 700。两条链通过 1 个二硫键连接（图 10-1）。在 0.1M 半乳糖溶液中，毒素可在冰箱中储存数月而不失活性，但超过 80℃ 即可变性，煮沸易失去活性。

蓖麻毒素可经口服、吸入、注射以及皮肤、黏膜接触等途径而中毒，其中以吸入和注射途径最具危害性，人的 LD_{50} 约为 $22\mu g/kg$，即平均 1.78mg 可以使成人致命。人口服致死剂量为 1～20mg/kg。小鼠注射途径最小致死剂量为 $0.7～2\mu g/kg$，LD_{50} 为 $5～10\mu g/kg$；口服中毒 LD_{50} 为 30mg/kg；吸入粒径＜$5\mu m$ 的毒素气溶胶，LD_{50} 为 $3～5\mu g/kg$。蓖麻籽中主要的毒素蛋白是蓖麻毒素，含量占籽重的 1%～5%，对所有哺乳动物的有核细胞都有毒害作用。蓖麻毒素毒性是有机磷神经性毒剂的 385 倍，是氰化物的 6000 倍，眼镜蛇神经毒的 2～3 倍。即使未经提炼，8 粒蓖麻子就可以杀死成人，4～6 粒即可使儿童致命。啮齿类实验研究显示，食入

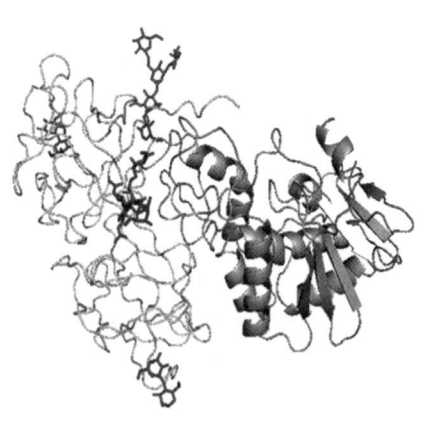

图 10-1　蓖麻毒素的分子结构

的蓖麻毒素的毒性比吸入低 1000 倍，可能与其分子量大、吸收少有关；毒性效应在食入 4～6h 发生，也可延后至 10h；食入 72h 后有 20%～45% 以原型从粪便排出。

二、中毒机制

(一)中毒原理

1. 抑制蛋白质合成 蓖麻毒素有很强的细胞毒性。1分子蓖麻毒素进入细胞内,就足以使整个细胞的蛋白质合成停止而死亡。蓖麻毒素分子首先依靠 B 链上的半乳糖结合位点与细胞膜上含半乳糖基的受体、糖蛋白和糖脂结合,促进毒素分子以内陷方式进入细胞,并经溶酶体、跨高尔基体网络(trans-Golgi network,TGN)、内质网等裂解二硫键,游离 A 链进入细胞质。RTA 催化性失活核糖体的含硫亚基(1分子 RTA,1min 可失活 2000 个核糖体),从而抑制蛋白质的生物合成,导致细胞死亡。RTA 的作用位点在 28S rRNA 近 3′端延伸袢,导致单一的腺嘌呤连接糖苷键断裂,丢失 A_{4324}。rRNA 袢对于蛋白合成延伸因子的结合至关重要,微小的结构破坏即可干扰核糖体、EF-2、GTP 复合体的形成,导致蛋白质合成的抑制,最终细胞死亡。

除了公认的 RTB 与细胞表面的半乳糖基结合之外,蓖麻毒素含有的甘露糖可以被细胞表面的甘露糖受体识别进入细胞,因此,蓖麻毒素对于表面富含甘露糖受体的细胞(如吞噬细胞)的毒性也要引起重视。肝的 Kupffer 细胞易受蓖麻毒素损伤,RTA 可通过其表面的甘露糖受体介导进入肝非实质细胞,而 RTB 进入量达 2 倍之高,均可被 D-甘露糖、L-岩藻糖或卵清蛋白抑制。此外,进入肝实质细胞 RTB 是 RTA 的 5~7 倍,且只被 D-半乳糖明显抑制。

2. 诱导细胞因子的损伤作用 蓖麻毒素染毒小鼠的肝及培养的外周血单核细胞分泌 TNF-α、IL-1、IL-6 和 IL-8。这被认为是通过刺激淋巴样细胞产生的,主要为巨噬细胞和肝 Kupffer 细胞。这些细胞表面含有甘露糖受体,蓖麻毒素分子中 3 个末端甘露糖残基与之特异结合而被优先摄取。蓖麻毒素诱导细胞因子的分泌有剂量和时间依赖性。这些细胞因子释放与蓖麻毒素的免疫毒素引发的发热、肌痛、毛细血管渗漏综合征等不良反应有关。

3. 脂质过氧化损伤作用 蓖麻毒素与巨噬细胞的相互作用,不但诱导细胞免疫,而且诱导自由基和活性氧的产生,引起脂质过氧化作用。肝可发生钙镁失衡、细胞因子释放、急性期反应和氧化应激。谷胱甘肽、TNF-α 抗体、去铁胺可以部分对抗致死剂量的过氧化损伤效应。研究表明,小剂量的蓖麻毒素可以诱导细胞因子产生,引起体内脂质过氧化损伤和诱导靶细胞凋亡;大剂量蓖麻毒素则以抑制蛋白质合成为主。

4. 蓖麻毒素诱导细胞凋亡 蓖麻毒素细胞毒性存在明显的剂量依赖性,高浓度时可导致细胞坏死,低浓度时引起细胞凋亡。在蓖麻毒素中毒的肠道病理研究中,观察到肠道上皮细胞的胞质中存在凋亡样的变化。蓖麻毒素可诱导巨噬细胞、未成熟 T 细胞出现 DNA 碎片,诱导小鼠体内甲状腺、脾的细胞出现凋亡现象。蓖麻毒素诱导细胞凋亡的机制包括对 DNA 的脱腺嘌呤作用、激活线粒体途径的细胞死亡、直接干扰 DNA 的修复。

(二)毒理作用

1. 细胞毒作用 蓖麻毒蛋白为细胞质毒,可特异地破坏蛋白质的合成,导致器官和组织出现功能和形态学变化。主要毒性反映在肝、肾、小肠和内分泌腺体。蓖麻毒蛋白有抗肿瘤作用,能定向攻击肿瘤细胞,且对其他正常组织杀伤性较小。将 A 链与直肠癌单抗体连接制成免疫毒素对直肠癌细胞有很强的毒性作用,而对正常细胞没有影响。

2. **细胞凝集作用** 蓖麻毒素在体外对各种动物和人类的红细胞、小肠黏膜细胞、肝细胞及其他细胞、组织悬液均有强烈的凝集作用。近年发现,蓖麻种子里具有凝集活性的物质是无毒的蓖麻血凝素,而不是蓖麻毒蛋白。

3. **泻下作用** 蓖麻毒蛋白对小肠的损伤亦较严重,是导致腹泻的主要原因。蓖麻油为刺激性油类泻药,它在十二指肠内受脂肪分解酶作用,皂化成蓖麻油酸钠与甘油。蓖麻油酸钠对小肠有刺激作用,反射性增强蠕动,服药 2~6h 后,排出半流质大便。

4. **热源作用** 蓖麻毒蛋白是很强的热源物质。$0.05\sim0.2\mu g/kg$ 就可以产生热源反应,比其他热源都强而持久,潜伏期也长。反复注射可产生耐受性,但与细菌类热源物质无交叉耐受性。

5. **致敏作用** 蓖麻毒蛋白有很强的抗原性,豚鼠经腹腔、皮下、静脉注射蓖麻毒蛋白 $1.6\sim30\ \mu g/kg$,15 min 内均出现竖毛、烦躁不安、呼吸困难、抽搐甚至死亡等过敏反应,以苯海拉明解救最有效。蓖麻蛋白以各种途径进入人体或动物体内都可以产生蓖麻毒蛋白抗体和过敏反应,抗体十分稳定。

6. **麻痹心血管和呼吸系统** 蓖麻毒蛋白有麻痹呼吸和血管运动中枢的作用。一定剂量即可对心、肝、肾产生毒性反应,使心率、呼吸加快,潮气量增加等。

三、临床表现

蓖麻籽中毒后表现为普遍的细胞中毒性器官损伤,影响细胞蛋白质合成,导致组织发生水肿、出血和坏死等,同时可引起促炎因子的释放和肝、肾、胃肠道等多脏器损害,严重者可因呼吸和血管运动中枢麻痹而死亡。蓖麻毒素毒性强度取决于中毒途径,中毒途径不同,临床表现亦不相同。

1. **呼吸道吸入** 吸入性毒性表现为非心源性肺水肿。吸入毒性高于经口途径,潜伏期一般为 4~8h。气溶胶颗粒直径越小,危害越大。首发症状起于 8h 内,表现为呼吸困难、发热、咳嗽、恶心及胸部紧迫、大汗、肺水肿、发绀,最后导致低血压、呼吸衰竭,甚至死亡。白细胞可增加 2~5 倍。亚致死剂量中毒导致的急性肺损伤后需要长时间才能恢复。

尚无气溶胶致命的人蓖麻毒素中毒病例,但有蓖麻籽粉尘暴露引起的过敏综合征,包括鼻与咽喉充血、眼瘙痒、荨麻疹及胸闷。吸入雾化蓖麻毒素的猴子没有全身中毒表现,但可观察到弥漫性坏死性肺炎、间质性和肺泡性炎症、水肿和肺泡液体充盈。

2. **消化道摄入** 经口毒性主要作用靶器官为肝和脾,其他脏器也会受到损伤。中毒较轻的可在 2~3d 恢复,严重者可因呼吸和循环衰竭在 1~4d 死亡,也有中毒者在恢复期因肾衰竭死亡。严重中毒可导致广泛的细胞中毒性器官损伤,如水肿、出血和坏死等,还可引起中毒性肝病、肾病及出血性胃肠炎。

口服一定量的蓖麻毒素后 0.5~5h 即可出现症状,表现为消化系统的口麻、口咽部烧灼感、恶心、呕吐、腹痛,进而腹泻、肠道局部坏死导致出血(呕血、黑粪、便血);呼吸、循环系统的呼吸循环衰竭、血容量降低(严重脱水、心率加快、发绀)、低蛋白血症、水肿、毒血症、高热、口干;血液、泌尿系统出现溶血、低血糖、黄疸、血便、血尿、少尿、尿闭;神经系统有头痛、四肢麻木、瞳孔放大、肌肉抽筋、步态不稳、烦躁不安、精神错乱、手舞足蹈、昏迷、幻觉、癫痫样发作。有时可伴过敏反应,如口唇发绀、荨麻疹。数日内患者会出现肝、脾、肾衰竭,甚至死亡。

3. 肌内注射　注射致死量蓖麻毒素后，局部会出现肌肉和淋巴结坏死，以及肝坏死、弥漫性肾炎和脾炎、胃肠道出血。患者最后死于多脏器衰竭。中毒后初期或 10～12h 后，患者会出现败血症样症状，有疲劳、恶心、厌食、呕吐、发热和头晕症状，进而发展为广泛性的坏死性淋巴结病和注射部位的组织坏死。肝转氨酶、肌酐激酶、淀粉酶和胆红素升高，以及伴有肌球蛋白尿症、致死性低血糖和代谢异常的肾功能不全。临终表现有瞳孔放大、胃肠道出血、失血性休克、血红蛋白尿及肾衰竭。注射的毒素在 24h 内大部分从尿液排出。

4. 皮肤接触　无破损皮肤吸收量极小，一般不会引起中毒。眼接触可致结膜炎、瞳孔扩大、视神经受损。

口服蓖麻毒素引起胃肠道坏死和出血、肝衰竭、肾衰竭、低血压和循环衰竭而死亡。注射者引起消化道出血及肝衰竭、肾衰竭。吸入毒素后，继发于肺损伤的缺氧可能是死亡的主要原因。

四、诊断

蓖麻毒素中毒无特异症状，中毒诊断主要依靠明确的毒物接触史、典型的临床表现和实验室的定性定量检测。其中实验室检测是重要的诊断依据。如果大量健康士兵和平民出现呼吸窘迫，或摄入相同食物的人出现胃肠道出血，或高危暗杀或恐怖威胁对象快速出现血管泄漏综合征，如水肿和低血压，应考虑蓖麻毒素中毒的可能。

已建立了多种快速、灵敏、特异的检测方法，如由毒素的蛋白免疫原性建立的免疫学分析、生物传感器及根据毒素的组成等建立的仪器分析和免疫吸附结合电化学分析方法。可通过免疫分析、HPLC、MS 和 PCR 技术检测分析样品中的蓖麻毒素蛋白和 DNA。

能够检测毒素是否具有毒力的方法更为有效。RTA 作为 N-糖苷酶与核糖体 60S 大亚单位的 28S RNA 作用，水解腺嘌呤的 N-糖苷键，脱去腺嘌呤，可通过反相化学发光、HPLC、拉曼和 MS 检测等检测释放的腺嘌呤判断蓖麻毒素活性。还可以通过蛋白合成抑制检测蓖麻毒素导致的核糖体功能失活。细胞实验和动物实验检测 RTB 链糖基结合位点的完整性及 RTA 链是否具有催化活性。

1. 抗蓖麻毒素抗体　在接触蓖麻毒素 2～3 周的存活者体内可以检测出抗蓖麻毒素抗体，而在迅速死亡者体内则检测不出。

2. 固相酶联免疫吸附实验（ELISA）　抗体吸附于酶联免疫板，用以结合蓖麻毒素而进行检测，灵敏度约为 0.1μg/L。样本经过缓冲液均质化即可进行定性、定量检测，及时诊断及治疗。样本可取自于血液、肝、脾、肺。若吸入染毒则肺组织毒物水平最高；若口服染毒，则肝组织毒物水平最高，其次为体液和血液的检测量。若在 24～48 h 检测，肺部的毒性物质由浅表向深部渗透，提示病情进展。快速 Sandwich-ELISA 法的敏感度为 31pg/ml。

3. HPLC 联合电离子光谱测定法　适用于法医鉴定及致死剂量下人的尿液中蓖麻碱（ricinine）定量测定，通过蓖麻碱可以推断蓖麻毒素中毒，敏感度为 83pg/ml。蓖麻碱在尿液中性质稳定，加热至 90℃可保存 1h；在 25℃保存 3 周。标本量 1ml，测定前先固相提取。

五、预防、急救和治疗

(一)预防

尚无成熟有效的预防蓖麻毒素中毒方法,应加强蓖麻毒素的毒性宣传,预防中毒。对于不可避免接触者,可戴防护面具或防疫口罩预防气溶胶或蓖麻粉尘吸入及眼结膜沾染。对于高危职业的人员应该接种有效的疫苗。蓖麻毒素免疫疫苗主动免疫有很好的抗毒效果,疫苗产生有效的抗毒抗体至少需要 1 个月以上的免疫时间。免疫疫苗可采用脱毒的毒素或去糖基化的 RTA。重组 RTA 突变体作为免疫抗原可明显地降低局部甚至全身的血管渗漏综合征(vascular leak syndrome,VLS)等不良反应,并具有很好的抗毒活性。

(二)急救

总原则为脱离染毒环境。由于染毒途径不同,临床中毒表现可能在染毒后长时间才发生,早期中毒程度分级和分类有困难,但应根据暴露史,以及某时刻的临床表现、毒理和生化发现进行分类。无症状者也应观察至少 12h。有临床表现和生化改变的患者应进入 ICU 救治。

按照生物战剂的洗消方案处理和辅助性治疗是目前常用的治疗手段,纠正体液的酸碱平衡、保护肝功能和肾功能是治疗的第一步。皮肤接触者衣物要用厚的塑料袋收集,去污处理用 0.1% 次氯酸钠浸泡清洗 30min。皮肤接触可用 0.1% 次氯酸钠或肥皂水清洗。眼沾染后,用清水冲洗。食入者应尽早洗胃、催吐、导泻和肠灌洗,减少毒素吸收。吸入者应维持呼吸道通畅,给氧,吸痰,必要时辅助呼吸。

(三)治疗

蓖麻毒素暴露者都应转入医院接受急诊医师和(或)临床毒理学检查。无症状的患者必须在蓖麻毒素暴露后至少观察 12h,有临床症状和生化紊乱的患者应在 ICU 接受治疗。

针对蓖麻毒素中毒,虽然美国已先后研制了蓖麻毒素类毒素疫苗、蓖麻毒素 A 链亚单位的疫苗,可以保护小鼠免受蓖麻毒素气溶胶攻击,但仍处于临床试验阶段。目前国内外还没有适用于人的解毒药和特异抗毒素等专用特效药。我国自行研制的蓖麻毒素抗毒抗体,在小鼠蓖麻毒素腹腔中毒 2 h 后用于急救仍可完全对抗 3 个致死剂量的毒素中毒;致死剂量中毒后 6h 给予抗体急救,仍有 70% 的小鼠存活,此抗体已经完成了人源化研究。

1. 促排　目前临床多用静脉滴注亚甲蓝 10~20mg/kg、25%~50% 硫代硫酸钠 50ml 和(或)利尿药呋塞米(furosemide)1~2 mg/kg,加速排泄。血浆置换用于体内残留蓖麻毒素浓度高,且病情危重的患者。

2. 吸入中毒　针对其肺水肿症状进行治疗,并维持呼吸通畅。要注意呼吸道的对症处理,比如给予抗炎药物、镇痛药和人工换气等。在延长中毒小鼠的存活时间上,地塞米松和二氟甲基鸟氨酸明显优于丁羟茴醚(butylated hydroxyanisole)和维生素 E。

3. 食入中毒　表现出胃肠道症状者,则可使用药用炭吸附毒素和枸橼酸镁盐等泻药排毒,同时大量补液以维持体液平衡。

4. 静脉注射或肌内注射中毒　密切监测心肺功能,迅速治疗肺水肿和低血压是关键,可采取给氧、抗炎、镇痛、辅助呼吸、维持水和电解质平衡、纠正凝血障碍、监测肝功能、肾功能等。

5. **综合治疗**　口服蛋清或冷牛奶、冷米汤,必要时口服胃黏膜保护药,以保护胃黏膜;应用对症及支持治疗,如维持水和电解质及酸碱平衡、应用保肝药物、积极抢救休克,必要时给予强心药、镇静药、氧气吸入等;暂时禁食脂肪及油类食物。地塞米松和二氟甲基鸟氨酸(difluoromethylornithine)已被推荐用于蓖麻毒素中毒治疗。

6. **研制中的药物**　过去研究通过抑制蓖麻毒素的 N-糖苷酶活性来研发蓖麻毒素的抑制药,近年集中在干扰毒素在细胞内转运的分子,但都还没有用于临床。

与抗毒疫苗和抗体相比较,研制能进入细胞的蓖麻毒素小分子拮抗药同样重要。小分子拮抗药 Retr-2,作用于中毒早期 TGN 的逆转运途径从而具有抗毒活性,但要在中毒前 1 h 大剂量给予才有效。Retr-2 的衍生物(S)-Retro-2.1 预防给药抗蓖麻毒素活性提高了 1000 倍,是抗毒活性最强的小分子化合物。

通过加热或加入化学物质制备的蓖麻毒素类毒素能降低动物死亡率,但对肺损伤无保护作用。口服对吸入染毒无保护作用,残留毒性也是一个问题。甲醛溶液(福尔马林)失活制备的类毒素疫苗对气态染毒有效。重组 RTA 疫苗能减轻疫苗不良反应,增加稳定性。美军研制了结构修饰的核糖体抑制蛋白 RTA1-33/44-198,能使超致死剂量的蓖麻毒素气溶胶染毒动物全部存活。美国德州重组包括酶和 VLS 作用位点的 RTA 片段,商标名 RiVax,有高溶解性和稳定性,肌内注射能保护肺功能和组织完整性,已通过磷脂安全性试验,能引起受试者的中和抗体。

(邱泽武)

第三节　肉毒毒素

一、概述

厌氧的肉毒梭状芽孢杆菌(clostridium botulinum)于 1897 年在比利时一次食物中毒事件中由 van Ermengem 首先分离,肉毒毒素(botulinum toxin,BoNT 或 BTX)是该菌外分泌的一种神经毒素,通过抑制神经肌肉接头处的 ACh 释放而引起肌肉麻痹,进而导致死亡,是目前已知的毒力最强的物质,是重要的生物恐怖剂之一。目前,还没有针对肉毒毒素中毒的特异性急救治疗药物,主要依靠抗毒素被动免疫治疗和支持疗法。采用多价肉毒类毒素疫苗进行免疫注射可以较好地预防肉毒毒素中毒,目前还有其他多价重组疫苗正在研究中。

(一)历史回顾

自从人类开始储藏食物,特别是储藏肉制食品以来,肉毒毒素的作用为人们所知已经有1000 多年了,被称为"香肠毒"或"脂肪毒"。肉毒毒素在军事上的应用研究从 20 世纪 30 年代才开始。1935 年,日本的化学与生物战计划创始人石井四郎在占领中国期间开始研究肉毒毒素,日军 731 部队曾在犯人身上培养过肉毒杆菌。1940 年,英国生物战研究机构在其研究计划中包括了对肉毒毒素气溶胶呼吸道中毒毒性的研究,肉毒毒素的英国代号为 MI6。第二次世界大战期间,英国"类人猿计划"成功地暗杀了纳粹头目莱因哈德·海德里希。此后,美国、加拿大也开始了大规模的肉毒毒素研究计划,其中包括生产肉毒毒素和对它的类毒素进行定型和大量生产,美军曾制备了百万份以上的肉毒毒素疫苗,供给欧洲战场的盟军使用。有报道,在战争期间加拿大研究了改善肉毒毒素 A 型和 B 型毒素的产率。随着 1969—1970 年美国生物武器计划的终止,其肉毒毒素武器的研制也相应终止。20 世纪 90 年代初苏联的解体导致生物武器研究的科学家散布于世界各地。据报道,萨达姆时期在开发生物武器时,生产量最大的就是肉毒毒素。2001 年 11 月,美军在阿富汗战争中获得的文件显示,基地组织曾研究批量生产肉毒毒素。

恐怖分子也利用肉毒毒素作为攻击手段。1980 年,法国警察搜捕设在巴黎 Chaillot 街41A 号的德国"红色陆军旅"恐怖小组所住的"安全之家",发现可发射肉毒毒素的"旋转射孔"。日本的奥姆真理教曾分别于 1990 年、1995 年在东京等地的至少 3 个地点施放过肉毒毒素气溶胶,但是由于他们的气溶胶制备设备不足等原因,几次袭击都没有成功。

另一方面,肉毒毒素也是第一个获得批准用于治疗人类疾病的生物毒素。临床应用较广泛的为 A 型肉毒毒素,对不少疾病的疗效获得肯定。由于肉毒毒素能使肌肉暂时麻痹,1978 年,美国 FDA 允许旧金山眼科研究所 Scott 首次应用 A 型肉毒毒素治疗斜视,随后逐步扩大应用于眼睑痉挛、面肌痉挛、痉挛性斜颈等。1986 年,加拿大眼科教授发现其可使肌肉松弛而达到舒展皱纹,很快,注射肉毒杆菌毒素的美容手术风靡全球。加拿大、美国分别于 2001 年、2002 年批准 A 型肉毒毒素用于整形美容,还可用于肌张力障碍性疾病、头痛及其他神经病变等。

肉毒毒素有极强的毒性,却也有致命弱点,在空气中不稳定,易失去活性。随着微胶囊化技术的改进,可将其与空气隔绝,减少其在分散过程中的分解,保持其原有的毒害威力。从目前形势看,肉毒毒素的研究和使用技术有明显进步,值得高度警惕。

(二)生物学特征及结构

肉毒毒素能够引起人、畜中毒,根据其抗原属性分为 7 个血清型,分别命名为 A、B、C、D、E、F、G 型,其中,A、B、E、F 型可以引发人类中毒,C、D 型引发动物、禽类、鱼类中毒,而 G 型自1970 年鉴定以来还未见引起人、畜中毒的报道。A 型、C 型又可再分为 A1、A2 型和 C1、C2 型毒素亚型。由于肉毒毒素毒力极强,容易大量生产运输和制成干粉施放,能通过气溶胶使人中毒,被美国 CDC 列为 A 级生物恐怖剂。

除了肉毒梭菌,巴氏梭菌及丁酸梭菌也可产生肉毒毒素。对 A 型肉毒梭菌的研究发现,在对数生长期的细菌中,肉毒毒素主要存在于胞质、质膜内侧及细菌细胞壁上,细菌裂解后释放到培养液中。培养分离得到的肉毒毒素通常以复合物—前体毒素(progenitor toxin)形式存在。毒素复合物由肉毒神经毒素(BoNT)、血凝素(HA)、非毒素非血凝素(NTNH)以及 RNA通过非共价键连接而成。当经消化道去除复合物中的非毒素组分后,纯化的 A 型毒素毒性降低为原来的 1/43 000。但纯化的神经毒素蛋白进入血液后,其毒力不受影响,能够完全表达毒素活性,说明非毒素组分主要是在毒素进入体内后,在经过消化道的过程中,起到保护毒素活性的作用,并不是毒素毒性的必需部分。

完整的 BoNT 是一条分子量约 150kDa 的多肽链。未活化的完整毒素与非毒素组分解离后表面暴露出一段蛋白酶敏感的 loop 结构,能够被多种细菌或组织蛋白酶切割,产生活化的双链毒素。活化的双链毒素包括一条重链(H 链,约 100kDa)和一条轻链(L 链,约 50kDa)。完整的 A 型、B 型肉毒毒素的晶体结构显示,肉毒毒素由 3 个明显的分子量约为 50kDa 的功能结构域组成(图 10-2)。H 链包含 N 端结构域和 C 端结构域,N 端结构域是一个跨膜转运结构域(H_N),C 端结构域是神经细胞特异性结合结构域(H_C),由 2 个亚结构域组成(H_C-N 和 H_C-C);L 链为一个具有 Zn^{2+} 内肽酶活性的结构域,通过二硫键与 H_N 连接,在二硫键存在的状态下,毒素 H_N 形成一条 loop 结构,遮蔽住深陷于 L 链表面裂缝中的 Zn^{2+} 催化部位,从而不表现酶活性。在双链毒素进入神经细胞后,二硫键被还原,释放出的轻链才能表现 Zn^{2+} 内肽酶活性,因此,BoNT 是一种锌离子依赖的金属蛋白酶。除 E 型毒素外,其余各型毒素结构都基本相似,最保守的区域是毒素轻链 N 端 100 个氨基酸残基和轻链中间区域。

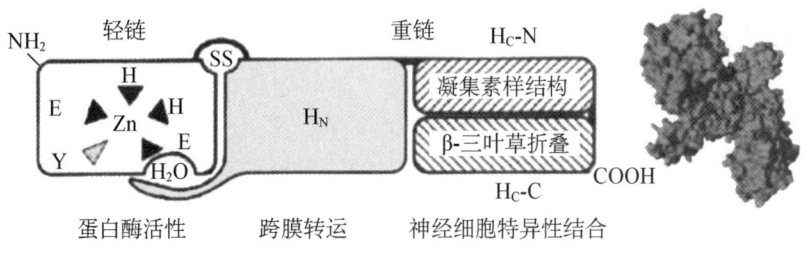

图 10-2　肉毒毒素的功能结构域(左)和晶体结构(右)

(三)理化性质

在肉毒毒素的不同分型中,毒力最强的是 A 型肉毒毒素,它最早被提纯为结晶,生产工艺最成熟,最早应用于实验研究及临床。肉毒毒素无色、无臭、无味,在干燥、密封和阴暗条件下可保存多年。

在自然界和实验室条件下,影响 A 型肉毒毒素结构和活性最常见的因素为温度和 pH。A 型肉毒毒素复合体在酸性条件较碱性条件稳定。高温会加速肉毒毒素二硫键的断裂,二硫键的断裂可导致毒素活性下降。A 型肉毒毒素复合体在 4℃保存,30d 内样品的毒性没有明显降低。在酸性条件下(pH 6.6)样品始终以复合体形式存在,而在碱性条件下(pH 7.8)肉毒神经毒素从复合体中逐步释放。35℃保存时,A 型肉毒毒素复合体在 pH 6.6 保存的第 7 天从复合体中解离,到 21d 重链和轻链完全分离,毒性降为 50%,到 30d 降至约 40%;在 pH 7.8 保存 1d 便有重链和轻链的裂解,伴毒力下降 50%。

肉毒毒素在 0.1mol/L 氢氧化钠溶液中或在 1% 次氯酸钠溶液中 1h 即可被破坏。肉毒毒素受热即分解,在 100℃时很易分解,A 型肉毒毒素在 80℃下 5 min 即可破坏,B 型肉毒毒素在 88℃下 15min 即可破坏。

施放肉毒毒素气溶胶的活性保持时间取决于气溶胶颗粒大小和天气条件,极端的温度和湿度条件会破坏毒素。气溶胶毒素以每分钟 1%~4% 的速度失活,施放 2d 后无明显活性。

(四)中毒途径和毒性

肉毒毒素可通过消化道、呼吸道、伤口染毒中毒,主要通过上呼吸道吸收。毒素进入小肠和结肠后,吸收缓慢,胃酸和消化酶对其破坏不大,故多数患者起病缓慢,病程较长,12~36h 才影响外周系统。肉毒毒素也可经皮肤伤口处吸收。人群对肉毒毒素普遍易感,无性别差异,但人与人之间无传染性。人和动物对不同类型的肉毒毒素的敏感性与饮食习惯密切相关,由食物引起的肉毒毒素中毒无年龄、性别或流行季节的差异。

A 型肉毒毒素的毒性最强,同分子数的致死力是白喉毒素的 300 倍,蓖麻毒素的 3 万倍,
α-银环蛇毒素的 300 万倍,箭毒的 10 亿倍,是目前已知的毒性最强的分子。理论上,1g 纯肉毒
毒素如果均匀地播撒并被人群吸收,可以杀死至少 100 万人。从灵长类动物实验结果外推出
的肉毒毒素对人的致死剂量:通过静脉或肌内注射时只需 $0.09\sim0.15\mu g$,吸入时需 $0.70\sim$
$0.90\mu g$,口服约需 $70\mu g$。WHO 估计,在 5 万人的城市中,只要用 $15\sim24g$ 的肉毒毒素污染水
源,就可在数小时内造成上万人的中毒和死亡。

二、中毒机制

(一)中毒原理

前体毒素中的非毒素组分可以在消化过程中保护肉毒毒素免受各种酶的消化及胃酸的侵
蚀。进入小肠后,小肠内的微碱性环境导致毒素复合物的解离,肉毒毒素穿过小肠表皮,进入
血液和淋巴循环,阻止神经肌肉接头 ACh 的释放,引起肌肉麻痹。有关肉毒毒素对神经肌肉
接头的作用机制研究得较为详细,主要包括以下 4 个步骤(图 10-3)。

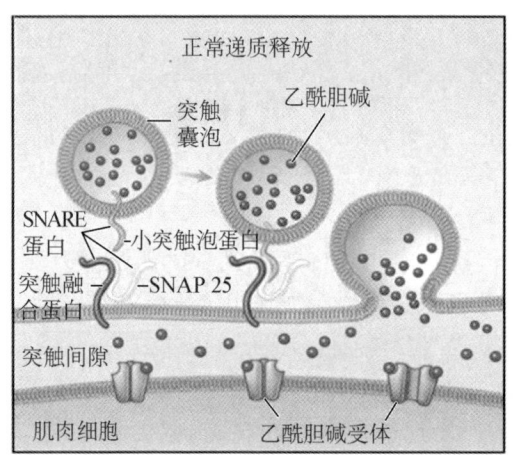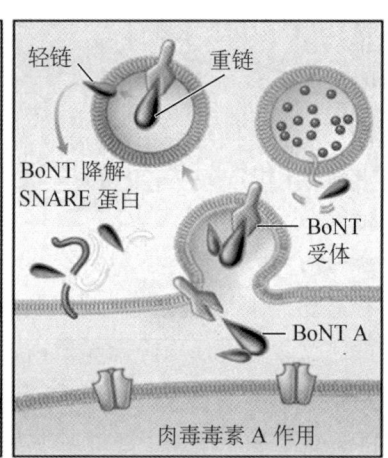

图 10-3　肉毒毒素作用机制

1. 靶细胞的识别与结合　肉毒毒素通过其 H_C 结构域结合于胆碱能神经元的突触前膜。
靶细胞的识别与结合需要神经节苷脂的存在,尽管其不是促进毒素结合的唯一分子。细胞表
面的蛋白质也参与了这个过程。

2. 内化　肉毒毒素结合于细胞表面后,通过细胞的内吞,形成包裹毒素分子的酸性小泡
(内化)。该表面受体介导的内化过程依赖温度和能量,神经刺激能够加快该过程。

3. 跨膜转运　酸性小泡滞留在运动神经元的突触前膜末端,其酸性环境使毒素分子构象
发生变化,中性环境下埋藏在内部的疏水片段暴露于分子表面,使得毒素的重链和轻链能够嵌
入小泡的脂双分子层内形成离子通道。这种离子通道是阳离子选择性的,分子量<700 kDa
的分子可以通过。

4. 阻止神经递质释放　在突触前膜,神经递质的释放是以胞吐的方式进行的,受 SNARE
(soluble NSF-attachment protein receptor)蛋白调控。该蛋白包括位于转运小泡膜上的

VAMP(vesicle-associated membrane protein)、位于突触前膜上的 SNAP-25(synaptosomal-associated protein of 25kDa)、Syntaxin 以及一些胞质蛋白共同形成复合物,介导递质转运小泡与突触前膜的锚定、融合,是递质释放的必需蛋白。肉毒毒素通过特异性切割 SNARE 蛋白,阻止转运小泡中的递质释放,引起肌肉麻痹。

阻碍转运小泡锚定后的递质释放的引发过程是钙离子依赖的,毒素的作用可以被胞内钙离子浓度升高所逆转。肉毒毒素被酪氨酸蛋白激酶磷酸化后,毒素的催化活性及稳定性明显提高,而且磷酸化位点越多,切割活性增强越多,提示肉毒毒素的最终活化可能与信号转导途径紧密相连。

(二)毒理作用

肉毒毒素是一种嗜神经毒素,主要作用于脑神经核、外周神经、肌肉接头处及自主神经末梢,阻断胆碱能神经纤维的传导功能,神经冲动在神经末梢突触前被阻断,从而抑制 ACh 释放,影响副交感神经系统和其他胆碱能神经支配的生理功能,引起肌肉弛缓,继而发生瘫痪。但是,中毒患者的肌肉仍然对 ACh 具有反应性,静脉注射 ACh 可恢复瘫痪肌肉的功能。肉毒毒素引起的病理变化主要是脑神经核及脊髓前角产生退行性病变,使其所支配的相应肌群发生瘫痪,脑干神经核受损。脑及脑膜显著充血、水肿,并有广泛的点状出血和血栓形成。

三、临床表现

人类肉毒毒素中毒主要有 3 种类型:①食物性肉毒毒素中毒主要是由于进食了含有肉毒毒素的食品引起,是人类最普遍的中毒形式;②婴儿肉毒毒素中毒是由于新生儿正常肠道菌群缺乏,其食入的肉毒梭菌芽孢可以萌发、繁殖、产生毒素,从而引起婴儿中毒;③创伤性肉毒毒素中毒类似于破伤风,由于伤口处污染的肉毒梭菌芽孢繁殖、产毒,毒素从伤口进入血液循环而导致,比较少见。

食源性肉毒毒素中毒在摄入毒素 2～72h 出现中毒症状,潜伏期平均为 12～36h,最短 2～6h,长者可达 8～10d。毒素摄入量越大,潜伏期越短,症状越重。肉毒毒素中毒处理不及时或不当,死亡率高达 5%～10%,严重患者病死率为 30%～60%。

中毒患者初期出现胃肠道痛性痉挛、便秘、头痛、头晕、乏力;之后为恶心、呕吐(E 型毒素导致的恶心、呕吐症状较重,A 型毒素所致症状较轻);紧接着眼内外肌瘫痪,出现眼部症状,如视物模糊、复视、眼睑下垂、瞳孔散大、对光反射消失。当毒素开始影响到肌肉协调和体力时,眼睑不能随意下垂,肌力低下主要见于颈部和肢体近端,如咽肌瘫痪则致呼吸困难,颈肌无力则致头向前倾或倾向一侧,手足肌肉软弱无力,腱反射可呈对称性减弱。

中毒患者的自主神经末梢先兴奋后抑制,故泪腺、汗腺及涎腺等的分泌先增多后减少;血压先正常后升高;脉搏先慢后快;常有顽固性便秘、腹胀、尿潴留;血、尿与脑脊液常规检查无异常改变。轻症患者 5～9d 逐渐恢复,但全身乏力及眼肌瘫痪持续较久。重症患者抢救不及时多数死亡,死亡原因多为延髓麻痹所致呼吸衰竭、心功能不全及肺炎所致继发性感染。严重中毒作用主要影响骨骼肌,随后影响呼吸道的随意肌,接着影响心血管系统。幸免于难的急性中毒须经数个月才见恢复。中毒人员自始至终都保持意识清醒和判断能力。

婴儿偶尔吞入少量肉毒杆菌芽孢,肉毒杆菌在肠内繁殖,产生神经毒素,婴儿吸收后可因骤发呼吸肌麻痹而猝死(婴儿猝死综合征,sudden infant death syndrome,SIDS)。这种情况很罕见,一般只见于6个月以下的婴儿。发病婴儿的症状包括便秘、无食欲、哭声改变、头部活动的控制力明显缺失等。

四、诊断和鉴别诊断

(一)诊断

肉毒毒素中毒的诊断主要依据临床体征及主诉分析。辅助实验室检查可确诊,但是限于引起中毒的样品是否残存、中毒病例的差别和有无做实验诊断的条件,以及检验者的认知水平,所以常靠临床症状和流行病学线索而做出诊断。

诊断的依据如下:

1. 集体发病,都进食了可疑食物,特别是火腿、腊肠、罐头或瓶装食品等。

2. 出现特殊的神经系统症状与体征,如复视、斜视、眼睑下垂、吞咽困难、呼吸困难等。肌电检查时,出现"短小、多发、运动神经原动作电位"的特异性肌电图。

3. 肉毒毒素中毒引起的麻痹是脑神经麻痹明显,损伤呈双侧对称,且没有感觉神经损害,而颈部以下无严重的肌无力和肌张力减退。

4. 确诊可采用动物实验法检查标本是否含肉毒毒素,或者将可疑食物进行厌氧菌培养而分离病原菌。

目前,实验室检查法如动物毒性法及中和试验法是最敏感、最可信的肉毒毒素检测方法,但比较烦琐和耗时。酶联免疫吸附试验、细菌DNA的PCR检测等已经应用。实验室检测肉毒毒素及定型对确诊和治疗具有重要意义。

(1)小鼠毒性法:采用早期感染的动物或人血清或者可疑食物的生理盐水浸出滤液作为待测标本,1ml注入小鼠(或豚鼠、小猫)腹腔,对照组分别加用A、B、E、F型抗毒素。如有肉毒毒素,则小鼠出现呼吸困难及蜂腰和失声,但加用同型抗毒素者无症状。

(2)中和试验法:采用肉毒抗毒素致敏的红细胞来检查可疑食物浸出液有无毒素,其特异性及敏感度也很高。

(3)禽类眼睑注射法:将0.1～0.5ml标本液注射于鸡、麻雀或鸽子等一侧下眼睑皮下,另一侧注射稀释液作对照。如眼睑闭合,可判定标本中含有肉毒毒素。根据标本中毒素量的不同,检出时间为10min至48h不等。如加入不同型的抗毒素,则可判定毒素的型别。

(二)鉴别诊断

肉毒毒素中毒易被误诊,最常与急性多发性神经根炎、重症肌无力、部分中枢神经系统疾病(如脊髓灰质炎、白喉神经麻痹、流行性乙型脑脊髓膜炎)和毒蕈及葡萄球菌肠毒素中毒等混淆。

五、预防、急救和治疗

(一)预防

控制肉毒毒素中毒,预防最为重要。发酵或腐败的食物和罐头、火腿等发生漏气或变质时,禁止食用,应煮沸后丢弃。

当出现肉毒毒素中毒时,需尽早确认是偶然的食物中毒事件还是蓄意袭击。如果中毒者都进食了共同的食物,应立即收集可疑食物,送检而确诊。对尚未出现中毒症状者须严密观察,并用药用炭灌洗胃肠,立即接受多价肉毒抗毒血清,皮下注射 1 万~2 万 U,每周 1 次,共 3 次。本病无传染性,收容治疗的患者间无须隔离。

对于战争情况或生物恐怖袭击而蓄意进行的肉毒毒素施放,据估计,如果在某一地点施放肉毒毒素气溶胶,将会使下风向 0.5km 范围内约 10% 的人群受到伤害甚至死亡。气溶胶引起中毒时,同一地点会同时出现大量中毒者,且没进食共同的食物。一旦怀疑有这类袭击发生,应做到:①尽快划定危险区,疏散人群和控制水源;②进入划定危险区的人员必须戴好防护面具,以防止吸入有毒气溶胶;③尽快检测鉴定,采集水源、食物、患者胃内容物、病死畜粪便、血清做肉毒毒素检测,以确定毒物性质及污染范围;④水和食品都要煮沸至少 10min 后才能食用。患者的衣物必须放于专门塑料袋内,并且用肥皂水洗净,患者本人也必须彻底淋浴。

美国 CDC 推荐一种多价肉毒类毒素疫苗,适用于接触肉毒毒素的高危实验室人员及部分可能参与生物防护的军人。理论上,这种疫苗可以预防 A、B、C、D、E 型共 5 种血清型的肉毒毒素中毒。由于自然发生的肉毒毒素中毒罕见,且疫苗可降低药用肉毒毒素的疗效,因此,对于普通人群目前不推荐进行肉毒类毒素疫苗接种。

(二)急救和治疗

目前,对肉毒毒素中毒还没有特异性急救治疗药物,主要依靠抗毒素血清被动免疫治疗。如果在临床症状出现前,早期、足量应用抗毒素,可防止出现中毒症状。现在主要采用马源抗毒素进行急救治疗,人单克隆抗体或几种单克隆抗体的混合物也正在研制中。多价抗毒素(Trivalent 针对 A、B、E 型;Heptavalent 针对 A~G 型)对肉毒毒素中毒有特效,必须及早应用,在起病后 24h 内或瘫痪发生前注射最为有效,剂量每次 5 万~10 万 U,静脉注射或肌内注射(先做血清敏感试验,过敏者先行脱敏处理),必要时 6h 后等量重复。对毒素型别已确定者,应注射同型单价抗毒素(univalent),每次 1 万~2 万 U。病程已超过 2d 者,抗毒素注射效果虽差,但也应继续注射,以中和血中残存的毒素。病情轻重与抢救及时与否(早期、足量使用抗血清)对预后的影响极大。重症者若得不到及时有效的治疗,多在 2~14d 死亡。如果中毒较轻或治疗及时,患者可逐渐恢复,一般不留后遗症。已经出现中毒症状的患者必须迅速给予抗毒素及支持疗法,而且可能需要数周至数月的机械通气治疗。

也有采用盐酸胍治疗肉毒毒素中毒,用量为每天 35~50mg/kg,分 4~6 次口服,促进神经末梢释放 ACh,能改善神经-肌肉传递功能,增加肌张力,缓解中毒症状。

及时肌内注射或皮下注射乙酰胆碱或 AChE 抑制药,如新斯的明、毛果芸香碱等,以及钙制剂,可显著减轻中毒症状。

(三)综合处理措施

在没有抗毒素、中毒剂量不大的情况下,可采用支持疗法,治愈率也可达 80% 以上。一般支持疗法为绝对卧床、输液、给予大剂量的复合维生素 B,根据病情给予强心药,同时,整个病程需要持久和周到细致的护理。患者于食后 4 h 内可用 5% 碳酸氢钠或 1:4000 高锰酸钾溶液洗胃及灌肠,以破坏胃肠内尚未吸收的毒素。咽肌麻痹者宜用鼻饲及输液;呼吸困难者可给予吸氧,清除呼吸道分泌物,必要时切开气管以保持呼吸道通畅;呼吸麻痹者采用气管插管和人工呼吸器辅助治疗。大剂量青霉素可消灭肠道内的肉毒杆菌,以防其继续产生肠毒素。其他抗生素可防止继发性细菌感染,但不宜应用氨基糖苷类抗生素及克林霉素。出院后 10～15d 应避免体力劳动。

(李丽琴)

第四节　T-2 毒素

真菌毒素是真菌产生的次生代谢产物,主要包括黄曲霉毒素、镰刀菌毒素等。最重要的真菌毒素有:①曲霉真菌毒素包括黄曲霉毒素、赫曲霉毒素等;②青霉真菌毒素包括枯青霉素、展青霉素等;③镰刀菌真菌毒素包括单端孢霉烯族毒素、玉米赤霉烯酮、丁烯酸内酯。单端孢霉烯族(trichothecenes,Ts)毒素是一类化学性质相似的有毒代谢物,由镰刀菌属、头孢菌属等产生。可分为大环单端孢霉烯族毒素和非大环单端孢霉烯族毒素。大环单端孢霉烯族毒素毒性作用尚不明,非大环单端孢霉烯族毒素有 T-2 毒素、HT-2 毒素、二乙酰镳草镰刀菌烯醇(DAS)、雪腐镰刀菌烯醇等。

T-2 毒素由多种真菌,主要是三线镰刀菌产生的单端孢霉烯族化合物之一。广泛分布于自然界,是常见的污染田间作物和库存谷物的主要毒素,对人、畜危害较大。1973 年,联合国粮农组织(FAO)和 WHO 在日内瓦召开的联席会议上,把这类毒素同黄曲霉毒素一样作为天然存在的最危险的食品污染源。尤其是美国指责苏联、越南在东南亚使用"黄雨(yellow rain)"毒素(含 T-2 毒素)以后,有关 T-2 毒素对人类健康的危害引起各国的关注。近年国外对 T-2 毒素的毒理学开展了较多的研究。

一、化学结构和理化性质

T-2 毒素是倍半萜烯化合物,分子式为 $C_{24}H_{34}O_9$,分子量为 466.5,该毒素的化学名称为 4,15-二乙酰氧基-8-(异戊酰氧基)-12,13-环氧单端孢霉-9-烯-3-醇,其中的氧环和双键是其活性部位,氧环打开或双键还原均可使其毒性下降(图 10-4)。用接触氢化可使双键还原;四氢锂铝或氢硼化钠可使环氧基还原成醇。T-2 毒素为白色针状结晶,熔点 151～152℃,难溶于水,溶于极性有机溶剂。性质稳定,室温条件下放置 6～7 年或加热至 100～120℃ 1h 毒性不减。T-2 毒素的酯基用碱处理后水解成相应的醇。

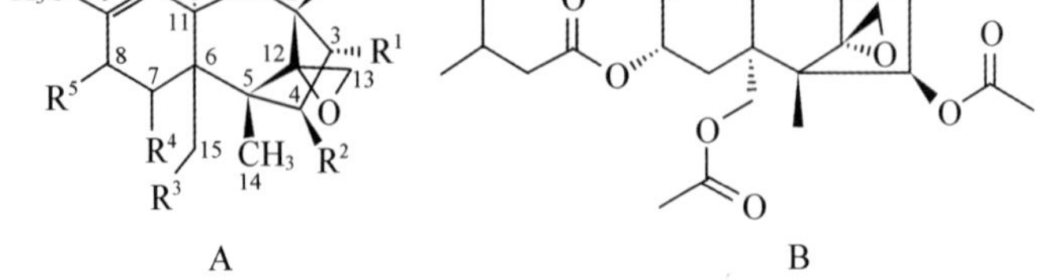

图 10-4　单端孢霉烯类(A)和 T-2 毒素(B)的化学结构

二、中毒途径和毒理作用

T-2 毒素经呼吸道吸入中毒报道很少,主要是经口中毒。T-2 毒素是唯一具有皮肤渗透毒性的生物毒素。T-2 毒素经黏膜的吸收率较高,并可直接破坏黏膜的毛细血管,使其通透性增加。T-2 毒素对不同动物的毒性有一定种属差异,新生或未成年动物对毒素更敏感。

T-2 毒素主要作用于细胞分裂旺盛的组织器官,如胸腺、骨髓、肝、脾、淋巴结、生殖腺及胃肠黏膜等,抑制这些细胞蛋白质和 DNA 合成。该毒素还可引起淋巴细胞中 DNA 单链断裂。T-2 毒素还可作用于氧化磷酸化的多个部位而引起线粒体呼吸抑制。

不同动物经口 T-2 毒素染毒的 LD_{50} 值如下:小鼠 10.5mg/kg、大鼠 5.2mg/kg、小鸡 4.0mg/kg。T-2 毒素还有亚急性毒性作用、慢性毒性作用、"三致"作用、免疫毒性作用、血液系统和软骨组织损害作用等。

三、临床表现

主要是因食入镰刀菌污染的有毒谷物引起中毒。典型临床经过分为 4 期。

第一期:食入有毒谷物之后数分钟到数小时,出现原发病变口腔和胃肠道局部症状。患者感觉上消化道灼热,这是毒素对黏膜作用的结果。患者出现流涎、呕吐、腹痛、头痛、头晕、心动过速等症状。可能有发热和出汗,但体温不高。此期持续 3~9d。

第二期:潜伏期,也称白细胞减少期,主要是骨髓和造血系统发生障碍,进行性白细胞减少,粒细胞减少,淋巴细胞相对增多。此外,还发生溶血、贫血,红细胞、血小板、血红蛋白减少。CNS 和自主神经系统障碍,全身无力,眩晕、疲乏、头痛、心悸,轻度气喘。皮肤出现瘀点,表明开始转入第三期。此期持续 3~4 周。突然转入第三期,症状发展很快。

第三期:躯干、双上肢、双下肢、面部和头部的皮肤上出现瘀点和瘀斑,大小从 1mm 到数厘米不等。毛细血管脆弱,任何小的创伤都能引起出血。口、舌、软腭和扁桃体黏膜出血,可能发生严重的鼻、胃和肠出血,口唇、手指、鼻、下颌、眼和口内出现坏死区。淋巴结常肿大。附近结缔组织可能水肿很严重,以至患者不能张口。凝血因子减少,可能由于出血而死亡,由于肿胀而窒息,或者发生继发感染。

第四期:恢复期,坏死区和出血的治疗需 3~4 周,造血功能恢复需 2 个月或更长时间。

上述是长期小剂量食入 T-2 毒素发生的症状。剂量愈大,病程发展愈快,症状更明显。

四、预防和治疗

迄今还没有对 T-2 毒素中毒的特异性防治办法。目前最有效的预防办法是避免接触或减少接触。主要的治疗措施是对症和支持疗法。

(一)预防

1. 减少接触　用防护面具保护呼吸道、眼及头面部皮肤。目前我军装备的有药用炭滤过装置的面具能有效地防止真菌毒素侵袭。对皮肤的防护可用防毒衣、雨衣等。

2. 及时洗消　换下的染毒服装,用肥皂水、去污剂擦洗,可有效地减少毒素吸收。含氯漂白剂可用作消毒剂。误服毒素污染的水和食物,应迅速洗胃,并口服药用炭吸附毒素,以减少毒素吸收入体内。

近年,美国海军部门研制了预防 T-2 毒素的疫苗,给小鼠隔周注射 1 次,在注射 5～6 次后,其抗体滴度可达 1:(10 000～20 000),但继续加强免疫时,抗体滴度不再升高。

(二)治疗

采用对症和支持疗法。腹泻、失水、失血和由此引起的低血容量休克是 T-2 毒素中毒的严重后果,适当地经口或静脉输液、输血,维持水及电解质平衡,可使死亡率明显下降。皮肤损伤,在早期可进行湿敷或涂以皮质类固醇;出现水疱后按烧伤处理。出现明显的骨髓抑制、出血、感染时可补充全血或其有效成分如血小板和血细胞悬液。其他如中枢神经系统功能障碍和肾衰竭时,对症处理。发生继发感染时,尤其是肺和皮肤可用抗生素治疗。

(张黎明)

第五节　河豚毒素

一、概述

河豚毒素最早于 1909 年由日本科学家田原良纯(Yoshizumi Tahara)从河豚中提取并定名 Tetrodotoxin(TTX)。1955 年,日本的平田义正(Hirata Yoshimasa)从河豚中成功分离出纯品河豚毒素。1964 年 Wood Ward 测定了河豚毒素的结构,1972 年 Kishi 等采用化学方法成功合成,同年日本岸义仁和 Tohru Fukuyama 完成了河豚毒素外消旋体的全合成。2003 年美国 Du Bois 和日本 Minoru Isobe 教授分别采用不同的路线完成了河豚毒素的不对称全合成(asymmetric synthesis)。

河豚毒素是一种小分子非蛋白海洋类神经毒素,它主要存在于硬骨鱼亚纲鲀形目所属的近百种河豚体内,尤其是集中在卵巢和肝中,其次是在血液、眼、皮肤等组织中。河豚毒素不仅在河豚中存在,它在卷贝、海螺、蝾螈等众多河生、海生生物中广泛存在,在一些(藻类)细菌中也含有河豚毒素。河豚毒素是一种氨基-羟基喹唑啉的生物碱,分子式为 $C_{11}H_{17}N_3O_8$,分子量为 319.28。河豚毒素的结构特征为具有多羟基氢化 5,6-苯吡啶母核,含有 1 个碳环、1 个胍基、6 个羟基,在 C-5 和 C-10 位有一个与半醛糖内酯连的开环。它含有一个原酸酯结构,分子中几乎所有碳原子都具有不对称取代(图 10-5)。

(一)理化性质

河豚毒素属生物碱,是非蛋白质神经毒素,其粗制品为棕黄色粉末,纯品为无色晶体,呈针状或菱形结晶,无嗅无味,易吸湿潮解;不溶于无水乙醇、乙醚、苯等有机溶剂,微溶于水,极易溶于稀酸水溶液,在碱中易分解成无毒的产物。河豚毒素理化性质比较稳定,其晶体没有明确的熔点,加热到 200℃变黑,加热到 240℃ 开始碳化,但 300℃ 以上也不分解,用盐腌、日晒、煮沸均不易将其破坏,长时间的高温加热可以降低或破坏其毒性;河豚毒素 115℃加热 3h,120℃

加热 30min,200℃以上加热 10min,可被全部消除毒性。河豚毒素有高的酶稳定性,在多种酶类的作用下不分解。河豚毒素在 230nm 左右有最大吸收波长。

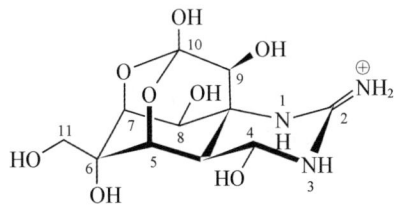

图 10-5 河豚毒素的化学结构式

(二)中毒途径和毒性

河豚毒素在河豚中含量最高。由于河豚毒素的化学性质稳定,烹调过程无法灭活毒性,导致进食或误食河豚引起中毒。河豚毒素以通过生物链富集等途径,污染其他水产品,很多海洋食品中毒事件都与河豚毒素有关。河豚毒素中毒是鱼类中毒中最为严重的一种。在我国每年死于食物中毒的人群中有 1/3 是河豚毒素中毒,居食物中毒死亡人数之首。小鼠雄性比雌性更敏感,无明显蓄积毒性。河豚毒素毒性相当于氰化钠的1000 倍。河豚毒素不同中毒对象的各种中毒途径的致死剂量见表 10-5。

表 10-5　河豚毒素不同中毒对象的各种中毒途径的致死剂量(μg/kg)

中毒途径	小鼠 LD_{50}	昆明小鼠		家兔		人 LD_{50}
		LD_{50}	LD_{99}	LD_1	LD_{100}	
口服	334~381	532	622			300~500
腹腔注射	8.0~10.7	10.7	12.5			
皮下注射	9.5~12.5	12.5	14.6			
肌内注射	8~10			5.3	5.8	
静脉注射	8			3.1	3.8	5~7

二、中毒机制

(一)中毒原理

河豚毒素是一种典型的钠离子通道阻滞剂,它能选择性地与神经和肌肉细胞膜表面的钠离子通道受体结合,并具有高度专一性,对钾、钙等其他离子通道无直接影响,对神经肌肉接头的突触及胆碱酯酶也无直接作用。通常只阻滞可兴奋细胞膜的电压依赖性通道,而对静息细胞膜电位的通道则无明显的阻滞作用。通过阻断电压依赖性钠离子通道而阻滞动作电位、抑制神经和肌肉间的兴奋传导,使神经和肌肉麻痹,严重者可发生麻痹状态并可引起呼吸中枢麻痹、血压下降、脉搏迟缓,最终可能因呼吸停止和循环衰竭而死亡。

河豚毒素构效关系表明,河豚毒素的活性基团是 1、2,3-位的胍氨基和附近的 C-4、C-9、C-10 位的羟基。胍基在生理 pH 下发生质子化,形成正电活性区域与钠离子通道受体蛋白的负电性羧基相互作用,从而阻碍钠离子进入通道。钠通道受体至少有 6 个特异性靶分子结合位点,河豚毒素是与钠通道受体部位Ⅰ结合,使钠离子不能通过通道进入细胞内(图 10-6)。

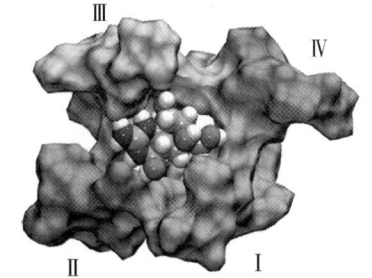

图 10-6　河豚毒素与钠离子通道结合

(二)毒理作用

河豚毒素中毒的潜伏期短,致死率高,具有箭毒样毒性作用,对胃肠道有刺激作用,有扩张血管及凝血作用,能引起肝、肾等内脏充血,有抑制尿液分泌的作用。河豚毒素吸收后立即作用于神经末梢及神经中枢,阻碍神经传导,先引起感觉障碍,后导致运动神经麻痹,严重时引起心律失常,致脑干麻痹,出现呼吸、循环衰竭致死。

三、临床表现

一般情况下,河豚毒素中毒发病急促、剧烈。误食有毒河豚,进食后至发病的潜伏期为数分钟至 3 h。在发病初期伴有面色潮红、头痛、胃部不适、恶心、呕吐、腹痛、腹泻等消化道症状。随中毒加深会出现感觉神经麻痹症状,随后运动神经麻痹症状,全身肌肉无力,运动失调,身体不稳;口唇、舌、肢体麻木,四肢无力、眼睑下垂、共济失调、软瘫、腱反射消失,进而全身麻痹、瘫痪。严重者可致呼吸中枢和血管运动中枢麻痹,因呼吸肌麻痹、心搏骤停而死亡。

根据临床表现将河豚毒素中毒分为 4 度:Ⅰ度为感觉麻痹(口唇、口周及舌尖),恶心、呕吐;Ⅱ度为感觉迟钝(皮肤知觉、本体感消失),共济失调,味觉消失,腱反射正常;Ⅲ度为运动障碍(骨骼肌麻痹),言语障碍(声带麻痹),咽下困难,皮肤发绀,血压下降,意识尚清楚;Ⅳ度为意识不清,血压明显下降,呼吸、心搏停止而死亡。部分患者心电图异常,出现窦性心动过缓(或窦性心动过速)、T 波改变(双峰或增高)、Q-T 间期延长、P-R 间期延长和 ST 段缺血改变等现象。三大常规检查可见部分患者出现血白细胞升高 $>10\times10^9/L$,尿蛋白(+)和大便隐血试验弱阳性。

四、诊断和鉴别诊断

食用河豚中毒者,从唇、舌、咽喉开始到肢体末端的进展性麻痹,即应考虑河豚毒素中毒。中毒的诊断要点为:有摄食河豚史,进食后发病;临床首先出现上腹部不适、恶心、呕吐、腹痛等胃肠道症状;继之出现头晕、全身乏力,口唇、舌尖、肢端或全身麻木等症状;患者多感到身体有"飘浮感",瞳孔先收缩后散大。中毒严重者可出现肌肉软瘫、共济失调、呼吸困难、心律失常,甚至昏迷、死亡。

河豚毒素中毒实验室检查主要表现为:外周血白细胞计数及中性粒细胞比例增高,尿常规和肝功能一般正常,心电图异常。可用 HPLC 直接检测河豚毒素。

尸检可见河豚毒素中毒死亡者两肺灶性及片状出血,细支气管痉挛,口唇、指(趾)甲明显发绀;胃肠胀气,胃小灶性出血,急性肠炎;心肌小灶性肌溶坏死,间质少量炎症细胞浸润,脑水肿,小脑扁桃体疝和海马沟回疝,多器官淤血、水肿(心、肺、肝、脾、肾、脑)。

五、预防、急救和治疗

(一)预防

河豚毒素在海洋生物中的广泛分布,使其成为食用海产品中毒事件的一类重要致毒因子。

加工河豚时,肌肉河豚毒素含量不应超过 10 MU/g,而其余部位包括卵巢、肝、脾、肾、血液、眼球、胆、胃、肠、心脏、腮均作为有毒废弃物处理。对麻痹性贝类(如织纹螺)的预防,要在有污染危险的海域严格执行检疫规则。

迄今为止,人们还没有找到预防河豚毒素中毒的特效药,河豚毒素抗毒疫苗尚在实验研究中。河豚毒素特异性抗体对拮抗河豚毒素中毒具有较好的作用,但目前尚无商业性的抗河豚毒素免疫球蛋白或单克隆抗体,仅有用于检测的抗体试剂盒。而单链抗体片段很有可能成为河豚毒素中毒的一种安全、有效的治疗药物。

(二)急救

统计资料表明,河豚毒素一旦中毒,病死率极高,为 40%～60%,死亡多发生在中毒后 6～24h,若能存活 24h 以上,则预后良好,但河豚毒素反复中毒不产生免疫。河豚毒素在体内排泄较快,采取有效的急救措施可明显降低病死率。河豚毒素中毒早期死亡原因是呼吸肌麻痹所致呼吸衰竭,及时气管插管,有效的机械通气,及时彻底的洗胃、清除胃肠道毒物,促进毒素排泄是抢救成功的关键。大量输液和利尿以促进毒素排出。病情严重者应及早血液透析和血液灌流治疗。持续血液滤过能很快改善患者的中毒症状,明显降低呼吸机使用率和并发症发生率。主要抢救措施如下。

1. 减少毒素吸收　早期可行机械性催吐或口服 1% 硫酸铜 50～100ml 催吐。洗胃应及时、反复、彻底,先用 2% 碳酸氢钠溶液,继以清水洗胃,也可以用 1:5000 高锰酸钾溶液或 0.25%～0.5% 药用炭混悬液洗胃。即使进食 24h 也有洗胃的必要。洗胃后再给予药用炭吸附毒素,50% 硫酸镁或 20% 甘露醇或大黄导泻。对于不能洗胃者,可以用中枢催吐药阿扑吗啡,3～5mg 皮下注射。

2. 促进毒素排泄　大量补液(4000～5000 ml/24 h)和利尿有利于毒素的排出,大剂量的维生素 C 也有一定的抗毒、抗自由基作用。

3. 使用激素　早期短程(1～3d)使用肾上腺皮质激素可以减轻组织对毒素的反应,改善机体的耐受性。

4. 碱化血液　因河豚毒素在碱性环境中不稳定,可用 5% 碳酸氢钠溶液 150～200ml 碱化血液。

5. 血液透析　对于病情特重的中毒患者,配合采用紧急血液透析和血液灌流治疗 3～5h,清除体内血中的河豚毒素,可明显降低病死率。

6. 辅助呼吸　肌肉麻痹者可肌内注射 1% 盐酸士的宁 2ml 及维生素 B_2、维生素 B_6;咖啡因、山梗烷醇酮和硫代硫酸钠与生理盐水静脉注射也有显著疗效。当患者出现呼吸肌麻痹、呼吸困难、血氧饱和度下降时,应及时进行气管插管、机械通气,可缓解患者呼吸窘迫症状,改善呼吸肌麻痹所致的低通气、低氧血症和高碳酸血症,防止多脏器功能衰竭。此时应用呼吸兴奋药和东莨菪碱效果不佳。

7. 扩容升压　循环衰竭时积极补充血容量,尽早应用莨菪类药物及肾上腺皮质激素,休克时可用多巴胺、间羟胺等血管活性药物。

8. 支持治疗　积极采取措施保护重要脏器功能,维持水、电解质及酸碱平衡,防治感染等。加强生命体征的监护,对呼吸、心率、血压、脉搏、血氧饱和度、神志等进行监测,加强护理。

(三)治疗

纳洛酮为特异性的阿片受体拮抗药,轻度中毒患者用小剂量即可;重度中毒患者,尤其是呼吸困难,甚至心搏呼吸骤停的患者持续大剂量使用纳洛酮,能明显降低毒素对呼吸、循环的抑制,同时拮抗机体在应激状态下产生的内啡肽物质、氧自由基等对脑组织的抑制作用。纳洛酮还可迅速通过血-脑屏障,兴奋呼吸中枢,增加呼吸中枢对二氧化碳的敏感性,从而改善通气。用半胱氨酸治疗,因为它能使钠通道开放,又可抵消毒素对神经传导的阻碍作用,且河豚毒素在有半胱氨酸存在环境中迅速分解。注射 S-P 试剂(即亚硫酸氢钠和磷酸的混合液)解毒,S-P 试剂对内酯环有破坏作用,内酯环断裂则毒性消失。最近有多个研究表明,4-氨基吡啶对河豚毒素中毒有拮抗作用。4-氨基吡啶是钾离子通道阻滞药,能延缓钾离子内流,延长动作电位,使突触前膜钙离子内流增多,从而增加突触前膜 ACh 的释放,增强肌肉收缩能力。另外,4-氨基吡啶还有刺激呼吸作用及中枢兴奋作用。该药不良反应大,安全剂量范围小。莨菪类药物拮抗河豚毒素对横纹肌的抑制作用,东莨菪碱具有保护细胞和改善微循环的作用。

近年来,中西医结合治疗以提高抢救成功率的尝试取得了很大进展。大黄类药物(如大黄胶囊、通腑醒神胶囊等)具有活血化瘀、改善微循环;促进肠蠕动,抑制肠道内细菌易位和毒素吸收;清除氧自由基、减轻炎症反应等作用。绿豆、防风、甘草、蜂蜜等中药均有解毒功效。河豚毒素中毒患者在彻底洗胃及机械通气等综合治疗下,绿豆甘草汤兑蜂蜜亦可发挥清热解毒利尿之功效,促进毒物代谢。余甘果汁有解毒功效,可能是果汁中的 SOD 起解毒功效。蜀葵也有治疗作用,可通过利尿消除水肿、通利二便,加快毒素排泄,同时可拮抗河豚毒素对尿液分泌的抑制作用。其他中医治疗包括通过溶栓、抗血小板凝集作用,抑制河豚毒素的凝血作用;通过其抑制毛细血管通透性和消肿作用,拮抗毒素扩张血管,引起内脏充血的作用;通过其抗炎和对黏膜的保护作用,减轻毒素对胃肠道的刺激。但值得注意的是,中药解毒应与西药等综合使用,不宜单用,以免延误抢救时机。

(四)综合处理措施

河豚毒素中毒者应卧床休息并注意保暖,同步配合护理治疗。河豚毒素中毒会抑制呼吸中枢,为防止缺血、缺氧性脑损害,应采取低温疗法,采用冰帽、冰袋和药物,使体温控制在36℃以下。早期应用药物控制脑水肿,脑复苏后及时进行高压氧和脑细胞活化剂促进脑功能的康复。气管切开的患者,张口能力受限,吞咽困难,口腔内易产生真菌、口唇疱疹,每 4 小时应做 1 次口腔护理,液状石蜡涂唇防干裂。昏迷患者取被动体位,受压部位皮肤易损伤,甚至造成压疮。给予卧气垫床,定时翻身、按摩、叩背,保持床干燥,灌肠排便后用温水清洗肛门和臀部。给予易消化和不易发酵食品,少食乳制品及豆制品,因肠内积气和便秘会使膈肌上升而影响呼吸运动。给予鼻饲流质饮食,减轻由于吞咽而引起的呼吸困难。心理护理不容忽视,应在精神、生活上精心照料,以消除紧张和恐惧,积极配合治疗。

(宋云扬)

第六节 芋螺毒素

芋螺毒素(conotoxin,CTX)是从海洋软体动物芋螺中提取的神经毒素。自 1978 年发现以来,引起了生物、化学、药物等方面的科学家的极大兴趣,也受到军事化学家们的注意。芋螺毒素曾被列入美军 20 世纪 80 年代生物源毒剂研究计划大纲、美国卫生与公共福利部选择剂清单、澳大利亚集团出口控制核心清单。芋螺毒素是小分子多肽毒素中最重要的类型之一,是生物源毒剂中极具潜力的代表。

一、概述

芋螺(Conus 或 Cone snail,图 10-7)是海洋腹足纲软体动物,其毒器官产生的赖以捕食、防卫的毒液中的有效成分称为芋螺毒素。芋螺毒素是一些选择性作用于不同离子通道或神经受体的活性肽。芋螺有一个可自由伸缩的长吻,利用长吻末端齿舌注射毒液猎杀被捕食者,使其麻痹不能逃脱。芋螺的猎食装置形态及其毒液化学成分也在自然进化过程中不断进化,以适应不同的栖息环境与捕食对象,构成了极富多样化的形态。

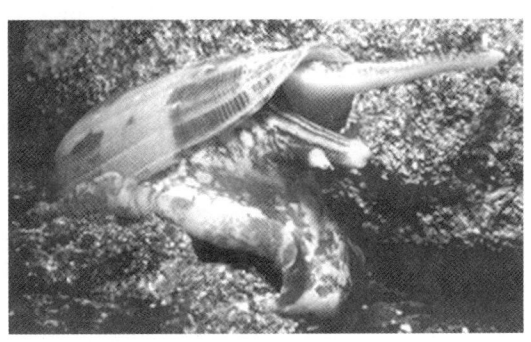

图 10-7 地纹芋螺(*C. geographus*)

全球的芋螺约有 500 种,遍布世界各暖海区。我国有芋螺百余种,主要分布在西沙群岛、海南岛及台湾海域。仅少数分布到海南岛北部以北的广西和广东大陆沿岸,个别延伸到东海。根据芋螺捕食习性分为食鱼芋螺、食螺芋螺、食虫芋螺,其中食鱼芋螺毒液的毒性最强,其次是食螺芋螺。人被刺伤时常导致严重伤害,甚至死亡,如地纹芋螺(*C. geographus*)、织锦芋螺(*C. textile*)等刺伤致死的事例。

每一种芋螺所含有的不同氨基酸序列结构的芋螺毒素多达 100～300 种,并且任何两种芋螺毒液所含有的芋螺毒素也不相同,因此,估计芋螺毒素的数量可达 5 万种以上,其丰度与多样性远较其他生物为高。经过自然界优化选择,这些芋螺毒素都具有特定的生物活性,构成了极为难得的天然生物活性多肽库。

芋螺毒素多数由 12～40 个氨基酸残基组成,富含 2～3 对高度保守的二硫键,是已发现的最小核酸编码的动物神经毒素肽,也是二硫键密度最高的小肽。二硫键使之按照特定模体

(motif)形成特异的立体构象。与蜘蛛、蝎、蛇、海葵等许多动物的毒素比较,芋螺毒素肽链短、二硫键丰富、分子结构紧密,生物活性可高于相似大小的肽类毒素数百倍或上千倍。

芋螺毒素能特异性地作用于钠、钙和钾等离子通道、ACh 受体、NMDA 受体、肾上腺素受体和激素受体等,其中作用于 ACh 受体、钠和钙离子通道及 NMDA 受体的最多。有些毒素不仅可作为理想的分子模板用于发展新药先导化合物,还可直接作为药物或作为工具药进行神经生物学研究。

芋螺毒素的命名常以缩写词表示,含有 2 对二硫键以上的物质直接称为芋螺毒素,而不含或只含单个二硫键的多肽则叫芋螺肽。芋螺毒素的命名规则如下:1 个希腊字母表明药理学活性,1 个或 2 个英文字母代表芋螺种属,1 个罗马数字表示二硫键框架编号,1 个大写英文字母表示其变异体。如 σ-GⅧA 中,σ 指出药理学活性,G 代表地纹芋螺(C. geographus),Ⅷ 为二硫键骨架,A 为该类肽的第一个毒素。若只有克隆基因获得的成熟肽序列,就用 1 个或 2 个字母代表芋螺种属,1 个阿拉伯数字表明半胱氨酸框架,1 个阿拉伯数字代表变异体,如 Tx5.1 和 Tx5.2。

芋螺毒素按其结构序列特征可分为 A、M、O、P、S、T、I、V、Y、J、D、C 和 L 等 20 多个超家族,每个超家族有共同的二硫键连接方式和高度保守的信号肽序列;可根据毒理学作用靶位的区别,再细分为 α、μ、ω、δ、ψ、σ、λ、κ、γ、加压素、惊厥剂和睡眠肽等药理家族。芋螺肽由于数量少且种属的分布相对稀少,通常直接在其名称后面加 1 个或 2 个字母表明种属来源。芋螺肽中有芋螺升压肽(conopressin)、芋螺迟缓肽(contulakin)、芋螺睡眠肽(conantokin)等(表 10-6)。

表 10-6　芋螺毒素的分类

超家族	半胱氨酸排布	骨架	家族	作用靶位	代表性毒素
A	CC-C-C		α	nAChR 拮抗剂	α-GⅠ
	Ⅰ/Ⅱ		ρ	$α_1$-肾上腺素受体拮抗剂	ρ-TⅠA
	CC-C-C		αA	nAChR 拮抗剂	αA-EⅣA
	Ⅰ/Ⅱ		κA	K^+ 通道拮抗剂	κA-SⅥA
	CC-C-C-C-C	Ⅳ			
	CC-C-C-C-C	Ⅳ			
M	CC-C-C-CC	Ⅲ	μ	Na^+ 通道阻断剂	μ-GⅢA
	CC-C-C-CC	Ⅲ	ψ	nAChR 非竞争性拮抗剂	ψ-PⅢE
O	C-C-CC-C-C	Ⅵ	δ	Na^+ 通道失活剂	δ-TⅥA
	C-C-CC-C-C	Ⅵ	μO	Na^+ 通道阻断剂	μO-MrⅥB
	C-C-CC-C-C	Ⅵ	ω	Ca^{2+} 通道阻断剂	ω-MⅦA
	C-C-CC-C-C	Ⅶ	κ	K^+ 通道阻断剂	κ-PⅦA
	C-C-CC-C-C	Ⅶ	γ	T-型 Ca^{2+} 通道阻断剂	γ-PnⅦA
P	C-C-C-C-C-C	Ⅸ			Tx9a
S	C-C-C-C-C-C-C-C	Ⅷ	σ	5-HT_3 受体拮抗剂	σ-GⅧA
T	CC-CC	Ⅴ	T	突触后 Ca^{2+} 通道阻断剂	Tx5a

（续　表）

超家族	半胱氨酸排布	骨架	家族	作用靶位	代表性毒素
	CC-CXC	X	χ	NE 转运蛋白抑制剂	X-MrI
I	C-C-CC-CC-C-C	XI	κ	K$^+$ 通道激活剂或阻断剂	κ-BtX
			μ	Na$^+$	RXIA
L	C-C-C-C	XVI	αL	K$^+$ 通道阻断剂	ViL14α
J	C-C-C-C	XVI	α	Kv1.6；α3β4；α1β1δε	PI14A
D	C-CC-C-CC-C-C-C		αD	nAChR	αD-VxXXA
C			αC	nAChR	αC-PrXA
Y	C-C-CC-C-CC-C		未知	未知	Ca17α
V	C-C-CC-C-C-C		未知	未知	Vi15α
K	C-C-C-CC-C		未知	未知	im23α
未定名	C-C		芋螺升压肽	血管升压素受体激动剂	Conopressin-S
未定名	C-C		芋螺色胺肽	Ca^{2+} 和 K$^+$ 通道激动剂	Contryphan-R
未定名	不含半胱氨酸		芋螺睡眠肽	NMDA 受体激动剂	Conantokin-G
未定名	不含半胱氨酸		芋螺迟缓肽	神经紧张素受体激动剂	Contulakin-G

（一）理化性质

与其他天然肽类毒素相比，芋螺毒素具有分子量小、结构稳定、高活性、高选择性及易合成等突出优点。芋螺毒素高度保守的二硫键骨架对毒素的稳定构象、与靶标的结合能力、活性、抗还原性有重要贡献。

利用多维磁共振光谱法（NMR）和 X 线晶体法可以确定芋螺毒素的三维结构。尽管这些小肽很难形成结晶，但已获得了一些 α-芋螺毒素、ω-芋螺毒素和 μ-芋螺毒素的溶液构象。α-芋螺毒素像希腊字母"ω"；μ-芋螺毒素采取半胱氨酸稳定的 αβ 模体结构（CSαβ motif）；ω-芋螺毒素有稳定的抑制剂胱氨酸绳结（inhibitor cystine knot，ICK）模体结构，正是其能作用于钙离子通道上的宏位点的基础，所不同的只是 β-片层的长度和 β-转角的类型。

不同种类的芋螺毒素其所带电荷或亲水性也不相同。α-芋螺毒素和 ω-芋螺毒素及 μ-芋螺毒素带电荷的氨基残基多一些，亲水性好，而 δ-芋螺毒素则带疏水氨基残基较多，亲脂性更好。

芋螺毒素因其较好的模体结构而具有热稳定，即使常温放置，稳定性也很好。在碱性条件下，分子内的二硫键会发生错配，导致结构改变，活性下降。

（二）中毒途径、毒性和中毒原理

早在 1848 年就有芋螺叮伤人的报道。在记载的 70 多起芋螺伤人事件中，有 26 人死亡，多发生在采芋螺时。据报道，地纹芋螺、织锦芋螺、珍珠芋螺和黑芋螺 4 种芋螺叮咬能引起人的严重中毒。这些芋螺的个体相对较大，都生活在浅海区。1997 年，我国 1 位男青年被 1 只重 203g 的地纹芋螺叮咬了右足背，3h 后死亡。

芋螺毒素的毒性实验往往都是用金鱼肌内注射或小鼠颅腔给药的方式作为模型动物进行的。例如,金鱼肌内注射 contryphan-R 后,很快出现震颤、麻痹等症状。芋螺毒素对鱼的毒性多在 $1\sim10\mu g/kg$。小鼠颅腔注射时,低剂量($0.5\sim6.0nm/g$)可产生搔抓、舔咬、竖尾、桶状翻滚症状等;高剂量($8\sim20\ nm/g$)则会表现出抽搐、惊厥、瘫痪乃至死亡。对人的 LD_{50} 在 $210\sim420\mu g$(估值)。

在 A-超家族中,α-芋螺毒素和 αA-芋螺毒素可以选择性作用于烟碱型 ACh 受体(nAChR),作为竞争性拮抗剂;κA-芋螺毒素则主要作为阻断剂作用于电压敏感型钾离子通道。ω-芋螺毒素、δ-芋螺毒素、κ-芋螺毒素、μO-芋螺毒素属于 O-超家族,主要作用于电压门控离子通道(又称电压敏感型通道),包括 Ca^{2+}、Na^+ 和 K^+ 等离子通道。作用于 Ca^{2+} 通道的只有 O-超家族的 ω-芋螺毒素。δ-芋螺毒素、μ-芋螺毒素、μO-芋螺毒素作用于不同亚型的钠通道,统称为钠通道芋螺毒素。δ-芋螺毒素延缓钠流的钝化速度,延长动作电位的持续时间。μ-芋螺毒素分为作用于河豚毒素敏感型(TTX-S)与不敏感型(TTX-R)钠离子通道两类,尤其是TTX-R 型 μ-芋螺毒素,序列短,活性高,选择性强,已证实具有显著的镇痛效果。

1.α-芋螺毒素 α-芋螺毒素超家族中研究最充分的为 A 超家族,约有数十种,多数含有 2 对二硫键。A 超家族中 $\alpha 3/5$ 亚家族主要作用于肌肉型乙酰胆碱受体(n_2AChR),其他亚家族作用于神经元型乙酰胆碱受体(n_1AChR)。在作用于 n_2AChR 的 α-芋螺毒素中,G I 及 M I 的毒性最高。G I 造成中毒者器官麻木、呕吐、视物模糊、呼吸衰竭,直至死亡,对小鼠的腹腔注射致死剂量为 $8\sim12mg/kg$,目前无救治药物。

2.ω-芋螺毒素 ω-芋螺毒素是由 $24\sim29$ 个氨基酸和 3 对二硫键构成的刚性小肽,已分离 20 余种。ω-芋螺毒素能特异地阻断并区分不同的电压敏感的钙通道,亚型主要为 L-型、N-型及 P/Q 型,其中 N-型钙通道最引人关注。ω-芋螺毒素不仅在镇痛和神经保护等神经疾病治疗中具有巨大的应用价值,而且为神经生物学提供了一系列研究工具。不同的 ω-芋螺毒素对小鼠的毒性相差很大,毒性反应亦不相同。GⅥA~GⅦB、GⅦA~GⅦB、MⅦA 和 SⅥA 小鼠脑内给毒只引起震颤,剂量为每千克体重数微克至数百微克;MⅦC 和 MⅦD 则对小鼠有很高的毒性,每只小鼠给毒 1 mg 即可致死;SⅥB 也可致死,但剂量稍高。已知的 ω-芋螺毒素都难以穿过小鼠的血-脑屏障,腹腔给毒的毒性很小,但 ω-芋螺毒素对金鱼腹腔给毒可致死,LD_{50} 为 $15\sim60\ mg/kg$。VxⅦ、PnⅥA 和 PnⅥB 对脊椎动物的毒性低。SO-3 与 MⅦA 有 71% 的结构同源性,有类似的选择性 N-型钙通道结合活性,但其对小鼠的震颤毒性、自发活动和运动功能的影响显著低于 MⅦA。首个芋螺毒素药物 MⅦA 已于 2004 年 12 月 28 在美国上市,用于顽固性慢性疼痛、晚期癌痛及艾滋病疼痛患者的镇痛,且不成瘾,但有严重的不良反应,如幻想、共济失调及震颤等,降低了其用药适从性。

3.μ-芋螺毒素 20 世纪 60 年代在澳大利亚首次发现芋螺猎食鱼类。1997 年从芋螺毒素中纯化一个活性肽并测定了氨基酸组成,这就是 μ-芋螺毒素。μ-芋螺毒素是钠通道的阻断剂,其作用类似于河豚毒素(TTX)和石房蛤毒素(STX),它可引起哺乳动物麻痹反应。第一个按氨基酸序列化学合成验证的芋螺毒活性肽是 α-G I,它是从海洋地纹芋螺毒素中纯化出来的,含 2 个二硫键,由 13 个氨基酸残基组成,能专一性抑制 n_2AChR,其作用类似于银环蛇神经毒素(如 α-bungarotoxin)。μ-芋螺毒素是引起采螺人死亡的主要原因之一。μ-芋螺毒素主要来自 M 超家族,由 $17\sim22$ 个氨基酸残基组成,目前已分离到 20 多种。一些 μ-芋螺毒素与 TTX 和 STX 竞争性结合 α 亚单位连接环区域的位点 1,

特异阻断肌肉 TTX-S 的电压敏感性钠通道(VSSC),抑制动作电位的产生,其阻断骨骼肌型钠通道的活性比阻断心脏和大脑钠通道的活性高 2 个数量级,而 TTX/STX 对大脑和骨骼肌的活性比心脏通道高 3 个数量级。而另一些 μ-芋螺毒素能专一作用于 TTX-R 钠通道,如 SmⅢA、SⅢA 和 KⅢA 等。GⅢA、GⅢB 和 GⅢC 对脊椎动物骨骼肌的 TTX-S 的 VSSC Nav1.4 选择性很高,显示强烈毒性。

4. 睡眠肽(conatokin) 睡眠肽不含或只含 1 对二硫键,其生物活性并不与二硫键关联。该类多肽能特异性作用于 NMDA 受体及其亚型。早期发现该类肽能致小鼠睡眠,所以称"睡眠肽",已发现 20 余种。睡眠肽结构的显著特点是含有 4~5 个 γ-羧基谷氨酸(γ-carboxyl glutamic acid,Gla)残基,一些 Gla 是重要的功能基团。睡眠肽是目前唯一已知的具有 NMDA 受体选择抑制作用的天然多肽,对 NMDA 受体的亚基具有很高的选择性。某些睡眠肽及突变体具有很高的戒毒活性,优于美金胺及艾芬地尔,有的还能显著降低吗啡的耐药性。

(三)毒理作用

芋螺毒素不断进化优化而生成高生物活性肽,在毒理作用上它们之间具有密切的协同作用。在捕食过程中,芋螺并不依赖于单一毒素的作用,而是依赖于芋螺毒液中各种毒素的组合作用机制来实现。例如,地纹芋螺毒液中既含有高强度的 nAChR 拮抗剂 α-芋螺毒素(α-GI),又含有 Na^+ 通道阻断剂 μ-芋螺毒素。前者作用类似于 α-银环蛇毒素,后者作用类似于河豚毒素,两者共同作用下,导致神经肌肉传导完全阻断。

芋螺毒素的组合作用机制突出地表现为不同毒理作用之间的协同作用,亦即以高度组织化的"毒素集团"发挥其功能。已知的此种组合作用机制有两种模式。一种模式为"休克+麻痹"作用,如紫芋螺($C.\ purpurascens$)有两类不同作用的毒素,一类毒素可致被捕食生物立即产生类似电休克式的强直性瘫痪的快速作用,如可抑制 Na^+ 通道的 δ-芋螺毒素及抑制 K^+ 通道的 κ-芋螺毒素与 κA-芋螺毒素,这些毒素迅即可使轴突纤维完全除极,导致休克症状。另一类毒素包括多类 α-芋螺毒素及 μ-芋螺毒素,则可完全阻断神经肌肉传导,使被捕食生物长时间瘫痪。另一种模式为"安定+麻痹"作用,如地纹芋螺,被捕食生物进入其口腔时,并不发生被刺咬时常出现的惊厥状况,而是非常安静。地纹芋螺中富含 Conantokin-G、Contulakin-G 等芋螺睡眠肽类,这些肽类可使被捕食生物感觉系统钝化失活,处于安定、睡眠状态。继之在 α-芋螺毒素及 μ-芋螺毒素的作用下,进入麻痹瘫痪期,达到捕食目的。

二、临床表现

芋螺毒素属蛋白质毒,与毒蛇的毒相似。被芋螺叮咬伤,它的毒性很强,可在咬伤后引起局部剧烈的灼痛和刺痛,不久局部皮肤发生青紫、出血、肿胀麻木,这种感觉异常可迅速波及口唇、口腔或其他部位,数日后才能逐渐恢复。严重者可引起失语、肌肉麻痹、视物模糊及复视、吞咽困难,意识幻散,渐渐晕厥,进一步发展则出现心力衰竭、血压下降、呼吸困难而致死亡。

对人而言,芋螺毒素可通过吸入、渗透破损皮肤或摄食产生危害。症状包括全身乏力、协调异常、虚弱、瘫痪、麻木、恶心、吞咽困难、呕吐、失声、反射消失、呼吸暂停、瘙痒、复视。

三、诊断和鉴别诊断

由芋螺叮咬引发的中毒事件多年来都有报道,主要发生在热带和亚热带地区。目前该毒素引发中毒的诊断标准缺如,临床上只能结合症状、既往病史和流行病学调查,间接地进行判断,存在诊断的不确定性。

可以考虑建立基于电生理技术的神经细胞测定法;基于生物质谱的鉴定方法,利用肽指纹谱确定毒素或建立免疫检测技术。

四、预防、急救和治疗

1. 预防 一般来说,芋螺都有毒腺,但毒性因种类而异。通常开口越宽阔,毒性越强,如地纹芋螺、线纹芋螺、织锦芋螺、花玛瑙芋螺等。人如果被剧毒芋螺攻击,从被伤到毒性发作,只需数分钟时间。有毒芋螺主要分布于热带海区的潮间带或珊瑚礁,食用煮熟的芋螺肉不会引起中毒。最好不要徒手采集贝壳标本。

2. 急救和治疗 芋螺叮伤后毒性发作非常快,即便受害者被及时送到医院,医师也是无能为力。医院里通常都备有蛇毒血清,却没有芋螺毒血清,从这个层面来看,被毒性较强的芋螺所伤比毒蛇所伤的后果更严重。目前全球尚未研制出针对芋螺毒素的治疗药物。伤后的立即处理对芋螺咬伤帮助不大,严重的芋螺蜇伤可引起休克,需要加强呼吸和循环障碍的救治。

(蒋　辉)

第七节　石房蛤毒素

一、概述

石房蛤毒素(saxitoxin,STX)是列入化学武器公约控制化学品附表1的小分子毒素,是唯一被国际禁止化学武器公约组织视为化学战剂的海洋天然产物。作为毒性最高的非蛋白类毒素之一,20世纪50年代美国CIA对其开展研究,利用STX制成了自杀药物Gray Powers。美国陆军流行病研究所证明,STX能够经呼吸道染毒,提示STX存在按气溶胶方式在战场上规模化使用的可能性。

作为一种主要由微藻产生,能够经食物链富集并造成人类因摄食海产品而中毒的海洋天然产物,STX是麻痹性贝类毒素(paralytic shellfish toxins,PST)的代表化合物,引起麻痹性贝类中毒(paralytic shellfish poisoning,PSP)。STX因第一次在奶油蛤 *Saxidomus giganteus* 中发现而得名,该名字也指代所有统称为蛤蚌毒素的相关神经毒素。STX对环境和经济影响大,在蚌、蛤蜊、河豚、扇贝中检测出STX常导致贝类采收中止。通过被赤潮污染的贝类摄入石房蛤毒素是引起麻痹性贝类中毒的原因。

PST是一类四氢嘌呤三环生物碱,现已发现的系列化合物达30余种,依据R4基团的不同可分为7类(表10-7,图10-8),分别是:①氨基甲酸酯类毒素,包括石房蛤毒素(STX)、新石房蛤毒素(neoSTX 或 NSTX)和膝沟藻毒素(GTX)1～4；②N-磺氨甲酸酯类毒素，包括 B1～2、C1～4；③脱氨基甲酸酯类毒素(decarbamoylsaxitoxin,dcSTX)，包括 dcSTX、dcneoSTX 和 dcGTX1～4；④脱氧脱氨基甲酸酯类毒素，包括 doSTX 和 doGTX2、doGTX$_3$；⑤N-羟基类毒素，包括 hySTX 和 hyneoSTX；⑥乙酸酯类毒素，包括惠氏鞘丝蓝细菌毒素 Lw2、Lw3 和 Lw5；⑦羟基苯甲酸酯类毒素，如 GC1-3。STX、NSTX、GTX 和 dcSTX 都属于蛤蚌毒素。

表 10-7　麻痹性贝类毒素 PST 的化学结构

R1	R2	R3	R4 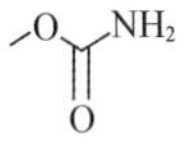 ($-O-C(=O)-NH_2$)	R4 ($-O-C(=O)-NH-SO_3^-$) 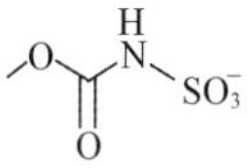	R4 (−OH)	R4 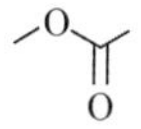 ($-O-C(=O)-CH_3$ 酯)	R4 (−H)	R4 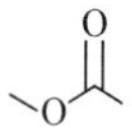 (乙酸酯)	R4 (羟基苯甲酸酯) 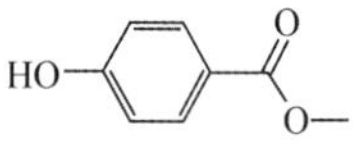
H	H	H	STX	B1	dcSTX	hySTX	doSTX	Lw5	GC3
OH	H	H	neoSTX	B2	dcneoSTX	hyneoSTX	—	—	—
OH	H	OSO_3^-	GTX1	C3	dcGTX1	—	—	—	—
H	H	OSO_3^-	GTX2	C1	dcGTX2	—	doGTX2	Lw3	GC1
H	OSO_3^-	H	GTX3	C2	dcGTX3	—	doGTX3	Lw2	GC2
OH	OSO_3^-	H	GTX4	C4	dcGTX4	—	—	—	—

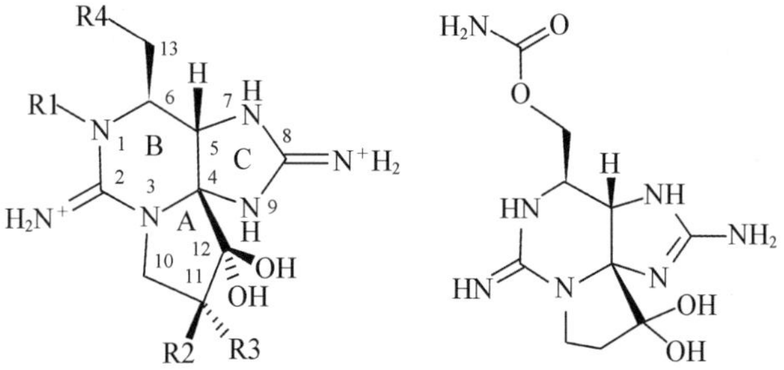

图 10-8　PST 结构通式(A)和 STX(B)

有关 PST 类中毒可追溯到 19 世纪，这是一种世界性的因摄食受 PST 污染的海产品，特别是贝类食品造成的中毒现象。PST 的典型症状为口唇和面部出现灼热或刺痛感，随后发展到完全麻木，这种症状可传递到肢端，最终造成全身麻痹、行动困难。中毒严重时，患者因呼吸衰竭于数小时内死亡。通过对系列中毒患者口服摄入毒素的剂量做评估，估计人口服 STX 的 LD_{50} 是 $5.7\mu g/kg$，而注射致死剂量约小 10 倍。人吸入 STX 气溶胶的毒性估计是 $5mg \cdot min/m^3$，人致死剂量是 $50\mu g$。对比小鼠、大鼠以及兔的各种染毒途径数据，除口服外，经静脉、皮下、腹腔、气管和吸入等途径均能造成中毒，毒性都大于口服，其中静脉毒性比口服高 27～77 倍。

美国分析化学家协会提出的小鼠毒性实验，按不同浓度腹腔注射直至将动物死亡时间控制在 5～7 min，以此可得各种 PST 的小鼠毒性指数(MU/μmol)。从表 10-8 中可以看出，除不常见的脱氧脱氨基甲酸酯类毒素、N-羟基类毒素和羟基苯甲酸酯类毒素外，大部分 PST 都做过小鼠毒性实验测定,其中氨基甲酸酯类毒素毒性最强,脱氨基甲酸酯类毒素次之。但是,需要注意的是 PST 进入人体后经代谢会发生相互转化,例如,N-磺氨甲酸酯类毒素经水解脱除硫酸根转化成氨基甲酸酯类毒素,GTX1 和 GTX4、GTX2 和 GTX3 经体内还原作用分别转化成 neoSTX 和 STX,使得毒性显著升高。

表 10-8　麻痹性贝类毒素 PST 的小鼠毒性指数

氨基甲酸酯类毒素		N-磺氨甲酸酯类毒素		脱氨基甲酸酯类毒素		脱氧脱氨基甲酸酯类毒素		N-羟基类毒素		乙酸酯类毒素		羟基苯甲酸酯类毒素	
毒素	毒性	毒素	毒性	毒素	毒性	毒素	毒性	毒素	毒性	毒素	毒性	毒素	毒性
STX	2483	B1	160	dcSTX	1274	hySTX	—	doSTX	—	Lw5	346	GC3	—
neoSTX	2295	B2	—	dcneoSTX	—	hyneoSTX	—						
GTX1	2468	C3	33	dcGTX1	—	—	—						
GTX2	892	C1	15	dcGTX2	1617	—	—	doGTX2	—	Lw3	52	GC1	—
GTX3	1584	C2	329	dcGTX3	1872	—	—	doGTX3	—	Lw2	178	GC2	—
GTX4	1803	C4	143	dcGTX4	—	—	—						

　　有鉴于 PSP 的广泛性和严重性,很多国家的食品药品监督管理部门及渔业部门都制定了相关的海产品 PSP 防控措施,现世界通行的安全食用警戒线为每 100g 肉中麻痹性贝毒的毒性不得高于 $80\mu g$ STX 或 400MU。我国沿海贝类均有检出 PST 的记录,有的已超过安全食用警戒线。

　　STX 分子中含有 2 个碱性的胍基,其中 7,8,9-胍基在水中的 pKa 为 8.22,1,2,3-胍基的 pKa 为 11.28,其盐酸盐为白色无定形粉末,易溶于水和低级醇,在酸性、生理环境、加热下稳定,普通烹调过程不能降低受 PST 污染海产品的毒性。碱性条件下 PST 不稳定,在氧化剂的作用下降解成为嘌呤类荧光衍生物,该反应已被应用于 PST 的高灵敏检验(图 10-9)。

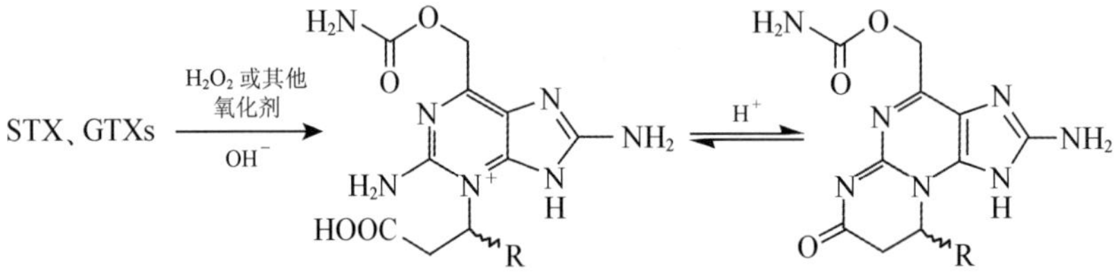

图 10-9　麻痹性贝类毒素 PST 氧化降解成为嘌呤类荧光衍生物

二、中毒机制

　　1. 中毒原理　STX 是电压门控钠离子通道的可逆性阻滞剂。STX 作用于电压门控钠离子通道的位点 1,该位点是钠离子选择性通过的离子选择性过滤器。如图 10-10 所示,7,8,9-胍基指向离子选择性过滤器的最窄处(也被称为内环或 DEKA 环),C-13 氨基甲酸酯、C-12 水合羰基以及 1,2,3-胍基朝向相对更宽的外环,这种结合可有效阻断钠离子的内流,中断细胞的兴奋与传导,从而表现出毒性作用。

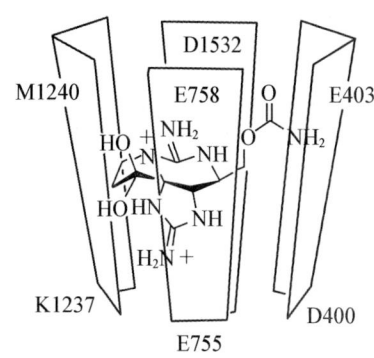

图 10-10 STX 与钠离子通道离子选择性过滤器结合的模型

2. 毒理作用 因为 STX 是一种强效轴突阻滞剂,可阻滞周围副交感神经,导致血管张力丧失。STX 对外周神经阻滞造成血压下降、心律失常、呼吸运动麻痹等症状。

猫静脉给药 $<1\mu g/kg$ 时,STX 表现出升血压作用,并在 $>1.5\mu g/kg$ 时完全消失。给药 $2\sim3\mu g/kg$ 时,强烈的降血压作用使动脉血压降至正常的 50%,此剂量下心脏不受影响,多巴酚丁胺能够起到升高血压的作用,说明尽管 STX 不直接作用于血管平滑肌,但能够降低由神经控制的血管张力;给药 $3\sim10\mu g/kg$ 时,因阻滞副交感神经纤维向起搏区域的冲动传导,动物心电图异常,出现心律失常、T 波倒置、QRS 波倒置、2∶1房室传导;呼吸运动麻痹症状表现为膈肌肌电图活性消失,其原因在于 STX 阻滞了膈肌神经肌肉传导;人工通气可治疗 STX 导致的呼吸运动麻痹。给药 $10\mu g/kg$ 时,动物因血压降低及心排血量减少出现心血管性休克,即使人工通气也无法避免动物死亡;能够在脑和延髓中检测到显著量的 STX,说明高剂量 STX 可穿透血-脑屏障,阻滞中枢神经传导,周围神经和中枢神经的阻滞共同导致死亡。

三、临床表现

PSP 的主要中毒症状为口腔黏膜麻木(经口中毒一般在 30min 至 2h)、感觉异常、虚弱、恶心、气短、呕吐、深部腱反射消失、瞳孔散大等,症状在摄入毒素数分钟至 4h 内出现。中度中毒麻木扩散至面部和颈部,重度中毒可扩散到肢体末端,引起共济失调和呼吸困难。中毒较轻者可在 24h 后恢复,中毒严重者表现进展快,胃肠道功能障碍有恶心、呕吐,神经表现以脑神经为主,有漂浮感、头痛、肌无力、感觉异常和眩晕,能表现吞咽困难、语无伦次或语言障碍;可出现呼吸骤停,需要插管人工通气帮助恢复;呼吸衰竭和死亡可发生在肌麻痹后 12h 以内。吸入中毒后 $5\sim30$min 出现临床表现,在 $2\sim12$h 导致麻痹和死亡。PST 在人体内消除半衰期约为 12h,主要经肾排泄。经人工通气后患者若能度过前 12h 危险期的一般都能恢复,无后遗症,预后良好。

长期摄入低剂量 PST 对机体有一定的损害。采用粗 STX 毒素连续灌胃大鼠染毒 5 周,停毒 24h 及 10d 后,取血样及肝、肾、心等重要脏器做检测,$9.2\mu g/kg$ 剂量组肾功能指标出现异常,其余脏器功能正常;$18.4\mu g/kg$ 剂量组肝、肾、心功能等均存在不同程度的损害,胸腺、脾器系数略有增大,肝组织细胞疏松,肾结构有些模糊不清、伴炎性改变,骨骼肌纤维有断裂现象。

四、诊断和鉴别诊断

STX 合成和天然提取难度大,临床病例均为摄食海产品中毒。临床诊断主要依据中毒症状,结合患者饮食情况加以判断。对于食用海产品 15min 至 10h,出现口周感觉异常、面部和四肢麻木或刺痛感、共济失调、呼吸窘迫、头痛、头晕、无力、恶心、呕吐等,高度提示 STX 中毒。

PST 标准样品来源困难,样品前处理烦琐,高灵敏分析需要借助大型分析仪器。鉴别诊断中要注意保存患者的残余食物、呕吐物、尿液、血液等样品,送交专业机构进行鉴定。PSP 的症状与河豚毒素(TTX)类似,我国有多例食织纹螺造成 TTX 中毒者,需加以区别。

五、预防、急救和治疗

目前,最主要的措施是监测海产品的 PSP 毒性,一旦超标,则进一步检查出产海产品的海域赤潮发生情况,必要时对指定海域发布禁渔令。

所有 STX 暴露人员应立即送到医院由急诊医师和(或)临床毒理学专家检查。大量伤员的分类应基于临床表现和毒素检测。到目前为止,关于 PSP 尚无有效的急救药物。因其毒性作用快,抗毒素难有实际效果。

支持治疗能够使患者存活关键的 12h 窗口期。通行的急救方法为洗胃和人工通气,利用 PST 经肾清除这一特点,对症支持治疗。口服染毒应立即抽吸和洗胃,给予药用炭,减少吸收。美国陆军流行病研究所的研究表明,以豚鼠为实验动物,4-氨基吡啶(4-aminopyridine)能将 STX 从它结合的离子通道上置换出来,能够对抗致死剂量 STX 的毒性,染毒前、染毒后以及出现休克症状后给药均有效。高剂量 STX 可导致高碳酸血症,可静脉滴注 5% 碳酸氢钠溶液加以纠正,应在医院严密监护下使用。

几个 STX 抗体经实验证实有保护作用,但特异性高,不能结合其他同类的蛤蚌毒素。抗毒素需要尽早足量给予,以中和毒素,这对于起效和进展慢的患者有效。其他可供选择的有,具有抗毒素潜力的亲蛤蚌毒素蛋白(saxiphilins)作为抗体-结合蛋白和在河豚中发现的一个石房蛤毒素结合蛋白家族。后者在血液中稳定,能在纳摩尔(nmol)甚至更低范围内结合蛤蚌毒素,可能通过螯合作用作为有效的抗毒素。

(邹传品)

第八节　岩沙海葵毒素

岩沙海葵毒素(palytoxin,PLTX)亦称沙海葵毒素或群体海葵毒素,属脂链聚醚类神经性毒素,是目前已知非蛋白类天然海洋生物毒素中毒性最强和结构最复杂的化合物之一。

一、概述

岩沙海葵毒素最初是从腔肠动物皮沙海葵科沙群海葵属毒沙群海葵 *Palythoa toxica* 中分离出来的一种非蛋白类物质,随后在 zoantjarians、软珊瑚、石帆和海绵动物中也发现该毒素的存在。另外,还可在扇蟹(xanthid crabs)、介虫、腹足类、头足类、棘皮动物和鱼类等多种海洋生物中发现,但该毒素的产生机制还不清楚,可能是细菌或甲藻在特定环境下的产物。岩沙海葵毒素有很多类似物,如 ostreocin-D、ovatoxin-a、homopalytoxin、bishomopalytoxin、neopalytoxin 和 deoxypalytoxin 等。岩沙海葵毒素主要通过食物链进入到鱼、虾及贝类等生物体内,蓄积毒性,引起海洋生物的快速死亡。人类多由误食或不慎接触其触手而引发中毒。在进食经岩沙海葵毒素污染的食物后,可导致严重的肌肉疼痛、腰痛、排黑尿等症状,且出现中毒症状和致人死亡比较迅速。

1971 年,Moore 和 Sheuer 等从夏威夷海藻类珊瑚 Zoanthids "limu-make-o-Hana"(*Palythoa sp.*)中分离出岩沙海葵毒素,1982 年才揭示其化学结构。1989 年哈佛大学 Yoshito Kishi 教授应用会聚合成方式,首先得到了羧酸岩沙海葵毒素(palytoxin carboxylic acid, PCA),但由于该物质结构的复杂性,直到 1994 年他们才成功地从 PCA 开始合成了岩沙海葵毒素。

1. 理化性质　岩沙海葵毒素是一种脂链聚醚化合物,由不饱和脂肪链和若干环醚单元构成,含有 64 个不对称手性中心,40 个羟基、8 个甲基和 2 个酰胺基(图 10-11),分子式为 $C_{129}H_{223}O_{54}N_3$,相对分子量为 2680,既含有亲水基团,也含有亲脂基团;无定形,易潮,非结晶性白色粉末。熔点 300℃,易溶于水、DMSO 和吡啶,微溶于甲醇和乙醇,不溶于氯仿、乙醚和丙酮。有极强的毒性,但经酸碱处理后毒性消失。

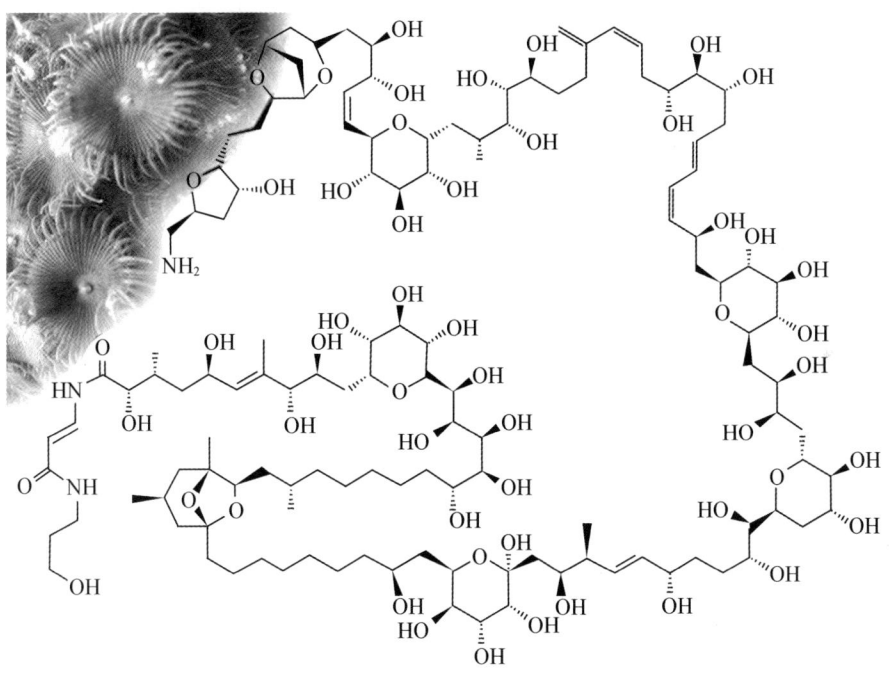

图 10-11　岩沙海葵毒素化学结构(左上为 *Palythoa sp.*)

2. 中毒途径和毒性　岩沙海葵是一种海洋腔肠动物类,主要生长在海滨岩石上或一半埋在海沙里或吸附在甲壳类生物的壳上。食用染毒食物和饮水经消化道或不慎接触其触手而引起人类中毒,通常是致命的。岩沙海葵毒素还可通过水蒸气及形成海洋气溶胶等方式扩散,引起吸入中毒。

岩沙海葵毒素毒性极强。其毒性不仅比神经性毒剂沙林高出数个数量级,而且比剧毒性的河豚毒素或石房蛤毒素也大数十倍;另外,它的作用速度极快,动物从中毒到死亡的时间仅有 3～5min,是已知毒性最强的海洋生物毒素之一。该毒素静脉注射,小鼠 $LD_{50}=0.045$ $\mu g/kg$,大鼠 $LD_{50}=0.089$ $\mu g/kg$,其他哺乳类动物(如兔、犬、猴和豚鼠) LD_{50} 介于 $0.025～$ 0.45 $\mu g/kg$,数分钟内皆因心力衰竭而死亡;由于该毒素的亲水性,其对小鼠腹腔注射的毒性数倍于口服毒性(表 10-9)。肌内注射和皮下注射岩沙海葵毒素也可中毒;直肠给药无毒。皮肤和眼局部染毒不能引起致命中毒。结合动物实验结果,外推岩沙海葵毒素对人的中毒剂量估计在 $2.3～31.5\mu g$,急性中毒参考剂量为 $1.07\mu g/kg$。

表 10-9　岩沙海葵毒素对动物的半数致死剂量

暴露途径	不同动物种类的 24h LD_{50}($\mu g/kg$)					
	大鼠	小鼠	猴	犬	兔	豚鼠
静脉	0.089	0.045	0.078	0.033	0.025	0.11
肌肉	0.24			0.080		
腹腔	0.63	<1				
气管	0.36	>2				
皮下	0.40					
直肠	>10					
灌胃	>40					
口服		767				

二、中毒机制

(一)中毒原理

岩沙海葵毒素的中毒原理是一个复杂的网络调控过程,最重要的是该毒素能选择性地与细胞膜上的跨膜蛋白 Na^+-K^+-ATP 酶相互作用形成离子通道,只允许单价阳离子自由通过,使钠泵不断地在开放和正常状态之间转换,且开放状态占 90% 以上,从而加速 Na^+ 内流和 K^+ 外流,引起细胞持续的除极作用。岩沙海葵毒素诱导的细胞除极状态还可通过调节 Ca^{2+} 通道的活性,升高细胞内 Ca^{2+} 的浓度,进而调控依赖 Ca^{2+} 浓度的通路。Na^+-K^+-ATP 酶不仅在调节离子流动中发挥重要作用,而且作为信号诱导蛋白它还可通过与多种蛋白(如蛋白激酶 C、蛋白激酶 A、转录因子 AP-2 等)相互交叉作用向细胞内传递信息,进而影响细胞功能,引发一系列的变化。

岩沙海葵毒素还是一种细胞毒性分子,可激发多种细胞内应激反应,如通过参与花生四烯酸(AA)代谢影响前列腺素(PGs)的生成、调控 EGF 受体和 MAPK 级联反应等。磷酸化的 MAPK 参与细胞内多种反应,包括细胞骨架重排等,从而引起微丝扭曲,导致细胞死亡或凋亡。

(二)毒理作用

岩沙海葵毒素作用机制尚不完全清楚,目前对其毒理和药理学作用正在进行广泛深入的研究。岩沙海葵毒素既有细胞毒性又有神经毒性,可影响机体所有细胞,心肌和神经系统是其作用的主要部位。岩沙海葵毒素中毒可引起冠状动脉血管强烈收缩,伴随出现心脏变力与变时反应。心律失常,T波增大,心室收缩力进行性降低,血压下降,心肌供氧不足,可迅速引起心功能衰竭,随之发生呼吸衰竭而导致死亡,是目前已知最强的冠状动脉收缩剂之一,它比血管紧张素Ⅱ的作用至少强100倍。岩沙海葵毒素还可引起血管坏死,内脏广泛性出血及肾衰竭等改变,这可能与其细胞毒性有关。

岩沙海葵毒素还是一种溶细胞素,具有很强的溶血作用,可在红细胞膜上形成小通道,导致细胞渗透性溶解,是一种新型溶细胞素。岩沙海葵毒素还具有显著的抗肿瘤活性,能使艾氏腹水瘤细胞的生长受到抑制并消失,进而使得动物存活,有望成为一种新型抗癌药物。

三、临床表现

岩沙海葵毒素中毒引发的症状取决于暴露的途径和强度,人类主要因误食受污染食物而引发中毒死亡,而吸入、皮肤和眼接触该毒素时很少引发死亡事件。岩沙海葵毒素引起人体中毒的临床症状主要有神经系统症状、消化系统症状和心血管系统症状,最常见的并发症是横纹肌溶解,包括骨骼肌断裂和细胞内容物外渗等现象。该毒素中毒早期临床症状表现有运动失调、四肢麻木、感觉异常、麻痹、肌痛、嗜睡、心动过速和心律失常等;继则出现消化道广泛出血、血压下降、体温降低等症状;晚期死亡可能是因为肾衰竭所致。

该毒素气溶胶吸入中毒主要引起呼吸系统疾病,主要症状包括发热,伴有严重的呼吸道损伤,如支气管收缩、呼吸困难和喘鸣等症状,有些还会出现结膜炎。皮肤接触该毒素时,局部症状一般为水肿性红斑、丘疹,经过数日消退,重者在数分钟内局部出现灼痛、刺痛感,继而出现水疱、出血或溃疡,全身症状主要有心血管、神经肌肉、消化道功能及肾功能障碍等。当毒素液滴眼内染毒时,立即引起角膜、结膜炎症,愈合后常遗留瘢痕,虹膜粘连,且往往继发青光眼。

四、诊断和鉴别诊断

目前该毒素引发中毒的诊断标准缺如,临床上只能结合症状、既往病史和流行病学调查等间接进行判断,存在诊断的不确定性。由于岩沙海葵毒素可影响机体的所有细胞,因此该毒素中毒引发的症状与其他一些海洋毒素有明显的不同,如出现全身不适、虚弱、肌痛、呼吸困难、神经肌肉损伤和心动过速等症状,应警惕为岩沙海葵毒素中毒。建议临床诊断时结合患者主要症状体征和血液临床分析结果,进行生物样本和引起中毒的污染材料的特异性分析:①直接应用生物/化学分析方法进行致病源中岩沙海葵毒素的检测;②通过收集中毒发生前后或不同区域的样品进行检测;③如果食用海产品或暴露于 *Ostreopsis sp*. 和软珊瑚引发的中毒结合临床体征和症状,可诊断为岩沙海葵毒素中毒。

临床诊断的不确定性主要在于剩余食物和临床样品中该毒素的定量分析方法尚不完善。近年来,有学者采用小鼠生物检测法、溶血中和反应测定法、细胞毒性测定法、LC-MS/MS和免疫测定法等超敏检测方法用来检测蚌类和微藻类中岩沙海葵毒素的含量。

1. 溶血中和反应测定法 依据岩沙海葵毒素的溶血反应原理,以抗岩沙海葵毒素的多克隆抗体为基础,是一种简单、敏感的测定法。岩沙海葵毒素引起的溶血具有时间、温度依赖性。在24 h内检出限值为1pg/ml。该方法还能在 Palythoatuberculosa 粗提物中选择性地检测出岩沙海葵毒素含量。

2. 液相色谱-串联质谱法检测法(LC-MS-MS)　HPLC 法是目前国内外在贝类毒素的实际检测中运用最为广泛、技术比较完善的一种检测方法。与多种仪器串联使用,大大提高了其检测的特异性、灵敏度和准确性,同时还能提供关于毒素的更多信息,如含量及毒素的大小等。LC-MS-MS 是目前所有液相色谱法中应用最为广泛的方法之一,无论在灵敏度、特异性及准确性方面都要比其他方法有优势。在进行选择性离子检测(SIM)和多重反应检测(MRM)时分别能检测出最小量为 200 pg 和 125 pg 的非基质毒素。在提取前后进行检测,从而快速而准确地估计出基质中岩沙海葵毒素的检测范围并将其定量化。

3. 免疫学检测　免疫学检测技术是一种灵敏度高、特异性好的检测技术,用于岩沙海葵毒素研究的主要是固相放射免疫测定法(RIA)和酶联免疫吸附测定法(ELISA)。ELISA 检测方法是贝类毒素免疫分析法中最方便、快捷、有效的方法之一,具有灵敏度高、特异性好的特点。该检测方法的核心是需要制备高灵敏性和高特异性的抗体。目前国内外应用 ELISA 方法检测岩沙海葵毒素主要是多克隆抗体和单克隆抗体。

五、预防、急救和治疗

(一)预防

岩沙海葵主要分布于南海海区,但由于蓄积效应,岩沙海葵毒素可在多种海洋生物中存在,主要集中的区域大概是北纬 43°和南纬 15°,目前也有报道该毒素在孟加拉国的淡水鱼中也存在。人类多由误食受污染海产品及水或不慎接触其触角而中毒至死亡,也有的通过表皮吸收和海洋气溶胶吸入中毒;且由于岩沙海葵毒素化学性质比较稳定,人类还可通过水蒸气吸入中毒。因此,谨慎食用腌制、熏制过的可能含有岩沙海葵毒素的海洋生物如蟹、沙丁鱼和鹦嘴鱼等海产品及不清楚的海产品,勿直接接触珊瑚触手和微藻类等海洋生物,勿擅自接触养有珊瑚的水族箱,这是目前最好的预防岩沙海葵毒素中毒的方法。

(二)急救和治疗

目前全球尚未研制出针对岩沙海葵毒素的治疗药物。动物实验结果表明,血管扩张药可作为其解毒药。目前常采用的治疗措施如下。

1. 局部处理　被岩沙海葵蜇伤后,应立即用各种方法除去皮肤表面的触手、刺丝胞和刺丝。活性氯为 5.25% 的漂白粉溶于 1mol/L 盐酸配制的溶液及 0.5~1mol/L 氢氧化钠溶液均是岩沙海葵皮肤染毒的有效消毒药。

2. 全身治疗　岩沙海葵毒素有效抗毒药为罂粟碱和硝酸异山梨醇,主要是对血管、心脏或其他平滑肌有直接的松弛作用。鉴于该毒素毒性强烈,作用极快,应进行心室内直接注射。尽量减少患者活动,以免加速毒素吸收。严重者可给予心血管药物,维持血压,必要时进行人工呼吸、给氧。

3. 对症措施　疼痛时可反复应用吗啡、哌替啶等常规镇痛药;反复呕吐可注射甲氧氯普胺等药物;抗心律失常可用维拉帕米等。加强抗感染、止血、输液、输血、营养及护理等对症支持疗法。

(刘艳丽)

第九节 海洋生物伤防治

海洋环境特殊,海洋生物的生态特性及其种间联系远比陆生生物复杂而广泛,相当普遍地存在各种特异功能的生物活性物质。一些海洋生物含有毒素,人体接触或误食后会导致损伤、中毒,统称为有毒海洋生物。一般认为,有毒海洋生物占整个海洋生物种类的10%左右,集中在底栖和浮游生物群落。我国已查明的有毒海洋生物有上千种,包括有毒藻类、有毒无脊椎动物以及有毒鱼类和爬行类等。

我国是一个海洋大国,提高海洋资源开发能力,维护国家海洋权益,建设海洋强国已成为新时期的基本国策。随着海洋经济的不断发展和海洋作业的日益频繁,人类遭遇有毒海洋生物伤害的情况越来越多见。常见海洋生物伤害既是潜水作业、海洋捕捞、海水养殖、滨海旅游以及沿海居民日常生活的主要危险因素之一,也是部队海训和守护岛礁面临的特殊医疗卫生保障课题。

一、致伤原因

1. **水母蜇伤** 水母口腕上有许多小触手,其上密布刺丝囊,囊内有中空刺丝(图 10-12)。当触手触及人体时,立即卷绕受害者,发射刺丝穿入皮肤,同时释放出毒素。与活体水母直接接触可致蜇伤,捡拾海滩上尚未干燥的死亡水母也可能被蜇伤。

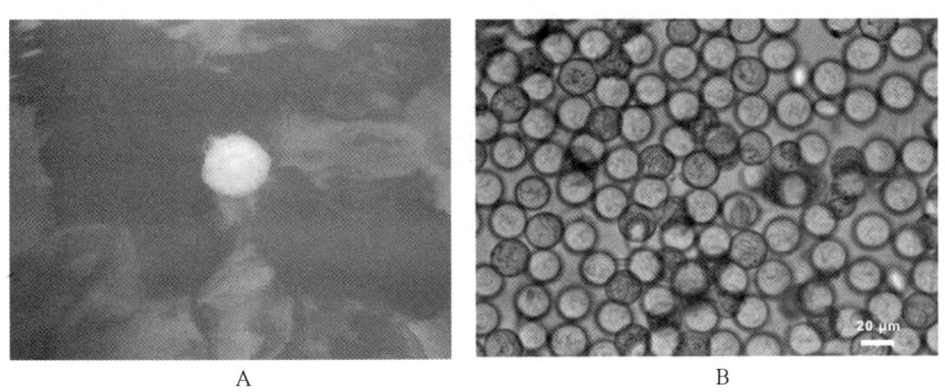

图 10-12 霞水母(A)与发形霞水母触手的刺丝囊(B)

2. **软体动物致伤** 我国海域伤人的软体动物主要涉及芋螺和蓝斑环章鱼。芋螺毒器位于背部,由毒管、毒囊和齿舌组成。毒素由毒管和毒囊分泌,齿舌以毒箭方式伤人。蓝斑环章鱼中毒主要是咬伤所致,毒素由唾液腺分泌,成分复杂,含有河豚毒素。

3. **棘皮动物致伤与中毒** 致伤人类的棘皮动物包括海胆、海星和海参。海胆致伤中毒可经由棘刺伤或摄食海胆的生殖腺引起,多数海胆在繁殖季节都是有毒的。海星叉棘表皮中的腺细胞产生海星毒素,可刺伤人体造成中毒。辐肛参等的毒素大部分集中在与泄殖腔相连的细管状居维叶器内,荡皮海参等的毒素主要浓集于体壁的表面腺中,当海参受到刺激时,居维叶器从肛门射出,喷出毒液,或表皮腺分泌出大量黏液状毒液,可引起接触性皮炎;摄食有毒海参可致食物中毒。

4. 海蛇咬伤　海蛇有固定牙齿(图 10-13),较短。毒素属作用于突触后的 α 神经毒素,与烟碱型 ACh 受体结合,阻断骨骼肌的神经肌肉接头传递,中毒者多以呼吸肌麻痹导致窒息死亡。

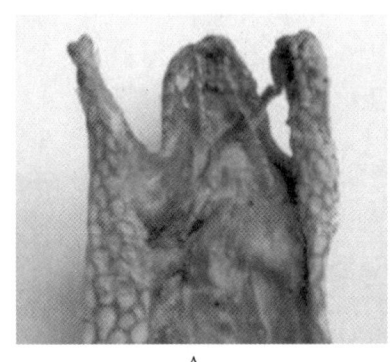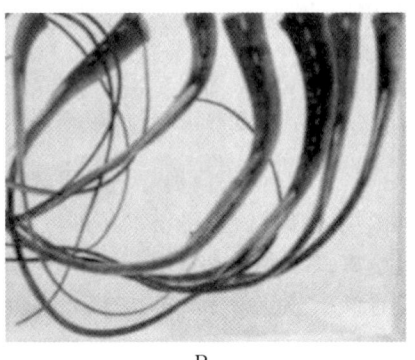

A   B

图 10-13　平颏海蛇毒牙(A)和虹鱼尾刺(B)

5. 软骨鱼纲刺毒鱼类致伤　软骨鱼纲刺毒鱼包括具有毒棘的某些鲨类、虹类和银鲛类。软骨刺毒鱼类的毒器通常由毒腺、毒刺(图 10-13)和沟管 3 部分组成。当棘刺伤人体组织后,棘鞘被撕破,棘的齿状边缘即可通过沟管释放毒液,引起中毒。毒素可被加热或胃液迅速破坏,属胃肠外毒素,主要通过毒器致伤人体引起中毒。

6. 硬骨鱼纲刺毒鱼类致伤　硬骨鱼纲刺毒鱼主要包括鲇类、篮子鱼类、刺尾鱼类、鳚类、蝴蝶鱼类和鲉类,其中鲉类是硬骨鱼纲刺毒鱼的主要代表。与软骨刺毒鱼类似,通过毒棘刺伤人体,毒腺分泌的毒液通过沟管排入人体引起局部或全身中毒。

7. 凶猛咬害鱼类致伤　凶猛咬害鱼主要包括某些鲨鱼类、鲆鱼类、裸胸鳝类和颌针鱼类。这些鱼类牙齿锐利或吻端尖锐,能咬(刺)伤人类,甚至噬人,造成重大伤亡。

二、临床表现

1. 水母蜇伤

(1)局部症状:立即有触电样刺痛感,逐渐出现线状排列的红斑、丘疹,斑痕多与触手接触方向一致,犹如鞭痕,瘙痒明显。

(2)全身症状:中、重度蜇伤后数分钟至数小时即可相继出现全身反应。①神经系统,有不适、头痛、眩晕、运动失调,痉挛性麻痹等;②循环系统,如溶血、心律失常、心率减慢、低血压、充血性心力衰竭;③运动系统,如弥漫性肌痛、关节痛、肌肉痉挛等;④消化系统,如恶心、呕吐、腹泻、咽下困难、唾液分泌等;⑤其他,如肺水肿、过敏性休克、急性肺源性心脏病及肾衰竭等。

2. 软体动物致伤　芋螺蜇伤后伤口局部有麻木感,很快扩展至口、唇、舌及四肢末端,并有出血、疼痛等。全身症状表现为肌无力、痉挛、恶心、呕吐、流涎、吞咽困难、失声、呼吸困难、复视或视物模糊,共济失调,全身肌肉麻痹,最后可因呼吸、循环衰竭而死亡。

蓝斑环章鱼咬伤后局部出现麻木,并有恶心、呕吐、视物模糊、吞咽困难、共济失调等症状,重者很快出现呼吸困难,因呼吸麻痹而死亡。

3. 棘皮动物致伤与中毒

(1)海胆刺伤:局部剧痛,随之红肿,有烧灼感,伤口呈紫色,约1h后疼痛可减轻;重者伤口继发感染或溃烂,经久不愈。还可出现眩晕、心悸、呼吸急促等全身症状,重者手足抽搐,肌肉麻痹。

(2)海星刺伤:主要是局部剧痛、红肿麻木。继发感染时,形成难愈的溃疡。严重中毒时,可有肌肉抽搐、运动失调。长棘海星刺伤局部严重疼痛,并引起长时间呕吐。

(3)海参致伤与中毒:接触海参毒素的局部皮肤、黏膜感觉烧灼样疼痛,红肿,呈炎性反应。如毒素溅入眼内,可造成失明。毒素吸收进入体内后可引起全身乏力,并有消化系统障碍,较严重者出现四肢软瘫、尿潴留及肠麻痹,可能出现咯血,极严重者可致死。

4. 海蛇咬伤

(1)局部症状:无红肿、疼痛,偶有麻木感。

(2)全身症状:约1h后出现运动功能障碍、四肢沉重、全身无力、呼吸浅表短促,随后出现轻度呼吸困难、全身肌肉疼痛、四肢麻木、张口困难、嗜睡、眼睑下垂、复视,甚至有牙关紧闭、四肢瘫痪、发绀等症状。重度中毒者有进行性呼吸困难,通常在咬伤后3~6h出现呼吸肌麻痹,不能自主呼吸,多数因窒息死亡。有些患者在咬伤后3~6h出现肌红蛋白尿。

5. 软骨鱼纲刺毒鱼类致伤

(1)局部症状:有毒鲨鱼刺伤,局部剧痛,还可出现红斑和严重肿胀,伤口难愈合。魟类刺伤伴有痉挛性剧痛,并向外辐射波及整个肢体。银鲛致伤也可出现局部剧痛,但程度较魟类中毒要轻。

(2)全身症状:乏力、胸闷、心悸及全身肌肉酸痛,全身散在的皮肤出血及继发感染等。严重者恶心、呕吐、多汗、流涎、呼吸急促、少尿及血压下降、心律失常,最后出现运动失调、瞳孔散大、惊厥、昏迷,呼吸抑制而死亡。

6. 硬骨鱼纲刺毒鱼类致伤 难以忍受的剧痛、麻木、出血,局部肿胀且范围迅速扩大,出现发绀。剧烈疼痛放射至整个上肢或下肢,重者出现恶心、呕吐、休克和继发感染等。如刺伤足部和下肢,常因剧痛不能行动。尤以毒鲉致伤最为危险,可致死。

7. 凶猛咬害鱼类致伤 为利齿撕咬伤或吻端穿刺伤,其中鲨鱼咬伤面积大,可造成短时大量失血和严重感染。

三、治疗

1. 水母蜇伤

(1)局部处理:立即上岸,用海水冲洗蜇伤处。可用热水(40℃)浸泡。尽快用5%醋酸(或食醋)浸泡或湿敷蜇伤部位,持续至少30min。

(2)全身治疗:低血压患者立即输注乳酸盐林格液。支气管痉挛和呼吸困难者,静脉注射地西泮、给氧或人工呼吸以缓解症状。出现血红蛋白尿,可用呋塞米或甘露醇。少数急性进行性肾衰竭患者,需腹膜透析或血液透析。注意心肌保护。

(3)其他对症治疗:预防和治疗感染,早期应用广谱抗生素。过敏性休克者应及时控制肺水肿。亦可适当应用升压药物,如间羟胺、多巴胺等。疼痛剧烈时,吗啡或哌替啶静脉注射。

2. 软体动物致伤

(1)芋螺蜇伤:局部立即用热水冲洗或浸泡,缓解疼痛,应用高压阻流技术阻止毒素吸收。疼痛剧烈时注射吗啡或利多卡因(不加肾上腺素)。严重低血压者及时应用盐酸纳洛酮。必要时,给氧、气管切开和人工呼吸。早期应用抗生素,防止感染。

(2)蓝斑环章鱼咬伤:立即冲洗,在不切开伤口的情况下局部吸引,应用高压阻流技术阻止毒素吸收。维持人工辅助呼吸 4～10 h,可参照河豚毒素中毒的治疗,试用新斯的明和 4-氨基吡啶缓解肌肉麻痹。

3. 棘皮动物致伤与中毒

(1)海胆刺伤:立即将患处浸入 45℃ 以下热水中可镇痛;用镊子除去伤口内叉棘,必要时可手术切开去除,然后彻底冲洗伤口;可用 5％高锰酸钾溶液湿敷,并用普鲁卡因局部封闭;肌肉痉挛时,可静脉注射 10％葡萄糖酸钙。

(2)海星刺伤:局部冲洗去除毒液,可用乙醇浸泡患处;必要时可用局部麻醉药或吗啡等镇痛;注意防治感染。

(3)海参致伤中毒:局部用清水或乙醇涂擦,能减轻症状。眼内接触毒液后尽快以清水冲洗,并滴入可卡因眼药水或 0.2％～0.5％毒扁豆碱溶液。误食中毒者应尽快催吐或洗胃;静脉补液,维持水、电解质及酸碱平衡;出现肌肉麻痹时,可试用新斯的明或毒扁豆碱注射。

4. 海蛇咬伤　海蛇咬伤后切忌惊慌奔跑,以免加重毒素全身吸收。立即采取措施排出伤口内毒液、阻止毒液吸收入血、及时注射抗毒血清是最有效的急救措施。

(1)抗毒治疗:尽早使用海蛇抗毒血清,但目前国内尚无海蛇抗毒血清面市。还可应用胰蛋白酶或 0.5％高锰酸钾在伤口周围局部注射,有一定疗效。

(2)防治感染:海蛇口腔中含有大量革兰阴性细菌、破伤风杆菌等需氧菌及厌氧菌。可选用肝、肾毒性较小的青霉素、氨苄西林等,合用甲硝唑,并应用破伤风抗毒素。

(3)对症治疗:海蛇咬伤中毒的死亡原因主要是呼吸衰竭和肾衰竭。出现呼吸功能障碍时,吸氧,同时肌内注射新斯的明,当自主呼吸停止时,及时行人工辅助呼吸。出现肾衰竭时,尽早采用血液透析。

5. 软骨鱼纲刺毒鱼类致伤

(1)救治原则:镇痛、抗毒及防治继发感染。立即用止血带包扎伤口,减少毒液吸收。

(2)抗毒处理:3％依米丁于刺伤处近心端皮下注射或肌内注射,局部疼痛、出血很快缓解,1～3d 即可消肿痊愈。

6. 硬骨鱼纲刺毒鱼类致伤　治疗原则是镇痛、消除毒液和防止继发性感染。用生理盐水冲洗伤口,包扎。鲉类刺伤应彻底清洗局部。受伤肢体可在热水或 4％硫酸镁温水中浸泡镇痛。毒鲉类的刺伤可用依米丁溶液直接注入伤口周围镇痛。民间用海蟑螂体液涂抹创口镇痛。

7. 凶猛咬害鱼类致伤　鲨鱼咬伤等可造成大量失血,需及时止血。救治过程中应特别注意抗感染。

四、预防措施

1. 水母蜇伤 遵守安全告示,不用手直接抓或捞取水母。澳大利亚设计生产了一种水母防护服,可有效预防水母蜇伤。特定海域可设置类似防鲨网的防水母网,只是孔径更小一些。近年以色列生产了一种皮肤防护霜,既有防晒功能,又能有效防止水母蜇伤。

2. 软体动物致伤 芋螺和章鱼都不主动袭击人类,在海滩漫步时应注意足部防护,不徒手捉拿芋螺和章鱼。

3. 棘皮动物致伤与中毒 避免直接接触,处理标本时戴手套以防刺伤。捕捞海参时,应戴手套和防护眼镜,避免直接接触海参体表黏液。

4. 海蛇咬伤 海蛇常在海边浅水域活动,应提高警惕;捉取海蛇前须先用工具固定其头部;可能遭海蛇咬伤的场合要事先准备抗毒血清和蛇药。

5. 软骨鱼纲刺毒鱼类致伤 由于刺伤多见于海洋作业时误触刺毒鱼所致,因而对相关作业人员要做好宣传。注意手、足防护,防止刺毒鱼挣扎跳跃造成刺伤事故,捕到刺毒鱼后即应除去毒刺以免误伤。避免逗引刺毒鱼。

6. 硬骨鱼纲刺毒鱼类致伤 硬骨刺毒鱼致伤主要是用手抓取时发生机械性创伤,但也有部分鱼类具有主动攻击性,在攻击距离内可主动袭击使人致伤中毒。普通橡皮手套、鞋子易遭刺破,应加强手、足防护,捕捉时最好使用铁钩等工具。

7. 凶猛咬害鱼类致伤 避免在鲨鱼常出没处活动,不在浑浊水中游泳。黄昏及夜晚鲨鱼袭击事件较多,不宜下海游泳。舒鱼对潜水者在水中制造的噪声和携带的反光器物敏感,应注意避免。裸胸鳝常潜伏于洞穴中,潜水者应避免打搅其栖息的洞穴。颌针鱼对水下发亮物体和光源敏感,应避免穿戴发亮物体下水。

(张黎明)

第十节 生物调节剂

生物调节剂是细胞外的信使物质,对生物机体的生理过程、新陈代谢和神经活动等具有重要的调节作用。由于生物调节剂具有低剂量、高活性和速效性的作用特点,为开发新药和寻找军事用途的小分子肽提供了新的研究方向和技术途径,正引起生物学家、神经科学家和军事化学家的关注。基于目前的研究,今后很可能研究出改性的生物调节剂,在执法、反恐、城市作战中使用,造成作用对象进入昏睡、糊涂、安静等状态。当然,此类化合物的误用或滥用,可能会使警察或军队等组织利用其来违规或违法地控制人的认知、感觉、情感、动机、行为和意识,应严格使用管理。

一、概念和特点

生物调节剂是生物体内某一部分细胞产生的,对生物过程起调节作用的化学物质。目前发现的生物调节剂大多数是对神经功能有调节作用的小分子肽,故也可称之为神经肽或神经调节剂。神经肽泛指存在于神经组织并参与神经系统功能作用的内源性活性物质,是一类特殊的信息物质,按其作用方式不同分别起着递质、调质和激素的作用,其特点是含量低、活性高、作用广泛而又复杂,在体内调节多种多样的生理功能,如痛觉、睡眠、情绪、学习与记忆乃至神经系统本身的分化和发育都受神经肽的调节。部分神经肽既能以突触释放的方式实现调节作用,又能以非突触释放的方式对邻近或较远部位的靶细胞活性进行调节。

目前生物调节剂在生物医学中的应用主要用于抗肿瘤的生物治疗。生物调节剂可刺激提升免疫效应细胞的数量或活性,直接增加机体抗肿瘤作用;降低对免疫系统的抑制作用,间接增强机体对肿瘤的免疫反应;增强宿主的防御功能;增强宿主耐受细胞毒性损害的能力;增强肿瘤细胞的免疫原性,使之更易被免疫机制或细胞毒性药物杀伤;防治或逆转肿瘤的恶性倾向,促进肿瘤细胞的分化与成熟。

二、分类

生物调节剂狭义的概念主要指神经肽,随着研究的深入还包括了细胞因子、细菌类及微生态、肿瘤增殖病毒和胸腺素等。

1. 神经肽　神经肽起源于 von Euler 于 1931 年发现的 P 物质,随后逐渐发现了垂体后叶加压素、催产素等。20 世纪 70 年代,多肽化学技术迅速发展,阿片肽的发现进一步加速了神经肽的研究。因此,神经肽是一个非常广泛的概念,是指一大类物质,而不是一种单一的物质,主要包括内阿片肽、速激肽家族、降钙素基因肽超家族(降钙素基因相关肽、降钙素、淀粉多肽、肾上腺髓质激素等)、下丘脑神经肽(促甲状腺激素释放激素、生长抑素、神经降压素等)、垂体后叶神经肽(催产素、血管升压素等)、胰高血糖素相关肽家族(血管活性肠肽、垂体腺苷酸环化酶激活肽、胰高血糖素、胰高血糖素样肽等)、神经肽 Y 基因家族(神经肽 Y、胰多肽等)、内皮素家族、心房肽家族(心房肽、脑钠素、C 型钠尿肽等)、铃蟾肽家族(铃蟾肽、促胃液素释放肽、神经介素 B 等)、缓激肽及血管紧张素、胆囊收缩素、甘丙肽、促胃动素、抑制素等。

2. 细胞因子　是由免疫细胞如淋巴细胞、单核巨噬细胞及其相关细胞产生的,调节其他免疫细胞或靶细胞功能的可溶性蛋白。

根据产生细胞因子的细胞种类来分类:①淋巴因子(lymphokine),由淋巴细胞(T 细胞、B 细胞、NK 细胞等)产生,包括 IL-2、IL-3、IL-4、IL-5、IL-6、IL-9、IL-10、IL-12、IL-13、IL-14、IFN-γ、TNF-β、GM-CSF 等;②单核因子(monokine)由单核细胞和巨噬细胞产生,包括 IL-1、IL-6、IL-8、TNF-α、G-CSF、M-CSF 等;③其他细胞产生的细胞因子,主要由上皮细胞、血管内皮细胞、成纤维细胞、骨髓和胸腺中的基质细胞等细胞产生,如 EPO、IL-7、IL-11、SCF、IL-8 和 IFN-β 等。

细胞因子的生物学特点主要有:①高亲和性和高效性。②多效性和重叠性,即一种细胞因子可作用于多种靶细胞,产生不同功能;不同细胞因子可作用于同一靶细胞,产生相同或相似的功能。③多样性和网络性,即相互诱生,细胞因子间相互调节受体的表达,生物活性之间相互影响,与激素、神经肽、神经递质共同组成细胞间信息分子系统。④非特异性,即对靶细胞发挥功能不受 MHC 限制。

3. 细菌类及微生态　主要含活菌和死菌(灭活菌),包括组分和产物或仅含活菌体和死菌体的微生物制剂,供口服或经由其他途径进入人体,主要是刺激特异性和非特异性免疫机制,并在一定程度上在黏膜表面改善微生物和酶的平衡。

4. 肿瘤增殖病毒(tumor specific replicating virus) 也称溶瘤增殖病毒,是指病毒经过修饰、加工后,在肿瘤细胞内进行选择性复制。近年,腺病毒(adenovirus)、单纯疱疹病毒(herpes simplex virus)、呼吸道肠道过滤性病毒、新城鸡瘟病毒(newcastle disease virus)等 10 种病毒已经进入临床试验。目前,已研制成功并在肿瘤临床研究中应用的增殖病毒包括 ONYX-015、CN7-06、CV787、G207 以及一些 RNA 病毒等。

5. 胸腺素(thymosin) 从小牛、猪等动物胸腺中提取的一类多肽激素,有生物活性的单肽为 α1、α5、α7、β3 和 β4,α1 不仅可人工合成,而且可利用基因工程通过 *E. coli* 生产。

三、在毒剂防护谱中的地位

瑞典国防研究院早在 20 世纪 70 年代初,就对近 20 种神经肽从军事应用角度评价其生物效应。1989 年化学生物战剂全谱防护概念的提出,把毒素、生物调节剂和生物技术人造毒物等高活性物质,作为生物化学毒剂列入化学生物战剂谱。1991 年,加拿大政府的技术报告进一步详细论述了生物调节剂的潜在军事威胁。随后,在 1994 年、1995 年和 1998 年的国际化学生物战剂防护讨论会上也将生物调节剂列入潜在的化学毒剂并加以讨论。在 1995 年会上对化学生物战剂的威胁做了进一步的基本评估,经归纳和比较进一步明确了生物调节剂在毒剂防护谱上的地位及其特点(表 10-1 和表 10-10)。国家对化学和生物武器的防护是基本安全的需要,防护目标不仅要包括经典化学毒剂、传统生物战剂以及应急性毒剂,还应当跟踪快速新兴发展的生物调节剂。

表 10-10 化学生物战剂的军事威胁和化学防护

毒剂种类	下风区 危害(km)	攻击的 目标类型	投射 系统	载体量(个)	防护 类型
经典化学武器	1	分散的军事目标	火炮	500～1000	被动防护为主
工业药物化学品	1	分散的军事目标	炸弹	100～500	被动防护为主
生物调节剂	10	中间的军事与后勤目标	导弹	50～100	被动防护与主动防护
毒素	10	中间的军事与后勤目标	导弹	20～50	被动防护与主动防护
遗传改性生物武器	500	一般军事与民用目标	巡航导弹	5～20	主动防护为主
传统生物武器	500	一般军事与民用目标	巡航导弹	1～5	主动防护为主

四、潜在军事威胁

生物调节剂属于生物活性物质,通过控制内分泌作用发挥化学信使的功能,对生物体的信息传讯、免疫功能、生物钟节律、防老抗衰、肿瘤病变、生殖控制及细胞分化、分子进化等都起重要的作用,使有机体组合成一系列严密的控制系统,所以说它们是生命的控制开关,对生物体稳态的控制具有重要意义。因此,生物调节剂作为生命过程的重要化学信使物质,已经成为神经科学、生物医药研究的重要领域,也是临床医学开发的重要源泉。近年来,生物调节剂的定向结构改造研究有了一定的发展,进一步提高了生物调节剂的生物活性,可减少引起生物效应的最小剂量;增强了抗酶解能力,以延长体内代谢动力学的半衰期和提高自然肽的脂溶性,以增加穿过血-脑屏障的能力。同时,随着生物技术和计算机技术的发展,促使大规模生产生物调节剂成为可能。

某些生物调节剂在生物体内的平衡一旦失调,将会导致生理过程的选择性的破坏,产生睡眠障碍、精神错乱、躯体功能失调、血压急速变化、疼痛、嗜睡、麻醉、昏迷,严重者甚至死亡。目前生物调节剂,已经引起了各方的关注。例如,降压药、高效催眠药和镇痛镇静药的开发研究等。同时,生物调节剂本身具有低剂量、高活性和速效性的特点,因此,生物调节剂极有可能被滥用作为躯体或精神失能剂,对人们构成潜在的威胁。因而,重视生物调节剂在医学和军事上的应用,及时掌握国外生物调节剂的医学研究和潜在威胁评估,对加速临床开发、加强化学防护研究均有重要意义。目前具有军事意义的生物调节剂主要是一些神经肽类物质,如表 10-11 所示。在十几个具有军事意义的生物调节剂中,有关内皮素、P 物质、神经肽 Y 和神经激肽 A 等的威胁评价工作做得较多,研究较为深入。

表 10-11 具有军事意义的生物调节剂

中(英)文名称	a.a. 数目	来源	伤害症状
内皮素(endothelin)	22	猪、牛、人的上皮细胞	降压、昏迷
P 物质(substance-P)	11	脑灰质	降压、知觉丧失
神经肽 Y(neuropeptide Y)	36	哺乳动物脑	升高血压
神经激肽 A(neurokinin A)	10	猪骨髓	降低血压
章鱼涎肽(eledoisin)	11	两栖动物	引起血压急速变化,产生伤害
铃蟾肽(bombesin)	14	蛙皮	升高血压、惊厥
血管紧张素(angiotensin)	8	哺乳动物肝	升高血压,对冠状动脉有强烈收缩效应,造成对心脏损害
加压素(vasopressin)	10	高等哺乳动物	升高血压,严重时可引起心肌梗死,导致循环休克
神经降压素(neurotensin)	13	牛下丘脑	血压降低、降低体温
缓激肽(bradykinin)	9	血清 α-球蛋白蛙皮肤、黄蜂毒汁	致痛,降低血压,降低体温
内啡肽(endorphin)	31	哺乳动物脑垂体	精神错乱
强啡肽(dynorphin)	17	猪脑	精神错乱
睡眠肽(somatostatin)	9	哺乳动物脑	引起睡眠
生长激素释放抑制素(SMT)	14	羊下丘脑	镇痛,镇静,降低运动能力和体温

五、检测与制备技术

随着全世界对生物调节剂的深入认识,1975 年生效的生物和毒素武器会议(BTWC)明确提出禁止生物和毒素武器的研制、生产和储存,但未能明确禁止研究的内容,所以,生物调节剂相关的研究仍被合法地继续进行。随着生物、化学和生物技术工业化的发展,现在可以生产相当量的具有军事意义的肽类生物活性物质,而且生物调节剂的制备和检测技术也获得了飞速发展,尤其是在生物活性肽的检测、合成、修饰和大规模生产等几个领域的科学技术取得重大进展,增加了人们对生物调节剂军事威胁的关注。

生物调节剂的大规模生产可以通过固相肽合成、酶的合成或 DNA 重组技术进行,但需要技术与目的肽之间的匹配。目前用固相肽合成方法合成的生物调节剂主要包括血管紧张素(angiotensin)、铃蟾肽、缓激肽、催胆素肽(cholecystokinin,CCK)、强啡肽、α-内啡肽、β-内啡肽、γ-内啡肽、亮氨酸脑啡肽(Leu^5-enkephalin,ENK)、甲硫脑啡肽(Met^5-ENK)、促胃液肽(gastrin)、促胃液释放肽(gastrin releasing peptide,GRP)、促性腺激素释放素(gonadoliberin,GnRH)、神经降压肽、生长激素抑制素(somatostatin,SMT)、促甲状腺素释放素(thyroliberin,TRH)、内皮素、作用于血管的肠肽(vasoactive intestinal peptide,VIP)、胰岛素样生长因子(insulin-like growth factors,IGF)、促肾上腺皮质激素(adrenocorticotropic hormone,ACTH)、甲状旁腺激素(parathyroid hormone,PTH)、胰腺生成素(thymopoietin,TP)、肠抑制肽(gastric inhibitory polypeptide,GIP)、促肾上腺皮质素(corticotropin,CTH)、降钙素(calcitonin)、胰高血糖素(glucagon)、α-胸腺素(α-thyosin)、胰泌素(secnetin)、胃动素(motilin)。

在肽类生物活性物质的合成中,酶合成和 DNA 重组技术比传统的方法应用更多。利用转基因宿主,可发展大规模生产肽类生物活性物质。例如,将生物调节剂的基因转移到牲畜体内,可使畜奶中产生生物调节剂。类似的试验研究也在植物中进行。当然,目前 DNA 重组技术主要用于细菌、酵母和其他单细胞有机体,以生产多肽。自然存在的小分子肽生物调节剂,可以直接通过 DNA 重组技术人工合成。例如,生长激素抑制素是一种含 14 个氨基酸的激素,它调节生长激素、胰高血糖素和胰岛素的释放,它就是利用基因工程制备的第一批激素中的一员,而且是使用全合成基因技术制备的第一个激素。虽然,生物活性肽的氨基酸序列通常存在种属间的差异,但是,从动物中得到的肽一般在人身上具有活性,而且某些生物调节剂不需要保留母体分子的全部氨基酸才能维持生物活性。目前,某些生物调节剂的构效关系研究已经发现,其片段或类似物的生物活性等效于或大于母体分子。对生物活性肽的修饰,可以获得改构型的生物调节剂。

在过去 10 多年中,肽的检测技术已从早期的特殊技术变成常规工作,如各种色谱检测技术、免疫检测技术迅速发展,其中最重要、最常用的是 HPLC 技术,该技术可以分离和检测存在于组织中的"ng"乃至"pg"级的生物调节剂。

(赛　燕)

第十一节　神经肽 Y

神经肽 Y(neuropeptide Y,NPY)是一种广泛存在于中枢和外周并维持内环境稳态的激素。在中枢,NPY 有抗焦虑、抗癫痫功能,并且具有抑制生殖、抑制肌肉兴奋、抑制交感兴奋的作用,导致人体的血压、心率、代谢下降,它还能够促进食欲,并因此成为节食药物的靶点。但是,外周的 NPY 具有正向的刺激作用,它和糖皮质激素及儿茶酚胺共同增强应激反应。NPY在外周能诱导血管收缩、血管平滑肌增殖,导致血脂升高、糖耐受,释放脂肪细胞因子。

一、神经肽概述

神经肽(neuropeptide)是一类生物体内主要起传递信息作用的生物活性多肽,种类繁多,主要分布在神经组织,也存在于其他的组织内,参与体内应激反应、心血管活动等多种功能的调节,对神经递质代谢与功能具有重要的影响,具有低剂量、高活性和速效性等作用特点,是神经科学、生物医药研究的重要领域,也是医学临床开发的重要源泉,同时也可能被滥用作为躯体或精神失能剂,对人们构成潜在的威胁。

神经肽能够调节神经递质的释放,对中枢神经系统(包括大脑和下丘脑神经元)具有抑制作用,对海马的某些区域则有兴奋作用。在神经肽修复再生术的治疗过程中,神经肽能够调控这种兴奋性神经元的异常放电,逐步抑制癫痫的发病,最后达到治愈癫痫的结果。

神经肽概念广泛,包括一大类物质。根据神经肽在体内分布、发现的部位和其基因结构、分子结构和功能的不同,主要有神经肽 Y 基因家族类(神经肽 Y、胰多肽等)、下丘脑释放激素类、垂体肽类、内源性阿片肽类、速激肽家族类等。

下丘脑神经肽参与神经内分泌的功能调节,如促甲状腺激素释放激素(TRH)、生长激素释放激素(growth hormone-releasing hormone,GHRH 或 GRH)、生长抑素、神经降压肽等。TRH 是谷氨酸-组氨酸-脯氨酸 3 肽,是已知的神经肽中最简单的,可溶于水,比较稳定,能口服的一种。TRH 可促进甲状腺激素的释放,可逆转各种原因引起的休克,对消化系统有兴奋作用等。

垂体肽类主要包括催产素(oxytocin,OT)和加压素(vasopressin,VP),两者均为 9 肽神经肽。催产素具有促进妊娠末期子宫平滑肌和泌乳期乳腺肌上皮收缩的功能,血管升压素具有抗利尿作用、对心血管功能的调节及增强记忆的保持功能。

内源性阿片肽(endogenous opioid peptides)是机体内具有阿片样作用的肽类物质的总称,主要有内啡肽、脑啡肽和强啡肽 3 个大家族。内源性阿片肽分布广泛,如脑内、脊髓、周围自主性神经节等。内阿片肽对心血管系统、呼吸系统、内分泌系统、免疫系统均有重要的调节功能;此外,还具有镇痛作用。

在具有军事意义的神经肽中,内皮素、P 物质(SP)、神经肽 Y 和神经激肽 A(NKA)的研究比较多。在第五届国际化学生物战剂防护讨论会上,报道了 SP 和 NKA 对健康豚鼠的吸入毒性研究,观察了 SP 或 NKA 与肽链内切酶抑制剂四氢噻吩气溶胶同时吸入暴露对豚鼠呼吸的影响,SP 和 NKA 在呼吸道内的沉着及对呼吸道的作用。1996 年发表的"毒素:潜在的威胁"一文中评估了神经肽 Y 和内皮素的潜在威胁,并以"内皮素与生物毒素"一起进行威胁评估。

二、神经肽 Y 的分子结构

神经肽 Y(neuropeptide Y,NPY)于 1982 年被 Tatemato 和 Wutt 首次从猪脑中提取纯化出来,由 36 个氨基酸残基组成,其 N 端和 C 端各有一个酪氨酸和酪酰胺残基,C 端的酰基化对 NPY 的生物活性至关重要,N 端的酪氨酸残基参与稳定 NPY 三级结构和 NPY 与受体的结合能力。NPY 第 11～36 位氨基酸序列形成具有亲水和疏水两性的 α 螺旋结构,通过 α 螺旋结构的亲水性氨基酸残基形成二聚体,还可通过 α 螺旋结构的疏水氨基酸残基作用于细胞膜的双脂质层,导致细胞膜结构的改变。NPY 在水溶液中能保持稳定的三维立体构象。

三、神经肽 Y 的分布

NPY 广泛存在于除小脑以外的脑组织和脊髓,其中包括海马结构、下丘脑、大脑皮质、隔区、纹状体、嗅球和中脑、蓝斑和孤束核等处。在外周组织中,NPY 主要存在于周围交感神经中,NPY 与儿茶酚胺共存于同一囊泡中,共同释出,起神经递质和(或)神经调质作用。释放出的 NPY 不能被再摄取,而是被酶降解而失活。此外,呼吸系统、循环系统、消化系统和泌尿系统均有 NPY 存在。

四、神经肽 Y 的作用

(一)对神经系统的作用

NPY 广泛分布于神经系统,在交感节后神经中一般与 NE 共存。NPY 通过突触前膜的 Y_2 受体抑制神经递质的释放,通过突触后膜的 Y_1 受体起类似肾上腺素能 α_1 受体的效应。在中枢神经系统,NPY 主要分布于边缘系统和神经内分泌系统。因此,NPY 的主要中枢作用包括学习记忆、中枢调节、摄食和生殖内分泌等多方面。

1. 学习记忆和运动行为的调节　NPY 及其结合位点存在于与学习记忆有关的海马和杏仁体,海马内 NPY 受体主要为 Y_2 亚型。脑室注射 NPY 可以增强小鼠记忆,改善由蛋白质合成抑制剂和 ACh 能阻断剂所导致的健忘症,此作用可能是通过海马、隔区实现的。

脑室注射 NPY 还可以调节运动功能。大剂量 NPY 导致正常血压大鼠的运动减少,小剂量 NPY 可以促进运动;抑制自发性高血压大鼠的运动行为。NPY 对运动的促进和抑制作用分别是由 Y_1 受体和 Y_2 受体介导的。

2. 对内脏功能的中枢调节作用　中枢注射 NPY 也可以降低血压、减慢心率和呼吸频率。由于孤束核和极后区含有较高密度的 NPY 结合位点,所以中枢 NPY 对呼吸、循环的调节可能是通过这 2 个部位实现的,有突触前、后膜受体的参与,两种受体的作用均与肾上腺素能 α_2-AR 的作用有关。直接将 NPY 注射到孤束核有类似效应。另外,NPY 还有易化减压反射的作用。

膝状体-下丘脑束是投向视交叉上核的重要纤维束,此纤维束含有 NPY。将 NPY 注射到视交叉上核可以改变昼夜节律,改变程度取决于注射时间和视交叉上核神经元的固有节律。白昼时视交叉上核神经元对 NPY 的反应更为敏感。随着光线的照射,视交叉上核的 NPY 水平逐渐增高。

脑室注射 NPY 能促进多种动物的摄食和饮水。NPY 对摄食的促进作用主要是通过下丘脑实现的,除了室旁核外,穹窿周围区也与 NPY 的摄食作用有关。持续灌流 NPY 可以导致动物的持续进食和以脂肪形式储存能量,体重大增。禁食可以使下丘脑有关核团 NPY 的含量增高,进食后 NPY 水平恢复正常。先天性肥胖鼠和实验性糖尿病鼠的下丘脑 NPY 水平均有增高,拮抗 NPY 可以抑制高脂食物引起的肥胖,说明 NPY 与摄食的生理调节和脂肪形成有关。下丘脑的 NPY 与肥胖基因产物瘦素(leptin)的作用密切相关,肥胖时瘦素表达减少,提示调节下丘脑 NPY 水平可能治疗肥胖症。

3. 对内分泌的调节作用　NPY 存在于支配下丘脑分泌的 CRH 的室旁核神经纤维中,脑室注射或室旁核局部注射 NPY 均能促进 CRH 的分泌。虽然 NPY 本身没有促进腺垂体 ACTH 释放的作用,但可加强 CRH 促进 ACTH 释放的作用。脑室注射 NPY 可以导致垂体门脉血液 CRH 水平的升高和外周血液 ACTH、皮质酮水平的升高。

脑室注射 NPY 对生产激素、催乳素、TRH 的释放也有影响。另外,垂体门脉血液含有大量的 NPY,垂体也存在 NPY 的结合位点。离体实验发现,NPY 促进垂体生长激素、黄体生成素(LH)和催乳素的分泌,说明 NPY 的作用可能是通过对垂体的直接作用实现的。NPY 除了直接影响腺垂体 LH 的分泌外,还可作用于下丘脑,间接通过促性腺激素释放激素(GnRH)的释放影响 LH 的分泌,这一作用取决于动物的动情周期和雌激素的水平。对于切除卵巢大鼠下丘脑 GnRH 的释放,NPY 对有或无雌激素补充治疗动物分别起抑制或促进作用。另外,垂体门脉 NPY 水平随动情周期而变化,卵巢类固醇激素对下丘脑神经核团的 NPY 水平有反馈性调节作用。

(二)对呼吸系统的作用

在呼吸系统,NPY 主要存在于支配呼吸道的交感神经和副交感神经中。NPY 对呼吸道主要起舒张作用,使气道平滑肌松弛,此作用与突触前膜上的 Y_2 受体有关,通过 Y_2 受体抑制迷走神经 ACh 和非肾上腺素能非 ACh 能的感觉神经纤维的递质释放。但最新的研究表明,小剂量的 NPY 对呼吸道平滑肌起收缩作用,主要通过突触后膜的 Y_1 受体,可能以花生四烯酸的产物作为第二信使。

(三)对循环系统的作用

NPY 不仅存在于心血管调节中枢,还与 NE 或血管活性肠肽共存于支配心血管系统的交感神经中。在交感神经与效应器的连接处,NPY 受体的分布和作用与肾上腺素能 α_1-AR 和 α_2-AR 相似。Y_1 受体和 α_1 受体分布于突触后膜,Y_2 受体和 α_2 受体分布于突触前膜。使交感活动增强的刺激,如运动、出血、缺氧等均可以促进支配心脏和肾上腺的交感神经释放 NE 和 NPY。NPY 诱发血管平滑肌收缩、血压升高、心排血量和血管阻力增加。大鼠颈动脉注射 NPY(50 pmol/L)引起脑血管收缩,脑血流量减少 40%～98%。NPY 除了本身直接的心血管作用外,还具有加强其他缩血管介质,如 NE、组胺、血管升压素和血管紧张素 Ⅱ 等的缩血管作用,NPY 的缩血管作用不能被肾上腺素能 α 受体或 β 受体阻断剂所阻断。此外,NPY 还能抑制舒血管介质,如 ACh、ATP 和 P 物质等的舒张血管作用。

(四)对消化系统的作用

NPY 能抑制胃的收缩和排空,对小肠和结肠平滑肌也有舒张作用。对食管下端括约肌具有先收缩后舒张的双重作用。NPY 既可以诱导肛门括约肌的收缩,又可以抑制结肠肛门反射导致的肛门括约肌的舒张。另外,NPY 还可抑制由小肠液和葡萄糖诱发的胰岛素的分泌。

(五)对泌尿生殖系统的作用

NPY 主要分布于支配肾血管的神经和肾小球旁器,NPY 受体以近曲小管密度为最高。NPY 通过作用于 Y_2 受体降低肾小球的滤过率、抑制肾素的分泌。NPY 还通过作用于突触前

膜 Y_2 受体,抑制 cAMP 生成和 Ca^{2+} 的内流,使支配输精管的神经减少 NE 的释放,使支配子宫的神经减少 ACh 的释放,与抑制输精管和子宫的收缩有关。在卵巢,NPY 主要与 NE 共存于支配卵巢皮质的神经末梢中,促使卵巢的血管收缩。体外实验证实,NPY 对卵巢颗粒细胞雌激素和孕激素的分泌没有影响。

妊娠女性血浆 NPY 的水平高于非妊娠者,羊水和脐带血也含有 NPY。母体血浆 NPY 的水平在分娩后数小时内恢复正常,提示母体 NPY 可能源于胎盘。足月胎盘提取物含有高浓度的 NPY 样免疫活性物质。NPY 存在于人类胎盘的细胞滋养层细胞和中间滋养层细胞,以及羊膜上皮细胞、绒毛膜滋养层细胞,而蜕膜细胞含量较少。NPY 和活化素(activin)还共存于胎膜的细胞。

五、神经肽 Y 相关疾病

1. NPY 与脑血管病　在脑血管周围,如大脑动脉环和豆纹动脉等,NPY 和 VIP 纤维分布密集,提示 NPY 的缩血管作用和 VIP 的舒血管作用可能在颅内出血的发病机制中起重要作用。

在实验性蛛网膜下腔出血动物模型,脑脊液 NPY 含量升高 5 倍。此脑脊液可使大脑中动脉对 NE 的反应增强,该作用在 NPY 抗血清处理的脑脊液中消失。但是,在出血初期,脑血管周围神经纤维的 NPY 水平下降,并持续 2 个月,这可能是由于神经末梢释放 NPY 过多或是再摄取障碍。

在蛛网膜下腔出血患者出血后 6～11 d 的脑脊液中,NPY 水平逐渐升高,与患者的血流动力学指数呈正相关,可能参与出血后脑血管痉挛。脑内的 NPY 神经元对缺血很敏感,脑梗死患者发病 3d 后血浆 NPY 含量降低,而脑脊液 NPY 含量却升高,3 周后才逐渐恢复正常;当病情加重时,脑脊液 NPY 含量升高更明显,但血浆和脑脊液 NPY 含量与梗死灶大小无明显关系。

2. NPY 与阿尔茨海默病　免疫组化研究显示,在阿尔茨海默病(AD)大鼠,大脑额叶和颞叶皮质的第 V 层和第 VI 层,NPY 神经元数目和突起的长度均减少,在旁海马皮质 NPY 纤维密度减少了 45%。阿尔茨海默病患者脑脊液中 NPY 含量明显降低,比对照组降低了 67%,2 年病程者的 NPY 比病程短者更低。阿尔茨海默病型痴呆患者和额颞叶痴呆患者脑脊液中 NPY 含量均降低,且随病程增加而趋于降低,但并未发现脑脊液 NPY 含量减少与认识障碍程度和疾病初始年龄的相关性。

3. NPY 与抑郁症　NPY 在下丘脑具有控制摄食和昼夜节律,在边缘系统具有控制情绪整合的作用,内源性 NPY 具有缓解焦虑的作用。抑郁症患者脑脊液中 NPY 浓度比正常组相比明显降低,与性别和抑郁程度无关。中枢给予 NPY 可产生镇静效应,低剂量可缓解焦虑,高剂量可镇定,这一作用可能是通过杏仁核内的 Y_1 亚型受体实现的。抗抑郁药物可明显提高动物额叶皮质 NPY 含量,增加下丘脑 NPY 浓度,说明 NPY 可能参与抑郁症发病病理生理过程,但也有观点认为 NPY 与抑郁症无关。

4. NPY 与高血压　NPY 在高血压的发生、发展中起重要的作用。自发性高血压大鼠下丘脑、脑干和血中 NPY 含量均明显高于正常鼠,其血浆含量与血压高低程度呈正相关;降压治疗后,血压降低的同时伴有血浆 NPY 含量的降低。高血压患者血浆 NPY 水平明显升高,且与收缩压增高的幅度呈正相关;NPY 浓度下降幅度与血压下降的幅度呈正相关。高血压患者血浆 NPY 含量的升高在女性患者更明显,可能与女性患者血小板摄取 NPY 障碍有关。运动也影响 NPY 的分泌,高血压患者在运动期间 NPY 含量明显高于对照组。高血压患者平均动脉压与 NPY 呈显著正相关,血浆 NPY 浓度升高越明显,心脏等高血压靶器官受损害程度越重,在一定程度上可作为评价器官受损程度的指标。

5. NPY 与应激性溃疡　对大鼠应激性溃疡的研究发现,由于 NPY 给药途径的不同,对应激性溃疡的作用亦不同。腹腔内注射 NPY 可加重应激性溃疡,并呈剂量相关性;静脉注射无明显影响。有研究显示,静脉注射 NPY 能降低基础酸分泌,减轻胃黏膜损伤,减少幽门结扎大鼠胃酸和胃蛋白酶分泌,这些作用可被非选择性 NPY 受体拮抗药阻断。

6. NPY 与休克　内毒素性休克时,血浆 NPY 水平上升显著。沙门杆菌内毒素 B 引起的休克中,血浆 NPY 水平升高 67%,但肾上腺组织的 NPY 含量却显著降低。内毒素性休克猪的血浆 NPY 水平上升达 26 倍。临床内毒素休克患者血浆 NPY 水平都明显升高。NPY 抗休克的缩血管作用,主要是通过外周总阻力的增加,而不是通过影响心脏指数,其机制是既通过受体介导,也通过增强血管对儿茶酚胺类物质的反应性,进而产生缩血管作用。

在动物的出血性休克中,随着平均动脉压下降,血浆 NPY 的含量呈进行性升高。临床研究也观察到,心源性休克患者血浆 NPY 含量几乎都升高,似乎循环系统功能损伤越严重,血浆 NPY 升高越明显。

(赵吉清)

第十二节　神经激肽

哺乳动物的速激肽(tachykinin)家族成员包括 P 物质、神经激肽、神经肽 K、神经肽 γ。神经激肽(neurokinins,NK)包括神经激肽 A(NKA)和神经激肽 B(NKB)。NKA 又名神经介素 L(neuromedin L)、K 物质(substance K,SK)。NKA 的 N 末端序列延长后可以分别形成神经肽 K 和神经肽 γ。NKB 又名神经介素 K(neuromedin K)。Kimuna 于 1983 年首先从猪脊髓中分离出含 10 个氨基酸的神经激肽,其序列如下。

NKA:His-Lys-(Thr)-Asp-Ser-Phe-Val-Gly-Leu-Met-NH$_2$

NKB:Asp-Met-His-Asp-Phe-Phe-Val-Gly-Leu-Met-NH$_2$

NKA 和 NKB 的一级结构都具有高度的同源性,其 C-末端的 5 个氨基酸残基序列相同(FVGLM)。该家族特征性的生物学活性是收缩平滑肌和降低血压,且不受阿托品的阻断。研究结果表明,能显示神经激肽活性的最短链长为羧基端 7 肽。在制备的 NKA 和 NKB 的衍生物中,若将 NKA 中 C-末端第 6 位上的丝氨酸和 NKB 的苯丙氨酸进行互换,仅在该位置上单个氨基酸的改变就引起了两者在药理学特征方面明显的逆转。例如,NKA 表现出 NKB 的收缩活性,而 NKB 则具备了 NKA 所特有的药理学性质,说明该位氨基酸残基对决定 NKA 和 NKB 的不同作用是很重要的。Osakaa 等发现分别去除 NKA 和 NKB 的 N-端的三肽部分,收缩活性保持不变,但都去除 C-末端第 7 位 Asp 残基后将导致活性大大减弱。

一、基因编码、合成与释放

神经激肽主要在神经元胞体合成,某些组织细胞,如巨噬细胞、粒细胞及血管内皮细胞亦可合成神经激肽。NKA 和 SP、神经肽 K、神经肽 γ 都由 *TAC1* 基因编码产生。此外,这种可变性剪切会影响 SP 和 NKA 的区域性分布。如牛中枢神经系统的 αTAC1 mRNA 高于βTAC1 的 2～3 倍,而外周组织 βTAC1 mRNA 则高于 αTAC1 的 7 倍以上。大鼠中枢和外周的 αTAC1 mRNA 含量很低,而 γTAC1 mRNA 含量较高。NKB 是由 *TAC3* 基因编码的,其基因结构与 *TAC1* 基因极为类似,它们可能是在进化过程中同一先祖基因的复制品。人的 *TAC3* 基因也包含 7 个外显子,编码 NKB 的序列位于外显子 5。

上述编码神经激肽的 *TAC1* 基因和 *TAC3* 基因在产生成熟 mRNA 后,经过翻译生成了前速激肽原 PPTA 和 PPTB。前速激肽原包括 1 个信号肽、1 个神经肽的 1 个或多个拷贝和 1 个或多个间隔区。信号肽 16～30 个氨基酸残基,位于 N-末端,而速激肽和间隔区是根据前多肽原随机排列的。在速激肽合成过程中,信号肽引导前速激肽原附着并通过内质网,此过程信号肽被切掉形成前肽。前肽通过转运机制被运送到高尔基体,在这里间隔区被切掉,切割位点包括单个(Arg、Lys)或 2 个相邻的(Arg-Lys)碱性氨基酸残基。然后这些速激肽被装在分泌颗粒中,从高尔基体通过轴突运送到神经末梢,受刺激时即可释放(图 10-14)。

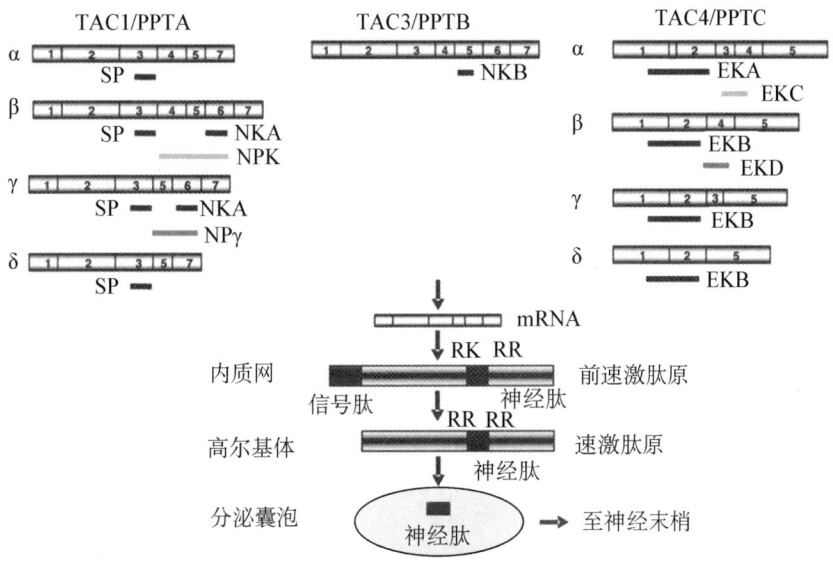

图 10-14　神经激肽从 PPTA 和 PPTB 在神经元中的合成过程

二、分布

神经激肽和 SP 一样,在中枢神经系统和周围神经系统都有分布。在中枢神经系统 SP 和 NKA 是共合成共分布的,兴奋性神经元、HPA 轴的分泌性细胞、神经感觉系统(如 C 纤维)均有表达。NKA 最丰富的区域是杏仁核、尾状核、苍白球、下丘脑、黑质、蓝斑,还见于嗅球、松果体、神经垂体、丘脑核、中央灰质、鳃旁体、脊髓背角和腹角。外周组织中以回肠、结肠、腮腺和颌下腺含量较高,主要分布在这些器官的感觉神经末梢、血管内皮细胞、免疫细胞及成纤维细胞中。SP 和 NKA 是肠道最丰富的速激肽,主要表达于固有的肌层和黏膜下层神经丛和初级传入神经元。

与 NKA 不同,NKB 分布于嗅球、一些皮质区域、中隔、新纹状体、弓状核、下丘脑核群、黑质、骨髓网状组织及尾状核外部。NKB 在脊髓尤其是背角也有分布,它在背根神经节和背根有不可忽视的数量。NKB mRNA 阳性细胞主要位于漏斗核和背侧丘脑前区;隔区、Broca 斜角带、Meynert 下橄榄核的大细胞性神经元也有表达;终纹床核和杏仁核也有含 NKB 阳性的胞体,邻近的皮质中也存在分散的阳性神经元。在胎盘组织中也发现了 NKB 的表达,且其水平明显高于脑组织、肺、肝和脊髓组织。

三、受体的功能

根据速激肽受体与速激肽的亲和力不同,将速激肽受体分为 3 种类型,即 NK-1 受体(SP敏感型)、NK-2 受体(NKA 敏感型)、NK-3 受体(NKB 敏感型),每一类型的速激肽受体有特异的亲和力,并对其他的速激肽也有一定的亲和力,每种速激肽在高浓度时都可激活受体发挥生物学效应(表 10-12)。3 种受体的一级结构均由 400 个左右的氨基酸组成,且均为具有 7 个跨膜结构的 G 蛋白偶联型受体。速激肽受体的结构决定了它的功能,速激肽 C-末端共有的FXGLM 序列,与受体第 5~7 跨膜域结合,决定了速激肽受体的特异性;各速激肽非共有的N-末端氨基酸序列,主要结合于受体的第 2 个跨膜部位到第 2 个细胞外结构域,决定了每种速激肽对受体作用的选择性。

表 10-12　速激肽受体亚型的特点

	NK-1	NK-2	NK-3
氨基酸残基数	407	390	452
速激肽的亲和性	SP>NKA>NKB	NKA>NKB>SP	NKB>NKA>SP

NK-2 受体主要在 CNS 表达,与情感过程相关的前额皮质、扣带回、杏仁核高表达。NK-2 受体拮抗药临床试验可用于抗抑郁。MEN 11420 是有力的、选择性的、竞争性的 NK-2 受体拮抗剂,对肠道平滑肌、泌尿-生殖系统和呼吸系统的 NK-2 受体产生长时的、有效的阻断。NK-3 受体多分布于中枢,但其作用未明;外周在空肠的肠丛、纵肌和肝门静脉表达,收缩平滑肌。

四、生理功能

(一)痛觉传导

脊髓背角 SP 和 NKA 含量明显高于前角,主要位于背角感觉纤维终止的 I～II 层。SP和 NKA 存在于约 50% C 类纤维神经元和约 20% Aδ 类纤维,而不存在于 Aα/β 纤维神经元内,提示它们可能为痛觉有关的神经递质。若电刺激传入纤维或用高 K^+ 溶液处理脊髓薄片均可致脊髓释放 SP 和 NKA。椎管内注射 NK-1 受体激动药可使痛阈下降,若注射 SP 受体拮抗药可使痛阈提高,进一步说明速激肽与痛觉传导有关。其中 NKA 较 SP 作用范围广且持续时间长。痛觉刺激亦促使脊髓背角释放降钙素基因相关肽(CGRP)和生长抑素。CGRP 促进初级感觉纤维速激肽的释放,生长抑素则抑制速激肽神经元的活动,脊髓背角胶状质富含脑啡肽及阿片肽受体,大部分阿片肽受体位于 C 类纤维末梢突触前膜上。有实验证明,脑啡肽通过突触前作用抑制脊髓背角和三叉神经脊束核处的 C 类传入纤维的 SP 和 NKA 释放。此外，NKA 与细胞因子 IL-1 和 IL-6 有联系，后两者与感染的炎症反应密切相关。

NKB 也与伤害性信息的传递与调制有密切关系。在大鼠慢性炎性痛模型上，背角浅层 NKB 含量上调，可能参与炎性慢性痛状态下伤害性信息在脊髓水平的传递和整合过程。

(二)心血管调节作用

NKA 和 NKB 都能引起哺乳类动物血压变化。NKA 和 SP 一样，能引起人血压下降并伴随心动过速。外周给予 SP 后舒张压明显的降低，心率增加，体温升高和皮肤潮红，但并不改变收缩压。对于内皮完整的兔肺动脉，SP 引起的血管舒张强度比 NKA 和 NKB 强约 4 倍；而在去除内皮的情况下，SP 的收缩强度却分别比 NKA 和 NKB 弱约 20 倍和 120 倍。NKB 也能引起哺乳类动物血压变化，但是这种反应大多是由于动物交感神经系统的作用而不是 NKB 直接作用于血管。NKB 在离体胸主动脉、肠动脉和椎动脉都产生舒张作用，但使内脏静脉收缩。大鼠妊娠期间 NKB 的水平增加 5 倍，胎盘中 NKB 的过度分泌是妊娠晚期毒血症的诱因，主要原因就是 NKB 导致胎盘血管阻力的增加。

中枢速激肽系统也调控着血压和心率的变化。鞘内注射 SP、NKA 和 NKB 都能引起平均动脉压和心率显著性的升高，但是 SP 引起的平均动脉压和心率的变化作用要强于 NKA 和 NKB。

离体心脏灌流发现，NKA 有引起豚鼠离体心脏心搏舒缓的作用且不会被阿托品所影响，NKA 对心室的收缩作用比 SP 强，而对于豚鼠冠脉的作用 NKA 先引起舒张然后产生收缩。

(三)胃肠道

NKA 和 SP 这些速激肽既能刺激也能抑制胃肠运动，这种神经网络的反应取决于受体的分布和激活的受体类型。在离体实验中，从食管到直肠的所有肌层都呈现明显收缩反应。SP 能引起离体豚鼠回肠的收缩，此收缩作用由平滑肌介导，ACh 能神经元也部分介导。NKA 能通过 NK-2 受体和 NK-1 受体介导，引起离体小肠的收缩。通过对猪的离体胃进行灌流发现，NKA 和 SP 都能增加胃酸和胃蛋白酶的分泌量，速激肽 NK-1 受体和 NK-2 受体起主要作用。

(四)免疫系统

NKA 和 SP 能以神经内分泌的方式作用于各种免疫细胞，参与免疫调节，促进免疫功能。它可促进单核巨噬细胞合成和释放 IL-1、IL-6、IFN-α；趋化 T 细胞向感染组织迁移、增殖，产生 IL-2；刺激滑膜细胞产生 GM-CSF 等；调节 B 淋巴细胞合成 Ig；促进单核细胞释放溶酶体酶和花生四烯酸代谢物。NKA 通过 NK-2 受体对髓系细胞形成有抑制性作用，并可被 SP 的兴奋性作用所逆转，这可能反映了两者之间维持稳态的反馈机制。

(五)生殖泌尿系统

静脉内注射 SP、NKA 和 NKB 都能引起膀胱收缩(增加内压)并产生一系列的节律性收缩，其作用强度顺序 NKA＞NKB＞SP。这些内源性速激肽可能参与膀胱、输尿管和尿道的排尿反射所调节的紧张度和活动力，但是速激肽这些作用的深入机制还有待研究。

(但国蓉)

第十三节 P 物 质

P 物质(substance P,SP)是 von Euler 和 Gaddum 于 1931 年从马的大脑和肠的提取物中偶然分离得到的一种粉末状物质,由于当时不知其化学性质和结构,于是以粉末(power)的首字母命名为 P 物质。

一、结构

1970 年,Chang 和 Leeman 从牛下丘脑提取、分离并纯化了 SP,次年测序确定其是由 11 个氨基酸组成的多肽,Arg-Pro-Lys-Pro-Gln-Gln-Phe-Phe-Gly-Leu-Met-NH_2,相对分子质量为 1348,属速激肽家族成员之一。该家族成员拥有共同的羧基端序列:Phe-X-Gly-Leu-Met-NH_2(FXGLM),其中"X"是疏水氨基酸或芳香氨基酸。每个速激肽的特异性,依赖于特有的 C 末端序列。SP 是最早发现的一种神经肽,也是神经肽中速激肽家族的重要成员。

SP 耐热、抗酸,可被多种蛋白水解酶水解而失活,其中脑组织蛋白酶、氨基肽酶和胃蛋白酶可以选择性地解离 SP 两个苯丙氨酸之间的肽键。SP 降解酶的活性以松果体为最高,其次为神经垂体、下丘脑、脑桥、延髓和大脑皮质,脊髓最低。SP 的结构和活性关系密切,去掉羧基端的氨基酸,活性则明显降低或消失。

二、合成与代谢

(一)SP 的分子基础

TAC1 基因是速激肽家族的共同编码基因,由 7 个外显子和 6 个内含子组成,其转录本由于不同的剪接方式产生了多种 mRNA,分别命名为 α-PPTA mRNA、β-PPTA mRNA、γ-PPTA mRNA、δ-PPTA mRNA(表 10-13),由其翻译的初级蛋白产物就是前速激肽原 A(pre-prototachykinin A,PPTA)。

表 10-13　TAC1 转录本的可变剪接及其蛋白产物

可变剪接本	外显子	蛋白翻译产物
α-PPTA	1、2、3、4、5、7	SP
β-PPTA	1、2、3、4、5、6、7	SP、NKA、NPK
γ-PPTA	1、2、3、5、6、7	SP、NKA、NPγ
δ-PPTA	1、2、3、5、7	SP

神经激肽生物合成的一般模式是,PPTA 在胞内核糖体上边合成边进入粗面内质网,经高尔基复合体的修饰加工后形成分泌囊泡,分泌囊泡在向神经末梢运输的过程中,仍可对其中的 SP 加工修饰,装配在大囊泡中运至神经末梢。目前,对 SP 生物合成的调节研究较少。有报道 IL-1β 能在非神经元细胞存在下,上调体外培养的颈上交感神经节中 PPTA mRNA 和 SP 的

含量,而地塞米松则可阻断此效应。另有报道,膜联神经递质刺激因子(MANS)、睫状神经营养因子(CNTF)及钠离子通道阻滞剂河豚毒素,都可单独促进交感神经节内 PPTA mRNA 和 SP 的生物合成;而促进钠离子通道开放的神经递质或药物,如黎芦次碱(veratridine)和 ACh 等则产生相反的作用。

根据对 SP 不同长短的片段及各种 D 型氨基酸取代衍生物的活性研究,目前认为 C 端 6 个氨基酸为其生物活性所必需的。Phe[7] 和 Phe[8] 的芳香环、Met[11] 的 S 原子及酰胺键都是与受体产生作用的基团,Arg[1] 的胍基也有一定作用。根据 NMR 技术分析提出的 SP 活性构象是:第 4~8 位氨基酸残基形成的 α 螺旋是分子的内核,C 端的 3 个氨基酸残基则形成较为伸展的多聚 C_7 样结构。有些 SP 衍生物具有 SP 受体拮抗药的功能,即能够与 SP 受体结合结构域,而不能使受体构象变化。SP 酶解去除四肽后失去了痛觉传导的功能,但生成的 N 端 7 肽显示出一种新的构象,在神经系统中具有镇痛作用,与原先的作用完全相反。

(二)SP 的释放与失活

SP 释放前储存于突触小体内的囊泡中,神经冲动传来时引起离子通道开放;外钙内流,促使囊泡与前膜融合而释放出 SP。在初级传入神经元中 SP 的释放可被阿片肽和去甲肾上腺素(noradrenaline,NE)所调制。电刺激或高钾灌流可引起新生大鼠脊髓 SP 释放,并呈 Ca^{2+} 依赖性。刺激猫坐骨神经 $A_2\delta$ 和 C 纤维也可引起 SP 从脊髓释放,说明 SP 释放是痛觉传入激活所致,吗啡可完全阻断 SP 释放。电刺激迷走神经及用 ACh 和 NE 也可引起 SP 释放。SP 一方面与后膜 SP 受体结合而作用于突触后神经元,另一方面则被神经元或胶质细胞上的内肽酶 EP-24.11 酶切失活;在外周则被血管紧张素 I 转化酶(ACE)所降解。

(三)SP 与受体作用

SP 能作用于多种类型受体。速激肽家族有 NK-1 受体、NK-2 受体和 NK-3 受体,都能与 SP 相结合,但 SP 与 NK-1 受体亲和力最大,故 NK-1 受体又被称为 SP 受体(SPR)。SP 主要引起 1,4,5-三磷酸肌醇(IP_3)和(或)环-磷酸腺苷(cAMP)的形成。依细胞类型的不同,SP 可通过不同的 G-蛋白产生不同的第二信使而发挥作用。在外周组织,兴奋 SPR 可致 IP_3 和(或)cAMP 的含量发生变化,进而引发一系列细胞内反应;但在培养的神经细胞瘤细胞,SP 的兴奋通过 Gs 与腺苷酸环化酶(AC)的兴奋偶联使 cAMP 的含量增加。在鼠腮腺细胞,SP 受体的兴奋则通过 Gi 与 AC 的抑制相偶联使 cAMP 的含量减少。SPR 能介导多种细胞反应,包括疼痛传递、外分泌和内分泌、血管舒张,调节细胞增殖、免疫和炎症反应。

三、分布

SP 主要存在于细神经纤维的末梢部位,并广泛分布于中枢神经系统、脊髓背根和肠道神经系统,因其在神经系统和胃肠内的双重分布,故又称其为脑肠肽。

SP 在中枢神经系统分布不均,通常 SP 在灰质含量高于白质,小脑含量极微;除了扣带回躯体运动区、躯体感觉区和嗅区较高外,大脑皮质含量也相当低,皮质下区比皮质 SP 浓度高,最高浓度见于黑质及下丘脑、苍白球尾壳核及中央灰质;延髓含量中等,但其中有些区也较高;脊髓背侧比腹侧 SP 浓度高,同脑内一样灰质比白质高,但白质中背侧柱较高,背根 SP 含量是腹根的 5～10 倍。

在外周神经系统中,SP 含量比中枢神经系统低。SP 在外周神经系统主要位于初级感觉神经元和胃肠道内的固有神经元。脊神经节和颈交感干中含量较高,迷走神经中含量极少。在星状神经节及结节状神经节,坐骨神经、腹神经和内脏神经中含量也很少。其他部位,如肠嗜铬细胞、视觉系统、循环系统等也分布有含 SP 的神经纤维。此外,在胃窦黏膜表面腺腔内上皮及肌间神经丛中可见 SP 免疫阳性神经纤维,空肠黏膜、黏膜下层及肌间神经丛分布较丰富。

SP 的亚细胞分布,脑组织中 SP 总量 2/3 见于线粒体,SP 可与 ACh、组胺及 5-羟色胺共存于线粒体。在周围神经,SP 见于微粒体,但以无活性形式储存。

四、生理功能

(一)中枢神经系统

1. 脑皮质 SP、缓激肽、泡蛙肽等神经肽都有很强的兴奋大锥体细胞的作用,但 SP 作用最强,其兴奋程度也比 ACh 强。内侧杏仁核和壳核电脉 SP,可增强、延长和加速神经元的自发放电。因此,SP 可能起到调节神经元活动的作用。

2. 下丘脑-垂体 SP 可增强垂体激素分泌。下丘脑局部给予 SP,可明显增强下丘脑神经元自发放电。脑室或静脉给予 SP,可刺激生长激素、催乳素的释放,而促性腺激素被抑制。因此认为,SP 可能参与腺垂体激素的分泌调节。

3. 纹状体-黑质区 SP 在黑质有释放。GABA、L-谷氨酸和烟碱可抑制 K^+ 引起的 SP 释放。SP 在黑质具有兴奋神经元的作用,单侧黑质注入 SP 可引起剂量依赖的转圈运动,双侧黑质注入 SP 可引起大鼠基础活动增多,但不同部位也可引起抑制效应。这与所用 SP 剂量及黑质注射部位有关。

有证据表明,SP 与经典神经递质之间有相互作用。大鼠侧脑室注入 SP,可刺激多巴胺、NE 及 5-HT 在脑内不同部位的合成。黑质内注入 SP 可增加多巴胺代谢及释放,而给予 SP 抗血清可抑制其释放。多巴胺受体拮抗药氟哌啶醇(haloperidol)可降低大鼠纹状体 SP 浓度,造成黑质-纹状体多巴胺通路破坏,还可导致黑质 SP 浓度下降。此脑区有高浓度 GABA,而 GABA 和 SP 通路相似。GABA 抑制 K^+ 引起的 SP 释放,而 GABA 拮抗药可增加 SP 释放。因此,GABA 可调节 SP 的释放。

4. 脑干 大鼠侧脑室或兔的延髓背侧面注入 SP,可引起明显的呼吸增强。

5. 脊髓 SP 可引起脊髓运动神经元除极,其程度比 L-谷氨酸强 1 万倍。在培养的小鼠脊髓神经元,SP 可降低其兴奋性及抑制对谷氨酸的兴奋性反应。Henry 发现 SP 选择性兴奋那些对伤害性刺激反应的背角神经元而不能兴奋那些对触觉、压觉或毛发运动反应的感觉神经元。因此,SP 通过增加背角神经元兴奋性或除极而特异性地易化痛觉通路。

(二)周围神经系统

1. 视觉系统 将 SP 注入前室可引起兔眼瞳孔缩小,此效应不通过 M、N 胆碱能受体或 α、β 肾上腺素能受体,而是直接作用于瞳孔括约肌。颈总动脉注入 SP,可引起同侧瞳孔立即缩小及眼内压短暂性升高,同时对侧眼内压及动脉血压降低。因此认为,SP 可能是眼对化学刺激反应的初级调节者。有证据表明,氮芥引起眼充血、瞳孔缩小及高眼压是由于 SP 释放引起的。局部应用 SP 可增加视网膜神经节细胞动作电位及增强光引起的兴奋反应,但 SP 不影响 ACh 产生的兴奋效应,可见 SP 与 ACh 作用于视网膜不同的受体。

2. 交感神经节　SP 可引起离体肠系膜下神经节神经元的除极及放电增加,这种除极不为河豚毒素、右旋筒箭毒、阿托品或低 Ca^{2+}、高 Mg^{2+} 所抑制,说明 SP 直接作用于节后神经元。SP 可引起慢的兴奋性突触后电位(EPSP),辣椒素(capsaicin)能抑制此效应。甲-脑啡肽激动药[D-Ala^2]-脑啡肽酰胺可抑制肠系膜下神经节非 ACh 能 EPSP 及 Ca^{2+} 诱导的 SP 释放,但不能阻断 SP 引起神经节细胞的除极,说明 SP 介导肠系膜神经节慢 EPSP 时,存在一种突触前抑制,而脑啡肽也同样介导突触前抑制。这样 SP 可能有两条通路:一是来自小肠壁 SP 感觉传入,胞体在脊神经节;二是脊髓中枢神经神经节,并发出侧支在 NE 能神经元上形成突触。因此,SP 水平受交感兴奋水平所调节,同时也有一反馈机制,说明神经肽的局部水平依赖神经元的生理活动程度。

(三)对心血管系统的作用

1. 降血压　经动脉或静脉给予 SP 能降低动物的血压。降压作用见于禽类、所有哺乳类动物和人。

2. 舒张血管和增加血流量　Euler 很早就提出 SP 的降压作用可能是由于处周血管舒张所致,后来被众多实验证实。静脉注射 SP,使颈动脉、肝和肠系膜的血流量增加,但不增加肾的血流量,对皮肤和骨骼肌的血管舒张效应特别显著。SP 可引起离体犬心脏冠状血管明显舒张,冠状动脉血流量增加。SP 能增加脂肪组织和骨骼肌的血流量。因此,SP 可能是良好的血管舒张剂,特别是对皮肤、肌肉小动脉和微血管的舒张作用更为显著。

3. 增加心排血量　Burcher 等研究发现,$0.3 \sim 0.4$ U/(kg · min)的 SP 能增加心排血量,其程度与剂量有关。随着心排血量的增加,心率也有增加,但未达显著水平。

4. SP 对人心血管系统的作用　人静脉注射 SP $0.2 \sim 1.2$ U/(kg · min)可引起血压下降 $2.13 \sim 3.60$ kPa,面部和颈部发红,心率和脉搏加快,心排血量增加 20%～30%。通常静脉注射后 $1 \sim 2$ min 就产生作用,然后逐渐减弱,5 min 后恢复正常,并未发现其他不良反应。

(四)胃肠道

SP 对胃肠道大部分平滑肌具有很强的刺激效应。动脉或静脉给予 SP 可引起胃、幽门括约肌、肠道肌张力增加。高频刺激神经可降低动物胃对给予 SP 的反应,说明 SP 涉及胃神经引起的运动反应。体内外实验都表明,SP 可引起小肠各段收缩,并呈剂量依赖性,外肌层的纵肌对 SP 更敏感。SP 可激活胃肠道胆碱能神经元,并增强 ACh 效应。SP 可使肌丛神经元膜除极。电刺激神经节突触前神经纤维,除引起 ACh 释放、快速 EPSP 外,还引起慢 EPSP,并且不受 N 样或 M 样受体阻断剂影响。这些结果表明,SP 可能涉及肌内神经节非胆碱能传递。

(五)其他

此外,SP 还与炎症、免疫和生殖密切相关。SP 能够通过增强巨噬细胞和白细胞的吞噬能力,刺激中性粒细胞的趋化运动,并加强其吞噬杀菌的作用来诱导和调节炎症。Muangman 等通过观察小鼠伤口愈合反应发现,SP 能增加炎性细胞密度,尤其是巨噬细胞的密度,从而促进伤口创面的修复。SP 以神经内分泌的方式作用于各种免疫细胞,可以影响淋巴细胞的增殖、免疫球蛋白和细胞因子的合成,并能够调节辅佐细胞的活性和细胞因子的合成及其他一些免疫细胞的活性。SP 在体内和体外都能促进淋巴细胞的增殖分化。SP 能诱导免疫反应的长期增强并主要参与免疫记忆。SP 对辅助性 T 细胞、粒细胞、肥大细胞及其他一些具有免疫调节功能的特殊细胞的功能也有影响。1978 年,Kerdelhue 首次提出 SP 与生殖功能有关。SP 参与下丘脑-垂体-性腺生殖轴系的功能调节。SP 对卵巢中雌二醇、黄体酮的生成有明显抑制作用。

(但国蓉)

第十四节　内 皮 素

内皮素(endothelin,ET)是一种由血管内皮细胞合成的生物活性肽。最早于 1988 年,日本学者 Yanagisawa 等从培养的猪主动脉内皮细胞中分离、纯化并命名。

一、功能及其异构体

内皮素是一种由 21 个氨基酸组成的生物活性物质,由前内皮素原在肽酶的水解作用下,分解成内皮素前体,再由内皮素转化酶作用形成内皮素。最初被发现主要由内皮细胞合成,具有非常强烈的收缩血管的生物活性和促进神经内分泌、加强平滑肌、心肌收缩功能。内皮素是至今发现的最强的、作用时间最长的缩血管物质(比血管紧张素 Ⅱ 强 10 倍,比 NE 强 1000倍)。内皮素还可以参与微循环的调节,是目前所知的唯一能够作用于<50nm 毛细血管的缩血管物质,在调节微循环血流灌注方面起重要作用。近年来研究发现内皮素除具有强烈缩血管作用,同时也具有诱导血管生成、促分化、促进细胞丝分裂和类细胞生长因子的性质。因其强大的细胞生长因子和促进有丝分裂的作用,所以内皮素同时参与多种恶性肿瘤的发生发展过程,并且其在肿瘤组织中有诱导血管生成的作用。内皮素广泛分布在中枢神经系统、周围神经节细胞内,在循环、内分泌等系统,是重要的神经递质和神经肽,对心血管也有重要作用。

内皮素家族有 3 个亚型:ET-1、ET-2 和 ET-3。它们的氨基酸序列具有很高的同源性,三者 C 端的 7 个氨基酸完全相同,它们之间的区别仅有 2~6 个 N 端氨基酸残基不同(图 10-15)。如图 10-15 所示,ET-1 为 21 个氨基酸残基和 2 个二硫键连接 4 个半胱氨酸组成的环状结构,其中,N 端是胱氨酸,C 端是色氨酸。在 ET-1 分子里面,2 个二硫键分别连接 1 位和 15、3 位及 11 位的 4 个半胱氨酸,使整个分子出现弯曲,并在中间位置组合成环状结构,其分子量为 2492 Da。这 3 个异构肽的生物活性有一定差异,ET-1 的作用最强,ET-3 最弱。人 ET-1 基因位于第 6 号染色体;ET-2 基因位于 1 号染色体上;ET-3 基因位于 20 号染色体上。目前研究较多的 ET-1 基因,其前体由约 200 个氨基酸组成,后者被特异性内肽酶裂解成含 38 个氨基酸的大内皮素(Big ET-1)。

内皮素 3 个亚型的表达各有不同的组织特异性,ET-1 主要由内皮细胞、血管平滑肌细胞、上皮细胞、肝细胞、神经细胞和星形胶质细胞产生;ET-2 主要由肾上皮细胞和胃肠道平滑肌细胞产生,与人乳腺癌的生长和侵袭有关;ET-3 主要由肾上皮细胞、胃肠道平滑肌细胞、肺上皮细胞、肾上腺细胞和神经细胞产生。细胞分泌的 ET-1 主要在局部以自分泌和旁分泌的方式发挥作用。

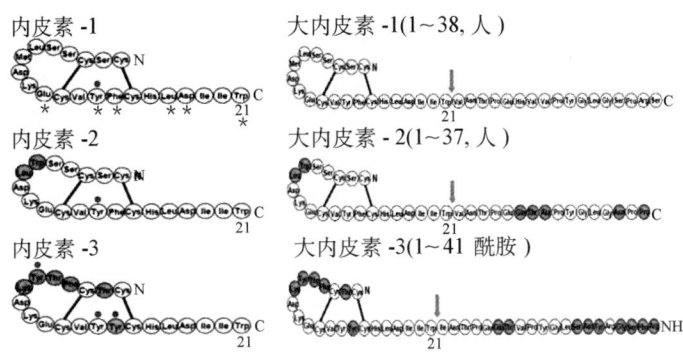

内皮素-1

大内皮素-1(1~38, 人)

内皮素-2

大内皮素-2(1~37, 人)

内皮素-3

大内皮素-3(1~41 酰胺)

图 10-15 内皮素和大内皮素的分子结构

二、合成、代谢和分泌调节机制

人类的 *ET-1* 基因处在第 6 号染色体 p22~p24,全长 12 462 bp,有 5 个外显子和 4 个内含子。在 *ET-1* 基因的 5′侧翼启动子区存在一个顺式结合元件,可以结合的转录因子包括 GAAT 元件结合因子、GATA-2 以及激活物蛋白-1(AP-1)等,调控 ET-1 基础表达及某些病理条件下的转录激活。在低氧环境当中,缺氧诱导因子-1α(HIF-1α)与 *ET-1* 基因启动子区的 HIF-1α 结合元件相结合,激活 *ET-1* 基因的表达,而 AP-1 与 GATA-2 则会通过稳定 HIF-1α 和反应元件之间的结合关系,直接促成低氧环境当中的 *ET-1* 基因转录激活。除此之外,包括内皮细胞锌指蛋白 1(Vezf-1)在内的多个转录因子也会直接参与到内皮细胞特异性 *ET-1* 基因的转录激活过程当中。同时,在不同转录因子之间也会彼此作用,比如 AP-1 和 GATA-2 就可以共同作用参与 *ET-1* 基因的激活与转录。通常 ET-1 mRNA 缺乏稳定性,半衰期不超过 1h。但是在特定病理条件下,ET-1 mRNA 的稳定性可以得到有效保持,这可能与某些疾病状态下的强化表达存在直接关联。在 ET-1 mRNA 3′非翻译区(3′UTR)里面会包括有多个富含 AU 的元件(AU-rich elements,ARE),从而能够有效调节 ET-1 mRNA 的稳定性。可见,生物体里面 ET-1 的稳定表达,可能会受到转录水平激活效应与转录之后的 mRNA 稳定调节之间的均衡状态影响。

在 ET-1 的生物合成过程中,在内质网翻译为 212 个氨基酸残基的内皮素原前体(prepro-endothelin),经内肽酶水解释放出 39 个氨基酸残基的前体即大内皮素(Big ET-1),它不能直接与内皮素受体结合;再通过内皮素转化酶(endothelin converting enzyme,ECE)的作用,最终生成 21 个氨基酸残基的有生物活性的 ET-1(图 10-16)。ET-1 的形成是 ET 动态调控的关键。ECE 在血管内皮中存在量最多,其次是在肝和肾中;在肺内皮细胞和上皮细胞及巨噬细胞中都有大量存在。

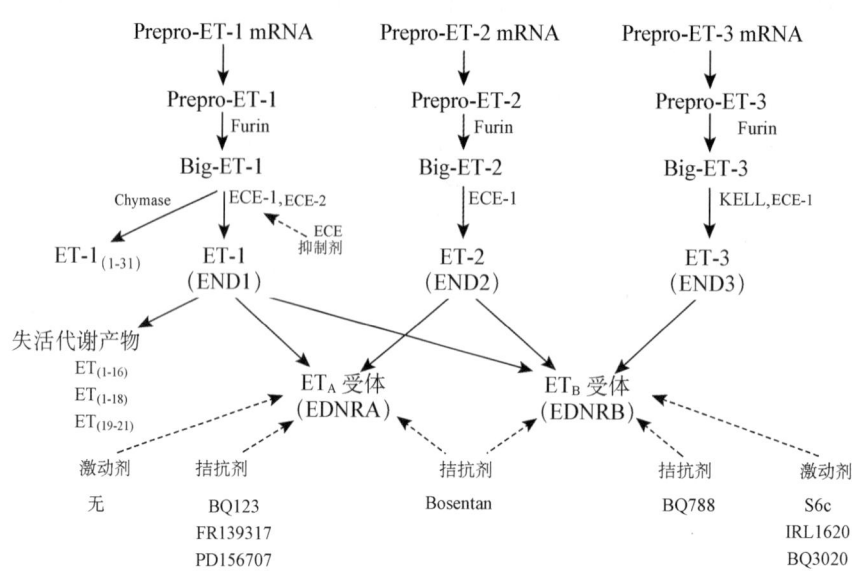

图 10-16 ET 肽合成过程及其受体

ET-1 属于非糖化肽,其半衰期很短,在血液中的浓度很低(1~10 pmol/ml),一般不会起到循环激素样的作用,主要是通过自分泌和(或)旁分泌的方式释放并与邻近组织细胞膜表面的 ET 受体(endothelin receptor,ETR)结合后在局部发挥作用。血液 ET-1 半衰期只有 2 min,而其缩血管以及升压作用则能够维系 60min 以上。由此可见,ET-1 和受体结合十分紧密,解离速度很慢。血浆 ET-1 的降解途径包括肝、肺及平滑肌等,还有肾排泄。在肾高表达的中性内肽酶对 ET-1 的降解发挥关键性作用。

ET-1 分泌调节一般是集中在肽合成转录以及翻译的层面上。缺氧、机械性应力、神经内分泌激素(如 NE、血管紧张素 Ⅱ)、细胞因子(包括 TGF-β3 和 IL-1β)、精氨酸血管升压素(AVP)能够对 ET-1 表达起到促成作用;而内皮舒张血管活性物质、有扩血管作用的前列腺素、肝素、心钠素通过上调环磷酸腺苷(cAMP)来降低 ET-1。一氧化氮也能抑制 ET-1 的表达与分泌。短期的刺激后,内皮素可以迅速分泌,提示内皮素部分地储存于内皮细胞而不是从头合成。由于 ET-1 的合成和释放机制,诱导其高于基础水平的分泌需要 2~5h。

三、受体的功能

ET 这种多肽在哺乳动物体内多种生理系统内均发挥重要的生物学功能,例如,肠道、中枢神经系统、呼吸系统、心血管系统和泌尿生殖系统等。相应地,ET 也参与多种疾病的发生发展过程,例如,癌症、炎症、高血压、充血性心力衰竭、动脉粥样硬化和蛛网膜下腔出血等疾病。ET 是通过与 ETR 结合而实现参与上述生理和病理过程的。

ETR 位于细胞膜上,是由单一肽链组成的糖蛋白,并与 G 蛋白偶联。现已证明至少存在 3 类 ETR,即 ETAR、ETBR 及 ETCR,哺乳类动物中只存在前 2 个亚型。不同亚型的 ETR 与不同 ET 异构体的亲和力不同,ETAR 对 ET-1 有较高的选择性亲和力,而 ETBR 对 3 种 ET

的亲和力相同(图 10-16)。ETRs 属于 G 蛋白偶联的视紫红质受体超家族成员分子量 45～50kDa,在哺乳动物中高度保守,都有胞外氨基末端、中间的 7 个疏水跨膜区域、胞内的羧基末端。

哺乳动物的 ETAR 分布于心血管系统的血管平滑肌细胞和心肌细胞上,介导细胞增殖、血管收缩和正性肌力作用。ETBR 的 ETBR1 亚型位于血管内皮细胞,ETBR2 亚型位于平滑肌细胞,介导血管收缩。心内膜和心肌细胞的 ETBR1 和 ETBR2 具有相同的分布,却具有相反的作用。心内膜完整时 ETBR1 起负性肌力作用,心内膜破坏时,ETBR2 起正性肌力作用。离体心脏内皮素(外源性)主要发挥正性肌力作用,但是 ET-1 同时收缩冠脉血管,其正性肌力作用可能不明显,甚至变为负性肌力作用。

近几年研究发现 ET-1 能促进细胞有丝分裂,在某些肿瘤发展演变过程中发挥作用。在肺癌、卵巢癌、结肠癌和前列腺癌等中,均有 ET-1 及其 ETAR 或 ETBR 的异常表达。

ETR 数量受许多因素调控,多种组织生长因子、缺氧、cAMP 以及雌激素可以调高 ETAR,而血管紧张素 Ⅱ 则能够调高 ETBR。与之相反的是,血管紧张素 Ⅱ 与部分组织生长因子能够调低 ETAR,而儿茶酚胺、cAMP 则能够调低 ETBR。

ETR 拮抗药的发展很快(图 10-16)。选择性 ETAR 拮抗药有西他生坦(sitaxentan)、安贝生坦(ambrisentan)、阿曲生坦(atrasentan)、BQ-123、zibotentan 等。对 ETAR 和 ETBR 均有作用的拮抗药有波生坦(bosentan)、马西替坦(macitentan)、替唑生坦(tezosentan)。选择性 ETBR 拮抗药有 BQ-788 和 A192621 现用于实验研究,还未进入临床试验阶段。西他生坦、安贝生坦、波生坦主要用于治疗肺动脉高压,而阿曲生坦是一个实验性抗癌药物。

四、受体信号转导机制

ET 主要通过细胞膜钙离子通道的激活和蛋白激酶 C 系统两种信号传递系统起作用。ETRs 各亚型有共同的胞内信号转导通路,即 G 蛋白受体与 ET 结合后激活,然后导致磷脂酶 C(PLC)的激活,磷脂酶 C 激活后水解 4,5-二磷酸酯酰肌醇(PIP_2)变成三磷酸肌醇(IP_3)和二酰甘油(DAG)。DAG 打开细胞膜表面的受体门控的钙通道(receptor-operated Ca^{2+} channels,ROC),促使 Ca^{2+} 流入胞质。Ca^{2+} 的增加直接导致细胞膜表面多种离子通道的激活,又使 Ca^{2+} 持续增加。当 IP_3 诱导 Ca^{2+} 自内质网释放到胞质,则打开了细胞膜表面的钙库门控的 Ca^{2+} 通道(store-operated Ca^{2+} channels,SOC),促进 Ca^{2+} 流入胞质。通过 ET-1 打开的胞膜表面的非选择性的阳离子通道(non-selective cationic channels,NSCC)和 Ca^{2+} 激活的 Cl^- 通道还有 Ca^{2+} 对电压门控的 K^+ 通道(voltage-gated K^+ channels,Kv)的抑制作用,所有上述原因所诱导的细胞膜除极打开了细胞膜表面的电压-依赖 Ca^{2+} 通道(voltage-dependent Ca^{2+} channels,VDCC),进一步增加 Ca^{2+} 通过细胞膜进入胞内。胞质内增高的 Ca^{2+} 可能也会激活胞膜上 Na^+ 和 K^+ 的交换受体(Na^+/K^+ exchangers),导致细胞的碱化和通过激活 Na^+/Ca^{2+} 交换受体(Na^+/Ca^{2+} exchangers)促进 Ca^{2+} 内流。此外,DAG 是第二信使,可使磷脂激酶的同工酶自胞质移位至质膜结构而激活。胞质内增高的 Ca^{2+} 浓度和 DAG 可以激活蛋白激酶 C(PKC),PKC 可以负反馈地抑制依赖 ET-1 激活的钙离子信号。另外,ET-1 也会通过细胞核内的级联放大信号系统激活基因的转录。通过 PKC 对 Ca^{2+}/钙调素复合体(Ca^{2+}/calmodulin complex,Ca^{2+}/CaM)的促进,对原癌基因产生诱导作用,进而在细胞核内促进细胞周期进程,最终导致分化增殖和重塑。

ETBR 的细胞内信号转导的级联放大过程与 ETAR 的相似。在刺激 PLC 激活、产生 IP_3 和 DAG、动员 Ca^{2+} 方面基本相同。然而,ETBR 激活后还同时促进 PLA_2 激活,进而释放前列腺素(PG)和血栓素 A_2(TXA_2)。虽然 ETAR 和 ETBR 都能够激活 MAPK 级联信号通路,但有趣的是在表达 ETBR 的血管平滑肌细胞上,ET-1 是一个作用更强的有丝分裂促进剂。

五、相关疾病

1. ET 与心血管疾病的关系   ETR 和与之相关的信号转导途径统称为内皮素系统/轴 (ET axis)。研究发现,在许多心血管疾病中,ET 水平升高,ET 轴起着非常重要的作用,内皮素受体拮抗药是治疗这些疾病的有效方法。ETAR 和 ETBR 非选择性拮抗药——波生坦 (bosentan)用于治疗肺动脉高压取得了一定的临床效果,还能通过 mito K 通道(mitochondrial ATP-sensitive K^+ channels)介导而明显改善心肌缺血再灌注损伤。研究证实,使用 ECE 和 ETR 抑制药可用于治疗呼吸道、肺血管的急、慢性疾病。ET 促进平滑肌细胞的增殖加速动脉粥样硬化的形成,ETA/ETB 阻滞药和兴奋药可对动脉粥样硬化大鼠心脏冠状动脉血流起到调控作用。心力衰竭时,血管内皮损伤和功能障碍使 ET-1 分泌增加,此时脑钠肽的增高可作为 ET-1 的内源性拮抗药。ET 能促进血管平滑肌细胞合成和分泌肾上腺髓质素(adrenomedullin,ADM),其水平可反映内皮损伤程度。ET-1 诱导 NE 过量产生,共同参与心肌缺血再灌注损伤。

2. ET 与肾功能不全   急性肾功能不全患者的血浆和肾 ET 水平明显升高,升高的 ET 引起肾血管收缩,肾血流量和肾小球滤过率降低,从而加重急性肾功能不全。ETAR/ETBR 拮抗药可明显改善内毒素休克引起的心脏和肾功能不全,明显抑制肾性蛋白尿和左心室的肥大。

3. ET 与相关肿瘤的关系   ET 可以促进细胞的有丝分裂,抑制细胞凋亡,促进癌细胞的骨转移和肿瘤组织新血管的生成,ETR 是抗肿瘤的一个新靶点。ET 与其受体结合后,能激活参与细胞信号传导和增殖的激酶,产生促有丝分裂效应。ETA 受体是 G 蛋白偶联受体,当 ET-1 与之结合后,激活数个相互独立又彼此联系的效应通路,涉及 PLC、细胞内 Ca^{2+}、PKC、蛋白酪氨酸激酶(PTK)、MAPK,以及原癌基因 *c-fos*、*c-mys*、*c-jun*。

(蒋　辉　邹仲敏　张黎明　蔡　颖)

第 11 章

化学毒剂复合伤

第一节　化学毒剂复合伤的发生

人员同时或相继受到 2 种或 2 种以上不同致伤因素作用而引起的复合性损伤称为复合伤 (combined injuries)。化学毒剂复合伤(chemical combined injury)是复合伤中的一个类型,专指在发生化学毒剂中毒的同时,又同时或相继发生了另外 1 种或多种其他类型的损伤,也常简称为化学复合伤。化学复合伤时,机体同时遭受多种损伤因素的打击。各种损伤因素可因作用机制不同而在器官、组织、细胞乃至基因等多种层次上互相影响、互相加重,使得伤员的病理生理改变和临床过程都变得比单纯化学毒剂中毒复杂得多,也给诊断和治疗带来一定的困难和干扰。我国是一个化工、农药大国,是化学毒物、农药等化学中毒事件高发地区,同时也面临复杂的化学恐怖威胁。因此,了解化学毒剂复合伤的发生发展规律,系统研究化学毒剂复合伤的医学应急救援和临床救治具有重要意义。

一、发生条件

化学毒剂复合伤是化学伤的一个类型,是机体在发生化学中毒的基础上相继遭受其他致伤因素的危害而造成的一种复杂伤类。由于复合致伤因素的种类不同,化学毒剂复合伤的种类也很多,如化学毒剂中毒复合创伤、化学毒剂中毒复合烧伤、化学毒剂中毒复合放射损伤等。鉴于特殊的环境因素在一定条件下可能对机体产生危害作用,如高温、高寒、缺氧等,我们也将特殊环境对化学毒剂伤伤情的影响归于复合伤内一并讨论。多种化学毒剂混合中毒,虽然不属于复合伤类型,但对机体的损伤机制和救治措施都不相同。故也放在复合伤内加以阐述。

化学毒剂复合伤可以发生在战争时期,也可以发生在工、农业生产的事故中,还可以发生在有预谋的犯罪案件中。但以战争和事故造成的化学复合伤最重要。

(一)化学战中的化学毒剂复合伤

目前外军的化学武器类型很多,无论受到何种化学武器的袭击,若存在下列情况即可能出现化学毒剂复合伤。

1. 人员位于化学武器袭击目标区域,并处于化学弹药的弹片杀伤范围之内。化学弹药爆炸时,其弹片的摧毁力相当于常规弹药摧毁力的 60% 左右,能够造成各种类型的弹片伤。

2. 在受到化学武器袭击的同时,遭受诸如枪弹、炮弹、炸弹等常规兵器的复合打击。

3. 化学弹药爆炸时引发的工事、楼房、桥梁等建筑物倒塌。

4. 发生化学毒剂中毒后,由于恐惧、慌乱等原因,可能出现的各种事故,如翻车、误伤等。

5. 伤员的战位处于高寒、高热、密闭舱室等特殊的环境,或者已经发生冻伤、烧伤、窒息等特殊的伤类。

(二)化学事故中的化学毒剂复合伤

现代社会对化学品的依赖程度越来越高,化学品的产量因此而越来越大,化学事故发生也越来越频繁。化学事故常在短时间内造成大批人员中毒,且多数伤员除中毒外并发有其他类型的损伤,如烧伤、创伤等。引起化学事故的原因很多。

1. 化学品生产设备、储存容器、运输车罐的爆炸不仅造成有毒气体的泄漏,爆炸产生的高压气浪和金属飞片,可直接造成创伤。

2. 高层建筑或封闭性厂房特大火灾可造成烧伤伤员。与此同时,建筑材料产生的烟雾中含有高浓度的一氧化碳,特别是现代建筑使用的化学材料,在燃烧时能产生有毒气体,吸入后即造成中毒。有报道指出,火灾引起的死亡人员中,80%～85%的死因是氢氰酸、一氧化碳和丙烯醛等有毒气体中毒窒息。

3. 次生化学灾害:地震能造成房屋、桥梁等倒塌而引起人员的各种创伤,也能摧毁各种化工设施、地下管道等,导致有毒化学品的大量泄漏。其他的化学事故还有交通事故酿成的流动毒源泄毒、人为投毒等,但一般不易造成复合伤或复合伤发生频率不高。

4. 其他:某些特殊环境因素,如湿热、寒冷、缺氧等,一般情况下不会造成机体损伤,但这些不良因素对机体有害。在一定条件下它们能影响化学毒物的自身特性,甚至影响化学毒物对机体的作用性质。如高温能加快硫芥的挥发,形成浓度较高的再生云团;寒冷能导致冻伤,加重毒剂对皮肤的损伤作用;急性缺氧能加重机体对化学毒物的反应性,使中毒过程复杂化。对于这类特殊环境因素下化学毒剂的效应特点尚在探讨之中。

在平时,群体服用兴奋剂也可导致化学复合伤的发生。在娱乐场所等年轻人聚集地,服用苯丙胺类毒品可产生极度兴奋、幻觉、精神异常、行为失控,导致群殴、群残事件。

二、常见毒物

能够造成化学毒剂复合伤的化学毒物很多,可归纳为以下 3 种类别。

(一)化学战剂

化学战剂可以通过不同途径进入机体,与生物靶位结合后可引起一系列的生理、生化效应,造成化学性损伤。化学战剂引起的化学性损伤可能是致伤性的损伤,也可能是行为上的改变,抑或是感觉和精神上的异常。化学武器燃、爆时,除了所释放的化学战剂能够造成人员中毒外,还如常规武器一样造成一定数量的创伤或烧伤,形成化学武器复合伤。化学战剂中毒与所复合的损伤相互影响、相互加重,使得伤员的临床表现复杂化,救治更为困难。

(二)军事毒物

军事作业中使用化学物质的机会很多,如推进剂、润滑剂、纵火剂、发烟剂、抗冻剂、抗震剂等。这些对军事活动具有重要意义的化学物质,在一定条件下能产生毒性作用,故称其为军事毒物。军事毒物可在燃烧爆炸时产生毒性气体,既造成创伤,又引起中毒。如火药爆炸时产生的一氧化碳、二氧化碳、氮氧化物(硝烟)、氰化氢、硫化氢等,这些气体混合中毒称为"火药病",在坑道作业防护不严时特别容易发生。有些军事毒物虽然毒性不是很大,但接触频繁,需要进行必要的防护。如四乙基铅(抗震剂)、乙二醇和甲醇(抗冻剂)、二氯乙烷(除油剂)等。作为能源主要用于各种导弹和火箭发射的推进剂种类繁多,其中有些具有一定的毒性。如红色发烟硝酸、四氧化二氮、肼和偏二甲基肼等具有中等毒性。当发生泄漏时容易导致中毒,当发生燃烧或爆炸时则容易导致化学复合伤。磷类纵火剂在战争中使用,不仅引起烧伤,也可能合并磷中毒。

(三)其他化学毒物

工农业生产和日常生活中能遇到很多化学毒物。在工业生产中经常接触的有毒物质称作生产性毒物或工业毒物,如氯气、一氧化碳、硫化氢、氰化物、光气等。它们可能是工业生产的原料、中间产品或排放气体,多以蒸气、烟、尘、雾等形态存在于生产环境中,人吸入后可迅速出现中毒反应,严重者造成死亡。因容器爆炸、设备损毁、操作不当等原因引起的大量泄漏,则可能在短时间内造成众多人员的群体中毒,其中不少合并有其他性质的损伤。2003 年 12 月,某石油天然气矿井井喷事故中,由于喷出的含高浓度硫化氢气体迅速扩散,造成了数百人中毒死亡的严重后果。有机磷化合物是重要的农用杀虫药,中毒途径多、吸收快、毒性大。我国每年有数万人中毒,其中 1/3 为职业性中毒,其他为意外中毒、蓄意投毒或自杀性中毒。某些毒品,如甲基苯丙胺和二醋吗啡等,虽然急性毒性并不很大,但有明显的致幻作用,服用后可能导致以中毒为主的复合伤。

综上所述,无论在战争时期还是和平时期,也无论在军事还是非军事领域,都可能发生化学中毒。不管何种化学中毒,只要伴随有其他致伤因素的存在,都会导致化学复合伤的发生。化学复合伤时,不同致伤因素同时作用于机体,使得伤情更加复杂、救治更加困难。必须在深入研究化学复合伤发生发展规律的基础上,制订适当的救治方案,才能有效提高此类伤员的救治水平。

第二节　化学毒剂复合伤的分类及特点

目前对化学毒剂复合伤尚无国际统一的分类。由于造成化学毒剂复合伤的原因不同,伤员的临床表现也不同。当复合损伤因素中以化学毒物损伤为主时,伤员的临床过程主要是中毒的表现;而当非化学的损伤因素在复合致伤中占主导地位时,如创伤、烧伤、冲击伤、放射伤等,伤员则以复合伤的临床表现为主;当化学毒剂和复合损伤因素都很强烈时,伤员的中毒症状与复合伤症状同时存在、相互影响、变化复杂。对化学毒剂复合伤伤员的救治,必须针对中毒与复合伤 2 个矛盾进行综合处理。因此,有必要掌握常见化学毒物的中毒原理及其特点和救治方法。

一、分类

根据化学毒剂中毒时所发生复合伤的性质,可以将化学毒剂复合伤分为如下几个类型。

1. 化学中毒-创伤复合伤 多见于战争中遭受敌人化学武器袭击时。化学武器释放的化学战剂导致中毒,其弹片则造成创伤。若敌人实施化学武器与常规武器的混合袭击,也导致上述伤类的发生。这种化学中毒与创伤并存的复杂伤类,可称作化学中毒-创伤复合伤,简称毒-创复合伤。在非战争条件下,爆炸型化学事故是造成化学中毒-创伤复合伤的重要原因。如化学品储罐因年久失修,不能耐受巨大压力而发生的爆炸,以及化学设施因雷击而发生的爆炸等。大型化学设施是战争时期敌人火力袭击的重要目标,也是和平时期恐怖组织破坏的重点方向之一。在这些情况下,大量化学毒物的集中泄漏和大规模爆炸所导致的连锁性杀伤力,可以造成大批化学中毒-创伤复合伤伤员。

2. 化学中毒-烧伤复合伤 伤员在发生化学中毒的同时,并发生皮肤和(或)呼吸道烧伤,称作化学中毒-烧伤复合伤,简称毒-烧复合伤。这种复杂的伤类多见于化学战争与平时的燃烧型事故,如厂房和仓库火灾、公共场所火灾等。这些事故一方面可以造成热烧伤,即燃烧材料产生的火焰或热空气对人员的直接伤害,包括皮肤烧伤及呼吸道烧伤等;另一方面,受热汽化的化学品可以造成眼等的化学烧伤。大多数化学物质的毒性作用并不以眼为靶器官,但高浓度气体对眼有强烈的刺激作用,可引起结膜、角膜的化学性烧伤。在火灾现场一些塑料制片和装饰材料燃烧之后常释放氰化物,同时火灾现场的一氧化碳含量较高,这些都可能成为化学中毒的毒物来源。此外,芥子气和路易氏剂既可以经吸收引起全身中毒,也能造成接触部位的化学烧伤。

3. 化学中毒-冲击复合伤 若伤员在遭受化学毒物中毒的同时,又遭受直接的或间接的冲击波损伤,则称作化学中毒-冲击复合伤,简称毒-冲复合伤。冲击伤是由核爆炸、炸药爆炸或其他爆炸所产生的冲击波作用于人体引起的复杂损伤。根据发生的原因,冲击伤又有直接冲击伤和间接冲击伤之分。化学中毒-冲击复合伤在平、战时都可发生。战时主要见于化学武器与常规武器的混合袭击,平时则主要见于爆炸型化学事故。

4. 化学中毒-烧伤-冲击复合伤 危险化学品事故中,中毒事故往往伴随着爆炸、烧伤等事件发生,很容易导致冲烧毒复合伤,而冲烧毒复合伤是所有复合伤中最严重的一种,伤情最重、最难急救。冲烧毒复合伤的发生率与离爆炸中心远近有关:离爆炸中心越近,发生冲烧毒复合伤的机会越多,其次是冲毒复合伤。复合伤伤员初期的现场急救十分重要,为提高抢救成功率,医护人员现场应尽早给予有效的基础生命支持,并将伤员及时后送。

另外,根据中毒反应的临床特点划分,化学毒剂复合伤又可分为两类:一类是中毒但伤口未遭到染毒;另一类是既中毒又遭到伤口染毒。

战时还可发生混合毒剂中毒(mixed chemical agents poisoning)。敌军根据战术和战斗需要,使用混合毒剂如芥子气和路易氏剂、苯氯乙酮和亚当氏剂;可以两种不同的速杀性毒剂先后中毒,也可是速杀性毒剂中毒后又遭持久性毒剂染毒。一般这类毒剂复合伤和混合毒剂中毒的伤情都要比单纯毒剂中毒或单纯创伤要严重而复杂,为诊断和救治带来一定困难。因此,必须根据该伤类的特点迅速、正确地采取相应的诊断和救治措施。芥子气和路易氏剂混合中毒,其中毒症状以路易氏剂为主,病程发展则如芥子气中毒。如是一种或几种不同的速杀性毒剂先后中毒,是以先中毒的毒剂的中毒症状出现,但多次复合中毒的症状将加重,救治更困难,恢复时间将延长。如遭速杀性和持久性毒剂先后中毒,当时中毒症状将以速杀性毒剂为主,病程发展将是持久性毒剂的特点。

二、特点

当发生化学毒剂中毒并发复合伤时,因为复合伤的原因不同,临床表现有如下特点。

1. 中毒和复合伤并存,互相影响、互相加重 以神经性毒剂进行的速杀性化学袭击,常在短时间内造成很高毒剂浓度,吸入后多导致严重中毒。化学炸弹本身又具有很大的杀伤力,相当于常规弹药的 60% 以上。在弹片杀伤范围内,可以造成各种类型的开放性炸伤、撕裂伤、骨折、出血等。中毒和复合伤并存,致伤因素多,伤类复杂,且互相影响、互相加重。中毒后伤员很快出现强直性惊厥,惊厥导致的肌肉收缩牵拉作用加剧的撕裂程度、扩大伤口的范围、加剧伤口的出血、骨折程度加重。毒剂中毒合并创伤时,即使伤口未直接染毒,但由于中毒及创伤两种因素相互加重,较小的剂量即可引起严重的中毒。据报道,外伤可使毒剂的致死量减少为未受外伤的 1/15～1/10。

中、重度中毒的伤员,不仅影响整个机体,抵抗力减弱,而且也严重影响创伤愈合的过程。其特点是:容易发生休克(中毒性休克或创伤性休克);创伤部位容易出血及再生修复过程延缓,伤口愈合慢;容易继发感染(局部或全身性)和各种并发症(如骨折不易愈合或形成假关节等)。在处理上也比较复杂,如由于中毒出现惊厥、肺水肿、呼吸循环功能不佳或造血抑制等严重症状,使手术时机不易掌握,创伤不易得到及时处理。

2. 复合伤加剧机体对毒剂的反应性 在复合伤情况下,神经性毒剂的毒性提高。机体对创伤的应激状态使呼吸、心率加快,血液循环加快。呼吸系统和循环系统的兴奋促进机体对毒剂吸收和分布,并加重机体对毒剂的反应性。中毒后神经性毒剂引起的胆碱能危象发生早而严重、中枢和外周症状更加剧烈、死亡时间提前,常因来不及抢救很快死亡。

一般情况下,接触致死剂量的神经性毒剂沙林,3～5min 即出现肌肉震颤,5min 左右出现呼吸困难、惊厥、瞳孔缩小及发绀等表现。当复合有创伤时,上述症状出现时间可提前 1min 左右。

3. 复合伤加快毒剂的吸收 创伤伤口血液循环丰富。开放性创伤伤口暴露在毒剂蒸气中,毒剂可以不经过皮肤的屏障作用直接吸收进入血液循环,很快引起中毒症状。若毒剂液滴污染创伤伤口,伤口吸收毒剂的量更大,症状更严重。伤口染毒时,伤口周围最先出现症状。主要是伤口周围的局部肌肉震颤、皮肤出汗等。然后出现外周和中枢的症状。

战时能造成伤口染毒的毒剂,主要是一些在常温下呈液态的毒剂如芥子气、路易氏剂、维埃克斯、梭曼和沙林等。毒剂染毒伤口可以发生在:①毒剂炮(炸)弹等引起的弹片伤;②被毒剂液滴染毒的皮肤又受到弹片等损伤;③普通伤口直接或间接地受到毒剂液滴污染等。伤口染毒时,毒剂可迅速经伤口吸收。如吸收毒剂量大,伤情发展迅速,急救不及时,容易引起严重的全身中毒甚至死亡。这种复合伤的病情变化快而严重。有时创伤虽不重,然而因毒性作用会在短时间内危及伤员生命。所以,凡是在液滴态持久性毒剂染毒地区受到开放性创伤的伤员,均应注意伤口是否染毒,并应采取紧急救护措施。

第三节 化学毒剂复合伤的诊治原则

化学毒剂复合伤伤情复杂,大部分患者病情危重,初期救治时需分秒必争,急救工作与病史询问应同步进行,突出危及生命的情况应优先紧急处理。治疗时要有整体观念,往往要临床多学科参与,一般要有经验的职业病科和(或)急诊科医师参加,以及时了解化学物质的毒性及处理方法,这是因为复合伤彼此间相互联系、互相掩盖又互为因果。重要的隐蔽部位损伤较易发生漏诊和误诊。在抢救治疗的同时,应做全身检查,不应满足于初始诊断;而且化学复合伤有"外轻内重,始轻末重"现象,负伤当时患者可能没有明显的症状和体征,但不久即可突然恶化,在早期治疗工作中应引起注意。化学毒剂复合伤诊断要迅速、准确、全面,通常是边抢救、边检查和问病史,然后再抢救、再检查以减少漏诊。

一、诊断原则

1. 受伤史和中毒史 创伤伤情容易发现,但必须了解伤员的中毒史,特别要详细询问伤员受伤当时是否嗅到特殊的化学气味,是否在化学袭击区或污染区内停留或饮用污染的水源或食物,是否发现特殊的炮火袭击现象等。

2. 临床表现 要仔细观察伤员中毒和复合伤两方面的临床表现。化学中毒可以有特殊的临床表现。如有机磷化合物中毒者可能有瞳孔缩小和流汗、流涎等表现;氰化物中毒伤员有缺氧的表现和面色鲜红的特点。创伤伤员局部常有明显的伤口和出血,疼痛、压痛、传递痛也比较突出。有胸部冲击伤时,会出现胸痛、咳嗽、咳血性泡沫痰及呼吸困难;闭合性颅脑伤时,有脑震荡、脑挫伤、颅内血肿的临床表现。

化学毒剂复合伤的伤员常有明确的体征变化。如当有骨折存在时,伤处疼痛、出血、肿胀及活动障碍,肢体淤血、变形等;复合肢体挤压伤时,伤肢显著肿胀,变实而少弹性,麻木或瘫痪,远端动脉搏动减弱或消失;有内脏出血时可能出现血压下降甚至休克等。

3. 实验室检查 化学毒剂中毒常可以通过检测一些特异性的化学或生物化学指标予以支持。如有机磷中毒者的全血胆碱酯酶活力会明显下降;氰化物中毒者,血液氰离子浓度和尿硫氰酸盐浓度升高。复合伤也有特异性实验室检查指标。如肺出血时,X线检查肺野内呈片状阴影;而有胸腔积血时,肺野下部可见上缘呈弧形的阴影;复合肢体挤压伤时,可出现肌红蛋白尿。

对于中毒的伤员,化学毒剂的种类一般要以化学侦检的结果作为最后的确诊依据。

二、救治原则

化学毒剂复合伤伤员,有时以中毒为主,如果处理不及时就会危及生命;有时以复合伤(如脑外伤、内脏破裂大出血等)为主,同时存在中毒;有时化学中毒和复合伤都很严重。因此,对化学毒剂复合伤的处理,要在综合分析的基础上,抓住主要矛盾,采取综合救治方案。

1. 重要伤情的处理 当合并有危及生命的伤情时,要及时采取救治措施。对呼吸困难或呼吸停止的伤员,要立刻进行人工呼吸;有伤口出血时,要采取包扎、止血、输血等措施;有开放性气胸时,应立即严密封闭包扎伤口。

2. 维持呼吸循环功能 正压人工呼吸是维持中毒者生命,使其他救治措施能发挥作用的重要手段。在染毒区内,通过有复苏管的防护面具做口对口人工呼吸或用带滤毒罐的风箱或复苏器。专用的复苏车可同时给 10 人以上进行正压人工呼吸。在染毒区外可用口对口人工呼吸法或口鼻人工呼吸法。对昏迷伤员用顺位引流、吸痰器等清除口、鼻、气管分泌物和呕吐物,必要时气管插管或气管切开。有呼吸困难、发绀时应给氧。心搏停止时,做体外心脏按压,有条件时用起搏器。呼吸、循环功能抑制者可给予中枢兴奋药和咖啡因。

3. 对症治疗 有惊厥者,在应用抗毒药后可口服硝西泮 5~10 mg 或肌内注射氯丙嗪 25~50mg,或 10％水合氯醛 10~15ml 灌肠。惊厥严重时肌内注射戊巴比妥钠 0.25g。有电解质和酸碱平衡紊乱或脱水征象者应根据具体情况输液,但输入不宜过多、过快,以防发生脑水肿、肺水肿。同时注意纠正电解质和酸碱平衡,以利于抗毒药发挥较好疗效。要及时使用抗菌药物,防止感染。化学中毒-创伤复合伤伤员可以联合采用静脉注射山莨菪碱、地塞米松、维生素 B_6 为主的冲击疗法,在病情危重的特定情况下,联合采用静脉注射山莨菪碱或东莨菪碱 (20mg/8h)、地塞米松(20 mg/8h)、大剂量维生素 B_6(3g/8h)为主的冲击疗法。

三、急救处理

1. 评估伤情 立即阻断致伤因素,在染毒区内要为伤员戴上防护面具,迅速抬离染毒区,并对染毒的皮肤和衣物等进行紧急消毒处理,以防止继续中毒。若伤员尚有清醒的意识,则可以依据其叙述进行病情判断。若伤员意识并不清晰,医疗人员则可向伤员陪同人员进行询问,并采取合理的检查以确定伤病的严重程度和损伤具体状况。提前备好所有的抢救物品,时刻监测伤员生命体征变化状况,并且采取心电监护措施。

2. 抗毒治疗 染毒后首先迅速、及时洗消是关键,再加特效抗毒药的快速应用。当伤员的化学毒物中毒症状突出时,要迅速采取急救措施,为伤员注射抗毒药。

3. 保持呼吸道通畅 要在第一时间解决呼吸道梗阻问题,将伤员鼻腔与口腔中的异物充分清除,开放气道,保证呼吸顺畅和足够的供氧量,迅速纠正隐性低灌注及微循环障碍。对于病情更加严重的伤员则行气管插管或气管切开手术,并辅以呼吸机帮助呼吸。

4. 建立静脉通路 对伤员有效血液循环量进行有效维持,并且建立合理数量的静脉通路,可以进行较大静脉的选择,以此充分保证液体快速输入。

5. 止血 帮助医疗人员对出血的创面做止血处理,使用无菌敷料对出血部位进行加压包扎处理。

6. 密切监测病情 全天监测伤员的生命体征、血氧饱和度、心率、末梢循环、尿量等指标,预防感染、肺水肿、脑水肿等伤情的发生。如化学中毒-创伤复合伤伤员,需对冲击波、烧伤和中毒等因素所致的多重损伤进行兼顾和并治。早期积极地抗休克、抗中毒及纠正脑疝治疗是抢救成功的关键。

（蔡 颖）

第 12 章

化学毒剂的侦检、防护和洗消

化学武器损伤的医学防护(medical defense)是针对敌人进行化学武器袭击前后所采取的综合防护措施,包括毒剂的侦检、防护、洗消、现场抢救、治疗,旨在防止、延缓或减轻中毒损伤,挽救生命和减少伤残,维持战斗力。化学武器损伤的医学救治已在各大类毒剂中毒救治中有详细介绍,本章主要内容是毒剂的侦检、洗消和防护。

第一节　化学毒剂的侦检

在战时或非战状态下,化学毒剂侦检(gas detection)的首要任务是快速确定遭受毒剂的种类,为及时采取化学防护、洗消及救治等提供依据。同时,查明地面、空气、物体和水中染毒的化学战剂种类、范围和程度,监测染毒空气的传播等,主要由防化兵进行。除了确定伤员的毒剂暴露水平,卫勤部门的任务是检验水和食物是否染毒,做出能否食用的判断;对伤员染毒的服装、装具、皮肤、伤口、呕吐物、尿液等进行检验,以辅助诊断;必要时协同防化兵查清施放的毒剂种类。

一、初步判断

在化学战中,初步判定化学毒剂种类,是防化兵侦察任务的主要内容之一;卫勤部门的重点是对遭受化学袭击的人员进行医学救治和护理,可以依据其中毒临床症状、医学实验室检验以及生物样品的化验结果等对化学毒剂种类进行初步判断或进一步的确定。在非战争状态下,往往会首先出现中毒人员,而作为主要应急力量之一的卫勤部门可能是发现和鉴定化学毒剂的承担者。除了依靠医学判断手段外,还需要借助快速有效的现场判定方法和器材,为人员的防护、洗消及救治争取宝贵时间和提供依据。

1. 敌方的作战意图　敌人对欲占领或通过的地域内的人员,常使用沙林、氯化氰等速杀性毒剂;若为妨碍对方机动、保障其侧翼安全,或对指挥所、交通枢纽、战略后方发动袭击,则有可能使用芥子气等持久性毒剂;在敌对双方交错态势下,为俘获人员、物资,敌人可能使用失能剂(BZ);以扰乱和疲惫对方,充分发挥其他火力效应而进行的化学袭击,多使用刺激剂。

2. 化学袭击的方式　战争中,敌人实施的 $15\sim60\mathrm{s}$ 化学急袭,通常是沙林、氢氰酸、VX 气雾弹等速杀性毒剂;实施 $3\sim15\mathrm{min}$ 的化学急袭,通常是芥子气、VX 等。

敌人化学袭击的兵器如是炮弹、航弹,可装填各种毒剂;子母弹、集束炸弹,通常装填沙林、VX;大口径火箭弹、航弹,通常装填氢氰酸、光气;地雷、飞机布洒器,通常装填 VX、芥子气;毒烟器、毒烟手榴弹通常装填刺激剂或失能剂。

3. 化学袭击的气象条件　在夜间、拂晓、傍晚、阴天、风速在 1～4m/s 且风向稳定、等温或逆温条件下,适合于施放各种毒剂,特别是沙林等暂时性毒剂;当风速在 6m/s 以上或大气对流状态(晴天、白天)、空气相对湿度极大,一般只适宜使用能造成地面染毒的 VX、芥子气等持久性毒剂。

4. 化学袭击的征象　化学袭击毒剂施放时会有各种征象,可以依靠视觉、嗅觉、皮肤和黏膜的感觉以及对现场情况的观察,发现与判断敌人是否使用毒剂和毒剂种类。如敌机低空低速飞行且尾部有明显的灰白状烟雾或毛毛雨状的液滴,或烟雾自对方吹来,应警惕毒剂的可能。

5. 人员中毒的症状　各种毒剂的损伤作用不同,人员中毒后出现的局部症状及全身症状各不一样,如有机磷酸酯类中毒出现瞳孔缩小,BZ 中毒瞳孔扩大;氢氰酸中毒皮肤黏膜为鲜红色、一氧化碳中毒皮肤鲜红色、口唇黏膜呈樱桃红色。根据这些症状特点可初步判断敌人使用毒剂的种类。

二、侦检方法

毒剂的侦检通常分为现场快速检验、移动实验为主的区域保障和后方/后援实验室鉴定。在现场主要依靠生物、化学、生化侦检法综合判断和侦毒器材检验,在实验室主要是使用各种物理、化学分析仪器进行毒剂鉴定。

(一)生物侦检法

生物侦检法通常是用染毒的或可疑的样品使动物中毒,观察动物中毒后的症状,来判断是否含有毒剂并确定毒剂的种类。几种常见小动物在沙林中毒时的症状见表 12-1。水蛭(俗称蚂蟥)是最敏感的动物,它遇到芥子气时会立即出现吸盘吸附不稳、爬行困难等症状。因此,在毒剂施放现场,观察自然环境中的鸟、蝇、昆虫等小生物的活动情况,对检定毒剂有很重要的参考意义。此外,毒剂施放后植物颜色变化情况对毒剂侦检也有指导意义(表 12-2),其中最明显的是植物嫩叶遇到芥子气后会枯萎。

表 12-1　几种动物沙林中毒后的症状表现

动物	中毒症状	中毒浓度
鸡、鸽、麻雀	眨眼、流涎、瞳孔缩小;两下肢无力、站立不稳;展翅、抽搐、呼吸困难;约 5min 死亡	10μg/L(空气中)
小鱼	游动加快、乱碰乱跳;翻腹、漂在水面;约 10min 死亡	2 μg/L(水中)
蚂蚱	先活动增加、活跃、分泌黏液;后变慢、原地蠕动、死亡	少量毒剂
青蛙	张口、呼吸困难;抽搐、足掌上翻;死亡	

（二）化学侦检法

该法利用毒剂与化学试剂反应后，生成不同的颜色、沉淀、气体、荧光等变化来检定化学毒剂，以显色反应最为广泛应用，如侦毒管、侦毒纸、侦毒涂料和化验箱等现场侦检器材。

表 12-2　不同毒剂对植物颜色的影响

毒剂名称	植物颜色变化
沙林	苜蓿花（紫→红）、蒲公英花（黄→红）
VX	苜蓿花（紫→绿）
芥子气	植物嫩叶（→枯萎）
路易氏剂	野菊花（白→红）、红薯叶（紫→白、淡红）

1. 神经性毒剂的检定　神经性毒剂 G 类、V 类的共同检定法为胆碱酯酶抑制法，也是最灵敏的方法。区分确证时，G 类毒剂常用醛肟-茚三酮法，V 类毒剂采用检测叔氨基和硫醇基的方法。另外，应用煮沸水解法也可区分水样中微量的 G 类或 V 类毒剂。

（1）酶抑制法（G 类、V 类毒剂共同检定法）：胆碱酯酶能催化水解羧酸酯（如乙酸胆碱酯等），很低浓度的神经性毒剂就能抑制酶活力，从而降低羧酸酯的水解速度。因此，比较样品管和空白管羧酸酯的水解速度差异就能做出样品中有无神经性毒剂存在的结论。常选用以下 3 种检验法。

①硫代乙酰胆碱-2,6-二氯靛酚法：利用酶催化水解硫代 ACh，其水解产物硫胆碱可使靛酚染料还原褪色，由蓝色退成无色。因此，在实验时若空白管蓝色褪去，样品管仍保持蓝色，可证明有神经性毒剂存在。BuChE 和丁酰胆碱反应体系也可以用于检测该类毒剂。

$$RSCOCH_3 + H_2O \xrightarrow{E} RSH + CH_3COOH \qquad 式中 R=(CH_3)_3NCH_2CH_2$$
硫代乙酰胆碱　　　硫胆碱　　醋酸

$$RSH + I \longrightarrow RSSH + IH_2 \qquad\qquad 蓝色变为无色$$

②DTNB 法测定胆碱酯酶活力：硫代乙酰胆碱在血液中胆碱酯酶作用下产生硫代胆碱。硫代胆碱可与 5,5-二巯基双-2-硝基苯甲酸（DTNB）反应，生成 5-巯基-2-硝基苯甲酸，后者在一定 pH 条件显黄色，可用 412nm 波长定量测定。本方法操作简单，灵敏度高，适合于多数医疗单位采用。实验时要设平行的空白对照，并要用半胱氨酸建立标准曲线。

③2,6-二氯乙酰靛酚法：该方法是基于酶能催化水解 2,6-二氯乙酰靛酚（dichloro acetyl indophenol），生成与原化合物不同颜色的产物，由浅橙红色变为蓝色。当有神经性毒剂存在时，样品管变蓝色速度减慢或几乎不变色。

（2）G 类毒剂确证法——醛肟-茚三酮法：在弱碱性溶液中苯胺乙酰醛肟与神经性毒剂发生亲核取代反应，分解出氰根。氰根能催化水合茚三酮（ninhydrin hydrate），生成红棕色产物。应指出的是，由于塔崩自身极易分解产生氰根，能直接与茚三酮反应生色。

（3）V 类毒剂确证法

①硝普钠法：V 类毒剂用碱水解生成硫醇，硫醇与硝普钠（sodium nitroprusside，硝普钠）试剂反应，生成红色的亚硝基硫铁氰化物。

$$HSCH_2CH_2NR_2 + NaFe(CN)_5NO \longrightarrow 红色化合物$$

②叔氨基检验，V 类毒剂所含叔氨基与碘铋酸发生成盐反应，生成橙红色的碘铋酸盐（BiI_4^-）。

以上 V 类毒剂检定法,因灵敏度低、不专一,仅在酶抑制法为强阳性时检定才有意义。

(4)V 类与 G 类毒剂水解区分法:低浓度的 G 类毒剂在弱碱性水溶液中加热极易水解破坏,而 V 类毒剂在此条件下稳定,不水解。因此,水样经煮沸水解,冷却后再用酶抑制法检验,仍抑制酶时为 V 类毒剂,不抑制酶时为 G 类毒剂。

2. 糜烂性毒剂的检定 糜烂性毒剂有芥子气、路易氏剂、氮芥等。芥子气和氮芥结构中都含有卤代烷基团,具有烃化性质,可用于共同检定,因芥子气含硫醚、氮芥含叔胺,可进行区分检定。路易氏剂含砷,可进行砷检定;因其遇碱分解产生乙炔,又可进行乙炔铜法检验。

(1)芥子气和氮芥的检定

①蓝色试剂法(碱性百里酚酞反应法):在加热条件下,碱性溶液中,芥子气或氮芥与蓝色百里酚酞(thymolphthalein 麝香草酚酞)试剂反应,生成橘黄色的醌式百里酚酞酯,可用苯、甲苯萃取比色测定。

②NBP 法[4-(4-硝基苄)吡啶法,又称 DB3 法]:芥子气或氮芥能使 NBP 试剂烃化,烃化产物在碱性条件下失去氯化氢,变为蓝紫色化合物,用苯萃取显红色。加热可加速反应。

③硫芥所含硫醚的检定:硫醚化合物易与重金属盐生成配位化合物,如与三氯化金试剂生成红紫色的胶体金(colloidal gold)产物;同时加入氯胺则胶体金呈黄色。

氮芥叔氨基的检定参见 BZ 检定。氮芥的有机碱性氮与 Dragendorff 试剂反应呈橘红色。

(2)路易氏剂的检定

①乙炔铜法:路易氏剂遇碱分解产生乙炔,乙炔与亚铜试剂反应生成樱桃红色的乙炔铜(Copper acetylide)沉淀。该方法为路易氏剂的专一检验法。

$$CH\equiv CH+Cu^+ \longrightarrow CuC\equiv CCu+H^+ \qquad 乙炔铜$$

②测砷法:应用硼氢化钾产生氢气,将路易氏剂还原成挥发性的砷化物,用三氯化金硅胶侦检管检测,产生暗紫色;用二氧化硒(SeO_2)侦检管检测,产生橙红色;用溴化汞($HgBr_2$)试纸法检测,产生黄棕色。路易氏剂在锌和盐酸还原后,与金汞生成金色胶体。

3. 失能剂 BZ 的检定

(1)BZ 中叔胺基团的检定:与酸性染料溴麝香草酚蓝(bromothymol blue,BTB)或金莲橙(chrysoin,间苯二酚黄)试剂反应,生成黄色复合物,可用氯仿萃取之。当加酸水时,橘黄VI被解离,在水溶液中显红色。橘黄VI试剂的主要成分化学结构如下:

(2)BZ 分子结构中取代苯羟乙酸的检定:BZ 在浓硫酸作用下,首先水解为苯羟乙酸,然后苯羟乙酸进一步分解成为甲醛或苯甲醛。甲醛与变色酸缩合成紫红色产物。

另外,叔胺基团能催化加速氨基黑染料与次氯酸盐的褪色反应,该方法已用于 BZ 的微量检出,其他叔胺类化合物也有反应,但灵敏度尚差。

4. 氢氰酸和氰化物的检定 氰化物的检定方法较多,常用的方法为普鲁士蓝法。水合茚三酮法因其灵敏度较高和操作简便而常用。氢氰酸经氯化汞氧化可使 pH 指示剂呈粉红色。氯化氰与吡啶和巴比妥酸反应呈粉红色。应用硼氢化钾产生氢气,可使水样中的氰化物很快转为氢氰酸气体,应用醋酸铜-联苯胺(或 3,5,3′,5′-四甲基联苯胺,tetramethyl benzidine)的侦检管检测,生成蓝色产物。

(1)普鲁士蓝试纸法:氢氰酸遇碱生成氰化钠,后者与硫酸亚铁反应生成氰化亚铁。在酸性条件下,氰化亚铁进一步与氰化钠反应生成亚铁氰化钠,后者当三氯化铁存在时生成亚铁氰化铁。亚铁氰化铁为蓝色。按照本方法的原理,已开发出氢氰酸试纸测试法,操作简单,便于携带,且准确性比较可靠。

$$HCN + NaOH \longrightarrow NaCN + H_2O \qquad 氰化钠$$
$$NaCN + FeSO_4 \longrightarrow Fe(CN)_2 + Na_2SO_4 \qquad 氰化亚铁$$
$$Fe(CN)_2 + NaCN \longrightarrow Na_4Fe(CN)_6 \qquad 亚铁氰化钠$$
$$Na_4Fe(CN)_6 + FeCl_3 \longrightarrow Fe_4[Fe(CN)_6]_3 + NaCl \qquad 亚铁氰化铁(蓝色)$$

(2)硫化钠法:氯化氰和硫化钠溶液作用,生成硫氰化钠。用盐酸或硫酸酸化后,再加三价铁盐($FeCl_3$),生成血红色的硫氰化铁。

$$CNCl + Na_2S \longrightarrow NaSCN + NaCl \qquad 硫氰化钠$$
$$NaSCN + HCl \longrightarrow HSCN + NaCl \qquad 硫氰酸$$
$$HSCN + FeCl_3 \longrightarrow Fe(SCN)_3 + HCl \qquad 硫氰化铁$$

5. 光气和双光气的检定方法

(1)对二甲氨基苯甲醛-二甲基苯胺法:光气或双光气先与对二甲氨基苯甲醛作用,生成对二甲氨基苯二氯甲烷,后者再与二甲基苯胺作用,即生成黑绿色的二苯甲烷系的染料。

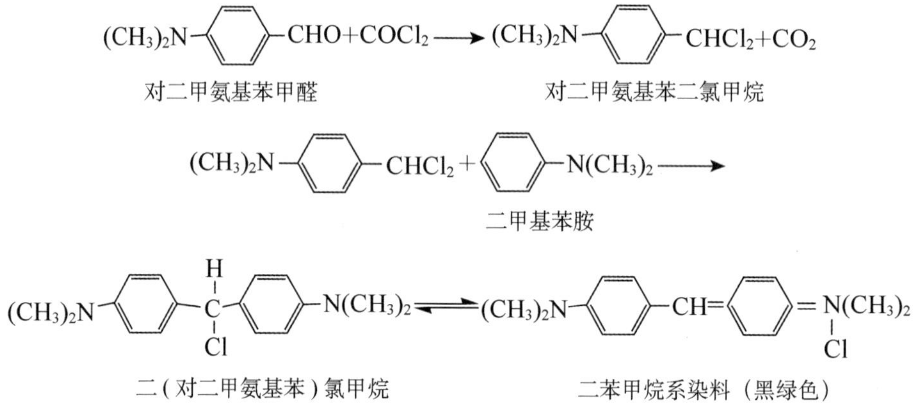

对二甲氨基苯甲醛　　　　　　　　　对二甲氨基苯二氯甲烷

二甲基苯胺

二(对二甲氨基苯)氯甲烷　　　　　二苯甲烷系染料(黑绿色)

(2)4-(4-硝基苄)吡啶法:光气或双光气与 4-(4-硝基苄)吡啶作用,在碱性试剂 N-苯甲基苯胺存在条件下,生成黄色产物(最大吸收峰 432nm)。

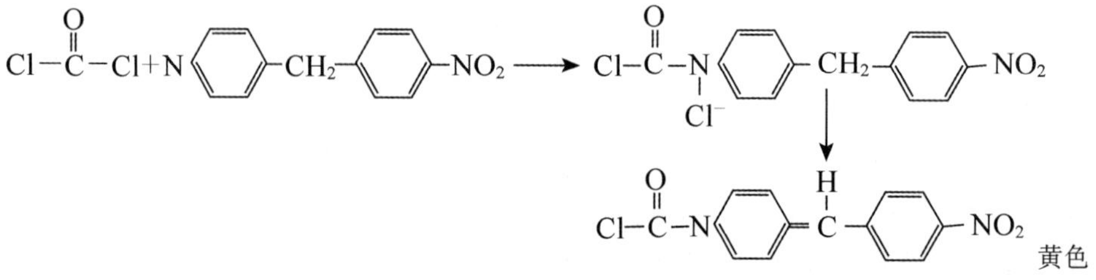

黄色

(三)生化侦检法

生化侦检法是利用酶、抗体、受体、核酸等生物识别分子实现对化学毒剂的检定。生化侦检法灵敏度高、特异性好,是化学毒剂检定的主要发展方向之一。生化侦检法包括酶法分析、免疫分析、核酸探针等方法。通过用胶体金标记蓖麻毒素抗体,我军研制出蓖麻毒素的快速检测试剂盒。

(四)仪器分析法

仪器分析法是以化学毒剂的物理化学性质为基础的分析方法。例如,色谱法(薄层色谱法、气相色谱法、液相色谱法)、质谱法(气/质分析法、液/质分析法)、红外光谱法,以及磁共振法等。这些方法都需要特殊的仪器设备,除了便携式仪器外,一般在实验室中应用。

1. 分光光度法　当一束单色光垂直照射含有某物质的溶液时,物质会吸收一部分光而使透过的光强度减弱。不同的物质具有不同的吸收光谱,因此,分光光度法可以在一定的波长下定量地测定某种化学战剂。此法是进行化学战剂定量分析最常用的实验室方法,不仅操作简便,而且有灵敏度高、检测速度快、结果可靠的特点。用间二硝基苯比色法定量测定染毒空气中西埃斯(CS),浓度在 $0 \sim 12 \mu g/ml$ 符合比尔定律,灵敏度为 $1 \mu g/ml$,测定相对误差＜5%。利用色谱专用柱 C18MT 型样品净化富集柱,将水中微量 BZ 富集于柱上,通过分光光度法之一橘黄Ⅳ试剂法分析灵敏度可达到 $5 \mu g/ml$。

苏联及其盟国的 GSA-1、GSA-11M、GSA-11、GSA-12 等都是酶抑制-光电比色法自动毒剂报警器材,用于监测 G 类和 V 类毒剂,报警灵敏度高。英国的 NAIAD 毒剂报警器既可携行,也能安装于车船和固定设施,报警灵敏度较前者高一个数量级。

2. 色谱、质谱及其联用法　色谱法是一种分离分析方法。它是利用不同物质在两相中具有不同的分配系数(或吸附系数、渗透性),当两相做相对运动时,这些物质在两相中进行多次反复分配而实现分离。在色谱技术中,流动相为气体的叫气相色谱,流动相为液体的叫液相色谱。固定相可以装在柱内,也可以做成薄层。前者称柱色谱,后者称薄层色谱。随着高效能色谱柱、高灵敏检测器及微处理机的使用,色谱法已成为军用毒剂快速分离检测的主要技术。配以积分仪、火焰光度检测器(FPD)、P 型滤光片(526nm)、PB-10 弹性石英毛细管色谱柱,可以应用色谱法对沙林、梭曼、塔崩、芥子气、VX、甲氟膦酸环己酯等化学战剂及其产物进行测定。

质谱法是通过将样品转化为运动的气态离子,按质荷比(M/Z)大小进行分离并记录其信息的分析方法。所得结果以图谱表达,即所谓的质谱图(mass spectrum)。根据质谱图信息可以进行多种有机物及无机物的定性和定量分析、复杂化合物的结构分析、样品中各种同位素比的测定及固体表面的结构和组成分析等。

色谱-质谱联用技术是目前常用的高精度检测方法,其应用气相色谱的分离技术和质谱的定性技术,可对复杂化学组分进行分离鉴定和定量检测,监测鉴别毒物的功能强大,可在现场给出环境空气、水体和土壤中未知的挥发物和半挥发物的鉴定结果,特别适宜于复杂混合物中有毒有害物质的现场检测鉴别。与其他毒物侦检器材相比,侦检结果准确可靠,适合于能气化的纯样或复杂混合物的分析,是重要的应急检测技术手段。常用的有气-质联机(gas chromatography-mass spectrometer,GC-MS)和液-质联机(LC/MS)两种,具有抗干扰能力和高灵敏度的优势。GC-MS 适合于能气化的纯样或复杂混合物的分析,具有 CIMS、EIMS 两种波谱测定功能,并能提供色谱保留数据。其中 CIMS 主要提供化合物的分子量信息,EIMS 提供化合物的结构信息,而色谱保留数据可以用于区分异构体成分。使用直接的 MS 分析,能在数秒内完成快速的侦检。仪器对所选的化合物允许在皮克(pg)以下进行 GC-MS 分析。LC-MS 联用仪对于极性大、热不稳定、难挥发组分及生物大分子可进行较好的分离鉴定。它可以用于水样和水萃取样的直接分析,防止漏掉被检测组分,是化学武器核查水平测试手段之一。

3. 傅立叶变换/红外光谱法 红外光谱检测技术(infrared spectroscopy,IRS)可应用于若干种化学毒剂检测器,如光电音频红外光谱测定技术、前视红外光谱法、傅立叶变换光谱法、差异吸收光检测与量程、被动红外检测(passive infrared detection)等。与其他色散型光谱法比较,傅立叶红外光谱法(FT-IR)的主要优点是测量精度很高、测定速度快和测量波段宽等。该方法杂散光低、高分辨率、光通量大、信号多路传输。目前能用此方法检测的毒剂有沙林、VX、梭曼、塔崩、光气、氢氰酸、氯化氰、芥子气和路易氏剂。

便携式红外光谱气体测定仪是突发事件应急监测的重要工具,能对未知气体进行识别,大多数组分的检出限都低于 1 mg/m³。该分析仪现场吸入被测气体然后扫描绘制其红外光谱,配套的计算机分析软件可将被测气体的红外光谱与分析仪内置毒物的红外光谱库自动搜索匹配,能进行单一或多种成分的谱库检索与匹配。由于便携式红外光谱气体测定仪是以红外光谱为基础的便携式气体测定仪,对无红外光谱的单原子 He、Ar 及 H_2、O_2、N_2、Cl_2 等同质双原子分子无法进行检测,对分子结构较为简单的砷化氢、氯化氢、氰化氢、硫化氢也不能进行快速在线检测。另外,因为对混合物扫描得到的红外光谱是各组分混杂的光谱,现场应用便携式红外光谱法鉴别混合物组分也有较大局限性,谱库检索难以得到正确结果。美军的通用轻型远距化学战剂检测器 M21 就是一种被动红外检测系统。目前市场上的该类代表性商品有美国 Themo Enviromental Instruments 公司的 MIRAN SapphIRE 系列、芬兰 GASMET 公司的 GASMET Dx 系列、日本的 IGA-1700 和 VIR-9500 等。

4. 表面声波检测法 表面声波化学检测器(surface acoustic wave chemical detector,SAW)原理是仪器的功能膜在振动时如遇到外来物质,其振动频率和相位会发生改变,依靠有化学选向、能吸收目标气体的压电晶体而工作。吸收导致晶体的谐振频率发生变化,并用微型计算机测出,可用于对微量化学污染物进行极精确检测的装置。代表装备有美国的联合化学战剂检测器(JCAD)、ChemSentry 和 zNose 4200 型 SAW/GC 检测仪。JCAD 采用化学选择性涂敷层吸收化学蒸气云团,使得声表面波压电石英晶体谐振频率发生变化,而后通过计算机的基于神经网络的毒剂识别技术进行鉴别测定。SAW/GC 检测仪采用气相色谱仪的分离能力和表面声波的定性能力,可同时检测并定量分析多种气态化学品。

此类检测装置可同时识别和检测多种化学毒剂,包括神经性毒剂、糜烂性毒剂、氰类毒剂和窒息性毒剂,以及可用作化学毒剂的有毒工业化学品,可对污染区进行远程监测。目前外军已经研发出便携式表面声波检测装置,不仅重量轻,还可进行声音和视频报警。

5. 离子迁移谱法 离子迁移谱(ion mobility spectrometry,IMS)检测法是基于开式回路迁移光谱技术,使用离子迁移元件(ion mobility cell),对化学毒剂具有极好的敏感性和选择性,并根据预先设定的化学物质的种类,可在极低浓度下检测。该装置可连续实时检测,可进行浓度及趋势的检测、相对剂量检测。标定数据库选择,化学物质数据库可以升级。检测灵敏度高,对神经性毒剂(沙林、塔崩、VX)为 0.01mg/m³;糜烂性毒剂(芥子气、路易氏剂)为 0.5mg/m³;氰类毒剂和窒息性毒剂(光气、氯气)为 10.0mg/m³。

此类检测装置体积小，便于携带，使用方便。美军的 IMS 化学检测器外形尺寸为 $100mm \times 220mm \times 45mm$，质量$<770g$，以直流电源供电，配备有数据传输接口，无故障周期$>3000h$。检测器配备有内置数据存储器，可以按个人要求设置报警音量、灵敏度、数据存储、故障诊断、语言种类。目前现场检测使用的仪器有芬兰 Environics 公司的 ChemProHT 化学战剂检测仪、德国 Bruker 公司的 RAID 系列和英国 Smiths 公司的 CAM 系列。芬兰的 Environics OY 将几种不同极性和离子迁移率的 IMS 单元组合成识别模式。

6. 传感器技术　化学传感器技术基于把化学物质的信息转变电信号的功能元件，它对待测化学物质的形状或分子结构有选择性俘获功能（接收器功能）和将俘获的化学量有效转换为电信号的功能（转换器功能）。它由特殊的化学敏感材料制成，并和物理转换器结合成一个整体。当与被测物质接触时，能与该物质的分子、离子相互作用而引起的电极电势等电信号的变化。记录并整理这些信号，能够得出该物质的基本特征，如化学性质和浓度等。

7. 磁共振技术　磁共振成像（nuclear magnetic resonance imaging，NMRI）简称磁共振，是磁矩不为零的原子核，在外磁场作用下自旋，能级发生塞曼分裂，共振吸收某一定频率的射频辐射的物理过程。磁共振波谱学是光谱学的一个分支，其共振频率在射频波段，相应的跃迁是核自旋在核塞曼能级上的跃迁。磁共振是处于静磁场中的原子核在另一交变磁场作用下发生的物理现象。利用磁共振现象，能够获取分子结构、人体内部某些结构的信息。用磁共振技术定量分析化学战剂，以 1,4-二氧六环作内标物，所测精密度很高，重复性好。该方法有样品用量少、各峰分离度好的特点。

8. 便携式光离子化技术　便携式光离子化气体检测仪（photo ionization detector，PID）是一种可连续测量、线性范围宽、体积小的毒剂现场检测分析仪器。此类检测仪利用高能紫外光将有机物电离，检测生成的正、负离子，可检测所有电离能低于所用高能紫外光能量的有机化合物和部分无机物。PID 区分不同化合物的能力比较差，在化学事故现场使用 PID 进行检测时，需先根据化学品备案等线索估计事故现场可能存在的化学危险物质，然后根据化学物质的种类，调整校正系数直接读出待测物质的浓度，为事故处理提供信息。该类装备的代表商品有英国的 PhoCheck Tiger、美国的 MiniRAE 2000（ppb 级，$\times 10mg/m^3$）和 Photovac 2020 等。

9. 硫磷火焰光度技术　硫磷火焰光度检测仪（flame photometry detector，FPD）是基于火焰光度法的挥发性有机化合物快速检测仪，是基于含有磷和硫元素的有机化合物在富氢火焰中产生特征分子光谱的原理制作的检测器，主要用于检测含硫、磷的毒剂。火焰光度法检测仪对蒸气或气溶胶态含磷化学毒剂（如沙林、胆碱酯酶抑制剂、塔崩等）的检测灵敏度为 $0.02mg/m^3$，对蒸气态含硫化学毒剂（如芥子气等）的检测灵敏度为 $0.4mg/m^3$，可以分别检测神经性毒剂、糜烂性毒剂、甲基磷酸二甲酯、2-巯基乙醇等化合物。火焰光度法存在较高的假阳性率，现场应用受到一定限制，在初步判定化合物种类后需进一步用他法验证。该类代表性设备有法国 Proengin 公司的 AP2C 及 AP4C 等。

三、侦检装备

化学武器依靠其释放的化学毒物发挥杀伤作用，对这些毒物的侦查和检测，是进行有效防护的重要依据。目前，化学毒剂的侦检装备器材种类众多，基本能够满足和实现典型化学毒剂的现场快速检验和实验室鉴定。很多先进的科学理论和技术被用到化学侦检领域，如化学检测纸、M256 A1 化学毒剂检测包、传感器检测技术、红外辐射检测技术、表面声波检测技术、离子迁移谱检测技术、微型传感器检测技术及其他化学毒剂的检测系统装置等。

化学侦检装备的具体功能包括判定是否遭受化学武器袭击、确定沾染战剂的种类、划分染毒区域和概略判定染毒浓度、预测毒剂云团的传播方向与滞留、向部队发出警告并向指挥控制中心报告相关数据,从而使战区指挥员了解各通行地区受化学攻击的状况,指导部队及时采取行动,免受化学战剂的侵害。在化学战条件下,化学侦检装备是部队防护所依,装备的先进性、系统性和完备性,在很大程度上反映部队的化学作战能力。

(一)国内侦检装备

1. **侦毒包** 侦毒包配备有多用途化学检测纸,利用可发生呈色反应的特定化学试剂制成,可用于对液体和气溶胶毒剂进行定性或半定量测试,是确定沾染区域的常用手段。优点是使用和携带方便,在各种检测技术中价格最低廉,缺点是干扰多、易失效。目前检测纸的品种较多,如测定砷化物的溴化汞试纸,检测氨气的酚酞试纸、奈氏试剂试纸,检测有机磷农药的酶底物试纸,检测一氧化碳的氯化钯试纸,检测光气的二苯胺、对二甲氨基苯甲醛试纸,检测氢氰酸的醋酸铜联苯胺试纸,检测硫化氢的醋酸铅和硝酸银试纸,检测甲醛和乙醛的希夫试纸等。

在部队遭受(或怀疑)敌化学袭击而采取防护措施后,使用此侦毒包的侦毒片可判定毒剂种类,包括神经性毒剂、芥子气、路易氏剂、氢氰酸、氯化氰和光气等。

FZD05A 型侦毒包由毒剂侦毒片、毒剂液滴侦毒纸、使用说明书和外包组成。

毒剂侦毒片:红色片用于侦检神经性毒剂;黄片用于侦检芥子气,二黄片用于侦检路易氏剂;一绿片用于侦检氢氰酸,二绿片用于侦检氯化氰;黑色片用于侦检窒息性毒剂光气。

毒剂液滴侦检纸:毒剂液滴侦毒纸 1 册,用于侦检 G 类、V 类、H 类毒剂液滴。

2. **毒剂报警器** 野战毒剂报警器具有灵敏度高、响应快、抗干扰能力较强、操作简单、使用方便等优点,能自动监测和快速发现含磷和含硫化学毒剂袭击后的空气染毒情况,及时、准确地发出声、光报警信号,为部队及时采取和解除防护措施提供依据。便携式含磷毒剂报警器以化学传感器技术为基础,是一种供多军兵种及防化分队在野战条件下对含磷毒剂进行侦查、监测的装备,其主要作用是监测含磷毒剂如沙林、梭曼、VX 等造成的空气污染。当空气染毒达到一定的浓度时,仪器以声音和灯光方式发出报警警示信号,以及时采取有效的防护措施(图 12-1)。

3. **气体、液体检测管** 气体检测管是一种简便、快速、直读式的检测器材,一般为填充显色指示粉的两端熔封的小玻璃管,管壁上标有浓度刻度,指示粉为吸附有化学试剂的多孔固体细颗粒,每种化学试剂通常只对一种或一类化合物有显色特性。使用时要按规定的采样流速和采样体积实施采样,当吸入空气通过检测管时,空气中待测有毒气体便和管内的指示粉迅速发生化学反应,显示颜色,观察指示剂变色柱长度所示的刻度位置就可以读出被测物的浓度值,得到半定量检测结果。检气管具有体积小、携带轻便、操作简单快速、灵敏度高、费用低等优点,但其检测的精密度和准确度较差。目前国内已研制出可检测一氧化碳、氨气、氯气、二氧化氮、二氧化硫、甲醛、氟化氢、硫化氢、氯化氢、砷化氢、汞蒸气、甲醇、光气等数十种污染物的检气管,与之配套的采样器有 FH-95 型和 QC-100 型两种。国外检气管种类则达到 500 多种,如 Drager 气体侦检管可检测神经性毒剂、窒息性毒剂、糜烂性毒剂和氰化物等。

液体检测管用于对液态化学战剂进行快速侦检的代表性装备是 FYX-04 型野战毒物化验箱,能对化学战剂及十几种常见毒物进行定性和概略定量分析。它是将不同的显色试剂按比例固定在硅胶上,然后封装在玻璃管中。使用时将两端折断,安装配置的专用橡胶乳头,吸入待测的毒物试液数分钟后根据生色反应的颜色确定其待测物是何种毒物。

4. 便携式侦毒器 便携式毒剂侦检器是在怀疑遭受化学毒剂袭击后,用于快速侦检空气、地面、装备或其他物体表面是否染毒,查明毒剂种类,并概略测定染毒浓度;能侦检常见的四类 6 种毒剂如沙林(梭曼)、VX、芥子气、路易氏剂、光气和氢氰酸(氯化氰)。

便携式毒剂侦检包用于多军兵种一般分队及防化专业分队侦检 4 类 8 种毒剂蒸气、气溶胶及毒剂液滴,确定解除防护时机。可侦检的毒剂主要包括沙林、梭曼、VX、芥子气、路易氏剂、氢氰酸、氯化氰和光气。侦毒器利用侦检管内的特殊材料吸入毒剂,然后使之与化学试剂发生反应显示颜色,根据颜色变化来判断毒剂的性质。我军基层部队装备的是 FZD04A 型侦毒器,用于染毒空气、地面、技术装备及其他物体表面的毒剂侦检,还可采集染毒的土壤、植物、粮秣、空气、水和毒烟、烟幕等样品。

FZD04A 型侦毒器由外壳、唧筒、侦检管和附件四大部分组成(图 12-2)。配备有侦检管和充电电池,并附有加热和夜间照明装置。电动抽气唧筒可用折断熔封后的侦毒管自动采集染毒空气。侦毒管盒可用来盛装和弹送侦毒管。附件有漏斗式唧筒头罩、滤烟纸、取样铲、标志带、顶针、报告纸及铅笔等。在通常情况下,用电池可连续工作 2h 以上。用流量计测量,抽气量不少于 1.5L/min。FZD04A 型侦毒器可侦检空气中沙林、梭曼、塔崩、光气、双光气、氯化氰、氢氰酸、路易氏剂、芥子气、氮芥、亚当氏剂、苯氯乙酮等。

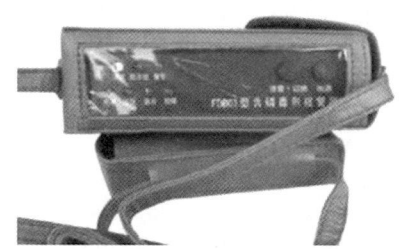

图 12-1 FDB03 含磷毒剂报警器

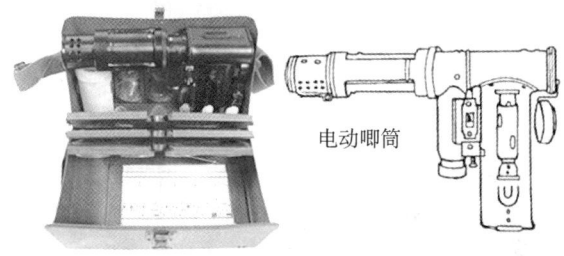

电动唧筒

图 12-2 FZD04A 型侦毒器

侦毒管是两端封闭的玻璃管,共有 6 种,可侦检 15 种毒剂(表 12-3)。侦毒管一端有彩色标记,指示可检测的毒剂。管内装有填料、安瓿、玻璃柱。填料是硅胶和玻璃棒,硅胶上浸有化学试剂。硅胶对毒剂和有机物蒸气有较强的吸附能力,也能吸附空气中的水分。有些化学试剂在硅胶上不能长期保存,故封装在小安瓿内,使用时顶破即可。玻璃柱是齿形的圆柱体,用来固定填料和作为顶破安瓿的抵柱,并使毒剂蒸气均匀地分布在填料表面。

侦毒时,把封闭的侦毒管两端的熔封折断,牢固连接在唧筒上,开始按规定对染毒空气或其他样品抽气。毒剂可与硅胶上的试剂发生化学反应,出现颜色。与标准色度表比较,即可得知毒剂的类型和概略浓度。

表 12-3 侦毒管标志及其侦检的毒剂

标志色环	侦检的毒剂
一道红	沙林、梭曼、塔崩
二道红	维埃克斯
一道黄	路易氏剂、芥子气
二道黄	氮芥、维埃克斯、BZ
一道绿	光气、双光气、氢氰酸、氯化氰
一道白	亚当氏剂、苯氯乙酮、西埃斯

5.**毒剂化验箱和化验车** FYX04 型毒剂化验箱(检毒箱)用于对毒剂、毒物进行定性和概略定量分析,对消毒剂质量及消毒结果进行检查。检测的毒剂有沙林、VX、梭曼、芥子气、路易氏剂、氢氰酸、氯化氰、BZ 等,检测的刺激剂有 CN、DM、CS、CR 等,检测的毒物有敌敌畏、美曲膦酯敌百虫等有机磷农药及汞盐、铅盐、钡盐、铬盐、亚硝酸盐、砷化物、氯化物、氟化物等;可测三合二、一氯胺、二氯胺、漂白粉、漂白精等消毒剂的有效氯,可对含磷毒剂、芥子气、路易氏剂消毒彻底程度进行检查。

毒剂化验车可用于对已知的毒剂、毒物进行定性、定量分析,对粮食、水源等进行放射性沾染检查,对消毒效果进行检查;由车体、分析化验设备(气相色谱仪和毒剂化验箱)、工作台、通风柜等组成,一次携带消耗品可进行 50 次分析作业。

(二)美军侦检装备

美军侦检装备见图 12-3。

1.**侦毒纸** M8 型和 M9 型侦毒纸遇到液滴状毒剂颜色会发生变化,但不能侦检出蒸气状毒剂。

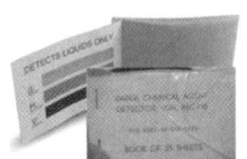 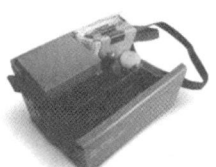 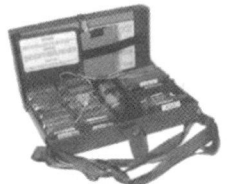 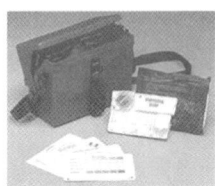

M8 侦毒纸　　　　M18A3 侦毒盒　　　　M272 型水化验包　　　M256A1 侦毒盒

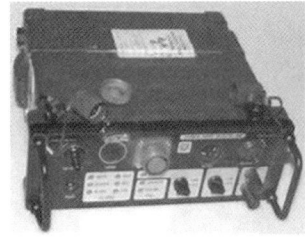 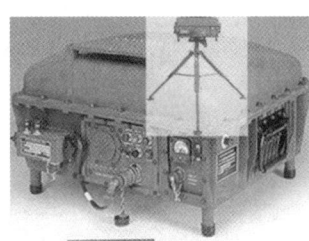 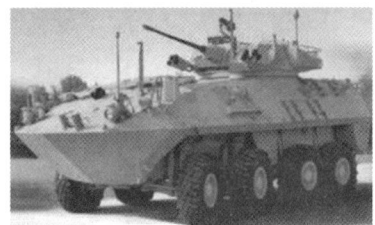

M90 型自动侦毒器　　　M21 型自动侦毒报警器　　　斯特瑞克侦检车(M1135 型)

图 12-3　美军主要的毒剂侦检装备

M8 型侦毒纸为 $25.8cm^2$(4 平方英寸)的 25 页小本,能检出 G 类神经性毒剂(沙林、塔崩、梭曼等)、V 类神经性毒剂和 H 类糜烂性毒剂芥子气。M8 型侦毒纸为白色,遇到 G 类毒剂变成黄橙色,V 类毒剂变成蓝绿色,芥子气变成红色,可通过颜色变化鉴别出毒剂的种类。

M9 型侦毒纸长约 9m,宽约 5cm,黏性的纸带卷成卷,能侦检 G 类、V 类神经性毒剂和 H 类糜烂性毒剂,但不能区分出具体为何种毒剂。当遇到液滴状毒剂时,侦毒纸可能变成红色、红紫色或红褐色。常把 M9 型侦毒纸粘在作战服罩衣、装备以及战车的表面,以起到向人员报知有液滴状毒剂存在的作用。储存寿命为 8 年。

2.**侦毒包和化验包** M256A1 型侦毒包能在 20min 内侦察并鉴别出野战浓度的神经性毒剂、糜烂性毒剂、全身中毒性毒剂。侦毒包里装有 12 种有独立包装的侦毒纸条盒、M8 型侦毒纸及一本说明书；对每片侦毒纸条的测试点已进行过预处理，并用安瓿封好一次所需用的化学试剂。在使用时，挤破安瓿，将试剂释放出来，通过预制成形的通道到达测试点，毒剂的有无通过试纸上测试点颜色的变化指示出来。还可用侦毒包来确定能否安全脱具、判断染毒范围、监测洗消效果。其检测精度为 0.005mg/m³ 的神经性毒剂、11mg/m³ 的氰化氢和 0.02mg/m³ 的芥子气，可检测出低于致伤、致死浓度的各种化学战剂，其反应时间＜20min。

便携式一次性 M272 型水化验包能在 7min 内对处理过的或未处理过的水源侦查、鉴别是否有达到伤害程度的神经性毒剂、糜烂性毒剂和全身中毒性毒剂存在。化验包中有一定数量的侦毒管、侦毒纸、测试瓶、预先包装好的试剂，可供 25 次化验用。化验包通过侦毒管或侦毒纸的特定颜色变化来显示侦毒结果。此外，包中还有模拟剂用于训练。

3. 侦毒盒 便携式 M18A3 型侦毒盒用于表面和蒸气检测，通过化学显色，能在 1min 侦察并鉴别出具有危险浓度的神经性毒剂(沙林、塔崩、梭曼和 VX)、糜烂性毒剂(芥子气、光气、芥-路混合毒剂及二氯化苯胂、乙基二氯胂、甲基二氯胺)、全身中毒性毒剂(氢氰酸和氯化氰)以及窒息性毒剂(光气)，还可用侦毒盒确认 M256A1 型侦毒包的侦毒结果。M18A3 型侦毒盒有一个吸气球、一定数量的侦毒管、侦毒纸以及进行 25 次毒剂测试所需的化学反应试剂。侦毒盒内还有 M8 型侦毒纸以侦察液滴状毒剂，对毒剂蒸气的侦察结果可通过侦毒管特定的颜色变化来显示。

4. 侦毒器 M90 型自动侦毒器是一种自动对神经性毒剂和芥子气等现已知毒剂的侦检和监测装置，它能探测蒸气状和气溶胶状毒剂。空军现在使用该型号侦毒器。能侦察出梭曼、VX、芥子气和路易氏剂等液滴状毒剂及其胶粘化毒剂，能通过无线电向中心报警装置发送报警信号。

5. 远程侦毒系统 M21 型远程自动化学战剂报警器(remote sensing chemical agent alarm, RSCAAL)是 Ingellitec 公司生产的第一个远距离化学战剂探测器，可以部署到单兵。通过一个弱的放射源使空气离子化并进入系统，然后用毒剂监测器测量离子的运动速度。毒剂的鉴别是基于离子迁移特性及探测到的离子的相对浓度，可检测 800～1200Hz 电磁频谱范围内是否存在化学毒剂。它能对 5km 外的糜烂性毒剂和神经性毒剂进行早期预警，这使得野战指挥官可提前识别并绕开污染区。借助自动扫描和被动红外传感器，该装置能探测毒剂蒸气烟云。通过扫描 60°弧形区域，探测烟云在红外频谱背景下产生的变化，可发出声、光报警，可显示出毒剂的类型和相对位置，有很高的选择性。除了采用三脚架安装的配置，M21 型毒剂遥感报警器还可以安装在 M93A1 狐式核生化侦察系统的天线杆上。

6. 自动侦毒报警器和监测器 与 M21 相似，M22 型自动侦毒报警器(automatic chemical agent detector alarm, ACADA)是一种手持式、点源取样报警系统，能侦查并鉴别出所有神经性毒剂、芥子气和路易氏剂蒸气浓度，以读数显示和声音报警。M22 灵敏度、响应时间、对毒剂的鉴别能力都有所改进，抗干扰、自检、数据通信界面以及对新的威胁性毒剂进行编程等有所提高。毒剂监测采用离子迁移谱测定法，只要在毒剂中暴露 1min 就能探测、鉴别毒剂。仪器重约 1.8kg，长约 38cm，既可以用内置电池，也可以通过与毒剂监测器联用的电源/故障诊断插头供电；可完成包括地域侦察、地域监视以及监测洗消效果在内的各种任务；带有放射性。

7. M93 型核生化侦察系统(狐式侦察车) M93 型核生化侦察系统(nuclear biological chemical reconnaissance system, NBCRS)装在高机动狐式装甲车上，能在战场的主要、次要和越野路线上，对核化生武器的效应进行探测、报警和取样；作为侦察车辆还能定位、鉴别并标志战场上的化学和核沾染。NBCRS 有一个超压过滤系统,可保护车组人员不受核生化战剂沾染的影响。还包含有一套加强和全面集成的核生化传感器,它由 M21 型毒剂遥感报警器、MM1 型机动质谱仪、改进型毒剂监测器组成。核生化传感器是数字化的,它通过多用途综合毒剂侦检器的双用途中心处理,能全自动地进行核生化报警和报告,能与通信和定位系统联结在一起,并为车组指挥员提供各种情况下的狐式核生化传感器、定位、通信系统的数据。

美军在狐式三防侦察车基础上,研制了 M1135 型斯特瑞克侦察车。后者在狐式车的基础上,增加了最先进的 CBMS-Ⅱ 化学生物质谱仪、联合生物点源探测系统(JBPDS)、联合兵种轻型远距离毒剂探测器(JSLSCAD)、化学蒸气取样系统、麦茨曼气象系统和三防探头处理组(NBCSPG)。

(三)主流装备介绍

主要装备见图 12-4。

1. 芬兰 ChemProHT 手持式军用毒气检测仪　是依维(Environics)公司 2012 年出产的

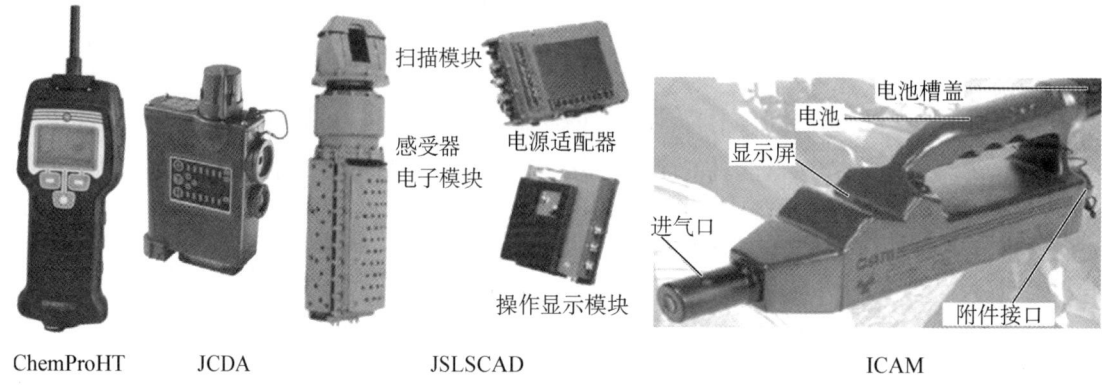

图 12-4　化学战剂侦检的主流装备

可用于现场检测化学毒剂和有毒工业品的手持式化学探测器,具有检测灵敏度高、误报率低、使用方便及维护简单的特点。ChemProHT 采用多种检测技术的阵列式设计,可用于更广泛的化学品的同时检测、分类与测量。ChemProHT 是一款真正意义上的正交设计检测器,它的核心技术之一是开放式离子迁移谱传感器。通过依维公司的 ChemPro 外接式检测模块,ChemProHT 的检测功能可拓展为核、生、化多用途检测系统。只需要在累计运转 3000h 后进行一次保养(这由机内的时钟跟踪计时)。产品尺寸 230mm×101mm×57mm,重量 880g(含电池),锂电池运行时间为 8h。工作温度 -30~55℃,瞬时最高可达 80℃。传感器采用正交式检测设计,组件包括吸入式开放 IMS 检测池;温度、湿度、压力及气流传感器;6 个半导体传感器。

2. 美国联合军种轻型防区外化学剂量探测器(JSLSCAD)　JSLSCAD(joint service lightweight standoff chemical agent detector)是一个远程被动式的红外探测系统,对处理后能量集中在 800~1200Hz 电磁频谱范围内的化学战剂蒸气进行探测,并与已知的毒剂光谱库进行比较,为单兵探测神经性毒剂、糜烂性毒剂和全身性毒剂蒸气烟云。JSLSCAD 的全自动探测系统能够搜索周围大气中的化学毒剂蒸气,以声音和视频报警。它是第一种运动中 360°扫描、探测距离达 5km 的化学探测系统。提供早期预警,以避免进入污染的战场空间;如果无法躲避,也给士兵提供足够的防护时间。

未来的 JSLSCAD 应用在包括不同的地面车辆、空载、船载及固定部署平台上,如 M93A1 型狐式车、联合军种轻型核生化侦测系统(JSLNBCRS)、核生化侦测系统装甲车、悍马、C-130 运输机、CH-53 直升机、无人飞行器、舰船和固定位置装置。JSLSCAD 的设计能够提供与核生化联合预警和报告系统和网功能一体化的化学毒剂探测器通信能力。

3. 英国化学战剂监测器(CAM)和改进型化学战剂监测器(ICAM) CAM(chemical agent monitor)由 Graseby Dynamics 公司生产,利用 IMS 原理,快速定位神经性毒剂和糜烂性毒剂污染的人员和装备,提供相对危险数量指示。CAM 是一个手持式设备,由穿防护服的部队进入或暴露在污染区时使用。CAM 也用于检查洗消的效果。

与 CAM 相似,ICAM(improved chemical agent monitor)是一个手持式、单兵操作的、用于检测袭击后化学战剂污染装备。它通过感应离子的飞行时间等特殊运动特性探测化学战剂,使用时间选择和微处理器技术抗干扰。ICAM 不能同时探测和区分神经性毒剂和芥子气,需选择 G 或 H 模式。ICAM 由离子迁移管、信号处理器、分子滤网、隔膜、可信测试器、尘土过滤器、蜂鸣器和电池组组成。该探测器约 $10cm \times 18cm \times 38cm$,约 2.27kg 重。ICAM 优于 CAM 的是它更高的可靠性(约提高 30%),更快的启动时间(约占 CAM 的 1/10)和大幅减少的维修费用。

4. 美国联合化学战剂检测器(JCAD) 联合化学战剂检测器(joint chemical agent detector,JCAD)使用表面声波传感器,能自动实时检测、识别和测量化学战剂;可储存 72h 的检测数据,能和联合报警与报告网络联网;可以适应不同任务和军用平台的需求,能机载、舰载、车载、单兵携带、工事使用等;其自动化程度高,结构紧凑精巧,体积 $<700cm^3$,质量 $\geq 0.9kg$;在 183 种战场气体的干扰下能准确侦检出 10 种化学战剂,极少出现误报。

5. 德国 Multi-IMS 离子迁移谱检测仪 Dräge 公司的便携手持式 IMS 检测装置,可用于检测化学战剂和有毒工业化学品,反应速度快。该仪器有内置气泵、内置数据存储器、声光报警、可设置(报警音量、灵敏度、数据存储、故障诊断、语种)、条码显示。尺寸为 $100mm \times 220mm \times 45mm$,质量 $<770g$。能进行连续实时检测、浓度及趋势的检测、相对剂量检测。检测范围:神经性毒气 $0.01mg/m^3$、糜烂性毒气 $0.5mg/m^3$、血液和窒息性毒气 $10.0mg/m^3$,工作电源 12V 直流、温度 $-30 \sim 50^\circ C$、无故障周期 $>3000h$。

6. 德国布鲁克公司的核生化侦检车 核生化侦检车能够在突发事件、环境检测、核生化恐怖袭击等情况下,快速可靠地完成各种核生化威胁的确定和验证工作,能够检测辐射威胁和危险物质,进行化学和生化性能分析。可就地确定综合评定当前威胁所需要的所有数据,为环境保护、应急决策等提供数据。该车采用"狐式"等三防侦察车改装,由化学、生物、辐射侦检单元组成。化学分析单元配置有车载在线化学毒剂检测器 RAID-S2、被动红外远距离化学毒剂和工业毒气探测器 RAPID、手持式化学毒剂和工业毒气探测器 RAID-M100、车载色谱质谱联用仪 MM2 和 E2M、便携式傅立叶红外化学物质探测器 M-IR。RAPID 对 $5 \sim 20km$ 半径范围内的毒气和有毒云团进行预警、监测、跟踪,数秒即可算出毒气的范围和现状;MM2 和 E2M 可进行现场实时有机物鉴定与量化,检测在土壤、水和物体表面的有机物质和气体;RAID-S2 可对侦检车外污染空气及侦检车内空气进行监测;RAID-M100 对化学毒剂和工业毒气进行点测,可以寻找化学污染物的源头,M-IR 在现场对各种有机和无机化学物质进行现场快速定性分析。

第二节　化学毒剂的防护

化学战剂的防护(protection)通常是指军队为避免和减轻化学武器袭击伤害所采取的个人和集体防护措施。化学防护器材是在化学战的防御过程中,所使用的有效防护的技术器材的总称,包括个人防护器材(personal protective equipments,PPE)和集体防护器材。集体防护器材主要包括防护工事、集体防护帐篷和掩蔽体等。

集体防护工事种类很多,按防毒原理主要分密闭式和通风式两种。密闭式防毒工事是采用密封措施防止外界染毒空气进入工事内,人员呼吸只利用工事内的原有空气或利用空气再生装置供氧。通风式防毒工事是利用滤毒通风装置滤除外界空气中的毒物后供人呼吸。美军的指挥、控制和行动掩蔽部(command,controls & operations shelters,CCOS)和过滤风扇装备(filter fan assemblies,FFA)都是集体防护设备。FFA 过滤除去空气中的化生毒性蒸气和气溶胶,为人员和装备提供正压的无毒环境。美军的 FFA 系列每分钟可以提供 $11\sim28m^3$ 的干净空气。医疗掩蔽部是集体防毒工事的一种,除了要求结构坚固、密闭、设有滤毒通风装置外,应设有入口洗消间、换药室、手术室、病房、药房和必要的附属房间。工事内的通道宽度应能通过担架。防毒工事内气体成分、温度、湿度和不良气味等对人体影响较大,特别对伤病员更为重要。掩蔽部内通风量通常以 CO_2 允许浓度为依据。空气供应量一般要求 $1.5\sim2m^3/h$ 即可。医疗掩蔽部和首脑机关以及机要部门要求较高,CO_2 浓度需要大大降低。我军有 FLD07 型野战工事滤毒通风装置,卫生部门野战方舱和充气卫生帐篷可以加装空气过滤系统满足滤毒要求。

美军步兵旅编配的集体防护装备有两种:一种是简易型集体防护装备(simplified collective protection equipment,SCPE)M20,1 个旅有 24 套;另一种是化生防护掩蔽部(chemical biological protected systems,CBPS),1 个旅有 14 套。M20 SCEP 有防护性入口、滤毒罐、室内衬,可供 10 人短时使用。CBPS 是供前线医疗队使用的、高度机动性化生防护的、工作区环境控制的防护装备,包括专用的 M1113 Humvee 车、安装在车后的轻型多用途帐篷和半环型气柱支撑的 $27.9m^2$(300 平方英尺)软帐篷、拖车型 10kW 的副电源。其液压控制的环境支持系统用于加温、制冷、气柱充气、化生过滤和空气交换。

个人防护器材是指个人用于免受毒剂、放射性灰尘和生物战剂气溶胶伤害的各种器材的总称;通常包括防护面具、防毒服、防毒斗篷和防毒靴套等;个人防护器材是随着化学武器的出现、发展而日臻完善并不断发展的,是化学袭击中保证个人生命安全的首要部分。长时间连续穿戴个人防护器材,会产生很大的生理和心理影响,降低战斗力,影响持续有效地遂行作战任务。另外,考虑战时城镇居民和非战条件下大多数人员的防护问题,集体防护的重要意义是显而易见的,它和个人防护密不可分。本节重点介绍个人防护器材。

一、个人防护器材的分类

1. **按防护对象分类**　依据防护的对象分类,个人防护器材可分为呼吸道防护器材(通常称为面具)和皮肤防护器材(如防毒服、防毒手套、靴套等)。

2. 按防毒原理分类　依据防毒原理分类,个人防护器材可分为过滤式(filtration)防护器材和隔绝式(isolation)防护器材两大类。其中,过滤式防护器材是一种利用过滤部件把受染的空气滤净成清洁空气以避免对人员伤害的防护器材。例如,过滤式防护面具就是指通过过滤部件把受染的空气滤净成清洁空气供人员呼吸的防护器材,适合于环境氧含量正常或基本正常,有害气体的浓度不太高的情况下使用。根据滤毒罐与面罩的连接关系,过滤式防护面具又分为导管式和直接式两种。隔绝式防护器材是指利用器材本身对毒剂的阻隔作用,将毒剂与人员隔开以避免对人员的伤害的防护器材。例如,隔绝式防护面具就是指将人员的呼吸系统完全与外界空气隔绝,靠器材本身提供或产生的氧气或空气供人员呼吸的防护器材。它可以在环境氧含量很低、有害气体浓度很高,甚至在无氧的环境或水下使用。

3. 按生产方式分类　依据生产方式分类,个人防护器材可分为制式个人防护装备和简易就便个人防护器材。制式个人防护装备是专门装备部队,保障部队完成战斗任务而设计生产的个人防护器材。简易就便个人防护器材是在缺少制式器材的条件下,利用一些可用的劳动保护用品和现有的各种就便材料制作的简易防护器材。

二、防护面具

军用过滤式防护面具(filtered gas mask)是一种呼吸道防护器材,用以保护人员的呼吸器官、眼及面部皮肤免受毒剂、生物战剂及放射性灰尘的直接伤害,并通过过滤部件将受染空气滤净供人呼吸(图 12-5)。所有军用过滤式面具一般主要由过滤部件(滤毒罐和导气管或无导气管)、面罩和面具袋 3 个主要部分结构,备份盒中有保明片、通话膜等。防护面具过滤部件的滤毒层是由防毒炭装填而成的(图 12-6),它对已知毒剂蒸气的滤除作用分为物理吸附、化学吸着和催化作用 3 种。防化兵专业分队、多军兵种以及特殊部队均有特定的防护面具。

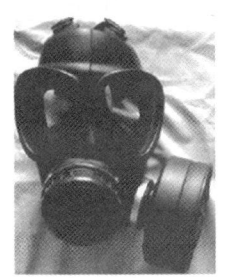

FMJ05 合成军面具

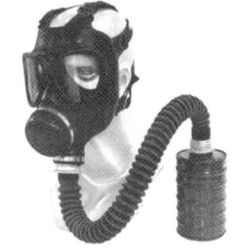

FMJ05A 防化兵专用面具

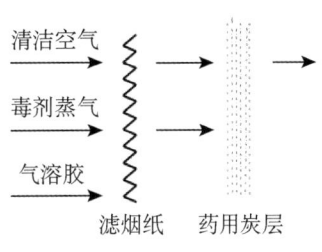

滤毒罐过滤

图 12-5　防护面具及其过滤作用

(一)滤毒罐(canister)

1. 外形尺寸　外形呈圆柱形,外径 9cm,连罐颈高 16cm,罐颈有螺纹,用以连接导气管。外部标称包括滤毒罐型号、生产年号和批号、滤毒罐全重(g)。FMJ08 面具的滤毒罐外径 10.6cm,总高 7.3cm,滤毒层添加的抗陈化剂使其有效储存期长达 10 年。

2. 内部结构　罐内装填物分为两层,如图 12-6 所示。外层是滤烟层,内层是防毒炭(药用

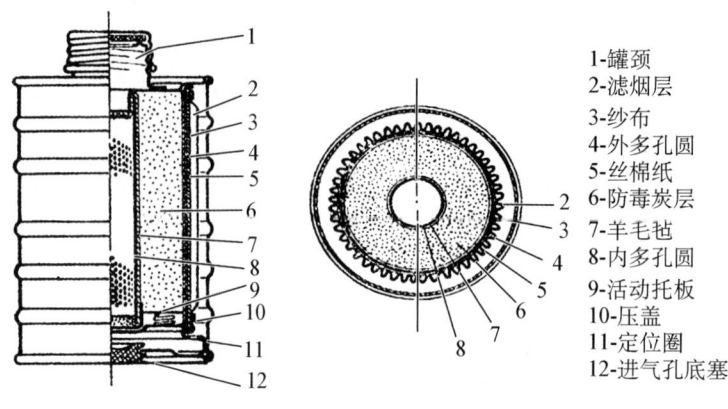

图 12-6 防护面具的滤毒罐结构

1-罐颈
2-滤烟层
3-纱布
4-外多孔圆
5-丝棉纸
6-防毒炭层
7-羊毛毡
8-内多孔圆
9-活动托板
10-压盖
11-定位圈
12-进气孔底塞

炭-催化剂)层,采用套装式结构,用带孔的定位圈定位。滤烟层用于过滤空气中烟、雾等有害气溶胶的。滤烟层是用滤烟纸折叠而成的;滤烟纸是用 86% 的棉短绒和 14% 蓝石棉混合制浆,摊成一定的厚度而制成的。当有害气溶胶微粒通过滤烟层时,通过扩散沉积、惯性沉积和机械筛滤 3 种方式被阻留。透过系数是指通过滤烟层后气溶胶的浓度与过滤前气溶胶浓度比值的百分数,是表示滤烟层滤毒效果的检测指标。透过系数越小,其防毒性能越好。如 FMJ02(64)型防护面具的透过系数为 0.000 5%,说明 99.999 5% 的有害气溶胶可被滤烟层阻留。

防毒炭层也称为炭填装层或活性炭-催化剂层;装料为 111 型炭,呈圆柱状小颗粒;其直径为 0.75mm,装于内、外多孔圆筒之间。防毒炭是以药用炭为基质,载有铜、银、铬的氧化物的全能吸收剂;它既能物理吸附沙林等一些易吸附的毒剂蒸气,又能借助炭上金属氧化物的化学吸收和催化作用,吸收氢氰酸、氯化氰等难吸附毒剂蒸气。药用炭固有的物理吸附能力可吸附大多数毒剂蒸气分子,但物理吸附能力受浓度、温度、湿度等因素的影响,也受毒剂种类、性质的影响。通常是毒剂分子越大、沸点越高、饱和蒸气压越小越易被吸附(表12-4)。而药用炭表面的金属氧化物,可发挥化学吸收作用,与一些不易被药用炭吸附的毒剂分子如

表 12-4 活性炭吸附毒物的能力

毒剂名称	分子量	沸点(℃)	吸附性
维埃克斯	267.4	387	易吸附
梭曼	182	167.7	
塔崩	162.1	235	
沙林	140	151.5	
硫芥	159	219	
路易氏剂	207.3	190	
光气	99	8.2	
氢氰酸	27	26.2	难吸附
氯化氢	61.5	12.6	
一氧化碳	28	-190	不吸附

氢氰酸、氯化氰等发生化学反应,生成固体物质后被吸附。金属氧化物还有化学催化作用,使毒剂分子与空气中的水和氧反应,生成无毒产物留在防毒炭上。

$$HCN + Cu_2O \rightarrow CuCN + H_2O \qquad HCN + CuO \rightarrow Cu(CN)_2 + H_2O \qquad (化学吸收)$$
$$CNCl + H_2O \rightarrow HCl + HOCN \qquad AsH_3 + O_2 \rightarrow As_2O_3 + H_2O \qquad (化学催化)$$

3. 气流路径与方向 受染空气由罐底进气孔进入后,先通过滤烟层过滤有害气溶胶(毒烟、毒雾、放射性灰尘和细菌等),后经防毒炭层过滤毒剂蒸气,变为可供呼吸的清洁空气。

(二)面罩

面罩(mask)由罩体、通话器、眼窗、导气管和头带 5 部分组成。面罩的作用是保护面部皮肤和眼,并把人员呼吸器官同外界受染空气隔开,使受染空气经滤毒罐过滤为清洁空气后才被吸入呼吸器官。

1. 罩体 面具的罩体是面罩各部件结合成为整体的骨架,并用以保护面部皮肤。罩体下方的进气孔,向下与导气管相连接,向上分为两条支管呈马蹄形,称 Y 形管,一直伸向眼窗的两侧边缘,使过滤后的清洁、干燥空气先吹向眼窗,以促使凝结在眼窗的水汽蒸发,而后再被吸入人体。罩体用天然橡胶制成,抗老化性能较好,不易损坏;这种面罩是根据我国人体头型特点研究设计的,佩戴较舒适。

2. 头带 面具的头带是面罩在佩戴时的固定部分,由一个头带垫和 5～6 条弹性带组成或一体化。头带可分为上、中、下组;头带垫用以固定头带的位置和伸展方向。头带一端与罩体上调节环相连,以便将面罩拉紧、固定在人员头部。

3. 眼窗 面具的眼窗由卡箍、镜片、簧圈、保明片垫圈、压环等组成(图 12-7);镜片为 2.2mm 厚的圆形无机玻璃。眼窗卡箍将镜片、保明片垫圈和簧圈固定在罩体上。压环借簧圈的弹力,将保明片紧压在保明片垫圈上。

4. 通话器 面具的面罩装有两种不同型号的通话器。通常,通话器是一个白色塑料部件,包括通话装置和呼气活门盒,位于面罩正中前下方,通话装置在前,呼气活门盒在下。整个通话器由护盖、塑料垫圈、通话膜、橡皮垫圈、通话器体、内呼气活门、外呼气活门 7 个部件组成(图 12-8)。通话装置是依靠通话薄膜的震动来传声的,通话薄膜靠通话器护盖的螺纹内旋压力固定在通话器体上。为防止漏气和旋转摩擦而使通话膜损坏,在薄膜的内、外两面,分别加有橡皮垫圈和塑料垫圈。呼气活门盒由内呼气活门、外呼气活门和生理室组成,内、外呼气活门均为单向活门,使人员的呼出气经此直接排出。内、外呼气活门之间的空间称为生理室,容积约 50ml,主要用来保证呼气活门的气密性。

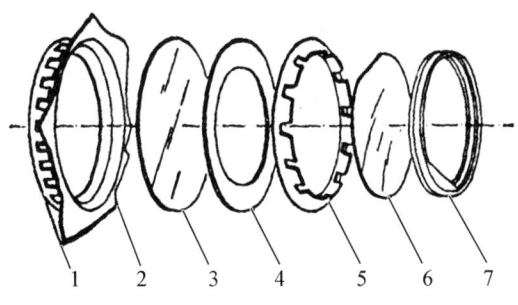

图 12-7 面罩的眼窗结构

1. 卡箍;2. 面罩罩体;3. 镜片;4. 保明片垫圈;5. 簧圈;6. 保明片;7. 压环

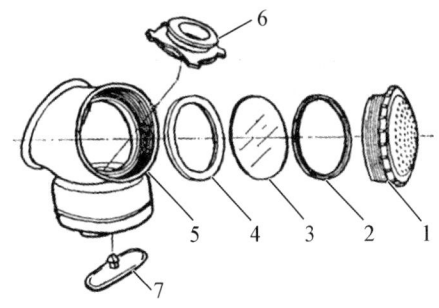

图 12-8 面罩的通话器结构

1. 护盖;2. 塑料垫圈;3. 通话膜;4. 橡皮圈;5. 通话器体;6. 内呼气活门;7. 外呼气活门

5. 导气管 导气管用来引导过滤后的清洁空气进入面罩。导气管全长约 60cm,管壁呈波纹状以防被压瘪而妨碍呼吸。为增加导气管的强度与防止老化,管外包有一层针织布。导气管上端与罩体进气孔为固定连接,在此处内部装有单向的吸气活门座和吸气活门片。导气管的下端装有外套螺帽,可以方便地更换滤毒罐,也可以连接防一氧化碳的氧化罐。

6. 面罩的尺寸 号码面具的面罩有 3 个号码,1 号最小,2 号次之,3 号最大。号码标志在左下头带调节环前的罩体橡皮上。

(三)面具袋

面具袋用来携带和保护防护面具。袋内左侧有一白布口袋,用来装滤毒罐,袋内右侧后方有一小帆布袋,装备份盒。面罩连同导气管放在袋内右侧空间。装滤毒罐的白布袋外有一根松紧带,用以固定滤毒罐。袋内的底部有 4 层纱布,可起预滤灰尘的作用。纱布上方有井字形的布条,托住滤毒槽,避免其直接压在纱布上而增加吸气阻力。为减小面具袋的阻力,在袋的底部还开有几个小孔。面具袋袋盖的扣子有撳扣和尼龙搭扣两种,都能迅速掀开便于取出面罩。面具袋上还固定有可以调节长短的背带和腰带。

(四)主流防护面具装备(图 12-9)

1. 我军 FMJ05/FMJ08 FMJ05 防毒面具面罩柔软舒适,松紧带具有良好的弹性,佩戴舒适、气密。大三角形(FMJ05)或圆形(FMJ08)镜片采用聚碳酸酯制成,表面经特殊处理,具有开阔的视野,良好的光学、耐磨、耐冲压性能。滤毒罐装填优质药用炭-催化剂和高效过滤纸制成的滤烟层,能过滤除一氧化碳以外的各种有毒气体和粒子气溶胶,且阻力小、重量轻、寿命长。在面罩内采用一种气流导向法分隔进入和排出的气流,避免镜片结霜起雾。吸入气体沿导气槽扫过镜片,然后向下进入导流罩;呼出的气体直接从呼气活门排出。呼气活门和通话膜一起套在塑料座上,呼气活门用橡胶制成,通话膜是一张绷紧的丁基胶薄膜。FMJ08 型防毒面具配有饮水管。

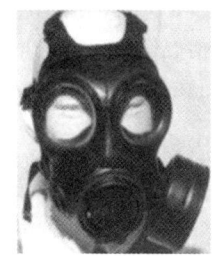 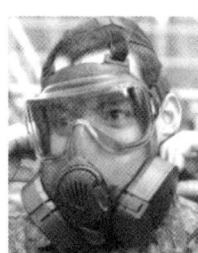 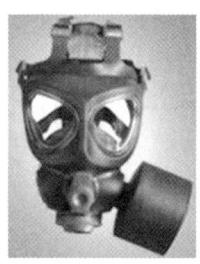 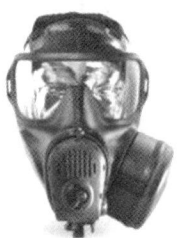 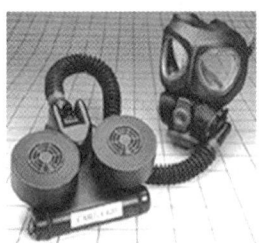

我军 FMJ08　　　　美军 M50　　　　美军 M110　　　　美军 FM53　　　　美军 C420

图 12-9　国内外主流面具

2. 美军 M50/M51/FM53 英国 Avon 公司为满足美国政府联合勤务通用面具(joint service general purpose mask,JSGPM)计划要求而研制。M50 供地面和舰船人员使用;M51 供武装战车乘员使用,有阻燃的气管;FM53 可以在正压和负压环境下工作,与其他防护装备相容性好。面具的通话和出气阀集成一体,使面具可同时使用 2 个滤毒罐。滤毒罐采用高效合成微粒空气过滤材料,在确保防护能力的前提下,减少了重量、厚度和呼吸阻力(潮气量 160L/min 时的阻力为 30mm 水柱)。无线通话可与商业广播通联,有滤毒罐失效的变蓝指示。罩体数字化技术设计和氯化丁基胶与硅橡胶相结合,达到罩体柔软性与防毒性能之间的平衡。单视窗,大视野,有饮水管。主要性能比 M40 和 MCU-2P 改进 50% 以上。在核化生条件下,可提供 24h 防护。

3. M110 Safety Tech International(STI)公司的 M110 双镜 CBRN 面具是理想的

CBRN 空气过滤装备。有 2 个规格的 M110 对用户具有极其良好的适应性、保护性和舒适性。面具的镜头具有双向性,提供良好的向下和横向视野,方便武器瞄准,周边视野也很好。软质硅胶鼻杯具有较低的呼吸阻力,当直接面对气流时,镜面雾气被尽可能降低。2 个高 10cm 的滤毒罐,可依个人习惯装在武器瞄准器对侧的面具接口。M110 配备了可选语音对话膜片提供最佳的个人通信,可选的饮水口可快速吸取液体,可选视力矫正。这个面罩有丝质头带,非常适合快速戴上,六点可调头带使穿戴调整快捷简便。低过敏原的卤烃材料给用户最好的舒适感。M110 还具有硬涂层,耐冲击、抗刮擦的碳酸酯镜头,配合 CBRN Cap-1 型滤毒罐就是 CBRN 准许级;配用 Multi GAS 或 P100 滤毒罐就是 NIOSH42CFR 准许级。

4. 美军 C420 MSA 公司生产的 C420 带有主动送风系统的防护面具,在核化生条件下提供超长时间呼吸保护,送风量是 115～140L/min。稳定的过滤气流具有更好的舒适性;具有冷却效果,减轻肺部压力;还能阻止面具起雾,允许在燥热和压力环境下使用。保护穿戴者可达 8h 之久。这种过滤系统有 1 个腰带式电池驱动吹风机设备和 2 个筒式过滤介质。吹风机底部有一个 6V 二氧化硫锂电池室或 4.8V 镍氢电池室,提供 8h 工作时间。过滤系统还提供一个用于检查最小气流的气流指示器。

5. ST53 多用途、模块化呼吸防护装备(repiratory protective equipment,RPE)系统 ST53,专为需要在行动条件十分苛刻的用户的专业应用而特殊研制。配备 Avon 的 FM53 面罩,采用创新性的模块化呼吸器技术,提供正压自供氧呼吸器(SCBA)和电动过滤呼吸器(PA-PR)能力。ST53 系统为操作者在事故中提供了相当灵活的快速保护等级选择,同时能在事故发生时有效地长时间保持操作有效性。根据现场危险程度或行动条件,ST53 能配置出提供理想保护的模式。在 PARP 保护(负压)和 SCBA 保护(正压)模式无缝切换,在事故发生时确保操作性能维持时间最长,同时保证最高级保护模式也达到可用状态。ST53 经在埃奇伍德化学生物中心(Edgewood chemical biological centre,ECBC)的 SCBA 机构测试,测试包括防蒸馏过的硫芥子气态或液态和沙林毒气的渗透或穿透,测试结果表明 ST53 的反渗透能力超过 CBRN 化学机构的保护要求。ST53 备用功能包括远程获取、胸装压力传感器以监测压力,为服务告警端的鸣笛。

三、防毒服

防毒服主要是进行皮肤防护,是使人员免受液滴、气雾状毒剂及放射性落下灰的伤害。皮肤作用性毒剂的毒性如表 12-5 所示。目前,装备的防毒服主要包括隔绝式防毒服和透气式防毒服两种。

(一)隔绝式防毒服

隔绝式防毒衣是供专业分队人员使用的进行化学辐射侦察、对地面和技术兵器进行洗消、在染毒地段开辟通路,以及在染毒地域执行其他任务时使用的全身防护器材。隔绝式防毒服的上衣、裤子和靴套是连在一起的(图 12-10)。头罩上的松紧带、颈扣带及胸前的尼龙搭扣,用以使颈部、前胸密封,并保障与面罩接合部的密封。胸襟布较大,便于穿脱。袖口分两层,内袖口上有套环,穿着时将套环挂在拇指上,防止衣袖向上移动。防毒手套戴于内、外袖口之间,与袖口的松紧带配合,能保证袖口的密封。腰带和鞋带是用以固定防毒衣和胶鞋的。常用防毒衣型号为 FFY03,分 4 个大小号。

表 12-5　皮肤作用性毒剂的毒性

毒剂名称	芥子气	梭曼	VX
野战条件下可能的染毒密度(g/cm^2)	20～50		1.5～2
液滴皮肤允许剂量(mg/cm^2)	4×10^{-3}	6×10^{-4}	7.5×10^{-6}
蒸气皮肤允许剂量[mg/(L·min)]	0.1	0.5～0.7	0.05～0.07

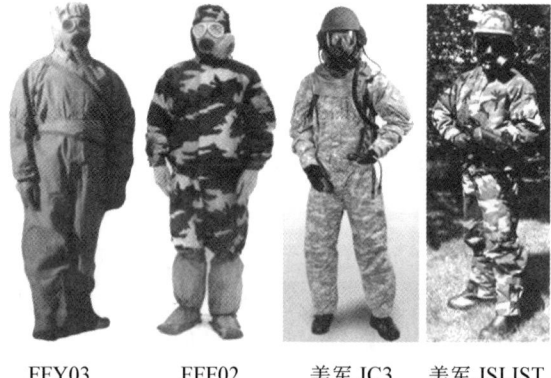

外层 { 1
　　　 2
　　　 3
内层 { 4
　　　 5

1- 有机硅树脂层；2- 维棉布；
3- 聚氟树脂层；4- 双面拉绒棉布；
5- 药用炭涂层

FFY03　　FFF02　　美军 JC3　　美军 JSLIST

图 12-10　隔绝式和透气式防毒服及透气式防毒服材料结构

　　隔绝式防毒衣所用的胶布是用丁基胶压在白布或尼龙布上制成的。丁基胶有较高的化学稳定性,耐氧化、耐酸碱,用它制成的胶布在 100℃时不发黏,-40℃时不发脆,轻便,有较好的防毒性能和机械性能。丁基胶布的缺点是生理性能差,日光照射后易发黏,易撕破、刺破,原料来源有困难。防毒手套用锦纶纤维编织的衬里,浸以丁基胶乳制成,它具有较好的耐磨、耐腐蚀及耐撕裂性能。防毒手套是五指手套,分大、中、小 3 个号,使用者应根据个人情况试戴选配,选配时应稍大。选号偏小时,手指弯曲费力,长时间戴用将影响手部血液循环。防毒服袋用以盛装和携带防毒服,袋盖可用 2 副尼龙搭扣盖紧,使于迅速拉开、取用防毒服。防毒服和防毒手套的防护性能,如表 12-6 所示。

表 12-6　防毒服和防毒手套性能

皮防器材	某型防毒服	防毒手套	某型防毒服
胶布厚度(mm)	0.29～0.33	0.6～1.2	0.44～0.5
胶布防芥子气液滴(min)	130	100	70
胶布防 VX 液滴(min)	>120	>120	
鞋底防芥子气液滴(min)	180		

(二)透气式防毒服

　　透气防毒服是当前各国都在积极研究和发展的一种物理吸附型皮肤防护器材。它一般由带头罩的上衣、裤子、手套、靴套等组成,与防护面具配套使用。我军常用型号是 FFF02。

目前,透气防毒服多采用内、外两层不同材料的结构,如图12-10所示。外层主要用来防液滴状毒剂,内层主要用来防蒸气状毒剂。透气防毒服两层材料的作用原理是,通过外层的铺展和内层外面的拒油作用防液体状毒剂的渗透;通过内层内面吸附作用防蒸气状毒剂的伤害。其防毒性能通常可防毒剂蒸气和飘浮于空气中的毒剂液滴6h以上,且对5mg的毒剂液滴施压$1.5kg/cm^2$,不能透过织物造成伤害。

1. 外层结构　透气式防毒服的外层是经过防水(有机硅,可以降低表面张力)处理的维棉布。处理后其表面张力小于水,而大于已知液体毒剂,因而这层织物具有疏水性和对毒剂的铺展性。水滴接触到防护服的外层时会成水珠而滚落,而毒剂液滴接触到它的表面却会铺展成很薄的膜。使毒剂在表面铺展开来,一是防止织物表面的毒剂液滴受压力后渗透到织物背面;二是增大毒剂的表面积促其蒸发;三是减轻下层防毒材料单位面积上吸收毒剂的负担。

2. 内层结构　防毒服的内层是特制的绒布。此材料的外面经过防油处理,内面的绒上喷有炭浆,经过防油处理的外面是防液体毒剂的,它可阻挡在外层铺展开来的液体毒剂通过毛细管作用渗入内层;含炭丰富的绒面则用于吸附蒸气状的毒剂。

3. 防护性能　透气式防毒服具有较好的透气性,在作战条件下可连续穿用数周,在气温为25℃时穿8h,在35℃时穿4h对人员的散热均无明显影响;其生理性能显著优于隔绝式防毒衣。存在的问题是,炭浆强度差,洗时易掉炭;不能防火。总之,透气防毒服具有良好的使用性能和可靠的防毒性能,是适合多军兵种使用的一种新型皮肤防护器材。

防护服技术已改变以炭纸为基本吸附过滤材料,进一步发展变压吸附、膜分离技术、等离子体-催化技术。

(三)主要防毒服介绍

主要防毒服见图12-10。

1. 我军FFY03型连体式防毒衣　FFY03型连体式防毒衣用丁基胶布材料制作,它可减慢液态毒剂的渗透和蒸气态毒剂的扩散,并可阻挡生物战剂和放射性灰尘的透入。全身式防毒服的头罩、上衣、裤子和靴套连成一体,全重约2kg。有较好的防毒、机械、耐寒、耐老化、耐极性溶剂和耐洗消等性能。在炎热条件下使用时,由于污水蒸发受到阻碍、人体容易过热而中暑,因此必须严格控制穿着时限。适用于光学、导弹液体推进剂、高能燃料燃烧时产生的废气;氧化剂和燃烧剂加注渗漏;一氧化碳、光气、沙林、芥子气等;防酸、防碱。

主要技术指标:厚度0.34mm,扯断力经向>16N,纬向>14N,伸长率经向16%、纬向14%;95%纯度芥子气36℃时,130min无渗透,−40℃暴露5min后折叠,无裂纹,耐酸碱(6N盐酸、6N硫酸、三合二溶液),36℃暴露1h无裂纹,120号汽油经30s浸泡无裂纹、不发黏,140℃暴露8h不黏、不脆。

2. 我军FFF02分体式防毒服　该防毒服具有防毒、阻燃等功能。它与防护面具及防毒手套、防毒靴套等配套使用,可以防御各种蒸气毒剂和液滴毒剂对人体的伤害,有效防护时间>6h。防毒服重约1.7kg。经过穿着和漂洗,防毒性能稍有下降,但只要炭面没有严重脱落发白,仍可有效防护>1h。防毒服由带帽上衣和裤子组成。上衣和裤子的内门襟是专为防漏毒所设计的,穿着时应特别注意将内门襟拉平整。裤口用可以调节的松紧带密合。

主要技术指标:内层材料对芥子气"气-气"防毒时间和内、外层组合材料对芥子气"液-气"

防毒时间>6h；内、外层组合材料对芥子气"液-液"耐压透能力>$1.47×10^5$Pa；外层续燃、阻燃时间均≤2s。气温<20℃时，防毒服并不增加穿着人员的体力消耗，可以较长时间穿着。炎热季节，为减轻人员的体力消耗和保护防毒服的防毒性能，应尽量缩短穿着时间。

3. 美军战车乘员量化化生防护(JC3)　JC3防护服(joint chem/bio coverall for combat vehicle crewman)为乘员提供针对化生战剂放射性颗粒和有毒工业品的透皮防护，同时有阻燃作用。JC3是连体、质轻、全身防护服；暴露于煤油、油料和润滑剂环境，不会引起JC3的降解。JC3与其他防护装备兼容。

4. 美军JSLIST外套　JSLIST(joint service lightweight integrated suit technology)外套是通用的、轻质的、透气的两件式前开套装，可以作为外套或内衣外面的主要制服，配有一体化头罩、低腰靴子、高腰裤子、可调吊带和腰带、齐腰夹克等，增加系统的舒适性和装备操作相容性。采用的德国SARATOGA™专利复合过滤织物结构，含有50%尼龙和50%棉府绸的防裂面料，以及坚固的防水表面处理。衬里包括非织物层的表面，其层压在药用炭颗粒上，并与经编的背面材料结合。其药用炭为带有坚硬外壳的小球形吸附剂，炭密度高达$200g/m^3$，据称吸附能力最强，有水分缓冲能力。服装的机械耐力好，即使穿着45d后仍能提供24h的防护；洗涤10次以上仍能提供可靠防护。穿着时应在靴子和手套之外扎紧，头罩在面具四周收紧。衬里被油制品、汗水等打湿，防护性能下降，需更换。分体防护服重2.27～3.2kg，储存期为20年。

四、其他防护器材

多兵种使用的其他防护器材还包括防毒斗篷、防毒手套、防毒靴套。这些器材是按一次使用消耗设计的，有可靠的防毒性能，轻便，而且成本低廉。

(一)防毒斗篷

1. 结构　A型防毒斗篷为无袖式，适合全副武装的步兵用于保护全身和所携带的武器装备。用墨绿色厚度为0.08mm的聚乙烯薄膜，经裁剪、接合而成。其型式很像军用防雨斗篷(图12-11A)，在帽罩的边缘部位有帽带，前襟装了5副弹簧揿扣，共有大、中、小3个号，重约270g。B型为带袖披肩式(图12-11B)，适合炮兵和其他特种兵用以保护全身，所用材料和A型完全一样。其特点是在门襟的下半部和下摆后部的折边上左、右各装4对揿扣，需要时将下摆后部中央提起，将对应的左、右揿扣按好，即成两条裤腿，在下摆的前部折边内还装有下摆紧带，可用来扎在小腿外部。B型防毒斗篷也分大、中、小3号，选配尺寸和A型完全一样，重约280g。以上两种防毒斗篷均用透明塑料薄膜包装，在表面印有器材名称、规格大小和生产厂名。包装体积约为

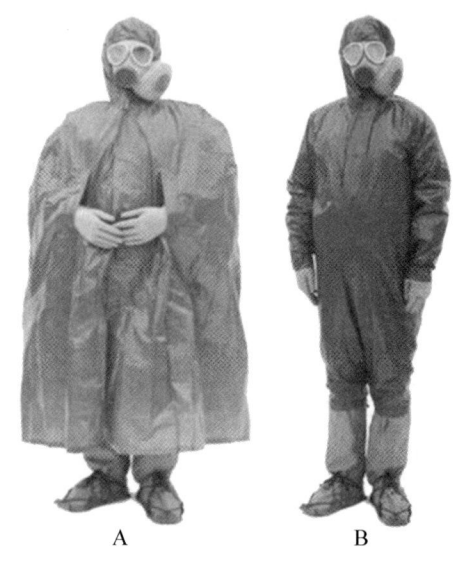

A　　　　B

图 12-11　防毒斗篷

20cm×12cm×3cm。

2. **防毒性能**　聚乙烯薄膜(厚度 0.08mm)的防毒性能如下:防 VX(湿透期、36℃)＞120min;防梭曼(湿透期、36℃)＞120min;防芥子气(湿透期、36℃)＞120min。在 36℃条件下折叠 6000 次后对上述毒剂的防毒性能仍在 120min 以上。

(二)防毒手套

1. **结构**　防毒手套(图 12-12)衬里为棉针织物,因而佩戴时吸汗、柔软,比较舒适。外面浸丁基胶乳,有良好的防毒性能。手套胶布厚度为 0.8～0.95mm,每副手套重约 140g。手套分大、中、小 3 号,选配以示指长为依据。示指长的测量方法是用直尺、三角尺或直角规量取示指尖至示指与掌相接处的直线距离。

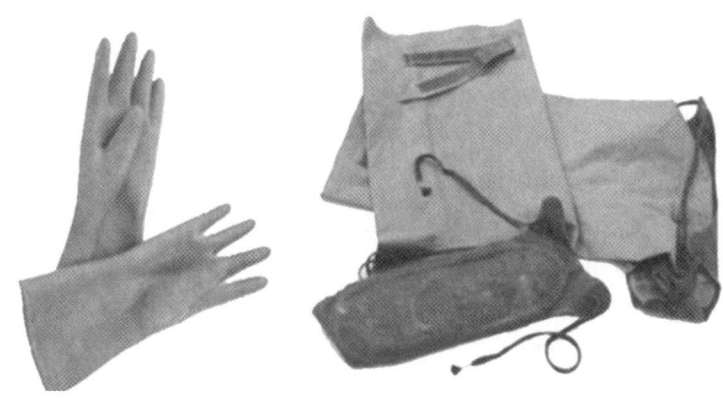

图 12-12　防毒手套和防毒靴套

2. **性能**　防毒手套不用湿透期衡量其性能,而用防毒能力表示防毒性能。在 36℃的试验条件下,手套各部位对芥子气的防毒能力都超过了 240min。该型防毒手套操作方便、佩戴舒适,夏天吸汗、冬天保暖,且成本较低。

(三)防毒靴套

1. **结构**　防毒靴套(图 12-12)不分左、右足,为软底式。鞋底以维纶布为基布,先在其两面涂天然橡胶,然后在底面再涂一层氯丁胶而成。在鞋底宽出的部分开有 5 个孔,并有长约 2.5m 的鞋带由前向后沿两侧孔穿过,用以系牢靴套。靴帮由丁基胶布制成,能保护小腿。防毒靴套有 2 个号,大号重约 260g,小号重约 240g。

2. **性能**　在 36℃下,防毒靴套对毒剂液滴的防毒能力,如表 12-7 所示。

(四)简易防护

简易就便个人防护器材是在缺少制式器材的条件下,利用一些可用的作业保护用品和现有的各种就便材料制作的简易防护

表 12-7　在 36℃下对毒剂液滴的防毒能力

毒剂种类	靴套主要部位的防毒能力(min)	
	鞋帮	鞋底
芥子气	＞90	＞160
VX	＞60	＞120
梭曼	＞60	＞120

器材。利用非制式装备进行的简单防护称为简易防护。如果在攻击时无全身防护服，人员必须就地取材来进行防护措施。例如，作为权宜之计，工作人员可使用面具加头罩、防护手套、冲锋衣、制服、野战靴、背囊等作为防护用具。简易防护器材还包括风镜、有滤烟层的防毒口罩、毛巾或三角巾等，可以用雨衣、背囊等保护身体易暴露部位。

五、个人防护器材的使用

个人防护器材的使用，主要包括防护面具和隔绝式防毒衣的使用。

(一)防护面具

面具必须经过使用者个人认真地选配、灭菌、调整试戴、气密性检查等一系列准备工作，确认其可靠性，才能由本人使用。

1. 防护面具的包装　面具的包装原则上应当便于佩戴和有利于保管。应注意不要使橡胶部分和头带有过大的变形与受力。导气管扭曲时容易打卷（拧麻花）妨碍人员的行动，严重时导气管可被压瘪或使其与滤毒罐的连接螺帽松脱。正确的包装要求如下：①右肩左胁背好面具袋，袋盖向外；②结合好导气管和滤毒罐，把罐体放入面具袋内的小袋内；③右手持面罩于胸前，使眼窗和通话器朝向前方，左手旋转小袋内的滤毒罐，使导气管"顺劲"而不受扭力；④顺势将导气管和面罩放入面具袋，放好后面罩的戴脱孔隔着导气管朝向滤毒罐（即朝后方），眼窗向前，通话器在下。为了佩戴时便于两手分握左、右下头带，把面具的头带垫提到上头带扣环处（图 12-13）。

2. 徒手立姿戴面具　徒手立姿戴面具，主要包括以下步骤：①立即闭眼、闭口，停止呼吸，左手握面具袋底部并将其转到身体的左前方，右手打开袋盖，握取面罩，抓住头带垫和罩体的上部，迅速把面罩移到胸前。②用双手将戴脱孔撑开，拇指在内、四指在外分别握住中、下两根头带，同时下颌稍向前伸出；用面罩先套住下颌，接着双手向上向后移动头带把面罩戴好，此时用手指将头盔掀起后推，戴好面罩后迅即戴好头盔。③右手握通话器，左手堵住外呼气活门，边调整边深呼一口气，使呼出气体从面罩边缘逸出。④左手堵住滤毒罐进气口，吸气，面具塌陷表明气密性好，睁眼、恢复呼吸，放下双手。立姿佩戴面具的时间要求为 7～9s 以内。

3. 徒手立姿脱面具　徒手立姿脱面具，主要包括以下步骤：以两手示指分别向外扣动两只下头带的调节环使下头带

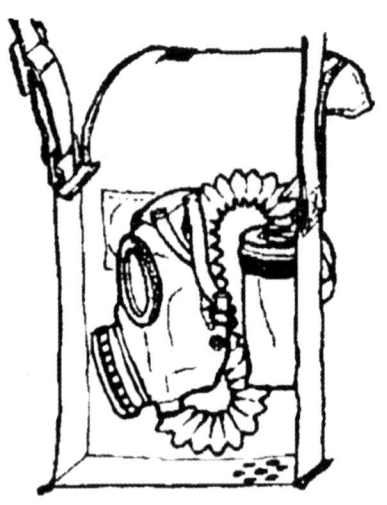

图 12-13　面具在袋内的位置

放松；右手脱去头盔；左手拇指从戴脱孔由下向上插到头带组件中心部位下沿，并握住头带组件，同时向上向前脱下面罩。然后，右手戴好头盔，按规定整理包装面具。

4. 给伤员戴面具　采取卧姿或跪姿，在伤员头后用上述方法给伤员戴上。伤员如面部染毒，先进行消毒，后戴面具。给头部伤员戴面具时，为减轻面罩对伤员的压迫，可将头带剪断（如系头盔式，将面罩后面撕开），然后用绷带包扎。如有专供头部伤员用的面具，按说明给伤

员戴上。

5. **防护面具对人体生理功能的影响**　在使用过滤式防护面具时,由于面具存在的呼吸阻力、有害空间和面罩的局部作用,对人体的正常生理功能可带来一定程度的影响。在平时,人员对这些影响是可以耐受的。但在战时和特殊情况下,由于面具选配不当,这些影响可能加剧并产生不良后果。

(1)呼吸阻力:是指呼吸时气流通过面具所产生的摩擦力。这种摩擦力受通过面具的气流速度的影响。劳动强度大,呼吸量大,气流速度就大,因此阻力也大。呼吸阻力包括呼气阻力和吸气阻力。呼气阻力对人体影响较轻;吸气阻力对人体生理功能影响较大。平静缓和的深呼吸有助于减小呼吸阻力。

(2)有害空间:面罩与面部皮肤之间有一 150～200ml 的空隙,其中有上次呼气末保留下来的含较高浓度(4%)二氧化碳的空气,下次吸气时首先被吸入肺内。故称其为有害空间。生理情况下人鼻腔到支气管也有 150～200ml 的呼吸无效腔,两者相加,总量与成人平静呼吸时一次潮气量(400～500 ml)非常接近。因此,戴面具时,吸入气中氧含量减少,CO_2 含量增加。久之会引起头痛、头晕、气喘、无力、恶心、呕吐等反应,严重者出现酸中毒。正确佩戴面具和深长呼吸对克服有害空间的影响具有重要意义。

(3)视听障碍等:防护面具的眼窗使视野缩小;镜片可因水雾而变模糊;通话器的通信距离缩短 2/3 且声音失真。面罩对头面部压迫可以引起头痛和局部组织循环障碍。因此,穿戴防护器材对军人的作战效能有明显的影响,动作的速度和准确度减小。

6. **更换滤毒罐的时机**　以下情况需要更换滤毒罐:①到达滤毒罐生产商标注的过期时间;②滤毒罐被水浸泡过;③滤毒罐有裂缝或切口、接口有弯曲或裂隙或被挤压;④呼吸阻力大并检查出异物阻塞;⑤单位指挥员命令更换;⑥开始有毒化学行动后每 30 天或每一次氰化物袭击之后。

7. **解除防护面具的程序**　随着在受污染的环境中密闭防护时间的延长,全身防护会对人员的生理和心理造成影响,应根据环境污染程度,及时部分或全部解除防护。需要利用解除防护面具程序以确认该地区没有污染。这些程序将在所有的战剂监测方法未检测出任何战剂之后进行。以下两种解除防护面具程序可以确定解除面具是否安全。在获得上级许可后,可选择 2～3 名非任务必需的高年资士兵执行解除面具程序。

(1)使用侦毒器,按以下顺序解除防护面具装备:尽可能在低洼的遮阴区执行解除防护面具程序。侦毒器和试纸检查都是阴性的情况下,命令选定的士兵解除面具 5min,然后重新密闭戴上,排余气;如果出现症状,请立即告诉其他队员要戴面具,然后针对他们的暴露予以治疗;观察士兵 10min,看有无化学战剂症状;如果无任何症状,命令所有人员解除面具;检查士兵是否有迟发症状,如有则救治。

(2)在不使用侦毒器情况下,按照以下顺序解除面具:尽可能在低洼的遮阴区执行解除防护面具程序。侦毒试纸检测液体污染为阴性时,命令选定的士兵深吸一口气,解除面具气密性15s(保持眼睛开),然后恢复气密性;观察 10min,看有无化学战剂中毒症状;如无任何症状,再次解除面具气密性,呼吸 2～3 次,然后恢复气密性;观察 10min,看有无症状;如无任何症状,解除面具气密性 5min,然后恢复气密性;观察 10min,看有无症状;如出现症状,应立即戴上面具并针对暴露进行治疗;如没有任何症状,命令所有人员解除面具;检查士兵是否有迟发症状,如有则救治。

(二)隔绝式防毒服

为使防护器材最大限度地发挥其优良性能,保障核、化条件下的战斗力,使用防毒服应做到以下一般要求:①良好的气密性,尤应注意头、颈、袖口的气密性;②良好的适应性,较强劳动条件下长期工作的能力;③良好的毒情观念,尤应注意脱防毒服时不染毒、不沾染。

1. 防毒服的包装 防毒衣的包装方法,主要包括以下 4 步:①将防毒服前身向上平铺于地上;②把头罩和两袖折回,然后上衣对折,两裤筒重叠,两鞋尖朝向一侧,两鞋底相对;③从下向上卷成一卷,用防毒服的腰带缠绕一周,横放入防毒服袋内;④先放衬帽于袋底,然后一足踩住袋盖一角,一手撑袋一手放防毒服。放入并整理好,盖上袋盖。

2. 立姿穿防毒衣 穿防毒服包括连续的 4 个步骤。

(1)卸下武器、器材与装具,两手分别握住防毒衣袋和面具袋的背带,下蹲的同时卸下两袋置于身体的左前方或左侧方。

(2)左手扶防毒服袋,右手打开袋盖并取出防毒衣,顺势向前展开防毒服。

(3)两手撑开胸襟,将两下肢顺序伸入裤管,上提防毒服的同时稍下蹲将两臂插入袖筒,借两臂的上扬力把防毒服穿上,套好拇指环。弯腰整理好胸襟,然后挺身由下而上对齐抹平尼龙搭扣,系好腰带。

(4)蹲下系好鞋带,整理脱下的鞋帽等物并放入防毒衣袋。面具袋在上,防毒衣袋在下,一起左肩右胁背好,并将面具袋腰带系好。按立姿戴面具要领戴好面具与衬帽,扣好头罩,仔细掖好下颌垫布,系好颈带。从面具袋中或腰带上取出手套并戴好(手套应位于内、外袖之间)。我军全套防毒服穿戴完成的时间要求为 90s 以内。

3. 解除防护 在脱防毒衣之前,应按沾染或染毒的实际情况,进行局部洗消处理。脱防毒服时人员应背风而立。其步骤主要包括:一是卸下武器、防毒衣袋、面具袋;二是自上而下依次解开颈带、腰带、鞋带;三是右手掀下头罩并抓住下颌垫布,左手握住颈带,用双手向后下方翻脱上衣,脱出双肩。两手缩回到外袖内,逐段交替地抓住外袖与手套脱出双手。双手从里下推防毒衣,露出小腿后抬下肢并后退一步,脱去衬帽后用左手拇指抠面具的头带垫,向前脱下面具并放到面具袋上。所有用品应集中处理。

4. 防毒服对人体生理功能的影响 体温调节障碍是隔绝式防毒服对人体功能的主要影响。人体通过皮肤(占 80%~90%)和肺(占 5%)散热。皮肤散热方式有辐射、传导、对流和蒸发 4 种方式。外界温、湿度不同,主要的散热方式也不同。30℃以下时,辐射、传导和对流是主要散热方式。气温接近或超过皮肤温度时,蒸发是重要散热方式。夏季穿着防毒服,机体大量出汗,以蒸发方式散热受到遏制,体温因此升高,甚至中暑。相反,冬季时防毒衣不保温,手足容易冻伤。

此外,穿着防毒服,袖口、裤靴连接处及颈、腰等部位紧束在身上,衣着又较笨重,人员行动不便,感觉迟钝,体力消耗增大。这些机械影响经训练习惯后可大为减少。

第三节 化学毒剂的洗消

化学武器的使用不可避免地会造成环境和人员的沾染伤害,必须及时对受染对象实施洗消,降低沾染物对人员的伤害。化学毒剂的洗消（decontamination 或 decon.）包括 2 个方面的原理：一是不改变其性质，而只是设法将其转移或避免与其接触；二是改变毒剂的化学结构，使有毒性的物质变为无毒或低毒性的物质。洗消是防化卫生保障的一项重要措施，选择合适的消毒方法和消毒剂最大程度降低化学战剂对人员伤害和环境影响，及时恢复战斗力和正常的社会秩序。

一、洗消的的基本概念

(一)目的和任务

1. 洗消的目的　把化学战剂从各种染毒表面上除去或使之变成无害物质，以减少人员伤亡，保障生存，及时恢复部队战斗力和人员行动力。在化学战中，洗消的目的在于减少伤亡人数和重新建立人员及其武器装备执行军事任务的能力。在非战争状态下的化学恐怖事件中，洗消的目的在于减轻化学沾染对人员的伤害和重新建立正常的社会秩序。

2. 卫勤部门的任务　包括：①负责对染毒的伤员及其服装、装具进行消毒；②对本单位染毒的卫生器材、车辆、地面和通道消毒；③参加对水和食物的检验和消毒工作，并对消毒后的质量进行监督，根据消毒后样品检验结果，确定能否饮用或食用；④对可疑染毒伤员，给予必要的洗消和医疗监护；⑤在进行各种物品的洗消时，指导及监督人员遵守安全规则。

(二)洗消的等级

1. 我军洗消的等级　通常分为紧急洗消、局部洗消和完全洗消。

(1)紧急洗消(emergency decon.)：染毒人员以自身或互助方式，利用自身装备的消毒包等器材，立即实施的皮肤、个人防护装备和武器的消毒过程。应在人员遭受毒剂污染后 1～2min 完成，这对挽救生命至关重要。对于持久性毒剂或没有特效抗毒药的毒剂污染，紧急洗消应是迅速采取的防护措施之一。

(2)局部洗消(local decon.)：是以保障生存、维持作战为目的所采取的应急措施；通常是受染部队指挥员组织本部利用装备的制式洗消器材或便携器材自行洗消。局部洗消的范围包括受染人员、单兵武器、装备上的必要部位和有限的活动区域。局部洗消的目的明确，即对与生存和作战有关的地方进行洗消，不能随意扩大范围。

(3)完全洗消(thorough decon)：亦称"彻底洗消"，是以恢复战斗力，重新建立正常的生存条件为目的所采取的洗消。完全洗消包括对人员全身、服装、武器装备、地域和建筑等的彻底洗消。完全洗消后，人员可以解除防护，但要定期对沾染情况进行检测和观察人员是否有中毒症状。卫勤部门主要承担完全洗消任务，尤其是染毒人员的洗消。根据洗消条件，可以将全身洗消分为初级(初次)洗消和精细(再次)洗消。

2. 美军洗消等级的发展　20 世纪美军沿用个人洗消、部队洗消和洗消专业分队洗消 3 种。2000 年调整为即时洗消、战时洗消和彻底洗消。2006 年的作战条令规定了即时洗消、战时洗消、彻底洗消和清洁洗消 4 种。

(1)即时洗消(immediate decon.)：为最大限度减少人员伤亡，挽救生命，并限制污染扩散，包括单兵、班组或车组利用自身装备的消毒包等器材，立即实施的皮肤、个人防护装备和武器的洗消，以及对车辆或装备的人体接触部位进行局部洗消。

(2)战时洗消(operational decon.)：为尽量减少污染的接触和转移，维持作战能力，在战斗间隙和有限时间内,由作战部队和(或)洗消分队对所需装备和车辆进行快速洗消,使人员重返作战位置;以及更换或洗消人员的防护装具,缓解长时间防护带来的不适,延长持续作战能力。

(3)彻底洗消(thorough decon.):战斗结束或撤出战斗后,在洗消站有洗消分队对受污染人员、装备、器材等整体洗消。洗消后,单兵可脱掉部分或全部防护器材,恢复作战效能。

(4)清洁洗消(clearance decon.):是指战斗结束且在洗消资源充足时,在后方基地开展的可以使洗消后装备达到无限制运输、维护、使用和报废的洗消等级。

二、洗消方法

洗消方法是指对受染对象进行消毒、消除沾染采用的方法。洗消方法涉及能有效消除物体表面沾染物的各种手段,主要包括物理洗消法、化学洗消法和生物洗消法,它们各自决定了洗消的过程、性质和特点。

(一)物理洗消法

物理洗消法就是利用溶解、吸附、加热、冲刷、拍打、铲除等物理方法,将毒剂从受染物体上除去的洗消方法。如果技术运用得当,物理法的效率和化学法洗消效率相当。这种方法的突出优点是通用性好,与毒剂的化学性质关系很小,但不是真正意义上的消毒。物理洗消法主要包括冲洗洗消法、吸附洗消法、蒸发洗消法、反渗透洗消法和机械洗消法。

1. 冲洗洗消法(washdown 或 spraydown) 用水洗涤是制式的洗消方法,它可以就地取水减轻后勤负担,同时还能导致部分毒剂水解。如果在水中加入洗衣粉、肥皂等类似的洗涤剂,冲洗效果会更好。人员淋浴洗消便是如此。除了用水外还可用汽油、柴油、煤油、乙醇和卤代烃等有机溶剂进行清洗消毒。对某些怕腐蚀的电子仪器、光学仪器用有机溶剂清洗是较好的办法。

冲洗洗消法的优点是药剂消耗少,操作简单,腐蚀性小。缺点是处理不当会使毒剂扩散和渗透,扩大毒剂分布范围。因此,洗涤产生出的染毒液要进一步处理。冲洗洗消的主要器材有以下几种。

(1)背囊式喷雾消毒器:喷雾器可作为一种小型洗消器材,可对染毒个体、污染区和植物等实施洗消。与农药喷雾器相似,可喷洒液体消毒剂,对染毒的技术装备及消毒车不能到达的地区进行消毒。

(2)淋浴车:用于人员洗消。夏季 1h 可通过 72 人(分 3 批),冬季 36 人。每人淋浴时间 8～10min,用水 15L。

(3)洗消帐篷:洗消帐篷的作用包括遮掩功能、保温加温功能、分区功能、淋浴功能和污染废水收集功能等,主要由充气帐篷、暖风发生器、喷淋头、污水池、污水泵、污水收集袋、高压调温热水泵、匀混罐、排污泵等部分组成。洗消帐篷分类为单人洗消、双人两通道洗消及公众多人大型洗消等种类。洗消帐篷主要用于接触污染化学品的现场救援人员及公众的洗消。配备可传动和翻身的洗消床及伤口、眼洗消器的帐篷,可用于伤员的洗消。例如,瑞典生产的 SED-AB 热气洗消系统可实现对服装和设备的快速、可靠的洗消,具有高灵活性和机动性,该设备运输、搭建、操作、拆卸等作业只需 2 人(图 12-14)。

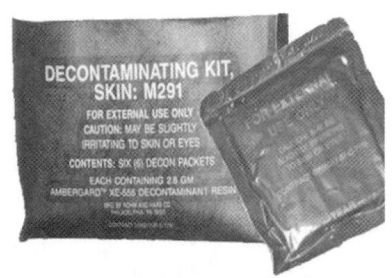
美国 M291

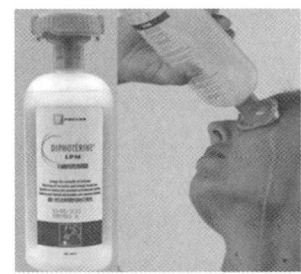
法国敌腐特灵

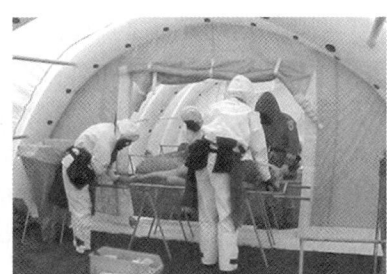
瑞典 SEDAB 洗消帐篷

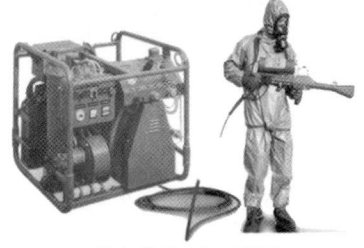
意大利 Saniket C921

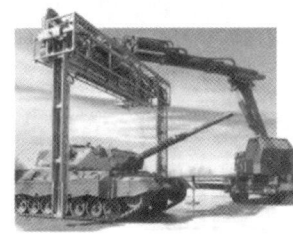
德国 Decont Jet 21

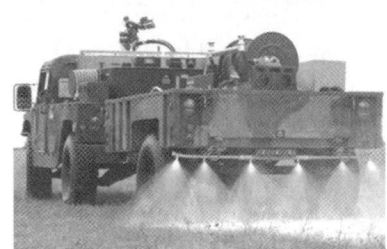
美国 HMDS 移动洗消系统

图 12-14 国外洗消装备

(4)喷洒车:用于消毒地面、武器、技术装备。

意大利 Cristanini 公司研制的自动清洗系统可对车辆全方位地进行清洁和外部洗消,较好地解决了车体和底盘同时洗消的问题。系统中包括供装备移动的滑轨、控制面板,以及提供高压热水的电子部件。车身洗消的旋转喷头在垂直和水平杆上,底盘洗消则将喷嘴安装在摆动棒上,摆动棒可做 60°的旋转和 135°的摆动。

德国 Karcher 公司研制的 Jet 21 大型洗消系统具有代表性,采用近距离的吊臂门式控制喷嘴洗消方式,自动化程度高,能用高压射流水及热空气两种方法洗消。它可通过激光测距自动控制洗消门大小,吊臂可来回移动,适于高危环境及长时间作业(见图 12-14)。

美国 Intelagard 公司的高机动性洗消系统(high mobility decontamination system, HMDS)是在 Humvee 及拖车基础上改装,有前后地面洗消装置,遥控距离 152 m,可用海水、泡沫含氯洗消剂或压缩空气泡沫(见图 12-14)。美军 M17 系列轻型动力洗消装备(light-weight decontamination system,LDS)正取代 A/E 32U-8 便携动力和小型联勤便携洗消系统,配有 7.3 马力引擎、抽水加压泵、27m 长水管、加热油泵、小型发电机、$6\sim11m^3$ 容积的充气水袋,用于核生化污染的洗消。

利用高压射流技术的门式的非接触车辆清洗技术,如 Inter Clean 公司的军用"快速清洗设施"(red wolf)拥有激光引导车体识别系统,并引导自动高压臂精确调整位置。

2. 吸附洗消法(absorption) 吸附是一种普遍存在的物理现象,是固体表面(也包括液体)分子间力作用的结果。吸附分为两类:一种是物理吸附;另一种是化学吸附。化学吸附是在物理吸附的基础上进行化学反应的结果。有些吸附剂在发生物理吸附的同时也会产生化学吸附,化学吸附的特点是吸附牢固,不易脱附,温度升高对吸附有利;物理吸附则与之相反。把吸附应用于消毒中就称为吸附消毒,将吸附剂布洒在染毒的表面或染毒水中,将毒剂转移到吸附剂中从而达到消毒目的。

吸附洗消的优点是操作简单,没有腐蚀性和刺激性,对各种毒剂都有效,并且来源广泛,适用于人员的自洗消。缺点是操作效率低,只能用于局部消毒。另外,对于物理吸附消毒,只是一种毒剂的转移作用,用后的吸附剂是染毒的物质,必须妥善操作和处理。

(1)吸附材料

①溶剂:用于配制消毒药的溶液应具备的特点是——对毒剂和消毒药都有较大的溶解度,不与消毒药发生化学反应;腐蚀性小,不损坏消毒的物品。常用的溶剂有水、汽油、煤油和二氯乙烷等。它们既可用于直接擦洗消毒,也可用于配制消毒液。在冬天,用水配制消毒液时可加入防冻剂,如氯化钙、氯化镁、氯化钠等。乙醇能溶解多种毒剂,其凝固点较低(−117℃),能与水互溶,故可作为水的防冻剂。二氯乙烷适合配制非水溶性的消毒药,如二氯胺等。

②吸附剂:吸附性较强的吸附粉末,如药用炭粉、活性白陶土(activated clay)、漂白土粉和硅凝胶等洒在染毒物表面时,能有效吸除毒剂,如我军的单兵消毒手套、兵器消毒盒及美军的M13个人消毒浸渍包。我军正研发皮肤友好的新一代的吸附(降解)洗消剂。

(2)常见装备

①军用毒剂消毒包:为我军装备的制式皮肤消毒装备,可疑战剂液滴染毒后,应立即使用该消毒包擦拭。使用时迅速撕开剪口,取出并打开手套,先用扑粉面拍打双手后将手伸入消毒手套内,掌心面为扑粉面,然后用尼龙搭扣将消毒手套固定于手腕上,按照先皮肤、后服装顺序拍打消毒,再用毛巾面拭净。

②个人消毒手套:为军用毒剂消毒包的升级产品,供个人使用,采用对战剂具有高效吸附性作用的新型材料为主要组分,用以消除液态神经性毒剂及糜烂性毒剂,克服了军用毒剂消毒包中战剂吸附性粉末应用中粉尘扩散污染的不足,具有使用简便、安全、实用等优点。

美国1991年开始生产装备M291型皮肤消毒盒,其主要成分是吸附反应型黑色的、高比表面积的树脂XE-555粉(含酸性、碱性和炭化聚酯粉),吸附性强,并促使毒剂分解,对G类和V类毒剂有较好的化学降解消毒效果。M291消毒盒安全、有效、操作简单,曾广泛装备美军(图12-14),现逐渐被RSDL取代。M100吸附洗消系统(sorbent decontamination system,SDS)提供擦洗手套和0.3kg反应性吸附粉末,对眼和皮肤有轻度刺激,应避免接触眼、伤口和创面,避免吸入粉尘。M291和M100的储存寿命均为60个月。

3. 蒸发洗消法(evaporation) 蒸发是在热的作用下物质由液相转变为气相的物理过程。对化学毒剂的蒸发是将染毒的表面暴露在热气流或热蒸气中进行,理论上所需最低能量由化学毒剂的沸点、蒸发潜热以及沾染物的热容所决定。

蒸发洗消的优点是可使部分毒剂受热分解;缺点是大部分毒剂转化为更加活跃的空气染毒状态,危害下风方向的区域。因此,应根据大气扩散模式和毒剂种类,估算出危害范围和程度进行合理的指挥和防护。

4. 反渗透洗消法(reverse osmosis) 反渗透技术是20世纪50年代发展起来的新型分离技术。最初用于海水淡化,现已广泛用于水处理及其他相关工业领域。在一定温度下用一个只能使溶剂通过而不能使溶质透过的半透膜把纯溶剂与溶液隔开,溶剂就会通过半透膜渗透到溶液中使溶液液面上升,直到溶液液面升到一定高度并达到平衡状态,渗透才停止(图12-15A);当施加在溶液与纯溶剂上的压力差大于溶液的渗透压时,则溶液中的溶剂通过半透膜渗透到纯溶剂中(图12-15B),这种现象称为反渗透。

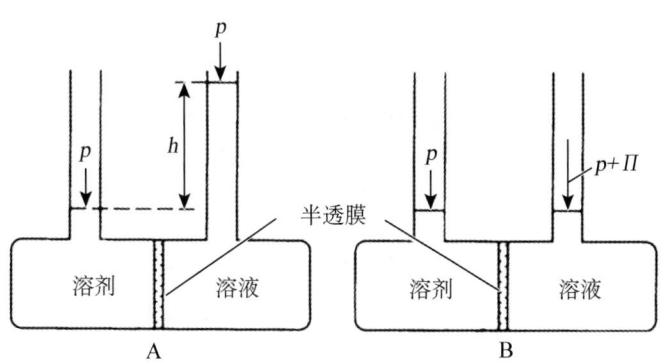

图 12-15　渗透平衡

反渗透洗消是指采用具有选择透过性的薄膜,在压力推动下使水透过而其他物质被截留的过程。反渗透洗消法主要用于水源消毒,用一定的压力把染毒的水通过特殊的半透膜,而膜内将会出来干净的可供饮用的水。反渗透洗消法的最大优点是高效节能,分离范围广;缺点是膜的寿命往往较短,经济成本较高。

5. 机械洗消法(mechanical)　就是利用铲土机械或手工工具铲除或掩埋沾染的洗消方法,它是对地面洗消最简单的方法,不仅可用人工方法,也可使用工程机械和爆破等技术。铲除和掩埋当然不是彻底的消毒,但至少在一段时间内可以使人员在降低防护等级的情况下通过染毒地域。

尽管机械洗消法方法较简单,但需要充足的时间、人力和设备,而且不是真正意义上的消毒,因此它只能在有限的情况下配合其他方法使用。

(二)化学洗消法

化学洗消法(chemical decon.)是利用洗消剂与毒剂发生化学反应,使毒剂失去毒性,成为无毒或低毒物质的洗消方法。这种方法的优点是能对毒剂进行真正消毒;缺点是对毒剂的依赖性很大,毒剂的性质结构不同所需要选择的消毒剂也不同。

1. 化学消毒原理　常用的化学消毒原理有水解、加碱、氧化和氯化等。

(1)水解作用:多数化学毒物可水解失去毒性。有些化合物在常温下水解缓慢,加温和加碱可加速其水解速度。若有催化剂,则反应更快。

(2)与碱作用:碱与多数化学毒物发生反应,使其失去或降低毒性。如氢氧化钠和稀氨溶液可用于消毒军用毒剂中 G 类神经性毒剂和路易氏剂。

(3)氧化作用:漂白粉浆、氯胺、过氧化氢、高锰酸钾溶液等可与毒剂发生氧化反应,生成无毒产物或低毒产物,故可用于消毒糜烂性毒剂。但氧化反应一般有腐蚀作用,不宜消毒金属器械和棉毛制品。

(4)氯化作用:含有效氯的化合物可与硫芥发生氯化作用而达到消毒目的。

具体毒剂种类和消毒反应原理如表 12-8 所示。

表 12-8　化学战剂的分类与消毒反应

毒剂类型	典型毒剂名称	中毒作用基团	消毒反应
神经性	G类:沙林、梭曼	$O=P-X(X=F)$	亲核取代反应(酸碱反应)
	V类:VX	$O=P-X(X=S-R)$	亲核取代反应、氧化反应
全身中毒性	HCN,CNCl	CN^-,与 Fe^{3+} 抑制酶携氧性	水解反应、氧化反应
窒息性	光气、双光气	$O=C-Cl$,酰化与氯化作用	亲核取代反应(酸碱反应)
糜烂性	芥子气、路易氏剂	S、C 或 As 正离子烷化作用	水解反应、氧化反应
刺激性	苯氯乙酮、CS	卤素和假卤素 CN,刺激黏膜	氧化反应
失能性	BZ、致幻剂	正电 N、醚和酯中的 O 等	亲核取代反应、氧化还原反应

2. 化学溶液洗消及洗消剂　利用上述的化学消毒原理,根据毒剂种类和洗消对象,采用不同洗消剂及适宜浓度进行喷洒、淋洗、浸泡等洗消操作。

(1)氧化氯化型洗消剂:氧化氯化型洗消剂主要有次氯酸盐类,如次氯酸钙、次氯酸锂等;氯胺类消毒药,如一氯胺(NH_2Cl, monochloramine)、二氯胺($NHCl_2$)等;过(超)氧化物消毒药,如过氧化氢、过氧乙酸等。化合物分子中含有正价氯原子(Cl^+)化合物有两种:一种是氯原子连在氧原子上,称为次氯酸盐;另一种是氯原子连 在氮原子上,称为氯胺。它们在酸性条件下均可形成次氯酸,最终放出氯和新生态氧。次氯酸盐(hypochlorites)溶液有刺激性,应避免与眼和伤口接触。皮肤消毒后最好在 10~30min 用水洗净。金属、纤维制品消毒后也应用水漂洗。次氯酸盐的一般性能见表 12-9。

表 12-9　次氯酸盐的一般性能及其应用

	三合二	次氯酸钙(漂粉精)	漂白粉
分子式	$3Ca(ClO)_2 \cdot 2Ca(OH)_2$	$Ca(ClO)_2$	$Ca(ClO)_2$
状态	白色粉末,有氯气味	白色结晶粉末,有氯气味	白色粉末,有氯味
有效氯	56%~65%	80%~85%	28%~32%
溶解性	能溶于水,溶液呈碱性,不溶于有机溶剂	易溶于水,溶液呈碱性,不溶于有机溶剂	难溶于水,溶液呈碱性,不溶于有机溶剂
稳定性	较漂白粉稳定,吸湿性小,干品稳定,受日照或高温可加速分解	较三合二稳定,不易受潮分解,干品稳定,受日照或高温可加速分解	较不稳定,能逐渐分解失效,受日照或高温加速分解
腐蚀性	腐蚀金属,破坏纤维,对皮肤有刺激,接触时间不宜长	同三合二	同三合二
应用	1:8水溶液对 G 类和糜烂性毒剂污染的道路、器材、橡胶材料等消毒。亦可作皮肤消毒。稀硝酸溶液(水:浓硝酸:三合二=9:1:1)对 V 类毒剂消毒	1:10 水溶液对武器、地面、道路等 G 类、V 类及糜烂性毒剂消毒。亦可用于皮肤消毒	粉末(按 2:3 加土、沙或灰),用于消毒糜烂性毒剂污染的道路、地面;浆状(1:1)消毒木质、橡胶、粗金属;水溶液(1:5)消毒皮肤

有效氯是指与含氯消毒剂氧化能力相当的氯量,其含量用 mg/L 或%(g/100ml)浓度表示。有效氯含量的测定原理是从碘化钾中氧化出相同量的单质碘所需单质氯的质量与指定化合物的质量之比,常以百分数表示。例如,$Ca(ClO)_2$ 中氯为 Cl^+,变成 Cl^- 需得到 2 个电子,所以其有效氯含量为分子实际含氯量的 2 倍。100g 三合二与酸完全作用放出的氯分子的氧化能力相当于 56g 单质氯的氧化能力,其有效氯含量即为 56%。

次氯酸盐水溶液具有氧化氯化作用。溶液 pH<5 时,以氯化作用为主;pH>8 时,以氧化或催化水解为主;pH 为 5~8 时,两种作用都有。溶液酸性越强,稳定性越差,反应也强烈;碱性越强,稳定性越好,但反应缓慢。0.5%次氯酸盐溶液,可用于所有伤员的冲洗和防护面具的消毒。而 5%次氯酸盐溶液,用于消毒剪刀、围裙、手套及伤病员的头罩。次氯酸盐溶液具有一定的皮肤刺激性,在较高温度下不稳定,有效氯易于挥发,最好临时配制或配制后储存在密闭容器中。

氯胺类(chloramines)此处指有机胺,包括氯胺 T(chloramine-T 或 tosylchloramide,对甲苯磺酰氯胺)、二氯胺 T(dichloramine-T,N,N-二氯对甲苯磺酰胺)、二氯异氰尿酸钠(dichloroisocyanuric acid,优氯净)、二氯胺 B(N,N-dichlorobenzenesulfonamide,N,N-二氯苯磺酰胺)、氯胺 B(chloramine B)、三氯异氰尿酸(trichloroisocyanuric acid,高氯精)等(图 12-16),具有较强的氯化、氧化能力,可消除糜烂性毒剂及 V 类毒剂,对 G 类毒剂一般无效。25%氯胺溶液消毒皮肤,0.5%氯胺溶液消毒眼、呼吸道、消化道等黏膜组织。氯胺类消毒液稳定性较差,不能长期保存;二氯胺及六氯胺(六氯三聚氰胺)对皮肤有刺激,能腐蚀金属、破坏纤维,故消毒后 15min 内用水冲洗干净;六氯胺有爆炸性,注意防热。二氯胺类水溶性差,通常用二氯乙烷、邻苯二甲酸二甲酯和乙醇等作为溶剂。

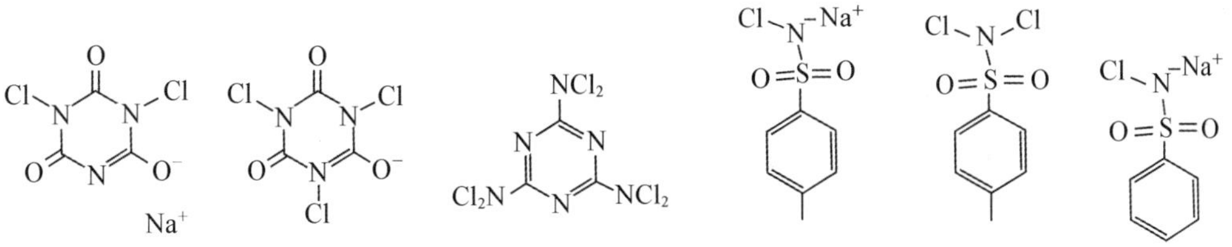

图 12-16 常见含氯洗消剂

过氧化消毒剂包括过氧化氢、过氧乙酸、过碳酸钠等,是具有强氧化能力的高效消毒剂,具有低腐蚀性、环境友好、快速消毒化学毒剂等特点。为提高储存的稳定性和使用的方便性,一般应在使用前配制。使用时可添加适当的活化剂、助剂等。

敌腐特灵冲洗液(diphoterine)在欧盟国家应急救援人员必备的个人皮肤洗消用品(见图 12-14),防止突发性化学事故及从事危险化学品职业人员的化学损伤,已国产化。该洗消剂可以有效中和和消除强酸、强碱、强氧化剂、强还原剂等各种化学危险品,以及糜烂性毒剂、刺激性毒剂等军用毒剂。有毒化学物品污染人体后,迅速应用该品进行洗消,可使化学物品迅速失去腐蚀性及毒性,从而有效避免人体化学灼伤及化学中毒。

美军的 STB(super tropical bleach)消毒剂主要成分是漂白粉和氧化钙,有效氯约为 30%;HTB(high-test bleach)或 HTH(high-test hypochlorite)含有 70%的次氯酸钙,用于神

经性毒剂、糜烂性毒剂和生物战剂的洗消。HTH 刺激眼和皮肤,腐蚀金属和织物,应避免吸入和皮肤接触。HTH 遇到 DS2(见下文)、HD 和 VX 可以燃烧,与 G 类神经性毒剂反应可释放有害蒸气。HTH 储存寿命为 2 年。JSPDS(joint service personnel/skin decontamination system)提供洗消剂和涂药器,可以用于 CBRN 污染的皮肤、面具、防护手套和靴子、口径 0.5 以下的单兵武器的洗消。RSDL 也属于这一类,已正式装备外军。RSDL 中的肟剂失活神经性毒剂,乙二醇溶剂溶解和保持油性的 HD 远离皮肤,用于 VX、G 类神经性毒剂、糜烂性毒剂洗消。单个 21ml RSDL 的包装可以洗消 1300cm^2 面积。M5 防化软膏主要成分是氯胺化合物,对芥子气等糜烂性毒剂有很好的防护和消毒作用;M258A1 消毒盒主要成分是苯酚钠和氯胺 B。德军油包水乳浊液 C-8 的主要成分是次氯酸盐和表面活性剂,泡沫附着性好,腐蚀性低于次氯酸钙。俄军的 IPP 个人消毒包也是氧化氯化型洗消剂。

(2)碱性化合物:指 NaOH、KOH、$NH_3 \cdot H_2O$ 等无机碱和 RO^- 等有机碱,大多是与毒剂发生亲核取代反应而起到消毒作用。碱可中和毒剂水解后生成的酸,使反应速度加快,并可防止生成的酸腐蚀物品。2% Na_2CO_3 用于衣服消毒,2%$NaHCO_3$ 溶液消毒皮肤。强碱用于环境消毒,如 5%~10% NaOH 溶液消毒地面,用于 G 类毒剂和 HD 以外的糜烂性毒剂,对 V 类毒剂效果差。

草木灰中含有 K_2CO_3,根据不同植物来源,K_2CO_3 含量在 3.5%~14.8%,故可用作碱的代用品。灰水(1:3~1:5)可用于人员皮肤、地面、工事武器和技术装备的消毒。

美军的 DS2(decontaminating solution No.2)消毒剂含有 70%二亚乙基三胺、28%乙二醇单甲醚和 2%NaOH,它的碱-醇-胺体系有超强的碱性和亲核取代性,消毒效果好,如 DS2 洗消 VX 时,与 VX 在苛性碱水溶液中不同,DS2 与 VX 反应异常迅速,毒剂半衰期只有十几秒。但环境友好性差,主要用于兵器和车辆洗消及实验室过期毒剂的销毁等。

(3)金属氧化物和氧酸盐:金属氧化物,如 Al_2O_3、TiO_2 等是重要的消毒材料,能催化毒剂发生氧化、歧化反应而转化为低毒或无毒的产物。近年,以金属氧化物为催化剂的光催化技术得到开发,可使多种毒物彻底氧化成无毒的、环境无害的矿化物。纳米金属氧化物,如 CuO 对化学毒剂、细菌、病毒均有较强的吸附和消毒能力。如果在军事氧化物表面包覆过渡族金属氧化物可制备核壳结构,如[Fe_2O_3]MgO 有更高的吸附和消毒效率。

多金属氧酸盐(Polyoxometalates,POM)是以 MOx(M 可以是一种配原子或几种配原子的混合,一般 x=6)为单元,通过共角、共边或偶尔共面,氧联结缩聚成的多金属氧簇阴离子与抗衡阳离子的配合物。它具备多个化学活性部位,如 Lewis 酸、Lewis 碱、强酸碱等,均可在均相或非均相中作为酸催化剂、氧化催化或双功能催化使用,并且腐蚀性大大降低。

(4)肟类洗消剂:成分化合物结构中含有肟基,通过与毒剂发生取代反应而消毒。加拿大 RSDL 洗消液主要酮肟盐(ketonoxime)是 2,3-丁二酮单肟钾盐,还含有聚乙二醇单甲醚。RSDL 是对神经性战剂、糜烂性战剂、T-2 毒素和一些杀虫药相关化合物均具有良好消毒作用的液体型皮肤消毒剂。该消毒剂具有消毒产物毒性低、皮肤刺激性小的特点,已被北约和美加军队使用。

(5)混合型洗消剂:为了提高洗消剂的广谱性和速效性,不同作用机制的洗消剂进行混合是途径之一。意大利 Cristanini 公司生产的 BX24 特种消毒剂,与该公司生产的 Sanijet Gun 型喷枪配合使用,使用时不需要加入稀释剂或其他催化剂,仅需与水简单地混合后喷射到染毒表面就可以达到消毒效果。北约装备了 BX 系列洗消剂,含水解和氧化等多重作用。BX24 既可以洗消芥子气和神经性毒剂,也可以对亚型 A 类高致病性禽流感具有消杀功能;BX29 是一款人用医学洗消剂;BX40 适合于车辆、飞机的辐射洗消;SX34 是一种油性产品,含有纳米吸附剂、溶剂-共溶剂系统、促进剂等成分的消毒剂。

实际工作中,要根据具体情况选择一种或几种消毒剂配合使用,以达到良好的消毒效果。如皮肤污染毒剂液滴时,可先用干净敷料洗除可见液滴,然后用化学消毒剂破坏残留的毒剂,最后用清水冲洗干净。

良好消毒药具备的关键要素是消毒液 pH 应在 7.5～9.0,通过氧化反应或取代反应中和生化战剂,生成可接受的反应产物,具有高效广谱性,使用方法便捷,与现有消毒装备兼容;成熟可靠的消毒药配方还必须满足易获取、易生产的要求。化学战剂的沾染形态决定了洗消作业中消毒剂型的选择,不同类型消毒剂具有不同的洗消地位和作用,在消毒效率、成本、材料的兼容性及它们对环境的影响等方面均有各自的特点。通常,消毒药依据形态可分为"气、液、固"3 种单相及其复相剂型。其中,泡沫(foam)消毒剂属于气、液两相;液体消毒药包括水基消毒剂和非水基消毒药,乳液(emulsion)消毒药属于水、油双相;凝胶(gel)消毒药属于溶液和固体的混合体,固体(solid)消毒药包括吸附型消毒药和吸附反应型消毒药。常用的可供选择的液体水基消毒药和市售泡沫消毒药如表 12-10 和表 12-11 所示。化学防护软膏在染毒前应用,能延缓、阻止毒剂对人员皮肤的渗透,可为后续防护、解毒、救治提供充裕的时间。

3. 等离子体洗消 等离子体是高能电子、自由基、激发态分子等的混合物,是一种高反应流体,可以与化学毒剂、生物毒剂及放射性物质发生作用,实现 CBRN 洗消。1997 年,美国洛斯·阿拉莫斯国家实验室发明了大气压等离子体喷射器(APPJ),它以 He/O₂ 或 Ar/O₂ 为工作气体,通过气体放电产生大量的高能电子、原子氧、亚稳态氧等活性等离子体流,与受染表面的化学毒剂快速反应达到洗消的目的。

表 12-10 可供选择的水基消毒剂

消毒药	活性成分	应用	材料的兼容性
漂白精	次氯酸钠	地形、设备	腐蚀
HTH	次氯酸钙	地形、设备	强腐蚀
漂白粉	次氯酸钙	基础设施、设备	腐蚀
超热漂白精(STB)	次氯酸钙	基础设施、设备	腐蚀
二氧化氯片	二氧化氯	水消毒	腐蚀,低于次氯酸盐
异氰尿酸钠和钾盐	次氯酸盐	设备、水、药膏	轻度腐蚀
氢氧化钠	碱性	设备	非腐蚀性,可能伤害合成材料
氢氧化锂	碱性	设备	破坏醇酸漆涂层,难处理
过氧化氢	初生态氧	设备	伤害眼
COTS	初生态氧	设备	伤害眼
家用清洁剂	碱性	设备	有害皮肤健康
COTS 表面活性剂	提高毒剂溶解性	设备、衣服、皮肤	可能有害皮肤健康
COTS 家用清洁剂	提高毒剂溶解性,弱碱性	衣服、设备、皮肤	可能有害皮肤健康
BX24	Fichlor	设备	腐蚀性
绿色消毒剂	基于过氧化物	设备	低腐蚀性

表 12-11　市售的主要泡沫消毒药

消毒药	活性成分	应用	材料的兼容性
CASCAD	Fichlor 和表面活性剂	设备消毒、降低冲击波	比 HTH 溶液腐蚀性低
Sandia Foam	过氧化物	设备、建筑物	低腐蚀性
Easy Decon	过氧化物，与 Sandia Foam 相同	设备、建筑物	低腐蚀性
MDF 200	过氧化物，与 Sandia Foam 相同	设备、建筑物	低腐蚀性
Decon Schaum	表面活性剂和活性成分	设备、建筑物	低腐蚀性
泡沫化 C8 乳液	泡沫化的次氯酸盐粗粒乳液	设备	腐蚀

4. 气相洗消　将过氧化氢和二氧化氯(ClO_2)加热蒸发为气态，充满放置敏感设备的密闭空间，就可以对敏感设备实现洗消，且无不良反应。对芥子气、VX 和炭疽病毒等洗消效果明显，适用于 CBRN 消毒。二氧化氯消毒片可以用于化生战剂污染水的消毒。

二氧化氯是一种优良的消毒剂和强氧化剂，又是一种含氯制剂，继液氯、优氯、氯精之后，被推为第四代消毒剂。消毒过程中，无氯气等有害物质和三氯甲烷等"三致"物质生成，绿色环保、安全无毒、无残留、无任何不良反应，是 A1 级广谱、安全和高效的消毒剂。

5. 可剥离膜洗消　可剥离膜洗消技术将洗消液喷涂到待洗消设备的表面，洗消液可同 CBRN 战剂发生物理、化学反应使得洗消液固化，有毒物质从污染表面进入到固态洗消剂中，再将其从敏感设备表面剥离，从而起到洗消的目的。

意大利克里斯尼公司(Cristanini SpA)生产的 SX34 洗消系统将 SX34 洗消剂喷洒到物体表面后，污染物会被固化吸收，反应 20min 后可以用吸尘设备清理，适合于精密仪器进行彻底的 CBRN 洗消，而且对仪器本身没有任何影响，无腐蚀性、无毒害，对环境也没有任何不利影响。

(三)生物(酶)洗消法

生物(酶)洗消法是应用现代生物科学及某些工程原理，利用酶、微生物等生物材料和生物技术，使毒剂转化为低毒或无毒物质的洗消方法。生物技术的快速发展，使得化学战剂的微生物降解洗消和酶法洗消成为可能。微生物降解就是通过微生物的作用将大分子分解成小分子化合物的过程。

生物(酶)洗消剂是利用生物(酶)的催化水解作用而破坏毒剂使其失去毒性。酶作为生物催化剂可以加速化学战剂的降解；通过分子生物学和蛋白质工程技术，设计出催化活性高、选择性好的化学战剂降解酶，如有机磷水解酶。它具有安全、方便、环境友好、用量较少、洗消效果好等特点；然而，高活性酶的稳定性是限制推广应用的最大问题。某些可以作为神经性毒剂攻击靶分子，如 AChE 和 BuChE，或者可以直接降解神经性毒剂的生物酶，如 PTE，已经被尝试与其他消毒剂联合或混合使用。

代表产品有美国的 All-clear 化学生物洗消泡沫、希腊的 BLANA 皮肤消毒膏、我国森根比亚公司的用于有机磷毒剂洗消的比亚酶。All-clear 是 2004 年美国 FDA 批准的一种水解酶与生物消杀剂混合物，对沙林等毒剂和炭疽等生物战剂消毒后 1h 内即可见效，有广谱、快速、无腐蚀、无毒、环境友好的特点。美国杰能科国际公司生产了军民两用的 DEFENZ 生物酶洗消剂，可用于洗消有机磷化合物如 G 类(沙林、梭曼)、V 类神经性毒剂和杀虫药等，将来还可扩展到洗消其他化学毒剂、生物战剂和毒素。美国的 Bioscanvenger Ⅱ 使用的是基因工程羊奶中的重组人丁酰胆碱酯酶,并进行了聚乙二醇(PEG)化。

(四)自然消毒

由于人工洗消是一项费时费力而且消耗极大的工作,不可能有足够的装备和部队去对所有的沾染进行洗消,而且有时也不需要和不可能完全洗消。因此洗消常是局部的,其余部分要靠风吹日晒的自然消毒。自然消毒包括物理、化学和生物等多方面的复杂过程。为了充分利用毒剂的自然消毒,必须要结合化学战剂的相关理化性质和消毒效果评价结果。表 12-12 列出了几种毒剂在不同情况下的持久性,对判断自然消毒所需时间有一定的参考价值。

表 12-12　化学战剂在土壤中的持久性

毒剂	日光(微风,15℃)	下雨(恶劣天气,10℃)	日光(无风,雪上,−10℃)
GB	0.5～4h	0.25～1h	1～2d
GD	0.5～5d	3～36h	1～6 周
HD	2～7d	12～45h	2～8 周
VX	3～21d	1～12h	1～16 周

三、不同污染对象的洗消

根据卫勤部门的洗消任务,不同污染对象的洗消主要包括人员和服装洗消、卫生和防护器材洗消、染毒水和食物消毒及辖区染毒地面和道路洗消。化学战剂污染自然环境、装备和执行任务人员的洗消主要由防化兵专业分队执行。

(一)人员的洗消

当人员染毒时,必须及时、迅速消毒。根据毒剂性质不同,消毒原则也随之不同。对窒息性毒剂、氢氰酸等暂时性毒剂,原则上不需要消毒。糜烂性或神经性毒剂染毒后,必须及时进行消毒。作为卫勤人员,在执行任务的过程中自身染毒,应及时进行紧急洗消和局部洗消,执行完成任务后或条件允许的情况下进行完全洗消;针对救护人员,应对染毒人员伤口和特殊器官消毒后进行完全洗消。

液态毒剂可直接落在裸露的皮肤上或通过服装渗透侵入皮肤而染毒。皮肤是人体最外层的一个器官,覆盖全身,保护机体免受外界机械的、物理的、化学的刺激和生物的侵袭。皮肤外层的角质层是一种非水溶性的硬蛋白,对于酸碱、有机溶剂都有一定的抵抗力。然而大多数毒剂都有亲脂性,能够渗透侵入皮肤,也能通过皮肤毛孔和汗腺渗入皮肤,透过皮肤所需时间为3～5min。因此,皮肤染毒后应迅速消毒,任何延迟都是危险的。尤其对神经性毒剂,应在2min 内消毒完全。在野战条件下,特别是当部队执行战斗任务时,只能由受染者本人自救进行人员的洗消。我军的个人消毒急救盒内含一个消毒粉扑粉手套、解磷针和侦毒纸,用于人员的紧急洗消。由于个人携带量和时间的限制,人员的紧急洗消只是初步的,它的作用在于避免直接伤亡,并保持活动能力,以便继续执行任务。

洗消作业完毕后,应仔细清洗器材、撤收装备、整理场地。对排水沟、渗水坑应进行掩埋和标志,以防人员入内。车辆可根据情况进行清洗和保养。

1. **人员的局部洗消** 实施人员局部洗消,既可用干法(吸附剂等),也可用湿法(如液体消毒药)。具有吸附性质的消毒粉,如活性白陶土,是目前我军和其他国家广泛使用的制式消毒药。这种消毒药对胶粘毒剂吸附较慢,应反复擦拭。瑞典、荷兰、南斯拉夫等国用氧化镁和次氯酸钙的混合物做消毒剂,使之兼有吸附作用和化学消毒作用。液体消毒药如含碱的乙醇溶液、含酚类物质的乙醇溶液,对 G 类毒剂消毒是充分有效的。氯胺的乙醇溶液可对 HD 和 VX 消毒。在使用液体消毒药之前,应先把看得见的毒剂液滴吸掉,然后再涂抹消毒液,尤其对胶粘毒剂,这一做法更为重要。常用的液体人员皮肤洗消剂如表 12-13 所示。

当没有制式装备时,可先用干毛巾、布片、手纸等吸去皮肤上可见或可疑的毒剂液滴,然后用清水或肥皂水冲洗。无水时,可用油布、手帕、手纸或干净的泥土多次吸除,以减轻伤害的程度。

表 12-13 常见的液体皮肤洗消剂

毒剂名称	使用消毒药
芥子气	10％二氯异三聚氰酸钠水溶液、10％二氯胺的邻苯二甲酸二甲酯溶液、18％~25％一氯胺的醇水混合溶液、酮肟盐类消毒剂(如加拿大 RSDL 洗消液)
路易氏剂	同芥子气,5％碘酊或二巯丙醇软膏
G 类毒剂	2％碳酸钠水溶液、10％稀氨溶液、酮肟盐类消毒剂(如 RSDL 洗消液)、生物酶消毒剂
V 类毒剂	同芥子气,生物酶消毒剂

2. **人员的完全洗消** 人员的完全洗消需要一定条件,包括充足的消毒剂和水,专业人员指挥和监督作业,具有沐浴器、热水器、刷子等设备的洗消站。通过沐浴,人员可以达到较彻底的洗消。但是,用温水、肥皂进行沐浴洗消,也必须细致、快速地进行。因为在沐浴过程中,高温会促使毒剂的渗透和吸收,还有可能将毒剂大面积扩散。

人员全身洗消,通常是在对自己的武器、服装洗消后才进行,但如人员污染严重可先到人员洗消站进行人员洗消,然后再洗消武器和装备。

利用淋浴车或其他人员洗消系统,对伤病员进行完全洗消。对于没有行动能力的伤病员,应借助专业力量进行完全洗消。

3. **伤员皮肤伤口和特殊器官的局部洗消** 局部洗消应遵循的原则是:快速消毒、越早越好;防止扩大染毒面;消毒后 10min 用水或棉球等洗净。伤员伤口洗消的目的在于彻底除去皮肤及伤口处的剩余毒剂、消毒药和消毒后的生成物等。

伤口洗消时,首先迅速用急救包中的纱布吸去伤口内外的毒剂液滴;然后,可用水或 0.5％次氯酸盐冲洗皮肤浅表伤口;对无法冲洗的伤口,可用 5％~10％氯胺溶液浸湿的棉花填塞于伤口内。

眼染毒或可疑染毒时,应立即用大量清水冲洗。0.2％一氯胺水溶液、1∶10 000 高锰酸钾水溶液或 2％碳酸氢钠洗消效果更好。在染毒区可用水壶中的水快速洗眼,冲洗后立即戴上防护面具。用于眼的洗消剂,也适用于染毒的口、鼻及伤口的消毒。眼、腹部脏器禁用次氯酸盐溶液消毒,以免导致角膜混浊及腹腔脏器粘连。

4. **人员服装的消毒** 毒剂液滴溅落到人员穿着的服装后,立即开始铺展和渗透的过程,当它透过服装接触皮肤并达到杀伤剂量时,即可使人员中毒。吸附在服装装具上的毒剂,当外界条件改变(如战场上毒剂浓度随时间下降或人员撤离毒区时),就发生解吸现象,若未及时洗消,就会造成二次污染。

服装染毒后,迅速用"军用毒剂消毒手套"擦拭毒剂液滴染毒部位,也可将染毒部位剪去。必要时,应脱下染毒服装,并集中于指定地点,在战斗间歇时再做消毒处理。

常用消毒方法有①煮沸消毒法:将染毒服装在 2%碳酸钠溶液中煮沸 20～30min,然后水洗、晾干。②热空气消毒法:将染毒的服装、装具放在消毒室内,向室内通入一定温度的热空气,使毒剂不断蒸发或分解。操作期间,要不断换气以排除毒剂蒸气,通常 1～2 min 换气 1 次。不同质料的服装用热空气法消毒所需的

表 12-14　热空气消毒法的温度和时间

消毒对象	消毒温度(℃)	消毒时间(h)
皮革、毛皮制品	55～60	6～8
橡胶布、油布制品	55～60	6～8
棉衣、大衣、毛呢制品	90～95	4～6
棉织品、帆布制品	95～100	4

温度和时间见表12-14。③洗涤消毒法:对棉布、合成纤维和橡胶制品,可用洗衣粉、肥皂水、化学消毒剂浸泡1h,洗涤、晾干。④自然消毒法:将染毒服装晾于野外无人处,利用日晒和风吹促使毒剂不断蒸发或分解。当服装吸附毒剂蒸气时,夏季晾2～3h,冬季晾5～6h 即可。对染有毒剂液滴的服装,夏季需数天,冬季需1～2个月。对于持久性毒剂如芥子气液滴,最好使用洗涤消毒法,避免造成二次染毒。

(二)卫生和防护器材洗消

被毒剂污染的医疗卫生器材必须及时更换和消毒。处理方法应根据毒剂的性质、染毒程度、物品的种类和质地,以及当时的具体条件而定。防护面具、防毒衣、防毒围裙和防毒手套、靴套等个人防护器材一般为橡胶制品或为外涂橡胶的布制品。由于毒剂的蒸气特别是液滴,可以渗入到橡胶内部,故在使用后应尽早消毒。

1. **药品消毒**　毒剂不能侵入用玻璃或金属等容器严密包装的药品,对包装表面进行消毒后,内装药品可照常使用。塑料包装的药品,污染后应迅速将包装消毒或拆除,内部药品经检定未被污染时,转装入干净容器中。布袋、纸、塑料薄膜包装的药品,毒剂可侵入包装内使药品污染,应将包装及污染部分的药品销毁,包装内部经检定未污染的药品应转装入干净容器内以备取用。

2. **医用物品**

(1)敷料和绷带消毒:染有大量液滴态毒剂的敷料和绷带应尽早销毁。染毒不严重的,可用2%碳酸钠水溶液煮沸30～60min,然后洗涤、晾干。消毒后的敷料不能直接用于伤口,只能作辅助材料应用。

(2)外科及金属器械消毒:用浸有有机溶剂(汽油、乙醇)的棉花或纱布仔细擦洗4～5次,再用1%～2%碳酸钠溶液煮沸5～10min。染有 V 类毒剂和糜烂性毒剂的器械还可用10%二氯胺的二氯乙烷溶液浸湿纱布仔细擦洗4～5次或浸泡10～15min,然后用乙醇擦净。染有 G 类毒剂的器械可用10%稀氨溶液擦洗4～5次。所有器械消毒后应用水或乙醇洗净,用布擦干、涂油,防止生锈。

(3)玻璃等制品消毒:玻璃、瓷器、搪瓷、硬质塑料等日常用器材的消毒,可按外科器械和其

他金属器材的消毒方法处理。也可用漂白粉浆或三合二悬浮液浸泡 4～6h。沾染有 G 类毒剂和路易氏剂的器材,可用 10％氢氧化钠溶液浸泡 1～2h。沾染 V 类毒剂的器材,也可用 10％二氯异三聚氰酸钠的水溶液或三合二稀硝酸水溶液(三合二∶水∶浓硝酸＝1∶9∶1)浸泡 1～2h。消毒后均须用水洗净。

(4)橡皮制品消毒:手套、橡皮球、热水袋等橡胶制品可置于 1％～2％碳酸钠溶液,煮沸 1h。胶粘毒剂沾染时应将毒剂刮去后煮沸 2～3h,再用三合二的悬浮液擦拭几次,水洗晾干。硬质橡皮制品用漂白粉浆浸泡 4～6h 后,用水洗净。

(5)木制品消毒:在污染处涂漂白粉浆或三合二悬浮液 2～3 次,间隔时间为 10～20 min,然后用水洗净。沾染 V 类毒剂或糜烂性毒剂时,还可用 10％二氯胺的二氯乙烷溶液擦洗 2～3 次。沾染 G 类毒剂、路易氏剂时,可用 10％氢氧化钠溶液擦洗 2～3 次。

(6)担架消毒:污染面积小而轻微时可用皮肤消毒剂、漂白粉浆或三合二悬浮液消毒;污染面积较大或严重污染时,将其拆卸后分别按布类、金属、木制品的消毒方法处理。

3. 个人防护器材消毒 防护面具、防毒服、防毒围裙、防毒手套、靴套等个人防护器材,当被蒸气态毒剂污染时,将其放在室外晾晒数小时则可消毒。液滴态毒剂污染时,则用 1∶5 的漂白粉浆、1∶8 的三合二悬液或 1∶10 的次氯酸钙水溶液擦拭消毒。当大量毒剂液滴染毒时,可通过喷洒上述消毒药消毒,数分钟后用水冲洗。防护器材(除面具外)沾染 G 类毒剂时,可在 90～100℃热肥皂水内浸泡 1h,也能达到消毒目的。

4. 帆布帐篷消毒 若染毒面积不大,可用漂白粉浆或皮肤消毒液擦拭消毒。G 类毒剂可用 10％稀氨溶液消毒;芥子气可用 5％～10％一氯胺溶液消毒;V 类毒剂和糜烂性毒剂也可用 10％二氯胺的二氯乙烷溶液消毒。若污染面积较大,应采用喷洒的方法进行消毒,消毒液的用量标准为 1 L/m²,最好喷 2 次,然后晾晒。

5. 卫生车辆消毒 在遭受化学袭击或通过染毒区域后,车辆应立即进行洗消。迅速洗消有助于防止毒剂的扩散和渗透。情况允许的话也可以用自然消毒法消毒。

对大型车辆消毒,可采用化学法、冲洗法和热气流蒸发法。对光学仪器和电子仪器洗消时,不能采用有腐蚀性的消毒剂,车辆内部的许多仪器仪表对大多数消毒药的腐蚀作用也很敏感。可使用溶剂、洗涤剂或热空气法洗消。大型车辆的洗消需要用专用洗消车辆来完成。我军的燃气射流车对大型武器装备和车辆具有很强的洗消能力,对一辆坦克的洗消仅需 3min 就可以完成。常使用的消毒药有次氯酸盐、氯胺和碱性物质。10％二氯胺的二氯乙烷溶液可用于对染有 HD、VX 等毒剂的武器装备进行消毒。该消毒液对油漆层和木质的渗透能力较强,有纵深消毒作用。含 2％ NaOH、5％羟乙胺的水溶液可用于对染有 G 类毒剂的武器装备消毒。羟乙胺有保持水分、减轻金属腐蚀的作用,加入稀氨溶液能降低碱性消毒药的凝固点,利于冬季使用。

(三)染毒水和食物消毒

1. 污染水消毒 多数的化学战剂都能使水长期染毒。水源需经检定后,方可判断是否染毒,以及所染毒剂的种类和染毒程度,并确定合适的消毒方法。染毒水的消毒工作既繁重,又需要一定量的化学药品和器材,因此,只有在未染毒水源不能保证最低限度需要,又无法把清洁水运到污染地区时,才进行染毒水的消毒。战时可能发生的化学战剂污染水平和战时饮用水卫生标准见表 12-15。水消毒净化技术必须满足这一指标要求。

地表水的净化消毒多采用氯化消毒法,即向水中投放含有效氯的消毒药,如次氯酸钙、氯胺等使水中有效氯浓度为 1.0～4.0mg/L,消毒 30min,能杀灭水中普通细菌、病毒的污染。对于化学战剂污染则须用超氯化法消毒。超氯化法消毒与活性炭吸附结合起来是比较有效的技术途径,活性炭吸附能除掉部分毒剂、毒剂分解物和部分剩余氯,有利于提高水质。具体方法分氯化-混凝-过滤 3 个步骤:向水中加入次氯酸钙或漂粉精,使水中有效氯为 200mg/L(如三合二 0.36g/L),搅拌反应 15min,然后加入粉状药用炭,用量为 1g/L,搅拌 5min,然后经混凝过滤,除去浊度。这样可有效地对含磷毒剂和糜烂性毒剂消毒,使消毒后的水能达到饮用水的标准。混凝剂可采用硫酸铝(20mg/L)或硫酸亚铁(200mg/L),同时加入硅藻土或藻酸可以提高混凝效果。消毒后的水能达到饮用标准。我军"小型野外水净化器"就是利用了上述技术。

表 12-15 战时饮用水卫生标准和可能污染水平

化学战剂	限量值(mg/L) (人饮用 2L/d×1d)	限量值(mg/L) (人饮用 2L/d×3d)	战时可能污染水平 (mg/L)
沙林	0.20	0.07	10
梭曼	0.07	0.03	10
维埃克斯	0.03	0.01	10
芥子气	1.50	0.60	20
路易氏气	2.00	0.6	—
毕兹	0.03	0.01	10

氰类毒剂染毒水,直接加 NaOH 溶液调 pH 至 9,然后加入适量漂白粉和明矾,搅拌、静置。沉淀、澄清后取样检查,只有余氯而无氰化氰时,即可倾入布-木炭滤水器过滤。

BZ 染毒水较难消除,以上各法均不彻底,难达饮用标准,故 BZ 染毒水可先加压蒸馏,再经颗粒活性炭或离子交换树脂层吸附即可。

目前,反渗透技术已在饮用水的消毒净化领域中得到应用。其特点是高效节能,分离范围广,可分离有机物、无机物、离子、细菌病毒等,对水中核生化战剂污染均可滤掉,并可将海水、苦咸水淡化为饮用水甚至医疗用除菌水,是第三代水消毒净化技术。美军、英军已在 20 世纪 70 年代开始试装备了部队,在马岛战争和海湾战争中都使用了这种装备。

2. 污染食物消毒 各种食物与毒剂的液滴、蒸气、气溶胶或烟雾接触时,都可造成染毒。食入轻度染毒食物会引起胃肠道刺激症状,食入重度染毒食物可引起中毒甚至死亡。发现食物染毒后,应迅速仔细检查,将严重污染的部分去掉,以防蔓延,减少损失。

食物染毒后,应根据毒剂种类,毒剂物理状态和染毒的密度、浓度、接触时间,食物性质,包装材料及气候条件等因素确定如何处理染毒食物。①神经性毒剂、糜烂性毒剂和含砷毒剂均可造成食物染毒,且危害严重。光气、氢氰酸和刺激性毒剂在野外很难达到污染食物的浓度。②蒸气态、雾态和烟态的毒剂主要使食物的表层污染,污染程度一般不很严重;液滴态毒剂通常可使食物表层污染甚至深达数厘米,对颗粒状食物(大米、食物、糖、盐等)比非颗粒状食物渗透得更深。严重污染部分不能食用。③神经性毒剂和糜烂性毒剂除能严重污染油、脂肪、肉类等含脂量高的食物外,也可污染蔬菜、瓜果、糖、盐、面粉、大米、谷物、豆类、干菜等。路易氏剂能使蛋白质凝固,它在高蛋白食物内扩散的深度比其他毒剂浅。在蔬菜、瓜果等含水分多的食物中,有些毒剂会逐渐水解,其中部分水解产物仍有潜在的毒性。④不同的包装材料对毒剂的防护效果不同。其中以密封的金属和玻璃容器为最好,密闭的木桶、草泥覆盖的容器和过蜡硬纸箱也较好,木板、纸箱、聚氟乙烯、聚乙烯、聚丙烯、聚酯、尼龙、蜡纸、玻璃纸等次之,单层纺织品如麻袋、布袋,帆布袋和纸袋等的防护作用最差。储存食物和粮食的仓库应是密闭的,露天堆放和运输中的食物和粮食须用防护性能好的帆布严密覆盖。

处理方法应根据当时的补给情况、消毒条件及染毒食物的数量等而定。有的应销毁、掩埋,有的要消毒、回收。处理染毒食物时必须注意防护,以免人员中毒。经过消毒回收的食物,应在检验证明无害并经充分煮熟后方可食用。

(1)粮食、糖、盐等受蒸气态毒剂污染时,晾晒 48h;蔬菜、瓜果染毒时,充分水洗或晾晒48h。肉类、鱼类染毒时,除去表层 1~3 cm,用温水或 2% 碳酸氢钠溶液洗后再水洗。食用时应煮沸 30min 以上。有包装的食物染毒时,应连同包装晾晒 48h。

(2)少量食物受液滴态毒剂染毒时应掩埋或销毁。大量食物染毒时必须彻底除去表面污染部分,未染毒部分经处理、检验、煮熟后,仍可食用。

(3)粮食、糖、盐染毒时,除去污染层(5~10cm),其余部分晾晒 48h。带有麻袋、布袋包装时,使污染面向上,割开袋子,仔细除去污染层。蔬菜、瓜果染毒时,除去污染层,其余部分水洗、晾晒。肉类、鱼类染毒时,除去污染层,其余部分用温水或 2% 碳酸氢钠溶液洗后水洗。固体的脂肪或动物油染毒时,切去污染层(10~15cm),再加热处理。液体的植物油染毒时,热处理后供工业用。

(4)金属罐或瓶装食物,外包装经仔细消毒后即可食用。其他包装的食物染毒时,先将包装用漂白粉浆或三合二悬浮液仔细消毒,然后拆除包装,如包装内的食物未污染,换以清洁包装;如毒剂进入包装,则将污染部分除去,其余部分通风处理,经检定无毒后,再换以清洁包装。

(5)固态毒烟(如刺激性毒剂等)使无包装的食物染毒时,可除去表面污染层(1~2cm),其余部分需经通风或水洗处理。

(四)辖区染毒地面和道路洗消

地面和道路受毒剂污染后,一般由防化部队负责洗消。但在医疗单位驻地有时由本单位负责洗消。在查清毒剂类型、持久性以及污染特点后应尽快做出以下判断:如经洗消后仍不能开展工作,应放弃对其消毒,易地扎营;如经洗消后仍可执行医疗救护任务,则应立即组织人员进行洗消;如有必要还应同时对伤员、工作人员和各种物资采取消毒措施。对需立即进行外科手术的伤员先撤离污染区再做处理。

持久性毒剂在使用中大部分落在地面,造成地面染毒。毒剂在土壤层的活动特点及其过程:毒剂在土壤颗粒间的渗透扩散、土壤中黏土成分对毒剂的吸附,以及分散了的毒剂在自然条件下的水解、蒸发、消失。医疗单位内及附近地面和道路沾染持久性毒剂的液滴时,通常采用化学法、铲除法和掩盖法等。

1. 化学法 对硬质地面可用漂白粉浆、三合二悬浮液或 10% 次氯酸钙水溶液消毒,用量为 V 类毒剂为 $2L/m^2$,G 类毒剂为 $1.5L/m^2$,芥子气或路易氏剂为 $1L/m^2$。G 类毒剂污染地面也可用 10% 氢氧化钠溶液消毒,用量为 $1.5L/m^2$。消毒面积较大时可利用喷洒水车、消防车等。消毒面积较小时可利用消防水泵、喷洒农药的器械等就便器材,也可用扫帚、刷子等布洒消毒液。气温<5℃时,漂白粉浆和三合二悬浮液会逐渐变稠,生成针状结晶,气温愈低愈严

重,甚至变成糊状而无法使用。通常的解决办法是改变调制比例,适当降低消毒剂的用量,或加入适量的防冻剂,如氯化钙、氯化镁或氯化钠等。冬季对芥子气的消毒比较困难,因此必须加大消毒药的用量。毒剂弹坑附近消毒时,消毒液的用量应增加,在弹坑内最好洒上消毒药并用土掩埋。地面植物层高度在 10～50cm 时,消毒液用量应增加 50%。地面消毒后,当车辆或人员通过时,有可能使渗入土壤深处的毒剂被翻到地面上来,特别是 V 类毒剂,要注意检查和及时补充消毒。用化学法消毒时,一般应在消毒 10min 以后人员才能进入消毒地区。

2. 铲除法　是用各种铲土工具将地面的染毒层铲除掉。此法适宜对土质较软的地面或雪层消毒,通常用于开辟通路。如用铲土机械,铲除深度≥20cm,如用铁锹手工作业,铲除深度应在 3 cm 以上。铲除时,应从上风方向开始。

3. 掩盖法　是用各种未染毒的材料将染毒地面盖起来。此法适宜对坚硬、平坦的道路消毒,或在低植物层的地面上开辟通路。用作掩盖的材料要因地制宜,如木板、树枝、稻草、炉渣、土、锯末等,掩盖厚度为木板 2～4cm、树枝 8cm、稻草 12cm、炉渣 6cm、土 8cm、锯末 8cm。

(左国民　齐丽红　邹仲敏)

第 13 章
防化医学救援队建设

第一节 概 述

防化医学救援是指突然发生化学袭击或事故时,防化医学救援力量受命紧急出动,运用医学技术与装备,对事发现场进行紧急处置和对伤病员进行紧急救治和后送,并实施部分专科治疗的应急保障行动。

防化应急医学救援队(chemical incident rescue team,CIRT)是在化学突发事故及化学袭击情况下,可以随时机动并担负应急医学救援的队伍,是"三防"医学救援队伍的组成部分,是机动卫勤力量的一种。防化应急医学救援队是在现行体制下,不增加建制单位和编制员额,不影响其他日常工作的情况下,采取在特定单位预编和预任型的临时性、机动性组织。由于核化生突发事件的医学救援有相通之处,所以防原、防化和防生医学救援队常常汇编组建和同时行动,合称"三防"医学救援队(NBC rescue team)。国际上通常使用的 CBRN(chemical,biological,radiological and nuclear)救援队就是针对化学、生物、放射和核事件建立的救援队伍。当处置化学突发事件时,则行使防化医学救援队的职能。防化医学救援队的预编单位一般是战时承担二、三级救治任务的后方医院、专科医院以及疾病预防控制中心,而在化学事故危机时防化医学救援队却往往以一级救治任务为起点。

防化医学救援队所承担的事故现场医学处置有以下 3 个特点:一是以院外救治为主,即实施医学救援的地点是化学袭击或事故发生或邻近地域,实施医学救援的组织需要携带必要的医疗器械、药材等,在最短时间内到达事发地域实施救援;二是救援的专业性和综合性,专业性包括特殊的化学损伤,综合性体现在包括医疗、防疫、心理等各专业;三是多针对群体性伤病员,突发化学袭击或事故时常常出现批量伤病员,现场的分类处置非常重要。

一、任务与建设目标

军队"三防"医学救援队是 2006 年抽组成立的,是一支新型的特种救援力量。根据《军队"三防"医学救援队建设标准》,军队"三防"医学救援力量主要担负平、战时核生化袭击或核化生突发事件的医学救援保障任务,通常作为国家、军队特种医学应急救援第一梯队使用。中央军委直接掌握的防化医学救援力量主要承担战略应急机动卫勤支援保障任务,军兵种、战区防

440

化医学救援力量,则主要担负本军种或本战区机动或伴随卫勤保障任务。平时主要负责化学事故或化学恐怖袭击的现场医学救援任务,包括搜救伤员、现场分区和标识、现场侦检和采样、现场洗消、现场检伤分类、早期治疗与后送、个人防护与指导公众防护等。

防化医学救援队的建设内容主要包括组织建设、预案制度建设和专业技术建设,要努力实现力量结构合理、业务技术精湛、药材储备齐全、骨干装备精良、制度设施配套,能有效遂行化学突发事件应急救援任务的总体目标,有高水平的应急响应、机动部署、专业处置和环境适应能力。

1. 队伍编组合理　适应化学突发事件应急医学救援合分展开形式需要;有灵活的编组方案,可模块化组合;队员技术适应面宽,一专多能,满足不同编组救援的技术需求;有自我保障能力。

2. 业务技术精湛　队员技术培训和卫勤训练扎实有效,全体队员技术精湛、素质过硬。

3. 药材储备齐全　按标准储备药材,物资管理到位,达到品种齐、数量足、质量好的标准。

4. 技术装备精良　按标准配发各类装备,装备维修保养到位,保持性能良好。其中各类骨干装备性能优越,质量过硬,便于携带,环境适应性强。

5. 应急设施完善　应急值班室、卫勤指挥室、应急资料室和应急物资器材库等基础设施完善,配套设施齐全。

6. 制度机制健全　制度和预案齐全,内容翔实,对行为规范要求明确,行动指导性文件可操作性强,各种监督落实措施到位;联合行动机制完善,协同事项对接落实。

二、建设原则

防化医学救援队的建设必须坚持统筹兼顾、突出重点、系统配套、军民共建的原则,不断提高遂行非战争军事行动卫勤保障与医学救援的能力。

1. 平战结合,统筹兼顾　在防化医学救援队建设中,必须正确处理战时核心保障能力建设与平时应急保障能力建设,日常性保障与应急准备的关系。应以提高战时卫勤保障能力建设为核心,不断增强遂行和平时期突发化学恐怖或事故医学救援的能力,并通过上述实践,持续增强平战时卫勤保障能力。

2. 防救结合,突出重点　根据化学损伤的规律和救治的时限要求,必须以遂行现场处置的防化医学救援队建设为重点;根据防化医学救援队人员、装备和技术的要求,必须以疾病预防控制体系建设为重点;根据信息化在应急响应和处置中所发挥的作用,必须以应急系统信息化建设为重点。

3. 备战结合,系统配套　防化医学救援队的建设要达到不经临战训练、不经补充装备、不经临时计划就可以应急出动执行任务的目标。这就要求以应急处置需求为牵引,进行全面系统的配套建设,不仅要在专业技术和机动卫生装备上配套建设,而且要在运输工具、通信能力、生活保障条件上进行配套建设,在法规制度、预案体系、培养和训练等方面进行配套建设。

4. 军民结合,提升质量　在发生重大化学袭击或事故情况下,军队和地方卫生机构都有救死扶伤的责任和义务。鉴于军队一部分应急卫勤力量已经纳入国家、地方应急体系,并担负重大突发事件先期处置任务,国家也为此投入大量资金。因此,应抓住契机,建好军队防化医学救援队,提高队伍建设和完成任务的质量。

三、能力构成

防化医学救援队的能力构成大体包括组织指挥能力、应急反应能力、技术保障能力、应急机动与环境适应能力、药材装备保障能力、联合救援能力 6 个方面。

(一)组织指挥能力

即防化医学救援队指挥员对救援队各项工作实施有效的组织领导能力,包括制度建设能力、信息通信能力、指挥人员素质等要素。积极高效的卫勤指挥,是救援队保障能力得以有效发挥的基本保证。

1. 制度建设能力　指防化医学救援队根据应急时卫勤保障的要求,合理分配和利用卫生资源,制订完善的卫勤保障计划、应急制度等的能力。各项规章制度的制定,是规范救援队伍医学应急建设的基本依据,而卫勤保障计划是救援队执行保障任务的行动指南。各救援队应根据单位隶属、保障任务、地区特点等,制定针对性强、特点突出、重点明确的制度。

2. 信息通信能力　指防化医学救援队需具备的通信联络手段。作为担负化学事故医学救援特殊任务的机动卫勤分队,为及时接受上级指示和了解相关救治机构的工作现状,时刻保持通信通畅具有重要意义。防化医学救援队应始终保持设备状态良好,与指挥机关通信畅通,其拥有的通信器材应多样化,并保持各自独立,可相互替代。

3. 指挥人员素质　指挥人员素质包括其专业背景、理论掌握、实践经验、应变能力等。防化医学救援队的指挥人员应该具有专业技术背景,熟悉卫勤指挥理论,最好是具有防化医学救援实践经验或曾参与重大化学救援演习活动的经历。

(二)应急响应能力

突发化学事故的应急响应是指在获知发生或可能发生化学事故后所采取的紧急筹划和应对行动。防化医学救援队的应急反应能力表现在从常态向应急状态的转换以及应急响应的行动效能。

防化医学救援队应备有多种应对预案,具备完善的应急响应机制,可紧急启动应急指挥系统,迅速实现平转应急管理状态,快速调集和动员救援力量;及时正确研判情况,快速形成行动计划,并根据现场处置的实际需求,快速组合和调整人员、装备与物资等;在规定时限集结完毕,全员、全装、全要素出动,并在现场迅速展开有效救援行动。

不同战略、战役、战术背景,不同的作战地域,医学救援保障模式、力量配置方式、配置地域、组织实施等方面也有差异,需要相应的能力建设。

(三)技术保障能力

技术保障能力指防化医学救援队对化学伤员的侦检、洗消、防护、诊断、现场急救、早期治疗以及化学特种伤救治与指导的能力。良好的技术保障能力是救援队应具有的基本能力,是防化医学救援队的立队之本。

1. 卫生防护能力　指防化医学救援队在执行卫勤保障任务时,对伤员及自身人员进行有效防护和洗消,对污染物统一处置以保证安全的能力。对自身及对伤员的卫生防护能力是救援队展开救援工作的一个基本前提。作为执行保障任务的救援队员,首先必须确保自身的生命安全和身体健康,才有可能对伤员予以适当的医学处理和救治。

2.　**救治能力**　是指防化医学救援队对化学伤员进行现场抢救、紧急救治、早期治疗和专科治疗的能力。防化医学救援队担负着化学伤员的救治任务,不仅参与现场抢救、紧急救治工作,而且往往担负着对其他医疗机构的救治指导工作,因此应具备一定的专家指导能力,调动和利用现场医疗资源,最大限度地挽救伤病员。

3.　**分类后送能力**　指防化医学救援队对伤员采取快速检伤、分类、救治和采用多种运输工具将伤员后送到后方专科治疗机构的能力。救援队在现场抢救完成后,应尽快将伤员后送至相应救治机构进行早期或专科治疗,并在后送过程中保持治疗的连续性和继承性,最大限度地降低伤病员的死亡率和伤残率。因此,救援队员应熟练掌握检伤分类、熟悉后送指征和伤票填写,并需要配备和使用性能良好的运输工具,以实现后送的及时、迅速和安全。

(四)应急机动与环境适应能力

应急机动能力包括快速装、卸载和快速机动运输等,是救援队伍综合能力的重要组成部分。化学损伤伤情特殊,诊断救治需争分夺秒,救援队越早到达现场展开救治,伤员抢救的成功率就越高。只有具备快速机动能力才能适应应急救援需要。

环境适应能力是指防化医学救援队在特殊自然环境条件下的适应和生存能力。主要包括应变能力和野外生存能力。化学突发事件可能发生在任何地点,包括海上、高原或酷热、严寒地区,救援力量所面临的应急环境可能是复杂的、恶劣的,在能源、环境温度、道路等方面对装备提出了更高的要求。装备的环境适应性是救援队环境适应能力的一个重要方面。

(五)药材装备保障能力

药材装备保障能力是指防化医学救援队在执行任务时,对所需的卫生装备、药材及生活物资的计划、领取、供应、使用符合保障实际需要的能力。具体包括常规物资保障能力、特需药材保障能力、特需装备保障能力。

1.　**特需药材保障能力**　指针对化学特种伤救治的特需药材的保障能力。化学突发事件应急医学救援队处理的伤员伤情特殊,必须具备如神经性毒剂中毒救治需要的碘解磷定、氯解磷定,全身中毒性毒剂中毒救治需要的亚硝酸类、4-DMAP、硫代硫酸钠和钴类化合物等。

2.　**特需装备保障能力**　指针对化学伤员的救治,用于现场侦检、诊断伤情、救治特种伤员需要的特种装备,也包括救援队员自身防护用品,如防护服、防护面具等。做好特需装备保障是防化医学救援队顺利完成化学特种伤救护任务的必备条件。如果保障不力,无法准确诊断特种伤员的伤情或不能很好地进行自身防护,不仅会极大影响防化医学救援队的救治能力,而且可能对救援队员的生命安全造成严重威胁。重要的消耗性单兵防护装备,如滤毒罐,应有一定的备用数量。

(六)联合救援能力

联合救援能力是指在化学事故救援中恰当处理不同组织机构在应急行动中各种关系的能力,表现在救援过程中及时沟通协调,实现联合协作。联合救援能力的形成,要求指挥人员和队员都应当培养主动协同、相互尊重、相互支援的意识和工作能力。经常组织和参加由不同系统、部门参与的联合演练,熟悉不同专业、不同部门的特点、工作方式和习惯,建立相互了解、能力互补、协调一致的工作关系,只有这样才能在应急时发挥协同作战效能。

第二节　防化医学救援队的成员与编组

根据医学救援任务的需要,救援队应主要以防化、防化医学、专科医疗卫生等专业技术人员,卫勤保障人员如通信、担架队员等组成。救援队伍人员数量可根据任务的大小和需求进行相应调整,一般分为指挥组、侦检组、抢救组、分类组、洗消组、救治组和后送组等。在天津大爆炸事故中某野战医疗队的 40 人中,指挥协调 6 人,医师 12 人(骨科、普外科、烧伤科、急救科、麻醉科各 2 人,重症科、影像科各 1 人),护士 10 人,药剂 1 人,检验 1 人,后勤保障 10 人。救援队的装备主要有侦检器材、洗消器材、防护器材、急救药品与器材、危害评估系统软件、气象监测器材、通信器材、车辆等运输工具。

一、人员组成

防化医学救援队伍一般采取"预编""寓于"形式,从不同单位抽组而成,组成人员一般包括指挥人员、专业技术人员及后勤保障人员 3 类。防化医学救援队员应当选配政治、业务和身心素质优良的人员。45～50 岁以下人员不应低于 85%,卫生技术人员应占总人数的 80% 以上,专业结构配套合理,中、高级专业技术职务人员不少于编配卫生技术人员总数的 50%;关键岗位安排要有替补队员。防化医学救援队的组织规模应具备弹性和灵活性,可视具体任务进行适当调整,即可以根据任务和环境的不确定性程度,采取不同的方式设置防化医学救援队的组织结构。救援力量的专业人员主要涉及防化、防化医学、药理学、分析化学、外科学、急诊医学、灾害医学等。我军的防化医学救援力量是"三防"医学救援(大)队,由军队 CDC、医疗机构和部队卫生机构等组成。

1. 指挥人员(commander staffs)　指挥人员应在卫勤管理和医学的结合点上,负责应急救援的指挥。指挥人员应确定救援涉及的业务、政治、后勤各部门在应急响应时的负责人员、参加人员,细化职责分工,组织好医疗救护、警戒疏散、侦检洗消、通信联络、后勤保障、联络协调等项工作。

指挥人员需要有很强的组织领导能力、应急时刻的快速协调和沟通能力、分析判断情况能力,一旦突发事件发生,能迅速做出正确应对,站在全局的高度进行谋划和运作医学救援保障;准确把握救援各个行动时节的重点问题,分清保障的急缓主次,做到先急后缓,先主后次,随机应变,快速决策,果断决策。总之,一个有相应专业技术背景,熟悉卫勤指挥理论,具有防化医学救援实践经验或曾参与重大防化救援演习的指挥人员团队,是建设高水平防化医学救援队的关键因素。

根据职能需求,指挥人员应掌握卫勤应急管理、非战争军事行动医疗救援等相关知识;了解本级卫勤应急响应的级别及对应的突发事件的类型、规模,熟悉卫勤应急响应的一般程序、各阶段的主要工作及应注意的基本事项;掌握卫勤应急指挥的基本技能;掌握化学突发事件医学救援的特点及对应急医学救援队组织、技术、药材装备的特异性需求;能制订不同突发事件医学救援方案,明确针对性的策略和措施,合理区分和使用卫勤力量、反馈卫勤保障信息等。

2. 专业技术人员(professional staffs) 专业技术人员应同时包括卫生防护和临床医学两大类专业技术人员,一般由疾病预防控制专业人员(我军的 CDC 人员)和临床专业人员混编而成。疾病预防控制专业人员平时从事的工作与化学突发事件应急医学救援有一定的联系。比如,从事医学防护和卫生监督的人员掌握环境、饮食中有害化学因子对人体的危害和预防知识,熟悉本地区主要的化学品和化工单位;从事消杀和有害生物媒介控制的人员的日常工作与"三防"洗消工作存在专业方面的联系等。因此,疾病预防控制专业人员参加化学突发事件现场医学救援有其特定优势,比较适合承担救援过程中的侦检、洗消等工作。同时,由于疾病预防控制专业人员临床医学的教育背景和医疗实践经验有限,这就需要有临床专业的人员参与。这些人员大部分应来自医疗卫生单位的急诊科、普通外科、神经外科、呼吸内科、骨科、心胸外科、烧伤科及 ICU 病房等专业科室,应熟练掌握心肺复苏、止血、通气、包扎、固定、搬运等现场急救技术,承担染毒区的现场抢救和脱离毒区后的分类救治。另外,还要根据化学突发事件应急医学救援队的编制和规模,适当配备影像、心电图、检验、麻醉、药剂、消毒供应等相应的专业人员。

专业技术人员必须具有对化学伤员的侦检、洗消、防护、诊断、现场抢救、紧急救治、早期治疗及救援指导的能力。同时,为适应现场救援力量灵活配置的需求,救援队员还应做到一专多能。化学事件损伤的伤病类型多样,而且经常出现复合伤,因此防化医学救援队既要完成化学特殊伤病的救治,又要具备其他普通伤病的救治能力。现场救援队员不但要完成各种人群的现场抢救、早期治疗及部分专科治疗,而且要熟悉掌握和运用现代化的救援理念、科学的救援流程、专业的救援技能,具有自我防护和心理疏导能力。另外,救援队员应具有很强的工作能力和责任心,有面对危险的意识和准备,在接到预警和上级的指令后,能迅即赶赴事发现场投入救援工作;有互助合作精神,有较强的应变能力,以确保情况出现变化时能够及时处置。因此,救援队员的素质必须是过硬的,能力是多方面的。

3. 后勤保障人员(logistical staffs) 后勤保障人员负责驾驶、饮食、生活物资、通用物资保障与管理及警戒保卫工作。后勤保障有时也可能成为制约应急救援成败的关键因素,因此应高度重视后勤保障人员的选配和训练,比如要特别注意培养和配备一专多能的装备维修技师,他们在应急时能对各种装备进行常规保养和一般性故障的技术保障,在危机时刻往往能发挥不可替代的作用。后勤保障人员应业务水平高、身心素质好并具有很强的奉献精神。

二、分组

根据防化医学救援队职能,一般可将其编为指挥组、专家组、侦检组、抢救组、分类组、洗消组、后送组和保障组。

1. 指挥组 积极有效的卫勤指挥,是防化医学救援队应急能力得以发挥的组织保证。指挥组人员一般包括各抽组单位的领队,人员编制视救援队的规模而定。一般设队长 1 名,负责全队的指挥和协调;副队长 1~2 名,配合队长开展政工和业务工作;助理员若干名,负责日常队务工作;可任用"核生化医"专家参与指挥决策。指挥组是救援队的核心,担负着合理分配卫生资源、完善卫勤保障计划、完成卫勤保障方案实施的任务,具体包括平时的训练和管理工作,应急时的组织、指挥和协调工作。例如,接受并下达保障任务;分析判断事件种类及其事故严重程度;合理区分和使用医学救援力量,采取正确防护措施;组织协调伤病员现场处置与医疗救治;组织有关信息的采集与利用;监控事件与救援态势;负责对危险区人员的危害监督与管理;开展救援效果评估;反馈卫勤保障信息等。

2. 专家组　专家组一般由资深的从事防化医学、卫生防疫、临床医学、应急管理等工作的专家组成。该组可在平时以专家库的形式建立,登记专业特长和联系方式,以备随时调取和抽组。CDC负责指导疑似化学中毒伤员及化学中毒伤员的中毒诊断与救治,并对事件性质、可能产生危害、可能动用救援力量规模进行专家决策咨询。

3. 侦检组　侦检组人员一般由疾控专业人员担负,应挑选理论知识扎实和实践经验丰富的人员参加。侦检组工作的开展一般建立在防化分队检测结果基础上,或与防化分队协作进行,主要负责在临近事故区域上风向一定距离的地域实施环境毒物检测和采样,划定医疗展开地域;在洗消场后设立检测站,验证洗消效果;观察分析伤病员症状,搜集有助于判定事件性质的物品、资料,提供事件性质的判断并指导特效抗毒治疗;根据侦检结果指导应急救援人员进行恰当的个人防护。侦检组成员应熟悉各种化学毒剂的特性和危害,掌握各种侦检设备的使用,了解各种化学损伤特效药的特点和用法。在现场处置的整个过程中,能胜任环境监测的任务,及时向指挥部汇报监测结果。

4. 抢救组　抢救组可包含现场抢救小组、分类救治小组和手术小组,应能完成各种人群的现场抢救、早期治疗及部分专科治疗。

现场抢救小组应由具有丰富急救经验且年富力强的医师、护士和担架队员组成。现场抢救小组需进行相应等级的个人防护,携带急救装备急进染毒区进行现场抢救,主要包括发现、营救、搬运伤病员快速脱离染毒区,要对生命受到威胁的伤病员进行紧急洗消、特效药使用以及进行包扎、止血、骨折临时固定、抗窒息、心肺复苏等抢救措施,抓住主要矛盾,权衡利弊综合处理,根据伤病员的救治需求合理选择需后送的伤病员。现场抢救小组应熟练掌握战伤急救技术和医学防护技术,熟悉化学损伤的特点和救治。担架队员应挑选身体健壮、军政素质优良的精干人员。

分类救治小组展开地域在洗消组之后的冷区(清洁区),即前方救护所内,主要负责对伤员的补充抗毒治疗和补充战伤急救,对危重伤员实施综合、对症治疗并指导适时后送。分类救治小组宜由临床单位具有丰富诊疗经验的医师和护士组成,分类救治小组成员的资历应高于现场抢救人员,以发挥专家指导作用。根据现场医学救援的实际需要,分类救治小组成员应随时准备进入染毒区履行现场抢救组的职能,以便相互协作和轮换,因此,分类救治小组应准备较高等级的个人防护装备。

手术小组展开地域与分类救治组紧邻,负责对危重伤员实施紧急手术抢救,如开放性气胸的封闭与缝合,气管切开,血管破裂的修补、吻合或结扎,开颅减压、清除血肿等。对疑有腹腔脏器破裂者施行剖腹探查,骨折整复、固定、牵引及内固定手术。

抢救组人员应根据医疗队编制和突发事件规模确定合理人数。

5. 分类组　分类组应该由高年资的医师和护士担任,有急诊、中毒救治、外科的临床经验。按照指挥组命令着相应防护装备,携带急救注射针及分类标识设立分类站。化学中毒损伤则按照出现的中毒症状和体征,将伤员分为立即治疗的危重伤员、延期治疗的中、重度伤员和简单治疗的轻伤员、期待治疗的濒死伤员。

6. 洗消组　防化医学救援队在执行卫勤保障任务时要对伤员、自身人员及受污染的衣物、器材等进行有效洗消,对污染物进行统一处置。洗消组展开地域位于热区(染毒区)和冷区

(清洁区)之间的温区或靠近温冷交界区(缓冲区)。洗消组还要负责收集并保存有调查价值的污染衣物、用品等,消毒处理无保存价值的污染物品。洗消组成员应了解化学污染的特性、危害,熟练掌握洗消装备和洗消药剂的使用,熟悉化学洗消的技术和程序,人员宜以疾病预防控制机构具有丰富消杀知识和技能的技术人员组成。洗消组的技术性强、工作量大,往往成为制约现场医学救援效率的瓶颈,因此现地展开后其他组的空余人员也应及时补充到洗消组,共同完成洗消任务。

7. 后送组 后送组是否独立于抢救组单设,应由事件的性质和救援队的规模而定。分类后送组应由临床具有丰富急救经验人员组成。其展开地域包括:①在洗消组之前的温、冷区交界进行洗消分类;②洗消之后的冷区(清洁区)进行救治分类,紧邻手术小组展开区域;③在后送前对从热区抢救出来并做初步处理的伤病员进行再次分类。上述 3 个环节均可直接后送或归队。

后送组应能按照迅速、准确、有序的原则组织伤病员分类,能够首先把需要紧急抢救的危重伤员和重伤员直接分出来,然后把轻伤员、普通病员、需进一步洗消的伤病员分出来,分别送往不同的后方医院进行救治;后送组应尽量做到保持治疗的连续性和继承性,最大限度地降低伤病员的死亡率和伤残率。对于化学损伤,在分类、救治和后送过程中,监测污染和控制污染扩散应贯穿始终。根据现场医学救援的实际需要,后送组成员也应具备随时能够进入染毒区履行现场抢救组的能力,因此,其军政素质应该比照现场抢救小组的标准。

8. 保障组 保障组负责驾驶、饮食、生活物资、通用物资保障与管理及警戒保卫工作,要求具有较强的机动能力、越野能力、生存能力和伴随保障能力。化学突发事件伤情特殊,诊断救治需争分夺秒,救援队应该具有很强的应急机动能力,能快速收拢、快速部署和快速转移,确保一声令下,紧急出动。因此,防化医学救援队应配备足够和性能良好的运载车辆,包括指挥车、越野车、载货卡车及卫生防疫车、"三防"救护车等专业技术车辆,实现对突发情况的快速有效应对。保障组除了负责保障医疗队内部及与上级的通信联络、野战条件下的后勤保障、队员的饮食保障等任务外,现地展开救援后,如有可能,保障组人员应该支援洗消组,以提高伤员通过速度。另外,保障组成员除了熟练掌握保障区域的地形路线外,还应熟悉化学突发事件救援时的分区和相应操作规则,熟练应用防护器材以实现有效的自身防护。

第三节 防化医学救援队的培训与演练

防化医学救援队的培训是基于建设和发展需要,为使队员学习和掌握与应急救援有关的知识和技能,并促使他们形成和保持良好精神状态和过硬救援能力的一种有计划的教学培养和训练活动。防化医学救援队的培训是救援力量建设的重要内容,是履行救援任务职责的必需的准备步骤。科学有效的培训活动,对于培养一支结构合理、专业齐全、业务精湛、反应迅速、作风过硬的防化医学救援队伍,具有重要的作用。

一、培训

(一)防化医学救援队的培训原则

防化医学救援培训活动应遵循以下 3 个基本原则。

1. 注重实践　应掌握适度理论学习与实践训练并重,强调以现场医学救援实际需要的知识和技能为导向来设计培训内容与培训方案,将培训中的实践活动贯穿始终。

2. 讲求针对性　应根据不同类型的事件、不同任务要求,根据救援队伍中不同成员职能作用,有针对性地设计相应培训方案,既有针对全体人员的医学应急基础知识培训,更要按需施教,分类培训,做到有的放矢。

3. 注重实效　应根据实际需要,在观念、体能、心理、应急管理和专业技能等各方面,精心设计教学科目,并采取灵活多样的培训方式,切实保障培训效果。

(二)防化医学救援人员的培训内容

1. 多学科知识与技能　防化医学救援面临的复杂环境和多样化任务,要求救援队人员的构成需要体现多学科结构,特别需要有军事医学、临床医学、检验医学、卫生勤务学等学科领域的专业人员;同时,队伍的多样化应用,也要求队员具有一专多能的特点。

2. 应急管理知识　处理化学袭击或事故造成的群体损伤,与临床医院日常性医疗工作不同,其任务紧迫和繁重,头绪很多。因此,救援队员尤其是指挥员,既要熟悉应急状态下的管理要求,又要熟悉针对事件救援的应急预案,分清轻重缓急,始终保持医学应对工作与救援总体目标之间的一致性。

3. 现场处置知识与技能　化学事故现场往往是情况不断变化着的复杂环境,既需要对危重伤病员进行紧急抢救,又要注意自身防护和控制污染散布,这与医院日常的临床救治有很大区别,因此救援队员应具有扎实的医疗救治能力,还需要具备根据现场具体环境拟定符合现实控制方案的能力,开展有效的现场处置工作。

4. 协调配合技能知识　防化医学救援是一项系统工程,涉及多个专业、多个部门和多种社会力量的参与,卫生防护和医疗救治仅仅是其中一部分,医学救援人员需要按照应急管理的要求,与其他各类应急人员协调配合,才能有效完成应急任务。因此,应了解各类人员的职责和任务,掌握与兄弟分队沟通协调及协同作战的知识和技能。

教育和培训是卫生系统应对 CBRN 紧急情况所做准备工作的关键,医学应急响应人员需要足够的知识和技能来处理 CBRN 事件对人类的影响,其应掌握的核心知识和技能是 CBRN 威胁的确认与应急反应(threat identification and emergency response,TIER)。一项涉及欧洲多国的研究结果显示,培训课程可以包括以下内容:CBRN 突发事件的危害识别和危险分析;CBRN 毒剂(物)对健康的影响;CBRN 突发事件的预案和医学应急的组织;医院的突发事件指挥系统;通信和信息管理;安全性、个人防护器材和伤员的洗消;CBRN 受害者的医疗处置;应对 CBRN 事件的必要资源和伤员增荷的应对能力;对响应者、受害者和亲属的心理支持;伦理考虑。

(三)防化医学救援队的培训管理

防化医学救援队的培训管理包括培训需求分析与培训计划制订、培训计划实施、培训成果转化以及培训效果评估等阶段。进行培训需求分析和制订培训计划时,应同时考虑防化医学救援队整体能力需求,以及队员个人的岗位胜任力需要,还应该考虑完成具体任务的需要;在培训计划实施阶段,要采取适当的步骤和方法,选择适当的培训形式,为培训工作提供良好的学习环境和条件,使受训人员尽快掌握相关知识、技能等;在培训成果转化阶段,要充分利用一些类似的现场救援、实战演习机会,使受训者将学到的知识、技能、方法等运用到实践中,使所学知识真正形成保障力和战斗力;在培训效果评估阶段,要通过一系列手段,评估培训活动是否达到预期目的,从而为培训效果的不断改善提供积极的反馈。现在军地已经建立了一些虚拟仿真训练系统,可以完成知识技能的学习、应用、评估等要求,能大大提高培训水平。

(四)防化医学救援队的培训科目

1. 通用培训科目

(1)思想、作风、纪律教育:防化医学救援队是在危机时冲锋在前的队伍,必须具有勇气、责任心和奉献精神。因此,救援队员的思想、作风、纪律教育非常重要。应着力加强使命任务教育,培养不怕牺牲的战斗精神、敢打善战的工作作风、常备不懈的思想观念,做到居安思危、闻令而行,实现招之即来、来之能战、战之能胜。

(2)体能训练:良好的体魄是保证救援队员完成艰巨任务的前提。通过科学规范和长期不懈的培训和锻炼,应使防化医学救援队员核心体能达到一定标准(表13-1),使救援队员在各种严酷条件下保持持续救援的能力。

表 13-1　队员体能训练可能开展的项目及参考达标成绩

序号	项目	标准	
		男	女
1	俯卧撑	50/2min	10/2min
2	仰卧起坐	50/3min	40/3min
3	举重	举起本身体重的80%	举起本身体重的60%
4	单下肢深蹲起立	6 次	3 次
5	爬竿(绳)	6m/20s	4m/20s
6	100m 负重(空气呼吸器)跑	18s	22s
7	立位体前屈	双拳同时触地,保持 2s	双掌同时触地,保持 2s
8	100m 跑	15s	17s
9	游泳	游 300m 或在水中保持 3min 不下沉	同男生
10	沿楼梯攀登 10 层楼	1min	1.5min

除此之外,还应进行爬山、球类项目及进行多功能体能综合训练器械的练习。

(3)心理培训:执行化学事故救援的队员要承受巨大的心理压力,无论对生理和心理都是一个极大的考验和挑战,救援人员很容易产生各种心理应激反应,进而对执行任务的心态和行为产生严重影响。这就要求队员既要有健壮、灵巧以及高度协调的身体,也需要优良的心理品质和素养。因此,应加强心理素质培训。包括心理教育课、个别咨询、心理行为训练等形式。培训内容包括应激反应常见表现、陪伴支持技术、心理疏导技术、个体自我心理调适基本方法等。

(4)队伍管理与应急机制培训:防化医学救援队是一个执行应急任务的整体,必须有一套完善的管理制度和应急机制,并通过教育和培训使之贯彻到每一个人。这些管理制度包括

①人员管理,内容包括预任人员的在位率、请销假、人员调配补充和通信联系的规定,确保遇有情况能迅速收拢人员;②装备管理制度,对装备管理的归口、责任、保管、清点和定期维修保养进行规定,始终保持装备的完好状态;③方案管理制度,保证方案的完整性、有效性,对定期修订、保管、保密和移交等进行规定;④技术车辆管理制度,规定技术车辆的保管、保养、负责人和动用程序等;⑤物资管理制度和储放原则,建立效期药材定期更换制度,以及物资补充、调整、更新和动用制度;⑥严格的值班制度,确保信息畅通,并能及时做出应急响应。预案培训,应急预案是针对可能的突发事件,在风险分析与评估的基础上,预先制订的应急计划与应急行动方案,应通过培训使救援队员正确理解预案内容,熟悉各类人员在突发事件应对中的岗位和责任。

2. 专业培训科目 对防化医学救援队的指挥人员、医疗技术人员和保障人员,实施专业培训时应联系各类人员的岗位和职责,有针对性地给予不同内容的培训。国家卫健委制定的《突发中毒事件卫生应急工作培训大纲》可作为参考,与防化医学救援密切相关的学科,比如《化学武器医学防护学》《卫生毒理学》等的相关内容,可作为基本的教学资料。另外,考虑到事故造成的复合伤处置和医学救援队伍的整体行动时所可能承担的任务,《野战外科学》和《卫生勤务学》的内容也应纳入相应的专业培训科目。化学武器袭击、突发化学事故和化学恐怖事件的处置有很多共性理论,培训中应注意举一反三。

(1)防化医学救援概述与相关理论:以突发化学事故处置培训为例,内容应包括突发化学事故的概念、特征与分级;卫生应急的法律框架和释义;救援的参与主体及其职责;医学救援工作的基本内容及处置程序;卫生应急信息报送内容和流程;不同类别事故的特征、处理要点以及与其他群体事件的鉴别要点等内容。导致事故的常见毒物类别、中毒人群和暴露人群的判定原则、中毒患者的诊断和治疗原则等。

(2)防化医学救援的基本方法:包括突发化学事故应急救援准备;风险分析;信息监测、报告和预警;毒物应急检测,包括样品的采集、运输和保存的方法,现场毒物快速检测与鉴定方法,实验室毒物检测结果分析等;人员防护与应对措施;现场紧急医疗救援,包括搜救、洗消、特效药应用和综合治疗技术等;事故风险沟通和心理危机干预基本知识;医学救援工作报告撰写及工作评估等。

(3)防化医学救援应急处置技能培训:包括现场个人防护培训,如防护装备原理、组成、适用范围和局限性,防护装备的选配、使用和维护方法,防护装备适合性检查方法,确定个人选用装备型号和有效性;样品的采集、保存和快速检测方法,包括正确的工作程序,合理的个人防护,污染源的确定,合理的样品采集容器,状态良好的检测仪器,规范的检测操作记录等;现场救援人员洗消和危重症伤患者的洗消,包括洗消装备的原理、结构、功能与使用,洗消中的人员分组与防护,洗消流程等;化学损伤及其复合伤的现场医疗救治技术等。

(五)防化医学救援队的培训方式

由于防化医学救援队成员皆为在职人员,平时都有各自的业务性工作,不宜采取长期性脱产培训。因此,培训形式可以根据各抽组单位的实际情况,采用短期集中培训形式,也可根据需要采取远程教学、网络自学、进修、考察和交流等形式。教学方法可采取课堂理论授课、专题讲座、案例分析、小组讨论、装备操作、虚拟仿真教学、模拟演练等相结合的方式。由于防化医学救援具有很强的理论性和实践性,因此在培训时要始终注意理论联系实际,紧密联系近年来防化医学救援的实践,采用灵活多样的培训方式,激发学员学习兴趣,增强培训效果。要充分发挥学员主观能动性,创造条件使学员参加到小组讨论、动手操作、训练模拟活动中,始终以学员为主体,引导他们在互动过程中增长知识、掌握技术、提高能力。

二、演练

防化医学救援演练是将应急人员置身于模拟的化学突发事件场景之中,并要求队员依据各自职责,按照真实事件发生时应履行的职能而采取行动的一种实践性活动。开展防化医学救援演练的主要目的是培训医学应急队伍和人员,同时检验应急预案、实施方案和操作规程,进而提升整个应急管理系统。防化医学救援演练专注于应急队伍所肩负的相关职能,即应急队伍在突发事件应急响应阶段或恢复阶段应该采取的行动,比如紧急调度、急救人员与装备配置、紧急出动、检伤分类、个人防护、现场急救、终末洗消、信息报告等。每次演练应根据应急工作需求和演练目的,有针对性地选择相关应急职能为内容开展演练活动。

防化医学救援演练根据组织形式和演练规模可分为讨论型演练和实战型演练两大类,其中讨论型演练包括主题研讨和桌面推演两种类型;实战型演练包括操练、功能性演练和全方位演练3种类型。训练中要坚持勤务、技术与装备训练有机结合,单兵人-装结合训练、合成训练与联合训练有机结合,采用基地训练、模拟训练和网络训练等组训形式,通过指-技结合、任务协同、综合保障的整体联动,形成以专业力量为主体、检测预警系统为纽带、骨干装备为支撑的一体化救援系统。

(一)讨论型演练

1. 主题研讨(topic discussion) 是在较低压力环境下进行的活动,常表现为相关人员聚集在一起进行讨论。主题研讨的目的是使参练人员熟悉预案和方案,了解这些预案和方案所确定的角色职责及与该角色相关的程序或装备,同时也可用来解决不同人员或小组的协调问题。

主题研讨可分为主题讲座和专题研讨两种形式。主题讲座往往是让参与者熟悉新制订或更新的预案、方案与政策等,较少进行交流和互动,例如为某个化学救援应急预案举办的培训班。专题研讨则需通过讨论产生一定的产出,比如草拟或完善一个新的预案、方案或政策文件,需要较多的交流、互动和集体讨论。主题研讨可采用多种方式,例如,主题演讲、专家讲座、集体讨论、小组讨论、幻灯放映、视频展示或计算机演示等。

2. 桌面推演(table top exercise,TTX) 桌面推演以建设性的讨论为基本形式。在非正式和压力较低的环境下,参练人员聚集在会议桌周围,针对模拟的化学突发事件发生场景讨论相关问题和程序。演练常以宣读简短的叙述性文稿开始,展现一个虚拟的突发事件场景,随后由参练人员讨论需采取哪些行动作为响应和应对。通过桌面推演,主要培训参练人员熟悉各自的角色、职责或程序,同时有助于参练人员基于现有的实施方案来尝试解决问题,并找出方案中需要完善的部分。总体来说,桌面推演主要解决"需要做什么、谁来做"的问题,即专注于参练人员基于各自的角色和职责如何去制订计划,组织实施和协调展开。桌面推演较少涉及"具体怎么做"的问题,涉及实施层面的具体操作主要通过操练的形式解决。

(二)实战型演练

1. 操练(operation or practice)　操练是对化学突发事件医学应急工作所涉及的各项技能的练习。例如,队伍响应的启用程序、应急队伍的人员集结、现场的侦检和采样、现场的急救和洗消等。操练包含真实的现场工作和装备使用,常用于测试应急相关的某项操作,练习和保持现有技能,也用于对新装备使用或新的操作规程进行培训。操练是对应急工作的有组织地培训,其特点是专注于整个应急管理体系中单一的、相对局限的部分。同时,操练在整个演练规划中的作用是实践和完善应急预案的部分内容,为更大规模的演练做好准备工作。

2. 功能性演练(functional drills)　功能性演练是针对应急管理系统整体表现的一种演练形式,其目的在于测试某个机构对一起模拟事件的整体响应能力。功能性演练主要依靠模拟人员通过电话、电台、电视、地图等传递事先编制好的化学突发事件发生和发展的有关信息,迫使参练人员做出实时的决定,按照应对真实事件的方式去开展行动。因此,功能性演练中参练人员所有的决定和行动都是有时限要求的,参练人员必须提供真实的响应和结果反馈。因此,虽然功能性演练不会动用真实的人员及运送装备到突发事件现场,但其最大限度地模拟突发事件,是一种几乎完全模拟仿真的互动型演练,参练人员面临的问题具有真实性,行动具有实时性,因此演练气氛是充满压力和紧张的。通过功能性演练,可以培训和检验某一机构在模拟事件的各个阶段,其决策、角色和职责、程序方面的协调性、完整性和相互配合情况。

3. 全方位演练(all-dimensional drills)　化学事故突发事件医学救援的全方位演练是通过大量动用应急人员、装备和资源,尽可能接近真实事件应对的一种实战型演练。全方位演练综合了功能性演练所具备的互动特点和操练所具备的现场元素,其特点包括:最大限度地模拟真实的突发事件发生的情况,对整个应急管理系统进行测试,对应急预案或方案的大部分应急职能进行测试和评估,协调几个机构或组织之间的工作并启用应急指挥中心,参加人员从最核心的管理和决策人员到突发事件现场的所有应急人员,演练场所包括应急指挥中心和突发事件现场。

全方位演练开始时,通过实际应急工作时的信息传递方式,将模拟发生的化学突发事件的信息传递给相应人员。负责现场工作的人员必须前往指定地点,在那里可以看到模拟的可视化的事件场景。从此刻开始,现场采取的行动就是对应急指挥中心提供的事件进展信息的针对性响应;参练人员所有的决定和行动都是实时的,并自其他参练人员处获得真实的响应和结果反馈;有模拟的"受害者";需要开展调查、采样或检测等现场工作;使用通信设备;调用各种装备;开展真实的资源和人力调配。因此,全方位演练是在模拟的真实事件和应对的高压力环境下,考验整个应急管理系统,测试和评估应急管理系统运转能力。通过全方位演练,可以检验和培训组织、机构和人员的总体协调性,可以真实地评价应急管理系统同时履行多项职能的能力,可以精确了解资源和人员能力现状,发现缺陷和不足。

三、培训与演练的评估

防化医学救援队的培训与演练都需要进行评估。培训的评估是通过对培训前后相关知识的掌握情况、培训满意度(包括培训内容、教学方式等)的测评,评估包括以下方式:①理论考试,开卷和闭卷相结合;②技术操作,现场考核基本技术与操作技能。演练评估是在全面分析演练观察记录等相关资料基础上,对比参演人员表现与演练目标要求,对演练活动及其组织过程做出客观评价,并编写演练评估报告的过程。通过对培训和演练进行评估,可以了解培训和演练是否达到预期目标、培训计划和应急预案的合理性与可操作性,客观评估应急指挥人员的指挥协调能力、参演人员的处置能力、演练所用设备装备的适用性等。科学规范的评估可以发现培训和演练过程中的问题,并将使之更加完善和富有成效。

总之,培训与演练是防化医学救援队建设的重要内容,是进行化学事故应急准备和形成实际现场医学应对能力的必要手段。重视和加强培训和演练,将有力促进队员的综合素质和业务能力,提高防化医学救援队伍整体行动能力。

第四节 防化医学救援队的物资装备建设

防化医学救援队的物资装备是指为应对突发化学事故而配备的各类设备、器械、药品、车辆等。物资装备是防化医学救援队员的武器,是高效实施化学突发事件医学救援,尽可能避免、减少人员伤亡和经济损失的必要条件,也是医疗卫生人员及其他救援人员自身健康和安全的根本保障。物资装备的配备状况,体现着防化医学救援队能力建设水平,物资装备水平的完善程度,体现了应急救援能力建设的全面性。因此,防化医学救援队的物资装备建设是应急能力建设的必要和重要的组成部分。

一、物资装备的配备原则

防化医学救援队的物资装备配备,应当结合单位自身情况,服从和服务于所承担的卫生应急任务需要。强化装备的自动化和信息化,提升核心装备体系水平。将医学救援纳入卫勤信息化系统的总体规划,实现与卫勤指挥系统、伤员卫星定位系统和电子伤票系统等的实时对接和信息互通,将实现实时辅助指挥决策能力。

1. 平突结合原则 根据国家和军队对各级各类应急队伍的要求,结合自身承担的应急任务的实际需要,在最大限度地利用日常已有医疗卫生资源的基础上,补充完善必要应急物资装备,既可改善、加强平时业务性工作条件,也确保化学突发事件现场医学救援的需要。

2. 最大保障原则 依据防化医学救援队承担的任务,立足于满足自我保障和可能的现场处置最大化需要,确定物资装备的品种和数量。

3. 系统配套原则 防化医学救援队的物资装备,要做到工作物资装备和保障物资装备相匹配,携行物资装备和运行物资装备有机结合,实现整体处置突发化学事故的能力。

4. 模块组配原则 根据化学事故应急救援的特点和需求,区分作业单元,实行各类物资装备的模块化组合,并尽可能做到箱囊化。

二、物资装备选配要点

1. 适应性 是指所选配的物资装备在规定的环境条件下和预定的寿命期内,保证规定功能效果的适应能力。主要包括:①任务适应性应满足不同突发事件救援任务的需要,使物资装备与任务需求相适应;②环境适应性应满足诸如温度、湿度、气压、电磁干扰等特殊环境条件下的使用,具有防腐、防潮、防冻等功能;③人员适应性应适合救援人员或伤员使用,符合人机工程要求等。

2. 机动性 是指物资装备的展开、撤收、转移和运输的方便程度。包括 3 个方面:①自行装备的伴随性,可展收迅速,应用方便,具有伴随保障能力;②非自行装备的可运输性,如医疗方舱等适合不同运输工具和陆、海、空运输条件,可吊运、吊装、整装整卸等;③物资装备及其外包装的集装性,即配套使用的物资装备通过一定的外包装实现集装化,以便于携行和运行,如各种医疗箱、卫生包等。

3. 通用性 指物资装备的研制、设计和选配要具有较高的通用程度。重视①平急通用:应急卫生装备与平时卫生装备通用,应急药品与平时临床用药通用,便于应急筹措和及时补充。②装备器械零部件的通用:尽量选用标准化的装备、器械及其零部件,便于生产、补充和维修。③模块化组合:即物资装备可以根据不同任务类型、规模和环境的需要,将物资装备以积木方式模块化组合使用,从而满足不同功能需要和形成不同规模的保障能力的需要。

4. 集成性 指物资装备在技术上和功能上的集约综合,以期达到最佳保障效果。①技术集成性:利用综合集成技术,在采用各单项成熟技术的基础上,通过集成创新,提高装备的综合技术性能。②物资装备自身的多功能性:如药物的广谱性能,装备的一物多用等。如目前已有集包扎、止血与固定功能于一身的多功能包扎固定器材,固定与运送相结合的伤员运送装备,心电监护、除颤、起搏结合为一体的急救装备,具有污染空气滤毒功能的呼吸机,具有药用炭吸附作用的急救包扎材料等。

三、物资装备的种类

防化医学救援队物资装备主要包括化学事故卫生应急救援物资装备和卫生应急救援保障装备两大类,前者由于化学事故医学救援的具体要求而具有特殊性,后者则是机动卫勤队伍建设的共同要求。

(一)化学事故卫生应急救援物资装备

主要包括现场检测、洗消、救治和防护等装备和各种药械。装备性能及使用可参阅本教材第 11 章。

1. 现场检测装备 是指防化医学救援队在救援活动前和救援过程中进行化学毒剂侦察、检测和检验的一系列装备,如检水检毒箱和野战化验箱,主要用于检测工作展开区域的污染、伤病员的污染及救援人员自身的污染,也包括对于水质、食品的污染物检验和探测。配备优良和完备的化学毒剂现场检测装备是明确事故性质,从而确定洗消方案、实施正确诊疗的基本条件。

除外常规的、简便的检测装备,国内外开发了毒剂检测车、探测机器人等。检测车中配备有防化医学检毒箱、离子迁移谱仪、有毒有害气体监测仪、车载 GC-MS 仪等,可完成包括气象、侦检、采样和现场实验室检测等在内的多种任务。探测机器人则是加载上述现场检测装备的无人驾驶车辆,可以在遥控操作的情况下深入危险区域实施侦察和检测。

2. 洗消装备和用品 洗消是医学防护的一项重要内容,它是防止或减轻中毒、恢复染毒物品使用价值、保障人员安全、继续执行任务所必须进行的一项紧急措施。在化学事故应急救援过程中,洗消是防化部门和卫生部门共同的任务,防化部门侧重于环境和装备,卫生部门侧重于人员尤其是伤员的洗消。常见的防化医学救援队洗消装备有背囊式消毒器和洗消帐篷。有条件的单位可以使用淋浴车。

防化医学救援队需要配备的洗消药品用具包括:无机次氯酸盐、有机氯类、敌腐特灵冲洗液、过氧化物类消毒药、军用毒剂消毒包、化学毒剂擦拭消毒手套、二巯丙醇软膏(眼膏)、化学毒剂反应性皮肤消毒液(RSDL)等。

3. 现场救治装备药材 现场救治装备一般包括急救、外科处置等医疗器械。急救器材主要包括心肺复苏、呼吸支持、抗休克等设备,如心肺复苏器(机)、气管插管及吸氧吸痰等器材、加压输液装置等;外伤处置主要救治危及生命或防止在后送途中出现严重问题的措施等,所需要的装备包括铲式担架、颈托与骨折固定、胸腹腔闭式引流、包扎止血等器材。

除上述通用急救装备外,防化医学救援队必须拥有和配备下列专用药材试剂:抗神经性毒剂自动注射针、抗氰自动注射针、85预防片、溴吡斯的明、阿托品、戊羟利定、碘解磷定、双复磷、地西泮、咪达唑仑、亚硝酸异戊酯、亚硝酸钠、硫代硫酸钠、抗氰胶囊、亚甲蓝、羟钴胺、硝普钠、复方7911注射液、EDTA二钴、糖皮质激素类、氨茶碱、沙丁胺醇、沙美特罗、N-乙酰半胱氨酸、维生素B_6、纳洛酮、抗烟剂、二甲硅油消泡气雾剂(消泡净)、解毕灵片、二巯丙磺酸钠(解砷灵)、二巯丙醇软膏、丁溴东莨菪碱等。

4. 防护装备 防护装备指用于人员或伤员卫生防护用的装备和器材,如防护服、伤员运送袋、防护帐篷等。按防护对象分类,可以将防护装备分为个体防护装备和集体防护装备。个体防护装备是个人使用的防毒面具、防护服、防护手套的总称;集体防护装备适合于救援机构和伤病员的集体防护,如集防帐篷、集防方舱、集防掩体等。在非战争时期,防化医学救援队所需配备的一般为个体防护装备,主要包括呼吸防护装备和皮肤防护装备等。

常用的呼吸防护器材分为过滤式(净化式)和隔绝式(供气式)两种类型。过滤式呼吸器只能在不缺氧的环境(即环境空气中氧的含量不低于18%)和低浓度毒物污染环境使用,不能用于在罐、槽等密闭狭小容器中作业人员的防护。防护服则分为隔绝式、透气式和选择性透气式3类,分别应用于不同毒物污染环境内作业的防护。

5. 网络与软件 化学毒物数据库、计算机辅助决策系统、指挥与管理系统、数字化数据传输系统。

(二)卫生应急救援保障装备

卫生应急救援保障装备是用于防化医学救援队执行任务期间日常生活保障的一系列装备的总称。主要包括野战机动装备、通信与办公装备、生活保障装备和个人生活用品等。

1. 野战机动装备 快速机动能力是完成应急医学救援任务的关键,在第一时间到达现场,才能提供最有价值的现场医学救援。因此,防化医学救援队应配备足够和性能良好的运载车辆,包括医学救援指挥车辆、专业技术保障车辆和人员装备运输车辆。包括指挥车、卫生防疫车、洗消车、救护车、野战X线车、野战手术车、旅行车、运输车、淋浴车、水罐车、炊事车或挂车、电站挂车等。根据远程投送、机动部署、军种混编的立体保障需求,发展装配海、空或两栖机动装备,以适应全疆域快速到达的救援要求。

2. 通信与办公装备 通信与办公装备主要供救援机构和人员在野外条件下通信联络、指挥决策和办理有关文书所用。建立卫星通信、手持机无线通信、区域无线网络、有线电话相结合的信息化指挥通信平台,确保指挥通信的实时、准确、连续和高效。配套装备可包括 GPS 定位系统、笔记本计算机、打印机、摄像机、照相机、便携式投影仪、手持扩音器等。

3. 生活保障装备　生活保障装备主要用于救援人员及伤病员的基本生活保障,包括食品、电、水等的供应。

按保障功能,可分为 6 类。①宿营装备:包括帐篷、暖风机、电扇、水桶、折叠床、折叠桌、折叠椅、塑料布、警戒杆、警示标示、洗涤用品、洗浴装置等。②供电照明装备:包括发电机、防水配电盘、电线、防水接线板、车用逆变电源(12～220V)、节能灯、油桶、月球灯、爆闪标志灯、国际转换插头。③炊具:包括炊具组套、电热水壶、软体储水罐、净水装置、水袋等。④工具设备:包括镐、铁锹、尼龙绳、折叠椅、后勤包装箱等。⑤食品:包括主副食、压缩干粮、矿泉水、方便面等。⑥个人生活用品:主要包括服装和携行类生活用品两类。服装主要包括救援队队服、工作服、保暖衣裤等。携行类生活用品主要包括背囊、身份识别牌、药盒、手电筒或头灯、驱蚊剂、防晒霜、野战饭盒(勺筷)、脸盆、睡袋、毛毯、毛巾被等。

第五节　防化医学救援队的日常管理

防化医学救援队的日常管理主要包括制度建设和预案管理。与任务相匹配的制度既要以人为本,又要保证高质量日常工作和应急行动。预案是救援行动的依据,预案管理要根据训练和实战中存在的问题和经验,不断对预案进行改进,提高预案的实践指导意义。

一、制度建设

(一)经常性卫勤制度

1. 防化医学救援队的人员管理　防化医学救援队一般由若干个科室甚至不同的单位人员组成,因此指挥机关必须详细掌握救援队员的个人信息,包括性别、年龄、专业、单位、职称和身体状况等,尤其应掌握与个人防护相关的参数以及各种具体的通信联系方式。另外,由于"预编"和"预任"的抽组形式,很难保证每位队员在应急时正好在位,所以在救援队主要岗位都要设立足够的后备人员。

在抽组单位中,防化医学救援队预任人员按日常建制实施管理。但要严格执行应急力量所必需的各项规章制度,做到思想、组织和管理不失控。为保证应急时能满足起码的人员要求,在平时就要严格控制预任人员在位率,外出要按批准权限程序报批。一般平时在位率要保持预编数的 90%以上,节假日外出人员比例控制在实际数的 20%以内。人员外出要临时指定替补队员;严格落实请销假制度,预编人员请假外出 1d 以内者,由部门领导批准,超过 1d 者应由单位领导审批,防化医学救援队领导外出须经单位主要领导批准,所有预编人员外出均需在单位应急办公室处备案;防化医学救援队预任人员外出进修、学习、探亲休假期间或预任人员调离单位,应由单位领导指示应急办公室及时进行人员调配补充,时刻保证人员满编。

防化医学救援队全体预任人员要保持 24h 通信联络畅通,相关人员应熟悉了解医学救援队紧急收拢预案,保证遇有情况能按时收拢,立即遂行应急救援任务。

2. 防化医学救援队的装备管理　防化医学救援队的装备要建立责任制度,按照"谁使用、谁管理、谁负责"的原则实行管理。管理方式可以实行单位主管领导和业务职能部门归口负责的双重管理,通用装备由后勤部门归口管理,技术、医疗装备器材由业务部门归口管理。

应设立专门的装配器材库,将装备器材按编配用途、技术规定和应急、安全要求分类放置,要建立"三专"(专账登记、专库存放、专人保管),库房要符合"五防"(防潮、防火、防日晒雨淋、防虫蛀鼠咬、防盗窃破坏等)要求。

平战结合的设备品种由单位根据防化医学救援队的编制、人员和岗位分派情况,平时由科室使用管理,遂行任务和应急时归建到防化医学救援队。该类设备要实行专账管理,账物相符,严格落实登记统计制度,登记的内容包括设备的名称、型号、出厂日期、开封时间、归建组室、使用科室、使用情况等,便于随时掌握设备性能现况。对平时在科室使用的应急医学救援设备,要严格操作使用规程,相关人员必须经过技术培训,做到用前有准备,用中有检查,用后有保养。要做到"三定"(定人使用、定人保养、定期检修)、"二严"(严格执行交接班制度、严格遵守操作规则)、"一始终"(始终保证设备处于良好的状态)。确保一旦有情况能立即发挥作用。

要定期组织装备器材的清点和检查维护。保管员每月、防化医学救援队每季度、单位每半年要对库存和使用中的装备器材进行一次清点和检查保养,保证其完好率在95%以上。特别是对大型精密医用器械,必须指定专门技术人员经常检查、定期保养,发现问题,及时处理。每年要按要求对相关装备进行一次技术鉴定和质量分析。

3. 防化医学救援队的物资管理　防化医学救援队的物资品种要齐全、配套、数量充足。要实行专库、专账、专人管理,达到安全有序、账物卡相符的要求,做到分队有装箱单、队有分户账,单位有总账。入库物资要严格落实"三分"(携行、运行、后留)、"四定"(定人、定物、定车、定位)、"四化"(箱子化、架子化、标签化、托盘化)的储存管理制度,做到分得清,定得准,堆垛科学,整洁有序,标记明显、清楚、准确。

要严格落实物资检查制度。单位每半年、队每季度对物资管理情况检查一次。保管人员根据实际情况和季节变化,随时检查和维护,及时发现和解决问题,通过"三化"(仓库规范化、存放系列化、养护经常化)达到"四无"(无丢失、无失效过期、无霉烂变质、无锈蚀),确保主要医疗物资完好率达90%以上。

建立效期药材定期更换制度。对物资要及时轮换更新,特别是对理化性质不稳定、易变质药材,要适时组织轮换,用旧储新,保持良好。另外,对救援队自身保障物资的分配、更新、调整,单位要优先安排,重点保障。

防化医学救援队的应急物资,平时不得动用,遇有特殊情况需动用时,须经单位报上级批准;紧急情况下可边动用边报告,动用后要及时调整补齐,并报上级主管部门备案。

4. 防化医学救援队的技术车辆管理　防化医学救援队的技术车辆,平时由单位行政部门和防化医学救援队共同实施管理,做到专库存放、专人管理。技术车辆必须专车专用,严格遵守操作规程,严禁违反操作规程随意蛮干。除司机本人外,其他人员一律不准驾驶技术车辆。

要定期对技术车辆进行检查和保养。防化医学救援队要根据情况每月对车辆维护保养一次,保持车辆良好的性能,有效延长车辆的使用寿命。

防化医学救援队技术车辆的动用,必须经主管防化医学救援队的单位领导批准,不准将技术车辆挪作他用。

5. 防化医学救援队的值班制度　防化医学救援队要有严格的值班制度,值班领导和人员应及时了解上级对防化医学救援队的指示和要求;熟悉卫勤保障计划,掌握防化医学救援队员的活动情况;督促检查卫勤准备工作的落实情况;时刻保持指挥不间断,时刻保持内部秩序和安全,一旦接到上级命令、指示,能迅速组织人员完成应急任务。

值班人员要严格履行职责,做好值班日记,认真登记值班情况。对重大问题要及时向上级请示、汇报。平时值班可由预编防化医学救援队的人员轮流担任,特殊时期应由防化医学救援队领导轮流带班。

(二)卫勤分级响应制度

卫生应急响应是一种针对紧急事态的反应性活动,是一个从常态向紧急状态转换过程中的活动。由于不同突发事件其发生的规模、影响范围有很大差别,对卫勤应急的要求也不同,必须充分利用不同等级的卫生资源,分级、分类进行应对,避免响应不足或响应过度。

应急管理部颁布的《危险化学品事故灾难应急预案》,按事故灾难的可控性、严重程度和影响范围,将危险化学品事故分为特别重大事故(Ⅰ级)、重大事故(Ⅱ级)、较大事故(Ⅲ级)和一般事故(Ⅳ级)。并规定发生Ⅰ级事故及险情,启动国家级预案及以下各级预案。Ⅱ级及以下应急响应行动的组织实施由省级人民政府决定。其中特别重大事故(Ⅰ级)定级的依据如下:造成或可能造成30人以上死亡、或100人以上中毒、或疏散转移10万人以上、或1亿元以上直接经济损失、或特别重大社会影响,事故事态发展严重,且亟待外部力量应急救援等条件。根据军队机动卫勤力量的职能任务特点,其应急响应的范围应不限于上述影响特别重大的化学品事故。

依据《国家突发公共事件总体应急预案》《国家突发公共事件医疗卫生救援应急预案》《国家处置大规模恐怖袭击事件基本预案》《危险化学品事故灾难应急预案》以及军队有关应急法规等,根据军队机动卫勤力量分级响应的需要,可将化学突发事件分为4个等级。各级化学突发事件的分级响应,Ⅰ级和Ⅱ级可由全军性卫生行政机关进行应急响应(一级响应);Ⅲ级可由军兵种(或战区)卫生部门进行应急响应(二级响应);Ⅳ级根据情况可以由军兵种(或战区)卫生部门进行应急响应(三级响应),也可由军以下卫生部门应急响应(四级响应)。

(三)防化医学救援队的应急响应程序

防化医学救援队对突发化学事件的响应分为准备、救援与处置、后果管理3个阶段。

1. 受领任务,启动预案　防化医学救援队接到应急指令后,应立即启动应急指挥组织,指挥组成员和专家组成员就位,召开紧急工作会议,传达上级指示,启动本级处置化学突发事件应急预案。

2. 分析形势,判断需求　安排相关部门紧急收集化学突发事件相关情报、信息、资料,组织专家组评估人员健康危害、伤害及事件发展趋势,评估事发地区卫勤需求。

3. 制订计划,建立组织　卫勤领导组织制订应急救援计划,明确任务背景、救援需求和救援任务,落实力量编组和人员抽组方案,明确指挥领导关系和各组任务区分,明确应急行动准备时限和准备工作要求,报上级后勤部门审批后,召开任务部署与动员会,成立应急组织。

4. 行前准备,组织机动　应急机动部队、分队进行机动前准备,收集相关信息、资料,制订应急处置计划、方案,进一步明确任务及分工、工作流程、工作标准,进行携运行药品、器材、装备、生活物资、通信器材、运输工具准备,组织装箱、装载,组织机动,并随时保持与本单位联系。

5. 选择地域,展开工作　防化医学救援队到达指定地域后,应向事件处理指挥机构报告,并向原单位报告情况,根据现场指挥部指令或选择适当地域展开卫勤机构;与当地政府、卫生主管部门、友邻部队、地方卫生救援机构建立联系,明确具体救援任务和救援区域,明确伤病员后送关系、药材补充方式和信息报告要求及传输方式等。

防化医学救援队在平时管理中,应始终保持适度戒备,在接到应急救援指令后,应能根据救援要求,在规定时限内出动并展开救援活动。

二、预案管理

防化医学救援队的应急预案又称应急计划,是指针对化学突发事件情况下,为保证迅速、有序、有效地开展医学应急与救援行动,降低事故造成的损失而预先制订的一份经审批的文件。应急预案是在评估潜在化学突发事件后果及影响程度的基础上,对应急机构职责、人员、技术、装备、物资、救援行动及指挥与协调等方面预先做出的具体安排,是组织与实施防化医学应急救援的基本依据。预案明确了在事件发生之前、发生过程中及事件结束之后,救援力量做什么、谁来做、何时做、怎么做,以及相应的策略和资源准备等。对预案的编制、执行、评估修订和完善,是预案管理的重要内容,也是应急准备工作的基础和保障。预案的制订可以达到以下目的:①防化医学救援队的预案可以增强医学救援行动的科学性。应急预案的制订往往是在借鉴以往化学突发事件处置经验的基础上,吸收和参考了大量的经验教训和研究成果,因此具有较好的科学性、实用性和可行性。②防化医学救援队的预案可以提高应急处置的时效性。完善的预案体系可以指导应急救援迅速、高效、有序地开展,将事件造成的人员伤亡、财产损失和环境破坏降到最低限度。③防化医学救援队的预案可以增强应急行动的统一性与协同性。应急预案可以根据相关法律和规定,对应急救援的组织、指挥和保障体制进行周密安排,将分散在各系统、各部门的多种力量有效地组织起来,实行统筹管理,这样就确保了化学应急医学救援的可行性和有效性,确保了应急救援的统一性和协同性。

应急预案的编制要遵照实用可行原则,应符合职能任务性质和队伍的客观实际情况,贴近实战,不能纸上谈兵;应遵循周密系统的原则,统筹考虑,缜密设计;应遵循科学灵活的原则,既要保持预案的规范指导价值,又要增加预案的适应性和灵活性;应急预案应实行动态管理,要在实践中不断充实、不断完善。

(一)防化医学救援队应急预案的内容

防化医学救援队的应急预案一般应包括情况判断、保障任务与需求预计、卫勤力量编成与任务区分、保障物资准备及携运行、组织指挥、医疗后送、卫生防疫防护等。

1. 情况判断　一是判断依据,包括情况设想、上级预案、地方政府通报及本级首长指示和决心。二是判断内容,主要包括事件性质或受灾情况、可能出现的伤病情况和面临的问题。三是判断结果,主要是现有卫生力量能否完成任务及需要上级解决的问题。

2. 保障任务与需求预计　保障任务主要是上级明确要求的和根据情况判断可能承担的任务,主要包括侦检、洗消、防护和医疗救治与后送、卫生防疫防护和心理救援等。

保障需求预计包括保障人群、保障力量及保障物资预计。保障人群预计是对需要提供救援对象的估计,尤其应预计化学中毒的伤员数。保障力量和保障物资预计主要是对人员专业构成和特殊物资进行预计,如需要配备多少中毒防治、洗消方面的人员,准备多少化学毒剂侦检装备和治疗方面的专用药物。

3. 卫勤力量编成与任务区分　主要明确抽组人员数量、结构、编组形式及主要任务。一般来说,预编在各单位的机动力量都有固定的规模,但具体到某一次应急行动的运用,则需根据情况判断,以有利于队伍的机动、展开、转移,最大限度地发挥保障功能为依据临时抽组,并可根据任务的不同需求进行模块化组合应用。防化应急医学救援队通常编设指挥组、侦检组、洗消组、现场抢救组、分类后送组及后勤保障组等。

4. 保障物资准备及携运行　主要明确物资准备的种类、数量、携运行方法和补充时机、方式等。

(1)物资种类:含药品器材、卫生装备、给养军需、野营机动、通用和指挥等物资装备。

(2)携运行方式:按车、舱、箱、囊区分,能分能合,双份分装的原则模块化装箱。加大个人携运行量,提高随时、随地、随机救治能力。

(3)物资补充:一般消耗 1/2 或 1/3 进行补充,方式有上级请领、就地采购等。

5. 组织指挥　预案首先应明确指挥主体。化学突发事件的应急救援有以军队为主、军地联合、以地方为主等不同的指挥主体。其次是明确指挥关系,即是领导关系还是指导关系,支援关系还是配属关系。再次是明确指挥机构及位置。最后是明确卫勤协同,明确与友邻部队、保障机构及地方政府等的协同内容及方法。

6. 医疗后送　首先明确本级救治范围,其次是救治机构的配置位置,最后明确后送阶梯,包括后送方向、地点及方式等。一般情况采用三级医疗后送,即现场搜救、医疗队紧急救治或早期治疗,基地医院或后方医院确定性治疗和专科治疗。

7. 卫生防疫防护　防化医学救援队的卫生防疫防护工作包括自身防疫防护和指导相关人群做好卫生防疫防护。应根据执行任务地域特点、疫情以及化学突发事件对人员环境的影响情况,在预案中明确环境整治、人员防护、饮水饮食监测与控制、心理疏导及人畜尸体处理等措施,提出要求并严格落实。

8. 其他　包括通信联络、车辆保障、警戒防卫及登记统计报告等。主要规定与上下级联系的方法,车辆保障单位和要求,警戒防卫措施,登记、统计指标及报告内容和时间。

9. 附则　对预案中出现的名词术语、缩略语的含义进行解释,详列组成部门、人员、外部救援单位名单及联系方式,预案中需要详述的部分或图表形式的内容也可以附录形式列出。

(二)防化医学救援队预案管理程序

1. 预案编制　包括以下几个步骤:①成立组织,制订计划。在上级统一领导下,成立预案编制小组,并提出预案编制的目的、指导思想,针对各种化学突发事件类型制订编写计划。②调查研究,评估分析。收集和学习相关指导性法律、法规、制度、预案和经验性文章及资料,并对可能的化学突发事件风险及应急队伍实际救援能力进行评估分析。③编写预案,征求意见。撰写预案初稿,自审后形成征求意见稿,经有关专家、相关部门从完整性、科学性、实用性多个方面进行审定,最后形成报批稿。④上报审定,下发执行。

预案编制完成后,应当报本级后勤首长和上级卫勤机关审定,并根据上级的意见和要求完善。经审批后的预案,应当形成正式文件颁布实施。

2. 预案培训　预案的实施首先需要进行预案的培训,培训的主要人群为防化医学救援队的全体人员,目的是让培训对象正确理解预案内容,熟悉各类人员在应急中的岗位和责任。

3. 预案演练　判断预案是否实用需要进行实践的检验,而预案实践的方案除了事件发生时的实际应用,另一个重要方法就是演练。预案演练是检验评价、修订完善应急预案的重要手段,通过预案演练可以发现预案的缺陷,发现资源布局存在的不足,检验各级预案之间的协调性,对于提高整体应急能力具有重要作用。

4. 预案评估　预案评估是保证预案持续改进、不断完善的反馈机制。通常包括应用前评估和应用后评估,目的在于评估预案的针对性、合理性及适用性。应用前评估主要是根据其编制原则、构成要素、内容和操作性等方面对预案进行分析评价。应用后评估则是对预案使用中暴露出来的种种缺陷和问题进行分析评价,并提出改进方法。

5. 预案修订　任何预案都需要不断修订完善,定期维护。预案的修订以评估结果为基础,并根据实际情况的变化做出及时的修订和完善。

三、防化医学救援队伍的能力评估

防化医学救援能力,是防化医学救援队伍建设和管理的出发点和落脚点。而根据防化医学救援队的任务特点和具体职能,科学、规范地对其实际救援能力进行评估,仍然是需要持续探索的课题。有研究建立了包括 2 个一级指标,11 个二级指标和 38 个三级指标组成的核化医学救援能力评估指标体系,是一个可以借鉴的尝试。详细内容见表 13-2。

表 13-2　军队核化医学救援能力评估指标体系与权重值

一级指标	二级指标	三级指标
A1 核化医学救援体系建设	B1 救援力量体系	C1 指挥体系;C2 医疗体系;C3 检测体系
	B2 法规制度建设	C4 分级救治制度;C5 卫生防护制度;C6 应急预案建设
	B3 科研创新体系	C7 核化防治药品研发;C8 装备研发;C9 医疗技术研究;C10 实验室检测技术支持能力
	B4 教育训练体系	C11 组织指挥训练;C12 专业救治技术训练水平
	B5 物资保障体系	C13 特需药品保障;C14 血液保障;C15 专用装备保障
A2 医学专业技术能力	B6 组织指挥能力	C16 快速反应;C17 组织协调;C18 应急决策;C19 信息化指挥
	B7 监测预警能力	C20 风险评估;C21 危害预警;C22 预警信息分析与发布
	B8 防护能力	C23 群体隐避、撤离及避迁组织实施;C24 群体快速污染测量及去污能力;C25 全体防护知识指导;C26 防护训练水平;C27 防护装备水平
	B9 侦检能力	C28 快速侦检能力;C29 标本采运能力;C30 移动实验室检测能力
	B10 现场救治能力	C31 现场急救;C32 检伤分类;C33 洗消处置;C34 伤病员后送
	B11 早期或专科治疗能力	C35 专业诊断;C36 专科治疗;C37 综合救治;C38 医学观察水平

上述指标体系可为评估平战时核化武器攻击及各类核化突发事件后的人员损伤医学救援能力提供借鉴和参考,同时也对加强核化医学救援力量建设、提升核化医学救援水平,具有较

好的理论指导价值。

第六节　防化医学救援队的值班备勤

　　防化医学救援队在警戒安保活动中的值班备勤,是指针对可能的化学突发事件造成人员伤害所采取的,在指定地点整装待命并随时准备紧急救援的保障活动。防化医学救援队的值班备勤活动,旨在预防和减少化学恐怖事件的发生,或控制、减轻和消除突发事件引起的后果,保障重大活动安全、顺利地举行。

　　由于化学恐怖或事故具有事发突然、危害途径多样、人员伤亡严重、社会和环境影响巨大等特点,已经成为现代国家安全的重大隐患。防范化学突发事件的发生和后果,也已成为国内外重大活动安保工作的重要内容。国家和军队机动卫勤力量经常承担大型活动的安保"三防"值班备勤任务。随着机动卫勤力量任务范围的拓展及国际国内反恐形势的需求,在重大活动以及节假日期间,防化医学救援队执行值班备勤任务将日趋常态化。因此,及时总结上述值班备勤经验,研究其卫勤学特点和规律,无疑具有重要的军事、社会价值和重要的现实意义。

一、值班备勤基本任务

　　防化医学救援队值班备勤的基本任务是随时做好有效处置化学突发事件的准备,在化学突发事件发生后,能迅疾出发进行现场应急,按照应急备勤部署,组织应急救援队的展开或快速机动,开展化学突发事件侦检、洗消、伤病员急救、现场处理和伤病员后送等。值班备勤是一项技术性、应急性要求都很高的政治任务,搞好人员队伍建设、配备充足和良好的物资装备,进行针对性的训练和编制可操作性的应急预案,对于完成上述重大和艰巨的值班备勤任务,是非常必要和重要的。

二、值班备勤保障任务的卫勤学特点

(一)大型活动化学突发事件的危害特点及其对应急救援的影响

　　1. 人口密度大,危害程度高　大型活动的举行多在国家的政治、经济、文化中心,地点多设在繁华城区闹市,在城区的剧院、车站、商场、公园等公共场所,人员密集且流动性大,如果在这些地方发生化学袭击或意外事故,将比在人员稀少的边远地区发生类似事件伤及更多人员,造成更大的社会影响。

　　2. 建筑物密集,交通拥挤,人员疏散与救援展开均存在较大困难　建筑林立和道路狭窄一直是制约城市交通的大问题,即使是日常交通都普遍存在堵塞拥挤现象,在举行大型活动时期,交通情况会越发紧张。如果在这些地点出现化学突发事件,极易造成社会性恐慌,导致人车拥堵甚至相互踩踏的后果,不但造成次生灾害,还会迟滞人员疏散及救援队伍前出的速度。高楼林立的建筑,使现场医学救援展开的地域受限,使应急分队的救援行动不能完全按照预案实施。同时,众多的高层建筑,也将阻碍毒物的快速消散,延长毒物有效作用时间。这些都增加医学救援的难度。

3. 下水系统完备,污染扩散风险增大 现代化的城区具有较为完善的下水道系统,而且道路和空地多为硬化地面,当对化学伤员和污染装备进行洗消时,洗消废水极易流向下水道而使污染迅速向远方扩散。因此,对洗消废水的及时收集和处理显得尤为迫切和重要。同时应及时联系环保部门,加强对区域内污水的收集和处理。

(二)大型活动化学突发事件医学应急备勤任务的卫生勤务特点

1. 任务标准高,协同头绪多 化学突发事件医学应急备勤保障对象一般是国家重大活动的安全,其任务之重、标准之高,是平时卫生勤务工作所不可比拟的,防化医学救援队伍面临巨大压力和挑战。同时,化学突发事件医学应急救援不是单一部门独立完成的任务,涉及卫勤多专业、军队多兵种及国家多部门,不但防化医学救援队内部就存在着预防医学和临床医学专业、科研与教学人员的沟通和协作,还需要与防化、工兵、特战专业力量联络与协同,同时还要与公安、消防等相关部门紧密合作,这些是日常卫勤保障所不曾遇到的。

2. 工作内容和保障对象有拓展,队伍属性有变化 卫生单位的日常工作主要是临床医学或卫生防疫。而防化医学应急备勤期间,主要任务是准备医学应对化学突发事件,主要是对危机发生后受害民众的救援,同时兼顾周边各种应急力量的医疗和防疫任务,卫勤重点和保障对象与平时卫生勤务有较大区别。另一方面,现场的化学突发事件医学救援行动,需要应急队员全身防护,冒着生命危险急进毒区对伤病员进行抢救,发挥突击队和主力军的作用,已经突破了单纯医学保障的概念,因此具有鲜明的战斗性。在执行化学突发事件医学救援任务过程中,机动卫勤力量既是保障队,又是战斗队。

3. 组织难度大,指挥体系新 抽组单位平时的卫生工作一般是在本单位或本系统首长、卫生行政机关的组织安排下进行,而重大活动化学突发事件应急医学救援备勤队,一般由多个不同单位、不同专业的人员组成,任务期间这些人员将脱离原建制单位管理,与其他任务分队组成一个新的战斗集体,因此组织管理较为复杂。为了实现大型活动安保的统一指挥和高效快捷,一般采用提高指挥层次和建立有效协同机制的方法,建立精干和扁平的组织指挥体系,以保证指挥有效畅通和事故应急的快速反应。

4. 职能任务明确,应急准备针对性强 执行大型活动化学突发事件医学救援备勤任务,主要针对大型活动期间可能发生的化学突发事件的医学应对,职能非常明确。因此,筹组单位有时间充分理解任务,深入分析化学恐怖形势,根据大项活动的规模、举办地医学救援力量实际情况,确定专业救援力量规模、保障范围和组织形式,有针对性地开展应急备勤分队的抽组、培训及应急预案的编制、训练、演练和物资装备的筹措等准备工作。大型活动开始前,应急分队都会进行现场勘察,并在现地举行数次带实战背景的综合性演练,以熟悉周围环境与应急程序。备勤地点都会设在邻近大型活动举办场所的营区,一旦发生设定情况,可以迅速到达现场,快捷高效地展开救援工作。因此,大型活动安保化学突发事件的医学救援是有明确保障目标和周密准备情况下的应急。

5. 任务要求标准高,常整合军地骨干技术力量 担负大型活动化学突发事件医学应急备勤任务的队伍,其人员组成一般来自国家和军队一、二级疾病预防控制机构及总医院、中心医院等专业卫生部门,专业门类包括科研、教学、防疫和医疗等高层次人员,上述单位平时都预编预任机动卫勤分队,因此都拥有与执行应急任务相适应的现代化、系列化的卫生装备、军需装备、通信装备、运输装备和防化装备。因此,大型活动化学突发事件应急医学备勤分队是高水平的专业救援队伍。

6. 高层次救援力量的前置,有可能实施"现场-专科"的快捷分级救治体制 战时特殊武器攻击条件下的分级救治体系一般包括现场抢救、早期治疗和专科治疗三级,分别由营卫生人员、旅救护所和中心医院、战区医院和兵种总医院及以上医疗机构承担,救治地点分别部署在战术后方、战役后方和战略后方。大型活动中如果在城区发生化学突发事件,战术区与战役区难以区分,而且邻近卫生资源丰富,因此医学应急一般遵循"现场-专科"的快捷救治体制。与前述战略和战役救援力量超前配置到现场抢救队相对应,防化医疗专家也可根据需要加强到现地的中心医院备勤,使相应的大型医院具备相当的化学损伤专科救治能力,使伤员能就近接受高水平的专科治疗。上述救治体制,提高了现场抢救质量,促进了医疗后送效率,对于迅速展开有针对性的化学损伤处置,最大限度地挽救伤病员生命,减少伤残率和提高治愈率具有重要意义。

7. 应急备勤严格按等级战备要求实施管理 与日常性卫生勤务工作不同,大型活动化学突发事件医学应急备勤分队为应对可能发生的化学突发事件而设置,其开展的所有战备准备皆属于临战准备。任务期间,所有任务抽组单位将集中配置在邻近保障地域的临时营区,并实施人员封闭性管理,保持全员全装、全时在位。备勤期间,人员职能明确,应急预案完善,展开流程熟练;装备"三分四定",各种专业技术车辆就位,担负专科治疗的医院专用病区腾空待用,确定性检测实验室处于展开状态,一切应急处置准备就绪。各级设立专人全时值班,保持通信指挥和联络不间断。一旦发生事故,数分钟内即可前出救援。因此,任务期间,防化医学应急备勤队处于严格遵循等级战备制度及高度戒备情况下的管理状态。

三、值班备勤队员应该具备的条件

1. 过硬的技术 完成防化医学现场救援任务,需要过硬的急救技术做后盾。化学损伤的罕见性、复杂性、复合性以及危害程度,决定了化学现场医学救援的专业性、技术性很强,不是一般卫生防疫人员或临床工作者所能胜任的。必须通过学习和训练,深入了解化学损伤的特点,掌握诊检、急救、洗消的方法和规律,熟悉在全身防护条件下的战伤和化学损伤救治,才有可能在现场、在第一时间内给予伤病员以最准确和最有效的医学处置。

2. 优良的军政素质和健康的身体与心理 保障大型活动的防化医学救援队一般是从不同单位临时抽组的战斗集体,因此全局意识、命令意识至关重要。只有以强烈的责任和使命感凝聚全队的力量和士气,以高度的团结和统一保证救援队的战斗力,才能实现在关键时刻指挥顺畅,协同迅速,速战速胜;化学事故现场医学救援对每个队员的生理和心理都是一个极大的考验和挑战,要求队员既要有健壮、灵巧及高度协调的身体,也需要优良的心理品质和素养,只有这样才能经得起沉重的体力和心理负荷,才能面对生死考验、面对严酷的身体和精神打击而不丧失争取胜利的意志和能力。

3. 良好的防护 良好的防护是一切化学突发事件医学救援行动的前提和基础,所有接近毒区或接触毒区撤离的人或物的人员,都应有良好的防护意识、技能、装备。有效地防护自己是完成任务的前提。在个人防护中,尤其应注意器械防护的应用,选择的防护形式和级别应在保证能够完成救援必要操作的前提下,使人员受到毒物侵袭的可能降到最小。同时,积极采用可能的药物预防措施。勇于奉献、不怕牺牲应该和强烈的自我防护意识相协调,做到胆大心细,科学施救。

四、值班备勤分队的训练重点

1. 加强个人防护训练 个人防护器材的使用是防化医学救援队员的基本功。首先,使每个队员学会正确地穿戴防护器材,熟悉防护面具和防毒衣的结构、性能和特点,确保防护面具和防毒衣发挥其防护作用。其次,是使各个队员实现对防护器材的"习服"。无论是隔绝式或透气式防毒衣,都不同程度地存在重量大、透气性差的缺点,作为一线防化医学救援人员,通过训练应该能够正确和快速地穿着这些防护器材,而且习惯于穿戴这些防护器材进行一定强度的工作,具备在全身防护的情况下完成前出急救任务的能力。

2. 加强战伤急救训练 防化现场医学救援的实质是特殊情况和特殊防护下的战伤现场救护,其实施一般在事件发生后的 10min 至 1h 内进行。由于化学突发事件可能造成大量的复合伤伤员,尤其会出现一些严重的外伤伤员,这些化学突发事件的次生伤害,有时会超过毒剂袭击的直接后果,如果不紧急处置,就有可能危及生命。有鉴于此,在加强防护和有针对性地抗毒治疗训练的同时,要狠抓止血、通气、包扎、固定、搬运等战伤急救技术训练,将战伤急救技术列为防化医学救援队员共同训练和熟练掌握的重点科目。

3. 重视诊检训练 对于一个突发化学突发事件,首先需要确定事物的性质,因此诊检能力就显得格外重要。防化医学救援队员要力争全面掌握调查、检测和临床症状观察等技术,既要充分利用已有的侦检装备,又要善于利用感官性状的侦检作用,熟悉各种毒剂中毒的典型症状和掌握各类中毒的鉴别方法,进行综合分析,以迅速和准确地判定事件性质,以便在第一时间给伤病员以准确和必要的医疗处置。

4. 重视人装结合训练,熟练掌握现有装备 化学损伤的多样性和救治技术的复杂性,使相应的医学应对准备非常困难。而以现有药品器械的熟练掌握为出发点的训练是简捷和实用的一种方法,是训练和准备过程中的"化繁就简"。为使抽组的队伍迅速形成保障能力,应首先对上级配发的骨干装备和特需药材进行学习和训练,在综合演习时也要注意围绕现有装备设计科目。掌握这些装备和药材的使用方法,在短时间内获得基本的防化医学救援能力。同时,通过人装结合训练,充分挖掘潜力,最大限度地发挥现有装备的作用。

5. 加强以分组展开需求为牵引的一专多能训练 防化应急医学救援任务的复杂性和综合性,要求救援队伍中既有某一方面的专家,更不乏防化医学救援的"通才"。为此,要重视开展一专多能的交叉训练,在基本确定人员侦检、洗消及分类急救职责分工的前提下,对有关化学损伤救援的知识和技能进行综合培训和重点培训,实现人有专长又能兼顾其他,有利于在突发事件面前根据情况随机抽组和运用力量,在任何时候都能保持防化医学救援队伍作为一个高效运转的整体发挥作用。

五、值班备勤组织实施的重点

1. 以事件预防为主 针对大型活动警戒安保的防化医学救援值班备勤活动,是一项积极主动的预防性工作,而不是被动的事故应对。因此,应将化学突发事件的监测、检查、发现,规章制度的落实做在前头,将群众性的预防工作放在重要位置。要妥善安排备勤力量,建立事件预防工作制度,通过严谨、细致的工作,尽早发现相关迹象,及时排除隐患,把可能的事件消除在萌芽阶段。

2. 建立和完善队伍指挥运行体制 首先要建立健全队伍指挥机构,明确职责分工;建立通信指挥系统,尤其是要配置多种相互独立和具有保密功能的通信装备,并熟悉指挥程序,确保在应急时的指挥畅通。其次要细化预案方案,要将任务理解透,将可能的情况预想全,将救援力量应用好,把应急措施制订实。再次是人员合理编组,根据可能的情况和队伍的状况,合理编组人员力量,力争做到模块组合,量情用兵,发挥最佳救援效果。

3. 重视现场救援环节 现场急救是后续医疗的基础,决定着伤病员的生死存亡,具有十分重要的意义。防化医学救援队的主要任务是院前急救,因此其工作重点要放在现场处置环节。这就要求在应急备勤阶段,要详细观察和熟悉保障现场环境和人员活动特点,救援人员的配置位置要尽量靠前;同时,要根据化学突发事件地点的不确定性及市区交通受多重因素影响的情况,要事先对多个重点保障目标进行地形勘察,对同一个重点目标要勘察多个机动路线,力争在应急时能够第一时间到达现场并尽快实施急救。同时,要配备充足和优良的后送工具,使伤病员尽快脱离现场。

4. 根据不同时期要求适时调整备勤等级 大型活动警戒安保的防化医学救援值班备勤活动,时间从数天到数月不等。备勤期间,值班队伍在备勤营区内待命,应急计划完备,救援物资、药材、装备、车辆一切准备就绪,实验室处于展开状态,保持通信畅通,值班员在岗。在个别重要时段,防化医学救援队可能要采用超常备勤方式,包括进行临战动员,队伍进入到可能的事发现场附近,值班人员现场坐班,保持通信指挥畅通,做好一切救援准备,力争接警后5min内展开工作。

5. 加强队伍管理,始终保持高度的应急备勤精神状态 大型活动"三防"医学救援备勤保障队伍一般由不同单位人员临时抽组而成,需加强组织纪律教育,树立服从意识、全局意识和责任意识。同时,要搞好备勤期间的生活保障和管理,强化"三防"医学救援队队员身心素质训练,确保备勤队员身心舒畅。有些备勤任务时间较长,实行封闭性管理,工作内容单一,容易导致人员情绪烦躁、工作怠倦。因此,在搞好食宿保障的情况下,要适时安排文体活动,有针对性地开展心理疏导和教育,使队员身体和心理积聚的负面情绪得到及时宣泄,以保持良好精神状态,提高备勤质量。

第七节 CBRN事件响应标准和指南的核心培训内容

化学、生物、放射的和核(CBRN)突发事件的处置可最大限度地考验事件当地、地区、国家(包括军队)的应急能力。第一响应承担机构必须以其资源为基础,应对和减轻事件对生命、财产和环境的影响。制定和采用最简标准和指南帮助、促进和改善机构响应与多方互助。研究核心标准和指南是针对CBRN事故第一响应者的预案、培训、操作和装备的最低标准。这类指南寻求改善机构之间的理解和互操作性,从而有助于更高效率地在机构和组织间的援助中使用和实施。这些指南在性质上是通用性的,通过最佳操作和分享经验教训,建立最低的共同标准。

"第一响应者(first responders)"是指参与解决CBRN突发事件即时和短期影响行动的个

人和团队,包括现场采取行动以最小化 CBRN 事件后果的警察、消防和卫生服务者等人员,还包括在医院的、危机管理机构的以及参与检测、核查和发布警告的人员。对这个群体的培训目的是确保应对 CBRN 事故时,第一响应者都有一个共同的知识基础和最低水平的准备。培训课程为现有和预期的第一响应者提供最小所需的知识和技能,并将其理解地用于改善应急预案、补充各机构 CBRN 训练、提高事件处置过程中的军民合作。通过培训,能够理解 CBRN 事故的现场情况和潜在后果,以及第一响应中应采取的行动。培训可以帮助各机构改善其应急预案,完善培训系统,改善第一响应者之间的合作。

CBRN 培训方案应是以知识为基础的课程结构,包括为第一响应者提供简单培训课程。在制定培训课程时,应使其达到下列目的:①适应性和灵活性,以适应不同机构的应急管理构架;②可选择性,需要时可用以补充和支持各机构 CBRN 培训项目要求;③模块化,并聚焦于立即或短期响应要素的关键功能,模块按各种组合使用以满足各机构的具体培训需要;④动态性,并结合最佳实践规范和从实际事件中获得的经验。

课程的设置因国家、机构和组织不同而有差异,也不限于本节以下讨论的通用性较高的 10 个培训目标,此即受训的第一响应人员应该具备的知识与技能。

一、理解与当前国内和国际安全考虑相关的 CBRN 响应环境

(一)理解当前安全环境的显著变化及其对第一响应者的影响

受训者应能描述当前不断变化的安全环境,列举已对安全环境造成影响的因素,如自由贸易、自由旅行、信息社会、经互联网扩散的专业知识、有组织犯罪、全球化、跨边境效应、CBRN 扩散、贫困、极端主义、举办有显示性的事件(体育、首脑会议)、媒体。

(二)理解现代社会对关键基础设施的依赖程度和对第一响应者的影响

描述现代社会对基础建设的依赖性,如电力、软件、互联网、备用通信方式、交通、供水系统、医疗、食品供应。研判恐怖袭击的可能目标。

(三)理解恐怖主义的根本目的

列举恐怖主义的典型要素,如产生恐惧、影响经济、媒体宣传、象征性价值、政治手段、用谎报吸引人群到现场以便二次事件生效。并非所有的组织都使用 CBRN 威胁,应按照国家风险评估判断可能使用的危害品。

(四)理解典型或可能的恐怖主义手段

区分常规爆炸、网络或 CBRN 袭击,简易爆炸装置、射频武器、激光武器及上述的组合。以新方式部署简单模式的袭击。可能的二次袭击、电磁脉冲、征用油罐车阻断路线、包裹、带粉末信件、人体携带、食物和水的供应链。

(五)理解 CBRN 事故可能造成的后果

描述 CBRN 事故的潜在后果,包括大规模人员伤亡、难以接近、难以响应和恢复、媒体关注度高,引起焦虑、身心反应、心理影响、公民依从性下降、发生抢劫、因想象的症状就医而使卫

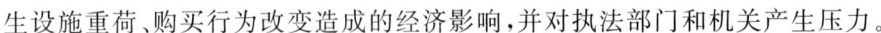

生设施重荷、购买行为改变造成的经济影响,并对执法部门和机关产生压力。

二、理解有关 CBRN 响应的意识需求

(一)获得事故总体风险的概况和评估

解释如何通过指示性迹象来观察、感受、听到、侦检典型毒剂。分析分散方法(装置、爆炸、化学桶或箱等)、毒剂特性(气味、有色残留物、死叶、死昆虫和动物)、受影响地区。第一响应者应注意中毒表现(如痉挛、流涎)、有确信的威胁、可疑物品、施放装置或爆炸。观察袭击类型的指标。注意释放装置的性质、气象条件、烟羽的一致性和漂移方向。目击者的陈述或观察。建议安全进出路线及到达或中转的地点。

从场景中收集响应所需的基本信息并与其他机构分享,包括指挥与控制、媒体运行、明确CBRN 或危险品(泄漏、气体、泡沫)、人口密度、人群撤离、伤亡人数和去向、损伤类型、症状、估计所需资源、标记与指示、环境影响、形势报告。根据所获信息进行风险和危险性评估。

识别 CBRN 事件的指标,包括报警中心是否接报自称 CBRN 事件、是否故意、是否已对建筑物或区域或设施有威胁。射频武器可引起不明原因的生物效应(患病)和电子设备失能。激光武器有视力受损和失明效应。

袭击目标往往是最有可能吸引媒体报道的设施。

(二)确定损伤机制的类型

描述暴露于毒剂或武器(血液性毒剂、起疱性毒剂、窒息性毒剂、神经性毒剂和放射性物质)和有毒工业化学品的一些特征和效应,如进入途径(吸入、摄入、皮肤吸收)和典型的暴露症状。

确定典型的损伤机制,如 CBRN、火灾、爆炸、腐蚀;伤员表现,如恶心、呕吐、流涎、流涕、皮肤变色或起疱、头痛、眼无法聚焦、瞳孔缩小、失去平衡、呼吸困难、惊厥、麻痹、意识丧失、死亡等。

描述用眼进行侦检和可能的识别步骤。

(三)操作当地单位使用的侦检设备

在真实的情况下,操作设备和练习使用。

(四)理解后续行动的潜在后果

描述事件的典型影响,包括恢复环境、调查、依赖事件类型的证据保全、现场恢复、费用、封闭以进行司法调查、采样,证据调动以进一步调查。

(五)确定时间框架

描述事件表现和因素以确定事件发生的时间,如温度升高、储存区的火焰、气罐、物质黏度(流速)。依据事件表现和因素,确保响应者的安全。考虑救援人员呼吸装置中的供气时间。描述事件发展的时间框架和下一步工作,列出可能的下一个效应和发生时间。

(六)理解公众可用的可能警报机制

描述报警步骤,理解污染区的警示和安全(警戒线)、车载喇叭、警报器、无线电数据系统。

考虑简易替代方案,如敲钟或敲金属、汽车喇叭。

三、理解与 CBRN 响应有关的防护要求

(一)对所涉人员的保护(第一响应者、受害者)

解释和示范如何使用 PPE 进行防护和确认有效。解释 PPE 的类型和选择(理解各种选择)。如果可能,使用模拟剂、实毒训练。

解释如何确保身体安全,如以下安全规则:部署完成任务的最小响应人数;只有授权的人员在热区停留;受害者一旦洗消完成应交救护车;应将可疑武器视当成真的;绝不可触摸、移动或干扰被怀疑为武器的物体,将其留在现环境中(亮度、温度);不要在可疑二次施放装置禁区内操作无线电、移动电话或其他电子设备;根据可疑武器类型,疏散附近人员;若怀疑 CBRN 物质,向上风和上坡撤离。以距离泄漏点或可疑物最小的疏散距离(如100~400m),建立警戒线;在屏蔽地点建立指挥中心。注意可能的二次施放装置,并搜索道路、进出走廊、等候区、集结点和编组区等。了解地理、地形、建筑结构、封闭空间和目标。

(二)理解应该做出的指挥决定(现场指挥员和指挥中心)

要考虑到战术(泄漏、下游液流或气流、减压)、分区(谁进热区)、进入途径、形势判断、二次施放装置。考虑疏散附近和以外区域(取决于物质类型、数量、扩散方法如可疑装置)和考虑下风风险,考虑更广泛的公共警告。确定事件是否是恐怖主义行为。

(三)管理人员进出分区

描述检查污染的方法和初级分类。

描述如何划分热区、温区、冷区,如何设置集结区和洗消区,以利于污染控制。描述在不同分区进行的救援活动(有些同时进行)。

热区管理包括搜索二次施放装置、设立安全的警戒线距离、防护者许可进入、撤离及救治和对伤员分类、建立洗消过程、伤员管理、向公众提供警告和建议。

(四)控制泄漏或扩散

描述如何减少泄漏。处理泄漏物及其扩散,以减少响应行动范围;停止风扇和通风、关闭门窗;使用环境泄漏工具包和围栏等围限泄漏物;冷凝泄漏的气体(喷水雾),减轻毒气云团的作用;实施加压罐减压、罐堵漏。

四、理解与 CBRN 响应有关的洗消要求

(一)在不同情况下洗消受害者、第一响应者、车辆和设备

描述依据毒剂采取的洗消要求和方法。洗消对象包括伤员、第一响应者、车辆、建筑和设备。伤员洗消选项包括紧急洗消(立即救生洗消)、公众群体洗消(通常是专业资源)、临床洗消(担架上的伤员)、响应人员洗消(包括车辆及设备)。如果毒剂只在长期暴露后有危险,对受害者尽快采取救生行动,以保护第一响应者。但是,考虑到污染的可能性,应为受害者和救援者

提供足够的(紧急)洗消。与柴油和水有关事宜、第一响应者的衣服、排水系统、控制性检测(试纸)等问题。

描述群体洗消的设备、技术和洗消区设置。描述洗消站的分区、设置、分类;使用的洗消剂、不同的洗消方法。描述脱衣、按毒施治、最后去除呼吸机等。基于毒剂的洗消方法、离毒源的距离、分类技术、洗消剂、对医学处置和洗消后护理的需求、受害者人数、伤员类型(行走和站立、担架、需要急救人员帮助者)、天气条件、伤员顺序、后送及数量。描述使用水、浴巾、控制性测量(试纸)。考虑受害者类型和对洗消的影响,包括家庭、儿童、性别、宗教问题。讨论文化、刑事(手铐)、宗教、天气等对洗消的影响。

使用例子和所学来确定群体洗消的污染阈值、技术和需求。注意人群控制、引导、保温、软管水洗、洗消出口。

(二)理解典型的后续需求

描述典型的后续需求,包括衣服、下游液流或气流、可能的洗消地点、排水(环境部门的援助)、医学随访。描述额外的洗消任务和含义,如收集受污染的水、管理受污染的衣物和财产、司法取证(证据收集)、洗消和服务工作的设备。

五、理解与 CBRN 事故有关的急救需求

(一)实施 CBRN 相关的基本急救

描述和说明 CBRN 事故相关的基本急救步骤和行动。理解 CBRN 环境对第一响应救援的急救的限制,包括从热区撤离伤员。描述初次分类和二次分类等分类方法,对可救且最少占用资源者优先。管理救治期望,告知救援和治疗的局限性,避免不切实际的救治期望。

(二)理解接触 CBRN 事故的心理影响

描述接触 CBRN 物质的典型心理影响,应注意大量"疑病症"的精神躯体症状的可能性,并尽可能在正常情况下,向涉及的人员解释。理解提供准确信息的必要性、受害者和公众对政府承诺的需求,响应者需要事后的事件通报和跟进建议。对第一响应者,给予事件前、事件中、事件后的心理支持。

六、理解与 CBRN 事故有关的侦检需求

(一)理解侦检的基本原理

描述各毒剂的侦检手段和方法。具备征兆指标的知识,理解侦检化学战剂、爆炸物、氧气、二氧化碳、一氧化碳、放射性检测仪器,以及便携式化学战剂数据库、试纸、风向仪、温度计、望远镜等。描述各种样品采集设备和容器、采样程序(标记和保护要求)。

(二)最常用设备的使用能力

讲解、操作(校准设备、装配电池)和练习最常见侦检设备的使用。理解侦检技术之间的相似性,描述和比较地区和部门间不同的侦检手段和程序。

七、理解与 CBRN 事故有关的指挥和控制要求

(一)注意到协调过程中遇到的典型困难

描述跨团队协调的模式并与本队模式比较,最近演习或事件的经验教训,容易出现问题的领域,如缺乏在民事领域跨团队合作的程序、指挥权归属、各任务负责人、机构间通信程序和准备、术语和用词等。

熟悉危机沟通中遇到的典型困难。描述如何根据经验实现跨团队协调、危机沟通的基本原则、CBRN 响应的各种服务及机构的任务。

描述与媒体建立关系的办法,便于提供信息给媒体。帮助媒体获取录像、发言人,提供事实信息,避免臆测。描述如何使用当前的危机沟通原则,最有效地与公众沟通。

(二)描述现场管理的行动和注意事项

建立事故指挥结构和多部门指挥点,建立警戒线(热区等)。确定和建立救治区(分类和洗消),为将到来的资源确定集结点和编组区,考虑调查所需的现场保护。

八、理解双边或多边援助对当地第一响应者的影响

理解 CBRN 响应援助可能出现的跨团队越权问题。描述在多边 CBRN 响应中可能出现的问题,如不同的程序、标准,对程序的理解、设备、指挥结构、通信频率、指挥不清、责任分配不明、安全和环境保护的标准不同。

九、理解 CBRN 响应中军民合作的实施

理解在应对 CBRN 事故军民合作过程中,可能出现越权的多学科问题。理解军民协作的形式,描述可能的军民合作问题,如计划和任务不同、信息需求不同、指挥不清、责任不明。理解军民合作中挑战和人员差异,如期望、文化、强制性、事件或行动目标、计划过程、快速响应与持久能力、行动资源和能力、信息共享、指挥结构、任务部署、互操作性等。因此,应通过演习、采用类似程序、经常会议协商等解决问题。严格规定何时和如何军方可以协助当地政府。民事援助的军事准备时间通常要长。注意使用军事物资救灾的相关规定。

十、理解地方危机(或后果)管理机构与关键服务的能力和问题

了解 CBRN 事故相关机构的一般要素及可期望。描述国家和地方的后果管理结构的要素,包括警察、消防队、卫生服务、医院、军事、民防(如果适用)、应急管理当局、公共信息、专家团队如反恐单位或调查局。描述各种服务的响应时间、国家和地方的应急计划。

(赵进沛　杨会锁　李秀芹　邹仲敏)

第 14 章

化学武器袭击条件下的卫勤保障

第一节　化学战卫勤保障概述

卫勤保障(health service support, HSS)也被称为医学保障或卫生保障,是军队卫生部门组织运用医学技术,对部队进行伤病防治、维护并促进军队成员健康、恢复伤病员战斗力的行动。它是后勤保障的重要组成部分和内容,是卫生部门的基本任务。卫勤保障的主要内容包括医疗与后送、卫生防疫、卫生防护、医疗保健与救护、药材供应等。

化学战卫勤保障主要是针对化学武器袭击条件下,部队卫生机构为完成对化学伤员的救护而进行的卫勤保障准备和实施工作。化学武器袭击产生单纯化学中毒伤员和化学中毒复合其它损伤的化学复合伤伤员;化学战剂对环境造成的污染范围和程度、持续时间因毒剂种类而异;伤员的临床过程和防止医疗链污染等方面,都使得对伤员的救治有其特点和特殊要求。这些伤类、伤情和救治的特点决定了化学战的卫勤保障有其自身特点,要完成卫勤保障任务,卫生力量及其它协调单位应该具备相应的、特殊的和额外的能力。本节内容与第13章的内容关系密切,可参阅相关内容。

一、化学武器袭击条件下的卫勤保障特点

化学武器袭击产生单纯化学中毒伤员和化学中毒复合其他损伤的复合伤伤员,化学战剂对环境造成的污染范围和程度、持续时间因毒剂种类而异,对伤员的救治有其自身特点。

(一)突发大规模伤员救治任务急且难

化学战剂的使用,将会造成大批伤员;卫勤部门要在短时间内对其进行救治,工作任务相当繁重,要求各级救治机构紧密配合完成伤员的救治和后送任务。各种毒剂的救治方法有不同程度的差异,应有针对性地采取救治措施。某些毒剂的中毒伤员若不及时抢救,会在短时间内危及生命。因此,化学武器杀伤区伤员抢救除应组织卫生人员抢救外,还必须广泛开展群体性自救互救。

战时既可发生单一的化学武器损伤,亦可发生化学毒剂复合伤,伤员伤类复杂,伤势严重,对救治技术和组织工作提出了更高的要求。卫勤机构平时要加强毒剂伤和复合伤的救治技术

和药品器材的研制,在组织、技术、装备等方面做好充分准备,战时要合理地组织分级救治工作。

(二)环境污染下工作效率低

卫生人员一般是在有毒环境中工作,除在染毒区抢救伤员外,大量染毒伤员进入卫生机构,也会污染工作环境。有时卫生人员需佩戴防护器材进行工作,致使工作效率降低。因此,卫勤保障要考虑执行任务人员的作业强度和作业时间。与常规武器伤不同,化学战伤员救治过程中,要对毒剂进行侦检和洗消,这会影响救治流程和效率。

(三)需要特殊救治技术和特殊药物

化学武器伤员种类多、伤情急,救治伤员的技术要求较高,加之平时此类中毒病例少见,医护人员实践经验较少,必须在临战前对卫生人员进行技术训练,使他们在诊断、急救、治疗和护理等方面具备基本的理论知识,并能胜任实际工作。

救治化学战剂中毒伤员,需要大量的特殊药物,如神经性毒剂急救针、解毕灵、氯解磷定、阿托品等。因平时少用,临时筹措较难,战前均应有一定量的储备。

(四)院前救治受到医疗资源限制

现场抢救和救护所的早期治疗都是院前救治,救援人员需要携带必要的医疗器械、药材等,在最短时间内到达事发地域实施救援,因此,在队伍的规模上、药物和装备的数量上都受到限制。应该分类救治,合理实用医疗资源,最大限度提供医学救援效率。

二、化学战的卫勤保障战术

(一)化学伤员救援组织指挥程序

主要的卫勤保障任务和组织指挥程序如下:各级卫勤领导及时收集部队遭敌化学武器袭击后人员伤亡情况;向后勤保障领导或部队首长汇报并提出伤员抢救处置建议;根据部队首长的指示,派出化学伤员抢救队;组织实施化学毒剂染毒区的伤员抢救;通知旅救护所或上级加强的卫勤分队,做好接收伤员的准备,必要时对伤员进行洗消;根据部队首长的指示,对部队的洗消工作实施卫生监督。

(二)化学伤员抢救队的组成

旅以上部队应成立化学武器伤员抢救队(相当于防化医学救援队或包含在"三防"医学救援队中),负责化学毒剂染毒区伤员的抢救工作。伤员抢救队一般由30～50人组成,分3～5个抢救组。抢救队中卫生人员与担架员之比为1:4或1:5。合成旅(含同级单位)抢救队由旅救护所组建。营成立抢救组,以营卫生排人员为主,抽调所属分队战士组成担架队,任务紧急时可由部队首长临时抽组的战斗分队、勤务分队参加伤员抢救。抢救队的装备主要有运输工具、防护器材、侦检器材、急救药物及其他用具等。有关医学救援队的编制和分组参阅第13章相关内容,以下简述分组及其职能。

1. 指挥组 负责与现场及后方指挥部的联系与对接,进行现场医学处置的组织指挥,及时汇报救援和转送情况。指挥员接到上级命令后迅速集结队伍,启动预案方案,制定对策和对预案进行相应调整;指挥现场各组采取正确的防护措施,明确职责和任务,展开救援。

2. 专家组 负责指导化学中毒伤员及疑似化学中毒伤员的中毒诊断与救治,并对事件的性质、可能产生的危害、可能动用的救援力量规模进行专家决策咨询。

3. 侦检组 负责染毒现场伤员物理、生物样品采集及洗消效果的检查。进行适当防护后最先进入染毒区域,查明毒剂的种类和区域,迅速上报。必要时,可协助防化兵部队完成对未知化学品的甄别与鉴定。其任务区分有别于防化兵部队,一般不负责染毒区内空气、水源、土壤等环境内有毒有害化学品的检测。

4. 现场抢救组 负责协助伤员迅速脱离污染区,同时报告现场伤亡情况。人员应穿戴相应防护装备,必要时口服预防药物,携带相应救护器材,进入染毒现场,搜寻中毒伤员,现场抢救和后送到染毒区外。必要时,可在染毒区内采取呼吸支持、肌内注射解毒药和止血、固定等紧急救治措施。

5. 分类组 进行防护并携带急救注射针及分类标识设立分类站,负责对染毒区暴露人员进行分类,区分染毒伤员和死亡人员,并给予伤票和标识。待伤员洗消后,依据伤情对其再次进行分类,并由现场救治组进行进一步救治。化学中毒损伤按照出现的中毒症状和体征,分为危重伤员、可延期处理的重伤员、轻伤员、濒死或死亡人员。

6. 洗消组 负责对污染伤员和从污染区撤出的救援队员进行洗消,以及伤员污染物的封存和处理。穿戴相应防护装备,一般情况下也可直接穿戴 C 级防护,设立洗消站,展开洗消装备。由于伤员洗消过程相对缓慢,故必要时需要展开多个洗消装备和洗消通道(如洗消帐篷等)。

7. 救治组 负责对经过洗消的危重症伤员进行紧急处置。

8. 后送组 负责组织经现场处置伤人的及时转送,并做好登记与交接。

救援队可根据事件性质和规模、救援力量、任务而灵活编组。我军某医院核化生事件医学应急救援队编制 25 人,下设指挥组、侦检组、洗消组、分类组、救治组和后送组。拥有指挥人员 2 名、军医和卫生士官 10 名、护士和卫生员 7 名、司机 6 名。配属车辆 8 台,包括急救车 5 台、核化卫生防护检测车 1 台、核化伤员洗消车 1 台、核化伤员急救方舱 1 部。

(三)抢救队的物资装备

1. 药物、器材配备 要为救援医疗队配备比较充足的装备。

(1)门诊用药:通常以供本医疗队最高伤员日通过量的 3~5d 需要量计算;病房药材结合预计展开床位数计算;手术室药材按预计展开手术台数及每个手术台昼夜手术 20~25 人计算。卫生包配备按医疗队医务人员的 50% 计算。

(2)特殊急救药品:包括军用毒剂等危害极大化学毒物特异性救治药物,化学中毒主要中毒症状对症治疗药物,如有机磷、氰化物等预防药和急救针按 100~200 人准备。防化医学应急救援急救箱和医疗急救综合平台对化学伤员的救治缺一不可。

(3)特殊的消毒药品:个人消毒包、含氯和碱性的消毒剂。

2. 特种医疗设备 包括小型 X 线机、心肺复苏、高压灭菌等医疗器材,伤员洗消车或能完成洗消任务的同类装备。

3. 防护和侦检器材 隔绝式呼吸道防护器、滤过式呼吸道防毒器、隔绝式防护服、制式透气式与非透气式防毒衣、防毒手套及靴套等防护装备。挥发性有害化学品的现场侦检装备,如手持式离子迁移谱仪、含硫含磷报警仪、有毒有害气体监测仪、侦毒检毒箱、移动式侦检平台等专用侦毒器材。

4. 其他常用器材 包括运输车辆、通信器材、生活保障等器材。

(四)化学伤员抢救队的任务和分区

通常,作战部队的副指挥员可兼任"三抢"(伤员抢救、道路装备抢修、物资装备抢运)组长,负责化学伤员现场抢救的组织指挥工作。化学伤员抢救队的任务主要有:①分析判断医学损伤和救援的总体情况,为相关部门和领导提供救援决策咨询;②根据指令,做好抢救队成员的防护,从有利方向进入染毒区对伤员实施抢救,可同时进行毒剂侦检;③将伤员抢救出染毒区后,安置在隐蔽点,设点集中,对受伤人员迅速实施现场抢救,尽最大可能挽救生命,等待前接;④对受沾染的伤员与公众进行医学洗消,去除污染,必要时对污染区实施消毒;⑤将伤员运输后送至专业医疗机构进行专科治疗;⑥对伤员与公众进行医学防护和心理疏导。

抢救队任务区分按照营抢救组负责本部队重度和部分中度染毒区内伤员的抢救,旅抢救队负责中、轻度染毒区内伤员的抢救,以及各伤员集中点伤员的救治、分类和后送。

抢救队完成任务后,迅速撤离染毒区。在指定地点,脱下防护器材,到洗消站进行洗消,经检查符合要求后归建。

在局部的、缺乏即刻后援的作战条件下,应充分利用各部队卫生机构,构建战时核生化救援三级救援体系。依托营连抢救组建立一级救援体系,主要负责战(现)场急救任务,还应组织解毒或促排药的使用,并开展现场采样、检测、早期预警及伤员后送工作;依托旅救护所构建二级救援体系,同时战区"三防"医学救援队派员加强,主要负责早期急救任务,还要组织前接、展开检伤分类、伤员及装备洗消、毒物样品检测以及继续抗毒治疗;依托战区"三防"医学救援队及后方医院共同构建三级救援体系,主要负责专科治疗任务,完成污染区的划定、终末消毒、伤员全身洗消、装备洗消、毒物样品的确证检验(图 14-1)。

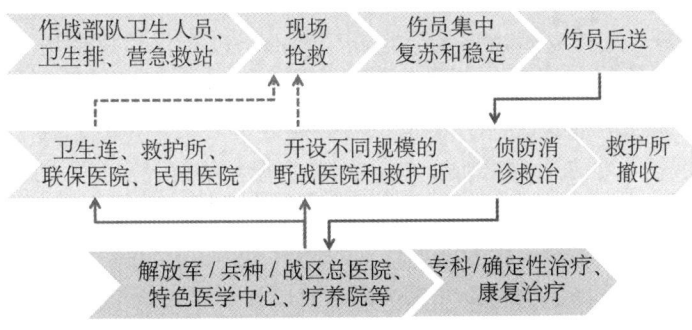

图 14-1 我军防化医学救援三级救治机构

三、化学战现场医学救援行动原则

1. 联合其他救援力量,协同救援 现场医学救援可能是多支救援力量共同参与的救援行动,救治化学伤员以防化医学救援力量为主体。防化医学救援力量在实施联合救援时,要处理好与卫勤组织指挥机构、卫勤保障机构之间的内部协同。在化学战的现场医学救援中,防化医学救援力量要着眼救援中的重点和难点,与其他救援力量做好协同,统一步调、形成合力,发挥更好的现场医学救援效能,顺利完成任务。

2. 明确染毒区域划分,严格防护　防化医学救援力量到达现场后,应及时根据化学毒剂的危害程度、现场周边环境、气象条件及损伤人员的分布情况,对救援区域进行危险程度划分。通常将救援工作区域划分为污染区、半污染区和清洁区 3 个区域,即热区、温区和冷区。救援人员在进入不同污染程度的区域时,应按照区域防护等级和(或)停留时间要求,实行分区处置和可能的分级防护。

3. 遵循医学救治规律,注重时效　现场医学救援必须遵循医学救治和化学损伤时效救治规律。对伤员采取先防护,后抢救;先撤离,后救治;先救命,后治伤;先洗消,后治疗的基本救援程序。对于速杀性化学毒剂中毒,现场医学救援人员力求第一时间对化学伤员采取急救措施,抓住化学中毒后 10min 内"白金"抢救时间和 1h 内"黄金"救治时间,最大限度地减少或避免人员死亡和伤残。

4. 就地就近专业救治,避免扩散　化学战现场医学救援是一项专业性很强的工作,必须依靠专业的防化医学救援力量完成。化学伤员的现场洗消、现场救治和伤员医疗后送必须由专业的防化医学救援人员组织实施;轻伤员进行洗消后,中度、重度伤员经现场处置后,应就近安排救护所和专科医院对化学伤员进行早期治疗和专科治疗,尽量避免长距离伤员医疗后送,严格控制化学毒剂的危害扩散。

四、化学战现场医学救援行动方法

化学伤员需要得到的救治时间紧迫,对现场医学救援要求较高,运用正确的行动方法实施快速的现场医学救援,是现场医学救援成功的关键,应采取"联合侦检、抵近处置、防控并举、分类救治"的现场医学救援行动方法。

1. 联合侦检　现场侦检是运用现场侦查和检验的手段对化学战现场进行综合分析与判断,是对染毒区域实施的综合性、多样性和复合性的联合侦检。一方面是现场侦检装备的联合应用,侦检结果进行相互验证。另一方面是现场侦检力量的联合作战。我军除防化医学救援力量外,防化兵也承担化学毒剂现场侦检的任务,应根据现场情况联合不同现场侦检力量进行化学毒剂现场侦检。对于现场侦检装备无法确证的化学毒剂,采样保存,后期应借助后方侦检力量确证。

2. 抵近处置　染毒现场急救是整个现场医学救援的重要且紧迫的救援环节,对化学伤员生命挽救起着关键作用。一般情况下,化学毒剂危害范围及化学伤员遭受毒害的程度与距离化学毒源的距离呈正相关,离化学毒源越近,污染程度和毒害程度越严重,伤员得到紧急救治的需要越迫切。为挽救更多化学伤员的生命,防化医学救援力量需要在确保防护安全的情况下,尽最大可能抵近染毒现场的化学伤员,实施现场急救。

3. 防控并举　一方面,在现场医学救援中防化医学救援力量和救援对象需采取有效的医学防护,这是安全实施现场医学救援、最大程度减少化学伤员毒剂损伤的必要前提。另一方面,采取有效的控制措施,防止化学毒剂交叉污染和二次污染,减少化学毒剂持续危害及毒剂污染范围。在现场医学救援中,医学防护与危害控制相互影响,要采取防控并举的行动方法完成救援。

4. 分类救治　分类救治是科学高效处置批量化学伤员的重要手段,对提高化学伤员的救治效果起着至关重要的作用。根据化学伤员的污染程度、中毒症状及生命体征等情况,对伤员进行损伤评估与分类,按照伤员伤情安排医疗救治顺序,能够在医疗资源配置有限的情况下,使最需要救治的伤员能够得到优先治疗,在有限的时间内,使最需要得到医疗救治的伤员得到专业的治疗,可以使救援行动有条不紊地实施,最大限度地提高伤员救治成功率。

第二节　化学武器和化学事件的危害评估

历史遗留的大量未销毁化学武器和化学恐怖袭击危害着人类安全。同时,许多国家并没有真正放弃化学武器的研制,现代战争依然存在化学武器的威胁,局部战争依旧不断使用化学武器。化学危害评估是制订救援预案和对事故开展救援行动的重要依据,是评价应急决策效果的一种有效手段。做好化学武器的危害评估及相关的防护工作,对提高卫勤工作水平十分重要。

一、化学危害

化学危害是指化学武器使用或有毒化学品在生产、使用、储存和运输过程中,由于人为或自然的原因,引起泄漏、污染、起火、爆炸,造成人员伤害或财产损失的事故。化学危害主要包括健康危害、燃爆危害和环境危害3个方面。

1. 健康危害　指接触化学战剂或危险化学品后能对人体产生危害的大小。化学武器的健康危害主要由于其中所含的化学毒物对人体造成的中毒损伤。

2. 燃爆危害　指化学武器施放或危险化学品泄漏、燃爆对人员和设施造成的危害。首先,化学武器的爆炸会引起物理危害,如冲击波超压、高速透射物、高温、强烈震动等,对人员和设施造成瞬间损伤与破坏。其次,燃烧会降低空气中氧气的比例,氧气降低能够引发严重的后果。另外,化学弹药爆炸后,会引起可燃物质燃烧,燃烧中会有多种有毒物质释放,特别是一氧化碳和氰化物。

3. 环境危害　指化学战剂或化学品对环境影响的危害程度。

二、化学危害的风险评价

风险评价(risk assessment)是基于毒理学试验资料、化学物质接触资料和人群流行病学资料等科学数据,综合运用安全系统工程的方法,对系统的安全性进行度量和预测,通过对系统存在的危险性(或称之谓不安全因素)进行辨识定性和定量分析,确定接触外源化学毒物或战剂后对作战人员和(或)公众健康危害的可能性,发生损害效应的性质、强度、概率,确定可接受危险度水平和相应的实际安全剂量,对该系统的安全性给予正确的评价,并相应地提出消除不安全因素和危险的具体对策措施。生产过程中,通过全面、系统、有目的、有计划地实施这些措施,达到安全管理标准化、规范化,以提高安全生产水平,超前控制事故发生。

(一)化学风险评价方法

1. 定性风险评价 对系统的危险性、化学战或化学事故发生的可能性大小,由具有不同专业知识并且熟悉评价系统的专家凭借各自的理论知识、丰富经验,以及掌握的同类或类似系统事故资料共同讨论确定的。定性风险评价方法的结果的准确性可能较差一些。国内制订的风险评价方法大多属于这一类。

2. 半定量风险评价 对系统的各种危险有害因素按照一定的原则给予适当的指数(或点数或分值),根据指数或所属等级确定其安全程度。

3. 定量风险评价 以系统发生事故的概率为基础,求出风险率,以风险率的大小衡量系统的安全度,也称概率评价法,这种评价法能够准确地描述系统危险性大小,我国由于缺乏各类事故、故障数据等原因,实际应用中尚有一定困难。风险评价中,有时一种评价方法不能满足评价系统的需要,可同时采用几种方法进行危险性分析和风险评价。

(二)化学风险评价的基本程序

1. 全面调查、掌握评价对象的系统信息 广泛收集并熟悉有关资料,包括化工企业工艺流程、物料的危害特性、操作条件、设备结构、平面立体布置、环境状况等,以及有关的法规、标准、制度、相似事故案例。可参考上述指标采集化学战剂的施放条件和环境等信息。为了防止发生错漏,一般将系统划分成若干子系统(称为单元)进行评价。

2. 有针对性地检测相关因素、有效识别危险 采用科学的方法和手段充分地辨识和查找系统内存在的各种危险因素,包括固有的、潜在的,以及可能出现的和在一定条件下转化的新的危险。只有充分考虑到化学危害的特点与规律,才能做出客观准确、公正的评价。例如,暴露途径常与中毒后果密切相关,要考虑摄入途径、机体状况和环境影响因素,综合判定。

3. 将相关危险因素进行量化 将找出来的危险因素尽可能给予量化,并以数量大小说明其危险程度。对于定量风险评价,还要求给出事故的概率和可能造成的损失。例如,摄入量与中毒风险、中毒危害的关系;小剂量长期累积剂量的危险。

4. 计算危险度或风险率 通过一定的数学模型计算出系统(或子系统)的危险度或风险率。若知道事故的概率和损失,则风险率=事故概率×事故损失。例如,目前的化学危害评估一般基于数学模型(如高斯模型、重气扩散模型等)进行计算,借助评估软件和计算机实现。典型的评估软件如 ALHA(area locations of hazardous atmospheres),用于泄漏导致的空气污染型化学事故的危害评估,可预测危险化学品的气体或蒸气从管道、槽罐等破裂部位及泄漏形成的液体池向空气挥发扩散的速率及污染空气的扩散情况。

5. 危险的排除与预防 针对找出来的危险因素,制定相应的安全技术和管理措施,消除或控制危险,使系统危险度降低。从危害预防的经验总结出可能存在的较大危险因素:开放的生产流程、人工操作、高温生产过程、气体、有机溶剂、细小粒状或磨成粉状的固体、高蒸气压力的液体、低闪点的可燃性液体、低自燃温度的可燃性液体、宽可燃范围的可燃性气体或蒸气、压缩气体或在被压缩的环境下使用的气体、低沸点的物质。

6. 对风险的接受与认知程度 将采取了安全措施后的系统危险度或风险率与安全指标比较,看是否达到可接受程度。如满足安全指标要求,则生产可以继续,否则,必须进行系统调整,增加安全措施,直到系统达到安全要求为止。

三、化学危害评估的内容

危害评估属于风险评价的一项内容,分为预测评估、事故评估、后果评估等,主要是通过对化学武器和化学毒物等化学危险源假想事故的预测和评估,提出化学应急准备工作的要素,为制订合理可行的救援预案提供参考依据。主要内容包括:①确定对空气污染物的暴露水平;② 评估工程控制措施的适宜性和有效性;③为某种污染物的暴露水平和与之相关的健康效应提供一种基准。化学事故危害评估的核心,就是给出危险区域范围和危险区划分标准。对于持续时间较长的事故和持久性化学战剂,在整个救援处置过程中,由于气象条件、事故源等情况的不断变化,也需要通过改变初始条件,继续进行化学危害评估,不断对评估结果进行修正,以指导救援工作开展。

(一)化学危害评估的依据

化工生产的化学危害评估要严格按照国家行业规定的相关标准作为评价的主要依据,如职业卫生标准的相关规定。

1. 时权平均值(time-weighted average,TWA) 在每周工作 5d 和每天工作 8h 的情况下,悬浮于空气中化学品浓度的时间加权平均数称为时权平均数。在 8h 的工作时间内,任何人所暴露其中的化学品浓度必须低于职业卫生标准时权平均值(OE-TWA)。计算时权平均值的例子:如一位人员在以下的工作时间暴露于化学品"X",则正确计算方法为$(10 \times 1 + 20 \times 1 + 5 \times 6)/8 = 7.5$ 单位。

2. 短暂暴露限值(short-term exposure,STE) 指一种悬浮于空气中化学品的浓度,以 15min 时权平均值计算。在 1 个工作日的任何 15min 内都不应该超过这个限值,即使在平均浓度低于时权平均值的情况下。

3. 最高暴露限值(maximum exposure limit,MEL) 在任何工作时间内都不应该超过的空气污染限值。一般是对于高毒性污染物而言。

4. 允许暴露水平(permissible exposure level,PEL) 在许多国家,允许暴露水平都是作为职业安全法规由政府制定的。PEL(短期)是指在 1 个工作日内暴露时间可能超过 15min 的最大允许暴露浓度(按时间加权平均)。PEL(长期)是指暴露时间超过每个工作日 8h 或每周 40h 的有害物质的最大允许浓度(按时间加权平均)。

(二)化学危害评估的要点

1. 危害纵深 指从事故发生点到受染空气下风边界的最远距离。不同危害区对应有不同的危害纵深。

2. 危害范围 指受染空气扩散传播所达到的地表平面区域范围(未考虑空间范围)。不同危害区对应有不同的危害范围。在实际的化学事故中,受气象、地形等条件的影响,危害区域的形状通常是极不规则的,但危害评估显示的结果一般较为规则,由于评估选择的模型不同,可能是扇形、椭圆、方形等。评估结果与实际危害情况的吻合程度越好,说明评估结果越可靠。

3. 危害动态变化 指具体某一位置危害变化的动态信息,如受染空气到达该位置的时间,该位置受染空气浓度随时间的变化情况等。

4. 危害程度 指某一区域或位置受染空气达到的最大浓度。危害区的划分一般以此浓度为判别依据。

进一步的评估内容还有人员伤亡率、人口疏散范围及数量、财产损失等,其结果要在前几项评估结果的基础上,结合当地人口分布、人口密度、人员防护素质、设备设施情况等,通过进一步的计算获得。

(三)化学危害评估的步骤

1. 收集信息 通过情报资料、调查咨询、现场观察和实地测算等各种途径,获取与事故危害相关的各种信息,包括危险化学品的品名、类别、数量、泄漏的位置和速率,当地当时的风向、风速、气温、湿度等气象要素及地形、地理条件信息等。

2. 确定评估危害范围 评估开始前首先根据化学物质毒性、理化性质、现场化学物质的存量以及气象因素等划分危害区域,即在收集获取各种信息的基础上,利用评估软件估算受染空气扩散传播的纵深、宽度和范围,确定各危害区域范围及其分界线。

化学战和化学事故危害区是指化学事件发生后,危险化学品造成人员及动、植物死亡或伤害,并影响军事行动或社会正常生产、生活的空间地域。化学事件危害区域的大小受危险化学品种类、理化性质、泄漏量、事故类型、气象条件和地形特点等因素的影响。化学事故危害区分级是为方便化学事故救援工作分类开展,根据化学事故危害程度的大小,以毒物对人员造成急性伤害的不同浓度等级作为划分标准,对化学事故危害区实行的划分措施。典型方法是将化学事故危害区分为4个等级,以事故发生点为中心,由内向外,随着事故危害程度的降低,依次为中心区、重点救援区、一般救援区和救援影响区。

3. 危害后果的评估

(1)对人员的危害评估:在充分收集信息和确定评估范围的基础上,进一步确定危害区内需重点关注或保护的目标,人口疏散的范围和数量,评估事故危害区内事故对人员生命和健康状况的影响及急性中毒、慢性中毒伤亡人员的比例和分布等。

(2)对经济损失评估:灾难性化学事故发生后,在进行危害评估时,除了评估人员伤害,还要评估经济损失,包括家禽、牲畜、鱼类和农作物的破坏,空气、水系及土壤污染后的处理恢复费用,以及对生产的影响、对环境的影响等。

(3)社会影响与心理损伤评估:造成较大或重大灾害性化学事故后,要实事求是地评估对社会和人员心理的伤害,一方面可以给决策机构提供参考,另一方面也有助于防止个别媒体的恶意炒作,干扰救援的有效进行。

(4)可恢复性评估:作为完整的化学评估报告,应当包含灾害发生后的可恢复性的评估内容。可恢复性的评估内容应当包括基于危害范围、程度、人员伤亡、经济损伤及原来的规模和作用等,提出切合实际的评估内容,必要时可提出可行性建议,为尽可能减少损伤提供进一步的科学依据。

四、化学危害评估采样测定方法

化学危害的评估,首先要确定化学危害的种类,确定暴露的程度、暴露的后果以及所有和化学品暴露有关的因素。具体采样测定方法包括以下几种。

(一)取样方法

空气取样的方法在采样地点、采样持续时间、频率及样品数量方面必须满足一定的要求,即样品要能够代表人员的暴露程度和环境条件,并且测量方法是高效的、准确的和经济的。

1. 取样部位　监测部位的选择取决于取样的目的或化学物质的种类。如果监测的目的是确定人员的暴露水平,那么就需进行针对个人的监测,把监测设备置于尽可能靠近人员呼吸区域的地方。如果监测的目的是评估所选择区域的污染物浓度,或者是评价工程控制措施的适宜性或有效性,那么就需要区域监测,即在工作区域内一个固定位置安装取样设备。

2. 个人取样　为使化学品暴露危害评估的监测具有最大的有效性,需要对作业场所的人员按照任务、场所、条件、环境进行分类。对同一组内的人员随机抽样进行监测,样本>3~5人/组或抽样量应该占 25%~50%。

3. 取样时间和采集量　空气取样的总量取决于空气流速和取样时间。对准确分析来说,空气取样总量必须要得到一个可测的污染物数量。应该采集单个样本或一次采集能够覆盖整个工作时间的多个样本,以确定按时间平均的暴露浓度。为减少暴露浓度的波动所带来的误差,应进行最少 7h 的连续取样。未工作的时间应当作零暴露水平来计算。不能进行全班次抽样时,一系列的随机定时取样或多点抽样是可以接受的,但样品的数量一般不得少于 4~7 个。

4. 取样频率　空气监测的频率取决于暴露水平。当环境中的污染物浓度是 10%~50% PEL 时,监测应该至少每年 1 次;在 50%~100% PEL 时,至少每年 2 次;在超过 PEL 时,至少每年 4 次。

(二)确定危害的化学物质

1. 通过现场已有的信息,取样检测确定化学危险物　健康危害取决于工作场所大气中可能存在的化合物,将其与操作方式和化学品的物理性质联系起来。例如,有机溶剂的蒸气压力等。

2. 掌握已知化学品的毒性　化学物质的毒性特点对于检测和鉴定毒物具有决定意义,但是影响毒性的因素很多,化学物质的结构、机体状态、接触途径、机体代谢状态都会影响毒性效应。

3. 环境监测分析　将空气取样的结果或浓度测量的数值和 PEL 相比,对结果做出适当的统计分析。为了确定是否符合 PEL,采样应该覆盖暴露标准所定义的时间周期。例如,15min 和 8h 采样的结果分别用来评价是否符合短期和长期允许暴露水平。

(三)生物学损伤监测

生物学监测的基本任务是在明显的健康效应出现之前确定潜在的过量暴露水平,以保证现在或过去的暴露不会对人员的健康有损害。生物学监测就是采集的生物样品(血液或尿液)中测定某个起决定作用因素的水平。决定因素可能是有害健康的化学品或其代谢产物。评估化学品对人员的全面暴露水平就是确定已被吸收的某种化学品的量和(或)被吸收的化学品的健康影响。

生物临界极限值(BTV)表示在生物样品中,不会对人员健康产生明显伤害的有毒物质或它的代谢物的最大浓度。这些极限值通常代表已确立的空气污染物允许暴露水平的生物对应值。超过 BTV 的所有结果必须尽可能立即进行重复验证。

(四)化学物质的鉴定

1. 检测鉴定毒物的步骤 毒物检验的标准化是检验毒物准确性的前提,为了保证毒物检验的质量,制定了各种毒物检验的规范化程序和标准的检验方法,以消除由于各实验室间和个人之间实验条件、实验方法及个人技术熟练程度的差异而造成的误差,保证鉴定结果的准确、可靠。除了对每一种化学物质尽可能地建立了标准或推荐方法,对于存在的共性问题还形成了相应的规范。

(1)取样(材)与保存:供毒物分析的样品种类很多,如血液、胃肠及内容物、尿、中毒者吃剩的食物等,取材时应采取含毒量高的部位。除要求采取无毒样品作空白对照外,还应采取可能引起中毒的阳性毒物做阳性对照。检测样品均不加防腐剂,冷藏保存。装有样品的容器都要封口,加盖印章,并贴标签,注明取样时间、取样地点、用途,以及取样人等。

(2)初步试验:初步检验的目的是在消耗少量甚至不消耗检测样品的情况下,确定检验方向,如观察颜色和形态、气味、酸碱性、灼烧试验、简易化学试验。

(3)毒物的分离、提纯和净化:将检测样品中的毒物与共存于毒物之中的杂质分开,提纯和净化是指在分离的基础上进一步除去杂质。

(4)定性与定量分析:定性检验是确定检测样品中毒物种类,对于确定事故性质非常必要。定量检验是测定检测样品中某种毒物含量,对于确定事故的危害程度和严重性非常重要。

(5)鉴定结论与报告:基于测定结果,做出有限结论和结论。对检验结果必须全面、细致地分析检验方法和结果的可靠程度。

将上述所做的一切系统归纳,客观、公正地写出报告,同时提供相关参照或参考标准,以备决策时采用。必要时,可以提出参考意见。

2. 常见毒物的鉴定

(1)挥发性毒物的鉴定:通常挥发性毒物分子量小,是在酸性水溶液中能随水蒸气蒸馏出来的毒物,如氰化物、酚、醇等。氰化物常用的鉴定检验方法有普鲁士蓝实验、吡啶-巴比妥酸实验。乙醇常用的鉴定检验方法有重铬酸钾实验和碘仿实验、气相色谱法。

(2)金属毒物的鉴定:金属毒物的种类很多,在中毒案件中主要是毒性较大的砷、汞、铬、铊等的化合物。进行脏器或体液中金属毒物的检验,必须通过湿法(强酸)和干法(高温灰化)破坏有机质,使金属以盐的形式游离出来。砷主要沉积在肝、肾、脾等脏器,慢性中毒则沉积在毛发、指甲、骨骼等上。汞能严重地损坏肾的功能。砷、汞的检验方法有 Reinsch 实验、定量分析。

（3）亚硝酸盐的鉴定：最常见的亚硝酸盐定性分析有格利斯试验、安替比林试验、格利林试验，以及荧光光谱法、高效液相色谱法等。

（4）气体毒物的鉴定：一氧化碳的鉴定分析方法有加热试验、氢氧化钠试验、钯镜试验、可见吸收光谱法、可见导数光谱法。液化石油气的鉴定分析方法有气相色谱-氢火焰离子化法、色谱法、电解法等。

（5）非挥发性有机毒物的鉴定：非挥发性有机毒物指有显著的生理功能和毒性的复杂大分子、非挥发固体有机毒物。可分为酸性有机毒物、中性有机毒物、碱性有机毒物（表 14-1）。

表 14-1 常见非挥发性有机毒物的鉴定分析方法

非挥发性有机毒物	鉴定分析方法
巴比妥类催眠药	钴盐试验、铜盐试验、薄层色谱法
吩噻嗪类药物	强酸氧化试验、薄层色谱法、紫外光谱法、气相色谱法
苯二氮䓬类药物	偶氮色素试验、碘化铋钾试验、薄层色谱法
士的宁和马钱子碱	重铬酸钾-硫酸试验、浓硝酸试验、钒硫酸试验、薄层色谱法、高效液相色谱法
乌头碱	薄层色谱法、动物实验
有机磷农药	对硝基苄基吡啶试验、偶氮色素试验、薄层色谱法
氨基甲酸酯	二氯醌氯亚胺试验、对硝基苯偶氮氟硼酸盐试验、薄层色谱法
毒鼠药	化学显色法、薄层色谱法、气相色谱法

（五）毒理学评价

1. 评价的基本程序 毒理学评价一般包括 4 个阶段：即急性毒性试验，蓄积毒性和致突变试验，亚慢性毒性（包括繁殖、致畸）试验和代谢试验、慢性毒性（包括致癌）试验。

2. 评价的基本要求 进行化学物质的毒理学评价，应当遵循评价程序的基本要求。任何新化学物质，一般要求进行 4 个阶段的试验。在进行急性毒性、90d 喂养试验和慢性毒性（包括致癌）试验时，要求用两种动物。凡属与已知物质（指经过安全性评价并允许使用者）的化学结构基本相同的衍生物，则可根据第一、第二、第三阶段试验的结果，由有关专家进行评议，决定是否需要进行第四阶段试验。

五、化学危害评估与医学应急救援辅助决策系统

化学中毒事故危害评估与医学应急救援辅助决策系统可以提供发生化学事故后的伤亡估算、医学应急救援（方法、措施、使用药物种类数量、伤员运输工具、所需救援人员）等参数，并根据需要及时提供应急救援的技术咨询。对各种突发性化学事故的医学应急救援工作提供科学决策的依据，特别是对存在的化学源进行危害预评价。

美国在化学事故应急救援系统研制方面做了大量工作，如 1971 年开设的 ChemTRAC 系统，有 1.7 万家会员厂注册，拥有 150 万种化学品的 MSDS 信息，建有专家信息数据库。至 1994 年，ChemTRAC 系统平均每天接到的咨询电话有 500 个。Cheris 系统为美国海岸警备

队建立的化学事故 24h 应急热线,可提供救援信息和救援力量。Chlorep 系统是氯协会于 1972 年建立的氯气事故咨询热线,主要针对北美地区潜在的或已发生的氯气事故提供咨询服务和救援器材。

计算机辅助的应急行动管理(computer-aided management of emergency operations,CAMEO)系统应用软件由美国环保署和国家海洋与大气管理局研发,用于化学应急反应的预案制订,帮助一线化学应急筹划者和应急人员。CAMEO 能使用、存储和评价那些制定应急预案的关键信息,还能帮助使用者按照管理规定要求报告化学品存货。CAMEO 系统整合了化学数据和数据管理方法、空气扩散模型、绘图能力共 4 个模块。所有模块交互工作,按时间方式共用和显示关键信息。下文会结合辅助决策系统相应介绍各模块的功能。

同类的预案/响应工具还有 ERG(emergency response guideline)、Tier2 Submit 和 RMP * Comp™。Tier2 Submit 是单位提交化学品相关数据的工具,RMP * Comp™ 基于域外结果分析的危机管理程序指南,计算易受伤害区的范围。

(一)辅助决策系统的建立

化学事故应急救援辅助决策系统一般包括化学品毒性数据库、事故设定、事故报警受理、危险评估、处置方案、救援实施方案、医学应急方案、文档与数据管理、信息服务与资源维护几大功能模块。

救援实施方案生成模块是整个应急救援系统的核心,对突发事件救援过程实行全程实时监控,跟踪事故现场动态,发布救援指令,协调各职能部门及救援资源直至圆满完成救援任务为止。救援实施过程中,应急救援指挥中心应及时向现场救援人员提供各种事故现场应急处置办法,并根据反馈的信息,及时调整信息发布内容;在电子地图或有关应急救援计算机上,显示救援规程,并根据事故处理状况,突出显示有关内容(包括现场处理人员、现场处理的安全设施、作业区布置方案等信息)。

1. 化学战剂或危险化学品调查是事故规模判断的基础 收集敌方化学武器储备情报,化学武器种类、拥有量、释放方式;收集战役相关信息,包括作战意图、兵力部署、战场地貌、交战状态;对备案的危险化学品生产和存储企业及加油站存储企业,要设计调查表,主要调查企业生产和存储的原材料产品、工艺流程、化学品种类、数量分布、储存方式、存放地点、容器参数、使用工艺、理化特性、毒性,以及相关的企业责任人和联系方式等。

CAMEO 的 CAMEOfm 模块包括 8 个子模块(如单位及联系方式)的数据管理应用,这些数据是预案要求由各单位上报的危险化学品库存,包括基本的机构识别信息、雇员联系方式、单位使用或储存化学品量、条件、地点。CAMEOfm 可以储存这些信息,也可以在 ALOHA、MARPLOT 和 CAMEO Chemicals 桌面程序之间浏览。

2. 收集人口分布和气象资料是事故危害判断的依据 化学战时,收集敌方使用化学武器效应相关信息,包括释放方式、使用量和累及范围、可能暴露兵力、中毒表现、侦检结果等。对化工生产,收集地区常年的人口密度资料,包括各辖区的地理地貌、面积、常住人口和流动人口数量,计算各辖区的平均人口密度;收集地区的常年气象条件和水文资料,主要包括气温、风向、风速、气压、湿度、雨量以及特殊气候条件如台风、暴雨等的时间、频率、危害程度等。

3. 电子地图使事故动态监控可视化 标识化学武器袭击地点,动态显示化学战剂扩散方向和范围、救援力量分布。各生产企业和存储企业危险化学源的方位、化学品检测实验室、医院救护车分布、个人防护用品储备点、交通等图层,直观显示化学事故发生地周边应急救援相关信息,提高系统的实用性。

CAMEO 的响应、预案和现场行动任务的地图应用(mapping application for response, planning,and local operational tasks,MARPLOT)模块带有几个全球背景基图选项,有平面和卫星视图。用户可以在地图上增加信息(化工企业、学校、应急力量)。地图上的对象可以和CAMEOfm 里的记录链接,增加这些地点的附加信息(应急联系信息或总平面图)。在潜在的或实际的化学释放情况下,受到污染的地区也能显示出来,以确定可能的影响,帮助确定化学释放所造成的危害程度。

(二)制订突发化学中毒事故应急预案

现有的辅助决策系统针对可能发生化学事故的特点,能制订出一套完整的化学救援和医疗应急救援预案;包括对化学事故处理指导原则、事故类别和处置措施、救援组织机构的职责、应急救援程序、事故现场区域划分、各应急专业组的工作任务及应急救援的后勤保障,强调事故现场自救互救的基本原则及方法。生成的医疗应急救援资源信息,包括医学应急救援原则、救援场地(医院)选择、调派救护车与医护人员数量、救援病床准备、急救药品种类数量准备、人员防护级别、防护用品和洗消工作人员等。

考虑化学事故发生后各个医疗单位的应急医疗救援需求,系统数据有各医院救护车分布、数量、医护人员数、床位数、急救药物等信息;装备信息包括化学品检测实验室、监测(采样)器材、个人防护用品清单;其他信息包括救援专家名单及联系方式,化学中毒急救药品清单、储存方式、储量、生产厂家。

(三)危害评估

1. 迅速查询与定位　在电子地图中定位生产和存储危险化学品的企业,以及企业生产和存储危险化学品名称、数量分布、储存方式、存放地点等主要数据,可通过地图定位或事故单位查询定位。

2. 设定事故条件　建立化学品存储资料数据库,根据事故现场情况设置评估条件,包括化学中毒事故类型、危险化学品种类、事故时间、事故现场类型和气象条件、事故现场人员的防护水平和人口密度等方面的设定。

3. 事故危害评估报告　通过化学扩散模型,危害评估系统能自动生成《化学事故危害评估总结报告》,包括事故发生的地点、时间、事故性质与参数、气象条件、人口分布、事故等级评定、事故危害范围和人员中毒伤亡情况预测等;可以计算出轻度、中度和重度中毒人数、死亡人数及对应的应急反应级别,该应急反应级别应按照国务院《突发公共卫生管理条例》制定。在电子地图上查看危害范围,按照现场泄漏化学品种类、方式(爆炸、连续泄漏、外泄流量等)、事故现场气象条件等情况在电子地图上显示重度、中度、轻度影响评估区域,为人员撤离、设置救援站点提供决策参考。现场指挥人员通过将上述事故危害评估、应急救援预案与现场医学应急救援资源有机结合,统一、协调、快速、有效地指导救援人员进行救援和人员疏散工作,控制事故危害。

CAMEO 的有害大气区域分布(areal locations of hazardous atmospheres,ALOHA)模块是用于评价有害化学品蒸气释放物的大气扩散模型,基于释放物毒理的(或物理的)特性、大气条件、释放的特殊情况,估计化学云团的下风向扩散。威胁区可以在 MARPLOT 地图上显示,帮助使用者使用地理空间信息,例如,是否易伤害地点(医院和学校)可能会受到释放物的威胁,是否其他附近的因素(建筑区)可能影响应急反应。用户可以向 ALOHA 输入真实或潜在的化学释放细节,针对不同类型危害而生成危险区估计值。ALOHA 能模仿毒气云团、燃烧云团和沸腾液体膨胀蒸气爆炸(boiling liquid expanding vapor explosions,BLEVE)、喷气火焰、池火、蒸气云爆炸。估计的威胁区在 ALOHA 上以网格形式显示,并可在 MARPLOT ®、Esri's ArcMap、谷歌地图等地图上作图。红色区域代表最严重的危害水平、橙色和黄色代表危害下降的区域(图 14-2)。

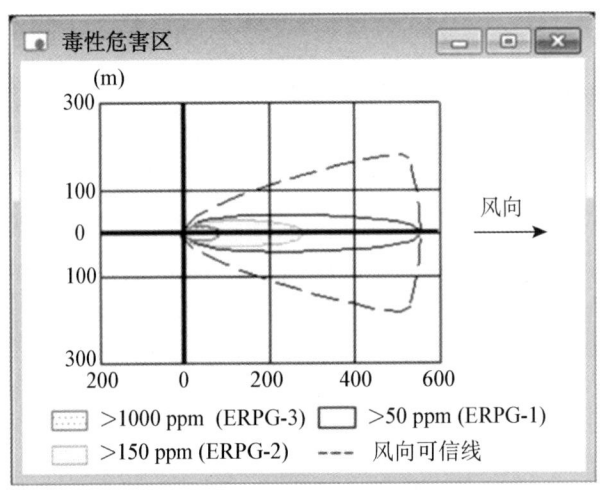

图 14-2　CAMEO 预测的不同危害程度区域

化学战或化学恐怖袭击应急救援方案是根据医学救援基础信息、化学战或化学恐怖袭击类型信息和危害评估结果,结合现场提供的实时信息,即时生成综合性医学应急救援保障方案,包括情况判断、保障任务、现场处置、危害评估、卫勤力量编成和任务区分、保障物资准备与携带运行、组织指挥等;对中毒人员预计、急救人员优选、侦检、急救和洗消药材装备的筹措、污染区划分、人员疏散撤离路线、袭击区域救援道路选择、通信车辆及自我保障等内容,生成完整翔实的危害评估与防疫医学救援方案,供相关领导或业务人员辅助决策。

(四)信息查询

系统设置的各种救援咨询、信息查询数据库,主要包括检验实验室、医学应急救援专家、医学应急救援单位、应急救援药物储存、防护器材储存、毒物检测方法、应急救援药物生产、防护器材生产、检测器材生产、政策法规标准、预案、应急咨询文件、化学品毒性、中毒案例、有关网址等内容。化学战剂的中毒表现、诊断、救治等相关信息也可查询。

CAMEO 的化学响应数据单和反应性预测工具模块(chemicals 菜单)有大量的化学品数据,包括数千种关键的响应信息。数据库的数据单有两种形式,即化学数据单和 UN/NA 数据单。前者提供物理特性、健康危害、空气和水危害信息、推荐的消防、抢救、泄漏处置;后者提供来自应急反应指南和危险品列表的运输信息的应急响应信息。使用者还可将数据库的几种化学品混合,得到自建的危害信息。

第三节 化学战卫勤保障的组织与实施

作战中,敌实施小规模化学武器袭击时,伤员发生数量少,伤员医疗后送通常可按常规武器伤员分级救治组织体制进行。当敌实施大规模化学武器袭击时,伤员大量发生,医疗救治和后送阶梯分三级:第一级为战术区作战部队卫生人员和部队卫勤分队,担负染毒区伤员现场抢救;第二级为旅救护所或野战医疗所,负责伤员的早期治疗;第三级是相应救治机构的专科治疗和康复治疗。卫勤分队或职能相当的抢救队应能够准确接报,尽可能多地获取战场信息;快速反应,完成集结和机动;到达现场能有效进行救治,挽救生命,维持战斗力;最后,有序进行伤员的后送,完成任务撤收。

一、化学毒剂侦检

现场化学侦检(chemical detection)由防化医学救援人员利用化学毒剂采样、侦检装备对化学毒剂种类、浓度、范围进行检测和污染划区,并查找化学毒剂源头和留样,以及对战时洗消后人员进行洗消效果检测。初步检验结果报告指挥部,指导现场处置和人员防护。同时,将备份样品上送到指定实验室鉴定、确认。现场侦检要做到先防护后侦检、先气体后液固、先高毒后低毒的原则。由于便携的侦检设备都可能出现误差,最好能同时采用两种基于不同检测技术的设备同时检测,特别是其中一种技术是基于化学显色、气相色谱法或质谱。

对救护所展开区的检毒、防毒和消毒。受袭后应迅速查明毒剂的种类,毒剂的概略浓度,快速采取消毒措施,对重要地段、染毒物品进行彻底的洗消。

对饮水、食物的检毒,并做出能否食用的结论。

二、染毒区化学伤员的抢救和后送

染毒区伤员的救治(on-spot rescue)应本着先重后轻,自救互救的原则展开。根据指令,抢救队迅速进入染毒区,在受袭部队自救互救的基础上,实施现场抢救。迅速发现、搜寻伤员,特别注意工事内及车辆坦克、装甲战车内的伤员。检伤时应注意按照 ABCDEF 原则,即呼吸道(airway)、呼吸和出血(breathing and bleeding)、循环系统(circulation)、神经精神状态(disability)、充分暴露(exposure)、骨折(fracture)。对化学伤员进行医学防护,防止继续中毒;尽早使用特效抗毒药并进行必要的简易消毒;维持伤员的呼吸、循环功能;对危及生命的战伤应采取紧急处置,为安全、迅速撤离染毒区以及提高抢救效率奠定基础。在染毒区内要少处置、快撤离,省略任何不必要的救治和洗消。

1. 划区处置　抢救队接到抢救命令或听到毒袭警报后,应迅速集合,开赴染毒区,展开并实施伤员抢救工作。先根据毒剂污染及其危害程度将救援任务区域划分为污染区、半污染区、清洁区,随后按照不同区域环境特点和防护要求来确定各任务组工作位置。根据事发现场地域污染程度及有毒物质性质、浓度,采取相应等级的防护措施。我军主战装备提供的是 C 级防护。抢救队以组为单位(2～3人)根据防化分队标出的染毒边界由上风向或侧风向进入染毒区。指挥员迅速划分工作区域,明确染毒区内、外的伤员集中点。

抢救队(组)按划分的区域寻找伤员,依照先重后轻、由内向外的顺序,采取网状或梯式疏散队形寻找伤员,注意加强各组之间的联系,避免遗漏结合部区域伤员。

2. 时效救治　按照化学中毒伤员救治的时效规律展开工作。一旦发现化学袭击征象或群体中毒症状,指挥员必须迅速组织人员撤离现场,或组织部队进行多种方式的自我规避和自我防护,组织开展自救互救。部队建制卫勤分队力求在第一时间到达现场,开展急救工作,对中毒伤员采取急救措施。对速杀型毒剂中毒要抓住"白金10min"抢救时间和"黄金1h"救治时间。

化学事故发生后对每个伤员的伤情估计,可分为初检和复检。初检是要处理危及生命或正在发展成危及生命的疾病或损伤,检出经迅速治疗仍可抢救的伤员。复检是在危及生命的损伤已降低到最低程度之后进行的,其目的是鉴别伤病员可能存在的其他较不最重要的损伤。

3. 救治四优先　对化学伤员采取先防护后抢救、先撤离后救治、先救命后治伤、先洗消后治疗的基本救援程序。进入污染区和缓冲区的卫生人员,首先应做好自身防护,然后再进行救援工作。

(1)发现伤员后,迅速接近,立即为伤员佩戴或纠正未戴好的防护面具或口罩,并实施急救。先将普通伤员迅速撤离染毒区,阻止伤员与毒剂的继续接触,然后再进行救治。

(2)将伤员迅速搬出染毒区至伤员集中点,并进行补充急救和必要的早期治疗。

(3)存在危及生命外伤时,应先救命后处理污染伤口,或边洗消边救命。

(4)对于生命体征稳定的伤员或已脱离污染区的伤员,应当先洗消,后处理损伤。通常不经洗消的伤员不能进入清洁区或伤员集中点,以免造成污染扩散。

4. 尽快集中、稳定伤情和后送　伤员集中就是将急救后的伤员迅速搬运到染毒区外,设点集中。伤员集中点设在染毒区外或轻度染毒区,地形隐蔽(明显地标)、交通方便、安全,1个抢救组可开设1～2个伤员集中点,在染毒区外对伤员展开针对性救治。

第一次分类是由战场上发现伤员的卫生士官或单位的卫生员(兵)完成,确定可能的挽救生命或肢体救治。如果不需要,可给予镇痛或直接处理下一个伤员。通常卫生士官需要处理伤员,确定伤员救治后能否归队,治疗能否等到战斗松缓或救护车到来才进行,是否立即救治才能使伤员存活。对于后者,需要尽力把伤员后送到救护所。

集中点伤员经卫生士官或卫生员给予急救后,由上一级医疗机构派车前来接运伤员,必要时,亦可直接从染毒区或中毒地点后送。对需要立即后送但又有危险的伤员,如呼吸困难、惊厥、休克,应抓紧时间补充急救,一旦伤情好转或平稳,应立即派人后送。如战况不允许停留,应边后送边急救。对这类伤员,后送途中要指定专人负责,注意观察伤势变化,根据症状变化,及时给予必要的补充救治。

三、救护所早期救治的基本任务

在尽可能靠近战现场的安全地域设置救护所,开展对伤员的早期救治。救护所应对化学伤员进行彻底洗消,未彻底洗消时应注意不要交叉染毒,允许开设未经洗消伤员的带污抢救通道。救护所应根据伤情的轻重缓急分类处理化学武器伤。注意根据伤情变化调整治疗方案并确立后送的先后顺序。救护所急救的目的是挽救急、危重伤员的生命，降低伤员的伤残率；而彻底控制和稳定伤员伤情则依赖于后送和专科治疗。

化学武器伤员的早期治疗，由旅救护所或更高级别救护所完成。由于毒剂伤伤员救治复杂，在早期治疗中应注意正确处理中毒与其他创伤的关系，遵循抗毒治疗与综合治疗结合、局部处理与全身治疗结合，以及中西医结合的原则。救治中应注意维持呼吸和循环功能，维持水、电解质平衡。

医务人员原则上在染毒区外诊治染毒人员。救援人员须采取药物预防、器材防护、洗消等防护措施，结合工作区域的污染程度进行分级防护，同时应严格遵守染毒区行动规则。救护所的主要任务概括为3T3D：对伤员进行毒剂侦检（detection）、分类（triage）和初步诊断（diagnosis），确定是否需要洗消，并根据医学检查结果确定洗消先后顺序；组织伤员进行洗消（decontamination）；伤员洗消后再次进行毒剂侦检，确定是否符合要求；将伤员送往相应组室进行进一步诊断和救治（treatment）；依据伤员情况确定归队、留观、继续治疗或后送（transportation）。

平战时大规模伤亡情况下，对伤员进行分类以便为可治愈伤提供立即和适当的处置，延迟非紧急伤员和那些消耗时间和医疗资源的伤员，确保能够对最大数量的伤员提供最大处置，最大限度利用医疗资源，包括人员、物资和设备。需要强调，针对化学战伤员的任何分类模式都必须考虑洗消，根据分类所处的救治等级，确定洗消优先度。还应注意到，在防护状态下进行伤员评定和救护有很大困难。化学战剂伤和常规武器伤可能同时存在，给分类带来医学和洗消双重考虑。此外，医疗资源的可利用度是伤员分类的一个重要限制性因素。

四、救护所化学伤员的分类与洗消

救护所早期救治机构治疗化学毒剂伤员时，其运行方式分为受污染伤员和未受污染伤员。原则上，受污染伤员应首先经过分类、洗消，然后接受救治。对化学伤员进行彻底洗消，去除伤员的衣物和装具，彻底洗消染毒皮肤，保护医疗机构及其工作人员免受伤员皮肤和衣物上沾染毒剂的交叉污染。任何一个可接收受污染伤员的医疗机构必须由明确的伤员到达区、污染区和隔离清洁区组成，污染区和清洁区有严格分界，只有洗消后的伤员和医疗文书、野战医疗卡等进入清洁区。污染区用于接收伤员，进行初步检伤分类、紧急救治和洗消伤员。洗消是化学伤员早期救治的一项重要的、特殊的工作内容。

（一）伤员分类

化学武器伤员的分类工作遵循尽快分类、优先洗消、实时动态的原则。对化学武器损伤伤员洗消，暂时性毒剂染毒一般不需要专门洗消，持久性毒剂染毒，必须进行洗消。营以下救治机构实施局部洗消，旅以上救治机构实施全身洗消。

收治大批化学武器伤员要加强分类工作，设置较大的分类组，要求区分伤员是否需要洗消；区分伤员是否需要紧急处置；确定洗消和处置的先后顺序；在不危及伤员生命的情况下，尽可能做到先洗消后处置。同时对受染人员做出伤情判断和分类，并在伤票上加以标识。在"三抢指挥组"统一指挥下，对伤员进行后送分类，组织伤员后送。分类在医疗过程中应多次进行，根据伤情变化，不断调整救治和后送的顺序，让最需要救治者优先得到合理的救治，提高战伤伤员救治的时效性。

1. 分类方法 大规模伤员分类方法主要有两类:初次分类是决定战场伤员后送和转运到确定医疗点的优先次序;二次分类是决定伤员在医院或等待转运的临时医疗救护所接受治疗的优先次序。初级分类方法有近 10 种,如 START、Triage Sieve、Care Flight Triage,按 4 个等级分类。分类依据主要是生理指标,如呼吸、脉搏、意识状态(respiration,perfusion,mental status,RPM)等,但每种方法采用的生理指标不同。二次分类方法也有多种,按 3~5 个等级分类。分类方法均根据伤情描述决定治疗优先次序。具体分类时受战场状况、伤亡人数、地理位置、资源供给等多种因素影响,需要分类人员掌握足够信息才能准确分类。从初级分类到二次分类也是一个连续、循环的过程。选择分类方法的标准,一是简单易行,二是实施分类人员熟练掌握,三是基本准确。

简明检伤分类法(simple triage and rapid treatment,START),又称 START 分类体系,是依据自主呼吸、脉搏和意识状态对伤员进行分类。我军目前多以简明检伤分类法作为院前识别伤病员轻重缓急的工具。简单培训的非专业人员或急诊工作人员就可施行,简单易行,但可能会过度分类。

2. 分类医师 一般由最有经验的外科、中毒科或急诊科医师进行分类,因为大多数分类情况下都有身体损伤,而外科医师的训练和评估经验最为丰富。分类医师需要知道特定损伤的自然病程、可用的医疗资源、当前和可能的伤员流和伤类、后送过程的现况、后送点的资源和伤员量。如果基于能快速后送而投入医疗资源去稳定一个重伤员,一旦后送障碍,会使救治变得毫无意义。分类过程的一部分工作是以基于损伤的自然过程,评估立即处置将提供的益处。对于无论给予任何紧急治疗都会治愈或致命的伤员,投入医疗资源没什么益处。在化学污染环境下,分类医师处于防护状态,不便立即救治伤员,而在集体防护区域救治是理想的。对伤员的检查不要求像在清洁环境那么彻底,能给予的紧急治疗也有限。与其他分类情况相反,化学污染环境下,最有经验的外科医师是在清洁区工作,以提供最大限度的治疗。

分类是一个动态的过程,发生在各级医疗部门,多次为宜。第一次分类是由战场上发现伤员的作战部队的医师或卫生员完成,确定可能的挽救生命或肢体救治。伤员进入救护所等医疗机构需再次分类,并且基于伤员的情况和可用资源变化可动态分类。化学毒剂伤员分类同样遵循常规伤员的分类原则以及生存率最大化的目标。分类需根据医疗装备、伤员负荷、后送过程决定。最重要的是,分类医师必须有关于损伤的自然过程和潜在并发症的足够的知识。分类时应注意对所有伤员进行分类,关注即刻治疗和有救治希望者,医师应不断巡视和再次分类,缩短在单一伤员处停留时间,急救要简单、耗费资源少、能有效稳定伤情。

严重创伤但没有直接危及生命最初可能被归类为延迟治疗,但如果突发意外出血,而且有资源可用,伤员可以分类为立即治疗。对需要靠救治才能存活的伤员,分类医师需立即给予救治。针对期待死亡或无须处理也能存活的伤员,分类医师需合理利用资源。在战时,如果需要保持作战兵力,轻伤伤员可能受到最优先的治疗,使其返回岗位。

3. 洗消分类(decontamination triage) 是指批量伤员到来时,根据化学毒剂种类、毒性、人员污染程度、中毒症状、防护情况等,安排伤员洗消顺序和洗消方式,以使伤员及时有效地去除化学沾染。常规战伤注意观察行走、呼吸、循环和意识 4 个指标。呼吸频率>30/min 或<12/min、微循环充盈>2s、神志明显下降、严重的中毒症状和体征、确定的毒液沾染等都可以作为优先洗消的指标(表14-2)。特别强调,洗消分类应该在伤员医学分类的基础上进行,或优先考虑医疗和外科救护的优先度。

4. 救治分类 在伤员洗消前后,根据化学战剂中毒表现和其他武器伤严重程度,确定医疗救治的顺序。救治分类要快速简洁,缩短伤员到达至接受医疗处置的时间;重点突出,优先重伤,边分类边急救;实时复检,排除潜伏期干扰。伤员在救护所内的分类是动态的,也可分为初次分类、二次分类、三次乃至更多分类。

(1)初次分类:在伤员到达点快速检查伤员伤情,判断伤势严重程度;给伤员佩戴分类牌,指定伤员洗消或救治组室;对伤员伤情进行登记(填写伤票)。

表 14-2 伤员洗消优先度的 START 分类

START 分类	洗消优先度	基本观察	化学毒剂观察
立即治疗(红色)	1	呼吸道畅通后有呼吸,频率>30/min 毛细血管充盈延迟>2s,神志下降明显	严重的症状和体征 毒液污染
延迟治疗(黄色)	2	在现场和有限时间内,损伤可控或可治	中度症状和体征 可疑毒液污染 确认气溶胶污染 靠近泄漏点
简单治疗(绿色)	3	可走动 可有不需要紧急和明显治疗轻伤	轻微临床表现 没有可疑的毒物污染
死或濒死(黑色)	4	呼吸道畅通后没有自主呼吸	极重临床表现 大量神经性毒剂污染 对自动注射急救针无反应

(2)二次分类:结合主要生命体征,对洗消后待治疗或待后送伤员进行二次分类,并依据分类结果确定伤员是否需要并可以立即后送,或需在现场进行进一步紧急处置。

(二)救护所化学伤员的洗消

为防止毒剂继续伤害和减轻人员中毒,采用化学、物理、机械或生物方法,破坏或去除伤员衣物及皮肤、伤口等沾染的毒剂,阻止毒剂的进一步伤害,防止医学救治链的污染和毒剂扩散,也是为沾染者提供心理安慰的措施。救护所化学伤员的洗消要求,在不危及伤员生命的情况下,尽可能做到先洗消后处理。对于出现危及生命症状、体征伤员,应先进行紧急救治,待伤员伤情平稳后,再进行洗消或边救边洗。化学伤员的洗消由旅救护所(含相当单位)组织实施。

洗消时注意以下问题:①在洗消前要对伤员快速分类,包括毒剂侦检,确定洗消的先后顺序;②指导伤员进行洗消,洗消要彻底,督促和检查每个伤员,也要再次进行毒剂侦检,使之达到洗消的要求;③护送伤员到达有关组室进行相关医学处置。

(三)洗消站

1. 洗消站选址 洗消站应设在清洁治疗区的下风向区域。其顶部有保护措施,如塑料薄膜、拖车盖、雨篷或防水油布。地点可由上级领导指定,或根据当前的任务、敌人、地形和天气、部队和后援、时间、民事考虑而选择。地点应尽可能选在离开主战场而又容易抵达的地方。该地点需要足够大的区域以便工作,并且还要有良好的空中隐蔽性,良好的水源和排水系统。可另建立工作人员洗消站,用于工作人员的洗消。

2. **洗消站条件** 应急洗消的基础装备包括防护服、衣物、一次性毛巾或干布、日用漂白液、充足的水源、生理盐水、洗眼用液体、剪刀、塑料水桶、海绵、软毛刷、毛巾、用以装衣服等的双层塑料密封袋、标签、记号笔、绷带、网式担架、医疗文书、制式洗消品(可选)、眼镜等相关品(可选)、用于收集使用过的洗消设备的坚固容器、替换用的床单或毛毯等。

洗消站要有经过受训的人员,能提供目视法筛选和专业洗消操作,一般采取 C 级防护;有收集洗消液、废水、污染物的能力。如果可能,针对可行走伤员(能独立完成淋洗-擦拭-淋洗操作)和非行走伤员设立两个洗消通道,帮助行动不便伤员进行洗消。伤员洗消后进行二次分类,确定洗消效果和下一步相应的救治顺序和组室分配。

完成伤员洗消后,洗消站应出具洗消证明,描述洗消内容、完成时间、离开时间、医疗处理,并保存副本。

(四)洗消操作

洗消前,首先要去除染毒衣物,小心并快速去除或剪掉衣物,切勿将衣服拉过头顶脱除。要避开敏感或受伤的体表区域;脱去鞋子、首饰、手表、戒指、助听器、隐形眼镜等。将染毒衣物由内向外折叠,将污染物包在里面,放入塑料袋并标注。

1. **担架伤员去除防护装备(衣物去除站)** 将伤员搬运至衣物去除站。洗消区的高级医师将伤员进行洗消分类,待稳定病情后(如有必要),把伤员移至衣物去除站的洗消专用担架上。衣物去除一般由 2 名洗消员共同完成。

(1)去除头罩:用 5% 次氯酸盐溶液消毒头罩边缘和顶部。剪开或松开颈扣带。用 0.5% 次氯酸盐溶液洗消防护面具和暴露的皮肤。使用军用消毒手套(首选)或 5% 次氯酸盐溶液去除防护服上的所有可见污染物。

(2)野战医疗卡:将医疗卡装入自封塑料袋,消毒外面。在将伤员移至清洁区之前,复制清洁的医疗卡。

(3)去除防护上衣:从袖口到肩,再到衣领剪开,注意避开绷带、止血带及夹板。拉开或剪开前襟,外卷使内表面暴露。

(4)去除防护裤:从足踝沿内接缝剪开裤腿至胯部,再剪至腰部(注意避开口袋),避开绷带、止血带及夹板外卷,使内表面暴露。

(5)去除防毒手套:消毒后脱掉。

(6)去除靴套:松开靴套尼龙搭扣,靴套口外卷,用力脱下。消毒担架的脚端后,放下伤员双足。

注意,伤员的防护面具在洗消的过程中不摘除。

2. **伤员更换担架** 去除衣物后,将伤员转移到洗消担架上,一般由 4 名洗消员完成。一人把手放在伤员的股(大腿)部和跟腱下方,另一人手放在伤员背部和臀部下方,第 3 人则放在肩膀下方并保护好头肩部,3 人同时用膝盖的力量将伤员抬起。第 4 人将担架抽出,并换上新担架,然后将伤员轻放在上面。洗消人员消毒自己的手套和围裙。污染的衣物被放在污染废物袋里面,密封后移至污物垃圾站。担架用5％次氯酸盐溶液冲洗。

3. **局部洗消**　若重伤员不适合全身洗消,应进行局部洗消。伤员取仰卧位,用消毒手套或0.5％次氯酸盐溶液洗消所有可能被污染的区域。让伤员屏住呼吸、闭眼,从下颌处掀开面具,消毒伤员的面部和暴露的皮肤,耳上方至下颌。擦拭面具内部与面部接触的部分,重新戴好面具。

伤口局部洗消时,去除伤口绷带,洗消伤口周围,同时用0.5％次氯酸盐溶液冲洗伤口。如伤口出血,则更换干净的绷带。在更换旧止血带时,先于其近心端1～2.5cm上新止血带,然后去除旧止血带并洗消该处皮肤。用5％次氯酸盐溶液洗消固定夹板及其固定带。

伤口洗消应重视以下问题。

(1)确定是否需要去除绷带,如果需要,去除后冲洗伤口。

(2)更换清洁的止血带,清洗原来扎止血带的部位。

(3)彻底洗消夹板,如需去除应由医师操作。

(4)表浅伤口用0.5％次氯酸盐溶液擦拭,然后用生理盐水灌洗。

(5)开放伤或开放性腔体伤用不含氯的消毒水或生理盐水冲洗。

(6)腹部贯穿伤少见,可用外科操作去除腹膜内的毒剂。

注意,使用化学毒剂监测仪来确认洗消是否彻底。

4. **伤员洗消**　脱去衣服的伤员转移至清洁担架上,对染毒皮肤进行洗消。注意洗消时要收集可能产生的固态废物和废水,以防止继发性污染。洗消步骤如下。

(1)用清洁的吸附材料(如创伤辅料或尿不湿)吸除皮肤表面的所有液滴,擦除或刮除如粉末等固态毒剂或胶粘毒剂。

(2)从面部、气道开始,向下直至足趾,用肥皂水(开放性伤口和眼用生理盐水)清洗受污染皮肤,注意皮肤皱襞、皮纹、指甲、耳及毛发。如有可能,采用大量的水进行冲洗,因为对于某些化学品,少量的水反而会促进其扩散并在人体表的吸收。

(3)用海绵、软毛刷或毛巾轻轻地彻底擦拭受污染皮肤,以去除非水溶性有机化学品。

(4)再次用水清洗受污染皮肤。

(5)用一次性毛巾擦干清洁区域,对于开放性伤口考虑进行包扎。

注意,所有伤员完成洗消后,应逐一出具洗消证明。

5. **伤员越过隔离线进入清洁区**　当移除伤员的衣物并洗消其皮肤、绷带及夹板后,将伤员转移至伤员交接区,担架放在担架台上。伤员交接区应宽敞,以便洗消队员从容搬运伤员。在交接区会有队员协助转移伤员到干净的担架上。新担架由清洁区的医护人员带来。来自清洁区的2名医护人员把伤员移至清洁治疗区。

伤员防护面具在清洁治疗区的入口处脱去。注意清洁治疗区入口到交接区隔离线应保持30～50m的距离。伤员进入清洁治疗区进行治疗和后送。

注意,清洁治疗区至少应距离救护所的伤员接收区100m远的上风区域。

6. **可行走伤员的洗消**　可行走的伤员在洗消站进行洗消的步骤与担架伤员一样,全程可由洗消人员协助。

去除防护上衣时,伤员保持站立,解开夹克袖口和前襟的尼龙搭扣,然后拉开拉链。如果能够配合,让伤员握紧拳头使手臂向后伸展约30°,然后从伤员背后抓住衣领,向下30°从肩膀脱下。如果伤员不能配合,剪开上衣,向下脱掉。确保衣服外面不碰触到伤员。

去除防护裤时,解开或剪断所有的带子、尼龙搭扣、拉链,然后抓住裤子的腰部往下拽至作战靴的位置。必要时可剪开脱下。

去除防毒手套方法同担架伤员,注意禁止伤员用手触摸衣物或其他污染物。

在越过清洁区隔离线时,为确保伤员的靴子已洗消干净,让伤员在经过消毒槽时用靴子在消毒槽内搅动。在清洁区入口处去除伤员的靴子和防护面具。

在撤离洗消区之前,所有工作人员需进行自我洗消并更换清洁衣服。在处置患者外伤时,需要考虑可能残留碎片的污染问题。

五、救护所化学伤员的分类与救治

化学武器伤员的早期治疗,由旅救护所完成,由于毒剂伤伤员救治复杂,在早期治疗中应注意正确处理中毒与其他创伤的关系,遵循抗毒治疗与综合治疗结合、局部处理与全身治疗结合,以及中西医结合原则。救治中应注意维持呼吸和循环功能,维持水、电解质平衡。

(一)伤员的救治分类

化学伤员被送到旅救护所或早期急救机构后,根据轻重缓急,将伤员分为 4 类。

1. 立即治疗(immediate treatment) 一般用红色标签(red tag),美军分类为 T1。这类伤员需要紧急外科手术和内科救治以挽救其生命,不需要费时或需要大量或高级专业人员,伤员经救治后有很大的存活可能性。此类伤员可能有严重中毒性休克;窒息、肺水肿;急性缺氧;惊厥;化学复合伤有外科紧急手术指征;毒剂进入眼内、伤口和消化道等。应视伤情完成大体洗消、局部洗消或全身洗消,尽快送至有关组室实施紧急处置。不能承受洗消者,应优先完成带污抢救,以挽救生命及重要器官和肢体。

2. 延迟治疗(delayed treatment) 一般用黄色标签(yellow tag),美军分类为 T2。这类伤员需要救治,但伤情稳定,无生命危险,可以在确定性治疗前给予持续观察和镇痛。如果伤员有意识不清;严重的心肺功能障碍;不间断的气管痉挛;需外科处置的复合伤;芥子气大面积烧伤并有全身中毒症状等,暂不能后送,应留治观察,对症处理,待伤情平稳后后送。对于伤员有眼、呼吸道明显刺激症状;窒息性毒剂中毒肺水肿前期;中度神经性毒剂或氢氰酸中毒等,应对症处理并直接后送。

3. 简单治疗(minimal treatment) 或称轻度治疗,一般用绿色标签(green tag),美军分类为 T3。这类轻伤员可等待较长时间后接受救治,短期内可治愈。伤员可照顾自己或由非医学专业人员护理。此类伤员可能有眼和呼吸道的刺激症状,无顽固炎症;可疑中毒,但没有症状;芥子气所致浅度烧伤;部分速杀性毒剂轻度中毒等。处理时前两种在营救护站留治 2~3d;后两种在旅救护所留治 10d 左右;其余伤员根据伤情适当处理。

4. 期待治疗(expectant treatment) 一般用黑色标签(black tag),美军分类为 T4。这类伤员伤情严重,危及生命,但救治难,且需要占用和消耗大量医疗资源。此类伤员应划分为期待救治,待其他优先处理的伤员处置完毕之后进行救治。

依据洗消后伤员伤情,对出现危及生命体征的重症伤员进行紧急处置;或对伤情波动较大,在后送过程中伤情可能加重伤员进行留观。待上述伤员伤情平稳后,再后送至指定医院进行进一步救治。前期抢救记录要完整。重度伤员,应在病情初步稳定之后方可后送治疗,并考虑进行初步洗消。

(二)化学毒剂伤员的分类救治

化学毒剂伤员分类是一个动态的过程,同样遵循常规损伤的分类原则及生存率最大化的目标。对需靠救治才能存活的伤员,分类医师需立即给予救治;当然,也要面对部分伤员的延迟治疗及那些仅有轻伤或无须立即干预的伤员的延迟治疗。针对注定死亡或无须处理也能存活的伤员,分类医师需合理利用资源。在一级救治单位,医疗能力是相当有限的。在二级、三级医院,医疗能力显著增强,在伤员到达前分类就该预先完成。分类需根据医疗资源、伤员负荷、后送过程等决定。最重要的是,分类医师必须有足够的关于损伤的自然过程和潜在并发症的知识。

1. 立即治疗的化学毒剂伤员

(1)神经性毒剂:重度中毒的伤员应归于该组,伤员可存在意识或意识不清,可能有严重的呼吸窘迫或在到达治疗点前数分钟呼吸暂停,伴有或不伴有惊厥,也可能刚刚发作完。通常情况下,3支单兵装备神经性毒剂中毒急救针(盒)或合用地西泮,以及可能的短期辅助通气可以预防病情恶化和死亡。此外,累及2种及以上系统(例如神经肌肉、胃肠道、呼吸系统,眼、耳除外)的伤员应迅速分类,并给予神经性毒剂中毒急救针,同时合用地西泮。

(2)光气及糜烂性毒剂:如果具备很强的通气和其他支持治疗,有中度或重度呼吸窘迫的光气(或其他致肺损伤毒剂)及糜烂性毒剂伤员归于该组。救护所可能不具备这些支持设备,后送中也可能无法使用。

(3)全身中毒性毒剂:发生惊厥或在到达救护所之前数分钟呼吸暂停但循环尚好的伤员。如循环血量尚足,抗氰药即可使之完全康复。如果暴露于致死剂量,可能在4~5min死亡的中毒伤员,治疗及时才可能被送到救护所。

(4)失能性毒剂:暴露于失能性毒剂如BZ,伴有心血管性虚脱或严重高热的伤员。

2. 延迟治疗的化学毒剂伤员

(1)神经性毒剂:收治入院但未危及生命的伤员归于该组。伤员一般限于严重的神经性毒剂暴露后尚存活,意识恢复,有自主呼吸。伤员需后续治疗,但不能在救护所留治至康复,需后送。

(2)糜烂性毒剂:体表5%~50%烧伤(液态染毒)或累及眼,需入院治疗但无须抢救生命的伤员。伤员需观察肺部症状及造血并发症。肺并发症一般与出现皮肤损伤表现的时间一致。

(3)窒息性毒剂:暴露于窒息性毒剂如光气,伴有迟发性呼吸窘迫(距暴露>4~6h)的伤员。如伤员有严重暴露,则不能延迟后送,因为肺水肿可迅速威胁生命。应迅速给予医疗干预使伤员存活。

(4)全身中毒性毒剂:氰化物气体中毒并已存活>15min的伤员可被归于延迟或轻微组。

(5)失能性毒剂:表现出失能性毒剂(如BZ)中毒体征的伤员,一般没有危及生命的损伤,但因其恢复需要的时间长,必须后送。当然,如遇极大剂量中毒伤员,发生惊厥或心律失常,若条件允许,须立即治疗。

3. 轻度治疗的化学毒剂伤员

(1)神经性毒剂:伤员可行走或说话,仅有轻微中毒反应。如伤员已进行过自救,则无须进一步治疗。如瞳孔缩小程度不影响作战,一般于 24h 或更早归队。

(2)糜烂性毒剂:小面积烧伤,一般为 5% 以下非重要部位皮肤或轻微的眼部刺激者,治疗后可归队。如病变范围更大或有迹象表明轻微累及肺将归他组。

(3)窒息性毒剂:光气或其他窒息性毒剂中毒伤员罕有被归于此类。如果疑似肺水肿发展,伤员需归为其他分类组。如果伤员在数天前有明确的中毒史,干预期有轻微呼吸困难,现加重,分类人员应继续观察 24h 以便重新分类和决定归队情况。

(4)全身中毒性毒剂:氰化物中毒却无须治疗的伤员将很快恢复。

(5)失能性毒剂:失能性毒剂中毒伤员的评估应与窒息性毒剂中毒类似。如果伤员状态恶化,有必要后送。如有明确中毒史,伴有间歇轻微症状和恢复迹象,则应观察 24h 后归队。

4. 期待治疗的化学毒剂伤员

(1)神经性毒剂:无脉搏或呼吸暂停的神经性毒剂中毒伤员应归为此组(但是,如前所述,有些伤员需给予长时间的、侵入性的救护,可能存活下来)。

(2)糜烂性毒剂:液态毒剂中毒致>50%烧伤或有轻微及以上肺受累的伤员,只有在大规模治疗后才能存活。这种治疗可能只有在后方医疗机构完成。

(3)窒息性毒剂:光气或其他窒息性毒剂中毒,有中度或重度呼吸困难及严重肺水肿的伤员,其救治需要大量消耗后方医疗机构的装备。

(4)全身中毒性毒剂:无脉搏的氰化物中毒伤员归为此组。

(三)化学毒剂复合伤伤员分类救治

复合伤伤员既有创伤、骨折等伤情,又有化学毒剂中毒。创伤伤口可伴有或不伴有化学毒剂污染。化学毒剂未污染的伤口应包扎并按常规方法治疗。伤口用含干性药的材料覆盖,如需加压包扎,应先覆盖保护层。这些安全措施可避免伤员成为化学毒剂复合伤伤员。

1. 非持久性神经性毒剂 神经性毒剂与麻醉药作用,可造成更严重的呼吸抑制和胆碱酯酶活力下降,影响代谢。失血复合呼吸衰竭的伤员需要给氧或正压通气复苏。常规损伤造成失血且存在呼吸抑制时更需要输血。抗胆碱酯酶药物可增强或延长去极化肌松药(如琥珀胆碱)的作用;非除极肌松药(如维库溴铵)的作用则被对抗,故需要更高的有效剂量。阿片制剂及其类似药减轻呼吸动力,在神经性毒剂中毒时需谨慎使用。

2. 持久性神经性毒剂 当常规损伤复合持久性神经性毒剂时,吸收致死剂量毒剂的危险很大,且预后差。伤口周围皮肤必须洗消,再用防护套包扎以避免进一步污染。对于表浅伤口,整个皮肤均需洗消。对被污染的伤口进行手术时,戴丁基橡胶手套可使医务人员污染危险最小。如无此种手套,需戴两层胶乳橡胶手套,在次氯酸盐溶液中清洗并勤换。如果伤员中毒体征持续或恶化,要持续抗毒治疗。如果伤口没有直接被沾染在皮肤上的液态毒剂污染,但是其周围皮肤已经受累,伤员需洗消并给予适当的治疗。如创面未直接污染但认为已发生皮肤吸收,则皮肤必须洗消。因为液态毒剂可在 2min 内透皮,但从吸收入血到表现症状可延迟至中毒后 18h,在此期间伤员需密切观察,必要时给予抗毒自动注射针。

3. 糜烂性毒剂 糜烂性毒剂使暴露者身体虚弱。此类毒剂可抑制免疫系统,其全身效应可导致伤口愈合延迟,即使伤口并未直接沾染。路易氏剂沾染的伤口可立刻感到与伤口严重程度不相符的疼痛。救援人员需对伤口周围进行洗消,用保护性材料覆盖以避免进一步沾染。增稠的糜烂性毒剂可通过弹片和碎屑进入常规伤口,这些伤口需用非接触的方法仔细探查。

伤口需用含 3000～5000ppm 游离氯的溶液冲洗约 2min，之后用生理盐水冲洗（挤压输液软袋而加力）。此法不适用于胸腔、腹腔及颅内损伤。

4. 窒息性毒剂 窒息性毒剂中毒的常规伤可并发肺水肿。复合伤使潜伏期和肺水肿出现的时间可能缩短，肺水肿程度可能更严重。窒息性毒剂中毒伤员需卧床休息。必要时，及早使用类固醇治疗。可使用阿片或其他全身麻醉药治疗常规伤所致的疼痛或休克。氧疗是需要的。应谨慎补液，以避免诱发或加重肺水肿。

5. 全身中毒性毒剂 常规伤复合氰化物中毒会造成呼吸抑制及血液携氧能力下降，需立即使用抗氰药。如常规伤有明显出血，则需要应用氧疗及正压复苏。极谨慎使用阿片及其他降低呼吸动力的药物。

6. 失能性毒剂 重伤复合失能性毒剂中毒伤员可出现谵妄，难以管理。如是胆碱能阻滞剂 BZ 等中毒，毒扁豆碱能暂时稳定患者（效应在 45～60min 消除），需要护理。然而在麻醉使用肌松药时，毒扁豆碱的效应甚微。在任何阶段，失能性毒剂都可诱发心动过速，提示心率不能作为心血管状况的可靠指标。

六、救护所伤员的后送

后送（transportation）是将化学伤员由受伤地点或现场医疗救治机构向后方专业救治机构转送并组织途中救治的活动，是实现化学伤员分级医疗救治和保证伤员尽早得到专科治疗的重要手段，是现场救援的重要内容。因此，从染毒区开始就应重视伤员后送工作。经过救护所的补充救治，伤员病情稳定后可分类进行后送。利用一切可用的运输工具，安全、迅速地将病情稳定伤员送至后方专科医院，提高治愈率和好转率。

后送的模式包括逐级后送（stepping）与越级后送（bypassing）、前接（forward fetching）与后送（backward sending）、伤员后送（casualty evacuation，CASEVAC）与医学后送（medical evacuation，MEDEVAC）。从伤员现场抢救到分类、洗消、救治和后送的伤员流向见图 14-3。

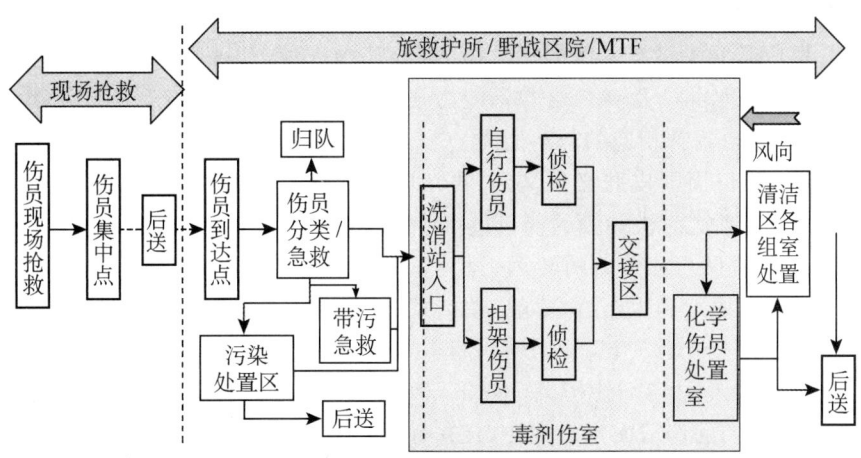

图 14-3 战现场伤员流向

(一)后送的卫勤组织

1. 后送原则 伤员应清洁后送,防止化学毒剂扩散,对现场和后方救治链造成污染;安全快速,病情稳定是安全的前提,选用合适的交通工具,尽量缩短途中时间;送治结合,途中救治是整个医学救治的延续。

2. 后送的分类 根据救治后伤员的伤情,按照救治缓急和后送需求分类。

(1)需要紧急外科手术和内科救治的重伤员:救护所救治条件一般不能满足伤情的需要,应在有效的监护条件下尽快送专科医院实施紧急处置。

(2)伤情不稳定,需要紧急救治,暂不能后送的伤员:此类伤员应在现有救治条件下,留治观察、对症处理,待伤情平稳后后送。

(3)无生命危险,简单处理后即可后送的伤员:此类伤员可能有眼、呼吸道、皮肤等刺激症状,或处于潜伏期内其他较轻症状或无症状,但不能短时间治愈,经对症处理后直接后送。

(4)仅有接触反应的轻伤员:此类伤员疑似中毒,但无症状或症状较轻,处置后症状消失,在救护所处理后立即可归队或离去,无须住院治疗。

3. 后送的组织实施 旅救护所及化学武器损伤救治队的伤员后送,要严格掌握后送指征。化学武器损伤救治队对伤员可实行指定性后送,化学毒剂伤员后送至野战毒剂伤医院。毒剂伤合并有外伤或放射损伤的伤员,则根据伤员救治的需要,分别送入相应的野战专科医院。

对需后送的伤员,根据伤情,确定后送时机、顺序、运输工具和体位。后送前要办好后送手续。后送时应编组行驶并指定负责人;组织装车时应注意伤员体位和安全行车;随车卫生人员应携带必要的急救药品、医疗文书、化学和生物样本等;后送途中随时检查伤情发展,做好救治和护理工作,确保伤员迅速安全到达相应救治机构。

4. 后送等级 邻近战场的集团军医院和战区联勤保障部队医院是接收后送伤员并进行早期治疗的后方医疗机构,负责对化学沾染的彻底洗消、化学中毒的进一步诊断和治疗、稳定生命体征、常规战伤救治等。

解放军总医院是我军最高等级的化学伤员确定性治疗和专科治疗机构,同时负责对下级医疗机构指导和提供咨询。医院综合救治能力强,可为专科治疗提供最好的医疗条件。战区总医院、兵种总医院也具备相应的救治能力。

(二)后送工具和伤员体位

1. 运送工具 部队可能装备的转运工具有多种,如担架、移动式重症监护系统(portable intensive care unit)、医疗装甲车、医疗船、救护直升机等,根据具体情况决定采用何种运送工具和后送的等级。现场抢救时,担架因使用起来方便、安全、舒适而多被采用。

2. 伤员的体位 化学毒剂伤伤员一般采取半卧位或平卧位。但对于有毒剂复合伤的伤员,体位应根据复合伤的伤情而定。例如,合并有颅脑伤的伤员,以半卧位或侧卧位为宜,以防止呕吐物或舌根下坠阻塞气道;合并有严重的腹部外伤者,以卧位、屈曲下肢为好;胸部伤病员应取坐位,这样有利于保持良好的呼吸;有脊柱伤者,搬运时要特别注意动作轻柔、平衡,严禁一人抱胸、一人搬下肢的双人搬运法,常常需要 2～4 人同时协调操作,先将伤员的身体放平,再用均衡的力量将伤员平卧或抬起,在胸腰部加垫,以保持胸或腰部的过伸位;有昏迷的伤员,要采用平卧位并将头偏向一侧。对于中毒性肺水肿、心力衰竭的伤员,务必采取半卧位,并限制活动。

(三)后送途中的医疗措施

后送途中,除常规采取的各种急救措施,维持呼吸、循环功能外,应特别注意下列问题。

1. 注意保暖。寒冷不仅增加机体的消耗、降低抵抗力,也加重机体对毒剂的反应性。因此,要注意对伤员采取保暖措施。

2. 在现场急救的基础上,继续进行抗毒治疗。如神经性毒剂抗毒药物阿托品需要重复给药。

3. 有皮肤伤口者,应根据具体情况采取包扎或暴露疗法。对需转院者,均应进行包扎,以减少伤口因长期暴露而造成细菌污染的机会。

4. 对于皮肤染毒者,情况允许时应使用皮肤消毒剂进行消毒。

5. 注意观察病情变化,采取及时的综合治疗措施。

6. 采集伤员的血、尿、呕吐物等样品,随伤员一同送到医院进行化验分析。

7. 做好各种记录,包括现场抢救、洗消、途中病情观察、处置与护理、通信联络等记录,到达目的医院后应进行床边交班,移交运送医疗记录。

七、救护所的终止与善后处理

在所有化学伤员和沾染人员得到有效救治和洗消,或现场化学危害得到控制或消除,救护所可向指挥部报告任务完成情况,提出撤收建议或申请。救护所的终止与善后处理包括以下工作。

1. 确定染毒人员得到有效处置,污染区环境得到恢复并进行了终末消毒,现场救援行动终结。

2. 将现场采集的化学及生物样品封存,后送至指定实验室或相关部门进行进一步处理。

3. 对化学毒剂毒物暴露人群进行现场心理干预及疏导。

4. 对接触过化学毒剂毒物人群进行逐一登记造册,以便随访进行生物效应评价和研究。

5. 对化学战类型、伤员处置过程、健康危害程度、处置的经验教训,以及在救援过程应采取的改进措施进行总结评价,上报至上级主管部门。

八、化学伤员的院内治疗

在化学伤员专科治疗过程中,应当遵循特效治疗与整体治疗相结合,医疗与护理相结合,生理治疗与心理治疗相结合的综合治疗原则。主要治疗工作包括:①早期明确诊断;②及早使用抗毒药物;③维持呼吸、循环功能;④综合救治;⑤正确处理化学毒剂复合伤;⑥早期康复治疗。

(邹仲敏 左国民 赵进沛 王永安 但国蓉)

第 15 章
化学灾害的应急医学处置

化学灾害(chemical hazards)是指由于人为的、技术的、战争的或者自然的因素所造成的重大或特大突发性化学品泄漏事故,并由此引起的人员伤害和社会危害。为了叙述的方便,一般将化学灾害统称为化学事故。

化学工业的发展,在为人类社会带来物质财富的同时,也造成一些社会问题,比较突出的是化学事故。小的化学事故不至于造成大的影响,而有些化学事故的影响范围很大,甚至超出国界。尤其像 1984 年 12 月印度博帕尔农药厂异氰酸甲酯泄漏这种突发化学事故,死亡 6500人,20 万人受害,是全人类的灾难。2005 年 3月我国京沪高速公路 35 吨液氯槽罐车泄漏事件,使 28 人当场死亡,350 人送医院救治,上万人紧急疏散。2015 年 8 月 12 日,位于天津市滨海新区天津港的瑞海公司危险品仓库发生火灾爆炸事故,造成 173 人遇难,798 人受伤,大

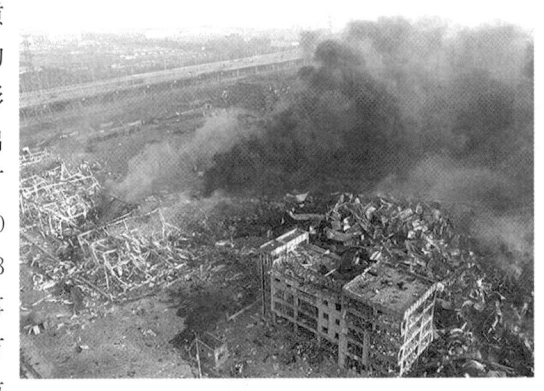

图 15-1　2015 年天津港火灾爆炸事故现场

量建筑物、汽车、集装箱受损,直接经济损失近 70 亿元,是一起特别重大生产安全责任事故。图 15-1 显示爆炸后的事故现场。

一些国际恐怖组织和黑社会团体,常在公众场合或人口稠密区制造化学恐怖袭击事件,同样也能造成大批人员中毒,以至酿成重大化学事故。重大自然灾害可能造成次生化学灾害,其毒物泄漏量巨大,监控和处置任务十分艰巨。此外,战争遗弃的化学毒剂也是引发化学事故的重大危险源。

中国化工行业近年发展迅速,有近 30 万家化工企业,生产从业人员超过 500 万人。随着国内大型化工企业的发展,出现了新建的化工装置大型化、复杂化的挑战,安全生产压力会非常大。应急管理部在全国建立起了化学事故应急救援体系,在重点的化工生产区、重点的化工生产省份建立了国家级的化学事故应急救援基地和化学事故应急救援专职队伍,现设的区域化学事故应急救援中心有青岛、上海、大连、株洲、沈阳、天津、吉林、济南,对于有效遏制该类事故对人民群众生命安全的威胁有重要的意义。我国将建立国家、省、地级市、县和企业五级化学事故应急救援体系,以公安消防队伍为主体,整合现有的化学事故应急救援抢救中心、医疗卫生、环境保护、交通、铁路、民航等应急救援力量,实现对化学事故快速响应和高效救援。

第一节 化学事故概述

突发性化学事故(paroxysmal hazard chemical accidents,HCA)是指有毒有害化学物品在生产、使用、储存和运输等过程中突然发生泄漏、燃烧或爆炸,造成或可能造成众多人员的急性中毒及较大的社会危害,需要组织单位自救和社会性救援的化学事故。

化学事故的形成、发生和造成的危害取决于该地区、单位的防控能力、自救能力和社会救援效果。如果处置不当,一般性化学事故也可能发展成为重大化学事故。

一、化学事故分类

中华人民共和国国务院令第 493 号《生产安全事故报告和调查处理条例》,自 2007 年 6 月 1 日起施行。在第三条中根据生产安全事故(以下简称事故)造成的人员伤亡或者直接经济损失,事故一般分为以下等级(表 15-1)。

表 15-1　化学事故的分类

事故类型	事故危害范围	伤亡人数		需要动员的救援力量
		中毒人数	死亡人数	
一般化学事故	发生事故的单位以内	<10	<3	事故单位的力量
较大化学事故	超出事故单位	10~50	3~10	事故单位力量为主
重大化学事故	超出事故单位	50~100	10~30	需要部分社会力量
特别重大化学事故	超出事故单位并已经跨区、县	>100	>30	广大社会力量

1. **一般化学事故(minor chemical accidents)**　由于工艺设备落后或违反操作规程,引起少数人员中毒伤亡。是指造成 3 人以下死亡,或者 10 人以下重伤,或者 1000 万元以下直接经济损失的事故。一般事故范围及危害局限在发生事故的单位以内,只需事故单位劳动安全、医疗卫生部门及工作人员组织自救就能迅速控制的化学事故。

2. **较大化学事故(mediate chemical accidents)**　造成 3 人以上 10 人以下死亡,或者 10 人以上 50 人以下重伤,或者 1000 万元以上 5000 万元以下直接经济损失或较大社会影响的事故。这类事故影响范围较一般性化学中毒事故大,又较重大化学事故危害范围相对较小,需要部分社会力量救援。

3. **重大化学事故(major chemical accidents)**　突然发生的化学事故,已危及周围居民生命安全,是指造成 10 人以上 30 人以下死亡,或者 50 人以上 100 人以下重伤,或者 5000 万元以上 1 亿元以下直接经济损失的事故。泄毒量和中毒伤亡人数也少,不致引起较大的社会影响和城市功能破坏。但这类几吨以下毒物泄漏的重大化学事故,是目前我国化学事故中发生概率最高的。事故危害范围超出事故单位并影响周围地区,发生事故的单位及其所属的消防部门已不能有效地控制事故危害,以至事故危害呈进行性扩大趋势,需要动员较多社会力量进行综合性救援。

4. 特别重大化学事故(catastrophic chemical accidents)　大量有毒气体突然泄漏,并可能发生燃烧、爆炸。短时间内是指造成30人以上死亡,或者100人以上重伤(包括急性工业中毒,下同),或者1亿元以上直接经济损失的事故。事故危害已跨区、县,并呈进一步扩展趋势,使城市的生产、交通等综合功能遭受破坏,社会秩序紊乱,必须有高层次行政部门进行统一指挥,动员广大社会力量进行救援。如印度的博帕尔泄毒事件、我国天津港危险品仓库爆炸事故、江西上饶沙溪镇一甲胺泄漏化学事故等。

二、化学事故特点

化学毒物特有的毒性作用及其理化性质,决定了化学事故有别于其他事故,其主要特点如下。

1. 突然性　化学灾害常突然发生,且发生的时间、地点、场合都具有不确定性。一旦发生化学灾害,短时间内可造成大量有毒有害化学物质外泄。有毒气体朝着下风方向迅速扩散,若进入居民区,往往来不及采取防护措施,以至造成大批人员中毒。

2. 可扩散性　化学事故发生后,有毒气体通过扩散可严重污染空气、地面道路、水源和工厂生产设施。危害最大的是有毒气体,可随风向迅速往下风方向扩散。在数分钟或数十分钟内扩散至数百米或数千米远,危害范围甚至可达数平方千米,引起无防护人员中毒。有挥发性的有毒液体污染地面、道路和工厂设施时,除可引起污染区人员和参加救援的人员直接中毒外,还可因染毒伤员的受污染服装或车辆在染毒区域外行驶而扩散,造成间接中毒。

3. 难控性　泄漏一旦发生,有毒气体便在自然环境中不受控制地扩散。一般来说,由于大气的稀释作用,泄漏的气体对环境污染不大。但有毒气体在高低、疏密不一的居民区、围墙内易滞留。能长期污染环境的主要是有毒液体和一些高浓度、水溶性好的有毒气体。一般有毒的液体化学品都为油状液体,水解慢、挥发性又小,不易消毒,毒性持续时间长。若化学事故发生在低温季节或通风不良的区域,则毒物可持续数小时或数十小时,甚至更长,洗消特别困难。如污染发生在江河湖海水源或水网地区,有毒的油状液体常可漂浮于水面,随潮汐和波浪进而污染江河的助航设施和两岸的码头建筑,还可沉入江底成为长期的污染源。

化学事故还常产生燃烧、爆炸等次生灾害。事故中心的高温、高压、缺氧、剧毒环境,对救援人员也造成威胁,常造成救援工作不能顺利展开,混乱局面可能在相当长时间内得不到控制,造成许多本来可以避免的损失和人员伤亡。

4. 社会反响大　城市一旦发生特大化学事故,势必影响城市的综合功能运转,交通要道被迫管制,居民必须疏散撤离,生活节奏受到破坏,企业生产将停止、打乱或待重建。除了动员企业本身、本地区社会力量进行救援外,近邻省市也将在物力、财力及人力上进行救援。事故常引起国内外强烈的社会反响。

三、化学事故的处置

对化学事故所采取的应急处置又称作"化学救援",主要的形式有以下3种。

1. 事故单位的自救　这是化学事故发生后最基本、最重要的一种救援形式。事故单位熟悉事故的现场情况,无论发生何种类型的事故,事故单位都要迅速采取应急措施,组织自救、互

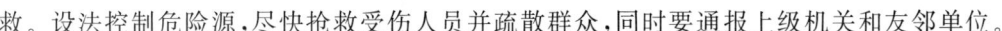

救。设法控制危险源,尽快抢救受伤人员并疏散群众,同时要通报上级机关和友邻单位。

2. 社会性救援 对于灾害性化学事故,尤其是特大化学事故,因危害范围、危害程度、伤亡人数都特别巨大,甚至已产生燃烧、爆炸等次生灾害,使救援工作已非事故单位、事故地区力所能及,必须动员、组织较多的社会力量进行综合性的社会救援。

3. 防化救援 是指军队利用防化组织、技术和装备,对突发性化学事故实施的救援行动。当突发性化学事故造成众多人员急性中毒,对社会产生较大危害时,充分发挥军队防化组织、技术和装备的优势,协助地方有关部门消除和控制化学事故产生的后果和影响。我军各战区现在都设置了化学事故救援组织,制订了应急救援预案。一旦发生化学事故,救援分队可根据预案实施"防化救援"行动。

第二节 化学灾害的原因和形式

一、化学灾害的原因

化学灾害发生的原因复杂,可归为4类。

(一)技术因素

一般指人类在化工生产、储存及运输等过程中,对从事的岗位工作未掌握客观规律或违章、失职等引起的化学事故。这类因素造成化学灾害的概率最高,也是引起化学事故的最复杂原因。常见的有:①工厂选址不合适,与居民生活区混杂。此类情况下若发生化学物质泄漏,必然破坏城市的综合功能,造成普通居民伤亡大。②工厂设备陈旧落后,生产工艺流程设计不合理而又缺乏维护检修,未能及时更新改造生产设施和工艺流程。③生产管理紊乱,缺少科学的规章制度或根本就不执行规章制度。④不遵守安全规定和操作规程,违章操作,野蛮生产。⑤生产时严重缺乏责任心,玩忽职守,把国家财产和人民生命安全置之度外。前3种原因发生的化学事故率高达50%。

(二)自然因素

强烈地震、海啸、火山爆发、龙卷风、雷击及周期性太阳风暴引起地球环流的变化,可造成大型化工企业设施破坏,引起燃烧、爆炸,使有毒有害的化学物质外泄,造成突发性化学事故。这类灾害由于与自然现象有关,有的可以预测,有的无法预报,预防有一定的困难。如1994年美国洛杉矶6.6级大地震,因地下煤气管道爆炸而引起100多处煤气泄漏和火灾。

(三)战争因素

现代战争直接打击化工目标造成的灾害或战争引起的化学次生灾害,已成为绕过禁止化学武器公约的作战方式。大量有毒有害的化工原料、产品外泄发生燃烧、爆炸,造成灾害性化学事故,使人类及生存环境遭到有毒化合物污染。如海湾战争更导致了有关国家的大量油井、储油设施遭破坏,大量原油污染广阔的海域及岸上设施,致使大量海鸟和鱼类死亡。燃烧的黑烟笼罩了城市的上空并下黑雨,污染的烟云甚至飘移到了南欧,给广大地区的生态环境和生态平衡造成极大破坏。1999 年北约对南联盟实施了 78d 的轰炸,空袭目标转向了民用设施和大型化工企业,次生化学危害还祸及整个东南欧地区。

(四)人为因素

人为投毒可分为两类:一类是带有政治色彩的极端分子、恐怖分子或黑社会团体;另一类属愚昧迷信或出于个人利益,矛盾激化为私利行凶报复。但殊途同归,其结果一样,造成一定数量的人员中毒并可能引起社会混乱。2002 年南京汤山投毒案共造成 42 人死亡,300 余人中毒。还有极少数为泄私愤蓄意破坏,导致有毒化学品泄漏、火灾或爆炸。

(五)日本遗弃化学武器

目前,已经在国内 19 个省区发现了日本遗弃在华的化学武器(简称日遗化武),并一直影响和危害着我国人民的生命财产和环境安全。挖掘出的日遗化武时常造成泄漏、爆炸、群众伤亡、严重环境污染。集中保存的等待销毁日遗化武,由于埋藏、储存时间过长,弹体锈蚀严重,如同一个巨大化学武器库,可能在意外因素作用下,发生爆炸和泄漏。

二、化学灾害的毒源

化学灾害的毒源是指能引起事故的化学物质及其生产、储存、运输、使用装置。毒源的存在形式与化学事故的性质、救援方式和效果有直接的联系。我国危险化学品的分类按其危险性分为:①爆炸品;②压缩气体和液化气体;③易燃液体;④易燃固体;自燃品和易燃品;⑤氧化剂和有机过氧化物;⑥毒害品和感染性物品;⑦放射性物品;⑧腐蚀品等共 8 类。

(一)毒源的种类

1. 重点毒物　能酿成特大化学事故,发生频率又高的化学物质是需要重点监控的毒物,称作重点毒物。它们多是毒性大、挥发度大、中毒作用迅速的易挥发性气体或挥发性大的液体化学物质。重点毒物要通过管理手段,采取登记评估的办法才能查清。重点毒物一经确定,要针对它的威胁采取相应的监控措施。

2. 军用毒剂　除了沙林、芥子气等毒剂外,有些化合物如氢氰酸、光气等称之为“双用途”毒剂。既是军用毒剂,又是化工原料。历史上曾在战争中大量使用过,平时的工业生产中应用也很广。这些物质一旦泄漏,其杀伤威力及危害程度远较一般化学毒物大。不仅造成大规模杀伤作用,也对生态环境造成污染或破坏。

近年国际恐怖主义组织、极端分子、黑社会团体出于各种目的,常在公众场合或人口稠密区制造事端。军用毒剂被恐怖分子作为武器使用的倾向日益明显,已经引起各国政府和安全部门的高度关注。

(二)毒源的形式

1. 固定毒源　一般是生产剧毒化学品的工厂,以及储存化学危险品的仓库、储罐。另外,输送化学品的管道也是重要的毒源。有些化学中毒并不是因为固定毒源的泄漏,而是由建筑物的装饰材料在燃烧时所释放出的有毒气体引起的。由于对次生有毒气体估计不足或缺乏防护知识和手段,吸入后造成中毒。

2. 流动毒源 是指处于运动状态的,在公路、铁路、水面上的一些化学品运输设备。货车运输是目前化学品的主要转运工具,在装载、卸货、运输途中可能因种种原因发生泄漏。这类毒源发生化学事故的偶然性大,发生时间和地点难以预料,应急处置的预案也难以制订。这类毒源发生事故后,往往使人措手不及,救援行动也相应地被延缓。所以,与固定毒源比较,流动毒源的危害性更大。

三、化学灾害的形式

无论是固定毒源还是流动毒源,酿成化学事故的形式主要有两种:一种为泄漏型;另一种为燃爆型。前者较多见,后者破坏性大。但是,许多化学事故是混合型的。

(一)泄漏型化学事故

这类化学事故是指管道、阀门失灵或运输工具故障,发生有毒气体或挥发性强的有毒液体成点状或平面、立体的线状大量泄漏而造成人员伤害,多为蒸气态。这类事故特点是:中毒人员多,现场死亡人员少。死亡大多发生在中毒后的数天内,死亡原因大多为迟发的毒性作用或中毒性肺水肿和继发感染等。流动毒源发生的化学事故约有80%是泄漏型。

(二)燃爆型化学事故

由于化学设施燃烧、爆炸,使有毒气体泄漏和爆炸等造成的事故称作燃爆型化学事故,释放毒物为蒸气态和气溶胶,可伴有粉尘和液滴。其特点是:由于燃爆本身及次生的灾害造成现场死亡人员多。有中毒伤员,也有烧伤、骨折复合中毒、冲击伤等伤员,伤情复杂。固定毒源发生的化学事故约有60%是燃爆型。

四、化学毒源的危害方式

(一)毒物的状态

同化学战剂一样,化学事故中的毒物也是通过蒸气、雾、烟、微粉和液滴5种状态进入人体。

1. 毒气云团 当储存的毒物(如液氯、液氨等)由于火灾、爆炸或管道破裂发生泄漏时,可在瞬间形成浓度很高的毒气云团。毒气云团向下风方向移动,扩散的纵深距离远,覆盖面积大,持续的时间可从数分钟至数十分钟。有毒物质也能以液滴形式散布在事故现场毒源的周围,而后再经蒸发形成再生云团并污染空气。应急救援的中、晚期常受到这种再生云团的威胁。化学事故中的再生云团可持续数十分钟或数小时。如是油状液体,持续时间更长。因此在化学事故应急处置时,必须要有良好的呼吸道或全身的防护。

2. 毒物液滴或微粉 地面、物体上的有毒化合物液滴,可通过染毒皮肤或挥发为蒸气后毒害人员。由于液态毒物挥发的持续时间较长,救援时常需用化学洗消剂先对染毒区进行消毒。

微粉态的有毒化合物可因风吹或车辆行驶而在空气中飞扬。暴露于其中则可经呼吸道或皮肤染毒。在应急处置时多需要用液体的化学消毒剂实施喷洒消毒,以防止有害粉尘飞扬。救援人员必须做好呼吸道和全身防护。

(二)危害范围和程度

危害范围及毒害程度主要取决于离事故中心区域距离的远近。距离越近,毒害程度越重;离事故中心越远,则危害相对较小。

1. 重度危害区　在毒源周围附近区域。毒气浓度高,并伴有严重的地面污染。该区域人员中毒伤亡多,工厂设施破坏和污染严重。滞留人员将会发生严重症状,不脱离该区,不经紧急救治,30min 内有生命危险。救援重点是切断毒源,抢救中毒伤员,保护、转移及消除泄漏的液态或粉态毒物,尽量缩小重度危害区。救援力量以专业人员为主,必须携带特殊救援器材和穿戴密闭型全身防护器材进行抢险救灾。对重度危害区的救援危险性大,必须加强救援技术的勤务保障和现场指挥。

2. 中度危害区　在离事故中心区稍远的下风方向。该区毒气浓度仍较高,较长时间吸入可引起严重中毒,也可发生死亡;若经及时治疗,一般无生命危险。该区无防护人员基本失去自我救援能力,需组织专业救援人员和社会救援力量进行救援。在该区内的个人防护应以过滤式防护面具为主,抢险时可戴橡胶手套及穿长筒雨靴进行防护,在该区能够活动 2~3h。中度危害区是化学事故现场抢险队伍重点救人的主要区域。

3. 轻度危害区　在离事故中心区较远的下风方向范围。该区有害物质浓度稍高于国家标准规定的车间最高容许浓度,边缘区可接近允许标准,长时间在该区的无防护人员可出现轻度中毒症状,以眼和上呼吸道刺激症状为主,离开毒区可能不需要特殊治疗就可慢慢恢复。该区内的设施一般未被事故破坏,抢险救援人员可对群众只做原则指导。救援工作主要是帮助无防护的公众组织转移、疏散和撤离,控制人员、车辆进入毒区。在该区的人员,可采用防护面具或自制简易防护器材进行自我防护,并警惕与从重度和中度危害区撤下的人员、车辆接触发生间接中毒。在抢险现场不宜增大轻度危害区,以免增加救援力量。

(三)事故地点控制与分区

事故指挥部第一个行动应该是建立对事故地点的控制,划定第一救援人员的工作和非必要人员撤离的区域。基本的方法是根据安全性和危害程度,建立禁区(exclusion zone)、污染消减区(contamination reduction zone)、支援区(support zone)(图 15-2)。

1. 禁区　也称污染区或热区,是实际的事故发生地和污染地,有确定的或怀疑的可经皮肤和(或)吸入致命的毒物。最初,可以通过观察最接近的区域和确定有害物质所在地点来划定热区边缘。检测仪器也可以用来划定该区。所有进入该区的人员必须穿戴适宜防护等级的防护装备,并在离开时进行洗消。进出检查点设在热区边缘,管控人员和装备的进出,进入该区的人员应该是为中止或控制污染,如消防、执法人员、救援人员,可能有医疗人员。该区内停留时间有限,应该只进行必要的行动,挽救生命、保护公众和公共利益相关的财产。

2. 污染消减区　也称半污染区或温区,是介于热区和冷区之间的区域,包括人员和装备进出的洗消区和控制点。该区有害程度较低,人员可以穿戴较低等级的防护器材。医疗人员在此区进行分类、指导或实施洗消。温区的范围大小取决于事故发展形势和洗消走廊的长度,场地应能够部署所有可用的洗消站。

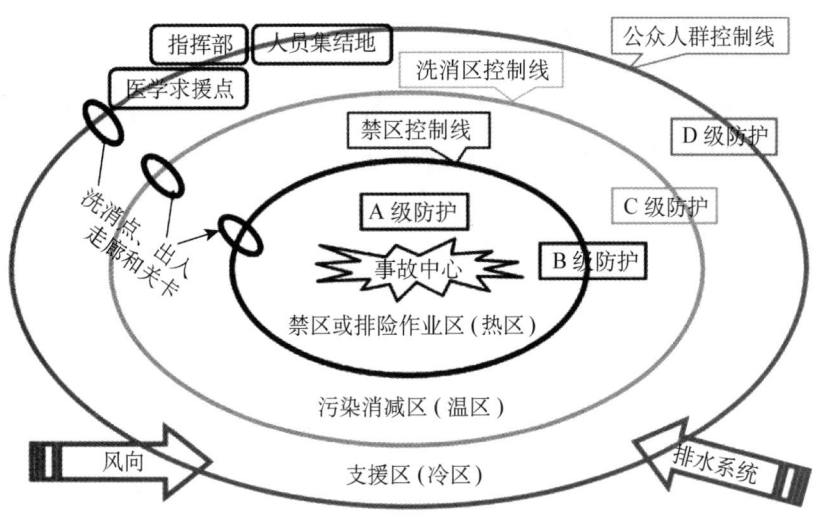

图 15-2　事故现场分区及救援队现场救援展开位置

3. 支援区　也称清洁区或冷区,是事故地区最外的区域,可以认为无污染,可着正常的工作服在该区工作。此区范围大小取决于指挥部、医疗点、其他救援人员及支援装备所占用的场地。指挥部应该在上风向和热区的上游,靠近高速路或其他交通线路。新闻媒体可以到达该区。应指导一般卫生和主动使用防护装备,告知公众事件的发生地点、热区和温区、报告可疑污染途径。

第三节　化学灾害应急医学处置

部队应积极参加地方灾害事故应急救援。当突发性化学灾害造成众多人员急性中毒,对社会产生较大危害时,应充分发挥军队防化组织、技术和装备的作用,协助地方有关部门消除和控制化学事故产生的后果和影响。我军各战区都建立了灾害事故应急救援预案,一旦发生化学灾害,救援分队可根据预案实施"防化救援"行动。

根据 2005 年 7 月 1 日颁布的"中国人民解放军参加抢险救灾条例",军队是抢险救灾的突击力量,执行国家赋予的抢险救灾任务是军队的重要使命。军队参加抢险救灾可担负核生化救援、海上搜救、疫情控制、医疗救护等任务,驻军部队发现紧急险情、灾情也应当按照规定立即实施救援并向上级报告。军队参加抢险救灾应当在人民政府的统一领导下进行,具体任务由抢险救灾指挥机构赋予,部队的抢险救灾行动由军队负责指挥。军队参加国务院组织的抢险救灾所耗费用由中央财政负担,军队参加地方人民政府组织的抢险救灾所耗费用由地方财政负担。

一、化学灾害管理过程

化学事故和化学灾害的危机管理是一个进行的过程,旨在减少或避免可能的次生损失,保证对受害者快速、适宜的救援,达到迅速而有效的灾后恢复。

(一)化学灾害管理过程

基本的灾害管理过程分 4 个阶段:

1. 预防和减缓期　在事故或灾害发生前,通过确定有害因素和可能受损目标,采取措施预防和减轻后果。

2. 准备期　根据预防和减缓期确定的结果,建立化学事故处置的预案,包括动员力量和培训机制。预案要明确整合当地的、地区的、国家的医疗资源,这需要不同的服务和机构间建立协作协议,以便能顺利整合进入指挥和控制体系。由于复杂的处置预案难以实施,故应该尽可能简单,表述清楚。

3. 响应期　在真实事件处置中实施应急预案,故其依赖于准备期。

4. 恢复期　这是最后一期,是为恢复灾前状态而采取的行动,包括处理危害源、现场的恢复、对受害者的进一步救助。

(二)化学灾害处置要点

1. 事故发生后要及时采取措施,尽量减少和消除事故的危害和影响,并迅速呈报军队上级主管部门和当地政府及公安、卫生等部门。

2. 做好灾害现场处置中的化学毒气扩散范围监测,防控继续中毒,救治中毒的现场处置人员及民众。

3. 处理重大化学灾害事故时,要成立专门的现场指挥机构,军队和地方相互协调、支持,必须在有关专业人员指导下进行现场处置。

二、化学灾害应急救援体系

(一)应急救援原则

坚持"安全第一、预防为主"的方针,立足防范,认真落实应急措施;实行统一指挥,分级负责,区域为主,单位自救与社会救援,现场急救与信息服务相结合的原则。充分利用现有的应急救援基础,完善工作体系,建设责任明确、反应灵敏、指挥有力、快速有效的化学事故应急救援系统。

(二)组织体系

按照国务院关于各类突发事件原则上由当地政府负责处理的精神,国家化学事故应急救援体系设国家、省(自治区、直辖市)、市、县、企业 5 级应急救援组织体系,根据事故影响范围和事故后果的严重程度,分别由不同层次的应急救援指挥部门负责救援工作的组织实施。该体系依托政府各部门在各级行政区域设立的组织系统,体系完整,能够逐级实施领导管理,覆盖全境,责任明确,适应化学事故点多、面广,救援工作应急性强,以当地救援为主的特点。县级以上人民政府应设立本辖区化学事故应急救援委员会。委员会由辖区政府主要领导和安全生产监督管理部门、公安、工信、环保、卫生、交通、财政、邮政、劳动和社会保障等有关部门人员组成。

化学事故应急救援委员会的主要职责是:①统一领导和协调本辖区内的化学事故应急救援工作;②组织制定本辖区内化学事故应急救援工作的实施办法等规章;③组织制订和实施本辖区化学事故应急救援计划;④指导和协调本辖区重大化学事故应急救援,及时向上级相关部门汇报事故救援情况。

(三)技术支持体系

1. 信息技术支持体系　由国家化学品登记注册中心和各省(市)地方登记办公室组成的危险化学品登记网络,结合国家实行危险化学品登记制度,建立包括危险化学品生产、储存、经营、运输企业动态信息的数据库,为国家和地方的化学事故应急救援准备和救援行动提供信息支持,提供24h国家化学事故应急咨询热线服务,为危险化学品安全管理、事故预防和应急救援提供技术、信息支持。

2. 现场救援技术支持体系　加强应急救援队伍与应急装备建设,促进各种救援力量的有效整合。完善国内消防特勤队伍的建设,购置先进的灭火车辆、侦检设备、防护器材与通信设备等;完善目前的化学事故应急救援队伍,购置先进的化学事故应急救援车辆、急救设备、防护器材与通信设备;充分发挥防化队伍的作用,完善防化设备,增强应急力量。

3. 专家库系统　根据地域分布,聘请包括安全、消防、卫生、环保等在内的各类专家,定期进行考核和资格认证,保证其化学事故应急咨询时的权威性和时效性,必要时就近专家可赴现场指导应急救援工作。

(四)应急预案体系

各级人民政府负责制订、修订、实施各辖区内的化学事故应急救援预案,并建立各级化学事故应急救援预案系统。根据应急预案,定期组织演练。

(五)培训机制的建设

定期对各级应急指挥人员、管理人员、现场救援人员进行专业培训,对普通民众、在校学生等进行应急知识培训。根据不同培训对象,采用不同的培训教材。

(六)法律法规体系

法律法规体系的完善是国家化学事故应急救援体系正常运转的基本保证,因此有必要制定一部化学事故应急救援管理条例。通过该条例的制定,建立一套明确的机构和经费管理机制,规定各方责任,可有效快速地处理事故,确保体系的正常运转。现有可参考的法律法规和文件有《中华人民共和国突发事件应对法》《突发公共卫生事件应急条例》和《[健康中国2030]规划纲要》等。

三、化学灾害医学救援队

主要指由来自于CDC、医疗机构和卫生机构的防化、防化医学、药理学、分析化学、临床外科、急救医学、中毒救治等专业人员组成,在各类突发化学事故中实施侦、防、消、救、治等医学救援行动的专业力量。化学灾害事故在短时间内可造成大规模人员伤亡,从其伤害的规模、特点和对环境的影响,与局部战争中使用了化学武器基本没有多大差别。部队卫生工作者不仅要掌握战时对化学武器损伤的防治技术和救治的组织工作,还要熟悉和掌握在和平建设时期突发化学灾害事故损伤的防治技术和救治的组织工作。

(一)医学救援队的主要任务

医学救援队的主要任务是重大活动疑似及确认发生的化学恐怖袭击事件现场应急医学处置、专家技术决策咨询。其主要任务:①疑似化学危害品的甄别与鉴定;②化学中毒伤员现场紧急救治,并对伤员进行初步的洗消和防护;③对疑似化学中毒伤员的诊断及医学处置;④开设医疗站(所)或临时救灾医院;⑤对伤员实施紧急手术、复苏、早期抗感染和留治、观察治疗;⑥开设伤员中转站,组织伤员分类转送;⑦开展灾区巡回医疗及卫生防病工作;⑧协助恢复或重建灾区医疗机构;⑨专家技术咨询与指导;⑩完成上级机关交给的其他任务。

平时条件下,通过系统培训及训练演练,显著提升化学中毒现场甄别鉴定、洗消、防护及救治水平,确保在执行重大活动卫勤保障任务时,能够在最短时间内赶赴事发现场,在最短时间内完成化学恐怖袭击事件现场应急救援任务。

(二)医学救援队工作原则

1. 统一指挥,密切协同 在现场指挥部的统一指挥下,军地、军内相关部门和机构密切协同,共同参与现场调查和危害后果处置。

2. 预有准备,快速反应 坚持预防为主,树立危机意识,做好技术与物资准备,提高化学恐怖袭击事件侦察、检验、调查判断和救治能力;建立常态转应急状态良好机制,形成迅速反应及处置能力。

3. 就地就近,避免扩散 患者救治就地就近、污染消除就地就近,避免转运造成扩散。

4. 系统防护,综合控制 依法针对化学危害种类、来源、途径和危害方式,采取综合措施,最大限度地防范、控制和消除化学危害;加强宣传教育,做好防护指导和心理疏导。

(三)医学救援队人员的组成和分工

建制完整的医学救援队可以由指挥组、专家组、侦检组、现场急救组、检伤分类组、洗消组、救治组、后送组等功能编组组成。卫生机构可抽组30~50人的中型医疗队或10~15人的小型医疗队。其人员组成应根据化学灾害的性质而定。医疗队领导应由有救灾经验的行政管理干部或技术干部担任。

(四)物资装备

急救器材包括:①各种毒剂急救针(如神经性毒剂、抗氰急救针等)、急救药品(如阿托品、氯解磷定等）、皮肤消毒药、人工呼吸器、小氧气瓶和卫生包；②毒剂侦检器材包括侦毒器、报警器、化验箱、检水检毒箱等；③洗消药品和器材包括消毒液、喷雾器等；④个人防护器材包括防护面具、防毒服、防毒靴套和手套等；⑤通信工具及其他包括电台、对讲机、标志旗和挖掘工具（铁锹等）。

（五）个人防护装备

一旦发生紧急事件，化学灾害救援人员需要迅速进入事故现场，他们将直接面对有害物质的威胁，如泄漏的高毒、剧毒、腐蚀性或未知类型的化学品等。应急响应人员需要穿戴相应等级的防护服，以及相关的呼吸防护装备。根据防护的方式和范围，个人防护装备可以分为 4 个等级（图 15-3）。

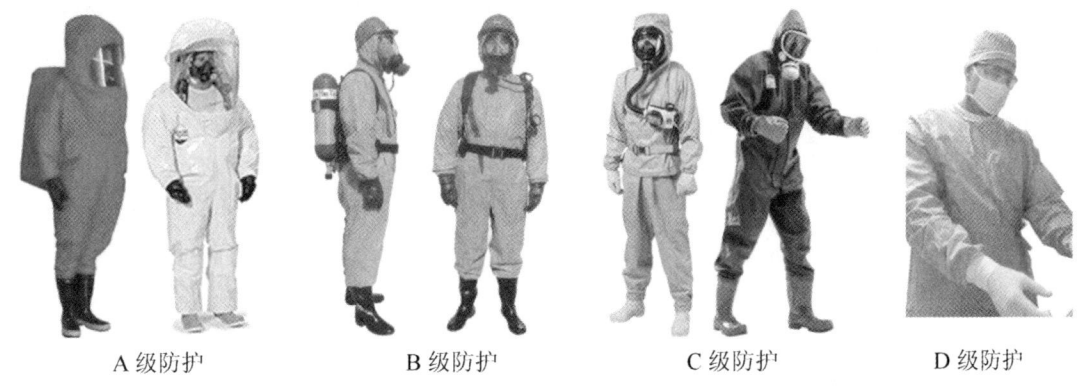

A 级防护   B 级防护   C 级防护   D 级防护

图 15-3 不同级别防护装备实例

1. A 级防护　是气体密闭型防护服，现有的最高级别的对呼吸系统、皮肤、眼睛的防护。A 级可对周围环境中的气体与液体提供最完善保护。它是一套完全封闭的、防化学品的服装、手套及靴子，以及自给式呼吸器（self contained breathing apparatus，SCBA）。

A 级防护服可以抵御常规工业生产中或军事行动中所遇到的几乎所有种类、所有形态的危险化学品（包括气态、液态和固态）或化学战剂对人体的威胁。在不明原因化学危险环境情况下或环境氧浓度＜18％时，应该使用 A 级防护。

2. B 级防护　与 A 级同样的呼吸防护。包括一套不封闭的、防溅洒的、抗化学品的服装，它可以对液体提供如 A 级一样的保护，但对毒气的皮肤防护稍差，所需的皮肤保护程度低于 A 级，是处置危险品时最低的防护级别。

B 级防护主要用于污染环境中化学物质的成分和浓度不需要很高的皮肤防护等级的场合。例如，已知环境中气体化学物质对皮肤无害或不经皮肤吸收，仅对呼吸系统造成伤害的场合，或只涉及液体而不是蒸气的场合。

3. C 级防护　增强功能型防护服。C 级防护服对皮肤的保护等级与 B 级相等，但对呼吸系统的保护比 B 级低。包括全面罩空气过滤呼吸器或带滤毒罐的过滤式呼吸器，防有毒化学物质的手套和靴子、两用通信系统、头盔、化学防护服。

C 级防护适用于污染环境中的化学物质的成分、浓度对皮肤无明显影响的场合，空气中的污染物种类和浓度已知，过滤器可有效过滤，以及氧气浓度≥19.5％的场合。

4. D级防护　一般型防护服。D级防护服提供最低的皮肤保护,不能保护呼吸系统。防护服包括连体服、安全靴子(鞋)、护目镜或防溅射护目镜。可选择手套、逃生用呼吸装置、防护面具、化学防护手套、化学防护靴、安全眼镜或眼罩、硬帽。

D级防护适用于大气中无已知有害气体;工作中无液体飞溅,无浸入液体或接触任何有害化学品的可能。该类防护一般不适合在处理突发性紧急事件时使用。

美国消防协会"应急服务防护服和装备项目"中,有3个标准是关于化学防护服的,即《危险化学事故用气密型防护服》《危险化学品喷溅防护服装》和《化学、生物、恐怖事件现场防护服》,是美国消防协会的成熟标准。防护服的阻隔性能主要依据化学品渗透防护服材料的时间而定,尤其是渗透到接触皮肤一侧的材料表面的时间。用累积渗透来衡量防护服的性能,即渗透量与持续时间之间的函数关系。但这些标准下的防护服并不能解决 CBRN 恐怖行动及危险化学品事故带来的所有潜在危害问题,如呼吸防护、灭火、低温、氧含量变化、易燃与易爆、电离辐射、冷热温差、物体坠落、严重磨损或剪切危险等。

四、化学灾害救援人员的培训

成功的化学灾害应急响应,主要依赖于化学灾害救援人员的能力、现场应急指挥的能力和硬件装备水平。应急响应培训的内容包括知识点的记忆、技能的掌握、在队员之间进行有效的互动。

1. 化学灾害救援人员的能力要求

(1)实习期人员应具备能力:启动应急响应程序,确保事发地点安全,辨识事件中危险品的种类。不采取措施控制或转移泄漏的危化品。

(2)具备操作能力人员的能力:以防御的方式保护附近的人员、财产和环境,不被泄漏的危化品影响,并使其保持安全的距离。这部分人员不参与堵漏行动。

(3)危险化学品作业技术人员的能力:接近并终止危险化学品的泄漏。

(4)危险化学品作业专家的能力:经验丰富,且专业技术能力强,具备危险化学品方面的专业知识。往往需要其支持危险化学品作业技术人员,并在应对突发事件的领导方面担任管理者或咨询者。危险化学品作业专家在现场知道现在该怎么做,并能预见 5min、1h、1d 后可能会发生什么。

2. 现场应急指挥官的能力要求　任何规模的危险化学品事故突发事件都应设置现场指挥。现场指挥必须具备丰富的应急指挥经验,以及较强的现场指挥能力,且接受过应急操作技能方面的培训。必须在化学灾害应急处置中,担任过队长或其他领导职务,能严格执行总指挥部的命令。

3. 提升硬件装备的使用水平　在化学灾害应急响应中,会应用到各类硬件设备,如防护、洗消、通信、流动指挥、侦检、采样、堵漏等设备。应急响应人员能正确操作相关设备和排除故障。

五、军民融合的应急医学救援体系

1. 建立军民融合式的应急医学救援组织指挥体系　按照军民融合、资源共享的原则,构建各级军民融合的应急医学救援组织指挥机构。由国家卫健委和后勤保障部建立联合应急医学救援指挥中心，主要领导负责指挥决策。由应急医学救援指挥中心按军地两条线下达医学救援任务。建立国家、省、市、县四级军民联通的指挥自动化网络，根据相应的权限发布指挥命令。指挥预警系统要能够掌握辖区的化学危害基础数据，采用适当的监测方法获得和分析实时数据。

2.建立军民融合的应急医学救援力量体系　2016年初，按照"军委管总、战区主战、军种主建"总原则，我国开始国防和军队现代化改革，建立了中国特色的战区、军种制度。战区重点承担行动指挥协调，完善规章制度，提高军地协调能力；军种承担完善行动的训练，提高专业应急救援装备和保障水平；地方上承担抢险救灾主责，并做好与军队协同。

救援力量建设需贴近任务需求，根据本单位可能承担的应急医疗任务及医疗救援需求进行准备和训练。救援力量应立足于能力建设，包括组织指挥能力、快速反应能力、应急机动能力、联合救援能力和专业技术能力。救援力量建设需要素齐全，涉及思想、组织、预案、技术、装备物资、训练等。平时加强军地联合应急医学救援的综合演练，严格组训、加大军地联保联训力度、加大专项联合训练经费投入，达到提高救治效能的目的。

3.建立军民融合的联合应急医学救援法规体系　在指挥机制、应急响应机制、力量建设、应急准备、救援处置、信息化建设等多个方面形成较为完备的理论指南。针对各种不同类型的应急医学救援特点，制定相应的条令、条例和规定，确保紧急情况可按法律法规迅速展开医学救援行动。这既能发挥军队卫生力量的积极性和灵活性，又明确了军队在参与地方抢险救灾医学救援的地位与任务，以及必须遵守的程序，做到有法可依。

六、化学事故现场应急医学处置程序

(一)现场应急医学处置救援力量动用

1.疑似化学事故　出动救援力量以专家组、侦检组及现场急救组部分力量为主，不动用整建制救援力量。

2.单点小规模化学事故　动用1个救援分队前出处置，另一救援分队待命支援。

3.多点小规模化学事故　当已确定2个方向同时出现小规模化学事故，医学救援队2个分队分别前出支援。当出现2点以上小规模化学事故时，以2个重点方向为主，分别派出2个分队前出处置，同时调集预备救援力量前出增援。

4.中、大规模化学事故　防化救援队整建制出动。

(二)化学灾害应急救援的现场指挥

1.各级卫勤领导及时收集灾情，向上级首长及救灾指挥部报告并领受任务。

2.根据上级首长、救灾指挥部指示，派出化学伤员抢救队。

3.组织实施化学染毒区的伤员抢救。

4.通知联勤保障医院或旅卫生连准备接受伤员的准备，必要时对伤员进行洗消。

5.对灾区和部队的洗消工作实施卫生监督。

(三)现场应急医学处置基本程序

分为预案启动、现场处置和行动终止 3 个阶段(图 15-4)。

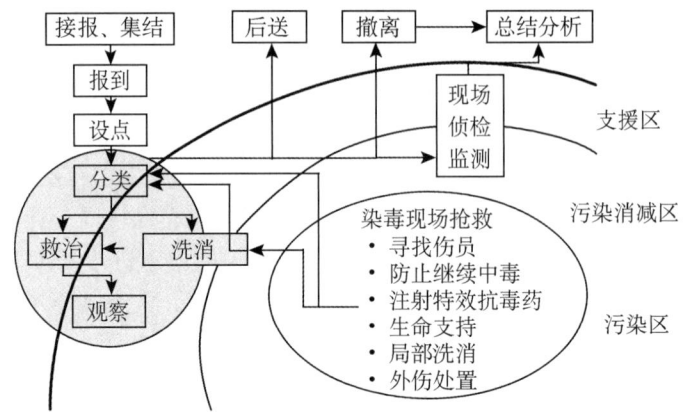

图 15-4　现场医疗队救援的任务、工作区及工作流程

1. **预案启动阶段**　从接到任务通知,至医学应急救援力量和物资调度准备就绪为止。接到救援任务通知后,医学救援队各救援及指挥力量应迅速集结就位。

(1)接上级命令时,可与事发地卫生部门或当地政府联系,进一步了解情况,核实现场状况、处置工作进展和救援需求。直接接报时,应问清报告人姓名和单位、部门、联系电话,问明事故发生的时间、地点、事故单位、事故原因、主要毒物、事故性质(毒物泄漏外溢、燃烧、爆炸)及危害影响范围和程度,求援单位有何具体要求,必要时问清救援时行动的路线,然后向单位领导汇报接报情况,请示派出医疗救援队伍。

(2)同时通知本单位医疗救援队做好现场抢救准备工作,通报事件基本情况,依据已有预案、结合事发现场实际情况,形成应急处置方案。

(3)调整、部署医学应急救援力量及相关资源,必要时派先遣组,到现场进一步调查、了解;救援单位领导或救援总值班人员应根据接报情况及救援单位力量,下令集结医学救援队,各类人员携带好各自负责的医疗器材、药品与装备,应按时集结和出发。

(4)通知距事发地邻近医学救援力量或消防、军队防化部门,做好增援准备。

(5)向上级指挥部报告本系统内医学救援力量部署和调动情况,提出需上级解决的问题。

(6)派出人员前往事发地现场,加强事发地部队的现场医学应急救援指挥。

2. **医学处置阶段**　从事发地现场处置展开到查明化学毒剂(物),完成现场的伤员、人群和环境处理,事发地现场达到无害化标准,日常秩序基本恢复、所有伤员均已后送实施专科救治为止。

(1)到达现场,向事故现场指挥部报到,了解现场情况,接受救援任务和要求并提出救援建议或实施方案。

(2)开展现场调查,采样、取证,初步查明化学毒剂(物),保留样本和(或)后送。

(3)指导现场人员实施正确防护。

(4)迅速疏散暴露人群。

(5)对伤员进行分类、洗消、救治、后送。

(6)相关专业实验室完成化学毒剂(物)鉴定。

(7)及时掌握事件处置相关信息并上报。

(8)随时评估处置措施效果,改进、完善处置对策和措施。

(9)向上级报告处置效果评估情况,达到终止基本条件时,提出终止应急处置的建议。

3. 行动终止阶段 从事件危害得到有效控制、现场处置基本结束,到医学应急指挥部指令医学应急救援分队回撤,应急处置总结完毕为止。

(1)专家组核实确认事发地的处置评估,核实处置效果。

(2)总指挥部审核专家组意见,确认后指令应急救援力量回撤。

(3)各级指挥部及应急救援队进行处置工作总结。

(4)安排后续工作,对事件伤员继续进行专科治疗;对暴露人群继续观察随访。

七、常见毒物的毒性症状和急救措施

1. 强酸类 皮肤用大量清水或碳酸氢钠冲洗,酸雾吸入者用2‰碳酸氢钠雾化吸入。经口误服者,立即洗胃,可用牛奶、豆浆及蛋白水、氧化镁悬浮液,忌用碳酸氢钠及其他碱性药液洗胃。

2. 强碱类 使用大量清水冲洗皮肤,眼要用流水及时彻底冲洗15～20min,并用硼酸或稀醋酸液中和碱类。经口误服,引起消化道灼伤,用氧化镁悬浮液、牛奶、豆浆及蛋白水或木炭粉保护黏膜。

3. 氨和硫化氢气体 吸入极高浓度者可迅速死亡(如发生呼吸、心搏停止,立即进行人工呼吸和心脏按压),应迅速将染毒者脱离现场,至空气新鲜处,保持呼吸道通畅。如未合并肺水肿可立即行高压氧治疗。氨气遇空气后易形成液氨,眼接触液氨或高浓度氨气可引起灼伤,严重者可发生角膜穿孔。眼和皮肤污染氨气后立即用流水冲洗20～30min。误服氨者给予牛奶,有腐蚀症状时忌洗胃。

4. 氟、氯及其化合物 中毒伤员应快速离开污染区,脱去污染服装。眼和皮肤溅氟、氯及氟化物时,用大量清水冲洗至少15min。皮肤在水洗后可用稀氨溶液敷浸,静卧保暖。

5. 甲醇及醇类 中毒人员应快速离开污染区,经口摄入者可立即催吐或彻底洗胃。将中毒者立即移离现场,脱去污染的衣服。口服者用1‰碳酸氢钠洗胃,硫酸镁导泻。甲醇麻醉中枢神经,出现酸中毒甚至死亡。对视神经和视网膜有特殊的选择作用,最初表现眼前黑影、闪光感、视物模糊、眼球疼痛、畏光、复视等,严重者可导致双目失明。甲醇蒸气对呼吸道黏膜有强烈刺激作用。甲醇的毒性与其代谢产物甲醛和甲酸的蓄积有关。甲醇和乙醇经同一种酶代谢,而该酶和乙醇更具亲和力。因此,可以通过饮用烈性酒(酒精度>60度)减少甲醇代谢,使之排出体外。甲醇产生的甲酸可以通过服用碳酸氢钠(小苏打)中和。

6. 磷化氢 吸入中毒为主,应快速脱离污染区,安静休息,保暖。经口中毒者及早用高锰酸钾液彻底洗胃或用硫酸铜液催吐。注意忌用鸡蛋、牛奶及油类药剂催吐。呼吸困难时,注射洛贝林(山梗菜碱)等,注意不要使用碘解磷定和其他巯基类药物。

7. 砷及其化合物 吸入或误服中毒人员应及时注射解毒药,如二巯丙醇、二巯丙磺钠及二巯丁二钠等,对症治疗。

8. 二氧化硫　吸入中毒人员应迅速移到空气新鲜处,吸氧,呼吸停止时立即行人工呼吸,呼吸刺激等咳嗽症状,可雾化吸入 2% 碳酸氢钠,喉痉挛窒息时应切开气管,并注意控制肺水肿发生。

9. 汞及其化合物　中毒人员应快速脱离污染区,皮肤、眼接触时,用大量清水及肥皂水彻底清洗,休息、保暖。经口摄入者,立即漱口,饮牛奶、豆浆或蛋清水,注射二巯丙磺钠、BAL 等。

10. 铅及其化合物　用依地酸钙钠或二巯丁二钠注射排毒,腹绞痛不易控制时,可注射 10% 葡萄糖酸钙缓解症状。

11. 石油类　立即离开污染缺氧环境,清洗皮肤,休息保暖。尤其吸入汽油多者,注意控制发生吸入性肺炎。

12. 苯的氨基、硝基化合物　经呼吸道吸入或经皮肤吸收中毒人员应立即离开污染区,用大量清水彻底冲洗皮肤,脱去污染衣物,用温水或冷水冲洗,休息、吸氧,并注射亚甲蓝及维生素 C 葡萄糖液。

13. 氟乙酸钠　剧毒有机氟杀鼠药,可经消化道吸收,通过皮肤也易吸收,导致三羧酸循环紊乱,使中毒者出现精神恍惚,烦躁不安,且伴有恶心、呕吐、流涎、麻木、上腹部疼痛、肌肉抽搐、心律失常等症状,甚者可发生休克、心搏骤停及呼吸衰竭。中毒者应立即催吐、洗胃及导泻。皮肤染毒时立即用清水彻底洗涤。特效解毒药为乙二醇乙酸酯,剂量为 0.1~0.5mg/kg,肌内注射(成人一般用 6~30ml)。

14. 敌鼠　干扰肝对维生素 K 的利用,使出凝血时间延长;还可直接损伤毛细血管壁,发生无菌性炎症变化,管壁通透性和脆性增加,可破裂出血。中毒症状一般表现为恶心、呕吐、食欲缺乏及精神萎靡等。以后可断续发生鼻出血、牙龈出血、皮肤紫癜、咯血、便血、尿血等,并可有关节疼痛、腹部疼痛、低热及舒张压偏低等,严重者可发生休克。中毒时立即催吐、洗胃及导泻,静脉注射维生素 K_1。

15. 毒鼠强　对温血动物剧毒,作用于中枢 GABA 受体,诱发惊厥、瘫痪而死亡,为急性毒物,中毒后数分钟内即可致死。LD_{50} 为 0.1~0.3mg/kg。中毒症状为兴奋、惊叫、痉挛、四肢僵直等,并出现头痛、头晕、乏力、恶心、呕吐、烦躁不安等症状。严重者发生昏迷、意识丧失、剧烈抽搐和强直性惊厥等,呼吸衰竭致死。中毒后需迅速催吐、洗胃及导泻。用巴比妥、地西泮及水合氯醛等制止抽搐、痉挛。可服用或注射维生素 C 及 B 族维生素,并采取其他对症治疗措施。

第四节　化学灾害的应急救援预案

突发公共卫生事件准备(public health emergency preparedness,PHEP)是指针对卫生突发事件,特别是那些在规模、时间或不可预见性上超过普通响应能力的威胁,公共卫生和健康服务系统、社区和个人在内的预防、保护、对事件快速响应和从事件中恢复的知识、能力和组织体系。PHEP 是一个协同的和连续的从预案准备到实施过程,该过程依赖于效应评估和采取正确的行动。此概念明确了事件的性质、PHEP 的主体及其所包括的环节。

应急救援预案(emergency response plans,ERP)是机构或组织在分析事故后果和应急能力的基础上,针对可能发生的重大事故或灾难,预先制订的行动计划、应急对策或应急处置方案。ERP 要描述应急响应的目的、政策、行动概念(CONOPS),以及组织架构、权力和责任,以保证在发生突发化学灾害后,能快速、高效、紧张、有序地开展应急处置工作的目的,控制或消除事故,最大限度地减少人员伤亡、财产损失和环境污染等后果,并在事故后尽快恢复正常的生产、生活状态。因此,它是事故发生后应急处置行动的指南。

化学灾害应急救援预案的制订,要在深入的调查、缜密的分析和科学预测的基础上进行。预案要贯彻预防为主的思想。只要预防工作做得好,有灾可变无灾,重灾可变轻灾。反之,无灾也会有灾,小灾也可酿成大祸。

一、预案编制工作的原则

预案编制遵循风险管理和基于情景构建的理念,针对突发事件特点、发生风险和可能造成危害,在开展风险评估和应急资源调查的基础上,规定突发事件应急管理工作的组织指挥体系与职责、应对措施、处置流程和保障措施等内容,切实提高预案可操作性。

预案内容突出针对性,使不同层级和不同类别的预案内容各有侧重,省级预案体现指导性,市、县级预案体现卫生应急处置的主体职能,乡镇、街道预案体现先期处置特点;单位和基层组织预案重点规范本单位组织应对行动,体现自救互救、信息报告和先期处置等特点。

完善预案评估和修订制度。通过实战、演练等方式,定期检验、分析评价预案内容的针对性、实用性和可操作性,及时完善修订,实现预案动态优化和科学规范管理。充分利用互联网、大数据、智能辅助决策等新技术,提高预案信息化管理水平,建立健全预案数据库,推进预案数字化管理与应用。

二、预案的准备

(一)潜在危险度评估

制订救援预案时,首先要对潜在危险度进行评估,即对某单位或地区潜在的危险性进行综合分析。危害评估是通过危害鉴定、危害分析、危害水平评估相结合,确定优先纳入危害管理的危害。潜在危险度受多种因素的影响,例如化学品的储存量、急性毒性、易燃易爆化学品的闪点、自燃点、爆炸极限、周围居民密度、其他共存化学品的总量、发生化学事故的频率、企业管理水平及设备状态等。在评估时,用统计学方法对潜在的危害进行分级处理,根据积分的多少等最后评出所在地区、城市级、区级和厂级的化学危险重点目标单位。

(二)确定危险目标区和重点毒物

在掌握危险源的分布后,可确立重点毒物,划出威胁城市安全的危险目标区。

例如,某市生产有毒有害化学品的工厂企业为 137 家,而使用的单位分散在全市 50 多个系统中共 4500 多家,每天生产、使用、储存和运输的重点化学品总量达 8 万余吨。通过对该市常用的 200 多种有毒有害化学品的急性毒性、每日产储总量、历年事故情况、毒物的理化性质等项目分析评估后,经专家小组审评,最后确立了该市的重点毒物为 20 种,并在此基础上确定了该市的危险目标区域。

(三)化学事故的风险

对城市化学事故的风险和处置能力评估,是制订救援方案的基础工作。这种评估需要多个学科专业的专家共同论证,要明确有害物的技术特征、分析暴露和易损目标、评价现有应对能力的有效性。内容包括以下几点。

1. 危险目标的预测　对危险目标区的预测,主要根据可能发生的化学事故的类型、影响范围大小及后果的严重程度来决定。

化学事故的形成,通常需要具备以下条件:①大量释放出有毒有害气体或挥发性液体,造成大规模人员中毒。有些事故虽然也伴生有火灾、爆炸等并引起烧伤、冲击伤等,但只有绝大部分伤亡是化学中毒引起时才能称为化学事故。②有毒气体扩散迅速,传播范围广。毒气云团可随风扩散,迅速笼罩该地区或城市上空,危及事故区域及周围居民的生命安全,使交通、通信中断,城市居民生活受到严重影响,引起社会秩序混乱等恶劣影响。③化学毒物能通过吸入、皮肤接触等多种途径使人员中毒,在短时间内出现大批相同中毒症状的伤员。

2. 化学事故范围的估算　在对危险目标区预测的基础上,必须对危险目标区突发化学事故的危害范围进行估算。估算的方法可根据通常毒气扩散模式、扩散参数,利用公式或计算机技术进行估算。

通过危险目标区、危险源、重点毒物、化学事故可能影响范围,以及危险目标区的人口、地理、气象(风向、风速、气温、垂直稳定度等)常年规律等情况的大量调查、分析、综合分级,在计算机中建立数据库。一旦突发化学事故,通过预测软件即可模拟预测出事故的规模,下风方向毒气云团的全剂量值,不同剂量的危害纵深、危害宽度、伤害面积及无防护人员的伤害概率等,为指挥部提供救援决策帮助。

(四)医学处置能力评估

危害处置是指导和控制危害,减少可能损害的协调行动,包括危害评估、危害处置和应对措施的实施与评价、监测、总结。医学化学应急应该全程参与突发化学事件处置各要素。化学应急医学要参与从化学突发事件处置之初的情况研判、指挥决策,至现场处置(包括人员防护、伤员救治等),乃至处置之后的事件追踪。多方面收集军地相关医疗和防疫力量和能力信息,在事故发生时才能迅速、合理配制救援力量。应急医学资源基础信息包括以下几个方面。

(1)医疗资源需求与分布:包括重点目标周边相关医疗资源与救治能力等的分布,以及可能发生事件的医疗需求等。地方及驻军医疗防疫机构专业人员信息、军地医疗防疫单位资源,包括核化生三防实验室检测项目、床位数量、车辆数量及特效急救药品储存等。医学救援人员可以作为第一响应者快速鉴别化学毒剂。通常化学毒剂鉴定先于公共卫生响应措施启动;化学毒剂鉴定结果尤其是毒剂相关的挥发性和持久性信息对于化学毒剂控制和运输而言至关重要。

(2)应急专业队伍建设情况:包括军队"三防"医学救援专业队伍和国家、地方医疗防疫救援队侦检消防治人员、装备、药械等。熟悉应急处置流程和任务,例如,制订污染范围划定、毒剂控制和运输的行动方案。

(3)专家情况:包括防化医学、检验及急救医学等领域的专家信息。

(4)化学事故医学救援方案、标准、法规和类似事件医学救援影视资料。

三、应急救援预案的组成

1. 预案概况 包括目录、预案分配表、变更记录、实施、名词解释、定义。
2. 预案基本要素 包括简介、目的、政策法规依据、可能事故情况、应急指导思想、应急组织与职责、预案的评估、检查与改进。
3. 准备程序 包括人员培训、演练、应急救援装备与物资配备标准和储备标准等。
4. 基本应急程序 包括报警与通信联络程序、应急出动程序和各单位的具体任务、现场化学侦检的实施与信息反馈、现场医学急救程序与步骤、伤员后送程序、后方医院接收伤员程序和治疗方案、现场控制与洗消方法、撤离时机和程序。
5. 危害评估系统 包括事故区域地图、有害化学物质分布数据库、化学恐怖评估程序、化学品泄漏事故评估程序、化学品爆炸事故评估程序。
6. 说明书 主要是专用装备技术说明书，如防护器材使用说明书、现场医疗急救器材使用说明书、侦检器材使用说明书等，以及应急成员职责说明书。
7. 应急行动记录表 记录每次医疗应急救援行动的详细情况，便于存档和查阅。

四、预案的内容

化学事故应急救援预案要具备科学性强、可操作性、能达到迅速处置化学事故的要求。预案中要明确编组，定人定位；明确行动程序和方法，救治措施有力；明确撤离方式和全员洗消。预案的主要内容如下。

(一)序言

主要说明预案制订的目的、依据、适用范围、修订和如何执行。如本单位的危险品类别、数量(有毒化学品气体、固体或液体及数量)、危险品作业场所(车间、仓储、码头等)，运输工具及路线(陆上、水运、车辆、船舶)，储存环境(仓库、储罐)等。

(二)目标区综合信息

要突出显示重点危险目标，如作业场所、仓储区域及应急救援指挥中心、医务所、消防队伍位置及救援设施或工具存放点(防护面具、防毒衣、堵漏工具、水源等)。目标区综合信息也要包括目标区的地理、交通及周围重要设施信息。危险目标区的地理信息要充分显示周围地区的地形地貌特征，标明重要建筑及人口密度。要特别标出工矿、商业场所等人口密度大的单位和与救援有关的医疗单位、公安和消防单位等的相对位置。目标区综合信息中还应包括交通路线及车辆情况。

(三)气象、水文数据

包括危险目标区一年内每月的风玫瑰图及风向、风速频率，气温、地温、大气垂直稳定度及污染系数。如是水域，应包括每月的水温、流速、流向、水深及潮汐、潮流变化及水域面积等水文资料。这些是计算机对有毒气体(液体)在空气或水中扩散及危害评估不可缺少的重要参数。

(四)毒源情况

包括毒物的种类、数量、流动量及生产、作业设施情况。毒源的毒性资料和主要理化性质。

主要理化性质应包括毒源标识的中英文名、俗称、分子式、相对分子质量、外观形状、颜色、闪点、自燃温度、爆炸极限、燃烧热、水溶性、相对密度（与水、空气比值）、包装及储运方式、危险品编号、危险性类别、危险品包装标志、生产及运输、储存注意事项（如温度、照明、通风、搬运、消防、静电、能否混放等）。还必须有危害特点,如燃烧（气、液、气＋液相燃烧）、爆炸极限及容器管道耐受压力能否引起二次爆炸或燃爆和消防时能否引起次生灾害反应,扩散方式。

(五)危害方式

根据有毒化合物的理化性质、毒源种类、源强和毒性,分析确立最可能造成人员中毒和对环境污染的主要中毒途径和危害方式。

民用毒物以有毒气体和挥发性强的液体酿成的事故多见;水域内以毒性强、水溶性好的固体和液体多见。中毒途径以呼吸道、眼和皮肤危害最大,尤其是呼吸道和眼最难防护。

危害方式有以下几种:①可直接以气态泄漏进入空气,造成危害;②可通过地面或水面漂浮物挥发或燃烧后进入空气,造成毒性危害;③溶于水后污染环境,造成毒性危害;④燃烧、爆炸产生热辐射和冲击波等物理性危害;⑤以气态、液态或固体尘粒对空气、地面或水域污染环境。

化工设施可能发生事故源的部位很多,在评估过程中,应正确选用源强和大气扩散、燃烧、爆炸物理损伤的评估模式,力争比较精确地反映化学事故的扩散、伤害情况。

(六)人员防护素质及化学事故应急救援知识普及程度

人员防护素质直接影响灾害性事故的伤亡人数。防护素质体现在诸多方面。有研究报告以进行个人防护并采取逃生的速度（1min、2min、3min、5min）来反映防护素质等级（优良、中等、一般、较差）。防护素质与平时的训练有相当大的关系。

(七)报警

在化学灾害应急救援预案中,必须明确规定报警的程序、方式和对象。报警程序应分事故单位内部和社会应急救援系统两个方面,可以用方块程序图的形式表达。

报警时的报告词应简单、确实、清楚。报告词应包括事故时间、地点、性质、规模、伤亡情况、已采取措施及事故可能的发展动向。报告方式可用有线或无线电话、对讲机等现代通信工具。在报告同时,应发出事故的声、光讯号,以便各方人员按预案采取应急救援措施。

(八)应急反应

应包括应急顺序、应急系统、应急措施等部分。

1. 应急顺序　应将单位内生产（作业）设施、储存仓库（储罐）或运输工具可能发生的各类化学品泄漏、燃烧或爆炸事故分列,按一定顺序应急处理。应急处置顺序应张贴在指挥部,让每个值班人员熟记应急反应顺序。

最早发现事故者应立即向单位安全、消防、救护等部门报警,同时切断事故源。事故部门迅速采取自救措施。在灾情得不到控制或事故涉及面大时,单位值班负责人可向地区化学事故应急救援、消防、公安等政府部门报警请求社会支援。事故得到控制后,事故单位应协助救援指挥部和国家机关调查事故原因、事故责任者及妥善处理、检修和恢复生产事宜。

2. **应急系统** 应确立应急指挥部,明确负责人和职责;成立救援专业分队,包括侦毒、洗消、警戒和封锁、转移和疏散、抢险、救护等专业分队,并明确负责人及职责。专业分队可由消防、保卫、医护等人员组成,分工负责,指挥协调报警通信、抢险堵漏、救护伤员、灭火和除污染、警戒和封锁、转移疏散等任务。这个系统也可以编制成方块网络图。

3. **应急措施** 应包括灭火、防爆、泄漏控制、医疗救护、疏散人员、控制污染及洗消等,每一项都应有具体计划和方块网络图。

(九)其他

由于预案要便于救援行动,简单明确,而人员名单可能出现变化,所以有些细则可以附录形式另列。例如,救援组织机构、人员名单及通信联络;应急器材清单;公共关系;职工和救援人员的培训和考核、演练;各部门的应急救援措施及实用手册;有毒化学品性质、毒害、消防、急救方法手册等。

五、预案的指挥和救援力量

为在突发化学事故时能迅速、有秩序地进行应急救援,减少事故对人民生命安全和财产的损失,必须制定切实可行的城市化学事故应急救援法规及权威的指挥机构。

化学事故应急救援工作在市政府统一领导下进行,设立市、区(县)化学事故应急救援机构,负责组织、指挥各种救援力量,实施应急救援;水上也设立相应的化学事故应急救援领导小组,负责处理辖区范围内的应急救援工作;市有关局(公司)也应设立领导小组,处理本系统的应急救援工作。在重点目标单位应建立化学事故应急救援专业队伍,24h值班并加强专业训练,除完成本单位、本地区的化学事故应急救援值班任务外,还应对相邻地区及整个城市联防值班,一旦突发重大化学事故,能迅速做出应急救援反应。

在地方政府的需求下,军队应利用人员、装备等参加化学事故应急救援,并事先建立明确的军地联合指挥管理机制,形成统一的指挥管理体系。要定期召开例会,研究本地区"三防"工作内容,做到互通信息,共同应对突发情况。

六、预案的宣教与演练

化学事故应急救援行动是一项复杂的系统工程,具有严肃的科学性和实践性。它脱离不了一支训练有素的专业队伍,需要各方面的人才和知识,如气象、化学、医疗、毒理、消防、环保、交通等,还需要公安、通信、工程抢险及街道等各个部门的配合。

对重点目标区周围的居民,要通过电视网络进行经常性的教育,使居民懂得简单的自救互救知识。国外有些城市每年都要组织城市防灾演练,所有居民都要学会疏散及简易救生逃生方法,学会戴防护面具,提高对突发性灾害的心理承受能力。另外,在危险目标区内外还应举办一些科普性质的救援知识讲座；进行市、区和厂级的救援演练，一旦发生化学事故就能做到不慌乱、听指挥、守秩序。只有提高全民对化学事故的防护意识和自救互救能力，才能将化学事故造成的损失降到最低限度。反之，由于民众缺乏化学事故应急救援知识，发生事故后由于恐惧而造成惊慌失措，秩序混乱，将加重人员伤亡和国家财产损失。

（王永安　邹仲敏）

★ 第 16 章 ★

日遗化学武器的销毁及其医学保障

第一节 日遗化学武器概况

一、日本在华遗弃化学武器的由来

中国是第二次世界大战期间化学武器最大的受害国,也是战后遗弃化学武器的最大受害者。1932 年,伪满洲国建立,日本陆军成立习志野学校,专门培养化学战军官、士官。1937 年驻扎在齐齐哈尔的关东军技术部设立化学兵部。1939 年 8 月,关东军化学部第 516 部队(齐齐哈尔研究所)建立,负责大规模使用化学武器的试验和训练。该部队建制 250 人左右。1918—1937 年的 20 年,随着日本扩张计划的逐步展开,日本建立了包括研究、生产、训练和作战等一整套化学战体系。据历史资料记载,日军于 1929—1945 年共生产化学毒剂 7376t,各类化学炮弹约 776 万枚,其中大部分运到中国。

日本在 14 年的侵华战争中,各种化学战贯穿于全过程,遍及我国 18 个省区,日军在正面战场使用化学武器达 1668 余次,在敌后战场使用 423 次以上,造成我 20 多万军民中毒伤亡。1945 年,侵华日军战败后,为掩盖其罪行,将大量在华化学武器掩埋地下或弃于江河湖海,成为后来的日本遗弃化学武器(Japanese abandoned chemical weapons,JACW),简称"日遗化武"。据不完全统计,日遗化武约 200 万枚(件),散装毒剂有近 100 吨,遍及 18 个省,战后日军遗弃在华的化学武器所造成的伤害达 2000 余人。

日遗化武的地点以东北三省最为集中,具体的地点有吉林省、黑龙江省、辽宁省、河北省、山西省、内蒙古、江苏省、浙江省、安徽省、江西省、湖南省、广东省等 90 余地。日遗化武包括日军投降后集中或零散的埋藏或丢弃的化学武器,以及我国在没有销毁条件的情况下,集中掩埋所发现的大量化学武器。

《化学武器公约》对遗弃化学武器问题做出了明确规定,即"为销毁遗弃的化学武器,遗弃国应提供一切必要的财政、技术、专家、设施及其他资源。领土国应提供适当的合作。"这为中日两国妥善处理日遗化武问题提供了国际法律依据。在《化学武器公约》生效后,中日两国政府经过谈判,于 1999 年 7 月 29 日签署了《中华人民共和国政府和日本国政府关于销毁中国境内日本遗弃化学武器的备忘录》,日本政府承认在中国遗弃了化学武器,承诺将根据公约诚实履行作为遗弃缔约国应承担的义务。2012 年 2 月在荷兰海牙禁止化学武器组织第 67 届执理会上,中日双方再次签署了《中日两国政府关于 2012 年 4 月 29 日以后销毁中国境内日本遗弃化学武器的备忘录》,日方负责销毁日遗化武,并为此提供一切所需资金、技术、专家、设施及其他资源,中方提供协助。这也是未来 10 年中日两国政府处理日遗化武的最新依据。我国政府也同意由日本政府在中国适当的地点处理和销毁遗弃的化学武器,确定在吉林省敦化哈尔巴岭建造一个固定式化学武器的处理设施。

日本遗弃在华的化学武器中毒剂成分、配比与欧美国家有所不同,不少毒剂还含有极难消除的有毒化学物质"砷",这又给销毁增加了难度。要在销毁的同时满足环保要求,不能造成二次污染,国家环保部门为此在我国现行环境标准外,还专门制定了销毁日本遗弃在华化学武器的 73 项专项环境标准。中国政府于 1999 年在外交部设立了处理日本遗弃在华化学武器问题办公室,中国国防部、生态环境部等有关政府部门和地方政府也成立了专门机构,充分体现了中国政府认真负责的态度和诚实履行《化学武器公约》的立场。

二、日遗化学武器的种类

日本侵华战争时期曾生产过 776 万发毒气弹,除没能研制出神经性毒气外,几乎研制和装备了世界各国所装备的所有毒气。日军在华遗弃的化学武器共有 5 大类约 10 种,包括芥子气、路易氏气、光气、二苯氰胂(diphenylcyanoarsine,DC)、二苯氯胂(diphenylchloroarsine,DA)、氢氰酸、苯氯乙酮(2-Chloroacetophenone,CN)和三氯化砷 8 种标准毒气(表 16-1)。截至目前,共发现日军 230 万件化学武器,120t 化学制剂。日军的毒气兵器种类繁多,除各种毒气航弹、炮弹外,主要还有毒气筒、布毒器、布毒车、毒气钢瓶等。为了与普通弹药区别,日军在化学弹剂上印制了红色、蓝色及其他几种颜色的标志带。日军在中国大陆使用最多的毒气就是被称为"黄弹"的糜烂性毒剂和"红色"的砷霜类毒物联苯胂化物。以哈尔巴岭为例,两者分别占 60％和 25％左右。

表 16-1 日本遗弃化学毒剂种类

毒剂种类	化学名称	分子式	标志带
糜烂性毒剂	芥子气	$S(CH_2CH_2Cl)_2$	黄 1 号剂
	路易氏气	$ClCH=CH\text{-}AsCl_2$	黄 2 号剂
刺激性毒剂	二苯氰胂	$(C_6H_5)_2\text{-}AsCN$	红 1 号剂
	二苯氯胂	$(C_6H_5)_2\text{-}AsCl$	红 2 号剂
	苯氯乙酮	$C_6H_5C(=O)CH_2Cl$	绿 1 号剂
全身性毒剂	氢氰酸	HCN	茶 1 号剂
窒息性毒剂	光气	$COCl_2$	青 1 号剂
发烟剂	三氯化砷	$AsCl_3$	白剂

根据目前发现的情况,日军遗弃的毒剂炮弹主要有 75、90、105、150mm 共 4 种口径;毒剂航空炸弹主要有 15、50kg 共 2 种;毒烟筒分大、中、小型 3 类十几种;毒剂桶有 4 种。

三、处理日遗化学武器作业的主要工作内容

1. **现场调查作业**　第二次世界大战后,中国对日遗化武进行了初步处理。正式的处理工作是在 20 世纪 50 年代初期开始。当时,鉴于东北各地都有报告发现日本军队遗弃炮弹的问题,由东北军区及部分地区成立"日遗炮弹处理委员会",后改名为"日遗废毒弹处理委员会",负责集中日军遗弃的炮弹,并加以爆破处理。当时决定对化学武器"以深埋为佳"的处理方法,在中国东北选择了若干偏僻的临时深埋化学武器的地点,立有明显标志(图 16-1)。但那些被日军秘密埋藏或丢弃的化学武器,由于大部分地点没有被公布,有的化学武器在生产建设中被偶然发现、发掘或从江河中打捞出来,有的还发生了泄漏,造成人员伤害。

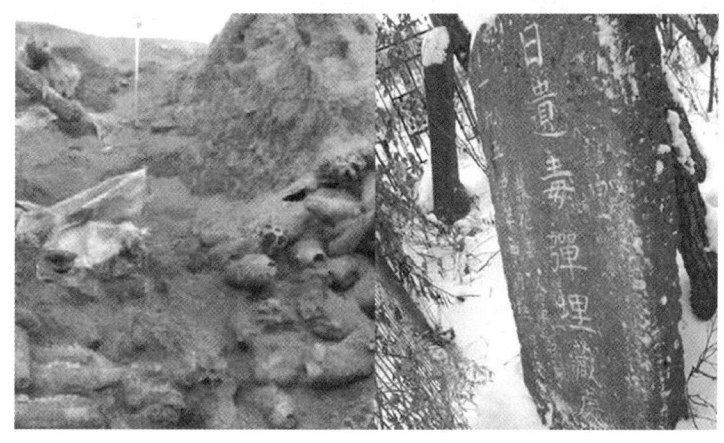

图 16-1　哈尔巴岭日遗化武埋藏地

中、日间签署备忘录之后,在全国建立了数个化学武器储存设施(chemical weapons storage facility,CWSF),又称日本在华遗弃化学武器托管库,用于化学武器被销毁之前的存放。21 世纪以来,中日依据《化学武器公约》正式进行现场调查的工作,在中方的配合下,日方主要是对全中国大陆范围内发现的日遗化武埋藏地点,进行了探测、挖掘、鉴别、包装、暂时储存等作业。2012 年,中日双方在黑龙江、吉林、广东等 10 个省 15 个地点进行了 12 次调查作业,累计实施作业 316d,共挖掘回收日遗化武 1173 枚(件)。迄今为止,中日双方已在中国 16 个省(市、自治区)挖掘回收日遗化武 5.6 万余枚(件),已销毁 4.6 万余枚(件)。这些日遗化武和污染物被存放在中国大陆各地的 11 个托管库和 21 个临时托管库。

2. **移动式销毁作业**　化学武器销毁必须在高度专门化的设施内进行,目的是确保在弹药运输和销毁的各个阶段以及在化学毒剂去除和销毁时,把对人类和环境构成的危险控制在最低水平。销毁化学毒剂在技术上,一种是将毒剂直接焚烧,另一种是通过各种化学反应进行中和。销毁必须达到严格的环境标准,必须是彻底和不可逆转的,而且设施的设计应该能够允许进行充分的国际核查。经过中日双方专家的数年艰苦努力,双方终于确定了一套复合的销毁技术方案。2007 年 4 月,中日就使用移动式销毁装置销毁中国各地零散日遗化武问题达成共识。2008 年 4 月,中日两国外长会谈确定南京为首个移动式销毁作业地点,计划在中国南、北方各安装一套移动式销毁设施,其中南方按照南京、武汉和广州的顺序,北方按照石家庄、哈尔

滨或齐齐哈尔的顺序,依次销毁当地及周边地区发现的日遗化武。2010 年 10 月,移动式销毁作业率先在南京正式开始。到 2012 年 10 月,南京托管库内的 35 681 枚化学弹和污染物的销毁已经完成。石家庄日遗化武移动式销毁作业也于 2012 年 12 月启动,2017 年 1 月完成,共销毁化学弹 2576 枚。2015 年 7 月武汉的日遗化武销毁工作也完成,共销毁化学弹 264 枚(件)。

3. 哈尔巴岭日遗化武的挖掘回收和固定式销毁作业　由于吉林省境内日本遗弃在华的化学武器数量约占我国已发现总数的 90%,最大埋藏点位于吉林省敦化市哈尔巴岭地区,预计 33 万枚化学弹,因此,中日双方从减少运输风险角度出发,中日双方确认在吉林省敦化市哈尔巴岭地区修建挖掘回收和固定式销毁设施。经过 2008 年和 2009 年的两次试挖掘作业及后续反复论证磋商,中日双方对挖掘销毁工程的建设方案基本达成一致意见,决定在哈尔巴岭建设两套固定销毁设施,销毁哈尔巴岭及周边地区发现的日遗化武。其中,在中央管理区将建设 1000m² 的医务室。2012 年 11 月,中日双方再次组织实施了试挖掘作业。2014 年 12 月 1 日,在吉林省敦化市哈尔巴岭日遗化武销毁设施所在地,试销毁作业正式开始。截至 2016 年,已销毁 4 万枚。

(杨振中　邹仲敏)

第二节　日遗化学武器销毁技术

一、化学武器销毁技术介绍

(一)概述

1997 年 4 月 29 日生效的《化学武器公约》(CWC)对销毁化学武器的定义是:将化学品以一种基本上不可逆转的方式转变为一种不适于再生产,化学武器的形式并从而不可逆转地使弹药和其他装置无法用作化学武器的过程。化学武器销毁时的处理对象不仅有毒剂和装填好的化学弹药,还有相关的设备。此外,实际销毁时还包括一些销毁过程中产生的包装材料和污染物,如污染土壤、洗消水、防护服等。简单地讲,化学武器销毁技术是指将化学武器及其相关装置以一种基本不可逆的方式转变为一种不适于再生产化学武器的技术,一般包括前处理技术、实处理技术和后处理技术。

1. 前处理技术　是将化学炮弹拆卸或解体,使其内部毒剂分离或暴露,为实处理过程做准备的技术。前处理技术通常分为逆装配拆解和破坏性解体。

2. 实处理技术　是不可逆地销毁毒剂和毒剂污染物等的技术。实处理技术目前投入使用的主要有高温焚烧和化学分解。正在研究中的包括生物降解、电化学氧化、等离子熔融、超临界水氧化法、气相化学还原法、熔化金属催化氧化法、腐殖酸法等多种技术。

高温焚烧时向气体焚烧炉中喷入天然气、液化气或雾化柴油为燃料,直接焚烧毒剂气体和雾化或汽化后的毒剂液体。也可以在回转窑或固定床类型的焚烧炉内焚烧固体毒剂和染毒弹壳。高温焚烧技术具有销毁彻底、效率高、工艺成熟和安全性好的特点,是目前应用最广泛的主要销毁技术。化学分解技术针对不同的销毁对象,有多种工艺。一般是用强碱、强氧化剂或有机醇胺等消毒剂与毒剂反应,使其不可逆转地彻底反应与分解,共同特点是反应条件相对温和,控制性好,尾气排放量少。正在研究中的生物降解一般接在化学分解技术后面,将反应产物送入微生物反应器中,进一步将毒剂的不完全分解产物降解,使其无毒化。电化学氧化和等离子熔融也都是很有前景的技术,有待进一步开发。

3. 后处理技术 是保证实处理过程中产生的各种残留物和排放物能够满足环境标准的各种技术措施。后处理技术用于处理实处理产生的废气、废水和固体废弃物。原则上要实行废水内循环净化、零排放。通常采用环保工程中常用的多种废水净化技术,合理设计,周密安排,在工艺内部实现废水循环利用。含有控制量以下的毒剂的固体废弃物都要采用固化技术,实行固化处理,永久安全填埋。废气则根据不同工艺,经过比一般工业设施更齐备和完善的废气净化系统,保证达到环境标准后无害化排放。销毁化学武器的废气处理系统通常包括除尘、急冷、水洗、酸洗、转化氮氧化物和药用炭吸附等步骤中的各项环保和化工技术,严格执行各国的专门或通用的环境排放标准。

(二)国外化学武器销毁技术

1. 美国化学武器销毁技术 20 世纪 80 年代末,美国在犹他州图埃勒化学弹药销毁系统(CAMDS)试验装置的基础上设计建造了约翰斯顿化学弹药销毁系统(JACADS)。该系统建在美国夏威夷州约翰斯顿环岛上,整个操作都在密闭系统内自动进行,能保证人员和环境不受污染,保证安全地销毁化学弹药。JACADS 设计的最主要标准是保证密闭、负压,保证工艺过程毒剂都能被密闭、不外逸。其毒剂焚烧炉、钝化炉、金属部件焚烧炉和辅助物焚烧炉是弹药销毁处理的核心。

(1)毒剂焚烧炉:主要用来焚烧销毁毒剂。

(2)钝化炉:也称爆炸器材焚烧炉,用于焚烧化学弹药的爆炸物和推进剂等零部件。

(3)金属部件焚烧炉:除了毒剂和爆炸物之外,化学弹药的弹体和爆管等金属零部件是另一类危险品,与毒剂接触过的金属在高温处理时会释放出毒剂蒸气,即使经过化学消毒的金属零件也是如此。因此,所有金属零部件在热消毒处理后经金属部件焚烧炉进行焚烧消毒处理。此外,该炉还对残留在弹内的毒剂(约占 5％毒剂填量)进行焚烧处理。

(4)辅助物焚烧炉:主要焚烧所有工艺辅助物,如弹药包装箱、隔板、垫板、木质集装箱、污染的防护服和其他包装材料。

2. 俄罗斯化学武器销毁技术 苏联拥有世界最大的化学武器库,其化学武器有迫击炮弹、炮弹、火箭弹、航弹、导弹、飞机布洒器、地雷和手榴弹等 70 多种型号(不包括苯氯乙酮和亚当氏气弹药),拥有 VX、沙林、梭曼、塔崩、芥子气、光气、氢氰酸、苯氯乙酮、亚当氏气和 CS 等毒剂。苏联解体后,俄罗斯继承了其大部分化学武器。

在销毁工艺上,俄罗斯选择了两阶段销毁的方法,即 KUASI 系统。KUASI 系统包括毒剂中和系统和废物焚烧系统。俄罗斯的化学武器销毁计划分两步实施。第一步在戈尔诺和卡姆巴尔卡先销毁有效期较短的糜烂性毒剂。戈尔诺的销毁设施于 1998 年投入试用,1999－2002 年开始销毁。卡姆巴尔卡的销毁设施于 2000 年投入试用,2001－2005 年进行销毁,年销毁能力为 1850t。第二步从 2001 年开始到 2006 年底销毁各类化学弹药。销毁化学炮弹在基兹涅尔和休齐耶进行。预计总销毁能力为每年 2700t。销毁化学航弹在波乔普、列奥尼多夫卡和马拉德科夫三地进行。预计总销毁能力为每年 6000t。在销毁全部化学武器后,俄罗斯将用 4 年的时间来拆除销毁设施、分解技术设备及改善存放地的环境。

俄罗斯化学武器有 G 类、V 类、芥子气和路易氏剂等储备化学毒剂。前处理采用逆装配方法分离弹体和毒剂,少量采用水射流切割解体。实处理技术对神经性毒剂采用醇胺中和-焚烧技术,对含砷毒剂采用中和-焚烧-沥青固化技术。也曾采用电化学还原处理过路易氏剂,获得高纯度砷的副产物,但该技术仅处于研究阶段还不成熟。

3. 德国化学武器销毁技术

(1)德国蒙斯特 I 销毁厂:蒙斯特焚烧工厂于 1980 年开始全面运转。该工厂考虑到化学武器的种类和数量,选用一个两步间歇式燃烧炉进行焚烧,只适合于处理液体毒剂。这一设计主要用来解决胶粘芥子气的问题。包括毒剂的蒸发部分、燃烧部分、废气的净化和砷的沉降等工艺部分。

(2)德国蒙斯特 II 销毁厂:该毒剂焚烧厂设计用于处理固体毒剂和固体毒剂与爆炸物的混合物,是前一工厂的技术补充。其任务是处理被毒剂污染的土壤,主要是含砷化合物及其降解产物污染的土壤。

二、日遗化学武器销毁技术

选择化学武器销毁技术方案是一项关系到我国家利益、人民安危和环境不受污染的关键性工作。根据 CWC 及《关于销毁中国境内日本遗弃化学武器的备忘录》的有关精神,为加快销毁工作进程,2001 年 1 月,中日双方建立了双边专家磋商机制,启动了选定日遗化武销毁技术方案的工作。

(一)日遗化武销毁技术选定的原则

根据 CWC 和中日两国政府备忘录确定的原则,中日双方确定了选择日遗化武销毁技术时必须遵循以下原则。

1. 必须遵守中国法律、CWC 和中日两国政府备忘录的有关规定。

2. 必须确保工作人员安全与健康,确保公众安全,确保生态环境不受污染。

3. 销毁技术必须与日遗化武的特点相适应,经系统试验验证,各项试验数据必须充分、可靠。

4. 在选择销毁技术的各个阶段,均应对所选技术进行技术评估和风险评估。

(二)日遗化武销毁技术选定的程序

1. 对世界上现有的各类销毁技术进行广泛的调研,认真筛选出最有希望用于日遗化武销毁的单元技术。

2. 仔细分析各单元技术的特点,将不同的前处理技术、实处理技术和后处理技术合理衔接,组成若干套候选技术方案,双方通过协商,初选出不少于 3 套技术方案,作为二次评价的对象。

3. 拟订针对性试验计划,实施试验,根据试验和调查结果,应用双方达成一致的科学合理的评价方法和评价因素,从中选出最可靠、最适用的销毁技术方案。

(三)日遗化武销毁技术的选定

1. 主工厂销毁技术 自 2001 年 1 月,中日双方专家根据当时先进技术和日遗化武的特点,组合成3套技术方案:①冷冻破碎+焚烧技术;②水切割+水解氧化技术;③热引爆+等离子技术。2002年3月,考察和研究各个针对性试验,就二次评价的32项评价因素达成了一致。在中方建议和日方试验基础上,形成了炸药和毒剂先行分离,黄弹和红弹分别处理的第4套方案,即水切割冲洗+黄剂水解氧化+红剂焚烧+炸药焚烧。中方提出了热引爆+焚烧技术的第5套方案。双方分析5套方案的工艺研究报告,提出、试验并选定了黄弹热引爆+焚烧、红弹水切割冲洗+焚烧的第6套方案(表16-2)。到2006年6月,进一步确定了非定形弹、毒气筒、桶装毒剂、污染物等对象物的销毁技术(又称分工厂销毁技术)。

表16-2　日遗化武销毁初选技术

彻底销毁	中间处理
(1)水射流切割+焚烧+后处理	(1)水射流切割+中和法
(2)水射流切割+等离子技术+后处理	(2)爆破解体+中和法
(3)爆破解体+等离子技术+后处理	(3)水射流切割和爆破+中和法
(4)爆破解体+焚烧+后处理	(4)酸溶解技术
(5)水射流和爆破解体+焚烧+后处理	(5)水射流切割+电化学银Ⅱ法
(6)水射流和爆破解体+等离子+后处理	

2. 小型化或移动式销毁技术　日遗化武具有危险性高、分布广和运输风险大等特殊性,因此,开发利用可在我国各地方便运输的小型化或移动式销毁设施势在必行。小型化销毁设施具有可拆卸运输、灵活机动、建设时间短、实施日程近等特点,国外有成熟的技术及销毁化学弹药的业绩。2006年6月,中日双方经过深入研究和磋商,结合各个技术发展现状,最终确定"热引爆+焚烧"和"控制引爆+焚烧"两套技术方案作为日遗化武小型化或移动式销毁方案。

(四)日遗化武销毁技术方案的最终确定

随着日遗化武现场调查和挖掘回收的不断开展,根据中日磋商达成一致的结果,目前采用小型化销毁的方式即"热引爆+焚烧"技术销毁处理除哈尔巴岭以外的日遗化武,哈尔巴岭在2014年首先采用试销毁的方式"热引爆+焚烧"和"控制引爆+焚烧"两套技术方案对已挖掘回收的日遗化武进行销毁,在2017年后使用销毁效率更高的热引爆销毁装置SDC2000,每天可销毁处理600枚左右的化学炮弹。

三、日遗化武销毁技术、工艺和设备

(一)日遗化武销毁技术

1. 控制引爆销毁化武技术　该技术主要由引爆舱和后处理设备组成。将捆绑有辅助炸药的化学武器置于引爆舱内,在负压条件下引爆,通过爆炸产生高温高压将毒剂分解,销毁率较高。控制引爆销毁设备主要由接收开捆、引爆销毁、废气处理、运行控制和分析设备等构成(图16-2)。接收开捆设备用于对接收的化学武器周围捆绑辅助炸药;引爆销毁设备对将处理的化学武器设置在引爆舱内,在辅助炸药上安装电雷管,关闭引爆舱盖,然后用真空泵排气使引爆舱内呈负压状态,之后供应规定量的氧气,连接电雷管电源,将对象物引爆,使之进行化学分解;废气处理设备使用真空泵排出引爆舱内爆炸销毁后产生的气体,通过氧化反应器进行燃烧处理,经由废气洗涤器清洗去除环境污染物质,再通过 HEPA/药用炭过滤装置等尾气处理系统排出;运行控制设备用于监视/启动/停止引爆处理工艺、废气处理工艺、服务设备的运行状况;分析设备用于分析确认废气、作业环境大气、液体及固体废弃物中的污染物浓度是否符合环境标准。

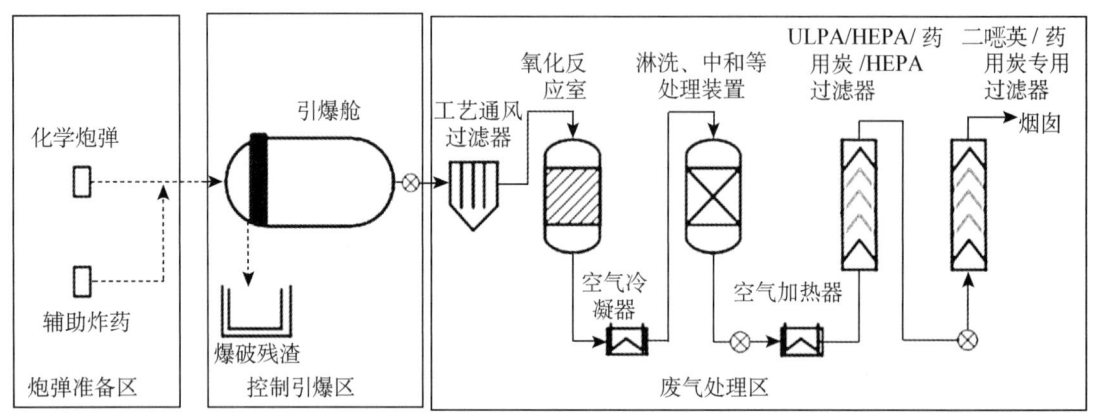

图 16-2   控制引爆销毁日遗化武工艺

2. 热引爆销毁化学武器技术   将化学武器或装入特制分装容器内的毒剂直接投入引爆炉内通过加热使化学武器或毒剂爆炸、爆燃或燃烧,毒剂在销毁室内被高效销毁的技术。该技术销毁过程如下:将适量的化学武器,如整个或切割成段的弹药、发射药、爆炸物等,放入静态销毁舱送料系统的进料箱中,通过送料漏斗掉入销毁室,销毁室的工作温度约为 500℃(远远超过销毁已知所有爆炸材料所需温度),化学武器爆燃或爆炸。产生的气体将被吹入缓冲罐,继而进入由 1200℃的二次焚烧炉(滞留 2s 以上,无害化)、冷却器/旋风分离器、袋式除尘器、洗涤塔和药用炭过滤装置等组成的尾气处理系统。销毁室中的固体残渣达到一定界限时,需定时清空。

(二)主要销毁设备

销毁设备主要包括接收开箱设备、引爆处理设备、废气处理设备、运行控制设备、公用设备、分析设备、洗消设备、废液回收设备等 8 部分组成。

1. 控制引爆舱(图 16-3A)   由日本神户制钢公司设计生产,内、外筒均为碳素钢组成,外筒 7 层卷钢,直径 2.6m,长 4.8m,内部容积约 26m³,抗 45kg TNT,在接近真空的状态下通过乳化炸药引爆,破坏炮弹,释放出毒剂。绝大部分毒剂被爆炸产生的高温(2000℃,0.5s)高压(10GPa)破坏,可反复循环处理 90mm 红弹 1 万枚以上,内筒可更换。

2. 热引爆舱(图 16-3B)   由瑞典 Dynasafe 公司开发。采用静态焚烧炉技术的热引爆舱用双层高合金不锈钢制成,呈近球形结构,包括安全层总厚度达到 15cm。化学武器通过引爆舱顶部具有多重密封结构的投料塔推入引爆舱,被位于引爆炉内壁与外壁之间的加热电阻间接加热,弹内装填毒剂受热后从熔融的铅封圈处溢出燃烧。炮弹达到 400~600℃时,弹体内的炸药爆燃,产生的冲击波(10bar,9.87 大气压)也能使毒剂发生分解。SDC1200 型的加载舱

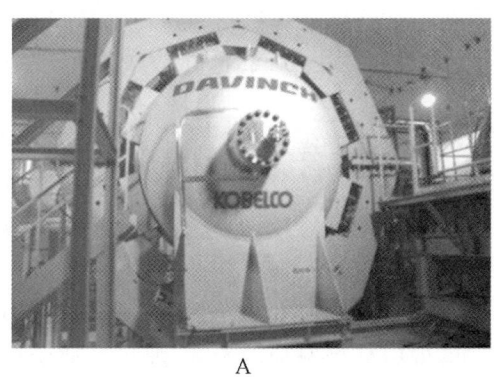
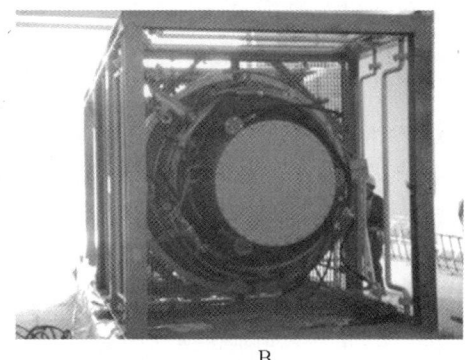

图 16-3 控制引爆舱(A)和热引爆舱(B)实物

和引爆舱都设计成可以抵御 45kg 当量的 TNT 引爆产生的压力。

3. 废气处理设备 控制引爆或热引爆销毁化学炮弹时的废气处理工艺和设备基本一样，以热引爆为例，废气处理都要经过后燃烧器、喷淋干燥装置、布袋过滤器、洗涤塔、中和塔、脱硝装置、药用炭过滤器等设备进一步处理，达到我国环境标准后排放。

(1)二次燃烧炉：SDC 热销毁化学武器产生的尾气被传送到二次燃烧炉(图 16-4)进一步燃烧，可在 1100℃ 中保持 2s 以上，工作温度用丙烷或天然气等保持。待处理气体通过几个喷嘴切向进入，确保与污物混合和热处理。

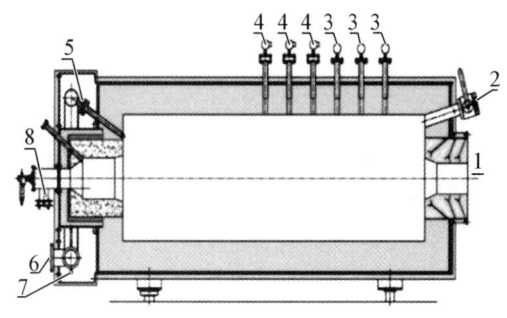
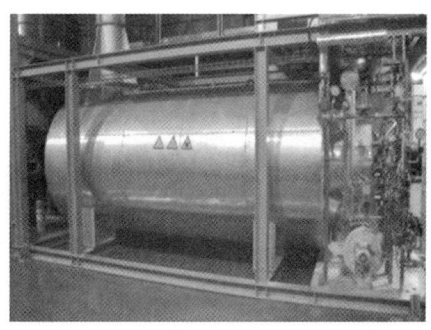

图 16-4 二次燃烧炉结构

1. 烟气粉尘；2. 玻璃视窗；3. 温度读数；4. 压力读数；5. 尾气喷嘴；6. 尾气入口；7. 排水喷嘴 8. 助燃气入口

(2)喷淋干燥装置：由喷雾冷却器和喷淋干燥塔组成。经二次燃烧炉热氧化处理的尾气温度过高，还可能含有氮气、氧气、二氧化碳、粉尘、SOx、氮氧化物和水，需通过雾化水喷嘴冷却。喷雾冷却器是一个带有圆锥形底部的圆柱容器，尾气从顶部进入，流到容器底部圆锥形冷却区，然后进入排气管道。高压泵将冷却液(中和盐水)雾化从双流体喷嘴(水/气)注入，向下汇流。

(3)布袋过滤器：特氟纶纤维布袋过滤器安装在冷却器之后，将灰尘分离。大部分灰尘(销毁产生的灰尘和大粒径金属氧化物)和一部分挥发性或半挥发性重金属在此处去除。

(4)洗涤塔：将废气冷却至 70~80℃，同时去除灰尘中残留的固体颗粒、部分挥发性和半挥发性重金属以及氯气、氯化氢和部分二氧化硫等酸性气体。污染物会溶解在洗涤液中,使之酸化,电导率升高。测量污水的电导率达到设定值时,部分洗涤液作为污水被送到排污水箱。

(5)中和塔:废气自洗涤塔进入中和塔,用于去除气流中残留的二氧化硫和残留的余氯、重金属。中和塔 pH 保持在 8～9,盐溶液浓度保持在 10%。通过使用隔膜 NaOH 泵从中型散装容器添加 18%～25%NaOH 溶液来调节 pH。中和塔中污水的电导率指示洗涤液排放时机。

(6)脱硝装置:主要降低废气中氮氧化物的含量。中和塔中出来的废气将通过气体加热器加热到 230～250℃。根据废气中氮氧化物的含量,可向气流中加入氨气,通过添加一种特定的催化剂可将氮氧化物转化为氮气和水。

(7)ULPA/HEPA/药用炭/HEPA 过滤器:废气经过上述一系列设备处理后,再次进行 ULPA/HEPA/药用炭/HEPA 过滤器吸附过滤,通过风机和烟囱排到大气中。

四、日遗化武移动式销毁作业流程

以控制引爆技术为例,作业流程如下。

1. 辅助炸药、雷管的接收和搬运　接收一次引爆处理所需量并保管在火药保管库。

2. 销毁对象物的搬运与交接　按照《销毁对象作业记录表》,中方从销毁对象物保管场搬出、搬运至交接地,中日双方共同使用便携式化学剂报警器对销毁对象物实施侦检,确认无泄漏后交给日方。如有泄漏,应立即进行应急安全化处理。

3. 安装辅助炸药　接收、开箱、侦检作业在引爆处理准备室组接收销毁对象,并对销毁对象用胶带等安装辅助炸药。

4. 吊装和安装雷管　将装好辅助炸药的销毁对象悬挂在引爆舱内,安装雷管准备引爆。

5. 引爆处理　引爆雷管使辅助炸药和处理对象一起进行引爆处理。

6. 引爆气体的处理　对引爆处理产生的废气进行除尘、氧化、洗涤等处理。

7. 清扫处理残渣和引爆舱　爆后回收残留的固体残渣,打扫引爆舱。

8. 废弃物的处理　把处理残渣等的废弃物装入铝箔袋密封并放入废弃物容器中,留待今后处理。按照目前中日双方达成一致的意见,将运到哈尔巴岭做最终无害化处理。

五、中方督协任务与销毁工作

中方主要承担的销毁作业督协任务主要有:销毁对象物及废弃物的搬运与交接、环境监测分析、工艺监督、防护、洗消、气象观测与危害评估、影像及通信保障、突发事故的应急救援、作业物资保障、作业安全管理和后勤保障等。以南京移动销毁作业为例,按照作业的实施阶段划分,中方主要承担的任务在《销毁作业中日分工表》中有详细备注。

控制引爆和热引爆销毁日遗化武技术均可满足日遗化武的销毁工作,目前已安全销毁近 4 万枚日遗化武。但是日本遗弃在我国的化学武器数量巨大,仅哈尔巴岭就有约 33 万枚,目前采用的两套小型销毁设备的销毁能力偏弱,根据中日磋商结果,计划在 2017 年使用瑞典 Dynasafe 公司设计的 SDC2000 热引爆设备,该设备全天候运行,每天可销毁 600 枚左右的化学炮弹,再加上全国各地的移动式销毁设备,可满足中日政府达成的在 2022 年销毁在我国目前已发现的日遗化武需求。

(王学峰)

第三节 处理日遗化学武器作业的医学保障

长期以来,日遗化武对中国人民的生命财产安全、国家的生态环境及经济建设造成了极大危害。为尽快清除日遗化武,减少毒害,中日两国政府组织力量进行了大量的探测、挖掘、回收和销毁等相关作业。为了应对作业现场可能发生的紧急情况,保障作业期间中日双方人员的身体健康,受日方委托,中国政府和军队主管部门指定,由原解放军总后勤部卫生部履约事务局负责组织协调军地医疗卫生力量,对处理日遗化武作业实施医学保障。

一、医学保障工作特点及任务

(一)日遗化武处理作业的致伤风险

日遗化武挖掘、运输和销毁作业中,工作人员面对的潜在致伤风险多,包括化学武器本身因素、化学武器处理作业因素、人为因素和自然环境因素等。

1. 化学武器本身因素 弹药已埋藏 60 余年或更久,埋藏地点深、潮湿,炮弹外壳锈蚀破损严重。常规弹和化学弹混合,既有常规炮弹,又有芥子气弹、芥-路混合弹、刺激性弹药桶等较大数量的化学武器弹,爆炸风险高。很多炮弹带有引信,在挖掘、搬运和运输过程中,随时都有突爆、破弹、化学毒剂泄漏发生的可能,处理风险很大。

2. 化学武器处理作业因素 哈尔巴岭武器埋藏点,作业面积大,炮弹种类多,作业中化学武器本身及使用的辅助炸药、雷管等在保管、运输、使用过程中,可能发生泄漏和爆炸,例如毒烟筒在运输和销毁中可能发生燃烧。运输途中由于震动、碰撞、交通事故等原因导致毒剂泄漏和弹药爆炸。

3. 人为因素 作业中操作不当、机械碰撞、炮弹掉落等造成的毒剂弹爆炸形成的冲击波、爆炸动能投射物和化学剂云团造成的伤害。

4. 自然环境因素 极端天气造成的危险、普通急症,如中暑、毒虫叮咬、意外伤病。

(二)日遗化武处理作业医学保障工作特点

1. 保障工作涉及部门和人员多,需密切协同工作 日遗化武销毁的医疗保障涉及参与的国家、军队、地方等诸多相关部门和作业人员,乃至日本国的相关作业人员。保障对象包括外交部、军委、战区、防化部队、专业院校及日方作业人员,成分复杂、数量多。医疗队不仅须与多个部门沟通协调,而且工作本身涉及中日两国,医疗保障任务责任大。应做好指挥关系协同、中日关系协同、保障组间协同。

2. 保障环节多 针对日遗化武挖掘、运输和销毁等作业的保障有共性也有特殊性。挖掘作业历时较长,可长达月余。河道、海滩发掘则作业地点长期被水淹没,水底淤泥含各种废弃金属、有机物质,环境污染重、水质极差、异臭异味重。作业人员会接触大量硫醇、胺类等挥发性恶臭物质和大量病原微生物,特别是易被肝炎病毒、大肠埃希菌等肠道致病菌和破伤风梭菌等厌氧菌感染。在运输环节,从储藏点至固定销毁点的距离可多达上百至数百千米,道路条件不一,路远时长,保障人员长时间处于高度紧张状态。在运输途中休息和营地驻扎时,需要及时巡诊,了解重点人员,如驾驶员的即时健康状况,提出医学指导建议。

3. 保障地域跨度大,卫生防疫任务重 掌握当地流行病状况,及时进行卫生防疫与防病专业指导。东北地区可能发生流行性出血热和森林脑炎等传染病,南方地区有出血热和血吸虫病,给卫勤保障工作带来一定困难。东北山区气候变化大,条件较差,人员在室外作业,室内外温差数十度,故极易患上呼吸道感染、冻伤。

4. 伤类杂、救治难 作业过程中一旦发生泄漏和爆炸,可能造成人员毒剂伤、炸伤、烧伤和中毒复合伤,医学救援复杂。上述致伤风险决定了医疗保障任务的主要内容包括化学毒剂中毒(单纯中毒及中毒复合伤)伤病员的医学处置,爆炸伤和交通伤的医学处置,普通急症的医学处置,常见内、外科疾病的医学处置。医学处置任务主要包括伤病员现场紧急救护、洗消、急救、后送及后方医疗救治等。

5. 日常卫生工作要求高 掌握人员基础健康资料和实时健康变化,开展过细的卫生保健基础工作。采集作业人员的基础健康信息,注意药物过敏史、既往病史、近期健康状况。及时处理工作人员出现的普通急症、常见内外科疾病,如感冒发热、咽炎、软组织挫伤、蚊虫叮咬伤、颈椎病、肌肉拉伤等,必要时快速运送伤员至附近二级保障医院。个别人员水土不服,大龄人员易发生心脑血管疾病。人员长时间作业,封闭式管理,生活单调,精神高度紧张,心理压力非常大,容易引起生理心理变化。

(三)日遗化武作业医学保障任务

日遗化武处置现场作业的医学保障工作由后勤保障部卫生局组织协调,军事科学院军事医学研究院和作业现场周边指定医院(作为二级救治机构)具体负责。后勤保障部卫生局、军事医学研究院和二级救治机构联合成立指挥组,负责制定医疗保障与医学应急救援方案,检查、指导各级救治单位的应急准备工作。出现意外后,根据需要迅速抵达指定救治单位,组织指导救治。解放军总医院第五医学中心(三级救治机构)和二级救治机构分别成立由主管领导、业务机关领导和救治科室领导及专家组成的指挥小组,负责组织本级医疗保障和医学应急救援工作。

1. 处理日遗化武的伤人事件 挖掘、保管、运输及销毁我国境内的日本遗弃在华化学武器是一项复杂而又具高风险的工程。随着时间的推移,化学弹药会变得不稳定,不少弹体已变形甚至泄漏,而且与普通炮弹混杂掩埋,弹药引爆或毒剂沾染的风险越来越高。从 2003 年起,先后发生了齐齐哈尔、敦化、广州、集安、太原、珲春和天津等多起日遗化武伤人事件,总共救治芥子气和路易氏剂中毒伤员 78 例,其中临床治愈 77 例,死亡 1 例。由于芥子气损伤可遗留远后效应,更应及时妥善处理。应对新发现日遗化武的突发伤人事件,须建立并启动应急救援体制和机制,迅速组织医疗卫生力量,建立毒剂伤救治绿色通道,及时救治受伤人员。同时,组织专家对伤员的伤类、伤情、伤部进行鉴定,确定医疗补偿标准,推动日方对受伤人员给予补偿,最大限度维护受害人利益。

2. 突发事件的应急医学救援 处理日遗化武作业是一项具有高危、高毒、高爆特点的大规模杀伤武器销毁作业,可因挖掘、搬运及其他意外情况引爆炮弹,造成单一炮弹爆炸或殉爆,致使作业人员发生爆炸伤合并化学毒剂中毒复合伤。同时,特殊作业环境易导致作业人员发生常见的急、危重症,如过敏、休克、外伤和心脑血管意外等。因此,通过制定完善的应急医学救援预案、建立顺畅的医学救援体制、加强医务人员业务培训等措施,切实做好处理日遗化武作业突发事件应急医学救援工作,对保障作业人员安全、维护作业人员身心健康具有重要意义。医学保障建立了现场急救、早期治疗和专科治疗三级医疗救治和后送体系。多年来,虽然在处理日遗化武作业现场发生过毒剂泄漏、燃烧弹自燃等紧急情况,但由于严格执行操作规程和管理规定,迄今未发生处理日遗化武作业造成的作业人员意外伤害。

3. 处理日遗化武作业的日常医学保障　处理日遗化武作业是实弹、实毒和临时性工作条件下的作业,作业环境艰苦,情况复杂,作业地点可能是自然疫源地,地方病、流行病威胁大;野外作业多,作业季节不确定,防寒、防暑条件差;作业环境危险性高,对作业人员的健康危害隐匿、久远,需要加强职业健康监督。上述诸多因素对处理日遗化武作业现场的卫生防护提出了很高的要求。近十年来,我军医学保障坚持预防为主、防治结合的原则,严格落实三项措施,即作业现场坚持做好流行病学调查,疫苗注射,杀虫、灭鼠等卫生防疫工作;加强医务人员、药品器材和急救装备配备,确保现场具备较为可靠的医疗急救和一般处置条件;严格落实巡诊制度,加强作业前和作业后健康查体,不断加强门诊工作,切实提高医疗服务质量,有效地保障了中日双方处理日遗化武作业人员的身体健康。近年来,在作业现场先后救治休克、外伤、毒蛇咬伤等各类伤病员累计20余人,均救治成功并康复。

4. 作业时毒剂污染和中毒的医学防护

(1)通风除毒:设置通风除毒系统,排除作业场所中的有害气体、蒸气或粉尘,使其浓度处在安全限制值以下,既可防止中毒,也可防止火灾、爆炸等事故的发生。

(2)加强个体防护:在涉及毒剂和危化品的作业场所,人员必须使用或佩戴合适的个人防护用品,有效减少或降低有害物进入人体的可能性。

(3)毒剂隔离:通过封闭隔离、设置屏障等措施,避免作业人员直接暴露于有害环境中,包括处理对象、工艺的全程封闭控制。工艺过程的部分或完全封闭控制,把生产设备与操作室隔离开等方法,可使操作者更加安全。

(4)环境清洁:注意保持作业场所清洁和作业人员的个人卫生。经常清洗作业场所,对废物及时处置,保持作业场所清洁,有效地预防和控制潜在危害。

二、医学分级救治和阶梯救援

(一)三级医学保障任务

销毁作业的医疗保障任务主要包括:平时担负中方协助工作人员和日方工作人员的预防、保健、医疗等卫生保障任务,应急情况下担任中日双方突发伤员的现场抢救、紧急救治、早期治疗、医疗后送及专科治疗等任务,实行三级医疗保障。医学保障技术应包括化学毒剂中毒(单纯中毒及中毒复合伤)伤病员的医学处置;爆炸伤和交通伤的医学处置;普通急症的医学处置;常见内、外科疾病的医学处置。医学处置任务主要包括伤病员现场紧急救护、洗消、后送及后方医疗救治等。

1. 一级救治单位　作业现场设置的医务室或医疗点,主要任务是对化学战剂中毒伤员进行分类、洗消、急救和治疗,稳定伤员病情并根据伤员伤情组织后送;可以派出前线复苏组加强洗消点的抢救工作。应具有较强的毒剂中毒和复合伤救治能力,根据作业需求配备一定数量高素质医务人员和现代化抢救设施,包括急救器材、急救药品、后送工具等。

2. 二级救治单位 作业现场附近的集团军医院、战区联勤保障部队医院和指定的地方医院,主要负责发生重大事故时现场应急增援和血源准备,以及对一级救治单位后送的伤员做进一步生命支持和专科治疗,派支援组指导一级救治单位。医院应具备相应的监护和创伤救治能力;作业期间成立由外科、重症监护治疗病房(ICU)、麻醉科组成的临时抢救小组,做好院内准备,现场支援的人员、车辆和急救物品及应急预案等准备工作。在接到应急救援通知时,应立即实施应急预案。

3. 三级救治单位 包括解放军总医院、战区总医院、兵种总医院,全面负责日遗化武处置的医疗救治工作,确保完成可能出现毒剂损伤的救治任务。主要任务包括制订医学应急救援保障预案;指导建立现场医疗所,派专家组指导二级救治单位;随作业人员赴现场执行现场急救、后送任务;以及后送伤员的专科治疗、确定性治疗和康复等工作。三级医院侧重专业指导及危重、疑难伤员的治疗。作为中毒伤救治专业机构,医院应具有较强的化学毒剂中毒和复合伤救治能力,具备各种化学毒剂中毒和复合伤及多脏器损伤的综合救治能力,可开设 20 张床位、包括 5 张 ICU 病床的救治单元。

(二)医学救援的应急救治阶梯

1. 自救互救和应急响应(阶梯一) 主要指在热区进行的抢救,包括自救互救、检伤、紧急生命维持(维持呼吸道通畅、控制出血、防治休克);使用骨折固定夹板和绷带等;使用化学战剂抗毒药和对重要染毒部位进行紧急洗消。经过上述处理,伤员或重返岗位或可以用担架向洗消点后送。

2. 复苏和稳定生命(阶梯二) 主要指在温区(洗消点)进行的抢救。除外前述的抢救任务,还包括使用化学战剂抗毒药和对皮肤和装备进行紧急洗消,污染弹片的紧急去除、气管插管、通气支持(尽管有限)。根据医学保障行动的需求,前线紧急医学救治(forward emergency medical treatment)尽可能靠近损伤发生地区进行复苏和稳定生命。经过上述处理,伤员可重返岗位,或生命稳定可以用救护车向现场医疗点后送。

3. 紧急救治(阶梯三) 主要指在冷区由一级救治单位进行的抢救。除外前述的抢救任务,还包括前线复苏手术、伤口清创等高级创伤处理、基本的实验室检查、有限的影像学检查、输 O 型血、临时收治、提供非正式的化学应急咨询。前线高级紧急医学救治尽可能靠近损伤发生地区,进行紧急救治。伤员可重返岗位或为伤员向上级医院后送做好准备。

4. 生命支持手术和护理(阶梯四) 主要指现场附近战区中心医院或当地指定医院等二级救治单位进行的医学救治,主要进行生命支持手术和必要的护理。针对糜烂性毒剂损伤伤员进行物理的和职业的康复治疗,全面呼吸治疗,通气支持,更全面的眼护理和心理咨询。伤员经康复治疗可重返岗位或较重的伤员用飞机等向上级医院后送。

5. 专科治疗和确定性治疗(阶梯五) 主要指三级军队医院进行的专科和康复治疗,主要进行恢复性外科手术,康复和恢复治疗,包括长期的呼吸道治疗,烧伤和创伤处置,重症监护,精神健康的全面康复服务。解放军总医院、战区总医院和兵种总医院有伤员专用床位,有创伤外科中心和中毒救治中心,能提供确定性医学处置和专家支持。根据伤员的伤情,该级确定性治疗包括急性期的、恢复期的、营养的、康复的等护理治疗。

三、医学保障的准备工作

应根据保障任务的性质、保障地点、工作特点进行针对性准备。日遗化武作业,高危、高爆、高毒,对于化学中毒医学救援,做好基本的预案是有效实施急救的前提,避免打无准备之仗。人员和物资的准备是保证救援效果的基础(表16-3)。除外化学武器销毁医学保障的常规物资准备外,还应结合任务特点在种类和数量上充分准备。

表 16-3　医学保障主要的准备内容

保障内容	相应的需求
抽组队伍	政治素质高,技术好,体质强,多学科多专业,一专多能
救治技术	5大类毒剂的中毒救治和洗消技术、爆炸伤合并(或)化学毒剂中毒的急救、多发和常见急症处置、疾病预防技术
医疗设备	防护装备、车载呼吸机、除颤监护仪、负压吸引器、氧气瓶、心肺复苏器、加压输液泵、血气分析仪、压力蒸气灭菌器、骨折固定、三角巾
重点药品	化学毒剂的抗毒药及急救药、常见危重症疾病的急救药、常见病如呼吸道感染和胃肠道感染、皮肤癣或皮炎或蚊虫叮咬、高血压、扭伤或外伤、烫伤或冻伤、中暑、蛇咬伤

作业前由军委相关部门和战区组织参加卫勤保障人员进行化学武器毒伤救治专业培训,内容包括日遗化武作业日常医学保障、现场突发事件医学救援、各种毒剂中毒伤员现场救治、内外科及化学烧伤救治技术等,提高队伍紧急救治能力。

(一)人员和物资准备

1. **选拔和培训保障队伍的成员**　符合思想端正、技术精湛、业务过硬的要求。要求队员具备责任思维,明确任务部署,认真做好各项准备工作,服从现场指挥和作业指挥部的统一部署,与其他单位密切协同,确保各项安全。通过演习演练使全体人员熟悉伤类和救治流程,掌握医学处置原则、技术操作,促进协同配合。

2. **根据保障任务合理组队**　挖掘现场作业时,污染区内各作业点(挖掘、安全化处理、包装)作业人员数量不超过10人,一般为6~8人。对于较大作业面,如有突发情况,现场伤员可达数人至数十人。发生单个炮弹爆炸时重伤员估计不超过3人。殉爆时死亡人数增加,但伤员轻重程度、总数量基本不变。人员抽组重点加强外科及烧伤科力量,队员有长期野战医疗救治训练经历,有较强的救治能力。另外,可配备心理科医师。现场医学急救的任务包括伤员伤情的判断及分类;毒剂中毒伤员的洗消;伤的现场急救和后送。

3. **物资筹措齐全**　重点是现场医疗保障,确保现场日常医疗和应急抢救的展开。物质器材要移动性好、箱组化,包括救护车与急救设备,保障能与临床ICU无缝对接,配齐车载急救设备;足量的必要防护装备;急救药品要能救治化学中毒、心肺功能意外、常见病、流行病等。根据作业地特点,针对性准备肠道传染病疫苗、破伤风疫苗、流脑疫苗等。

4. **保障方案配套**　根据致伤风险分析和保障任务,制订保障方案,包括掌握作业的基本信息,如作业对象、人员、工艺;日常医疗保障方案,应根据作业现场卫生需求,突出不同人员及群体的需求。现场应急医学救援方案,包括应急救援组织指挥、人员分组与岗位职责、应急救援流程,以及与其他单位的协同流程等,应结合现场救援设施及流程,突出人员分工和医学救援安全。医疗诊治技术方案,包括医学保障的主要任务所涉及伤病的诊断和治疗技术、卫生防疫方案。二级保障医院的医学救援方案指现场医疗队与运输途中附近的二级保障医院提前对接,明确保障范围及伤员应急后送与收治流程,应突出应急分队队员、伤员快速通道及床位准备。

5. 医学防护与自救技术培训　医疗队在做好自我防护的同时,还须对作业的全体人员进行医学防护与自救技术培训。介绍日遗化武毒剂本身的特点、致伤原理和救治要点;突发事故时的应急救援流程与行动方案;教授个人受伤时的紧急自救技术。

6. 突发事故应急救援协同演练　日遗化武处理工作由多个部门联合指挥并组织实施,应急救援保障工作涉及交通运输、环境保护、消防去污、医学处置等多个专业。医疗队到达现场后,首先须与各相关部门沟通联系,明确指挥与协同关系,而后开展协同应急救援演练。在医学救援专业技能操作的基础上,重点熟悉掌握与指挥部的应急联络及与其他单位的救援协同动作,以明确救援过程中的组织指挥关系、与各单位之间的协调及协同救援流程。确保做好充分准备,遇有突发事故时,做到指挥通畅、协同紧密、救援及时。

(二)化学武器销毁作业医学保障人员的防护

处置现场化学事故的发生具有突发性、复杂性和高危险性,根据现场处置的特点和危险因素分析,医学防护的关键仍然是针对各类相关毒剂的防护和洗消。处理遗弃化学武器作业卫勤保障主要采取医疗保障人员在作业现场定点保障与伴随保障两种模式,医务人员主要是个体防护,包括器材防护和药物防护。处理遗弃化武作业现场是完全暴露在未知毒剂、未知浓度下的高风险环境。对于不同危险环境的医务人员应根据危险程度和要求,配备相应的个体防护装备(表16-4)。在平时不间断地对抢救队员进行个人的防护训练,按防护规则进行着装和防护器材的使用演练。

表 16-4　日遗化武处置卫勤保障人员的防护

防护等级	防护对象	适合人群
A 级防护	防护窒息性毒剂或刺激性毒剂,防止经呼吸道吸收	作业场内人员
B 级防护	不挥发的有毒固体或液体,如糜烂性毒剂,防止经皮肤或呼吸道吸收	现场医务室洗消室内人员
C 级防护	适用于温区的低浓度污染环境或冷区内救治洗消后伤员的人员	现场医务室急救室内人员
D 级防护	适用于现场冷区或冷区外的人员	二级医疗救治机构的急诊室人员

1. 预先配置在危险作业区承担随时应急任务的医务人员,应当按 A 级卫生防护标准配备个体防护装备,以备随时在伤员发生点附近(最危险环境)执行急救任务。

2. 现场医务室洗消室的医务人员,应配备 B 级防护装备,防止洗消伤员时染毒。

3. 现场医务室急救室的医护人员在治疗已经脱离污染的伤员时,即使伤员所携带的毒物量不足以对其造成威胁,也需要配备 C 级个体防护装备。

(三)现场医务室

1. 医务室的编组 作业现场一级卫勤保障由现场医务室承担,一般编制为 3 组医护力量,每组 2 名医师(分队组长和值班医师)和 2 名护士。挖掘作业时,医师每天着防护服携带急救药箱及急救器材到距挖掘点 50m 左右的观察室值班,遇有突爆、破弹、化学毒剂泄漏等情况可以在第一时间实施紧急救治。其他保障人员包括抢救组、洗消组、后送组、保障组、危机管理组,保持能在接到救援命令时迅速集结和部署。

(1)分类组:1 名毒剂救治专家和 1 名护士,配备伤情分类包和防污染担架 2 副;负责伤员的伤情鉴定,注射抗毒针,止血,颈椎骨折固定,重伤员污染服装的去除,填写伤票等。

(2)洗消组:2 名医护人员(助),配备洗消帐篷和洗消箱组 1 套;负责配制洗消液,洗消轻、中度伤员伤口和眼,更换洁净担架、颈托、止血带及衣服,收集污染物,填写伤票等。

(3)急救组:1 名内科医师、1 名外科医师和 2 名护士,配备化学中毒急救包、急救药箱、急救器材包、急救设备箱系列、外科处置包、一次性物品包、氧气供应箱和检验箱各 1 套、洁净担架 2 副;负责伤员伤情再判断,补充抗毒针,抢救危重伤员(保持呼吸道通畅、开放静脉通路、电除颤等),必要的生命支持及监护,外科紧急处置,填写伤票等。

(4)后送组:1 辆救护车配医师、护士各 1 名,配备急救药品包和急救器材包各 1 套;负责后送途中伤员病情监护;后送途中的紧急处置;伤票的填写。

(5)保障组:救护车司机 2 名和洗消车司机 1 人。

(6)危机管理组:现场危机管理员和助手各 1 人。

2. 医务室的建设 医务室的位置和布局应该与作业现场同步考虑。例如,可在距挖掘作业现场 500 m 处建立医务室,按照化学武器伤及医疗救治要求,划分为污染物去除区、洗消区、抢救区、治疗区、诊疗区、药材库 6 个区域,展开各种装备设备,调试仪器,熟悉工作环境及救护通道。偏远现场可采取柴油机发电,自备水源,展开床位。

3. 医务室的管理 医务室按照规范化管理标准建立和完善各种管理制度,制定洗消室工作制度、急救室工作制度、日常诊疗室工作制度、医师工作制度、护士工作制度、应急值班制度、物资管理制度、工作质量评估制度等制度,建立伤病员诊疗登记本、防病工作登记本等登记统计本,室内张贴日遗化武伤医学应急处置流程图、应急洗消预案、化学武器销毁作业医疗应急救援方案及化学武器销毁现场作业中毒伤收治预案,使卫勤保障人员工作有依据,落实有把握。同时做好医疗信息登记和录入,统计分析及档案管理,及时整理上报有关信息。

4. 医师的主要工作 医师负责作业保障现场医务室门诊、巡诊工作等日常医疗。医师每天为重点人员进行体格检查,掌握人员健康状况,确保作业人员疾病早发现、早诊断、早治疗等;负责现场应急救援及常见疾病急、危、重症伤员的初期急救和防治;负责指导护士完成医疗护理;对突发事件伤病员实施分类、洗消、急救和后送;加强应急预案的学习并实施演练,指导作业人员自救互救训练工作;负责作业人员健康咨询、作业地域卫生流行病学侦察,拟制卫生防疫方案,参与监控疾病、监督卫生、预防免疫工作,组织防疫人员进行饮食卫生及水源监测与消毒、杀虫灭鼠、车辆洗消、预防接种、健康教育与心理辅导等工作;按照规定及时报告传染病患者或疑似传染病患者,并采取相应措施。

5. 护士的主要工作 负责配合医师完成各项护理技术操作,准确、及时执行医嘱,发放药品、输液,做好查对及交接班工作,防止差错和事故的发生;定期检查急救设备、药品,及时请领补充和登记统计工作;认真执行各项护理制度、护理常规和技术操作规程;负责作业现场巡诊工作,及时准确掌握作业人员健康状况,确保作业人员全额全程参加工作;负责防护装备的使用训练。

四、化武处理作业现场医学应急救援

作业现场医疗后送保障(一级保障)的主要力量一般由中心医院组成,并在作业现场配有数十种医疗保障设备,负责作业现场的日常医疗保健和突发事件的现场医学救援。同时,现场卫勤保障设有危机管理员、医师、护士、驾驶员 4 类人员,在应急救援时,分散在洗消、医疗、后送等不同工作岗位。岗位专业技能培训,特别是个人防护和洗消岗位的专业技能培训十分重要。根据医学救援和防护预案,在作业前人员调整时,对所有救援队伍人员要进行业务技术培训和考核。

(一)医学救援的处置原则

急性中毒者病情急,损害严重,需要紧急处理,急救原则应突出"快、稳、准、动"。"快"即迅速,分秒必争;"稳"即沉着、镇静、胆大、果断;"准"即判断准确,不要采用错误方法急救;"动"即动态出现的症状,措施是否对症。

1. 核心抢救任务 抢救生命是化学中毒现场急救的核心任务。维持生命体征是挽救生命的首要任务;抢救重伤员是挽救生命的主要体现;特效治疗是抢救生命的有效手段;就近施治是抢救生命的效率保证。特别要加强对呼吸困难、惊厥、休克等中毒人员的抢救。

2. 针对重点染毒途径 通常,毒剂通过呼吸道吸入有毒的气体、粉尘、烟雾而中毒;通过消化道误服(多数是在手上沾染毒物)毒物而中毒;通过接触皮肤而中毒。应采取有效措施,尽快阻止毒物继续侵入人体。

3. 特效抗毒治疗 根据不同毒物中毒及时给予相应的特效抗毒药物和特殊排毒剂。

(二)事故的医学处置程序

处理日遗化武作业属高爆、高毒的高度危险作业,除了要做好作业期间平时卫勤保障工作之外,一旦发生突发事件时,作业现场卫勤保障分队(医务室)按照预案与程序,要迅速启动快速反应机制,及时、有效地展开应急医学处置。要求保障人员须具备突发事件应急医学处置的能力。

1. 个人防护 事故现场可划分为三区,即作业现场为热区,技术保障区为温区,指挥区为冷区。防护原则包括:防护状态进入染毒区;可使用相应的预防药物;不准随意解除防护;迅速脱离染毒区;离开染毒区后及时洗消。还应该根据现场毒剂的毒性特点有针对性地选取医疗救护和防护装备,包括防护面具、全身防毒服、防毒斗篷、手套、靴套、围裙等。应重点防护毒剂的可能染毒途径,如对光气泄漏应采用呼吸道防护。

2. 洗消任务 任何化学战剂中毒最重要和最有效的洗消是在中毒后 $1 \sim 2h$ 完成,医学救援的洗消任务主要包括:对染毒的伤员及其服装和装具进行洗消(皮肤、眼和伤口洗消);对可疑染毒的伤员进行必要的洗消;对本医疗单位染毒的卫生器材等进行洗消;作业人员离开作业现场应进行全身洗消。所有洗消岗位的工作人员必须经过洗消程序、毒剂洗消理论知识和实际操作培训并经考核合格后方可参加医学救援,应熟悉洗消所需的药品,如漂白粉、氯胺、高锰酸钾、碳酸氢钠等的配制和使用。

3. 医学处置流程　首先是热区抢救,如单发或连发毒剂弹爆炸,作业人员发生复合损伤,及早自救互救;防化人员成防护状态迅速进入现场侦检并划定染毒区范围,报告后至温区洗消站洗消(A级防护条件或高于可能的防护等级的抢救人员,可省略此步);热区抢救人员成防护状态迅速进入现场抢救伤病员并脱离热区至就近温区,初步急救,该任务可以在没有防化人员支持的情况下,通过提高防护等级及携带侦检设备而开展;值班医师成防护状态到达温区指挥抢救和前接伤病员,对伤病员第一次检伤分类后,快速初步急救处置,按伤情止血、包扎、固定等,并初步洗消(一次洗消);伤病员处置后到达冷区医务室,而冷区抢救人员成待防护状态于温区外前接伤病员;最后是冷区补充急救或部分紧急救治,先在医务室外第二次检伤分类并补充洗消(二次洗消),然后引导伤病员进入医务室,按伤情采取补充急救或紧急救治措施;救治结束后,分队组长填写后送医疗文书,医护人员签字,随前接或后转伤病员带走,后转途中进行必要的救护车内救治处置。完成救治任务后,医务室内、外进行洗消处理。

从实战出发,化学毒剂播散界限是动态的,实时侦检是粗略的,分区只是相对而言,因此,各区应急医学处置和防护可以考虑适度提高或淡化分区意识。

当出现大批伤员时,所有经过训练的保障人员携担架,以最快交通形式奔赴现场,急救车同时或跟随前往。现场医疗所留守的医护人员迅速做好洗消、急救等准备工作。伤员到达后,医护人员按照分工做好洗消、分类、急救工作。毒剂伤救治专家需为作业现场的卫勤管理机关提供救治情况,并确定后送方案;同时立即报告医疗保障和医学应急救援指挥组,指挥组及时组织二级、三级救治单位启动医学应急救援预案。

五、日遗化武处置作业人员的健康维护

日遗化武发掘和销毁作业一线人员长期处在野外、高危环境中工作,需要通过疗养康复治疗,达到防治疾病、促进健康的目的。

(一)化武销毁作业人员日常健康维护与管理

1. 健康体检　保障医院要高度重视作业人员的职业防护和健康监护,健全职业卫生管理制度和操作规程。作业现场工作人员都需要建立、健全职业卫生档案和劳动者健康监护档案,定期组织全体工作人员开展健康体检。健康体检应有所侧重,重点对工作人员的一般身体状况及特殊生理指标进行监测,及时发现异常变化,适时采取针对性措施,维护作业人员身心健康,巩固和提高作业的保障力。

2. 常见伤病诊治　现场卫勤保障平时担负中方工作人员的医疗保障,并为日方提供一定的医疗服务,对作业人员的常见伤病诊治是现场卫勤保障的长期任务。现场作业人员精神高度紧张,持续时间长,易患疾病;大量的技术专家患有高血压、冠状动脉粥样硬化性心脏病、关节炎等慢性疾病;异地工作容易发生感冒、消化道疾病及皮肤病等疾病。

3. 卫生防病和防疫　异地作业存在对地方病和流行病的易感性,对作业人员的卫生防病和防疫要开展经常性的预防工作。

(二)建立涉化作业人员疗养机制

在实弹、实毒和临时性工作条件下,某些化学毒剂如芥子气、路易氏剂等对作业人员健康的慢性危害隐匿和长远。涉化人员现可参照空勤人员疗养标准,制订年度疗养计划,加大职业性健康监督与康复,以保护作业人员的健康和安全。建立固定的涉化人员疗养模式,有利于保障疗养计划的落实。

1. 建立完备的涉化疗养质量体系,统一疗养康复标准   涉化疗养学科应加强建设涉化医疗设备、职业性损害相关资料、科研基础,培养涉化疗养学科人才。提高慢性化学毒剂中毒检查设备、技术、疾病诊断水平;建立涉化人员合理用药目录;拟订科学的体检项目和健康鉴定标准;制定涉化疗养专科建设及疗养效果评价标准,规范疗养工作。

有针对性地制订疗养康复计划,充分利用温泉、森林、海洋等自然疗养因子,重点对软组织损伤、心理康复进行矫治。日遗化武处理是高危环境下的工作,不确定的因素随时存在,"害怕发生意外"和"不确定自己是否会受伤"心理负担重,焦虑水平升高,针对性的心理健康疗养很有必要。

2. 加大日遗化武慢性职业危害研究,提高疗养水平   由于日遗化武所含化学毒剂种类多、数量大、毒性高,且空间和时间分布广,人员接触机会多,因此,化学毒剂是处理日遗化武作业中的主要职业病危害因素。目前,对某些化学毒剂如芥子气低浓度长期暴露对职业人群的危害还缺乏相应的评价和控制标准,需要从预防、疾病矫治、康复等多方面入手,提高疗养康复作用。

(邹仲敏　杨振中　王学峰)

参考文献

[1] 董兆君. 化学武器与化学事件医学防护学. 北京:军事医学科学出版社,2009.

[2] 徐卸古. 反恐处突核化生医学救援方法. 北京:军事医学科学出版社,2015.

[3] 张黎明,赵杰. 防化医学. 上海:第二军医大学出版社,2012.

[4] 邹飞,万成松. 核化生恐怖医学应对处置. 北京:人民卫生出版社,2010.

[5] 原总后勤部卫生部. 战伤救治规则,2017.

[6] 贺福初. 军事医学概论. 北京:科学出版社,2011.

[7] 曹佳,曹务春,粟永萍. 程天民军事预防医学. 北京:人民军医出版社,2014.

[8] 赵进沛,杨会锁. 核化突发事件医学救援与应急力量建设. 北京:军事医学科学出版社,2015.

[9] 夏治强. 化学武器兴衰史话. 北京:化学工业出版社,2008.

[10] 赵廷宝. 核化生武器伤的防护与救治. 北京:科学技术文献出版社,2013.

[11] Army HDot. The Operatios process. Washington Army Dot,2010.

[12] Anderson PD. Emergency management of chemical weapons injuries. Journal of pharmacy practice, 2012,25:61-68.

[13] Belani KG,Singh H,Beebe DS,et al. Cyanide toxicity in juvenile pigs and its reversal by a new prodrug, sulfanegen sodium. Anesthesia and analgesia, 2012,114:956-961.

[14] Blackledge WC,Blackledge CW,Griesel A,et al. New facile method to measure cyanide in blood. Analytical chemistry, 2010,82:4216-4221.

[15] Boskabady M,Boskabady MH,Zabihi NA,et al. The effect of chemical warfare on respiratory symptoms,pulmonary function tests and their reversibility 23-25 years after exposure. Toxicology and industrial health, 2015,31:79-84.

[16] Brenner M,Benavides S,Mahon SB,et al. The vitamin B_{12} analog cobinamide is an effective hydrogen sulfide antidote in a lethal rabbit model. Clin Toxicol (Phila),2014,52:490-497.

[17] Brenner M,Kim JG,Lee J,et al. Sulfanegen sodium treatment in a rabbit model of sub-lethal cyanide toxicity. Toxicology and applied pharmacology, 2010,248:269-276.

[18] Brenner M,Kim JG,Mahon SB,et al. Intramuscular cobinamide sulfite in a rabbit model of sublethal cyanide toxicity. Annals of emergency medicine, 2010,55:352-563.

[19] Brenner M,Mahon SB,Lee J,et al. Comparison of cobinamide to hydroxocobalamin in reversing cyanide physiologic effects in rabbits using diffuse optical spectroscopy monitoring. Journal of biomedical optics, 2010,15:017001.

[20] Brinker A,Prior K,Schumacher J. Personal protection during resuscitation of casualties contaminated with chemical or biological warfare agents-a survey of medical first responders. Prehospital and disaster medicine, 2009,24:525-528.

[21] Brown M. Military chemical warfare agent human subjects testing:part 1-history of six-decades of military experiments with chemical warfare agents. Mil Med, 2009,174:1041-1048.

[22] Calas AG,Dias J,Rousseau C,et al. An easy method for the determination of active concentrations of cholinesterase reactivators in blood samples;Application to the efficacy assessment of non quaternary reactivators compared to HI-6 and pralidoxime in VX-poisoned mice. Chemico-biological interactions, 2017,267:11-16.

[23] Chan A,Balasubramanian M,Blackledge W,et al. Cobinamide is superior to other treatments in a mouse

model of cyanide poisoning. Clin Toxicol (Phila),2010,48:709-717.

[24] Chan A,Crankshaw DL,Monteil A,et al. The combination of cobinamide and sulfanegen is highly effective in mouse models of cyanide poisoning. Clin Toxicol (Phila),2011,49:366-373.

[25] Chemical Casualty Care Division USAMRIoCDU. Medical management of chemical casualties handbook. 4th Ed,2007.

[26] Corps USM. Warfighting,1997.

[27] Dachir S,Barness I,Fishbine E,et al. Dermostyx (IB1)-High efficacy and safe topical skin protectant against percutaneous toxic agents. Chemico-biological interactions,2017,267:25-32.

[28] Darvishi B,Panahi Y,Ghanei M,et al. Investigating Prevalence and Pattern of Long-term Cardiovascular Disorders in Sulphur Mustard-exposed Victims and Determining Proper Biomarkers for Early Defining, Monitoring and Analysis of Patients' Feedback on Therapy. Basic & clinical pharmacology & toxicology,2017,120:120-130.

[29] Delfino RT,Ribeiro TS,Figueroa-Villar JD. Organophosphorus Compounds as Chemical Warfare Agents:a Review. J Brazil Chem Soc,2009,20:407-428.

[30] Djalali A,Della Corte F,Segond F,et al. TIER competency-based training course for the first receivers of CBRN casualties:a European perspective. European journal of emergency medicine :official journal of the European Society for Emergency Medicine,2016.

[31] Elsinghorst PW,Worek F,Thiermann H,et al. Drug development for the management of organophosphorus poisoning. Expert opinion on drug discovery,2013,8:1467-1477.

[32] Eubanks LM,Dickerson TJ,Janda KD. Technological advancements for the detection of and protection against biological and chemical warfare agents. Chem Soc Rev,2007,36:458-470.

[33] Flora S,Romano J,Baskin S,et al. Pharmacological Perspectives of Toxic Chemicals and their Antidotes. New Delhi:Narosa Publishing House,2004.

[34] Gencer C,Aydogan EK,Soydemir A. Chemical agent detector placement methodology. Appl Math Comput,2008,195:542-557.

[35] Graham JS,Schoneboom BA. Historical perspective on effects and treatment of sulfur mustard injuries. Chemico-biological interactions,2013,206:512-522.

[36] Guidelines for Chemical Warfare Agents in Military Field Drinking Water. Washington (DC),1995.

[37] Gupta RC. Handbook of Toxicology of Chemical Warfare Agents. London:Academic Press,2009.

[38] Hall AH,Isom GE,Rockwood GA. Toxicology of Cyanides and Cyanogens:Experimental,Applied and Clinical Aspects:John Wiley & Sons,Ltd,2015.

[39] Jama TJ,Kuisma MJ. Preparedness of finnish emergency medical services for chemical emergencies. Prehospital and disaster medicine,2016,31:392-396.

[40] Jett DA. The NIH countermeasures against chemical threats program:overview and special challenges. Annals of the New York Academy of Sciences,2016,1374:5-9.

[41] Joosen MJ,van den Berg RM,de Jong AL,et al. The impact of skin decontamination on the time window for effective treatment of percutaneous VX exposure. Chemico-biological interactions,2017,267:48-56.

[42] Kassa J,Karasova JZ,Tesarova S,et al. A comparison of the potency of newly developed oximes (K347, K628) and currently available oximes (obidoxime,HI-6) to counteract acute neurotoxic effects of Tabun in rats. Acta medica,2010,53:85-91.

[43] Kerr KJ. Gulf War illness:an overview of events,most prevalent health outcomes,exposures,and clues as to pathogenesis. Reviews on environmental health,2015,30:273-286.

[44] Khan AW,Kotta S,Ansari SH,et al. Recent Advances in Decontamination of Chemical Warfare Agents.

Defence Sci J，2013，63：487-496.

[45] Kim JG，Lee J，Mahon SB，et al. Noninvasive monitoring of treatment response in a rabbit cyanide toxicity model reveals differences in brain and muscle metabolism. Journal of biomedical optics，2012，17：105005.

[46] Kim K，Tsay OG，Atwood DA，et al. Destruction and detection of chemical warfare agents. Chem Rev，2011，111：5345-5403.

[47] Kuca K，Pohanka M. Chemical warfare agents. Exs，2010，100：543-558.

[48] Kumar P，Deb U，Kaushik MP. Evaluation of oleoresin capsicum of Capsicum frutescens var. Nagahari containing various percentages of capsaicinoids following inhalation as an active ingredient for tear gas munitions. Inhalation toxicology，2012，24：659-666.

[49] Lacey CJ，Wohlman I，Guillon C，et al. Multi-inhibitor prodrug constructs for simultaneous delivery of anti-inflammatory agents to mustard-induced skin injury. Annals of the New York Academy of Sciences，2016，1378：174-179.

[50] Larsen JC，Disbrow GL. Project BioShield and the Biomedical Advanced Research Development Authority：A ten year progress report on meeting U. S. preparedness objectives for threat agents. Clinical infectious diseases：an official publication of the Infectious Diseases Society of America，2017.

[51] Larson TC，Orr MF，Auf der Heide E，et al. Threat of Secondary Chemical Contamination of Emergency Departments and Personnel：An Uncommon but Recurrent Problem. Disaster medicine and public health preparedness，2016，10：199-202.

[52] Lee J，Kim JG，Mahon SB，et al. Noninvasive optical cytochrome c oxidase redox state measurements using diffuse optical spectroscopy. Journal of biomedical optics，2014，19：055001.

[53] Lenhart M. Medical Aspects of Chemical Warfare. Houston，TX：Office of the Surgeon General，Dept. of Army，U. S. A. and U. S. Army，Medical Dept，2008.

[54] L'Hermite D，Vors E，Vercouter T，et al. Evaluation of the efficacy of a portable LIBS system for detection of CWA on surfaces. Environmental science and pollution research international，2016，23：8219-8226.

[55] Lioy PJ，Laskin JD，Georgopoulos PG. Preparedness and response to chemical and biological threats：the role of exposure science. Annals of the New York Academy of Sciences，2016，1378：108-117.

[56] Lockridge O. Review of human butyrylcholinesterase structure，function，genetic variants，history of use in the clinic，and potential therapeutic uses. Pharmacology & therapeutics，2015，148C：34-46.

[57] Ma J，Dasgupta PK，Blackledge W，et al. Cobinamide-based cyanide analysis by multiwavelength spectrometry in a liquid core waveguide. Analytical chemistry，2010，82：6244-6250.

[58] Ma J，Dasgupta PK，Zelder FH，et al. Cobinamide chemistries for photometric cyanide determination. A merging zone liquid core waveguide cyanide analyzer using cyanoaquacobinamide. Analytica chimica acta，2012，736：78-84.

[59] Ma J，Ohira S，Mishra SK，et al. Rapid point of care analyzer for the measurement of cyanide in blood. Analytical chemistry，2011，83：4319-4324.

[60] Marrs TC，Maynard RL，Sidell FR. Chemical warfare agents：toxicology and treatment. 2nd Ed. West Sussex，England：John Wiley & Sons Ltd，2007.

[61] McElroy CS，Day BJ. Antioxidants as potential medical countermeasures for chemical warfare agents and toxic industrial chemicals. Biochemical pharmacology，2016，100：1-11.

[62] Misik J，Korabecny J，Nepovimova E，et al. Effects of novel tacrine-related cholinesterase inhibitors in the reversal of 3-quinuclidinyl benzilate-induced cognitive deficit in rats--Is there a potential for Alzheimer's disease treatment? Neuroscience letters，2016，612：261-268.

［63］ Misik J,Korabecny J,Nepovimova E,et al. The effects of novel 7-MEOTA-donepezil like hybrids and N-alkylated tacrine analogues in the treatment of quinuclidinyl benzilate-induced behavioural deficits in rats performing the multiple T-maze test. Biomedical papers of the Medical Faculty of the University Palacky,Olomouc,Czechoslovakia, 2015,159:547-553.

［64］ Misik J,Vanek J,Musilek K,et al. Cholinergic antagonist 3-quinuclidinyl benzilate-Impact on learning and memory in Wistar rats. Behavioural brain research, 2014,266:193-200.

［65］ Mitchell BL,Bhandari RK,Bebarta VS,et al. Toxicokinetic profiles of alpha-ketoglutarate cyanohydrin,a cyanide detoxification product,following exposure to potassium cyanide. Toxicology letters, 2013,222:83-89.

［66］ Moshiri M,Darchini-Maragheh E,Balali-Mood M. Advances in toxicology and medical treatment of chemical warfare nerve agents. Daru, 2012,20(1):81.

［67］ Nath AK,Roberts LD,Liu Y,et al. Chemical and metabolomic screens identify novel biomarkers and antidotes for cyanide exposure. FASEB journal :official publication of the Federation of American Societies for Experimental Biology, 2013,27:1928-1938.

［68］ Olivieri C,Ingrassia PL,Della Corte F,et al. Hospital preparedness and response in CBRN emergencies: TIER assessment tool. European journal of emergency medicine :official journal of the European Society for Emergency Medicine, 2016.

［69］ OPCW. Practical Guide for Medical Management of Chemical Warfare Casualties. 2016. https://www.opcw.org/fileadmin/OPCW/ICA/APB/Practical_Guide_for_Medical_Management_of_Chemical_Warfare_Casualties_-_web.pdf.

［70］ Pesonen M,Vahakangas K,Halme M,et al. Capsaicinoids,chloropicrin and sulfur mustard:possibilities for exposure biomarkers. Frontiers in pharmacology, 2010,1:140.

［71］ Peterson RT,Macrae CA. Changing the Scale and Efficiency of Chemical Warfare Countermeasure Discovery Using the Zebrafish. Drug discovery today Disease models, 2013,10(1):e37-e41.

［72］ Pragney D,Saradhi UVRV. Sample-preparation techniques for the analysis of chemical-warfare agents and related degradation products. Trac-Trend Anal Chem,2012,37:73-82.

［73］ Prasad GK,Ramacharyulu PVRK,Singh B. Nanomaterials based decontaminants against chemical warfare agents. J Sci Ind Res India, 2011,70:91-104.

［74］ Razavi SM,Karbakhsh M,Salamati P. Preventive measures against the mustard gas:a review. Medical journal of the Islamic Republic of Iran, 2013,27:83-90.

［75］ Reed BA,Sabourin CL,Lenz DE. Human butyrylcholinesterase efficacy against nerve agent exposure. Journal of biochemical and molecular toxicology, 2017.

［76］ Review of Acute Human-Toxicity Estimates for Selected Chemical-Warfare Agents. Washington (DC),1997.

［77］ Review of the US Army's Health Risk Assessments For Oral Exposure to Six Chemical-Warfare Agents. Washington (DC),1999.

［78］ Rodgers GC,Condurache CT. Antidotes and Treatments for Chemical Warfare/Terrorism Agents:An Evidence-Based Review. Clin Pharmacol Ther, 2010,88:318-327.

［79］ Ruzycka M,Giebultowicz J,Fudalej M,et al. Application of 2-Aminothiazoline-4-carboxylic acid as a forensic marker of cyanide exposure. Chem Res Toxicol, 2017,30:516-523.

［80］ School USAC. Multiservice tactics,techniques,and procedures for chemical,biological,radiological,and nuclear decontamination. Washington DC,2006.

［81］ Seto Y,Kanamori-Kataoka M,Tsuge K,et al. Development of an on-site detection method for chemical and biological warfare agents. Toxin Rev, 2007,26:299-312.

[82] Seto Y. Research and development of on-site decontamination system for biological and chemical warfare agents. J Health Sci，2011，57：311-333.

[83] Sharma R，Gupta B，Singh N，et al. Development and structural modifications of cholinesterase reactivators against chemical warfare agents in last decade：a review. Mini-Rev Med Chem，2015，15：58-72.

[84] Smith KJ，Skelton H. Chemical warfare agents：their past and continuing threat and evolving therapies. Part Ⅰ of Ⅱ. Skinmed，2003，2：215-221.

[85] Somani S，Romano J. Chemical warfare agents：toxicity at low levels. New York：CRC Press，2001.

[86] Spitler R，Schwappacher R，Wu T，et al. Nitrosyl-cobinamide（NO-Cbi），a new nitric oxide donor，improves wound healing through cGMP/cGMP-dependent protein kinase. Cellular signalling，2013，25：2374-2382.

[87] Stengl V，Henych J，Janos P，et al. Nanostructured metal oxides for stoichiometric degradation of chemical warfare agents. Reviews of environmental contamination and toxicology，2016，236：239-258.

[88] Swezey R，Shinn W，Green C，et al. Comparison of a new cobinamide-based method to a standard laboratory method for measuring cyanide in human blood. Journal of analytical toxicology，2013，37：382-385.

[89] Tenberken O，Worek F，Thiermann H. Thirteenth international medical chemical defence conference 2011 "New developments in the treatment of intoxications by chemical warfare agents with focus on neurotoxic agents". Toxicol Lett，2011，206：3-4.

[90] Te Brake H，Duckers M，De Vries M，et al. Early psychosocial interventions after disasters，terrorism，and other shocking events：guideline development. Nursing & health sciences，2009，11：336-343.

[91] The Nation's Medical Countermeasure Stockpile. Opportunities to improve the efficiency，effectiveness，and sustainability of the CDC strategic national Stockpile. Washington（DC）：Workshop Summary，2016.

[92] Tian Y，Dasgupta PK，Mahon SB，et al. A disposable blood cyanide sensor. Analytica chimica acta，2013，768：129-135.

[93] Transportation TCaUSDo. 2012 Emergency Response Guidebook（ERG2012），2012.

[94] Tshala-Katumbay DD，Ngombe NN，Okitundu D，et al. Cyanide and the human brain：perspectives from a model of food（cassava）poisoning. Annals of the New York Academy of Sciences，2016，1378：50-57.

[95] Tuorinsky S. Medical aspects of chemical warfare：Office of the Surgeon General，Borden Institute，2008.

[96] U. S. Department of health and human services PHS，agency for toxic substances and disease registry. Managing Hazardous Materials Incidents，2001.

[97] Watson A，Opresko D，Young R，et al. Development and application of acute exposure guideline levels（AEGLs）for chemical warfare nerve and sulfur mustard agents. Journal of toxicology and environmental health Part B，Critical reviews 2006，9：173-263.

[98] Weinberger B，Malaviya R，Sunil VR，et al. Mustard vesicant-induced lung injury：Advances in therapy. Toxicology and applied pharmacology，2016，305：1-11.

[99] Wilhelm CM，Snider TH，Babin MC，et al. A comprehensive evaluation of the efficacy of leading oxime therapies in guinea pigs exposed to organophosphorus chemical warfare agents or pesticides. Toxicol Appl Pharm，2014，281：254-265.

[100] Worek F，Koller M，Thiermann H，et al. Reactivation of nerve agent-inhibited human acetylcholinesterase by obidoxime，HI-6 and obidoxime＋HI-6：Kinetic in vitro study with simulated nerve agent toxicokinetics and oxime pharmacokinetics. Toxicology，2016，350-352：25-30.

[101] Worek F，Wille T，Koller M，et al. Toxicology of organophosphorus compounds in view of an increasing terrorist threat. Archives of toxicology，2016，90：2131-2145.